中华本草

苗药卷彩色图谱

ZHONGHUA BENCAO MIAOYAOJUAN CAISE TUPU

主编　邱德文　杜江　夏同珩

编纂单位
贵阳中医学院
贵州省中医药研究院
贵州省中药现代化科技产业协调领导小组

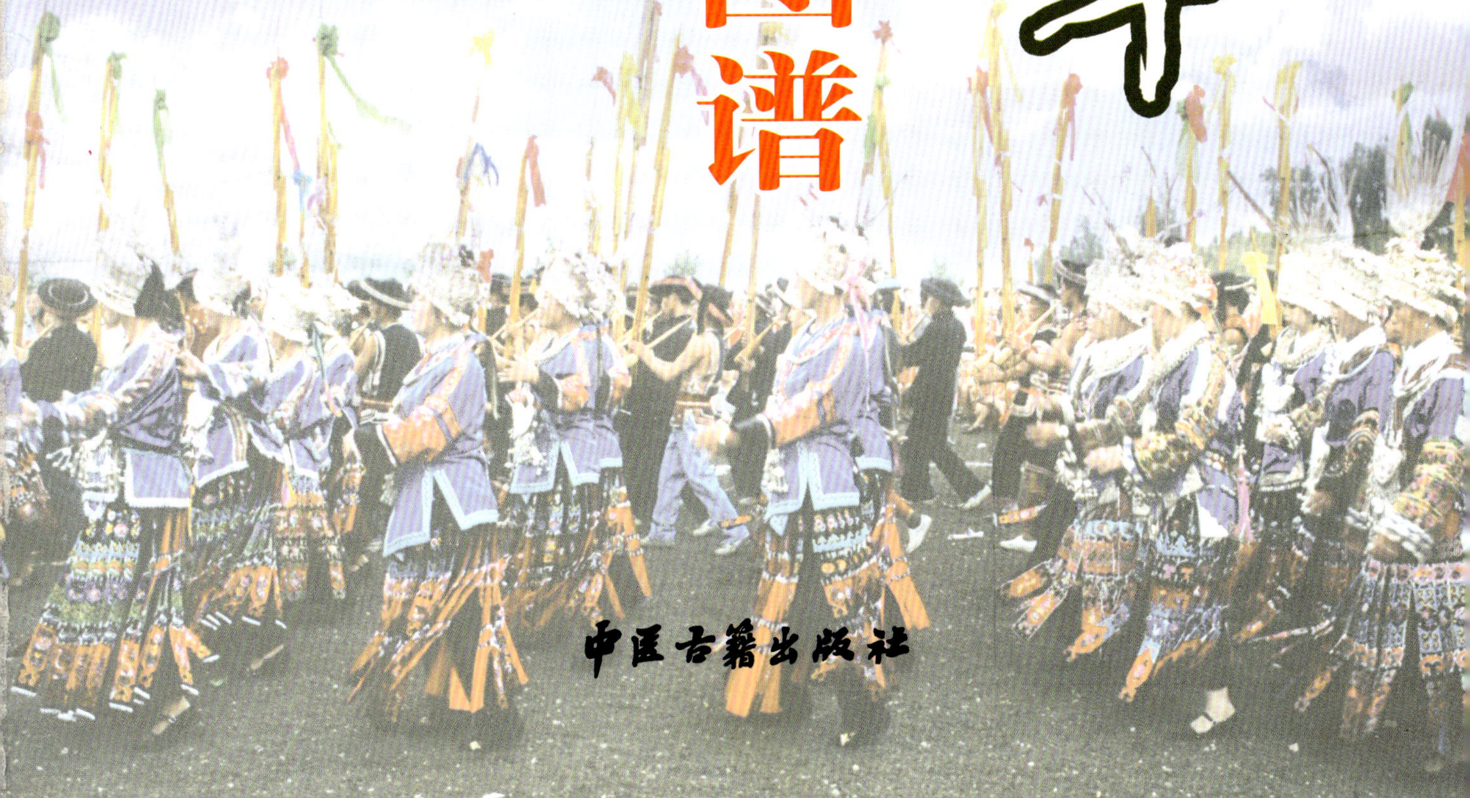

中医古籍出版社

图书在版编目（CIP）数据

中华本草．苗药卷彩色图谱／邱德文，杜江，夏同珩主编．
北京：中医古籍出版社，2006. 4
ISBN 7-80174-346

Ⅰ. 中...　Ⅱ. ①邱...②杜...③夏...　Ⅲ. ①本草－中国
②苗族－民族医学－本草－图谱　Ⅳ. R281.3

中国版本图书馆 CIP 数据核字（2005）第 098572 号

中华本草苗药卷彩色图谱

主　　编：邱德文　杜　江　夏同珩
责任编辑：刘从明
装帧设计：张　彪　夏同珩
出版发行：中医古籍出版社
社　　址：北京东直门内南小街16号（100700）
制作输出：贵阳新兴数码
印　　刷：郑州市毛庄印刷厂印刷
开　　本：889mm × 1194mm　16开
印　　张：28.5
字　　数：350千字　　1200 幅图
版　　次：2006年6月第一版　2006年6月第一次印刷
印　　数：0001 ~ 1500册
书　　号：ISBN 7-80174-346-6/R · 345
定　　价：260.00元

《中华本草苗药卷彩色图谱》编辑委员会

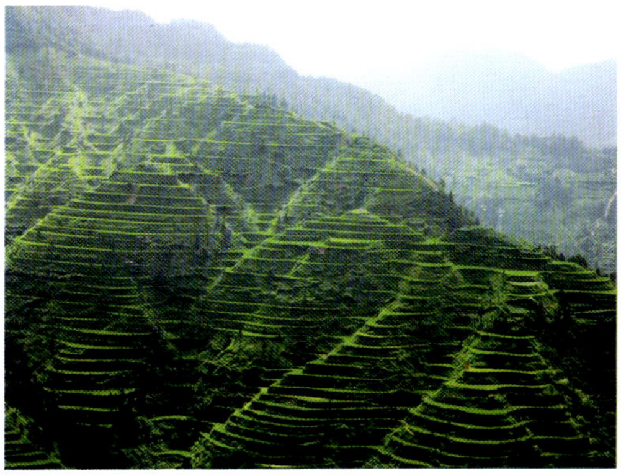

《中华本草苗药卷》编辑委员会

前　言

《中华本草》是我国中药学最宏大的基础工程，是由国家中医药管理局主持，南京中医药大学总编审，全国60多个高等医药院校及科研院所协作编纂。全面总结中华民族两千多年来的传统药学成就，集中反映20世纪中药学科发展水平的综合性本草巨著。

《中华本草苗药卷》是《中华本草》民族药卷之一。由贵阳中医学院、贵州省中医药研究院、贵州省中药产业现代化科技产业协调领导小组办公室编纂。是以“继承发扬，整理提高”为宗旨，全面系统反映苗药使用情况和科研成果，是当代苗药研究的标志性成果。

《中华本草苗药卷彩色图谱》是对《中华本草苗药卷》所收录的391味苗药，经过考核辨识配以原植物（原动物或矿物）彩色图片，使读者及相关人员对《中华本草苗药卷》所收载药物能很好辨认，促使苗药研究系统化、规范化、科学化；使之更好地发挥《中华本草苗药卷》的作用。

《中华本草苗药卷彩色图谱》的编著得到贵州省人民政府大力支持，2004年正式引入贵州省中药现代化科技产业研究开发专项项目（合同编号：黔科合中药专字[2004] 49号）。经过课题组两年的努力，摄制大量苗药图片，并对苗药图片进行辨认鉴定，配以相应文字说明。全书共有图片1200余幅，这些图片，大部分反映了每个药物生长的各个阶段，如植株、花、果等，文字约30余万，并附有所收载药物的笔画、拉丁学名、苗药名索引。《中华本草苗药卷彩色图谱》的出版，能更好配合《中华本草苗药卷》的运用，也可供喜爱苗医药的人士阅读参考，对苗药的研究与开发具有重要的指导意义。

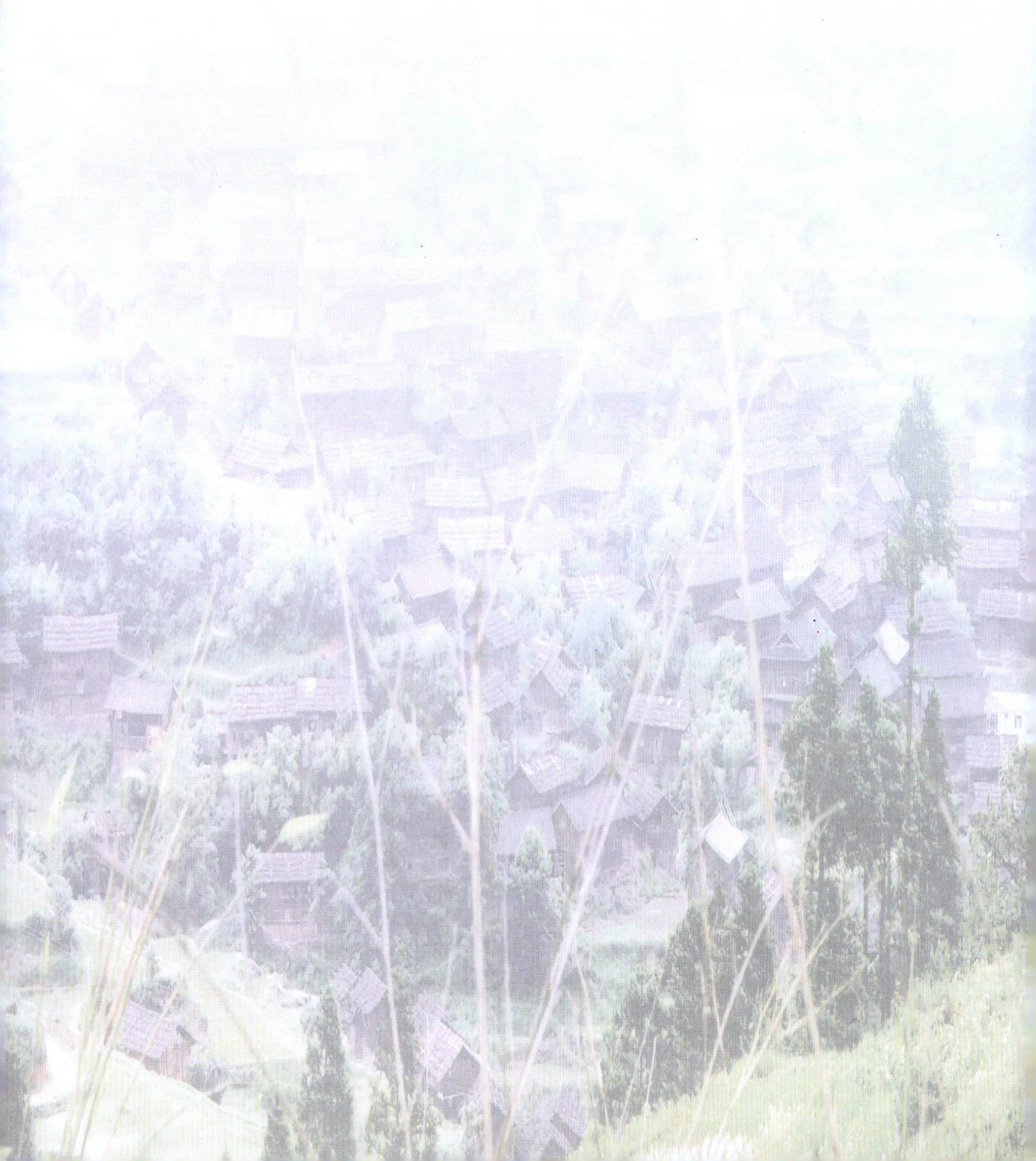

目　录

001.一支箭　蛙敲捞(贵州松桃)

Yizhijian　wab kaob naob

[来源] 瓶尔小草科植物柄叶瓶尔小草、心叶瓶尔小草、狭叶瓶尔小草、瓶尔小草的带根全草。

[原植物] 瓶尔小草 *Ophioglossum vulgatum* L.

植株高20cm。根茎短而直立；具肉质粗根。总梗长3～7cm，不育叶片卵形至狭卵形，长2～5cm，宽1～2cm，基部急剧变狭并稍下延，顶端钝圆或锐尖，网状脉明显，能育叶长可达13cm，柄长6～10cm，孢子囊穗长2～3cm，宽约2mm，先端尖，远端超出不育叶之上。

生于海拔350～2000m的潮湿草地、灌木林中或田边。分布于长江中下游及以南各地区和陕西南部。

同属植物柄叶瓶尔小草 *Ophioglossum petiolatum* Hook.、心叶瓶尔小草 *Ophioglososum reticulatum* L.、狭叶瓶尔小草 *Ophioglossum thermale* Kom.也作为一支箭入药。

[化学成分] 瓶尔小草叶含丙氨酸（alanine）、丝氨酸（senne）等氨基酸，并含3-O-甲基槲皮素-7-O-双葡萄糖苷。4'-O-葡萄糖苷（3-O-methylquercetin-7-O-diglucoside-4'-O-gluco-side）。狭叶瓶尔小草含二脂酰甘油基三甲基高丝氨酸（diacylglyc-eryltrganimethylhomoserine）。柄叶瓶尔小草含各种氨基酸。

[药性] 味甜、性冷。入热经。

[功能与主治] 清热解毒，活血祛瘀，止痛。主治痈肿疮毒，疥疮，毒蛇咬伤，烧烫伤，瘀滞腹痛，跌打损伤，胃痛，小儿高热等。

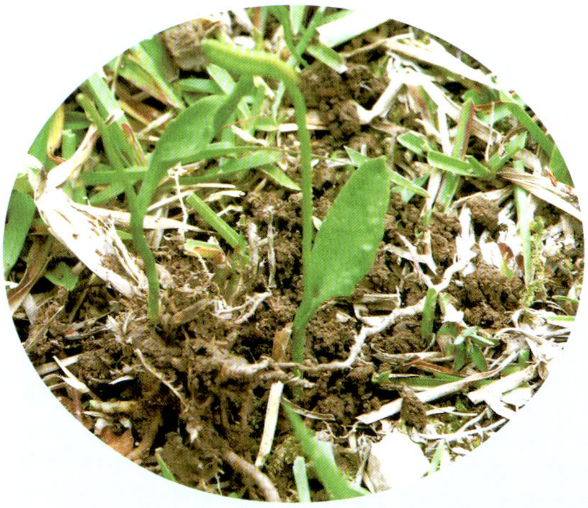

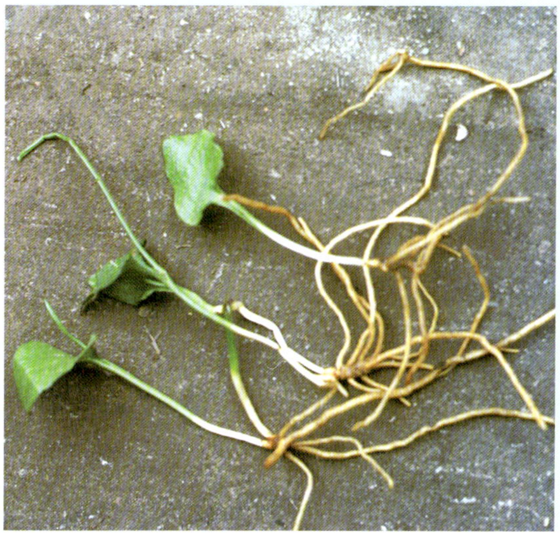

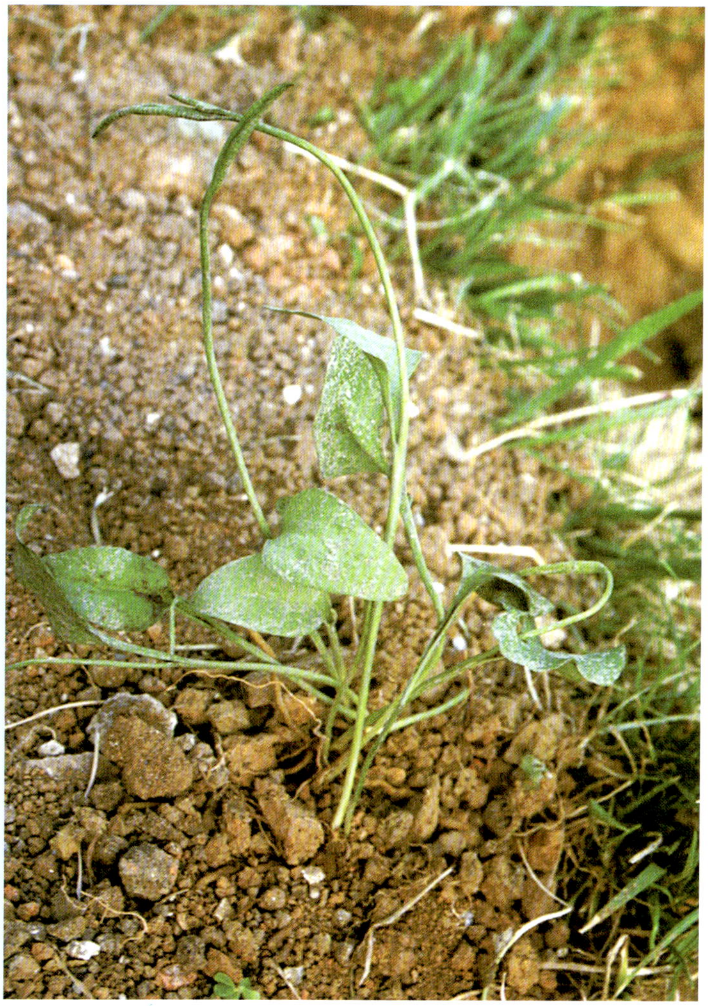

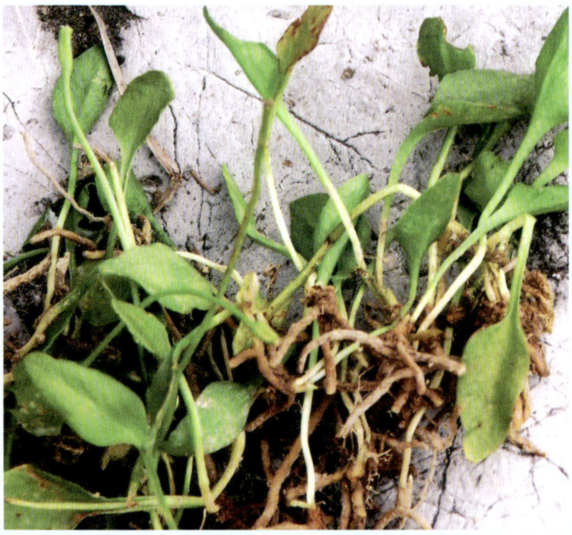

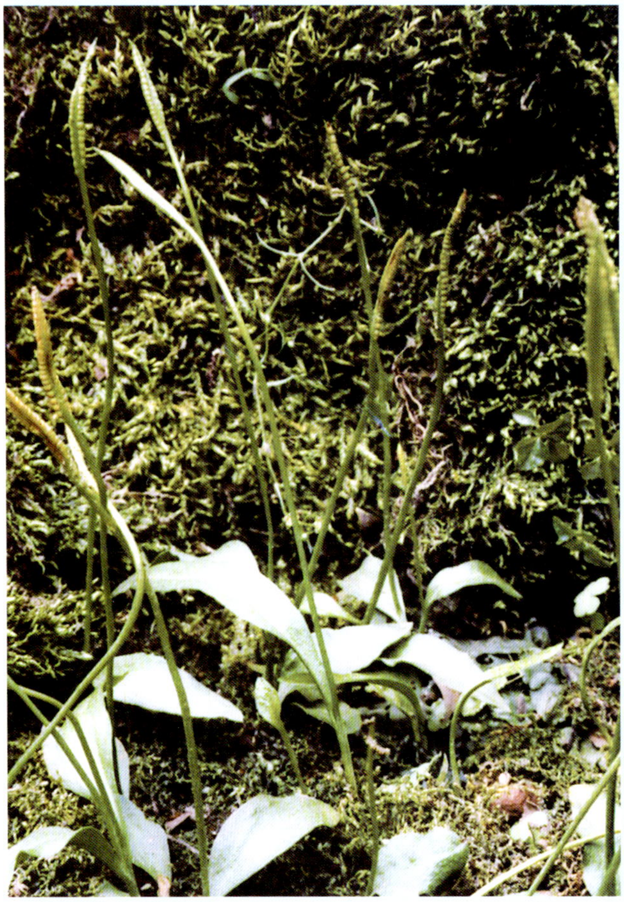

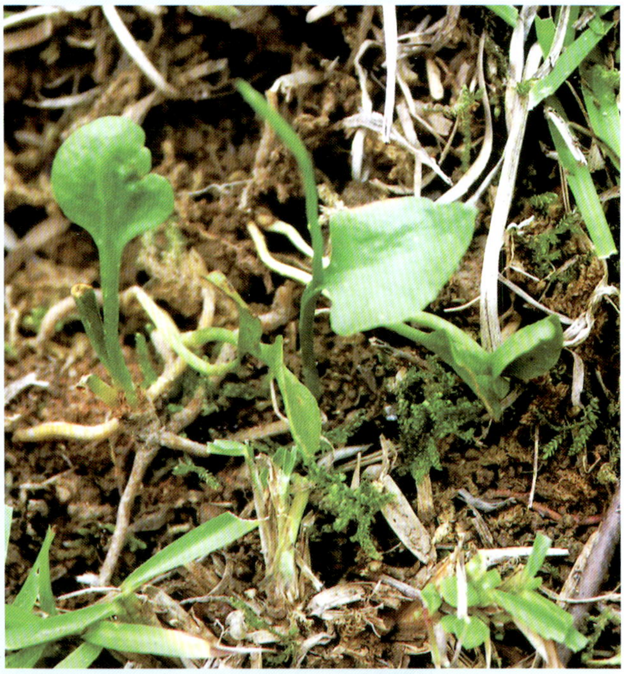

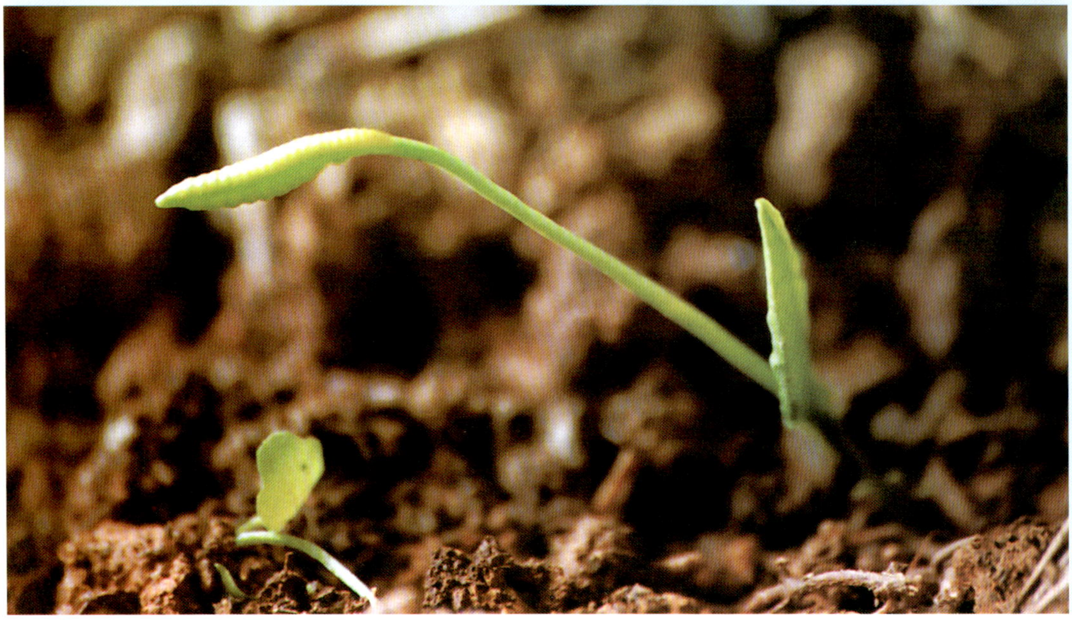

002. 一朵云　窝久碧动（贵州黔东南）

Yiduoyun　vob jux bix yut

[来源] 为阴地蕨科植物阴地蕨的全草。

[原植物] 阴地蕨 *Sceptridium ternatum* (Thunb.) Lyon

植株高10～40cm。根状茎短而直立，有肉质根。叶二型，总叶柄短，细弱，长1～2cm。营养叶叶柄长2～5cm；叶片阔三角形，长3～10cm，宽4～12cm，三回羽状分裂，羽片3～5对，近对生或互生，斜展，下部有柄，基部1对最大，长宽各约4～5cm；一回小羽片3～5对，三角状，卵形至狭卵形；末回羽片为长卵形或卵形，无柄，边缘有不整齐的细锯齿，叶脉不明显。能育叶由总柄抽出，具长柄，长12～25cm，远远超出营养叶之上。孢子囊穗圆锥形，长4～10cm，二至三回羽状，分支疏松；孢子囊圆球形，黄红色。

生于海拔200～2 200m的丘陵灌丛阴湿地或山坡草丛。分布于长江流域及贵州、广西、福建和台湾等地区。

[化学成分] 含阴地蕨素（ternatin）、槲皮素3-O-α-L-鼠李糖-7-O-β-D-葡萄糖苷。叶的浸出成分水解后得木樨草素（luteotin）等。

[药性] 味甜，性冷。入热经。

[功能与主治] 润肺，止咳，主治肺热咳嗽，咳血，百日咳等。

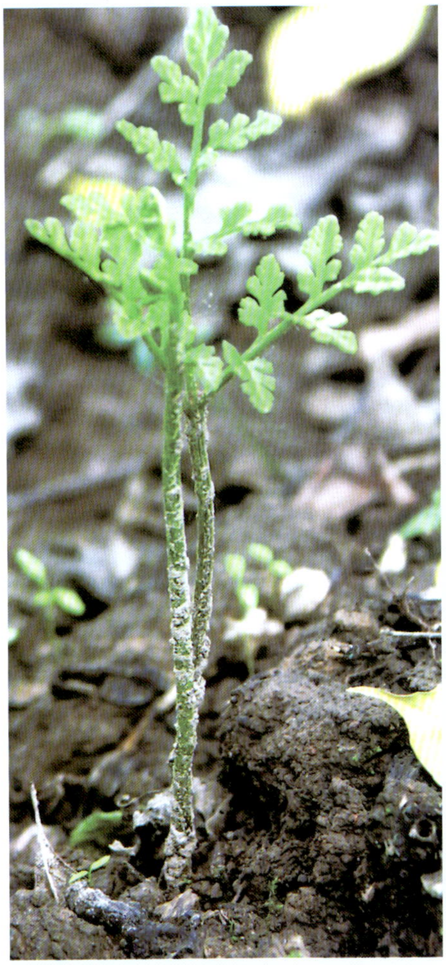

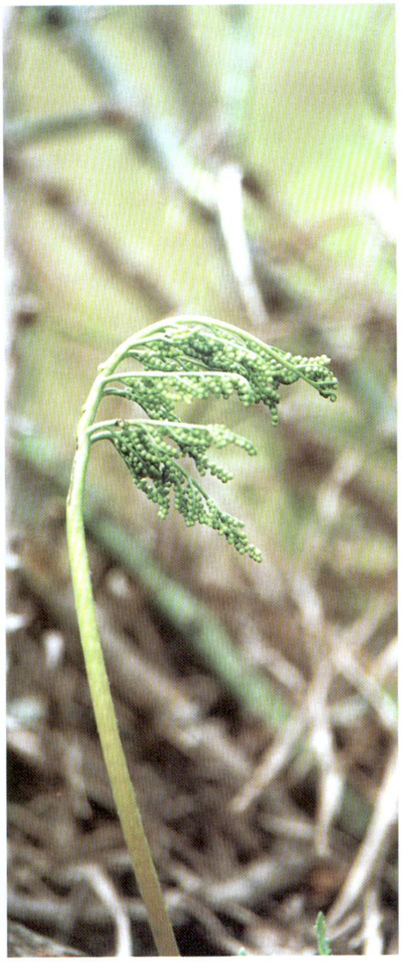

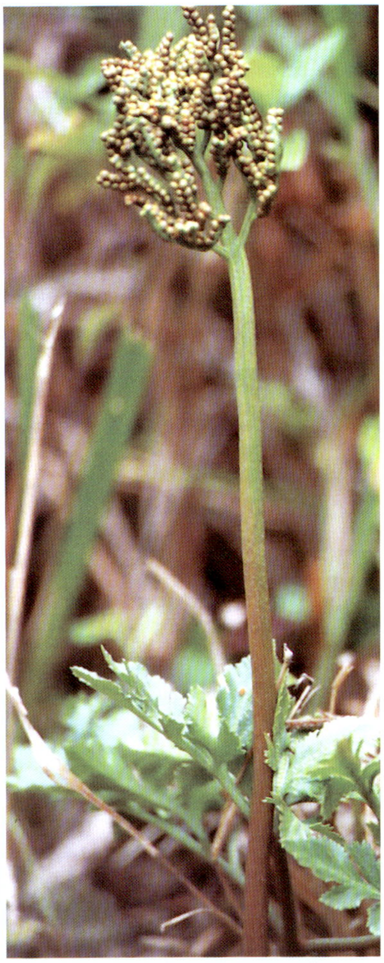

003. 一点红　窝喃涌（贵州黔东南）

Yidianhong　　vob nab yongd

[来源] 为菊科植物一点红的全草。

[原植物] 一点红 *Emilia sonchifolia*（L.）DC. ex Wight

直立或近直立草本植物，高10～40cm，光滑无毛或被疏毛；多少分支，枝条柔弱，粉绿色，叶互生，稍肉质，生于茎下部的叶卵形或倒卵形，长5～10cm，宽4～5cm，琴状分裂，边缘具钝齿，茎上部叶小，通常全缘或有细齿，全部叶无柄，抱茎，上面深绿色，下面常为紫红色。头状花序直径1～1.3cm，具长梗，为疏散的伞房花序，花枝常2歧分支；全为两性，筒状，5齿裂。总包圆柱状，苞片1层，与花冠等长。瘦果狭矩圆形，长约3mm，有棱；冠毛白色，柔软，极丰富。花期7～11月；果期9～12月。

生于村旁、路边、田园和旷野草丛中。分布于湖北、湖南、广西、贵州、四川、重庆及云南等地区。

[化学成分] 地上部分含生物碱、黄酮类成分，还含三萜类成分。

[药理] 100%煎剂平板打洞法证明，对金黄色葡萄球菌、绿脓杆菌、伤寒杆菌有抑制作用。

[药性] 味苦、辛，性冷。入热经。

[功能与主治] 清热解毒，消肿利尿。用于痢疾，腹泻，尿路感染，上呼吸道感染，便血，肠痈痈，目赤，喉蛾，疔疮肿毒等。

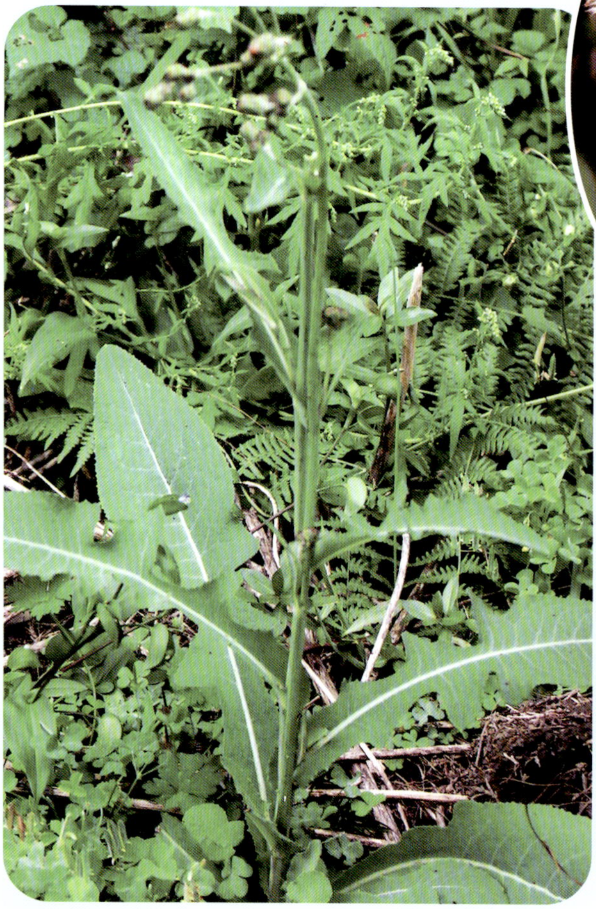

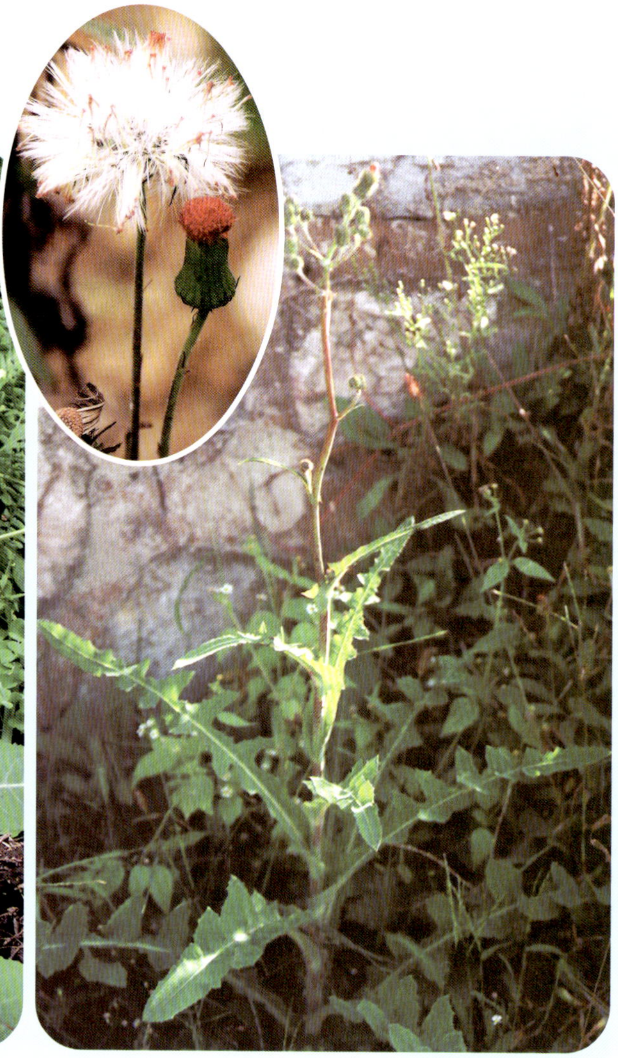

004.一枝黄花　锐盆棍 (贵州松桃)

Yizhihuanghua　reib benx ghunx

[来源] 为菊科植物一枝黄花的全草。

[原植物] 一枝黄花 *Solidago decurrens* Lour.

多年生草本植物，高 20cm ~ 100cm。茎直立，细弱，单生或少数簇生，少分支。单叶互生；中部茎叶椭圆形、卵形、长圆形或披针形，长 2 ~ 5cm，宽 1 ~ 2cm，基部楔状渐窄成具翅的柄，仅中部以上边缘具尖锐锯齿，上部叶柄渐短或无柄，叶片亦渐狭小。头状花序，黄色，直径约 1cm，从叶腋抽出，排列成总状，总苞宽钟形，长 4 ~ 6mm，苞片通常 3 层，外层苞片卵状披针形，内层苞片披针形；边缘舌状花，雌性，舌片椭圆形，长 6mm，中间为管状花，两性。瘦果圆筒形，长 3mm；冠毛白色，1 ~ 2 层，粗糙。花期 10 月，果期 11 月。

生于海拔 200 ~ 2 850m 的山坡草地、林下、灌丛中。分布于华东、中南、西南地区及陕西、台湾等地。

[化学成分] 地上部分含苯甲酸苄酯苷类成分：一枝黄花苷 (leiocarposide)。花另含苯甲酸苄酯类成分，茎所含成分与花的相似。根还含当归酸桂皮酯类成分、炔属化合物成分、甾醇类成分。

[药理] 具有抗菌作用、平喘祛痰作用和促进细胞吞噬功能。

[药性] 味苦，性冷。入热经。

[功能与主治] 疏风泄热，解毒消肿，退黄疸。主治风热感冒，头痛，咽喉肿痛，肺热咳嗽，百日咳，黄疸，痈肿疮疖等。

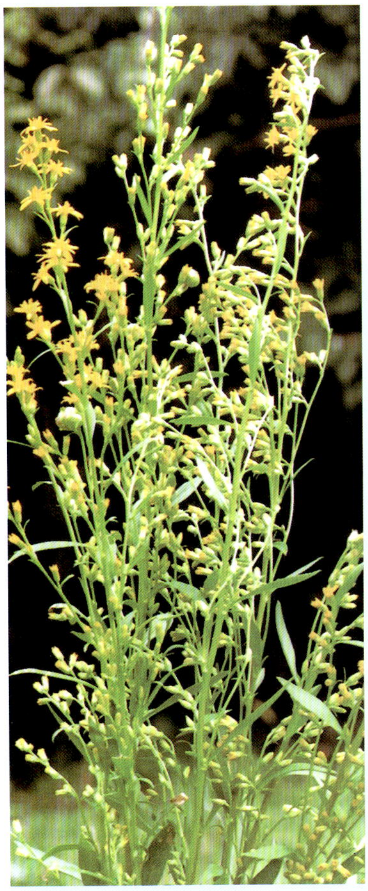

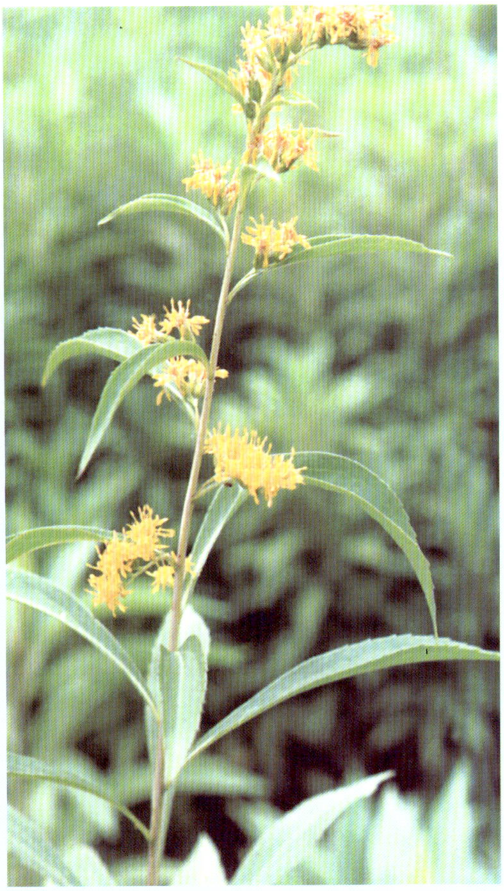

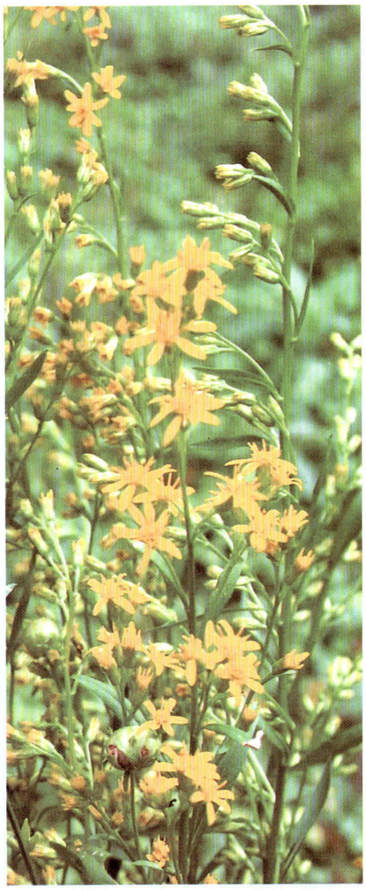

005.十大功劳　都阿能（贵州松桃）

Shidagonglao　　ndut ghob nenl

[来源] 为小檗科植物阔叶十大功劳的叶、根。

[原植物] 阔叶十大功劳 *Mahonia bealei* (Fortune) Carr.

常绿灌木。单数羽状复叶，互生，长30～45cm，小叶9～15枚，宽卵形或长卵形，长6～12cm，先端渐尖，边缘各具2～8个锯齿，基部近心形而不对称。上面绿色，下面灰白色。总状花序丛生茎顶，花序柄粗壮，压扁，花密聚，黄色。苞片1，卵圆披针形。萼片9，花瓣6，雄蕊6，雌蕊1。浆果卵形，暗蓝色，被蜡粉。花期5～7月，果熟期11月至翌年1月。

生于山坡及灌丛中，也有栽培。我国南部、中部各地有分布。

[化学成分] 主含小檗碱(berberine)。

[药理] 具有抗微生物及抗原虫作用，对心肌收缩功能、血流功能及血流动力学有作用，有抗心律失常作用，对中枢神经系统产生作用以及降血糖作用。

[药性] 味苦，性冷。入热经。

[功能与主治] 清热，燥湿，解毒。主治肺热咳嗽，黄疸，泄泻，痢疾，目赤肿痛，疮疡，湿疹，烫伤，胃火牙痛等。

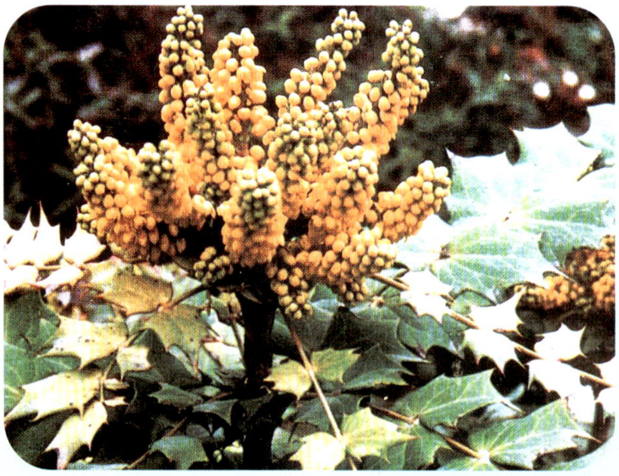

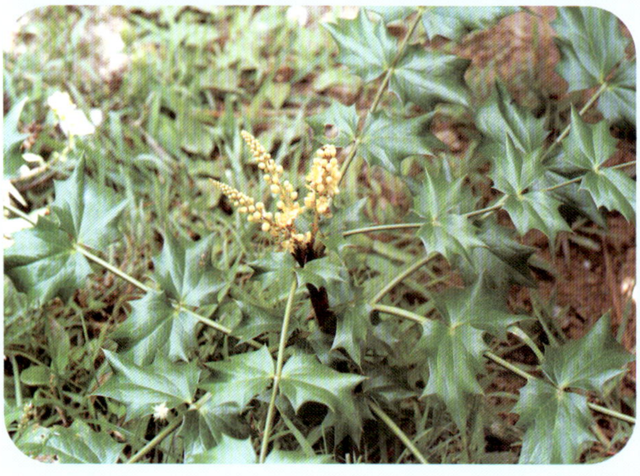

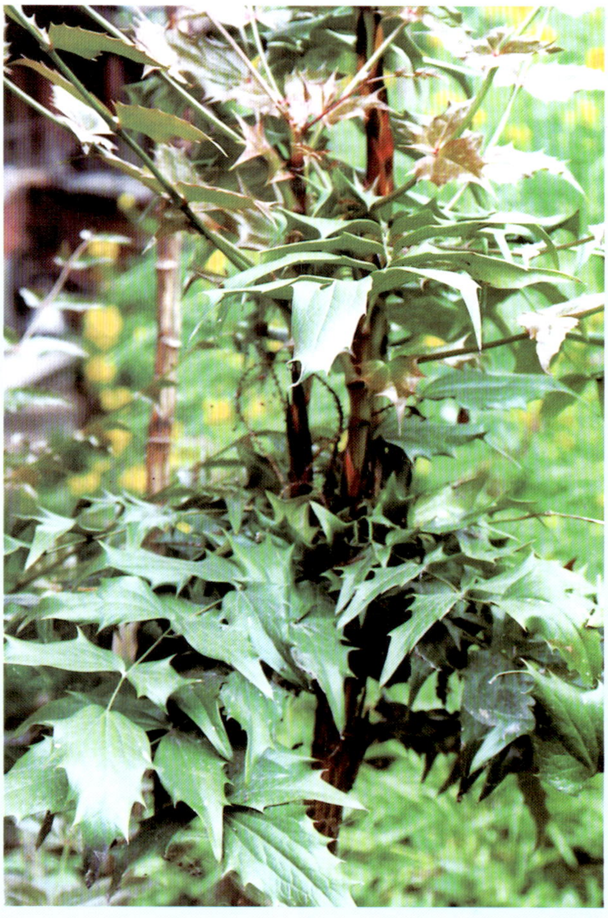

006.七叶莲　炯叉龙（湖南湘西）

Qiyelian　　jongs chad nux

[来源] 为五加科植物密脉鹅掌柴的根或茎叶。

[原植物] 密脉鹅掌柴 *Schefftera venulosa* (Wight & Arn.) Harms

灌木或小乔木，有时为藤状灌木，高 2 ~ 10m。掌状复叶互生，有小叶 7 ~ 9 片；托叶和叶柄基部生成鞘状；小叶片革质，椭圆形或长圆形，长 11 ~ 16cm，宽 4 ~ 6cm；先端短渐尖或急尖，基部渐狭或钝形，两面均无毛，全缘，上面绿色，光泽，下面淡绿色，网脉明显。伞形花序集合成圆锥花序，顶生；总花梗短，长 5 ~ 7mm，花梗长 1 ~ 2.5mm，均疏生星状绒毛，花萼无毛；花瓣 5 片，全缘，长约 2mm，白色；雄蕊 5；子房 5 室，柱头 5，无花柱。浆果球形，直径约 3mm，有明显的 5 棱，红色。花期 5 ~ 6 月，果期 6 ~ 7 月。

生于海拔 1 500m 以下的山谷或阴湿的疏林中。分布于贵州、湖南和云南等地。

[化学成分] 密脉鹅掌柴中含镰叶芹醇（falcarinol），为过敏性接触性皮炎的致敏原；还含（E）- β - 金合欢烯〔(E) - β -farnescene〕、植物醇（phytol）和多孔甾醇（poriferasterol）。

[药理] 对中枢神经系统具有抑制作用，还有舒张平滑肌作用和抗炎等方面的作用。

[药性] 味辛、微甜，性热。入冷经。

[功能与主治] 祛风除湿，活血止痛。主治风湿痹痛，胃痛，头痛，牙痛，脘腹疼痛，痛经，产后腹痛，跌打损伤，骨折，疮肿等。

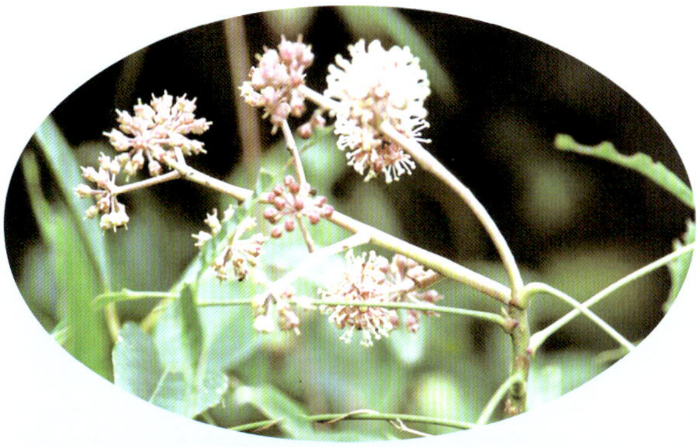

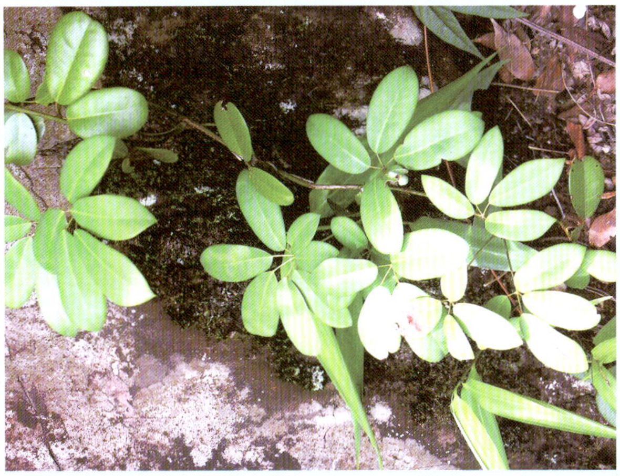

伪品

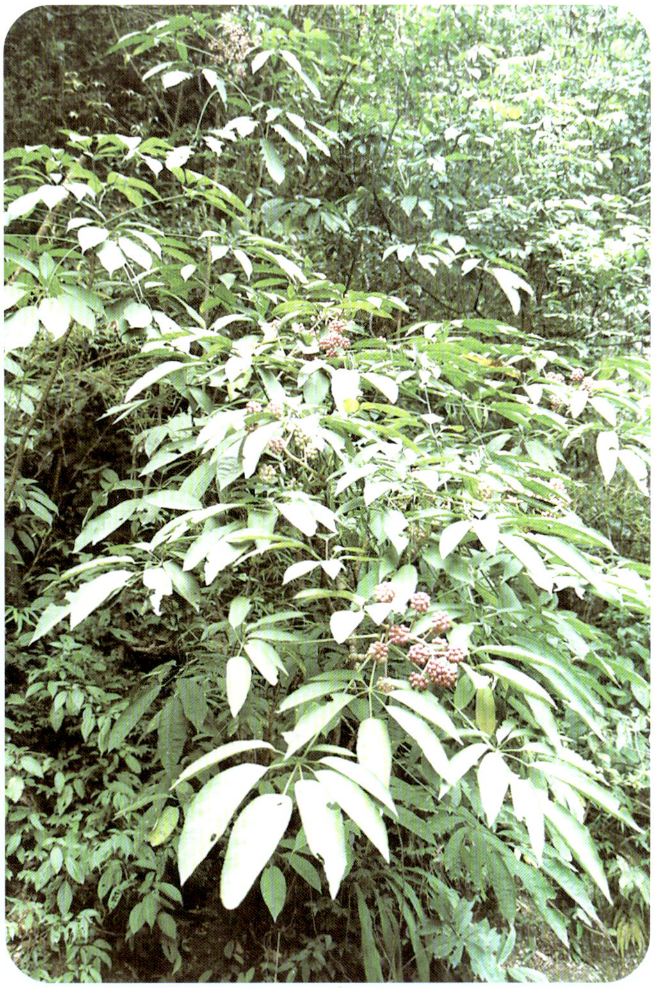

007. 八月瓜　比干它（贵州松桃）

Bayuegua　bid ghand nzhead

[来源] 为木通科植物三叶木通的成熟果实。

[原植物] 三叶木通 *Akebia trifoliata*（Thunb.）Kokdz.

半常绿藤本植物，高4～6m。枝灰色，皮孔突起。三出复叶，3～5叶簇生于枝端；叶柄细长；小叶卵圆形、宽卵形或长卵形，长3～6cm，宽1.5～2.5cm，先端钝圆或具短尖，基部圆形，边缘波状浅裂，质地较薄，下面浅绿色。雌雄同株，总状花序腋生；花紫色；雌花1～3朵生于花序下部，苞片线状披针形，花被3，雄蕊6，已退化；退化雌蕊6，子房1室；雄花密集于花序上部，花被3；雄蕊6；退化雌蕊3～4。蓇葖状浆果长筒形，长可达8cm，熟后紫色或灰白，沿腹缝线开裂。花期4～5月，果熟期8月。

生于山林间或灌丛中。贵州、湖南、湖北、四川、重庆等地有分布。

[化学成分] 果皮含有多种皂苷类成分；还含脂肪油，其中主要含油酸甘油酯、亚麻酸甘油酯及软脂酸甘油酯等。

[药理] 八月瓜中所含的皂苷类对小鼠肉瘤 S_{180}、肉瘤 $_{97}$ 具有一定的抑制作用。

[药性] 味甜，性冷。入热经。

[功能与主治] 疏肝和胃，活血止痛，软坚散结。主治脘腹、胁肋胀痛，阴缩，疝气疼痛，经闭，痛经，瘿瘤，瘰疬等。

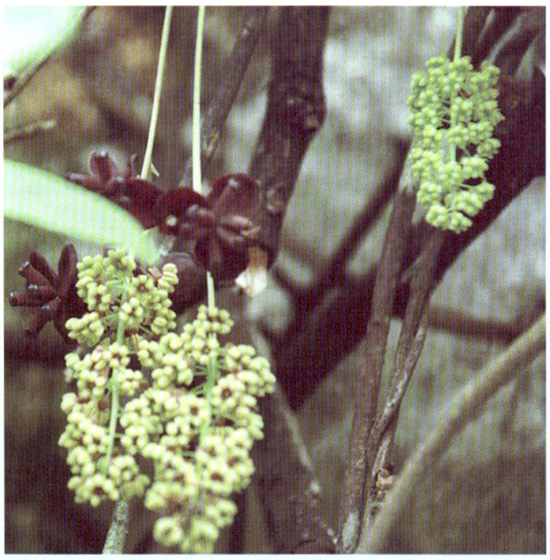

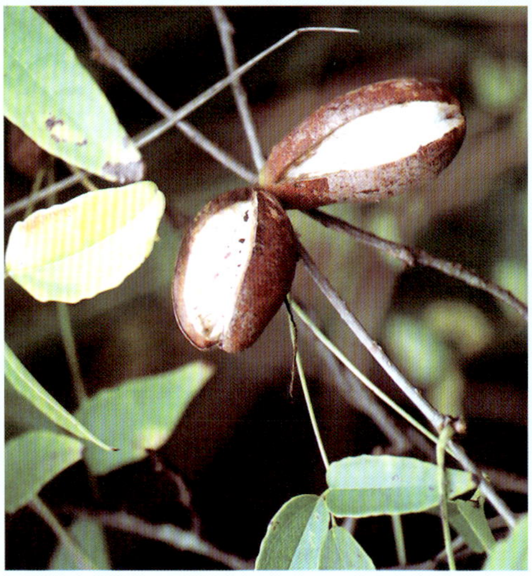

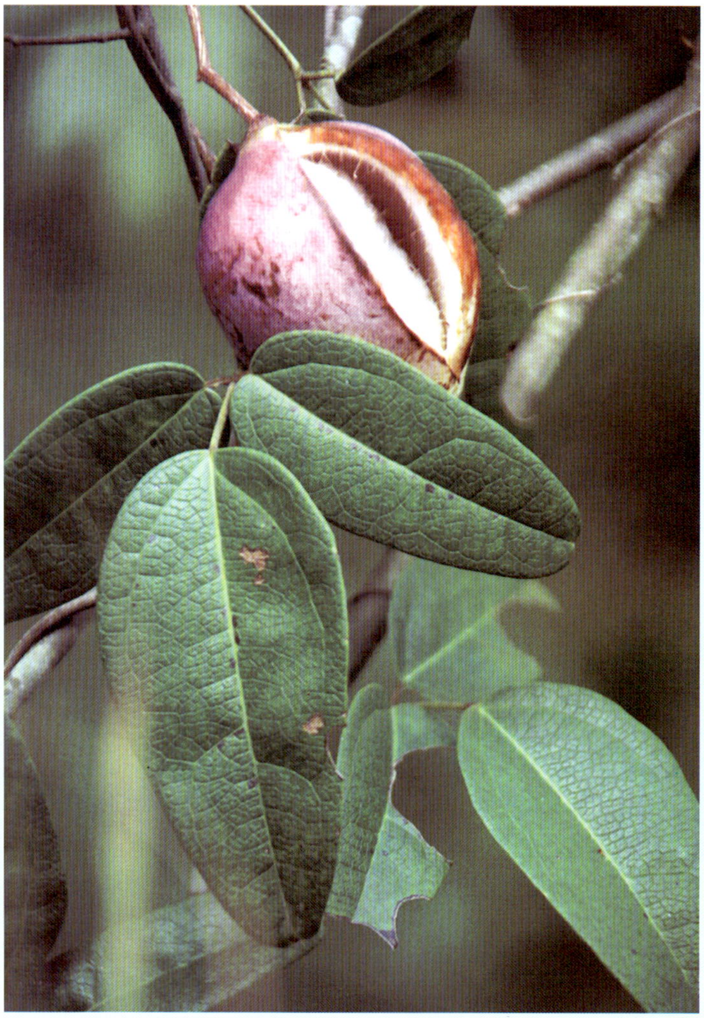

008. 八角枫　嘎龚倒丢劳读（贵州黔东南）

Bajiaofeng　ghab jongx deus diek naob dub

[来源] 为八角枫科植物八角枫的根、须根及根皮。

[原植物] 八角枫 *Alangium chinense* (Lour.) Harms

落叶乔木或灌木，高3～5m。小枝略呈“之”字形，幼枝紫绿色。叶互生，纸质，近圆形、椭圆形或卵形，长13～19(～26)cm，宽9～15(～22)cm，顶端锐尖或钝尖，基部阔楔形或截形，稀心形，两侧不对称，不分裂或3～7（～9）裂，裂片短锐尖或钝尖，上面无毛，下面脉腋有簇状毛，基出脉3～5（～7），成掌状，侧脉3～5对，叶柄长2.5～3.5cm；。聚伞花序腋生，有7～30（～50）花，花梗长5～15mm；花萼圆筒形，长1～1.5cm，先端裂为6～8枚齿状裂片；花瓣6～8片，线形，长1～1.5cm，初白色，后变黄色，基部粘合，上部开花后反卷；雄蕊与花瓣同数而近等长；花盘近球形；子房2室，柱头头状。核果卵圆形，长约5～7mm，直径5～8mm，先端有宿存的萼齿。种子1颗。花期5～7月；果期7～10月。

生于海拔1 800m以下的山地或疏林中。分布于华东、中南地区及陕西、甘肃、台湾、贵州、四川、重庆、西藏等地。

[化学成分] 八角枫干燥的根、茎、枝条中含喜树次碱(venoterpine)和消旋毒黎碱(dl-anabasine)，其叶中含有β-香树脂醇乙酸脂(β-amyrin acetate)、三十烷醇(triacontanol)和β-谷甾醇(β-sitosterol)。

[药理] 具有肌肉松弛作用；对呼吸系统产生呼吸兴奋，剂量加大时则呼吸停止；八角枫总碱对心脏呈抑制作用，但不引起房室传导阻滞；八角枫可使离体兔肠平滑肌痉挛性收缩，八角枫须根乙醇提取液也能增加犬在位子宫的紧张度。

[药性] 味辛、麻，性热；有毒。入冷经。

[功能与主治] 祛风除湿，舒筋活络，散瘀止痛。主治风湿痹痛，四肢麻木，跌打损伤等。

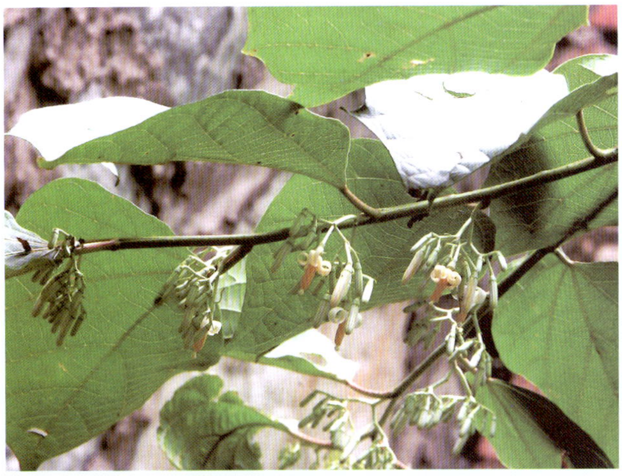

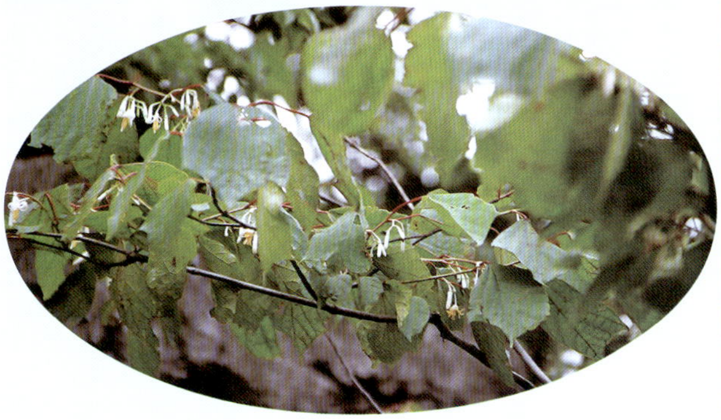

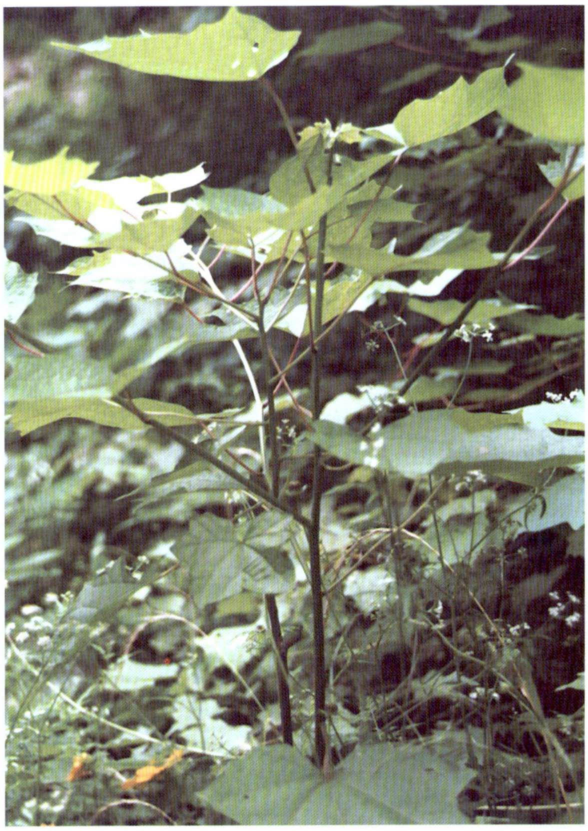

009. 九龙盘　锐加扫（贵州松桃）

Jiulongpan　reib giad sob

[来源] 为百合科植物九龙盘的根茎。

[原植物] 九龙盘 *Aspidistra lurida* Ker-Gawl.

多年生宿根草本植物。地下茎横走。具明显的节和鳞片，有多数须根。叶基生，有长柄；叶鞘生于叶的基部，不等长，紫褐色，枯后裂成纤维状，叶片革质，呈椭圆状披针形，先端渐尖，基部楔形，全缘，具明显的直出脉。花贴近地面单生，常不易被看见，花被钟状，花被筒内面淡紫色或带绿色，具 2 ~ 4 条不明显的脊状隆起和多数小乳突，雄蕊 6 ~ 8 枚，花丝不明显；雌蕊高于雄蕊，子房基部膨大。浆果呈球形，种子 1 颗。

生于海拔 600 ~ 1 700m 的阴湿坡地、山坡林下、路旁或沟旁的砂质土壤中。分布于贵州、湖北、湖南、广西等地。

[药性] 味麻、辣，性热。入冷经。

[功能与主治] 祛风、活血、止痛。主治腰痛，风湿痛，跌打损伤等。

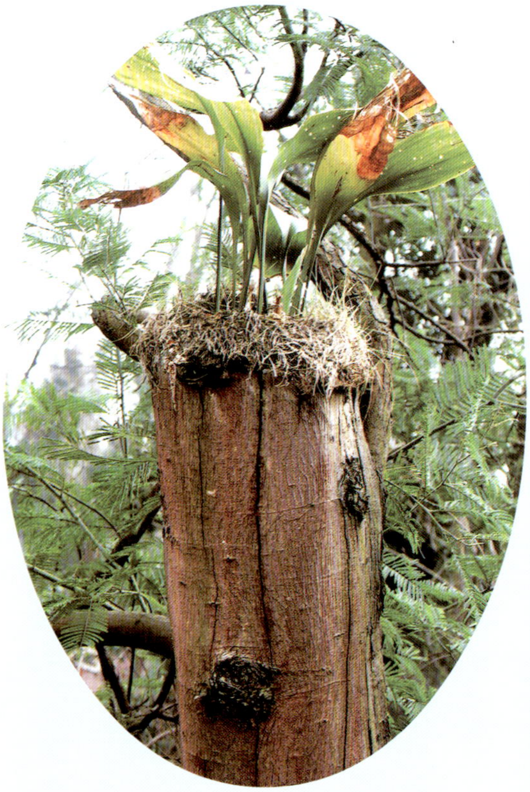

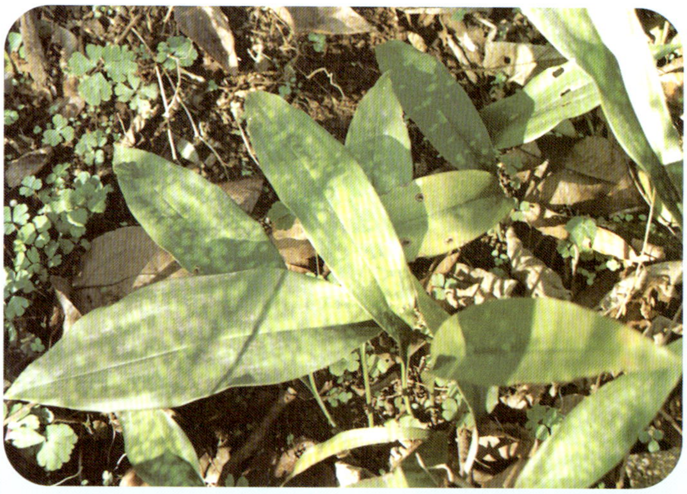

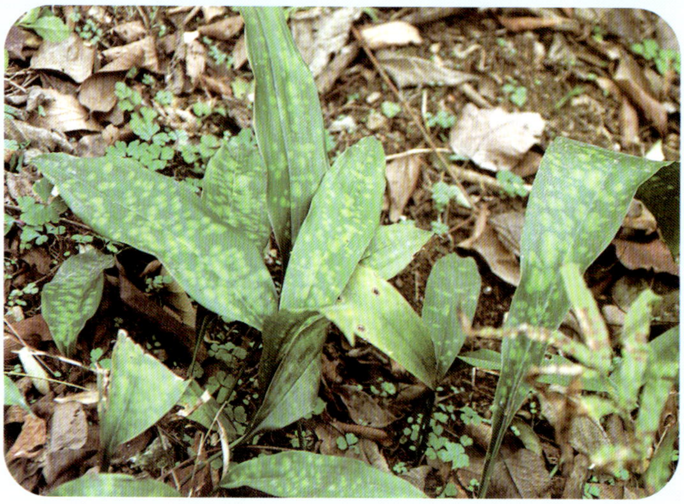

016. 土人参　窝阿笨(贵州黔东南)

Turenshen　　vob eb bens

[来源] 为马齿苋科植物土人参的根。

[原植物] 土人参 *Talinum paniculatum* (Jacq.) Gaertn.

一年生草本植物，高可达60cm，肉质无毛。主根粗壮分支，外表棕褐色。茎直立，有分支，圆柱形，基部稍木质化。叶互生；叶片倒卵形或倒卵状长圆形，长5～7cm，宽2.5～3.5cm，先端渐尖或钝圆，全缘，基部渐狭而成短柄。圆锥花序顶生或侧生，二歧状分支；花小，两性，淡紫红色，直径约6mm；萼片2，早落；花瓣5，倒卵形或椭圆形；雄蕊10枚以上；子房球形，花柱线形，柱头3深裂，先端外展而微弯。蒴果近球形，直径约4mm，3瓣裂，熟时灰褐色。种子多数，细小，扁圆形，黑色有光泽，表面具细腺点。花期6～7月，果期9～10月。

生于灌丛下肥沃土壤或村寨附近阴湿处。分布于广西、贵州、四川、重庆、云南等地。

[药性] 味甜，性热。入冷经。

[功能与主治] 补虚健脾，润肺止咳，调经。主治病后、产后虚弱，月经不调，老年多尿，小儿遗尿，虚热咳嗽，盗汗，自汗，带下，产妇乳汁不足，无名毒疮等。

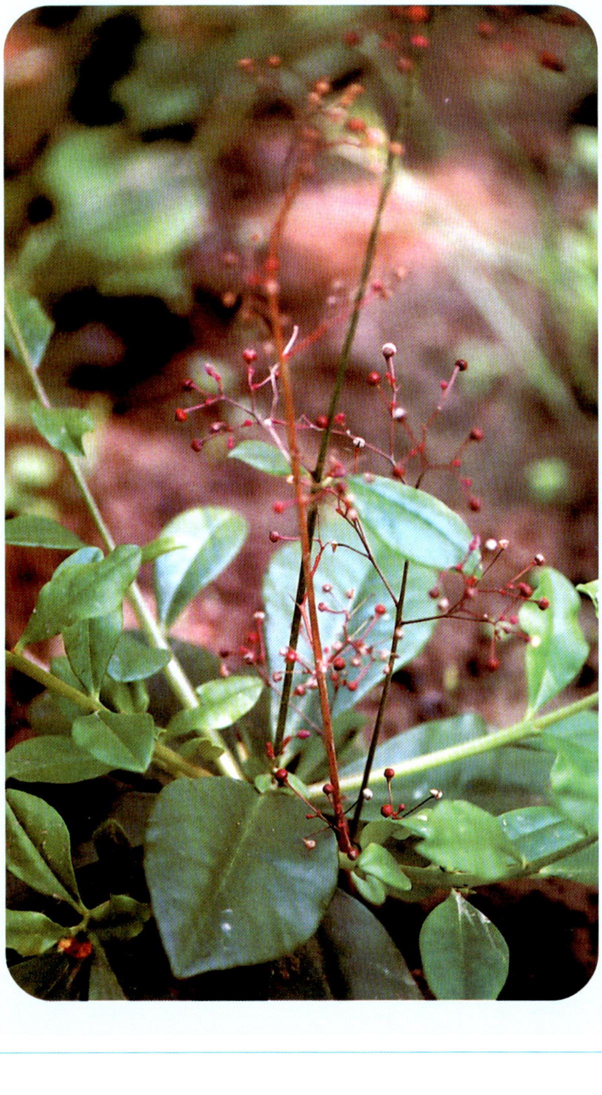

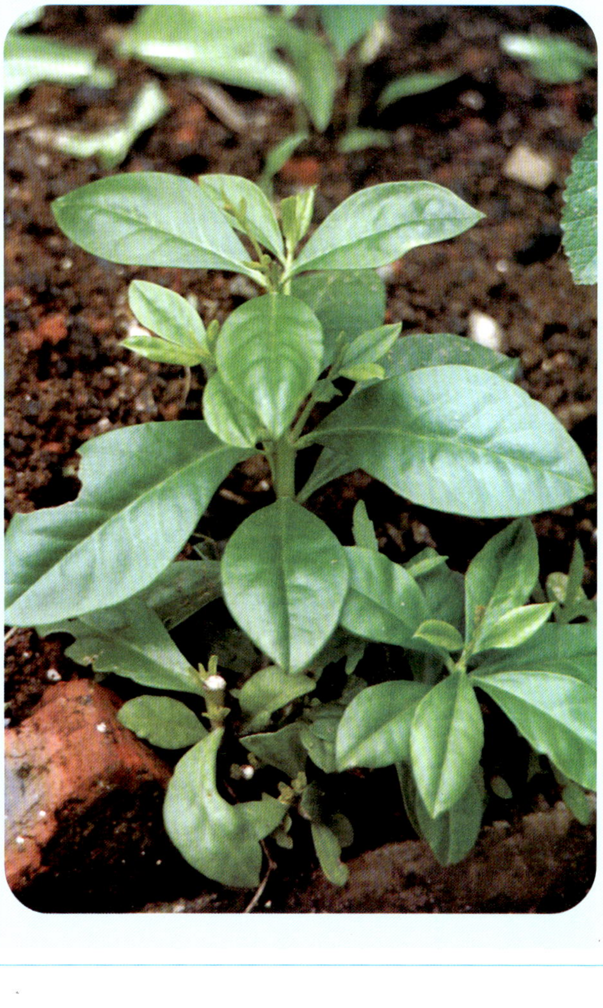

017. 土三七　加松略确(贵州黔东南)

Tusanqi　jab hsaik laix dliob

[来源] 为菊科植物三七草的根或全草。

[原植物] 三七草 *Gynura japonica* (Thunb.) Juel.

直立草本植物，高可达1m。根结节块状，刮破见紫红色。茎粗壮，有纵条纹，被细柔毛。叶互生，近膜质，长可达20cm，羽状深裂，裂片顶端渐尖，边缘有不规则锯齿，基部楔形，两面有细柔毛；叶柄长约2cm，茎上部叶近无柄。头状花序直径约1.5～1.8cm，排成伞房状圆锥花序，生于枝顶。总苞圆柱状，苞片一层，条状披针形，边层膜质；花筒状，金黄色，花冠顶端5齿裂，花柱基部小球形，分支顶端有细长线形具毛的尖端。瘦果狭圆柱形，有条纹，被疏毛；冠毛丰富，白色。花果期7～11月。

生于沟边及屋舍旁肥厚湿润的土壤中。分布于贵州、湖南、湖北、四川、重庆、云南等地。

[化学成分] 根含菊三七碱类、千里光宁碱（senecionine）、3-表-薯蓣皂苷元-3-β-D-吡喃葡萄糖苷（3-epi-diosgenin-3-β-D-glucopyranoside）、千里光菲灵碱（seneciphylline）、菊三七碱甲（sene ciphyllinine）及菊三七碱乙(E-senec iphylli ne)等。

[药理] 具有抗炎作用，局麻作用。

[药性] 味苦、微甜，性冷。入热经。

[功能与主治] 止血，散瘀，消肿止痛，清热解毒。主治吐血，衄血，咯血，便血，崩漏，外伤出血，痛经，产后瘀滞腹痛，跌打损伤，风湿痛，疮痈疽疔，虫蛇咬伤等。

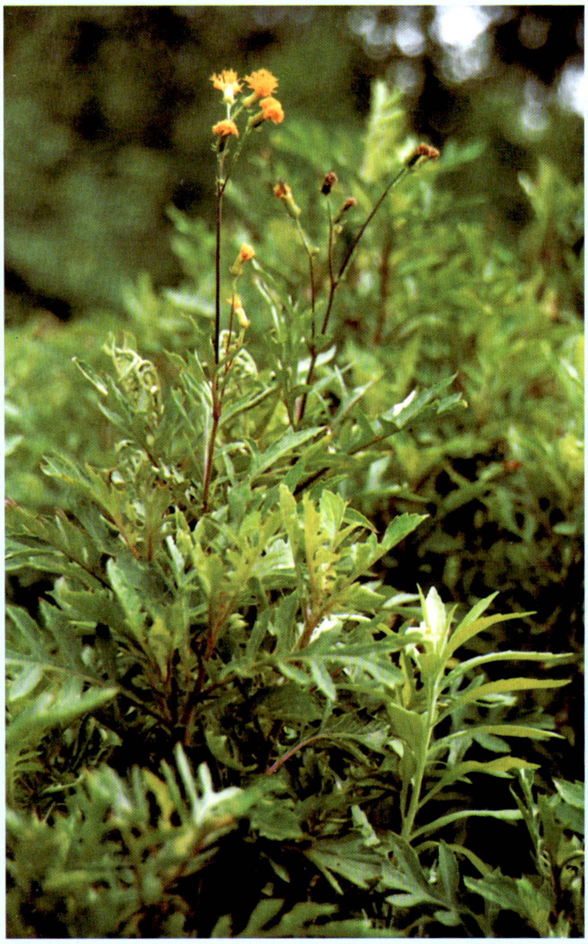

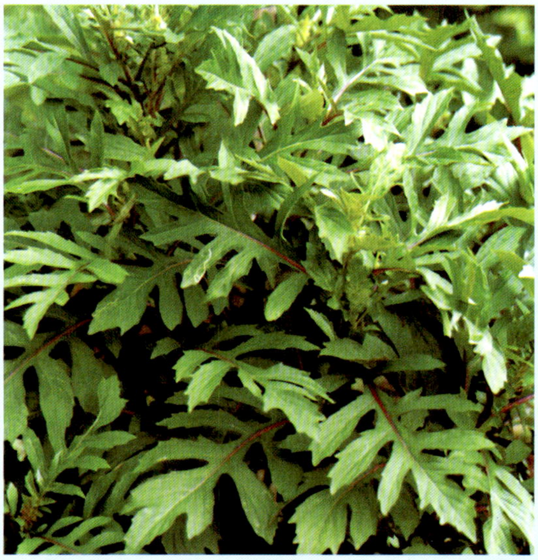

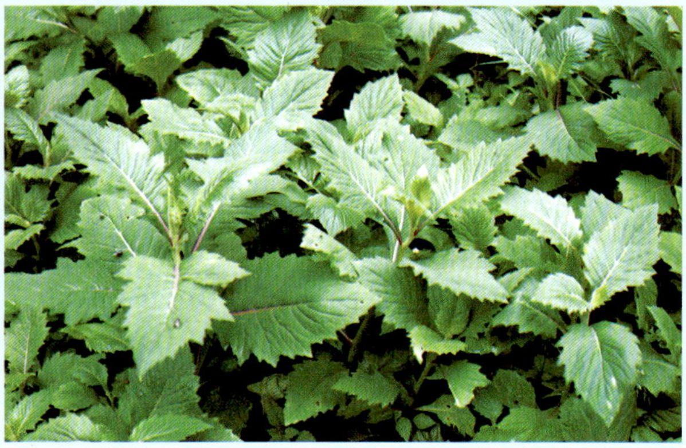

018. 土大黄　锐马欲（贵州铜仁）

Tudahuang　reib mlal yul

[来源] 蓼科植物尼泊尔酸模的根。

[原植物] 尼泊尔酸模 *Rumex nepalensis* Spreng

多年生草本植物，高可达1m。茎直立，有沟槽。基生叶有长柄；叶片矩圆状卵形或三角状卵形，长10～15cm，宽4～8 cm，顶端急尖，基部心形，边缘有波状皱折，两面无毛；上部叶较小，有短柄或近无柄；托叶鞘膜质。花序圆锥状，顶生；花两性，轮生；花被片6，2轮，果内轮花被增大，宽卵形，一部分或全部有瘤状突起，边缘有针刺状齿，齿顶端为沟状，雄蕊6；排列成3对，花丝细弱花药基部着生；子房具棱，1室，花柱3，柱头细裂，毛刷状。瘦果三棱形，长约2 mm，褐色，平滑，光亮。花期4～5月，果期6～7月。

生于山谷湿地。分布于贵州、四川、重庆、云南等地。

[化学成分] 齿果酸模根和叶中含结合及游离的大黄酚（chrysophanol）、大黄素（emodin）、芦荟大黄素（aloe-emodin）、大黄素甲醚(physcion)、植物甾醇（phytosterol）、植物甾醇酯（phytosteryl ester）和游离脂肪酸（free fatty acid）。

[药理] 本品有蒽醌衍生物（大黄素、大黄素甲醚和大黄酚等）及酸模素等的药理作用。

[药性] 味苦、微涩，性冷。入热经。

[功能与主治] 清热解毒，清热凉血，杀虫，通便。主治肺结核咳血，急性肝炎，痢疾便秘，功能性子宫出血，痔疮出血等。外用治腮腺炎，神经性皮炎，疥癣，乳痈，疮疡肿毒，烧伤，外伤出血等。

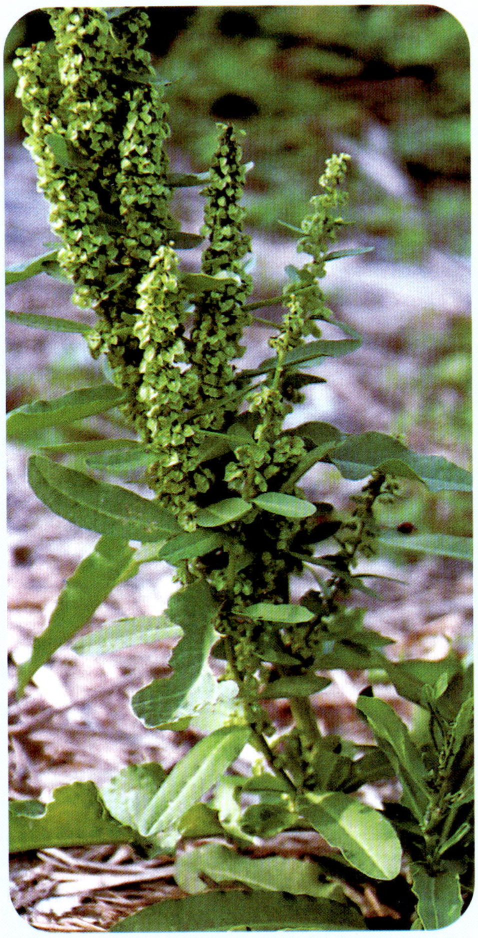

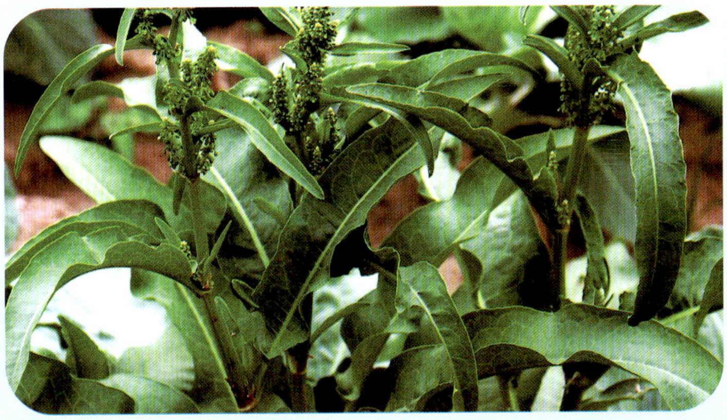

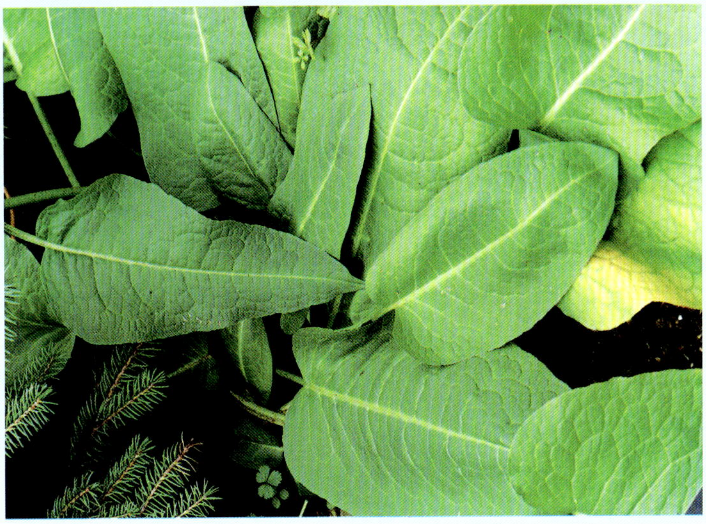

019. 土牛膝　酒嗓咯咯额牛（贵州黔东南）

Tuniuxi　jex sangx ghut ghut ngeil niub

[来源] 为苋科植物土牛膝的全草或根。

[原植物] 土牛膝 *Achyranthes aspera* L.

一年或多年生草本植物，高30～100cm。茎直立，有柔毛，具4棱。单叶对生，叶片倒卵形或椭圆形，长1.5～7cm，宽0.5～4cm，顶端急尖，基部宽楔形，两面有白色细柔毛。穗状花序顶生，长10～15cm，花序轴被白色细柔毛；苞片顶端尖，小苞片顶端刺状，基部两侧具膜刺，全缘；花被片5，披针形，雄蕊5枚，退化雄蕊背面有1流苏状鳞片。胞果卵形。花期秋季；果期秋冬季。

生于海拔500～1 300m的山脚、路旁、草地及疏林下较阴湿处。分布于广西、贵州、四川、重庆、云南等地。

[化学成分] 根含三萜皂苷，水解后得齐墩果酸（oleanolic acid）和葡萄糖醛酸（glucuronic acid）。种子、茎、根含蜕皮甾酮（ecdysterone）。在未成熟得果实中分离得倒扣草皂苷C、D。枝条中含36，47-二羟基五十-烷-4-酮（36，47-dihydroxyhenpentacontan-4- one）及三十三烷醇（tritriacontanol）等。另含倒扣草碱（achyranthin）。

[药理] 能升高麻醉狗血压，加强心脏收缩；从种子中分离的皂苷混合物能使离体蛙心、兔心、豚鼠心和在体兔心收缩力增强；有抗生育作用，有抗菌作用，所含蜕皮甾酮有促进蛋白质合成作用。

[药性] 味苦、微酸，性冷。入热经。

[功能与主治] 活血祛瘀，清热解毒，利尿通淋。主治闭经，跌打损伤，风湿关节痛，痢疾，白喉，咽喉肿痛，淋证，尿血，疮痈。

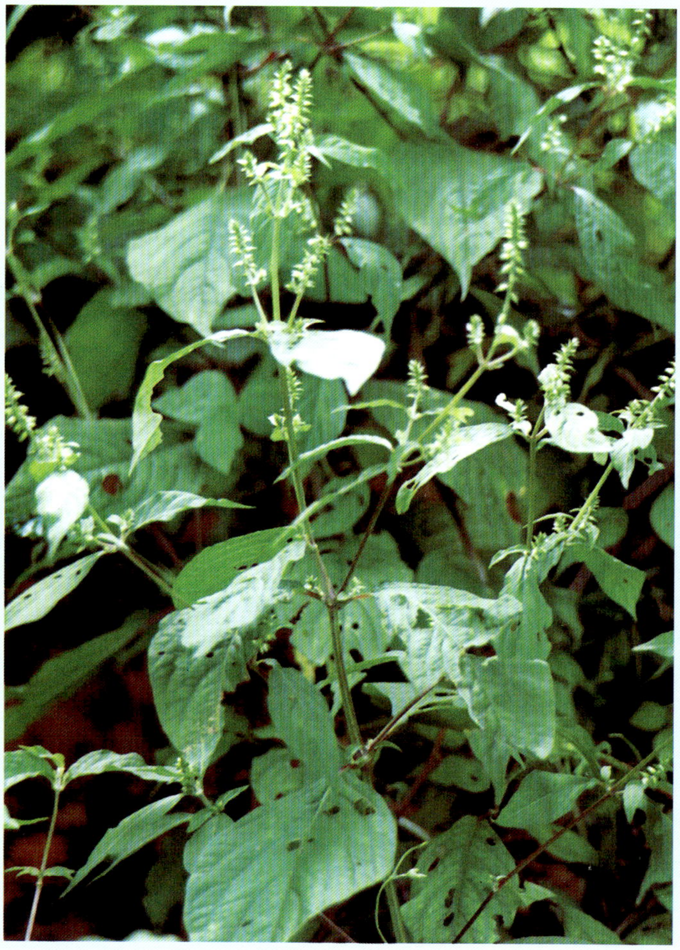

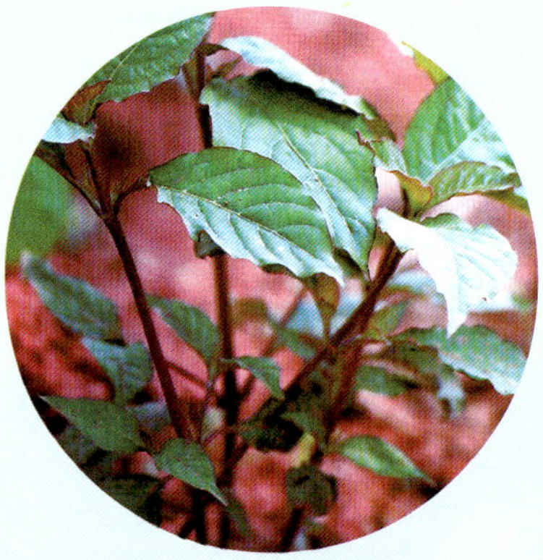

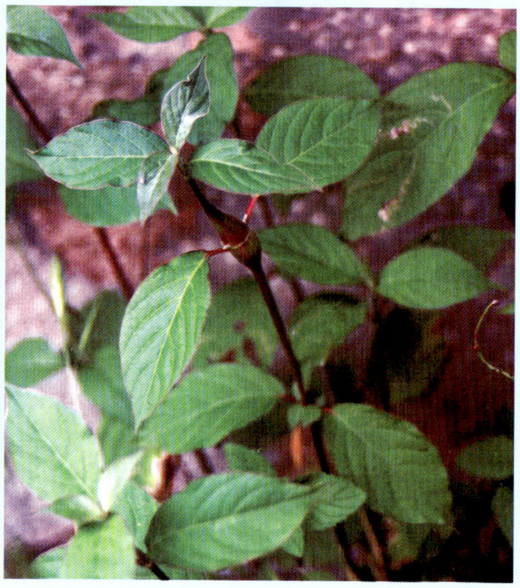

020. 土知母　窝达尚（贵州黔东南）

Tuzhimu　vob dak dlangd

[来源] 鸢尾科植物鸢尾的根茎。

[原植物] 鸢尾 *Iris tectorum* Maxim.

多年生草本植物，高35～80cm。植株基部围有老叶残留的膜质叶鞘及纤维。根状茎较短，肥厚粗壮，叶基生；叶片剑形，长15～50cm，宽1.5～3.5cm，先端渐尖，基部鞘状，套叠排成2列，有数条不明显的纵脉。花茎高20～40cm，与叶近等长，中下部有1～2片茎生叶，顶端有1～2个分支；苞片2～3；花梗长1～2cm；花蓝紫色，直径达10cm，花被裂片6，2轮排列，外轮裂片倒卵形或近圆形，外折，中脉具不整齐橘黄色的鸡冠状突起，内轮裂片较小，倒卵形，拱形直立，花被管长3～4cm；雄蕊3，长2.5～3cm，花药黄色；子房下位，3室，花柱分支3，花瓣状，蓝色，覆盖着雄蕊，先端2裂，边缘流苏状。蒴果，椭圆状至倒卵状，长4～6cm，直径2～2.5cm，有6条明显的肋；种子梨形，黑褐色，种皮褶。花期4～5月，果期6～7。

生于林缘、水边湿地及向阳坡地。分布于湖北、贵州、湖南、广西等地。

[化学成分] 根茎含盾叶夹竹桃苷（androsiln），鸢尾黄酮新苷（Instectonn）A、B，鸢尾黄酮新苷元根（iristectorgenin）A、B，去甲基鸢尾黄酮新苷元（demethyliris tectorigenin）A或B，鸢尾酮 苷（tectoruside），鸢尾苷（tectondin），鸢尾苷元（tectongemn）及野鸢尾苷元（lngemn）。

[药理] 具有抗炎、解热、抗过敏作用，有明显祛痰作用，对金黄色葡萄球菌有一定的抑制作用，尚有催吐和泻下作用。

[药性] 味苦、辛，性冷；小毒。入热经、快经。

[功能与主治] 消积，泻热，利咽，通便。主治食积胀满，咽喉肿痛，便秘，牙龈肿痛。跌打伤肿，疮疔肿毒，蛇犬咬伤等。

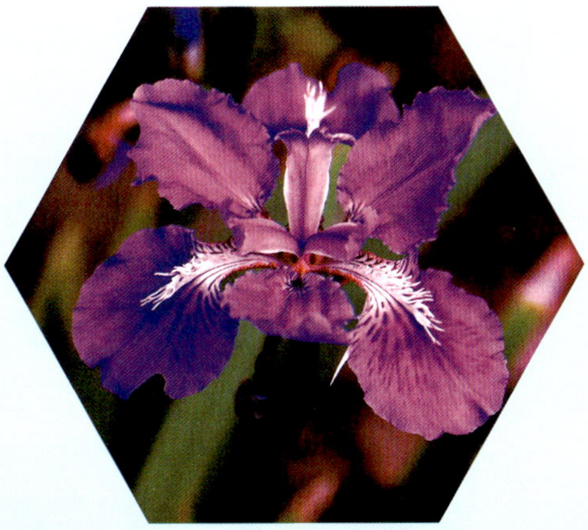

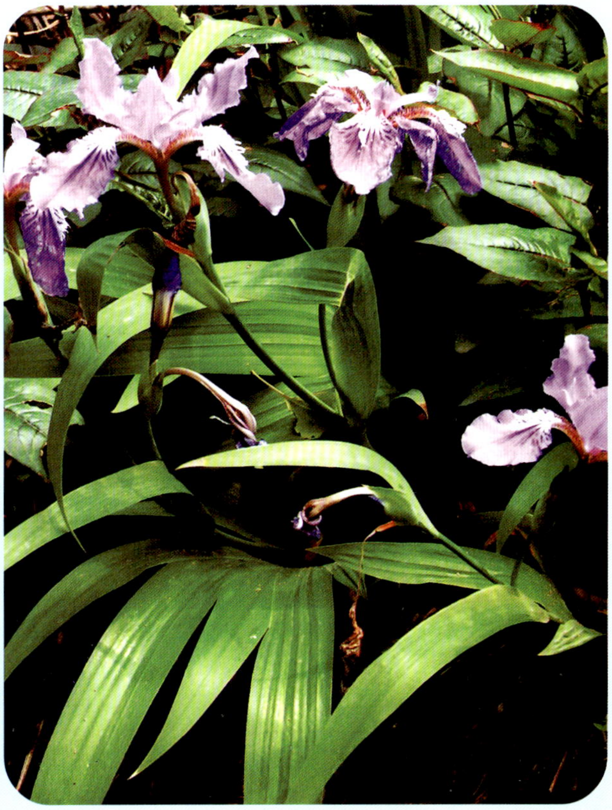

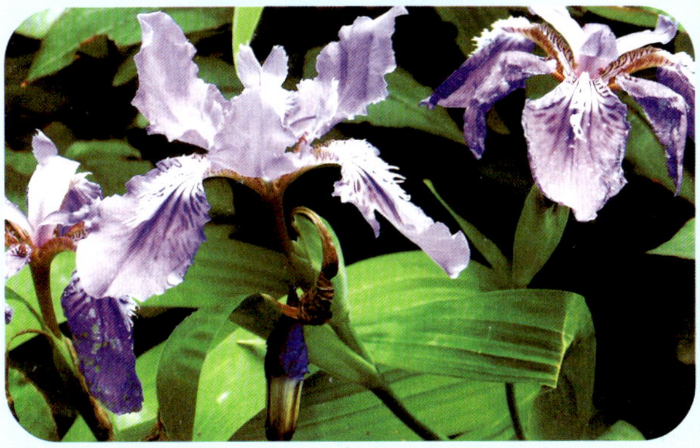

021. 土圞儿　锐德棍（贵州铜仁）

Tuluaner　reib deid ghunb

[来源] 为豆科植物土圞儿的块根或全草。

[原植物] 土圞儿 *Apios fortunei* Maxim.

多年生缠绕草本植物。球状块根肉质，土棕色。茎有稀疏白色短柔毛。单数羽状复叶，互生，具小叶3~5片，小叶卵形或卵状披针形，长4~7cm，宽1.5~4cm，先端渐尖至急尖，基部圆形，全缘；托叶及小托叶早落，总叶柄长6~8cm，有毛；总状花序腋生，长6~26cm；苞片和小苞片线形，被短硬毛；花黄绿色，长约10mm；花萼为二唇形，绿白色，无毛，花冠蝶形，龙骨瓣最长，卷成半圆形，旗瓣圆形，翼瓣最短，狭矩形；雄蕊（9+1）2束；子房无柄，有白色疏被短柔毛，花柱卷曲呈半圆形。荚果扁平线形，长约10cm，宽约0.6cm，有短柔毛。种子多数。花期6~8月，果期9~10月。

生于较潮湿的山坡、林缘、灌丛或田梗上。分布于湖北、湖南、广西、四川、重庆、贵州、云南等地。

[化学成分] 根含淀粉（starch）、生物碱（alkaloids）等。

[药性] 味甜、微苦，性冷。入热经。

[功能与主治] 清热解毒，止咳祛痰。主治感冒咳嗽，咽喉肿痛，百日咳，无名肿毒，毒蛇咬伤，带状疱疹，乳痈，瘰疬等。

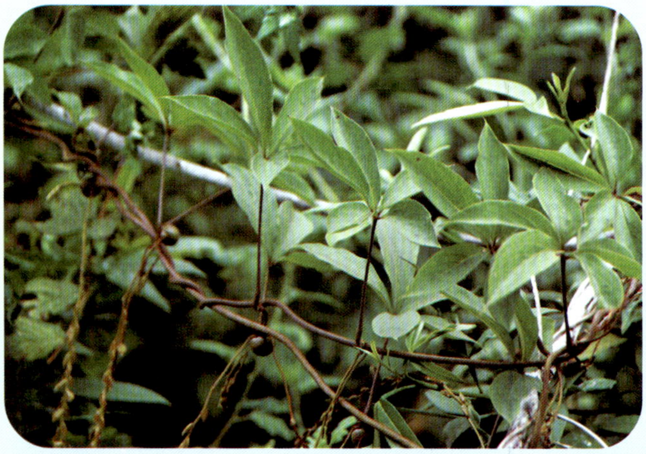

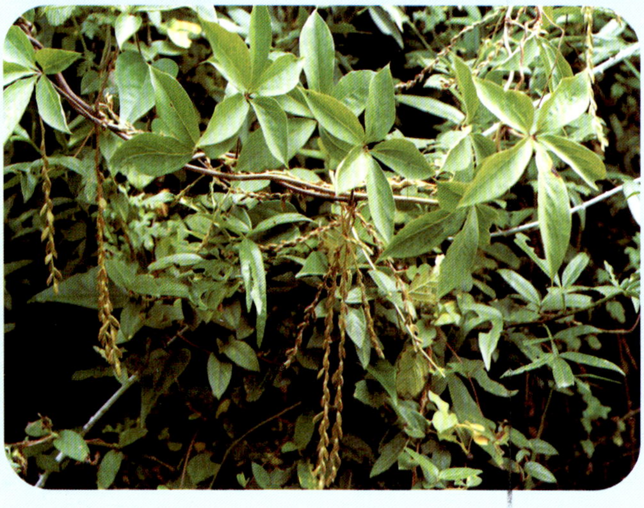

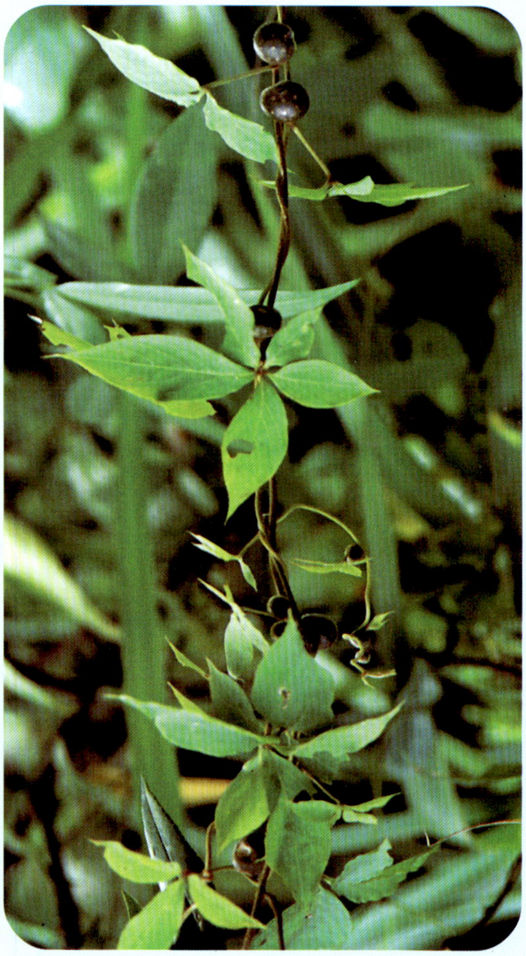

022.土茯苓　薅丈达（贵州黔东南）

Tufuling　　bod zangd dak

[来源] 为百合科植物土茯苓的根茎。

[原植物] 土茯苓 *Smilax glabra* Roxb.

攀援状灌木，长1～4m。根状茎块状，有明显结节，着生多数须根。茎与枝条光滑无刺。单叶互生；叶柄长0.5～2cm，具狭鞘，常有纤细的卷须2条；叶薄革质，椭圆状披针形至狭卵状披针形，长6～12cm，宽1～4cm，先端渐尖，基部宽楔形，伞形花序单生于叶腋，通常具10余朵花；总花梗长2～5mm，通常明显短于叶柄，在总花梗与叶柄之间有1芽；花序托膨大，球形，连同多数宿存的小苞片多少呈莲座状，花绿白色，六棱状球形，直径约4mm；雄花外花被片近扁圆形，内花被片近圆形，边缘有不规则的齿；雄蕊靠合，雌花外形与雄花相似，但内花被片边缘无齿，具3枚退化雄蕊。浆果直径6～8mm，熟时黑色，具粉霜。花期5～11月，果期11月至次年4月。

生于海拔1 800m以下的林下、灌木丛中，河岸或山谷中。分布于湖南、湖北、广西、贵州、四川、重庆等地。

[化学成分] 根茎含有落新妇苷（astilbin）、异黄杞苷（isoengeletin）、胡萝卜苷（daucosterol）、琥珀酸（succinic acid）等。另含土茯苓苷（tufulingoside）、槲皮素（quercetin）、豆甾醇-3-O-β-D-吡喃葡萄糖苷、异落新妇苷（isoastilbin）、7、6'-二羟基-3'-甲氧基异黄酮及花旗松素、鞣质、树脂、薯蓣皂苷元及微量挥发油。

[药理] 具有抗炎及免疫抑制作用，β-受体阻滞样作用，抗菌作用，对脑缺血有保护作用，还有抗胃溃疡等作用。

[药性] 味甜，性热。入冷经。

[功能与主治] 除湿，泄浊，解毒，通利关节。主治风湿疼痛，筋骨挛痛，淋浊，泄泻，梅毒，痈肿，疮癣，瘰疬，汞中毒等。

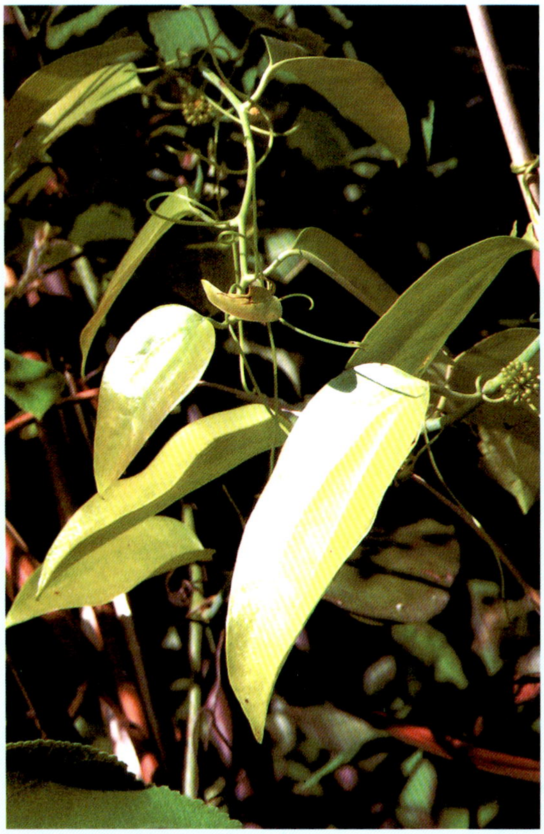

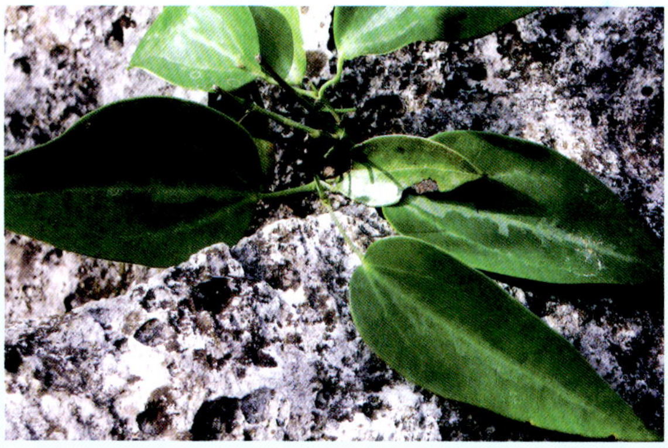

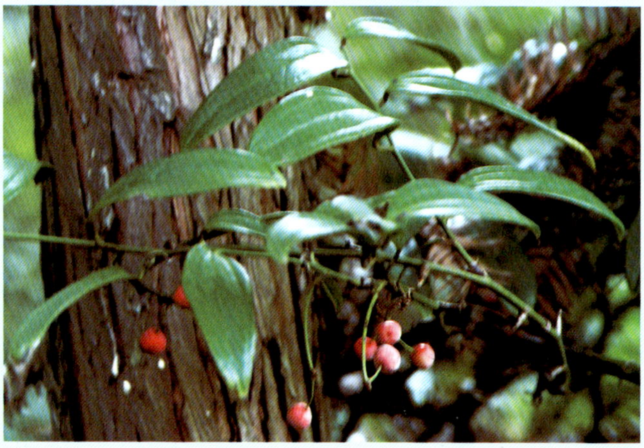

023.土荆芥　加姜给（贵州黔东南州）

Tujingjie　jab zangd dit

[来源] 为藜科植物土荆芥的带果穗全草。

[原植物] 土荆芥 *Chenopodium ambrosioides* L.

一年生或多年生草本植物，高 40～80cm。有强烈的香味。茎直立，具棱，多分支，具腺毛。单叶互生，叶片长圆形，狭披针形，长可达 15cm 以上，宽 3～5cm，先端渐尖，叶上部边缘具波状牙齿，背面具黄色腺点，中脉疏生柔毛。穗状花序生于上部枝条的叶腋内，花两性或雌性，通常 3～5 朵簇生于苞腋；花被 5 裂；雄蕊 5 枚。胞果扁球形。种子横生；种皮红褐色，表面光滑而发亮。花期 6～8 月。

生于树旁、旷地、路边、河岸或溪边。分布于中南、华东、西南等地区。

[化学成分] 全草含挥发油，油中主含柠檬烯（limonene）32.6%，反式松香芹醇（pinocarveol）26.7% 以及黄樟醚（safrole）、土荆芥酮（aritasone）等近 50 种成分，又含槲皮素（quercetin）、藜芦皂苷（chenopodoside）B 等。

[药理] 具有驱肠虫和抗菌作用还有抗疟原虫作用。

[药性] 味辣，性热。入冷经、快经、半边经。

[功能与主治] 祛风除湿，杀虫止痒，活血止痛。主治风湿痹痛，皮肤湿疹，疥癣，钩虫病，蛔虫病，蛲虫病，咽喉肿痛，跌打损伤，蛇虫咬伤等。

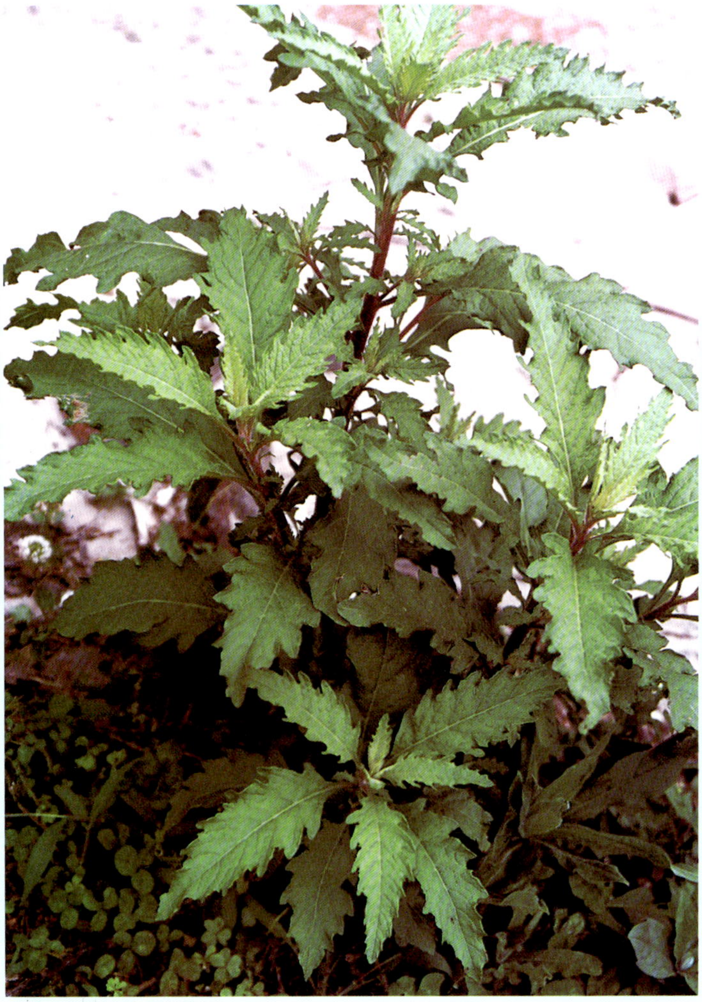

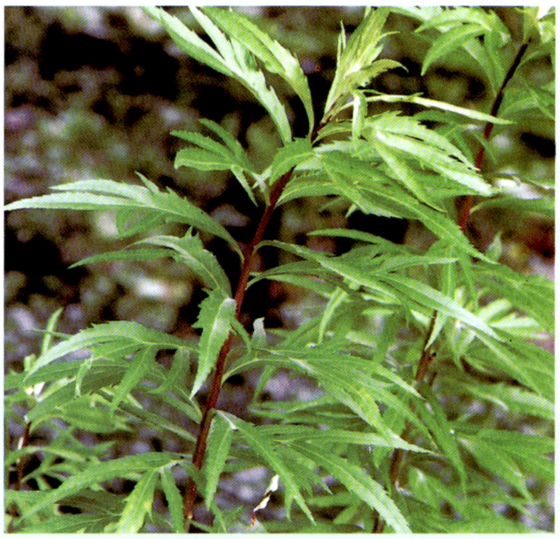

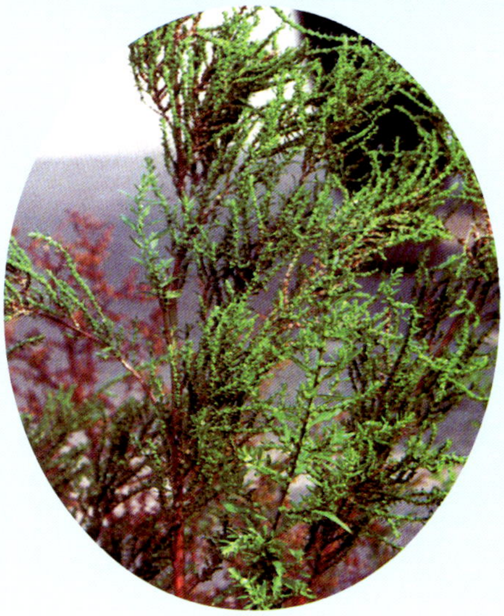

024. 土党参　加欧屋（贵州黔东南州）

Tudangshen　　jab eb wof

[来源] 为桔梗科植物金钱豹的根。

[原植物] 金钱豹 *Campanumoea javanica* Bl. subsp. *japonica* (Makino) Hong

草质缠绕藤本植物，具乳汁，有胡萝卜状根。茎多分支，无毛。叶对生，具长柄，叶片心形或卵形，边缘有浅锯齿，长3~8cm，宽2~7cm。花单朵生于叶腋；花萼与子房分离，5裂至近基部，裂片披针形；花冠上位，钟形，白色或黄绿色，内面紫色；雄蕊5枚；柱头4~5裂；子房5室。浆果黑紫色，球形，直径1~1.5cm。种子多数。花期8~9月，果期9~10月。

生于海拔400~1 800m的向阳草坡或丛林中。分布于湖北、湖南、广西、四川、重庆、贵州、云南等地。

[药性] 味甜，性热。入冷经。

[功能与主治] 补中益气，润肺生津，止血，通乳。主治虚劳内伤，肺虚咳嗽，脾虚泄泻，乳汁不多，小儿遗尿，小儿疳积等。

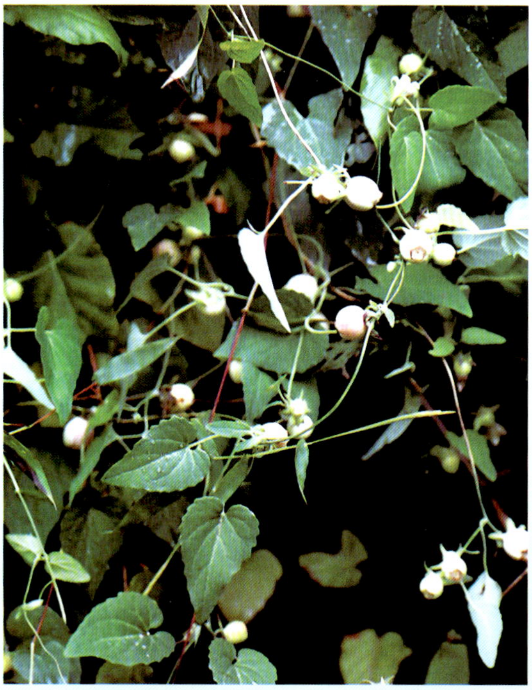

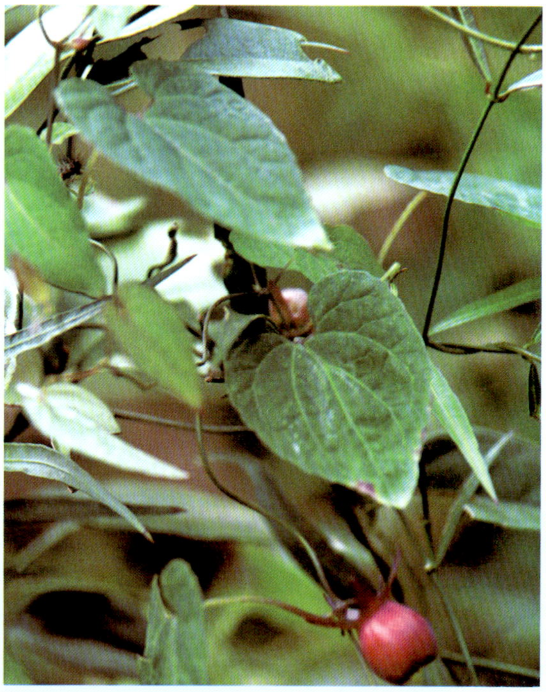

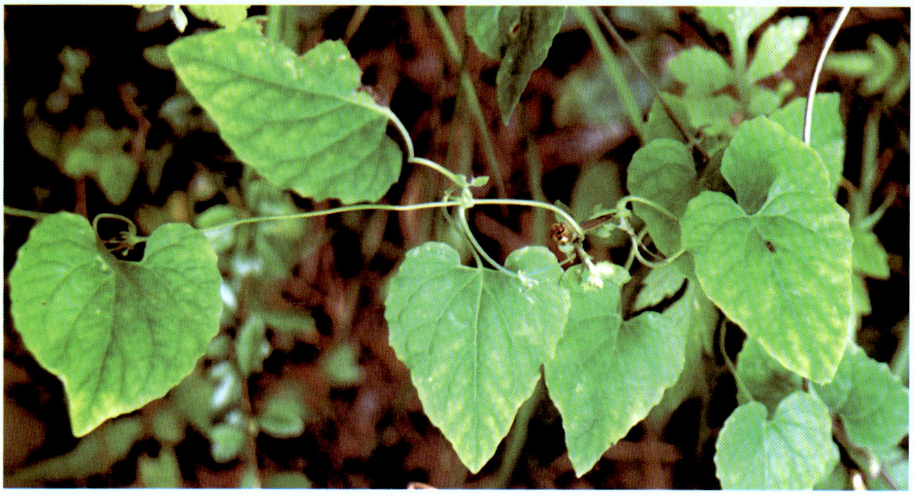

025. 土一枝蒿　加新错(贵州黔东南)

Tuyizhihao　jab dliub cot

[来源] 为菊科植物云南蓍的全草。

[原植物] 云南蓍 *Achillea willsoniana* Heim.ex Hand. - Mazz.

多年生草本植物，高30～100cm。根状茎短。茎直立，有纵沟纹，中部以上密生长柔毛，上面有分支，叶互生，无柄；茎中部叶片长圆形，长4～6.5cm，宽1～2cm，二回羽状深裂，叶轴宽约1.5mm，全缘或有1～2个小齿，一回裂片椭圆状披针形，长5～10mm，宽2～4mm，二回裂片和齿端有软骨质小尖，上面疏生柔毛，下面密生柔毛及腺点。头状花序多数，集成复伞房花序；总苞宽钟形或半球形，直径4～6mm；总苞片3层，覆瓦状排列，外层短，卵状披针形，有中肋，边缘膜质，褐色，流苏状，疏生长柔毛；边缘舌状花雌性，6～16朵，舌片白色或淡粉红色，先端有3浅齿，中央管状花两性，淡黄色或白色，管部压扁，具腺点。瘦果长圆状楔形，长2.5mm，具翅，无冠毛。花、果期10～11月。

生于山坡草地及灌丛中。分布于四川、重庆、贵州、云南、湖北、陕西、甘肃、山西、湖南等地。

[化学成分] 全草含挥发性物质、鞣质和有机酸。

[药性] 味麻、辣，性热；有毒。入冷经。

[功能与主治] 祛风除湿，散瘀止痛，解毒消肿。主治头风痛、风湿疼痛，胃痛，牙痛，跌打损伤，红肿瘀痛，经闭腹痛，痈肿疮毒，蛇虫蛟伤等。

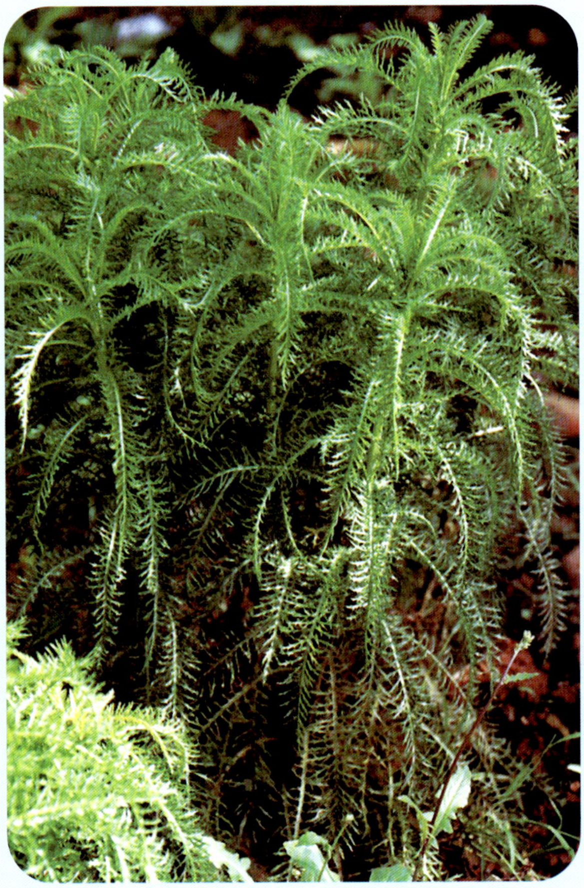

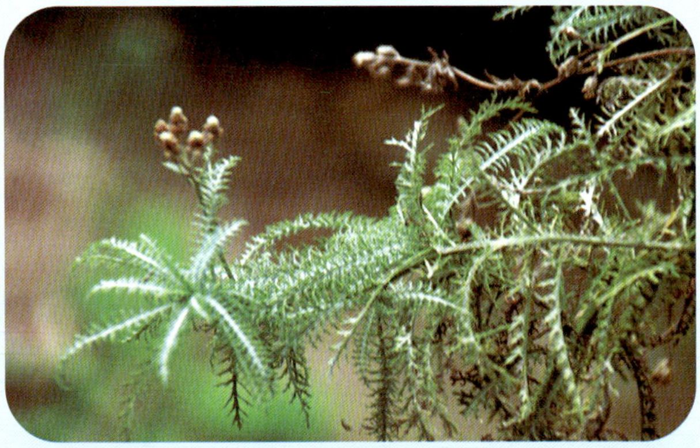

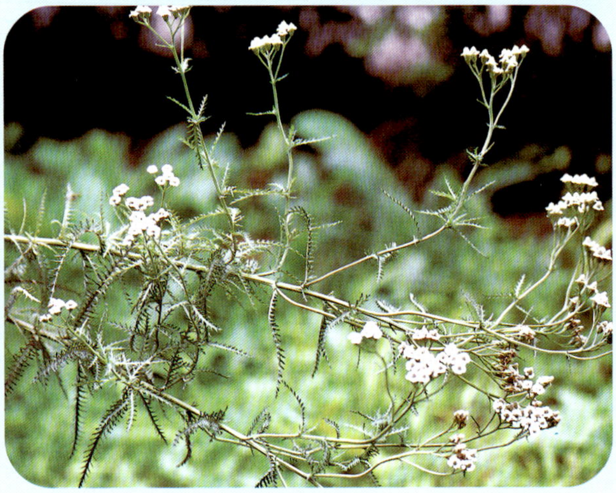

026. 万年青　阿哼（贵州松桃）

Wannianqing　ghab heid

[来源] 为百合科植物万年青的根及根茎。

[原植物] 万年青 *Rohdea japonica* (Thunb.)Roth.

多年生草本植物。根茎粗壮，有多数粗的纤维根。叶基生，3~6枚，矩圆形、披针形或倒披针形，长15~50cm，宽1.2~7cm，顶端急尖，基部稍狭。穗状花序侧生，密生多花，长3~4cm，宽1.2~1.7cm；苞片卵形，膜质，短于花；花被合生，球状钟形，长4~5mm，宽6mm，裂片6，不十分明显，内向，肉质，厚，淡黄色或褐色；雄蕊6，花药卵形；子房球形；花柱不明显，柱头3裂，外展。浆果球形，肉质，熟时橘红色或黄色，内含种子1枚。花期6~7月，果期8~10月。

生于海拔750~1 700m的林下、山谷阴湿草地，分布于湖南、湖北、广西、贵州、四川、重庆等地。

[化学成分] 根茎、叶、种子均含强心苷成分：万年青苷（rhodexin）A、B、C、D；根茎中还含螺甾烷类成分。根茎、叶、果中均含类脂，叶中还含有十八碳二烯酸(octadecaienoic acid)等。

[药理] 具有强心作用；兴奋平滑肌作用；催吐作用和抗菌作用等。

[药性] 味苦、甜，性冷；有毒，入热经。

[功能与主治] 清热解毒，强心利尿，凉血止血。主治咽喉肿痛，白喉，疮疡肿毒，蛇虫咬伤，心力衰竭，水肿臌胀，咯血，吐血，崩漏等。

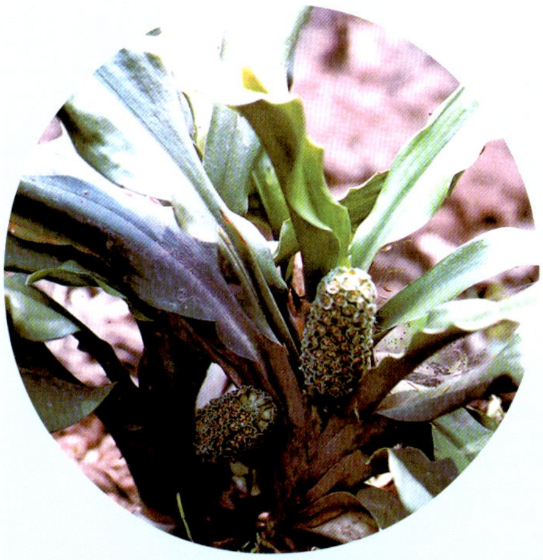

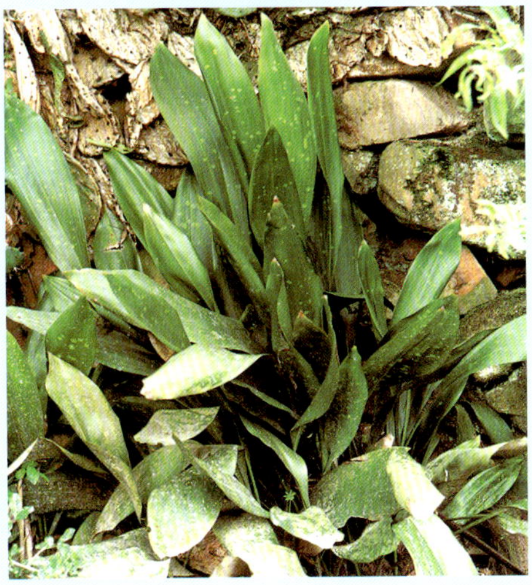

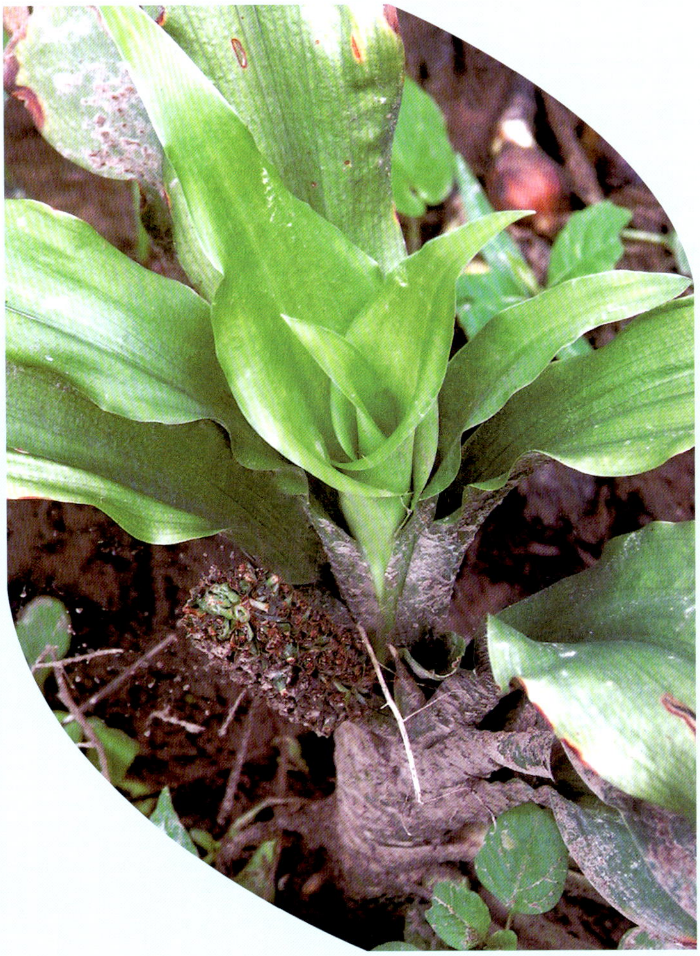

027.万寿竹　锐绿罗 (贵州松桃)

Wanshouzhu　Reib nux hlod

[来源] 为百合科植物万寿竹的根及根茎。

[原植物] 万寿竹 *Disporum cantoniense* (Lour.) Merr.

多年生草本植物。根状茎横走，质硬，呈结节状；根肉质，粗2～4mm，较长，常生纤维根。茎高50～150cm，直径0.5～1cm，上部有较多呈二叉状的分支，下部数节常有黄褐色的膜质鞘。叶纸质，披针形，卵状或椭圆状披针形，长5～12cm，宽1～3cm，渐尖至长渐尖，基部近圆形，有明显的3～7条主脉。伞形花序有3～10朵花，生叶腋而与上部叶对生，总花梗与叶柄贴生；花梗长1～4cm；花紫色，钟状；花被片6，倒披针形，顶端尖，基部有长2～3mm的短矩；花药长3 ～ 4 mm，黄色，花丝长8 ～11 mm内藏；子房长约3mm，花柱及柱头为子房的3～4倍。球形浆果，含2～5枚暗棕色种子。花期夏季。

生于灌丛及林下。分布于湖南、湖北、贵州、广西、四川、重庆、云南等地。

[药理] 万寿竹制剂对蛙、兔和狗均有明显的强心作用。

[药性] 味苦，性冷。入热经。

[功能与主治] 润肺止咳，健脾消积。用于虚损咳喘，痰中带血，肠风下血和食积腹胀等。

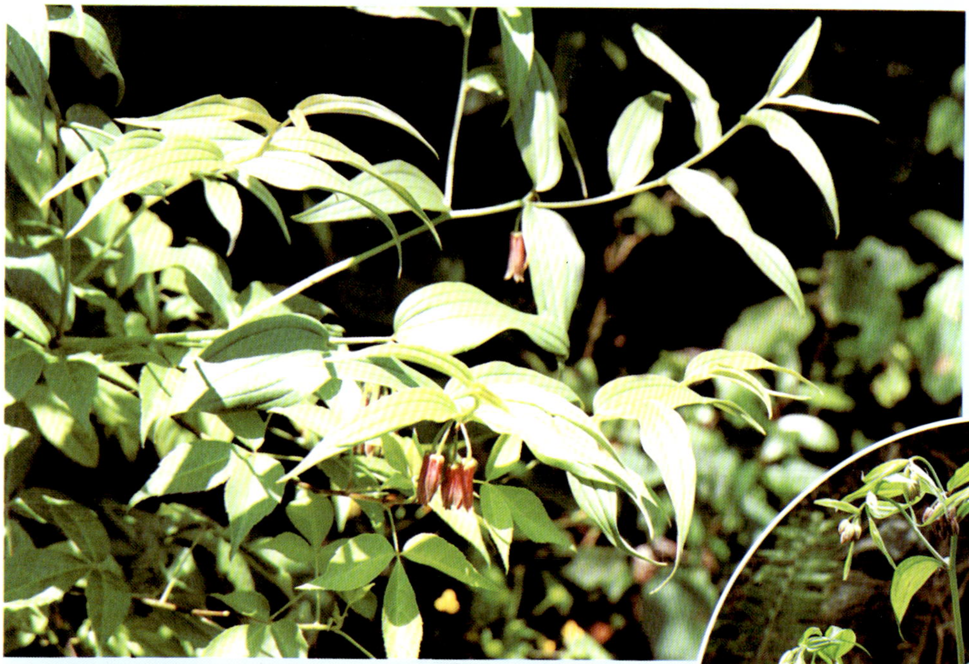

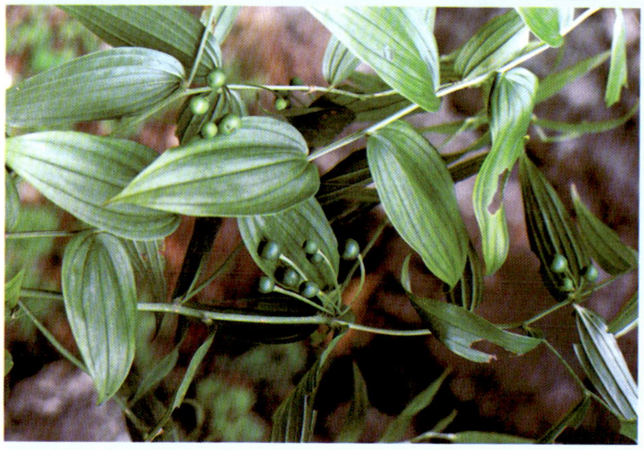

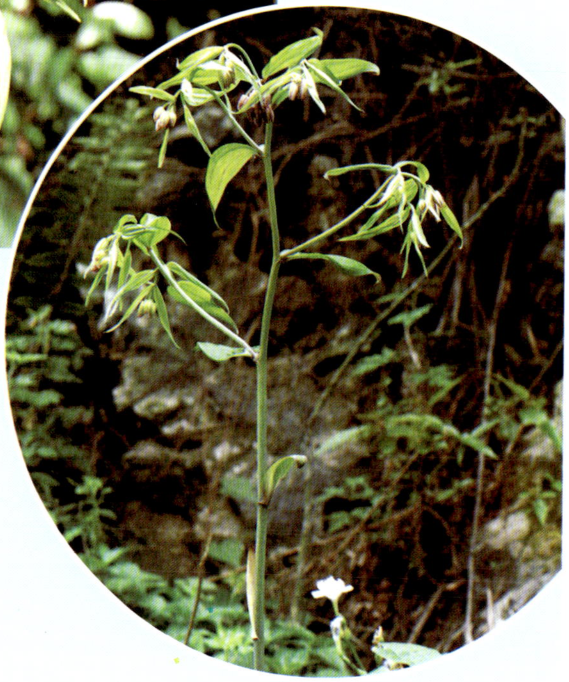

028. 大枣　比代（贵州松桃）

Dazao　bid ndeb

[原植物] 为鼠李科植物枣 *Ziziphus jujuba* Mill.的成熟果实。

灌木或乔木，高达10m；小枝有细长的刺，刺直立或钩状。叶卵圆形到卵状披针形，长3～7cm，宽2～3.5cm，有细锯齿，基生3出脉。聚伞花序腋生；花小，黄绿色。核果大，卵形或矩圆形，长1.5～5cm，深红色，味甜，核两端锐尖。花期5～7月。果期8～10月。

全国大部分地区均有栽培。

[化学成分]果实含生物碱、三萜酸、皂苷类化合物。另含环磷酸腺苷(cyclic adenosine3-5-mOnophasphate camp)和环磷酸鸟苷(cyclic guannsine 3-5-monophosphate，cGMP)。果实还含蛋白质、糖类、有机酸、黏液质、维生素A、B_2、C以及微量钙、磷、铁。

[药理] 具有抗变态反应作用及增强肌力、延缓衰老作用，镇静作用，保肝和抗肿瘤等作用。

[药性] 味甜，性热。入冷经。

[功能与主治] 补脾胃，益气血，安心神，调营卫，和药性。主治脾胃虚弱，气血不足，食少便溏，倦怠乏力，心悸失眠，妇人脏躁，营卫不和等。

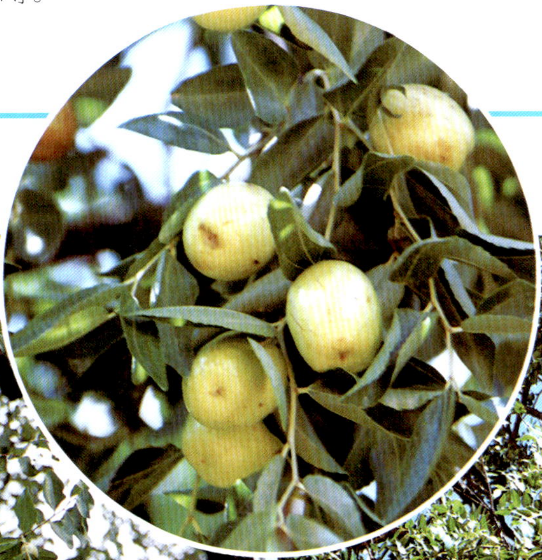

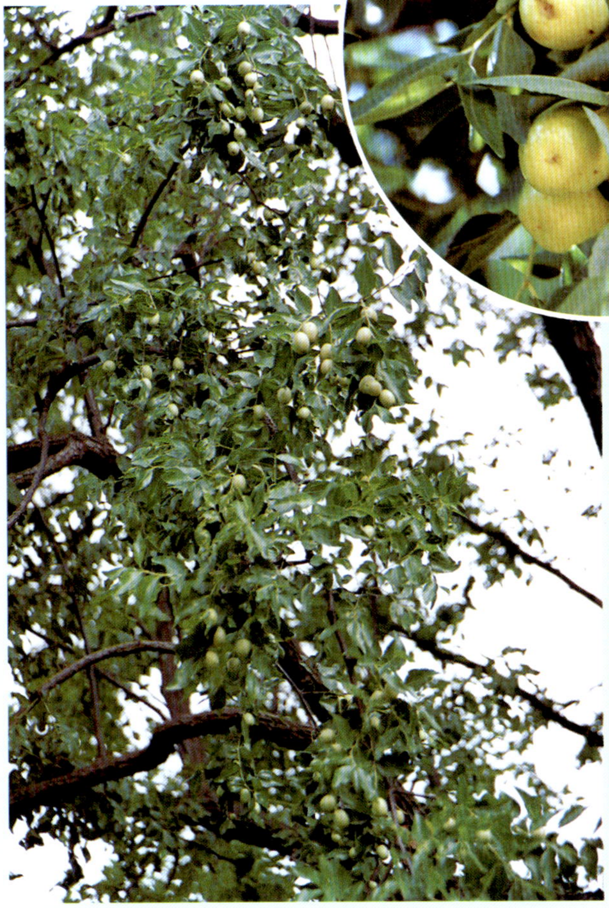

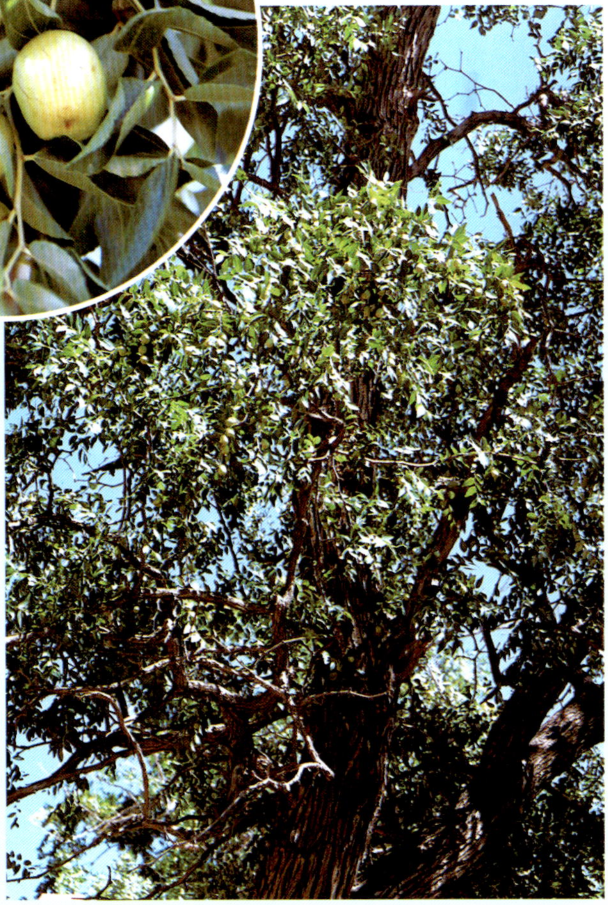

029. 大蓟 窝布坝溜（贵州黔东南）

Daji vob bel bat hlieb

[来源] 为菊科植物大蓟的地上部分或根。

[原植物] 大蓟 *Cirsium japonicum* Fisch.ex DC.

多年生草本植物。块根纺锤状。茎直立，高30～80cm，茎枝有条棱，被长毛。基生叶有柄，叶片倒披针形或倒卵状椭圆形，长8～20cm，宽2.5～8cm，羽状深裂，侧裂片6～12对，边缘齿状，齿端具刺；自基部向上的叶渐小；叶面绿色，两面沿脉有疏毛。头状花序，单生；总苞钟状，直径3cm；总苞片约6层，覆瓦状排列，外层较短，向内渐长，条状披针形，先端渐尖刺具短；全部为管状花，小花花冠紫色或紫红色，长1.5～2cm，5裂，裂片较下面膨大部分短；雄蕊5，花药先端有附片，基部有尾。瘦果长椭圆形，稍扁，长约4mm；冠毛羽状，暗灰色，稍短于花冠。花期5～6月，果期6～8月。

生于山坡、草地、路旁。分布于湖北、湖南、广西、贵州、四川、重庆、云南等地。

[化学成分] 新鲜叶含柳穿鱼苷（pectolinarin）。地上部分含α-蒲公英甾醇乙酸酯（α-taraxasteryl acetate）、β-香树脂醇乙酸酯（β-amyrin acetate）等。根含油，内有单紫杉烯（aplotaxene），二氢单紫杉烯（dihydroaplotaxene），四氢单紫杉烯（tetrahydroaplotaxene），六氢单紫杉烯（hexahydroaplotaxene）等。根中还含蒲公英甾醇乙酸酯（taraxasteryl acetate），α-蒲公英甾醇乙酸酯，菊精（inulin）。

[药理] 具有止血作用，降压作用，抗菌作用，兴奋平滑肌作用等。

[药性] 味苦，性冷。入热经。

[功能与主治] 凉血止血，行瘀消肿。主治吐血，咯血，衄血，便血，尿血，妇女崩漏，外伤出血，疮疡肿痛，瘰疬以及湿疹，肝炎，肾炎等。

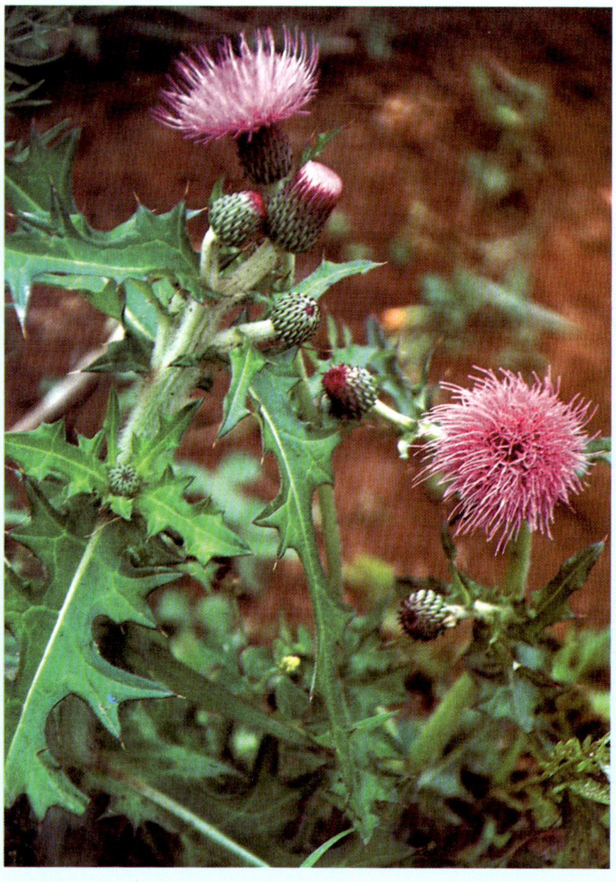

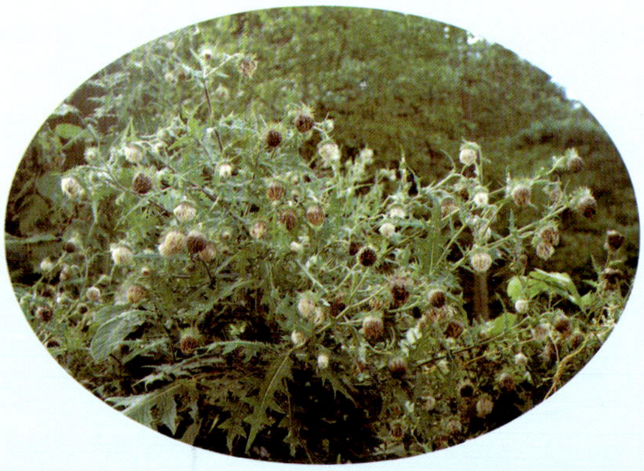

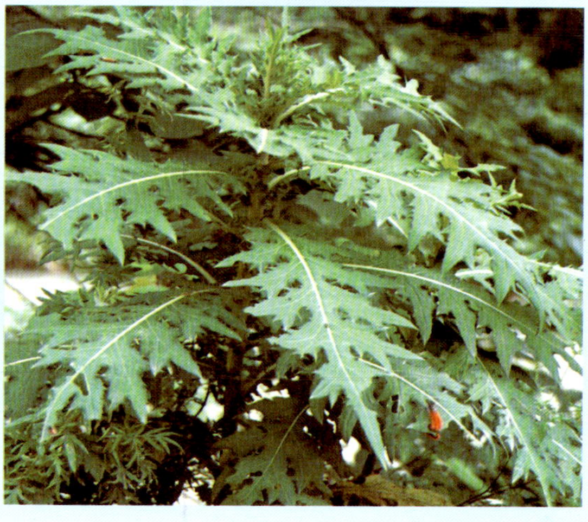

030. 大丁草　加嘎本九（贵州黔东南）

Dadingcao　jab ghab bend jud

[来源] 为菊科植物大丁草的全草。

[原植物] 大丁草 *Leibnitzia anandria*（L.）Nakai

多年生草本植物。有春秋二型，春型植株高 5～10cm，秋型植株高达 30cm，叶基生，莲座状，宽卵形或倒披针状长椭圆形，春型的叶较小，秋型的叶较大，长 2～15cm，宽 1.5～5cm，顶端圆钝，基部心形或渐狭成叶柄，提琴状羽状分裂，顶端裂片宽卵形，有不规则的圆齿，齿端有凸尖头，背面及叶柄密生白色绵毛，后渐脱毛，苞片条形。头状花序单生，直径约 2cm，春型的有舌状花和筒状花，秋型的仅有筒状花。总苞筒状钟形；总苞片约 3 层，外层较短，条形，内层条状披针形。舌状花 1 层，雌性，筒状花两性。瘦果长约 5mm，两端收缩；花冠污白色。花果期 3～6 月。

生于海拔 1 200～2 400m 的山坡路旁或灌木丛中。分布于我国大部分地区。

[化学成分] 全草含大丁苷元（4-hydroxy- 5-methylcoumarin），大丁双香豆精[3，3-methenebi- (4-hydroxy-5-methylcoumarin)]，琥珀酸（succinic acid），木犀草素 7- β -D- 葡萄糖苷（luteolin-7- β -D-glucoside）等。

[药理] 具有抗菌作用，促进单核吞噬细胞系统的吞噬作用等。

[药性] 味苦、涩，性冷。入热经。

[功能与主治] 消食化积，行气止痛，清热解毒，止血消肿。主治肠炎，痢疾，腹痛，尿路感染，风湿关节痛，痈疖肿毒，外伤出血，虫蛇咬伤等。

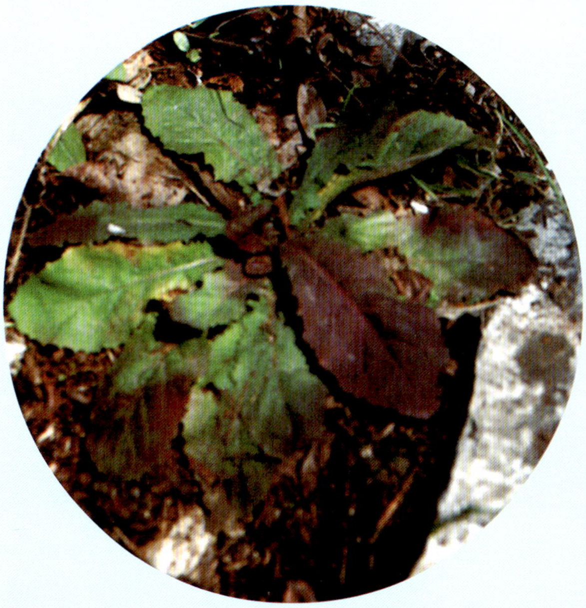

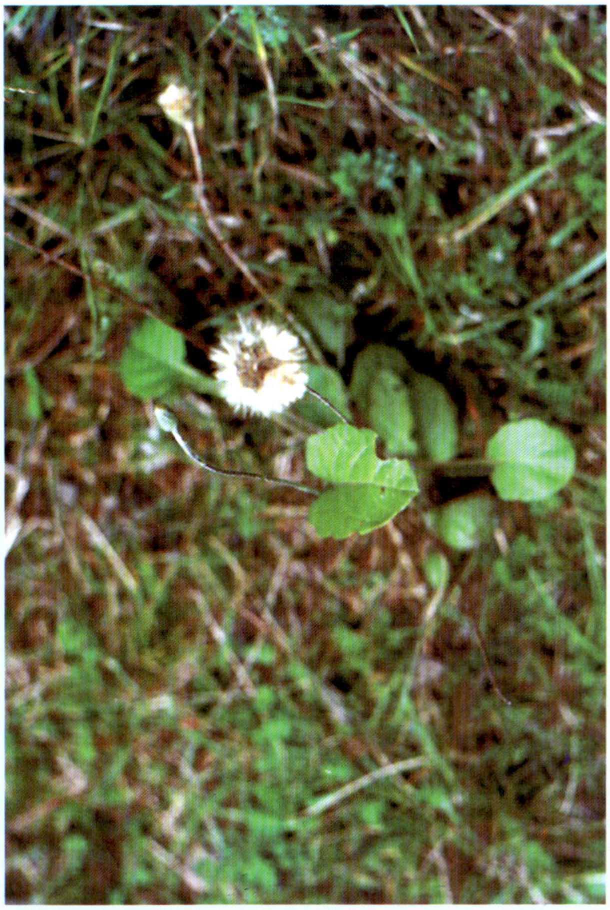

031. 大风藤　锐比勾（贵州铜仁）

Dafengteng　reib bid ghueud

[来源] 为防己科植物木防己的干燥根。

[原植物] 木防己 *Cocculus orbiculatus* (L.) DC.

缠绕藤本植物，长达4m。根圆柱形。茎基木质化，小枝密生灰白色柔毛至无毛。叶互生，叶片形状变化大，自披针形至广卵形，有时3浅裂，长5～12cm，宽不等，先端锐尖或钝，有短尖头，基部略为心形，全缘；叶柄长达3cm。聚伞花序生于叶腋；花单性，雌雄异株；雄花淡黄色，萼片6，成2轮列；花瓣6，卵状披针形；雄蕊6；雌花序较短，萼片和花瓣与雄花相似；有退化雄蕊6，微小；心皮6，分离。核果近球形，成熟时紫红色或蓝黑色，长7～8 mm。花期5～8月，果期8～10月。

生于山坡、丘陵、灌丛、路旁。我国长江中下游各地区均有分布。

[化学成分] 大风藤根含木防己碱（trilobine）、异木防己碱(isotrilobine)、去甲毛木防已碱（normenisar- ine）、木兰花碱(magnoflorine)、木防己胺(trilobamine)等多种生物碱。

[药理] 具有镇痛、解热、抗炎、肌肉松弛、降压、抗心率失常等作用；还有抑制血小板聚集的作用。

[药性] 味苦，性冷。入热经。

[功能与主治] 祛风止痛，利水消肿。用于风湿痹痛，神经痛，肾炎水肿，毒蛇咬伤，跌打损伤等。

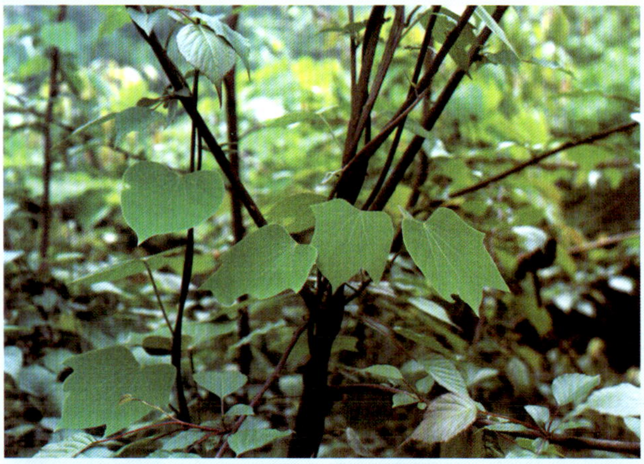

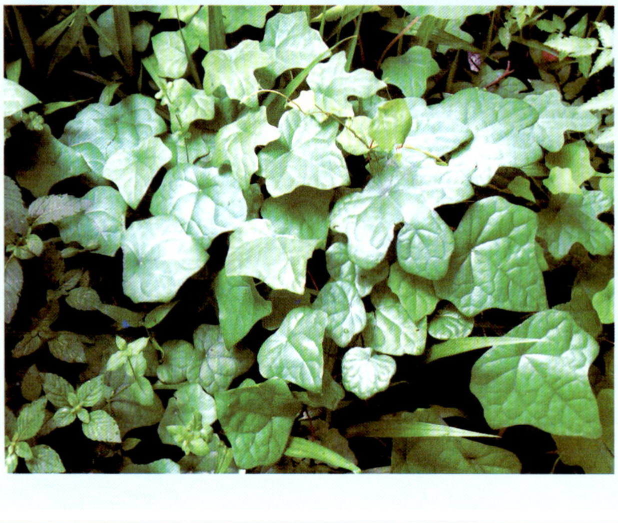

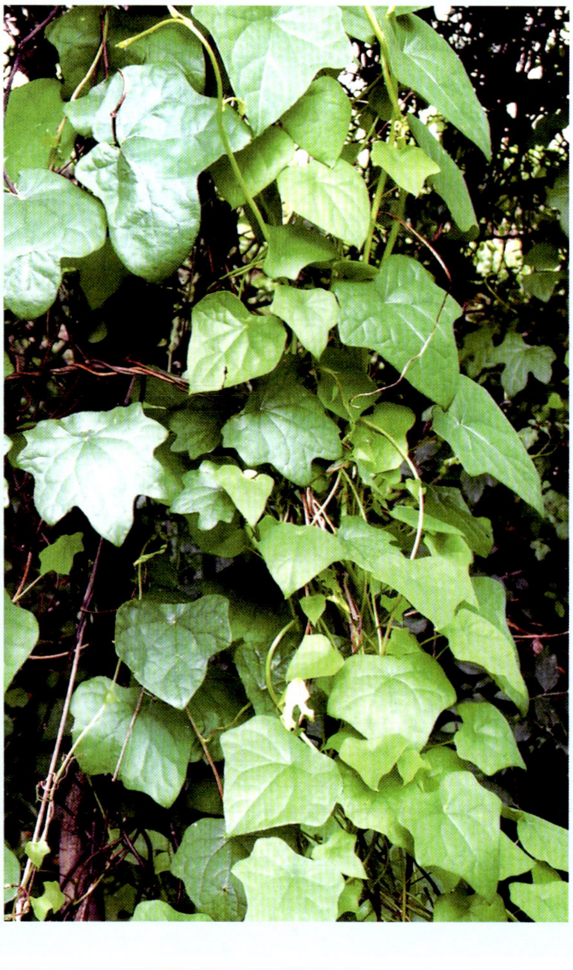

032. 大乌泡　真溜杠（贵州黔东南）

Dawupao　zend liul gangt

[来源] 为蔷薇科植物大乌泡的叶。

[原植物] 大乌泡 *Rubus multibracteatus* Lévl.et Vant.

灌木，高 2 ~ 3m。枝条和叶柄密被黄色绒毛，散生下弯小皮刺。单叶，革质，近圆形，直径 5 ~ 15cm，掌状 7 ~ 9 浅裂，裂片常作缺刻状再分裂，先端圆钝或锐尖，基部心形，边缘有不整齐锯齿，上面有柔毛和囊泡状小突起，下面密被黄色绒毛和柔毛；叶柄长 4 ~ 7cm；托叶矩圆形，早落。圆锥花序或总状花序顶生和腋生；总花梗和花梗均密被黄色绒毛；花梗长 1.5 ~ 2cm；苞片椭圆形，缺刻状条裂；花白色，直径 1.5 ~ 2cm；花萼外面和内面边缘密被黄色绢状柔毛，萼裂片卵形，先端尾尖；花瓣 5，近椭圆形，具短爪，长约 1cm，花丝宽扁，花药疏被长柔毛；子房无毛。聚合果球形，直径约 1.5cm，红色。花期 5 ~ 6 月，果期 7 ~ 8 月。

生于海拔 700 ~ 1 500m 的山坡、路旁灌丛中或林缘。分布于广西、贵州、云南等地。

[化学成分] 果实中含氨基酸（amino-acid），糖（sugar），酸（acid），维生素（vitamin）及钾、钙、镁、锰、锌、铁等矿物元素。

[药性] 味苦、涩，性冷。入热经。

[功能与主治] 清热解毒，祛风除湿，凉血止血，接骨。主治感冒发热，咳嗽咯血，妇女倒经，月经不调，痢疾，腹泻，风湿痹痛等。

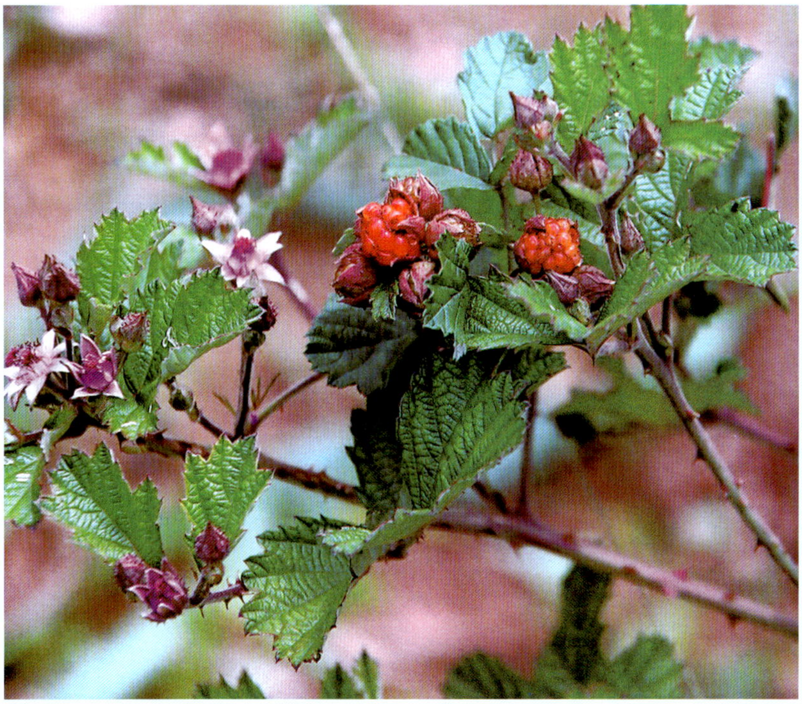

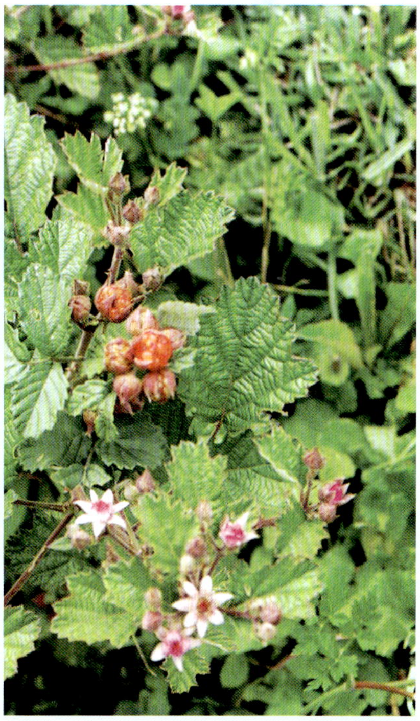

033. 大血藤　那嘎青（贵州铜仁）

Daxueteng　hleat ghab nqent

[来源] 为木通科植物大血藤的藤茎。

[原植物] 大血藤　*Sargentodoxa cuneata* (Oliv.) Rehd. et Wills.

落叶木质藤本植物，高可达10m。茎褐色，圆柱形，有条纹，光滑无毛，砍断时有红色汁液流出。3出复叶互生；叶柄长5～10cm，上面有槽；中间小叶菱状卵形，先端尖，基部楔形，全缘，有柄；两侧小叶较中间者大，斜卵形，基部两边不对称，内侧楔形，外侧截形或圆形，基无柄。花单性，雌雄异株，总状花序腋生，下垂，具苞片，花多数，芳香；雄花黄色，花萼6片，长圆形，花瓣小，6片，菱状圆形，雄蕊6枚，花丝极短；雌花与雄花同，而有不发育雄蕊6枚，子房上位，1室，有1胚珠。浆果卵圆形。种子卵形，黑色，有光泽。花期5～7月，果期9～10月。

生于杂木林下阴湿处，或沟边小丛林中。分布于湖南、贵州、四川、重庆、云南、湖北、广西等地。

[化学成分] 茎含鞣质（tannin），β-谷甾醇(β-sitosterol)，β-胡萝卜苷（β-daucosterol），崩大碗酸（madasiatic acid），大黄素(emodin)，大黄素甲醚（physcion），硬脂酸(stearic acid)，右旋二氢愈创木脂酸（dihydroguaiaretic acid），毛柳苷(salidroside)，右旋丁香树脂酚二葡萄糖苷（syringaresional bisglucoside）等。

[药理] 有提高耐缺氧的能力，对心血管有一定的抑制作用，对胃肠道平滑肌有明显抑制作用，还有抑菌作用。

[药性] 味苦，性冷。入热经。

[功能与主治] 解毒消痈，活血止痛，祛风除湿，杀虫。主治肠痈，痢疾，乳痈，痛经，经闭，跌打损伤，风湿痹痛，虫积腹痛等。

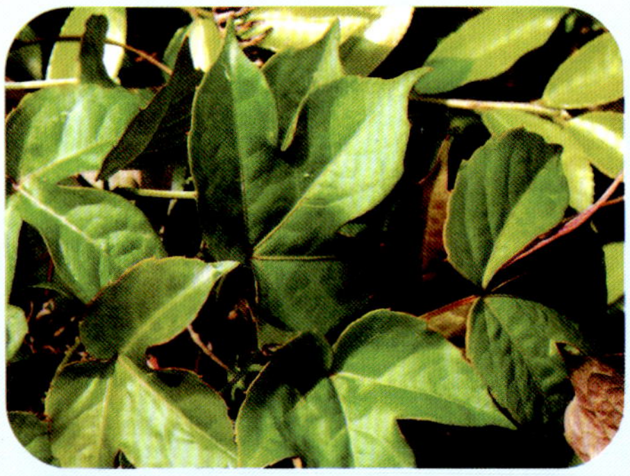

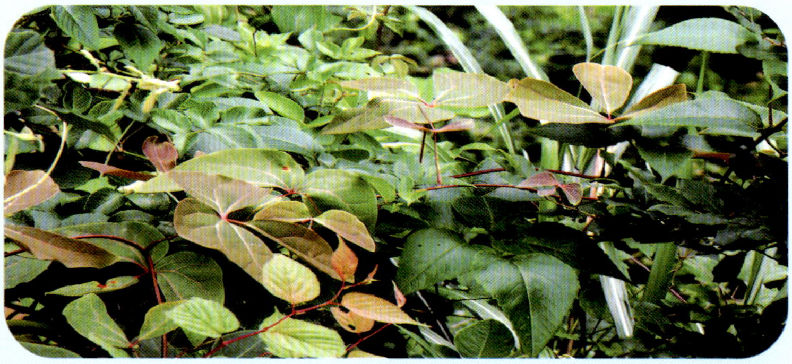

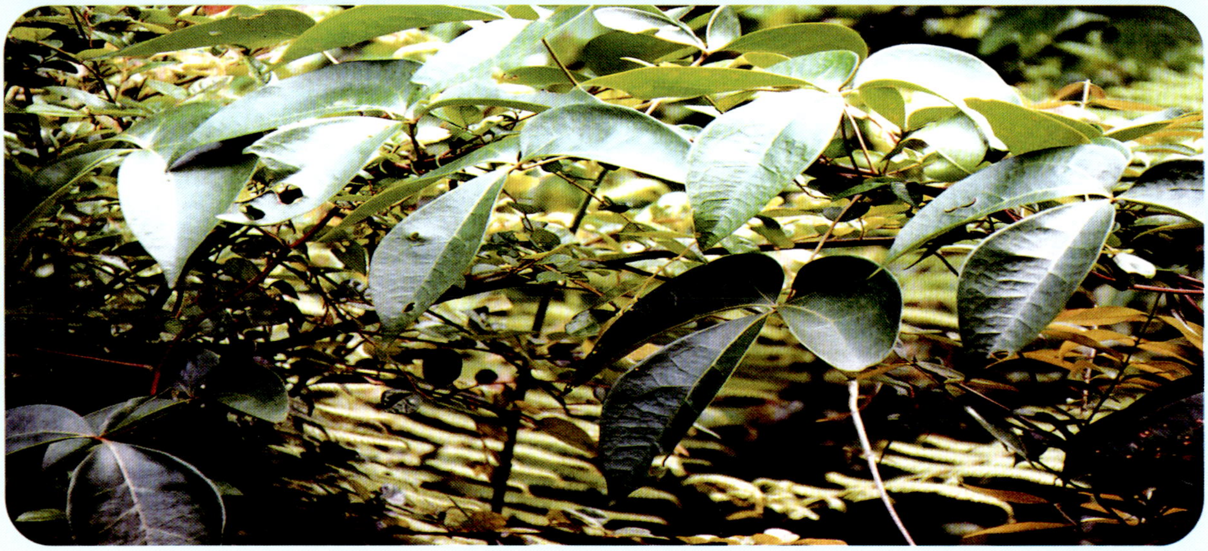

034. 大通草　咪头（贵州松桃）

Datongcao　　minl ghuoux

[来源] 为五加科植物通脱木的茎髓及根。

[原植物] 通脱木 *Tetrapanax papyriferus* (Hook.) K.Koch

灌木或小乔木，无刺，高1～3.5m。茎髓大，白色，纸质。叶大，集生茎顶，近圆形，直径50～70cm，基部心形，掌状5～11裂，裂片浅或深达中部，每裂片常又有2～3个小裂片，全缘或有粗齿，上面无毛，下面被白色星状绒毛；叶柄粗壮，长30～50cm；伞形花序聚生成顶生或近顶生大型复圆锥花序，长达50cm以上；苞片披针形，密生星状绒毛；花白色；萼密生星状绒毛，全缘或几全缘；花瓣4，稀5；雄蕊4，稀5；子房下位，2室；花柱2，分离，开展。果球形，熟时紫黑色，直径约4mm。花期10～12月，果期翌年1～2月。

生于山坡向阳肥厚土地。分布于湖北、湖南、贵州、广西等地。

[化学成分] 木髓中含灰分5.95%，脂肪1.07%，蛋白质1.11%，粗纤维48.73%，戊聚糖5%及糖醛酸28.04%，其多糖的氢氧化钠提取物经水解得到α-半乳糖醛酸（α-galacturonic acid），半乳糖（galactose），葡萄糖（glucose）与木糖（xylose），而用草酸铵是提取的提取物水解后则得到半乳糖醛酸。

[药理] 通草利尿作用与排钾有关。

[药性] 味甜、淡，微冷。入热经、快经。

[功能与主治] 清热利水，通乳。主治淋证涩痛，小便不利，水肿，黄疸，湿温病，小便短赤，产后少乳，闭经，带下等。

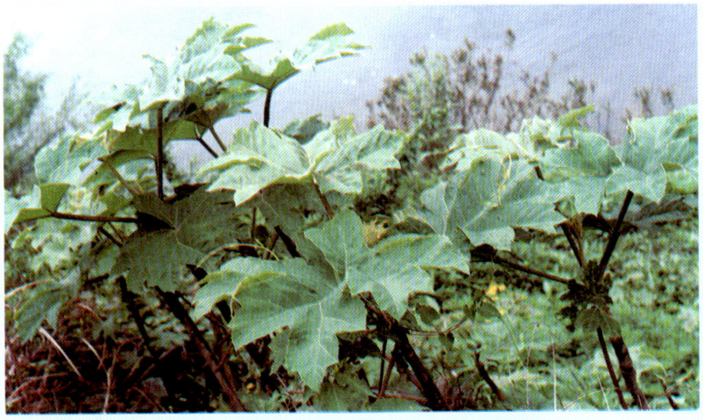

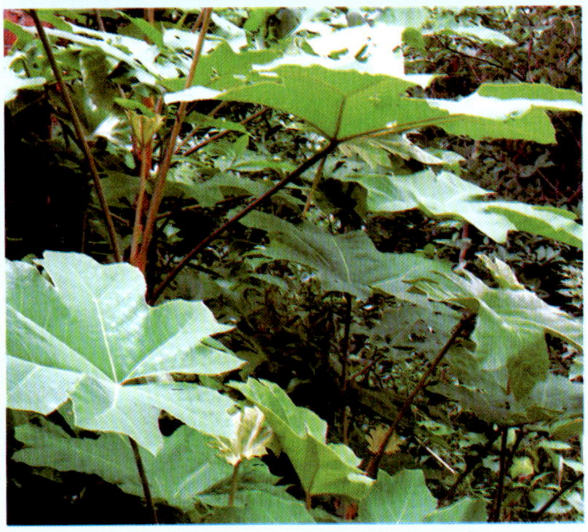

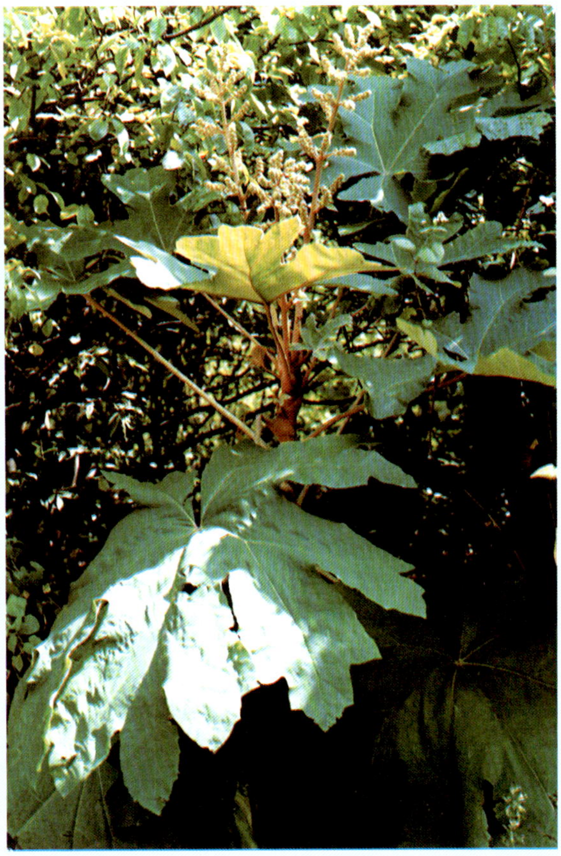

035. 大青木香 那信庙（贵州铜仁）

daqingmuxiang　hleat xenb mlob

[来源] 为马兜铃科植物马兜铃的根。

[原植物] 马兜铃 *Aristolochia debilis* Seib.et Zucc.

草质藤本植物，全体无毛。根伸长，气辛香，叶互生，三角状狭卵形至戟形，长4～8cm，宽2～3.5cm，顶端钝圆，基部心形，两侧具圆耳叶。花单生于叶腋，暗紫色，花被基部急剧膨大成球形，中部管状，上部扩大成向一侧偏心的侧片；雄蕊6，贴生于粗短的花柱体周围；花药2室；花柱6枚愈合成柱体。蒴果近球形，自基部沿室间开裂为6瓣。

生于山坡灌丛中。我国黄河以南各地均有分布。

[化学成分] 马兜铃根含马兜铃酸（aristolochic acid）A、B、C7-羟基马兜铃酸（7-hydroxyaristolochic acid）A，7-甲氧基马兜铃酸（7-methoxyaristolochic acid）A，马兜铃酸C-6-甲醚（aristolochic acid C-6-methyl ether）等。地下部分（即块根）含9个马兜铃烷型倍半萜（aristolane type sesguiterpines）成分及3-氧代马兜铃烷（oxoishwarane），粉防己碱（tetrandine），轮环藤酚碱（cyclanoline）。

[药理] 具有抗炎镇痛、抗病原体和降压等作用。

[药性] 味苦，性冷；有小毒。入热经、快经。

[功能与主治] 顺气止痛，止痢，止泻。主治腹胀，白痢，咳喘等。

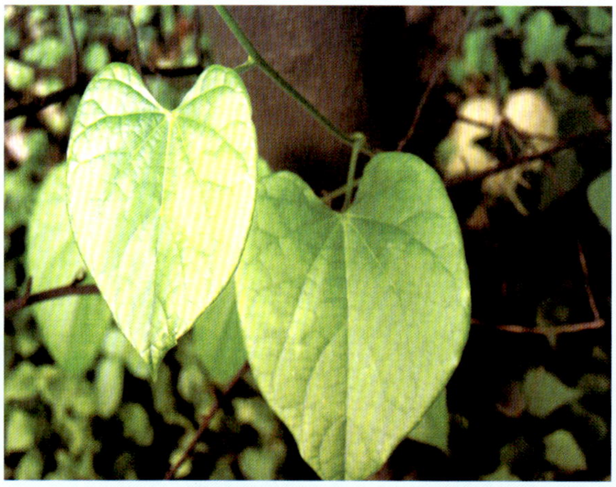

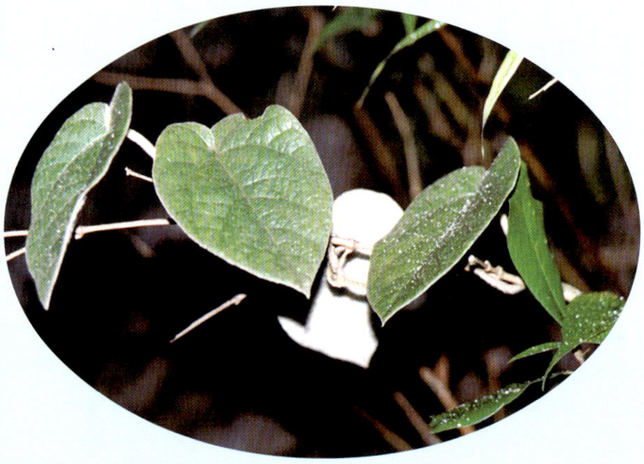

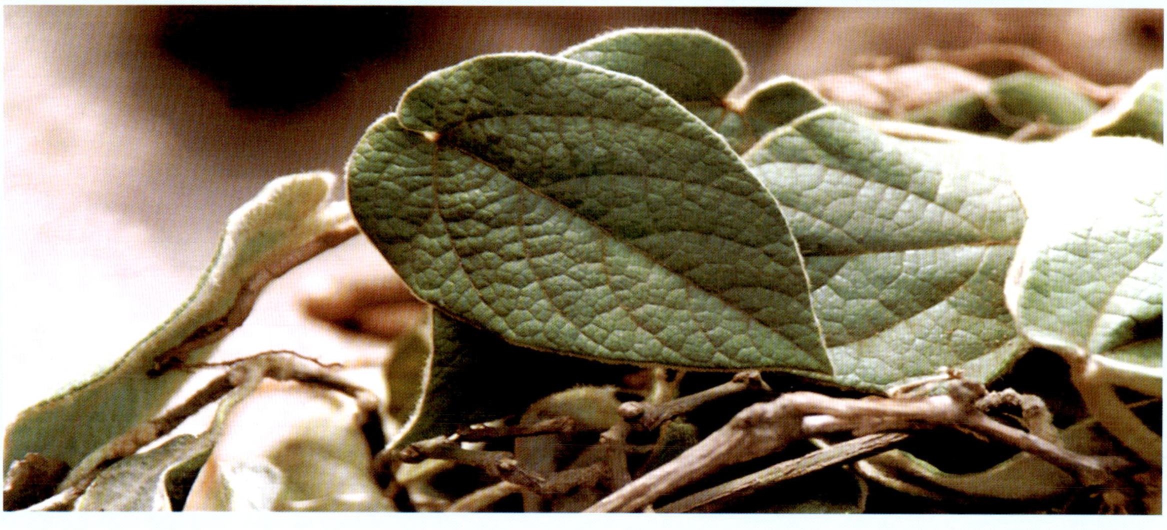

036. 大避债蛾　肯董（贵州黔东南）

Dabizhaie　gangb diongx

[来源] 为蓑蛾科（避债蛾科）昆虫大避债蛾的幼虫伤断处流出的黄色体液。

[原动物] 大避债蛾 *Clania preyeri*（Lecch）

雌雄异型。雌成虫蛆式，无翅。体长25mm左右。头部黄褐色，口器退化。胸、腹部黄白色，多绒毛。腹末端有一褐色圈。雄虫有翅2对，体长15～20mm。体翅皆褐色至黑褐色，翅脉黑色，前翅有4～5个透明白斑。触角羽毛状。老熟幼虫，体长40mm左右，体黑褐色，头部半圆形，口器发达，咀嚼式。胸部淡黄色，有黑褐色斑，中央有黑褐色横带纹。腹部亦黑褐色。幼虫栖息在巢内，巢为纺锤形，巢外附碎叶片，有时有小枝和整叶片，幼虫移动时携带巢移动。

主要寄生于茶、棉、柑橘、枇杷、白杨、泡桐、梧桐等植物上。每年发生1代或2代。雄虫羽化后飞出，雌虫羽化出来后仍栖于幼虫之蓑巢内。

分布于贵州、广东、江苏、江西、安徽、湖北、台湾等地。

[药性] 味苦，性冷。入热经、快经。

[功能与主治] 清热解毒，生肌敛疮，消肿止痛。主治痈疽疮毒，化脓性感染等。

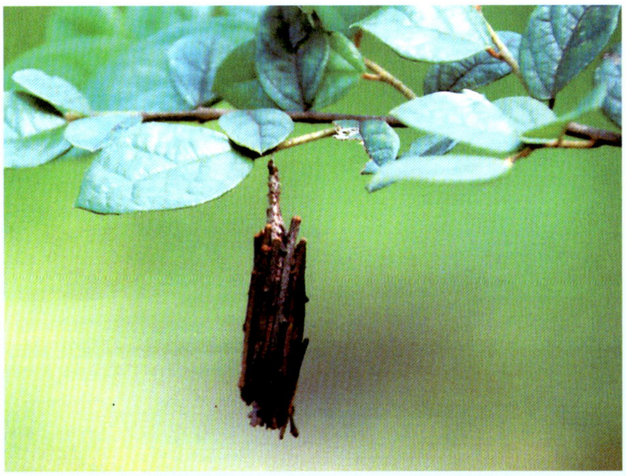

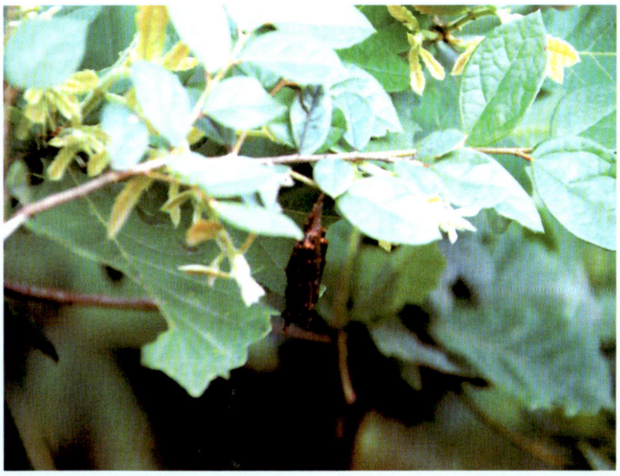

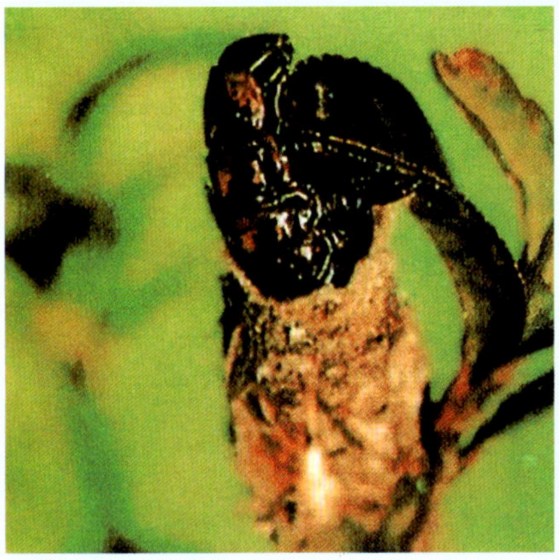

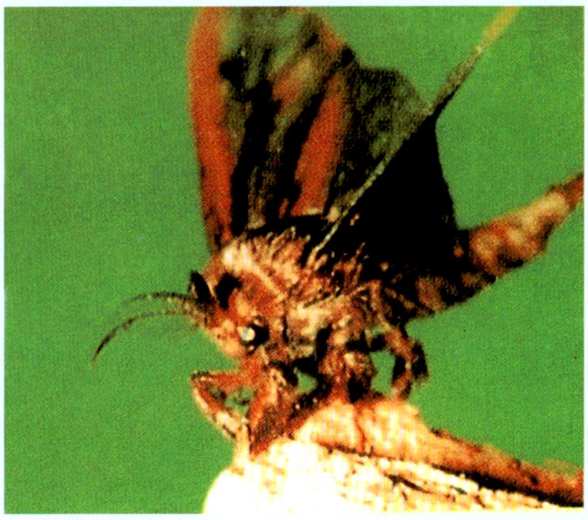

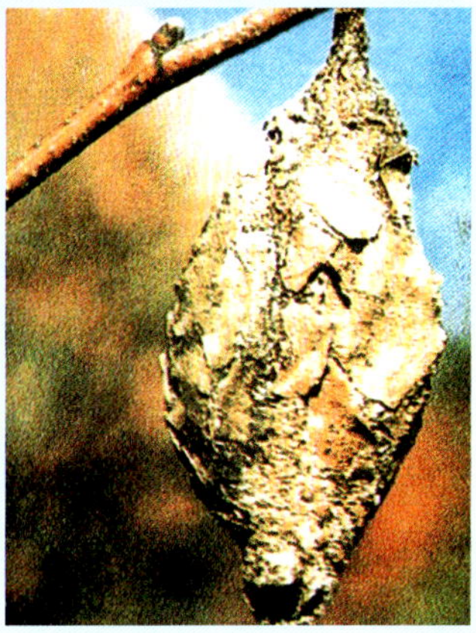

037. 大果木姜子　米槁（贵州黔南）

Daguomujiangzi　　mi gao

[来源] 为樟科植物米槁的干燥果实。

[原植物] 樟科植物米槁 *Cinnamomum migao* H. W. Li

常绿乔木，高可达20m，树皮灰黑色，开裂，具香气。芽小，卵珠形，芽鳞宽卵形，外被灰白微柔毛。老枝近圆柱形，纤细，干时红褐色，有纵向条纹，无毛，幼枝略扁，具棱，淡褐色，被灰白色微毛。叶互生，卵圆形或卵圆状长圆形，长4.5～16cm，宽2.5～7cm，先端急尖或短渐尖，基部宽楔形，两侧近相等，坚纸质，干时上面黄绿色，稍光亮，下面灰绿色，晦暗，两面沿中脉及侧脉多少带红色，上面无毛，下面被极细的灰白色微柔毛或老时变无毛，边缘略内卷，羽状脉，中脉直贯叶端，两面凸起，侧脉每边4～5条，在上面不明显隆起，下面腺窝不明显，细脉网状，叶柄纤细，长1.3～3cm，腹凹背凸，近基部被极细的灰白微柔毛。果序圆锥状，腋生，着生在幼枝中下部，长3.5～7.5cm，具梗，总梗长1～4cm，被极细的灰白微柔毛。果球形，直径1.2～1.3cm，鲜时绿色，干时黄褐色；果托高脚杯状，长约1.2cm，顶部盘状增大，宽达1cm，具圆齿，下部突然收缩成柱状，基部宽约1.5mm，外面被极细灰白色微柔毛和纵向沟纹。果期11月。

分布于贵州中部、西南部、东南部，广西北部及湘黔桂三省区交界处25个县(市)，北纬24～26.5°、东经105～110°左右区域，海拔80～1 700m的地区。

[化学成分] 大果木姜子精油中主要成分是1-8-桉叶素(23.5%)、香桧烯(10. 63%)、柠檬烯(8.77%)和α－松油醇(6.36%)等。脂肪油化学成分含有癸酰基和月桂酰基。其中癸酸的含量为50.33%，月桂酸为17.87%。此外，还含有Zn、Cu、Fe、Ca、Mg、Co、Ni等微量元素。

[药理] 具有松弛平滑肌，降低心肌耗氧量，改善心肌缺血，抗心律失常，抗流感病毒，驱避蚊蝇，抗炎、镇痛和镇静等作用。

[药性] 味辛，性热。入冷经、慢经。

[功能与主治] 散寒祛湿、行气止痛。主治呕吐、胃痛腹痛，胸闷腹胀等。

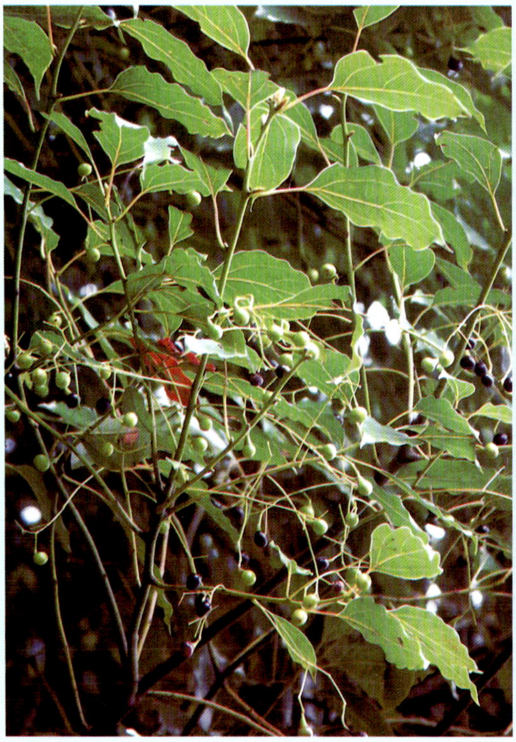

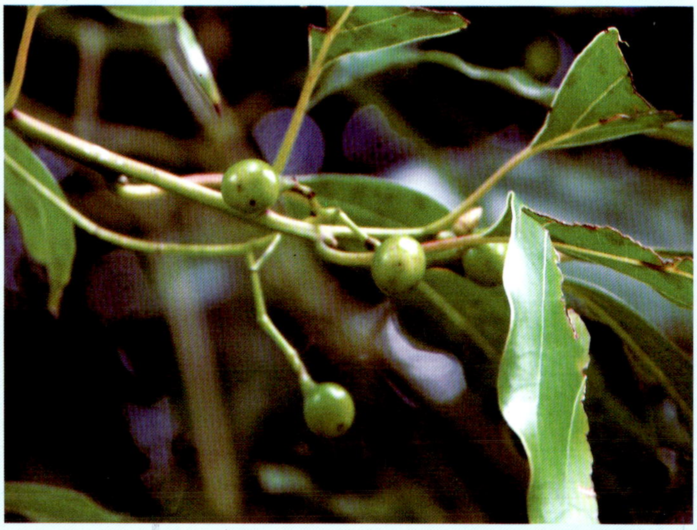

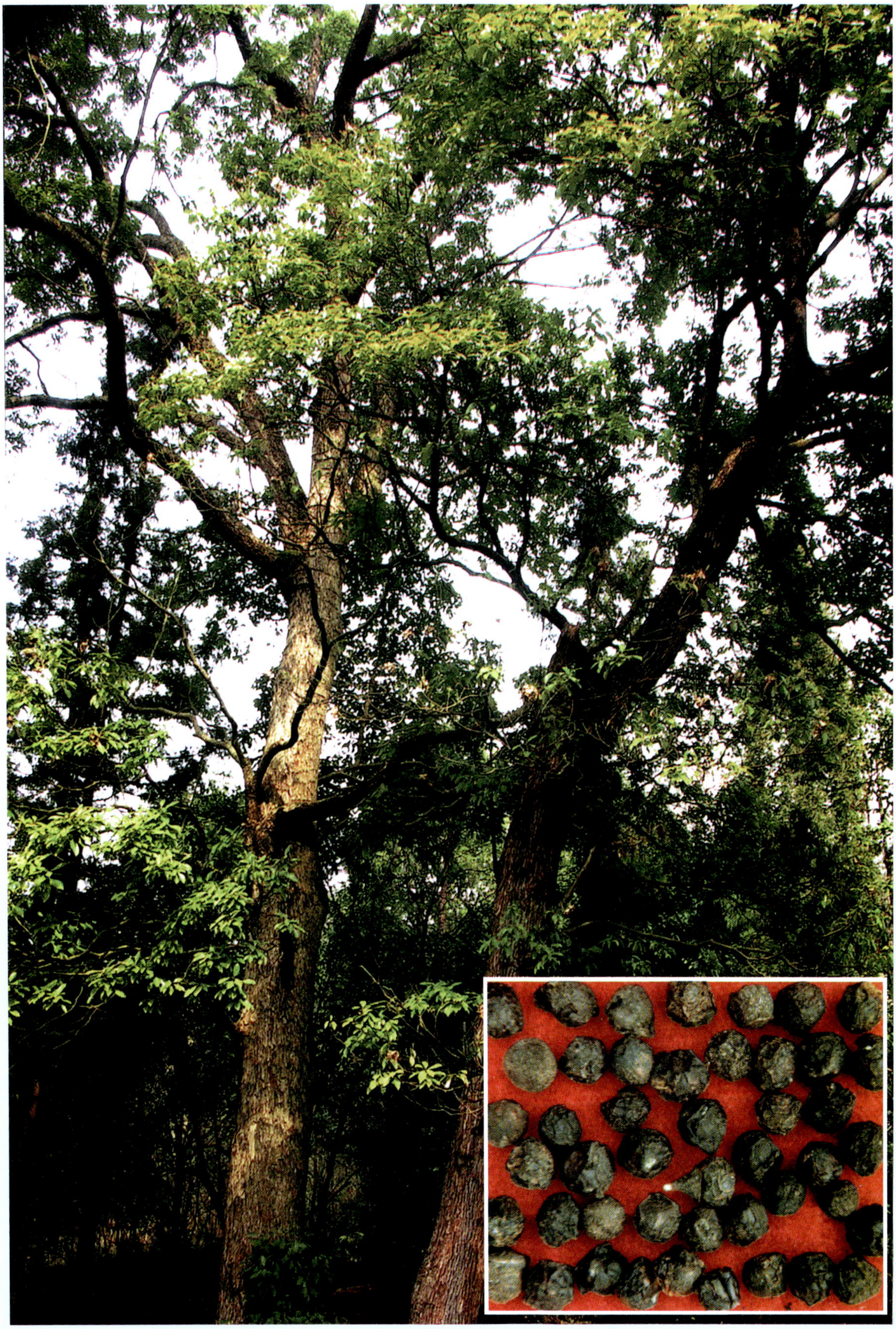

038. 山蒟　抓瓜（云南文山）

Shanju　zhuab guab

[来源] 为胡椒科植物山蒟根或茎叶。

[原植物] 山蒟*Piper hancei* Maxim.

常绿攀援木质藤本植物，长可达10余米。茎枝光滑无毛，节膨大，常生不定根。单叶互生，叶片纸质或近革质，椭圆形或卵状披针形，长4～12cm，宽2.5～5cm，先端尖，基部楔形，有时不对称，两面无毛或背面被稀短柔毛，叶脉5～7条，最上1对离茎1～3cm；叶鞘长为叶柄之半。花单性，雌雄异株，无花被，穗状花序与叶对生；雄花序长4～10cm，苞片盾状，小花黄绿色，雄蕊2，花丝短；雌花序长2～3cm，子房近球形，无柄，柱头3～4裂。浆果球形，黄色，直径约3mm。花期4～7月。

生于疏、密林中阴湿处，常攀援于树上或岩石上。分布于湖南、海南、广西、贵州、云南等地。

[化学成分] 藤茎含山蒟酮(hancinone)，海风藤酮(kadsurenone)，辛夷素B(denudatinB)，山蒟酮(hancinol)，风藤酰胺(futoamide)，毕拨明宁碱(piperlonguminine)，N-异丁基-反-2-反-4-癸二烯酰胺（N-isobu-tyldeca-trons-2- trons-4-dienamide），巴定环氧素（crotepoxide），山蒟酮（hancinoneB），山蒟酮（hancinoneC）等。

[药理] 具有抗血小板聚集作用和抗炎作用。

[药性] 味麻、辣，性热。入冷经。

[功能与主治] 祛风除湿，活血止痛，止咳化痰。主治风湿痹痛，风寒感冒，咳嗽气喘，月经不调，痛经，扭挫伤，跌打损伤，胃痛等。

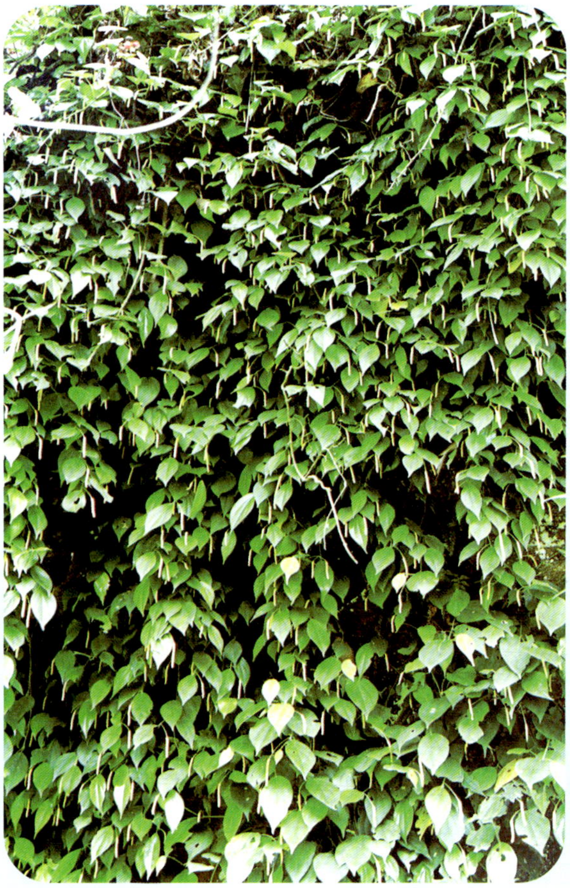

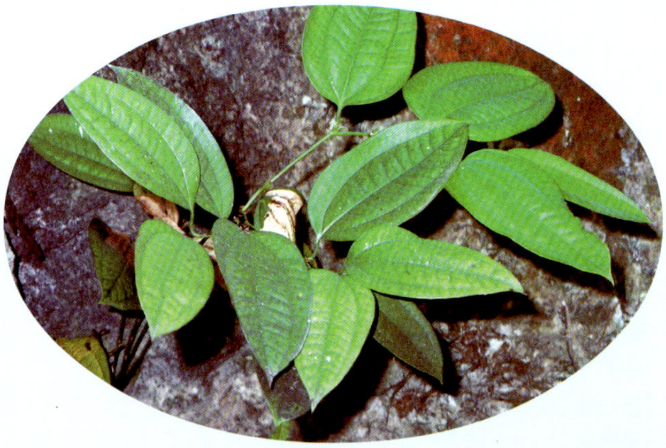

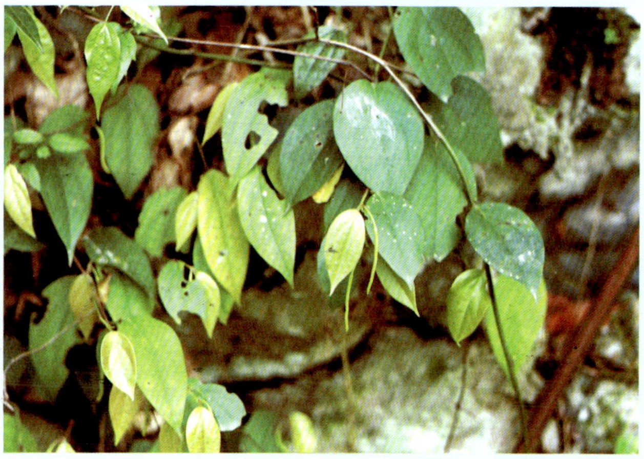

039. 山乌龟　加菲裂(贵州黔东南)

Shanwugui　jab fangx liangx

[来源] 为防己科植物金线吊乌龟的块根。

[原植物] 金线吊乌龟 *Stephania cepharantha* Hayata

多年生落叶藤本植物。块根肥厚，椭圆形或呈不规则块状。叶互生；叶柄长4～10cm，盾状着生；叶片纸质，三角形状圆形或扁圆形，长5～9cm，宽与长约相等或较宽；先端钝圆，常具小突尖，基部微凹或平截，全缘或微呈波状，上面绿色，下面粉白色，两面无毛，掌状脉5～9条。花小，单性，雌雄异花序；雄花序为复头状聚伞花序，总花序梗长1～2cm，花序梗顶端有盘状花托，约有花20朵；雄花：萼片6～8，排成2轮；花瓣3～5。淡绿色；雄蕊6，花丝合生成柱状，花药环生呈圆盘状；雌株为单头状聚伞花序，总花梗较短，顶端有盘状花托；雌花；花被左右对称；花萼3～5，生于花的一侧；花瓣3～5；子房球形。核果紫红色，球形，果梗短，肉质。花期4～6月，果期8～10月。

生长于肥沃湿润的草丛、山坡路旁阴处或灌木林中，亦生于石灰质石山上。分布于湖南、贵州、广西等地。

[化学成分] 金线吊乌龟块根含左旋异紫堇定（isocorydine），头花千金藤碱(cepharanthine)，异粉防己碱（isotetrandrine），小檗胺（berbamine），轮环藤宁碱（cycleanine），头花千金藤醇灵碱（cepharanoline），头花千金藤胺（cepharamine）等成分。

[药理] 千金藤素（又名头花千金藤碱）具有解蛇毒、抗结核、抗麻风、抗变态反应等作用；还具有刺激网状内皮系统、活化造血组织、促进骨髓组织增生的功能；亦能保护狗由于辐射损伤引起的白细胞减少，并显著提高小鼠急性放射病的存活率。

[药性] 味苦、辛，性冷；小毒。入热经。

[功能与主治] 清热解毒，祛风止痛，凉血止血。主治咽喉肿痛，热毒痈肿，风湿痹痛，腹痛，泻痢，吐血，衄血，外伤出血等。

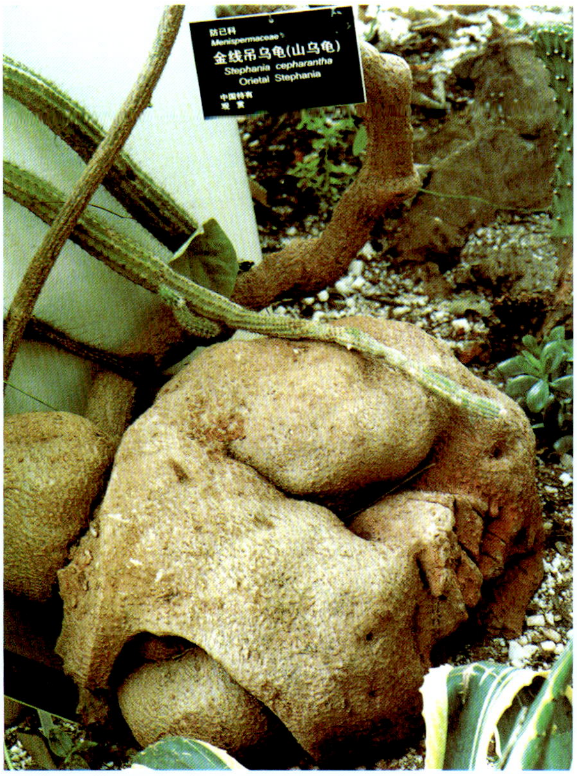

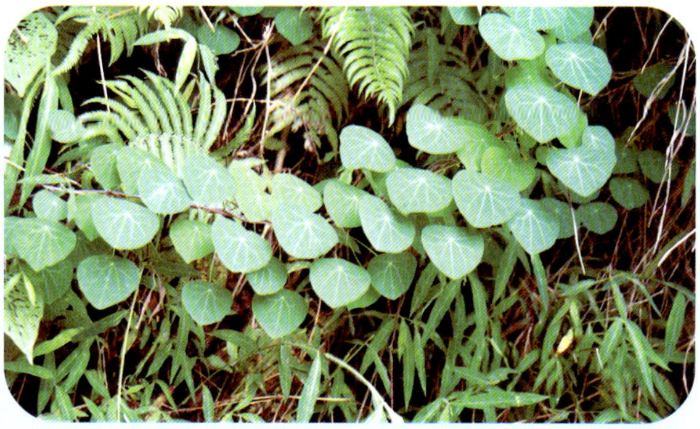

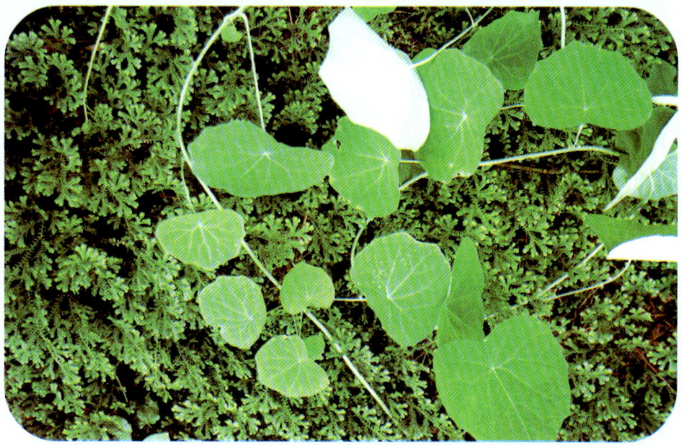

040. 山鸡椒 者姜(贵州黔东南)

Shan ji jiao　　zend jangl

[来源] 为樟科植物山鸡椒的果实。

[原植物] 山鸡椒 *Litsea cubeba* (Lour.) Pers.

落叶灌木或小乔木，高可达10m。叶和果实有芳香气。根圆锥形，灰白色；幼树树皮黄绿色，光滑，老树树皮灰褐色。顶芽圆锥形，外面被柔毛；幼枝细长，无毛。叶纸质，互生；叶柄细弱长1～2cm；叶片披针形或长椭圆形，长4～11cm，宽1.2～2.5cm，先端渐尖，基部楔形，全缘，上面深绿色，下面浅绿色。两面均无毛，羽状脉，侧脉每边6～10条。伞形花序单生或簇生，总花梗纤细，每一花序有花4～6朵，花小，淡黄色，先叶开放，花被裂片6，倒卵圆形；能育雄蕊9。雌花直径约2mm，子房卵形，花柱短，柱头状。果近球形，直径4～5mm，成熟时黑色。花期2～4月，果期6～8月。

生于向阳山坡、丘陵、林缘灌丛或疏林中。分布于湖北、湖南、四川、重庆、贵州、云南等地。

[化学成分] 鲜果含挥发油，其中成分为柠檬醛(citral)、香茅醛 (citronellal)，a－蒎烯(a -pinene)等。种子含油类成分有月桂酸(lauric acid)，癸酸（capric acid），油酸（oleic acid），顺式癸-4-烯酸（cis-4-decenoic acid），亚油酸(linoleic acid)等。

[药理] 具有平喘和抗过敏、抗血小板聚集、抗菌、抗心肌缺血和治疗心肌梗死作用，还有抗阴道滴虫作用及溶石、抗氧化、抗血栓形成的作用。

[药性] 味辛、微苦，性热。入冷经。

[功能与主治] 温中止痛，行气活血，平喘，利尿。主治脘腹冷痛，食积气胀，反胃呕吐，暑湿吐泻，寒疝腹痛，哮喘，寒湿水臌，小便不利，小便浑浊，牙痛，寒湿痹痛，跌打损伤等。

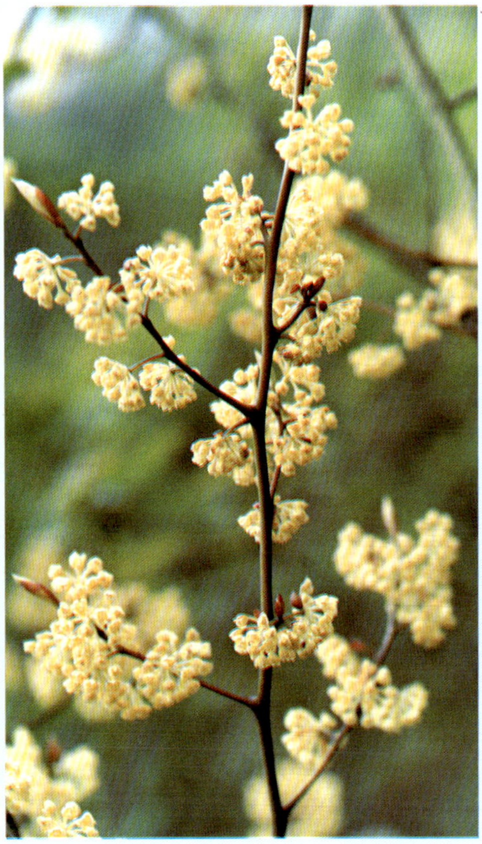

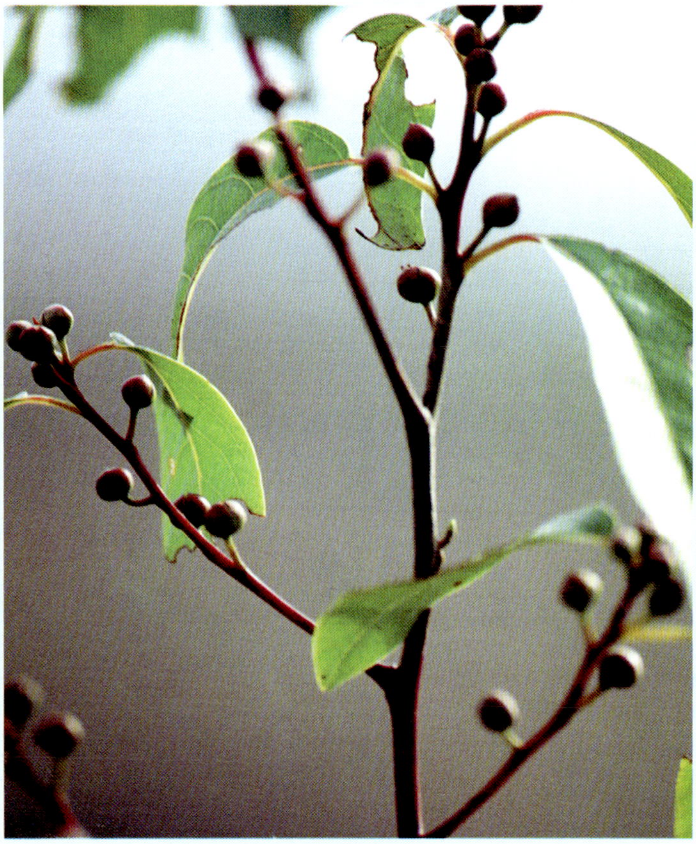

041. 山栀茶　阿锐杜枇杷(贵州松桃)

Shanzhicha　ghab reib ndut bid pax

[来源] 为海桐花科植物海金子的根、根皮。

[原植物] 海金子 *Pittosporum illicioides* Makino

常绿灌木或小乔木，高2~6m。多分支，老枝皮孔明显，上部枝条有时轮生，全体无毛。叶3~7片聚生于节上及枝顶，近对生或假轮生，薄革质，倒卵状长椭圆形至倒披针形，长6~10cm，宽1~3.5cm，先端短尖或渐尖，基部狭楔形，常下延，边缘略呈波状，两面光滑，上面绿色，有光泽，下面淡绿色，中脉突出明显，侧脉每边6~8（~10）条；叶柄长5~10mm。伞房花序生于小枝顶端，有6~13朵花；花黄色，直径约7mm；花梗长10~35mm，无毛；花萼基部联合，5裂，裂片广卵形，表面光滑，边缘有睫毛；花瓣5，匙形，较萼片长3倍；雄蕊5，与花瓣互生；子房常为3室。蒴果近圆球形，长约1~1.3cm，3瓣裂，种子多数，深红色。花期4月，果熟期9月。

生于林间阴湿地。分布于贵州、湖南、广西、四川、重庆、海南等地。

[化学成分] 根含生物碱和皂苷 。

[药性] 味苦、辣，性冷。入热经。

[功能与主治] 镇静，安神，补虚，降压。主治神经衰弱，失眠多梦，体虚遗精，高血压等。

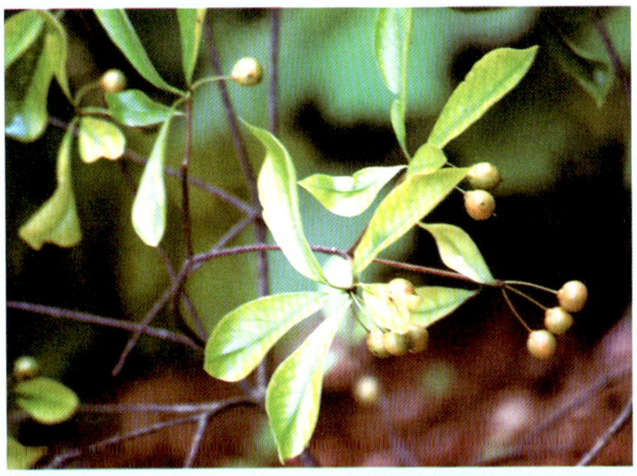

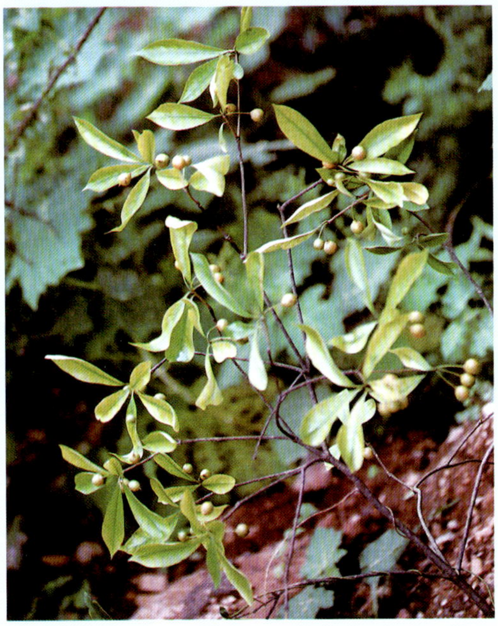

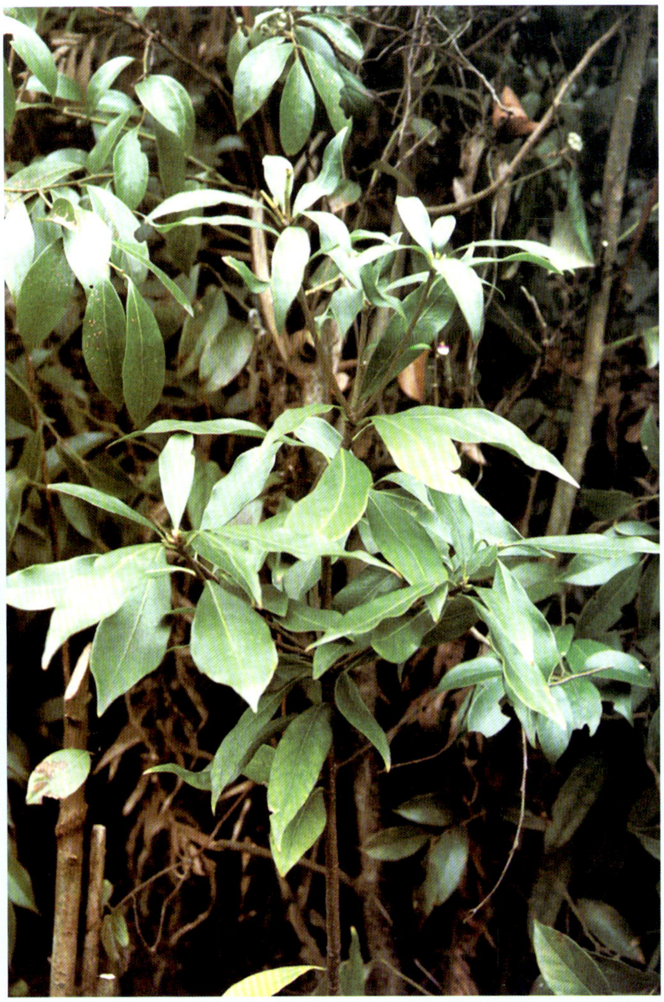

042. 山慈菇　比摇扁（贵州铜仁）

Shancigu　bid yox nbeat

[来源]　为兰科植物杜鹃兰的假鳞茎。

[原植物] 杜鹃兰 *Cremastra appendiculata* (D.Don) Makino

地生草本植物，假鳞茎聚生，近球形，粗1～3cm。顶生1叶，很少具2叶；叶片狭椭圆形，长达20～35cm，宽4～8cm，先端急尖，基部收缩为柄。花葶侧生于假鳞茎顶端，直立，粗壮，通常高出叶外，疏生2枚筒状鞘；总状花序疏生多数花；花偏向一侧，紫红色；花苞片狭披针形，等长于或短于花梗（连子房）；花被片呈筒状，先端略开展；萼片和花瓣近相等，倒披针形，长3.5cm左右，中上部宽约4mm，先端急尖；唇瓣近匙形，与萼片近等长，基部浅囊状，两侧边缘略向上反折，前端扩大并3裂，侧裂片狭小，中裂片长圆形，基部具1个紧贴或多少分离的附属物；合蕊柱纤细，略短于萼片。花期5～6月。

生于山坡及林下阴湿处。分布于长江流域以南地区。

[化学成分]全草含杜鹃兰素(cremastosine)I和II。

[药理] 有降压作用。

[药性] 味甘、微辛，性寒；小毒。入热经。

[功能与主治] 清热解毒，消肿散结。主治痈疽恶疮，瘰疬结核，咽痛喉痹，蛇虫咬伤等。

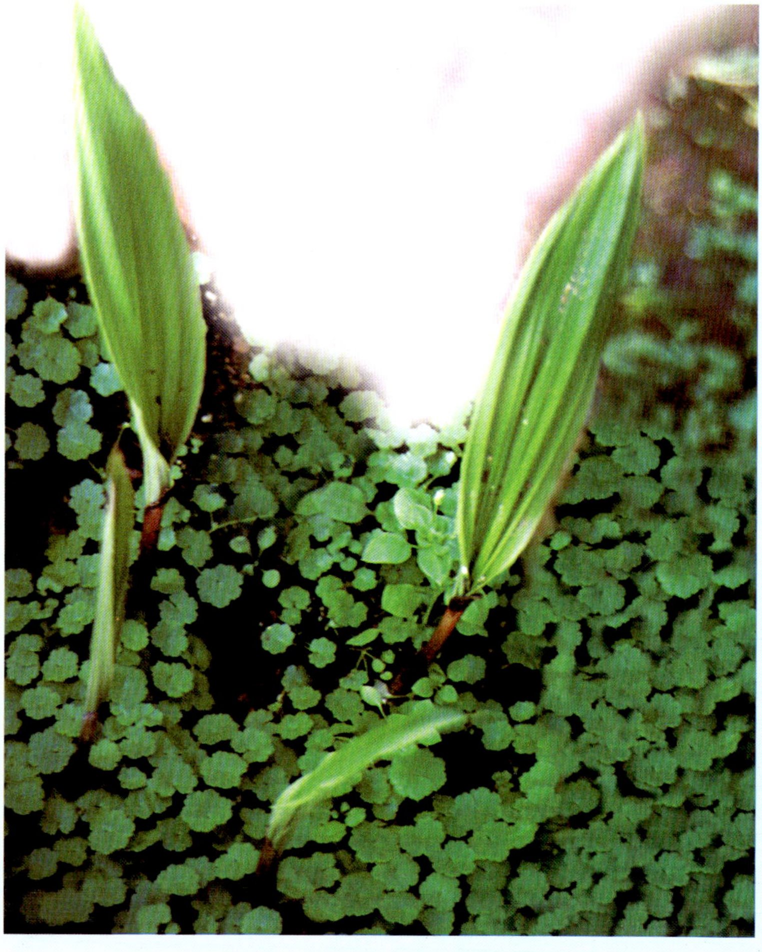

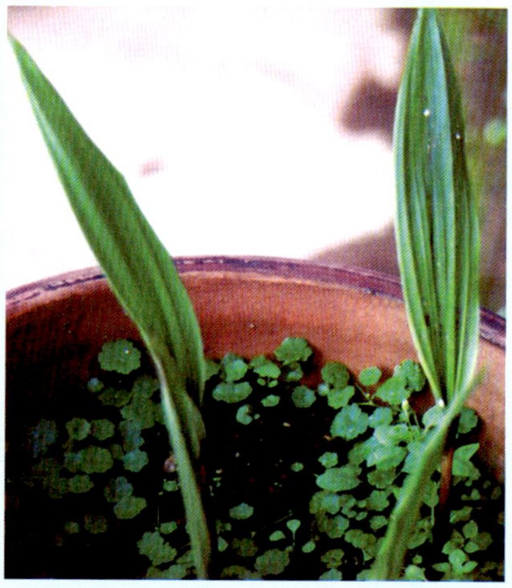

043.千里光　窝与那（贵州黔东南）

Qianliguang　vob wik nax

[来源] 为菊科植物千里光的全草。

[原植物] 千里光 *Senecio scandens* Buch.-Ham. ex D.Don

多年生攀援草本植物，根状茎圆柱形，直径达1.5cm，木质，下有多条粗根及少量须根。茎伸长弯曲，长2～5m，老时木质，多分支，被柔毛或无毛。叶互生，长三角形或卵状披针形，长6～11cm，宽2.5～4.5cm，先端渐尖，基部戟形至宽楔形，边缘具不规则撕状齿或波状齿，两面被短柔毛。头状花序顶生，排列成伞房状。花黄色；总苞圆柱状钟形，总苞片一层，苞片10～12片，条状披针形或狭椭圆形，先端尖，长5～6mm，宽2～3mm；边花舌状，雌性，8～9朵，长9～10mm，宽2～3mm；中央花筒状，两性，多数，长6～7mm，瘦果圆筒形，长约3mm，被细毛；冠毛白色，长约7mm。花期10月至翌年3月，果期2～5月。

生于海拔500～3 000m的山坡林间、灌丛、沟谷、河滩、沟旁、路边及荒野。分布于西南各地。

[化学成分] 全草含大量毛茛黄素（flavoxanthin），菊黄素（chrysanthemaxanthin）及少量β-胡萝卜素（β-carotene）。还含氢醌（hydroquinone），对-羟基苯乙酸（hydroxyphenylacetic acid），香草酸（vanillic acid），水杨酸（salicylic acid），焦粘酸（pyromucic acid）。并含有千里光宁碱（senecionint）千里光菲灵碱（seneciphyline）。此外还含挥发油（volatile oils），黄酮苷（flavonoids），鞣质（tannin）等成分，花含类胡萝卜素（carotenoid）。

[药理] 具有抑菌作用，对人体阴道滴虫有一定抑制作用。

[药性] 味苦，性冷。入热经。

[功能与主治] 清热解毒，明目退翳，杀虫止痒。主治上呼吸道感染，扁桃体炎，肺炎，肠炎，急性角膜炎，角膜溃疡，过敏性皮炎，湿疹，滴虫性阴道炎等。

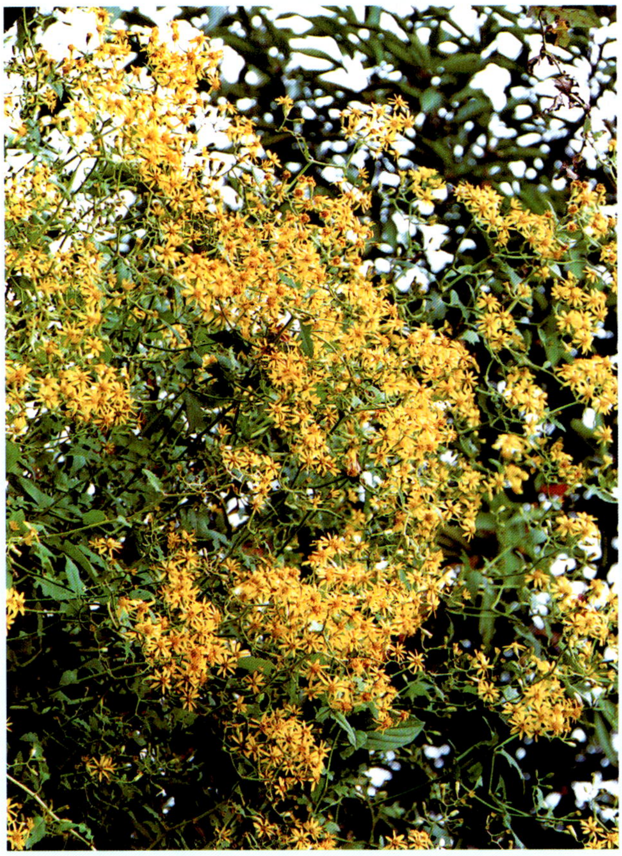

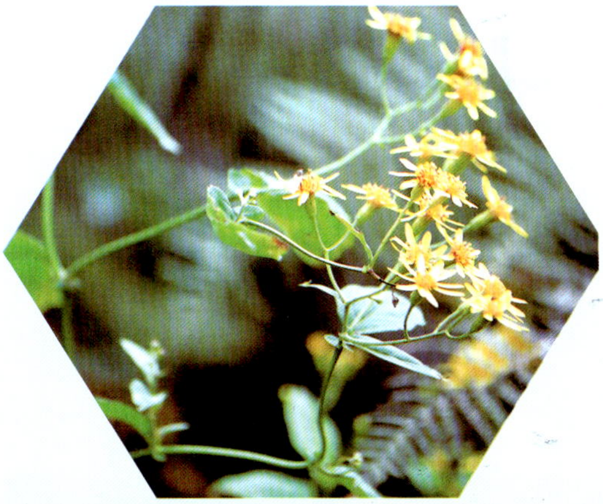

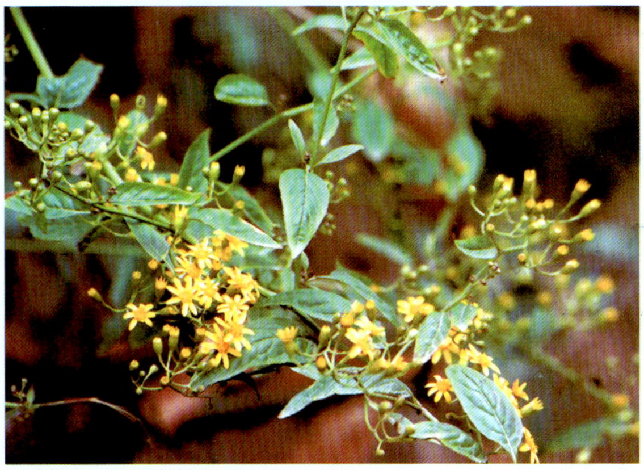

044. 千金子 锐柳绕（贵州松桃）

Qianjinzi reib lious ros

[来源] 为大戟科植物续随子的种子。

[原植物] 续随子 *Euphorbia lathyris* L.

二年生草本植物，高可达1m，全株含白色液汁。茎粗壮，分支多。单叶交互对生，无柄；茎下部叶较密，由下而上叶渐增大，线状披针形至阔披针形，长5～12cm，宽0.8～1.3cm，先端锐尖，基部心形而多少抱茎，全缘。杯状聚伞花序顶生，伞梗2～4，基部轮生叶状苞片2～4，每伞梗再叉状分支；苞叶2，三角状卵形；花单性，无花被；雄花多数和雌花1同生于萼状总苞内，总苞钟形，顶端4～5裂；腺体4，新月形，两端具短而钝的角。蒴果近球形。种子长圆状球形，表面有黑褐色相间的斑纹。花期4～7月，果期6～9月。

生于向阳山坡。分布于湖南、广西、贵州、四川、重庆、云南等地，有栽培或野生。

[化学成分] 种子含脂肪油48%～50%，油中含多种脂肪酸，主要有油酸(oleic acid)、棕榈酸(palmitic acid)、亚油酸(linoleic acid)、亚麻酸(linolenic)等，油中还含油菜甾醇(campesterol)、豆甾醇(stigmasterol)及三十一烷（hentriacontane）等。还含瑞香素（daphnetin），马栗树皮苷（esculetin），千金子素（euphorbetin）及异千金子素（isoeuphorbetin）。

[药理] 种子所含脂肪油中的千金子甾醇对胃肠黏膜有强烈刺激作用，可产生峻泻，致泻强度为蓖麻油的3倍。续随子中离析得环氧千金藤醇（epoxylathyrol）可能有致癌作用。

[药性] 味辣，性热；有毒。入冷经。

[功能与主治] 逐水退肿，破血消癥，解毒杀虫。主治水肿，腹水，二便不利，癥瘕瘀滞，经闭，疥癣癞疮，痈肿，毒蛇咬伤及疣赘等。

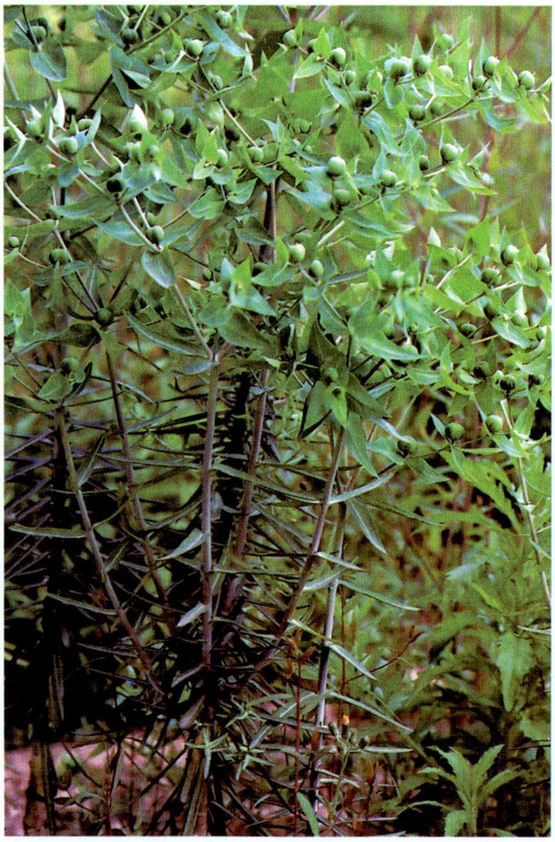

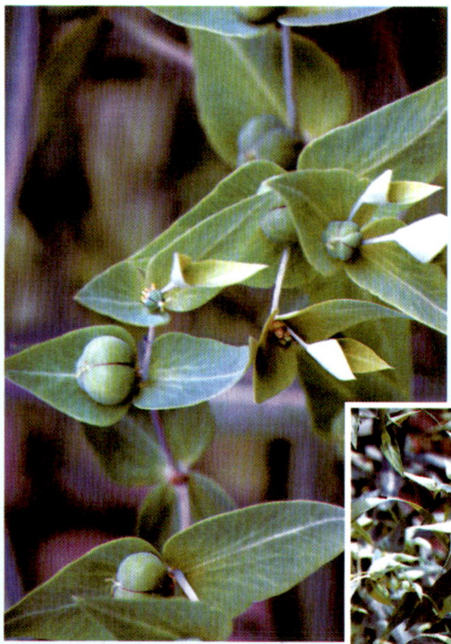

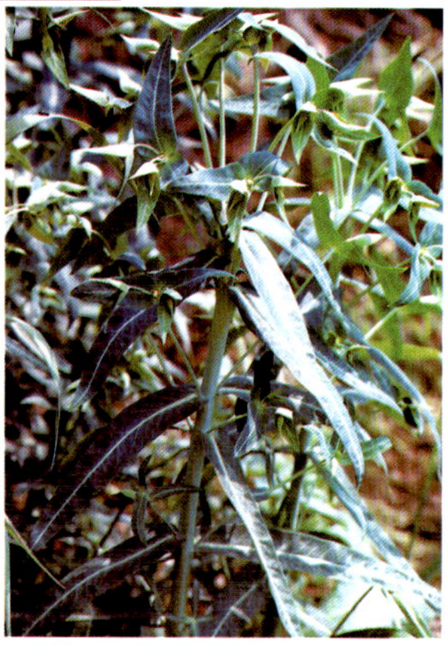

045.千年耗子屎　比阿能（贵州松桃）

Qiannianhaozishi　bid ghad nenl

[来源] 毛茛科植物紫背天葵的块根。

[原植物] 紫背天葵 *Semiaquilegia adoxoides* (DC.) Makino

多年生草本植物，高可达15～40cm。地下根茎纺缍形或椭圆形，外皮棕黑色。根生叶丛生，有长柄；一回三出复叶；小叶扇形、菱形，3深裂，裂片具粗齿，上面绿色，下面紫色。花序有2至数朵花，中部有2枚细苞片；花小，萼片5，花瓣状，白色或淡紫色；花瓣5，匙形，基部囊状；雄蕊8～14，退化雄蕊2；心皮3～5，花柱短。蓇葖果3～4枚，熟时开裂。种子倒卵形。花期3～4月，果期4～5月。

生于林下、石隙、草丛等阴湿处。西南各地有分布。

[化学成分] 根含生物碱、内酯、香豆精、酚性成分及氨基酸。

[药性] 味甘、微苦。性寒。入热经。

[功能与主治] 清热解毒消肿，活血散瘀止痛，消痰散结，利水通淋。用于治疗疔疮痈肿，乳腺炎，扁桃体炎，淋巴结结核以及跌打损伤，毒蛇咬伤，小便不利等。

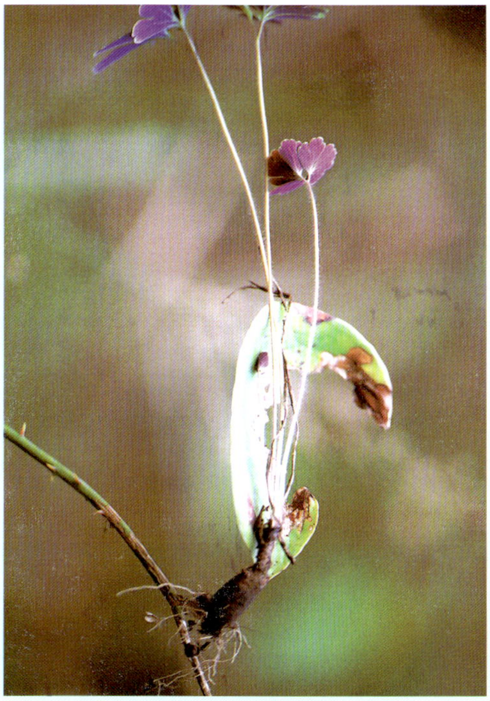

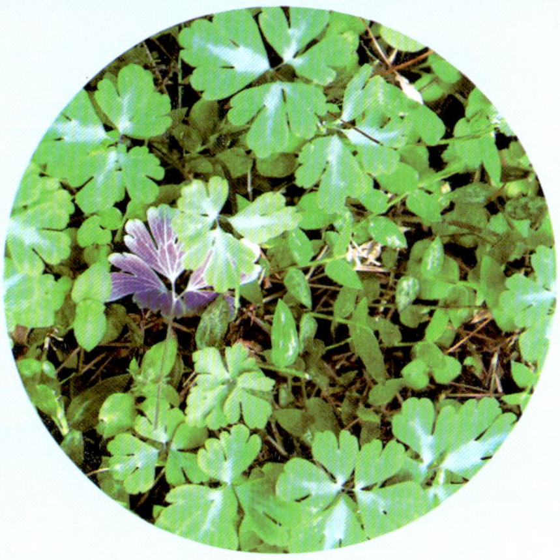

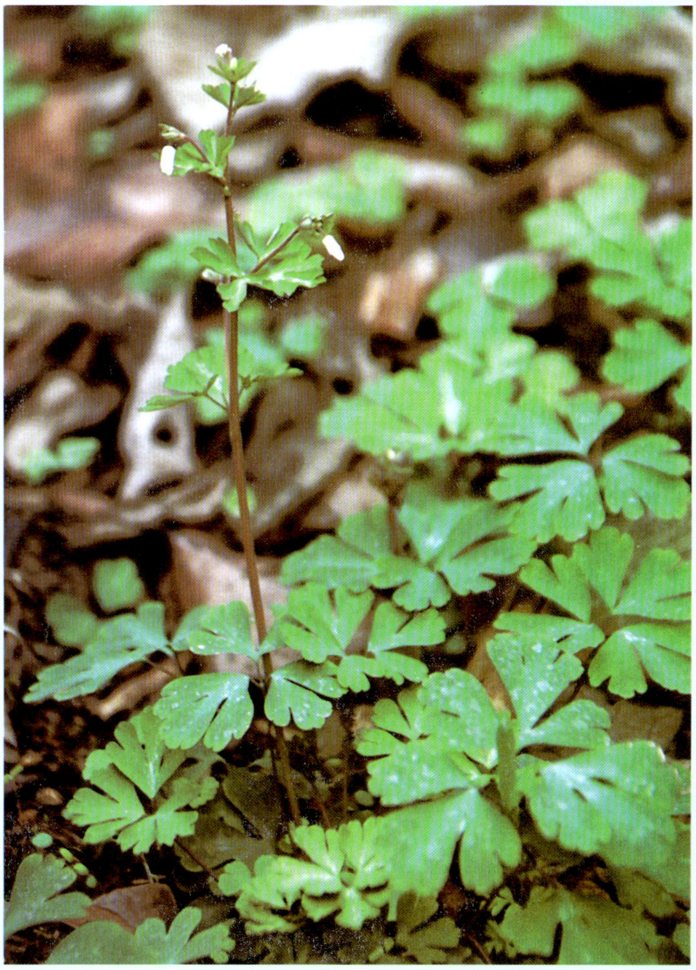

046. 川莓　真丽（贵州黔东南）

Chuanmei　zend lil

[来源] 为蔷薇科植物川莓的叶果实。

[原植物] 川莓 *Rubus setchuenensis* Bur. et Franch

落叶灌木，高2～5m。枝圆柱形，蔓生，密被淡黄色绒毛，无刺。单叶，纸质，近圆形或广卵形，直径5～15cm，先端急尖或钝，基部心形，边缘5～7浅裂，具不整齐锯齿，上面绿色、粗糙，下面密被白色绒毛；掌状脉明显；叶柄长2～7cm，被绒毛；托叶卵圆形，离生，掌状条裂，早期脱落。狭圆椎花序顶生或腋生，总花梗、花梗密被淡黄色绒毛；花白色，花瓣倒卵形，末端显紫红色；花萼裂片披针形，先端尖，常三齿裂，被绒毛；雄蕊多数，雄蕊与雌蕊均无毛，几等长。聚合果近球形，直径6～8mm，黑色。花期6～7月，果期8～9月。

生于山坡、林间、林缘及灌木丛中。生于西南地区及湖南、湖北、广西等地。

[药性] 味酸、涩，性冷。入热经。

[功能与主治] 祛风除湿，清热，凉血，活血止血，敛疮。主治劳伤吐血，咳血，月经不调，痢疾，瘰疬，黄水疮，骨折等。

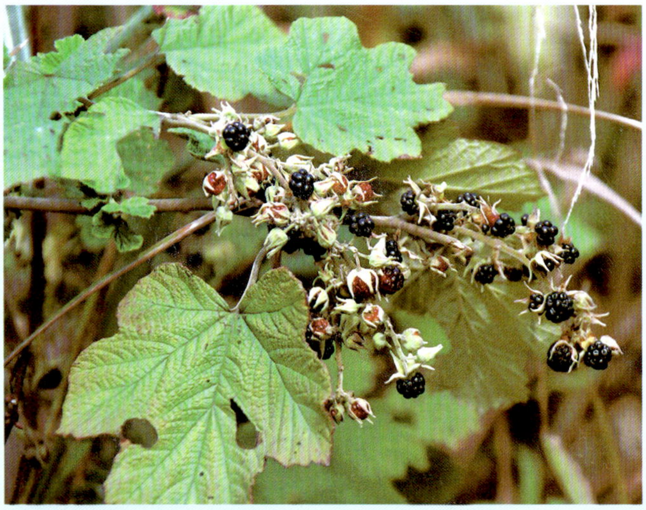

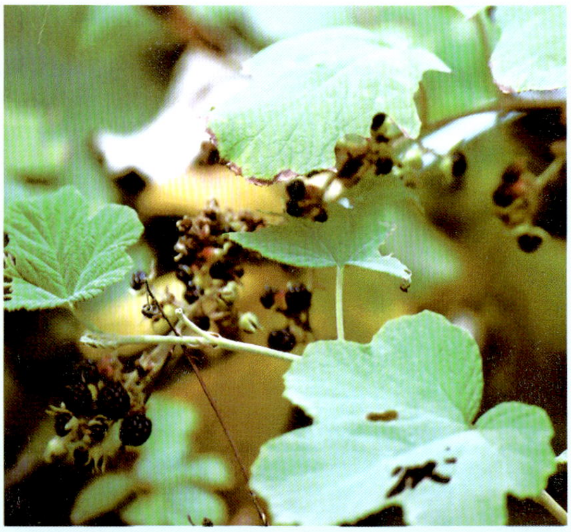

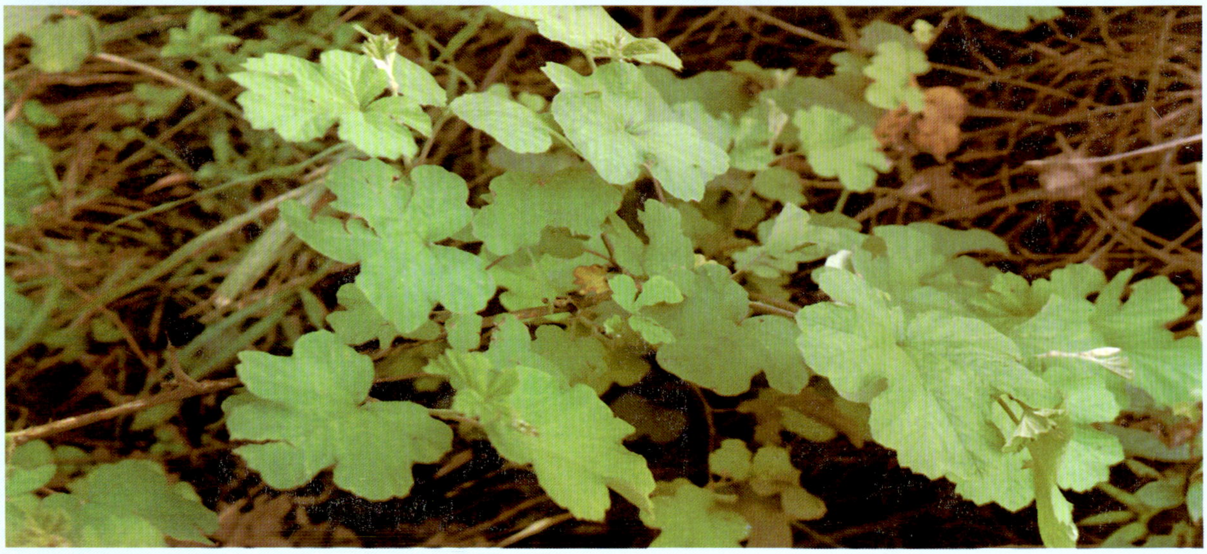

047.川乌头　包家利纳（贵州黔东南）

Chuanwutou　bod jab nangl hlieb

[来源] 为毛茛科植物乌头(栽培品)的块根。

[原植物] 乌头 *Aconitum carmichaeli* Debx.

多年生草本植物，高60～150cm。块根倒圆锥形，长2～4cm，直径1～1.6cm。叶互生；茎下部叶在开花时枯萎，中部叶有长柄；叶柄长1～2.5cm，疏被短柔毛；叶片五角形，长6～11cm，宽9～15cm，基部浅心形，3裂几达基部，中央全裂片宽菱形、倒卵状菱形或菱形，先端急尖或短渐尖，近羽状分裂，二回羽状裂片2对，斜三角形，具1～3枚牙齿，间或全缘；侧全裂片不等2深裂，各裂片边缘有粗齿缺刻，上面疏被短毛状，下面通常只在脉上疏被短柔毛，革质或纸质。总状花序顶生，花两性。两侧对称；萼片5，花瓣状，上萼片高盔形，高2～1.5cm，基部至喙长1.7～2.2cm，下缘稍凹，喙不明显，侧萼片长1.5～2cm，蓝紫色，外面被短柔毛；花瓣2，瓣片长约1.1cm。唇长约6mm，微凹，距长1～2.5mm，通常卷曲，无毛或被短毛；心皮3～5，被短柔毛，稀无毛。蓇葖果长1.5～1.8cm 。种子多数，三棱形，长3～3.2mm，两面密生横膜翅。花期8～9月，果期9～10月。

生于山地草坡或灌木中。分布于湖北、湖南、广西、四川、贵州、云南等地。

[化学成分] 块根(母根)含乌头碱(aconitine)，次乌头碱（hypaconitine），中乌头碱(mesaconitine)，塔拉胺(talatisamine)，消旋去甲基衡州乌药碱(demethylooclaurine)，异塔拉定(isotalatizidine)，新乌宁碱(neoline)，准噶尔乌头碱(songorine)，附子宁碱(fuxiline)，去甲猪毛菜碱(salsolinol)，异飞燕草碱(isodelphinine)，苯甲酰中乌头碱(benzoylmesaconitine)等。

[药理] 具有抗炎、镇痛、降血糖、强心、兴奋神经系统作用和抗癌作用等。

[药性] 味麻、辣，性热；大毒。入冷经。

[功能与主治] 祛风除湿，温经、散寒止痛。主治风寒湿痹，关节疼痛，肢体麻木，半身不遂，头风头痛，心腹冷痛，寒疝腹痛，跌打瘀痛，阴疽肿毒，并可用于麻醉止痛等。

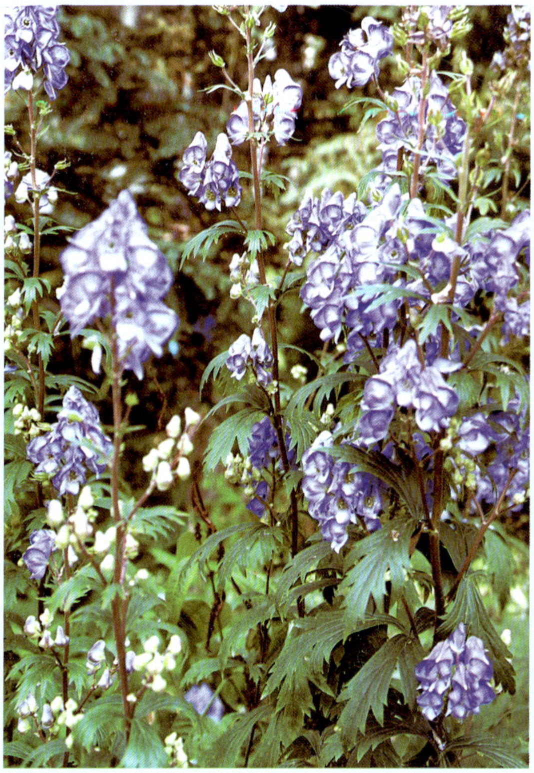

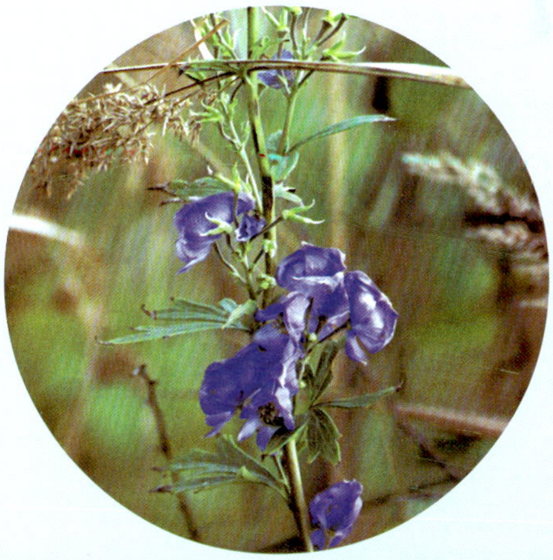

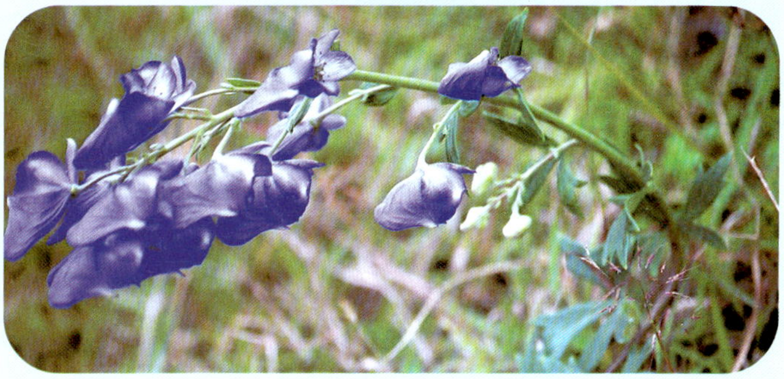

048. 川续断　阿锐嘎亚（贵州松桃）

Chuanxuduan　ghob reib god yod

[来源] 为川续断科植物川续断的根。

[原植物] 川续断 *Dipsacus asper asperoides* C.Y.Cheng et T.M.Ai

多年生草本植物，高可达1m，主根1至数条，圆锥柱状，黄褐色。茎具棱，棱上有疏弱刺毛。基部叶丛生，具长柄，叶片琴形羽状深裂，顶裂片卵形，侧裂片3～5对；茎生叶对生，中央裂片特长，可达12cm，两侧裂片2～3对，较小，两面被短毛和刺毛；柄短或无柄。头状花序球形，总花梗长；总苞片窄条形，被短毛；苞片倒卵形，被短毛；花萼浅盘状；花冠白色，基部有较短细筒，向上较宽，顶端4裂，外被短毛；雄蕊4，伸出花冠外。瘦果倒卵柱状，包藏于小总苞内，仅顶端外露。花期8～9月，果期9～10月。

生于沟边草丛和林边。分布于湖北、湖南、广西、四川、重庆、云南、贵州等地。

[化学成分] 主要成分有生物碱、挥发油、维生素E及苷类物质。

[药理] 对心脏具有正性肌力作用，有兴奋子宫平滑肌作用，抗炎、抗氧化等作用。

[药性] 味辛、苦，性热。入冷经、半边经。

[功能与主治] 补肝肾，强筋骨，调血脉，止崩漏。主治腰背酸痛，肢节痿痹，跌扑创伤，损筋折骨，胎动漏红，血崩，遗精，带下，痈疽疮肿等。

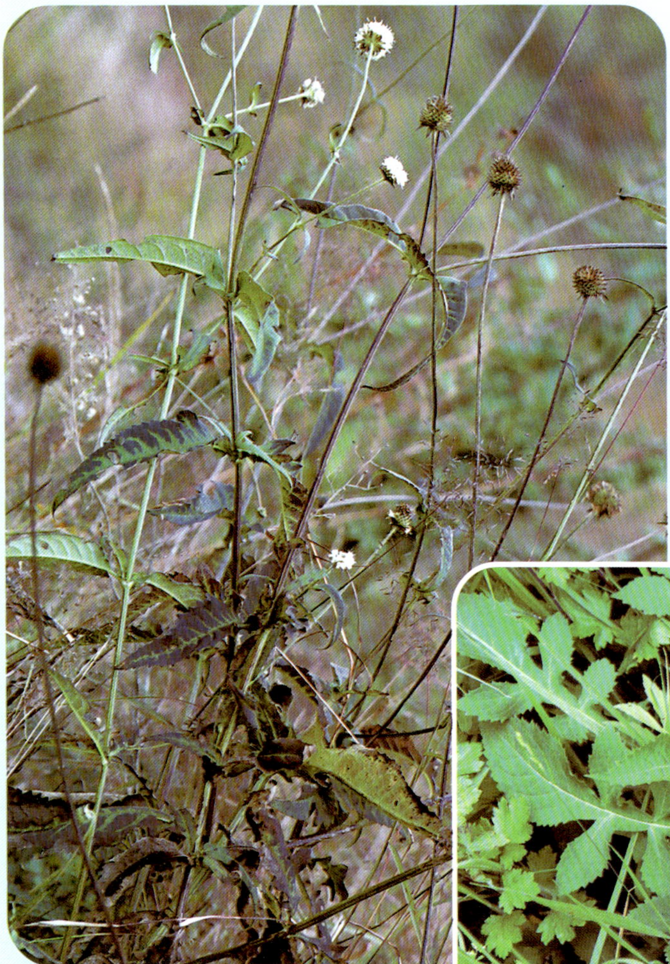

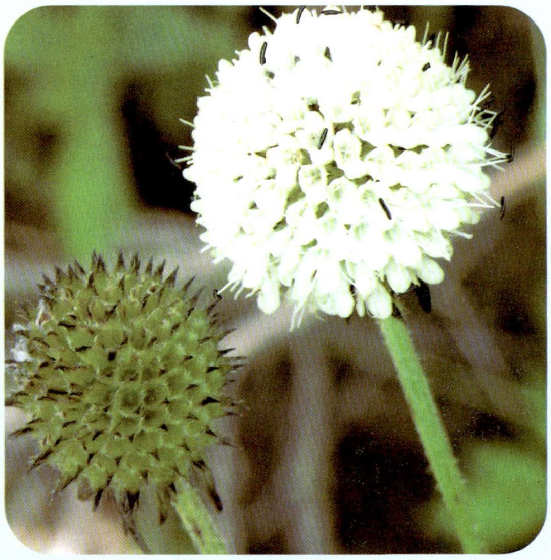

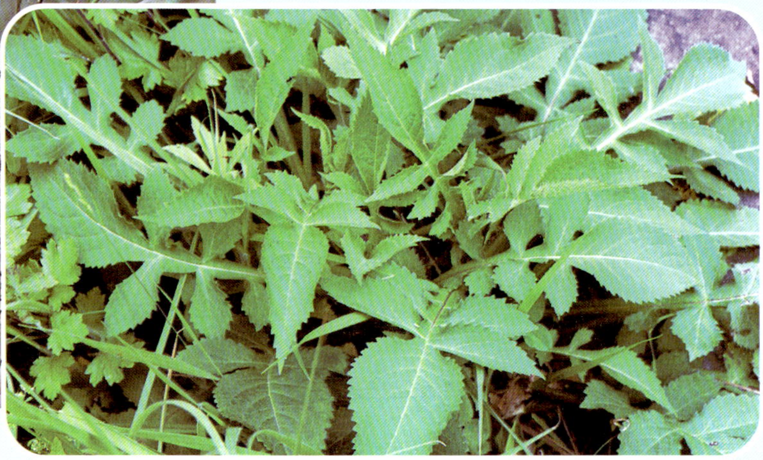

049. 川谷米根　真豆（贵州黔东南）

Chuangumigen　zend ded

[来源] 为禾本科植物薏苡的根。

[原植物] 薏苡 *Coix lachryma-jobi* L.

多年生草本植物，高1～1.5m，须根粗壮，直径约3mm，黄白色。秆直立，约具10节，中空，单叶互生，叶片条状披针形，长10～40cm，宽1.5～3cm，先端渐尖，基部长匙状、抱茎；边缘粗糙，叶面光滑，中脉显著，凸起，叶舌质硬，长约1mm。总状花序，腋生，由上部叶鞘内抽出，雄小穗着生于花序上部，呈瓦状排列，雌小穗包藏于骨质总苞中，着生于花序下部。果实卵状球形，质坚而脆，由总苞发育而成，内有乳白色颖果一粒。花期7～9月，果期9～10月。

栽培或生于荒地、河边、沟边或阴湿山谷。分布于全国大部分地区。

[化学成分] 含苯并噁嗪酮类（benzoxazinones）化合物，苯并噁唑酮类（benzoxazolinone）化合物，其中已确定结构的6-甲氧基苯并噁唑酮（6-methoxybenzoxazolinone），也称薏苡素（coixo），还含有木脂素类、酚类、醌类、腺苷类等。

[药理] 具有抑菌作用，镇静作用和镇痛作用。

[药性] 味甜、淡，性冷。入热经。

[功能与主治] 清热，利湿，健脾，消积，杀虫。主治黄疸，水肿，淋证，尿路结石，风湿，脚气，经闭，白带过多，蛔虫病等。

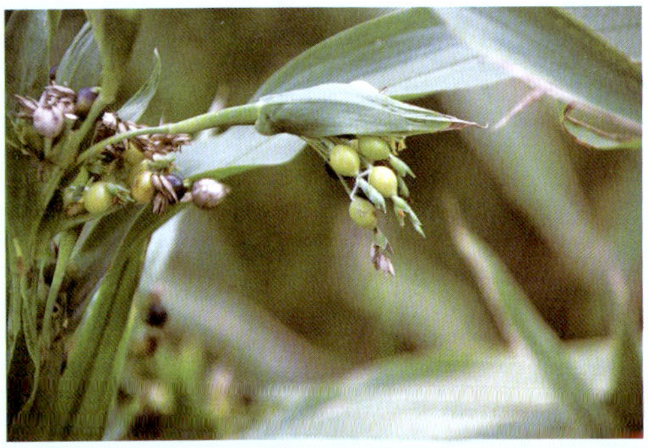

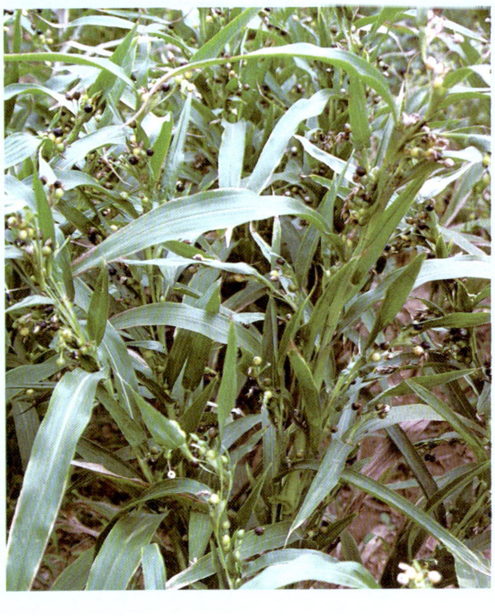

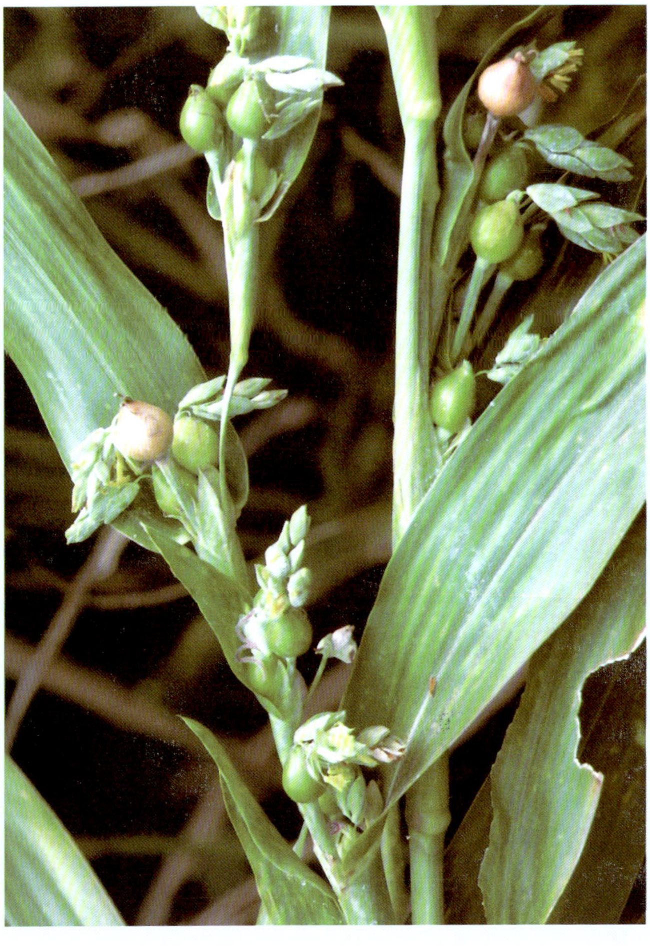

050. 小蓟　窝布坝那（贵州黔东南）

Xiaoji　vob bel bat niab

[来源] 为菊科植物刺儿菜的全草或根。

[原植物] 刺儿菜 *Cirsium setosum* (Willd.)MB.

多年生草本植物。根状茎细长，白色，肉质。茎直立，高30～80cm，无毛或被蛛丝状毛。基生叶花期枯萎；下部叶和中部叶椭圆形或椭圆状披针形，长7～15cm，宽1.5～10cm，先端钝或圆形，基部楔形，通常无叶柄，上部茎叶渐小，叶缘有细密的针刺或刺齿，全部茎叶两面同色，无毛。头状花序单生于茎端，雌雄异株；雄花序总苞长约18mm，雌花序总苞长约25mm；总苞片6层，外层甚短，长椭圆状披针形，内层披针形，先端长尖，具刺；雄花花冠长17～20mm，裂片长9～10mm，花药紫红色，长约6mm；雌花花冠紫红色，长约26mm，裂片长约5mm，退化花药长约2mm。瘦果椭圆形或长卵形，略扁平；冠毛羽状。花期5～6月，果期5～7月。

生于山坡、河旁或荒地、田间。分布于除广东、广西、云南、西藏外的全国各地。

[化学成分] 带花全草含芸香苷（rutin），原儿茶酸（protocatechuic acid），绿原酸（ch1orogenic acid），咖啡酸（caffeic acid），氯化钾（potassium chloride），蒙花苷（linarin），刺槐素（acacetin）等。

[药理] 具有增强心肌收缩力和止血抗炎的作用。

[药性] 味苦，性冷。入热经。

[功能与主治] 凉血止血，清热消肿。主治咳血，吐血，衄血，尿血，血淋，便血，血痢，崩中漏下，外伤出血，痈疽肿毒等。

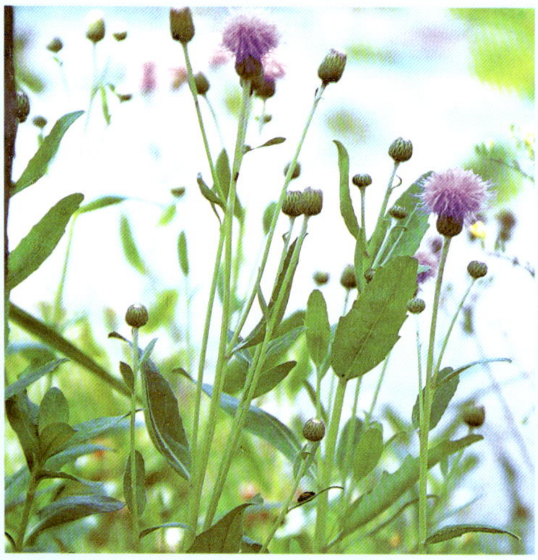

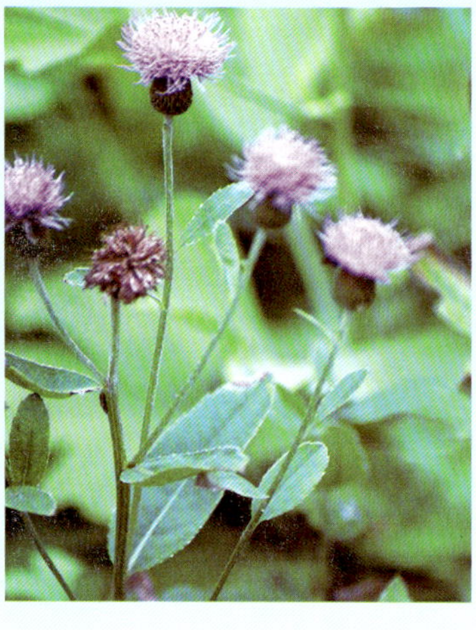

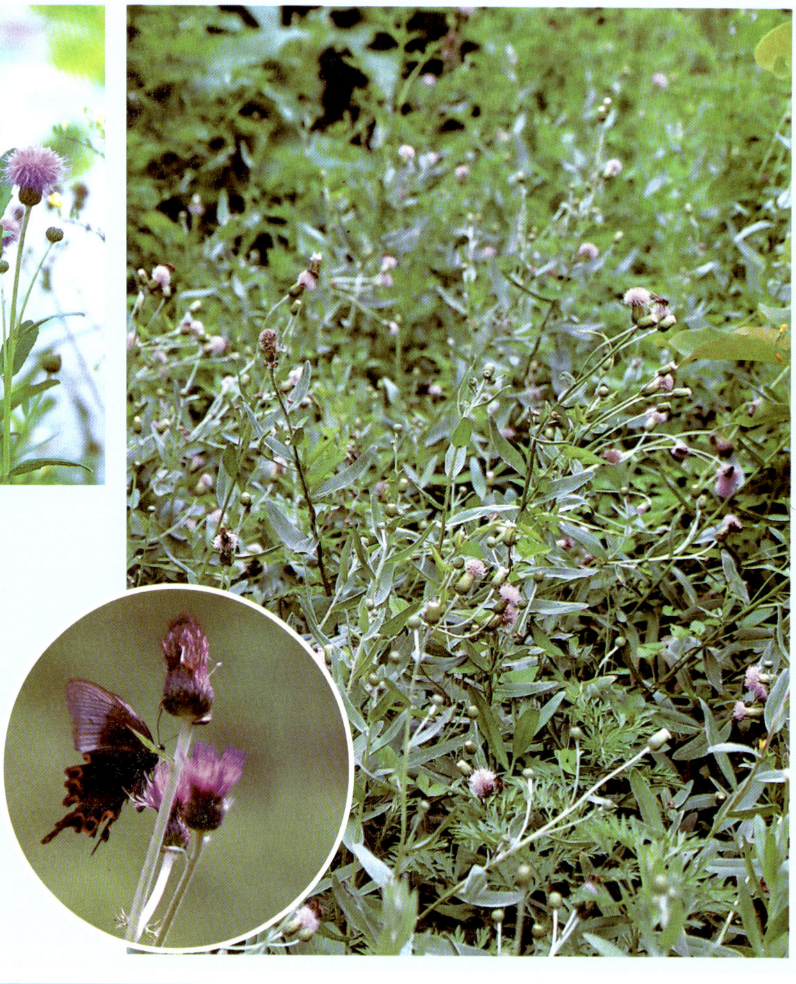

051. 小血藤　咪沙（贵州铜仁）

Xiaoxueteng　minl sead

[来源] 为茜草科植物茜草的根。

[原植物] 茜草 *Rubia cordifolia* L.

多年生攀援草本植物。根紫红色或橙红色；茎四棱形，中空，棱上有倒生小刺。叶4片轮生，纸质，卵形至卵状披针形，长2 ~ 9 cm，宽可达4 cm，先端渐尖，基部圆形至心形，上面粗糙，下面脉上和叶柄常有倒生小刺，基出脉3或5条；叶柄长短不齐，长的达10cm，短的仅1 cm。聚伞花序圆锥状，腋生及顶生；花小，黄白色，5数；花萼不明显；花冠辐状，直径约4 mm，5裂，裂片卵状三角形；雄蕊5，着生在花冠管内；子房下位，2室，无毛。浆果球形，直径5 ~ 6 mm，红色转为黑色。花期6 ~ 9月，果期8 ~10月。

生于山坡路旁、沟沿，灌丛及林缘。全国大部分地区均有分布。

[化学成分] 根含蒽醌衍生物及其苷类化合物，另外还含三萜化合物及β－谷甾醇(β－sitosterol)、胡萝卜苷(daucosterol)等。

[药理作用] 具有促凝血、抗血小板聚集和抗肿瘤作用，并对肝脏有保护作用。

[药性] 味酸涩，性冷。入热经。

[功能与主治] 凉血止血，活血化瘀。主治血热咯血、吐血、衄血、尿血、便血、崩漏，经闭，产后瘀阻腹痛，跌打损伤，风湿痹痛，黄疸，疮痈，痔肿等。

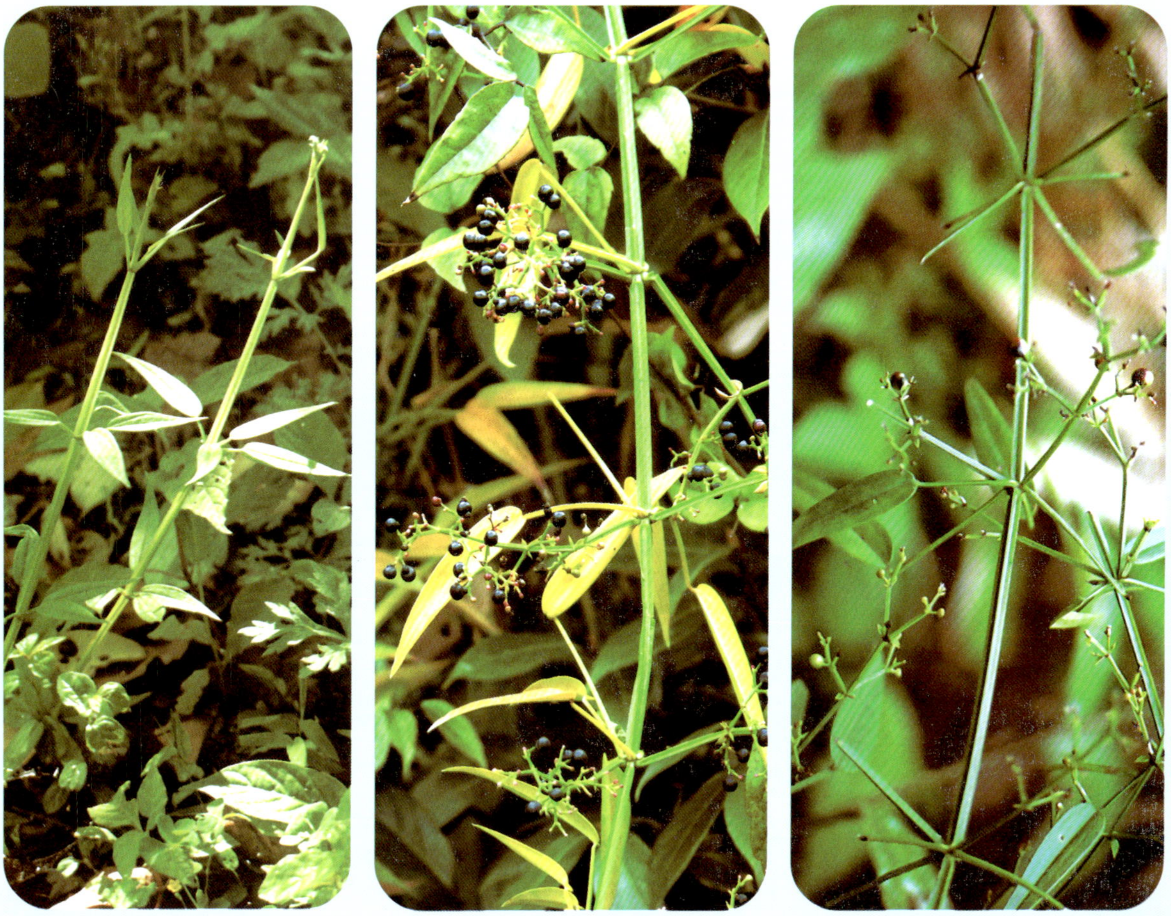

052. 小贯众　窝汉嘎相（贵州黔东南）

Xiaoguanzhong　vob haid ghab dliangb

[来源] 为鳞毛蕨科植物贯众的根茎。

[原植物] 贯众 *Cyrtomium fortunei* J. Sm.

植株高 30～70cm。根茎短，连同叶柄基部密被黑褐色、阔卵状披针形大鳞片。叶簇生；叶柄长 10～25cm，向上被疏鳞片；叶片长圆形至披针形，长 20～45cm，宽 8 ～15cm，基部不缩狭，一回羽状；羽片 10～20 对，镰状披针形，有短柄，基部圆楔形，上侧稍呈尖耳状突起，边缘有细锯齿；叶脉网状。孢子囊群生于内藏小脉先端，散生于羽片背面；囊群盖圆盾形，棕色，全缘。

生于海拔 100～2 300m 的林缘、山谷和田埂、路旁。中南、西南地区均有分布。

[化学成分] 根茎含贯众苷，冷蕨苷(cyrtoperin)，紫云英苷，异槲皮苷和东北贯众素(dryocrassin)等。

[药理] 水煎剂能驱猪蛔，并有增强家兔离体、在体子宫收缩的作用。水煎剂或流浸膏有止血作用，使咳血、呕血、便血显著减少；尚有镇静、催眠、收涩等作用。

[药性] 味苦、涩，性冷。入热经。

[功能与主治] 清热解毒，凉血祛瘀，驱虫。主治感冒，热病斑疹，高热不退，筋骨疼痛，白喉，乳痈，痢疾，黄疸，吐血，便血，崩漏，痔血，带下，中耳炎，跌打损伤和肠道寄生虫等。

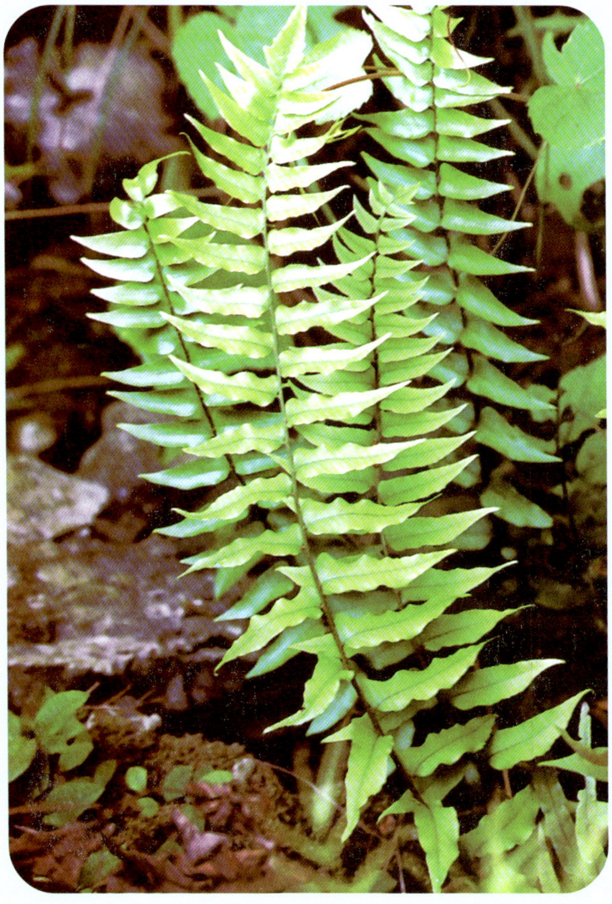

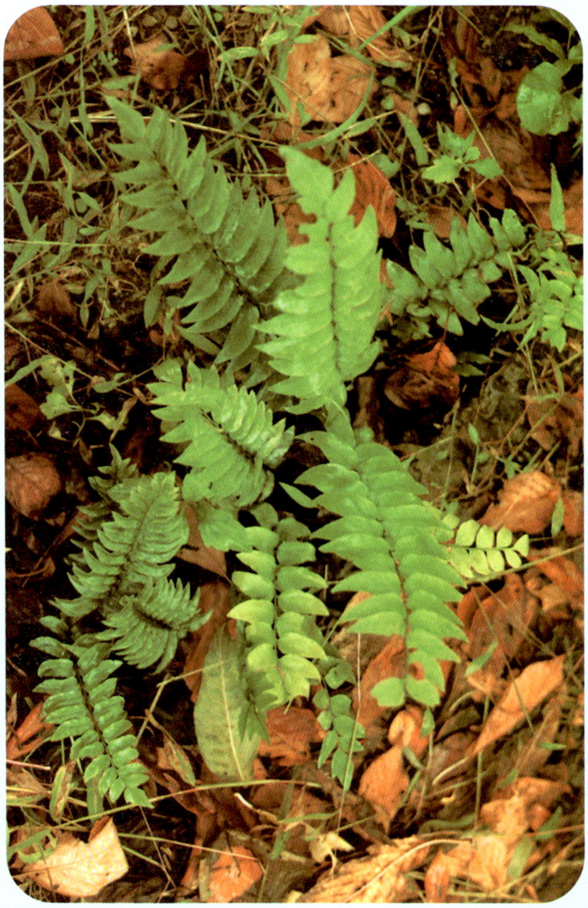

053. 小通草　的薄（贵州毕节）

Xiaotongcao　ndrif nbaox

[来源]为旌节花科植物喜马拉雅旌节花的茎髓。

[原植物] 喜马拉雅旌节花 *Stachyurus himalaicus* Hook. f. et Thoms.ex Benth.

小乔木或灌木，高2～5m，树皮栗褐色，茎髓白色。叶于花开后发出；单叶互生，卵形至长椭圆形，长5～12cm，宽3～6cm，先端尾状渐尖，基部圆形，侧脉约5对，边缘具细密尖齿。穗状花序腋生，下垂，长8～11cm；花小，黄色；苞片卵状三角形；花萼、花瓣各4；雄蕊8，离生；子房上位，胚珠多数。浆果球形，直径约8mm，几无梗或具短梗，具短喙状宿存花柱，棕黑色。花期3～4月，果期5～7月。

生于海拔500～3 000m的山坡沟谷林中或林缘湿地。分布于西南地区及湖北、湖南、广西等地。

同属植物中国旌节花*Stachyurus chinensis* Franch.、云南旌节花*Stachyurus yunnanensis* Franch.、倒卵叶旌节花*Stachyurus obovatus* (Rehd.) H. L. Li.、柳叶旌节花*Stachyurus salicifolius* Franch.也作为小通草入药。

[药理]中国旌节花对金黄色葡萄球菌、溶血性链球菌、肺炎球菌、白喉杆菌、伤寒杆菌、弗氏痢疾杆菌、绿脓杆菌、大肠杆菌等均有抑制作用。

[药性] 味甘、淡、性冷。入热经。

[功能与主治] 清热，利水，渗湿，祛风，通乳。主治热病烦渴，小便赤黄，尿少或尿闭，水肿以及急性肾炎，膀胱炎，跌打损伤，风湿麻木，乳汁不通等。

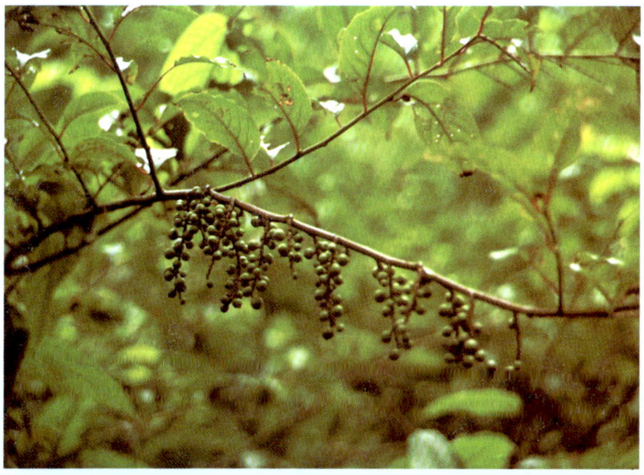

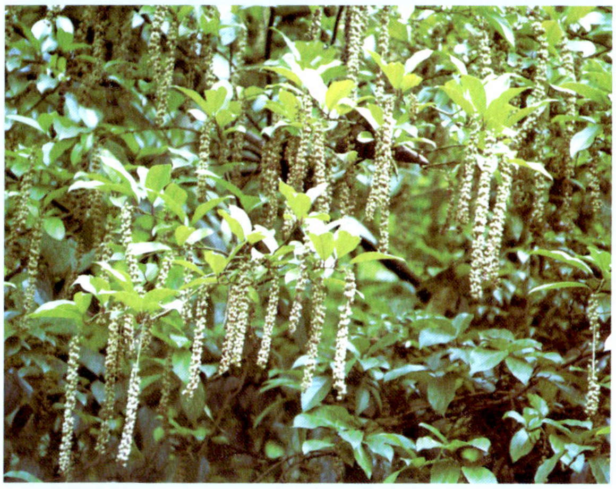

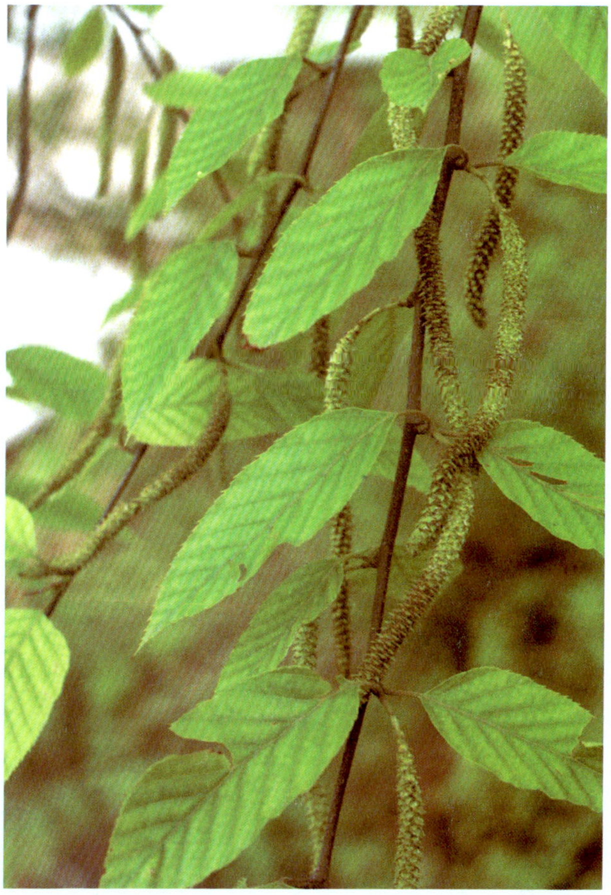

054. 小槐花　孟刘笔（广西融水）

Xiaohuaihua　hmong niu bif

[来源] 为豆科植物小槐花的根。

[原植物] 小槐花 *Desmodium caudatum*(Thunb.) DC.

灌木，高可达1m。茎直立，多分支，无毛。三出复叶互生，顶生小叶披针形，长4～10cm，宽1.5～4cm，先端渐尖，基部楔形，全缘，疏被柔毛；侧生小叶较小；总叶柄扁平，长1.5～3cm。总状花序腋生；花萼钟状，萼齿二唇形，上面2齿近连合，下面3齿披针形；蝶形花，花冠绿白色，长7～8mm，旗瓣钝圆；翼瓣小，卵形；龙骨瓣有爪；雄蕊10，2体；雌蕊1，子房具密绢毛。荚果条形，长5～8cm，具钩状短毛，荚节4～6，每节有椭圆形种子1枚，深褐色。花期7～9月，果期8～11月。

生于山坡，草地，林缘，路旁。分布于西南地区及湖北、广西等地。

[化学成分] 根、茎含青酒缸酚（desmodol），N-N-二甲基色胺（N-N-dimethyltryptamine），蟾蜍色胺（bufotenine）和蟾蜍色胺-N-氧化物（bufotenine-N-oxide）。

[药理] 蟾蜍色胺和N-N-二甲基色胺均有致幻作用。

[药性] 味苦、涩，性冷。入热经。

[功能与主治] 祛风利湿，活血，解毒，消积散瘀。主治风湿关节痛，湿热黄疸，消化不良，小儿疳积，咽喉痛，胃肠炎，痈肿疮疖等。

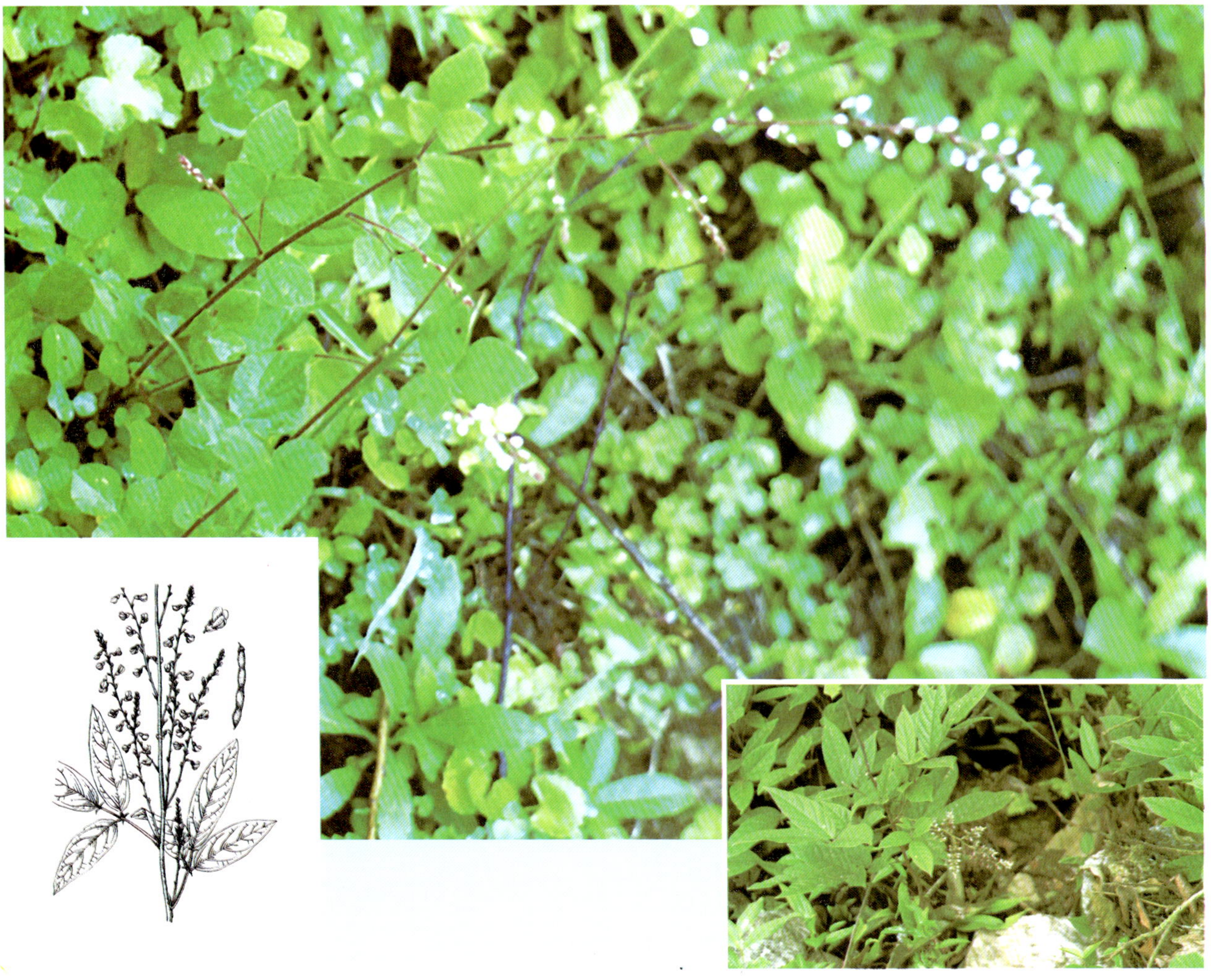

055. 小喇叭　树格达（贵州黔东南）

Xiaolaba　hsangt guk dab

[来源] 为石蕊科植物千层石蕊的地衣体。

[原植物] 千层石蕊 *Cladonia verticillata* Hoffm.

地衣体平铺，鳞片状，灰绿色或灰色。孢子器直立，子器柄圆拉状，中空，柄高1～1.5cm，直径约1mm，向上膨大，呈喇叭状，边缘锯齿形，内面粗糙，粉粒状。孢子褐色，着生于喇叭状边缘。

生于阴湿灌丛、草甸或岩石上。分布于四川、重庆、云南、贵州、西藏等地。

[化学成份] 含煤地衣二酸（evernic acid），β－隐黄素（β－cryptoxanthin）玉蜀黍黄素（zeaxanthin），叶黄素过氧化物（lutein epoxide）β－胡萝卜素（β－carotene），叶黄素（lutein），阿多利黄素（adonixanthin），虾黄素（astaxanthin）等。

[药性] 味咸、微涩，性平。入热经。

[功能与主治] 止血、清热。主治咳血，刀伤，烫火伤等。

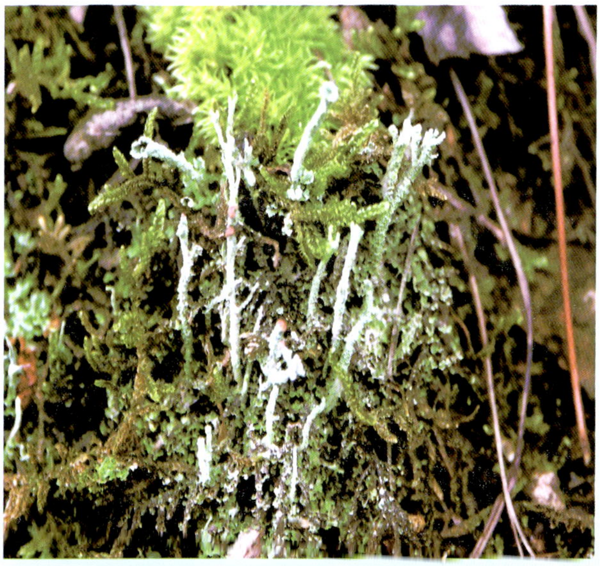

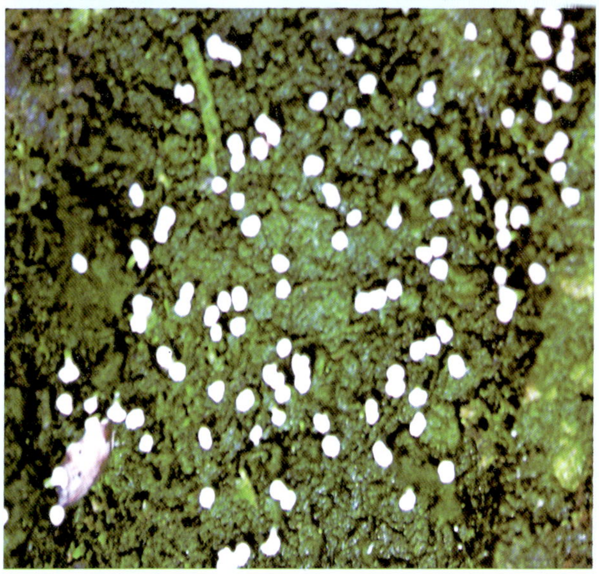

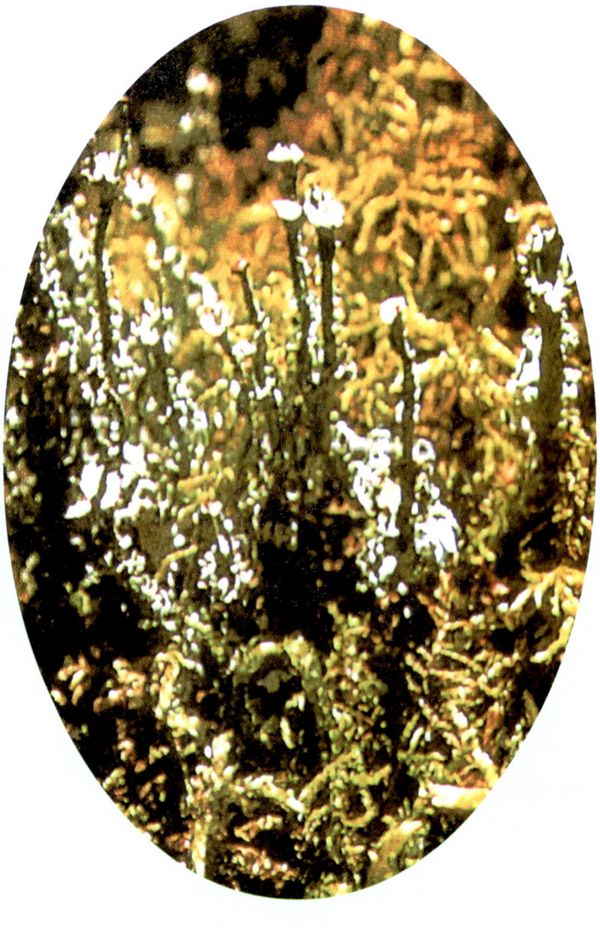

056. 小八角莲　佳模酿梭（贵州黔东南）

Xiaobajiaolian　jab mud nangx dlub

[来源] 为小檗科植物小八角莲的根及根茎。

[原植物] 小八角莲 *Dysosma difformis* (Hemsl. et Wils.) T. H. Wang ex Ying

多年生草本植物。根状茎横生，粗壮，具节，侧根多数，被白色或浅黄色短毛。茎自根茎一端生出，直立，纤细，无毛。茎生叶2枚，互生，叶片盾形，大小不等，形状各样，长5～11cm，宽8～18cm，边缘微缺或不等浅裂、具稀疏腺状小齿；叶柄不等长，长5～15cm，无毛。花2～5朵，生于近叶基部叶柄上，无总花梗；花瓣6，暗红色，线状长圆形，长约4cm；雄蕊6，长约为花瓣的一半；子房上位，1室。小浆果，球形，种子多数。花期4～6月，果期6～9月。

生于山地林下湿地。贵州、广西、四川、重庆、湖南、湖北等地有分布。

同属植物八角莲 *Dysosma versipellis*（Hance）M. Cheng ex Ying，贵州八角莲 *Dysosma majorensis*（Gagnep.）Ying和川八角莲 *Dysosma veitchii* （Hemsl.et Wils.）Fu ex Ying与小八角莲同用。

[药性] 味苦、辛，性冷；有毒。入热经。

[功能与主治] 清热解毒，散风祛痰，散瘀止痛，杀虫。主治风热咳喘，咽喉肿痛，腮腺炎，乳腺炎，痈肿疮疖，毒蛇咬伤，跌打损伤等。

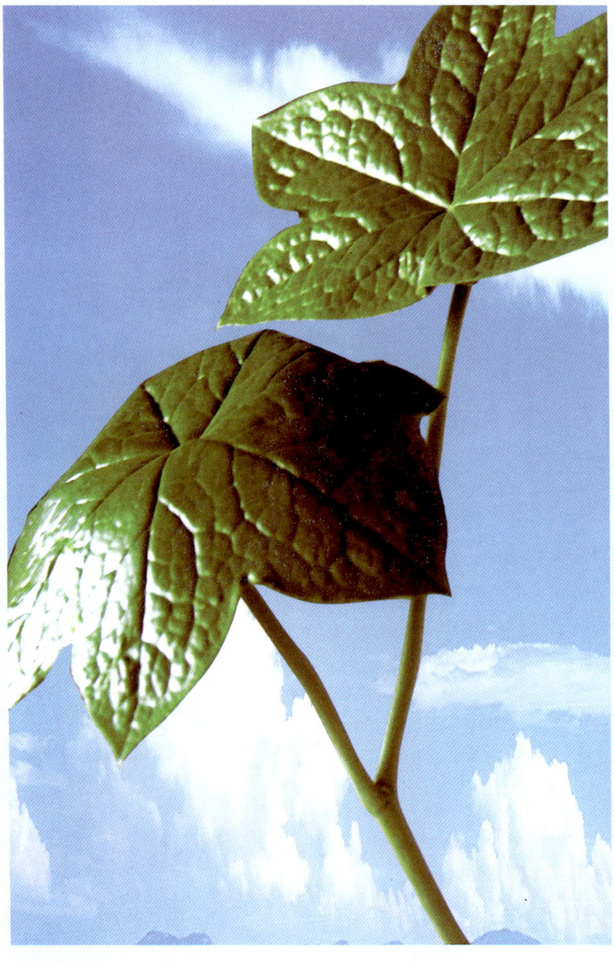

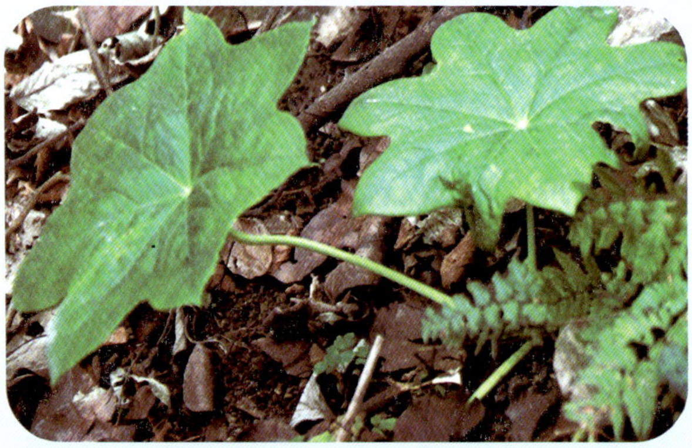

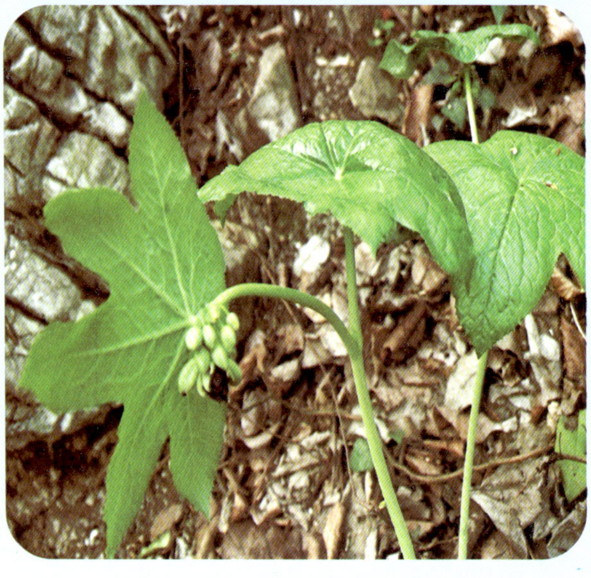

057. 小青藤香　孟脑雄右（贵州黔东南）

Xiaoqingtengxiang　hmongb nox xongd yut

[来源] 为防已科植物轮环藤的根。

[原植物] 轮环藤 *Cyclea racemosa* Oliv.

缠绕藤本植物。根粗壮，圆柱形，芳香，外皮灰褐色，微扭曲。茎细硬，嫩茎疏生白色柔毛，后渐无毛。叶互生，盾形，叶片膜质，卵状三角形或心形，长4～10cm，宽3～6cm，先端渐尖，基部平截，全缘，两面均被细绒毛；叶柄短于叶片，有黄色绒毛，掌状脉5～7条。聚伞状总状花序单生或2～3个簇生；雌雄异株；小苞片及花梗密生长柔毛；雄花花萼钟状，上部有4～5裂片，绿色或淡紫色；花瓣长约0.6mm，聚药雄蕊柱状；雌花萼片2；柱头3～5裂。核果近球形，熟时深蓝色，被粗毛。花期6～7月，果期7～9月。

生于山地林中、山坡灌丛中或沟边、路旁。分布于贵州、湖南、湖北、四川、重庆、广西等地。

[化学成分] 根含轮环藤宁碱(cycleanine)，岛藤碱(insularine)，左旋箭毒碱(curine)，异谷树碱(isochondrodendrine)，小檗胺(berbamine)，异粉防己碱(isotetrandrine)，木兰花碱(magnoflorine)，轮环藤酚碱(cyclanoline)，高阿罗莫灵碱(homoaromoline)及轮环藤新碱(cycleaneonine)等生物碱。

[药理] 轮环藤新碱经，初步药理证明具有广谱抑菌活性，同时对人体胃腺癌细胞(Sca-7901)有显著抑制作用和细胞毒作用。

[药性] 味辛、苦，性微温。入冷经。

[功能与主治] 清热解毒，理气止痛。主治急性胃肠炎，肺热咳嗽等。

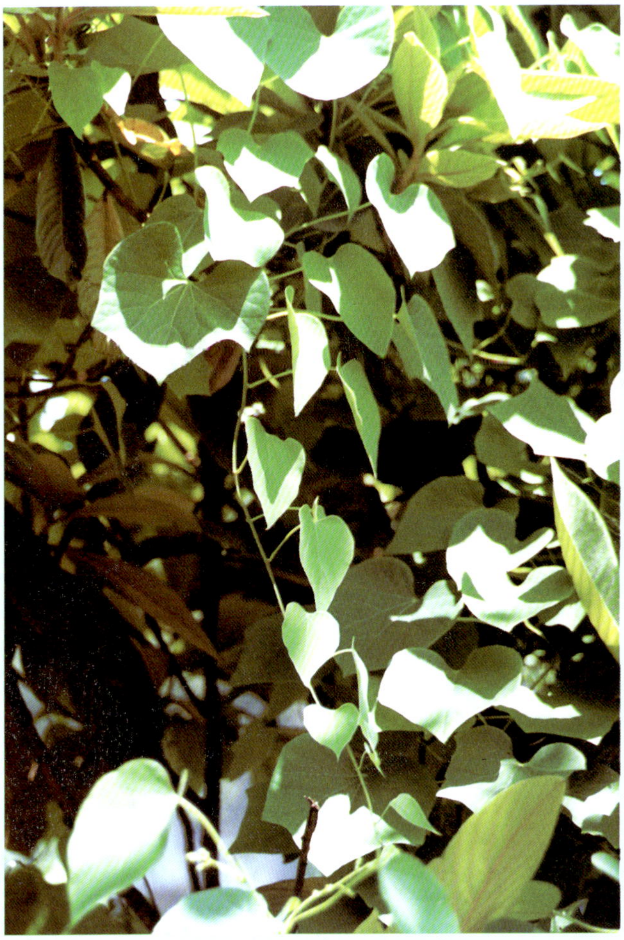

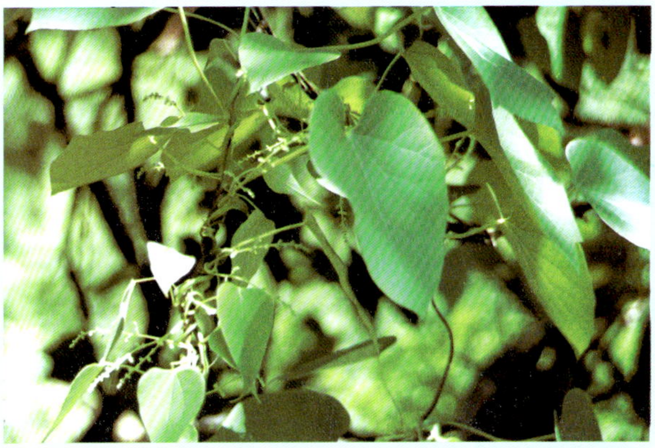

058. 小花清风藤　傻豆老你（贵州黔东南）

Xiaohuaqingfengteng　　hlat det lod ninx

[来源] 为清风藤科植物小花清风藤的茎和叶。

[原植物] 小花清风藤 *Sabia parviflora* Wall. ex Roxb.

落叶木质藤本植物。嫩枝被柔毛，后渐脱落，老茎表面灰绿色，无毛。单叶互生，长椭圆形，长5～12cm，宽1～3cm，薄革质，先端渐尖，基部圆形，全缘，叶面深绿色，有光泽，背面灰绿色，无毛；叶柄长5～16mm。圆锥花序腋生；总花梗长2～7cm；花黄绿色，花萼5裂，萼片卵状三角形，具缘毛；花瓣5，卵状披针形；雄蕊5，长约为花瓣的一半；子房上位，无毛；蒴果扁球形，直径5mm左右。花期3～5月，果期7～9月。

生于海拔700～2 800m的林间及灌木丛中。分布于广西、贵州、云南等地。

[药性] 味苦，性冷。入热经。

[功能与主治] 清热利湿，清肝利胆，祛风湿，消炎止痛。主治湿热黄疸，风湿骨痛，跌打损伤和肝炎等。

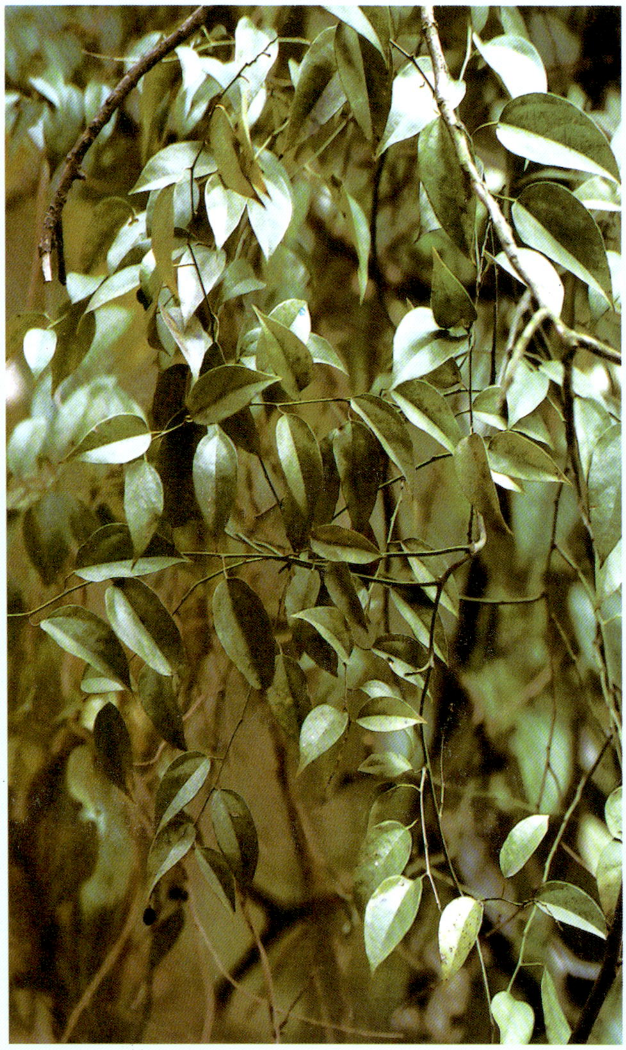

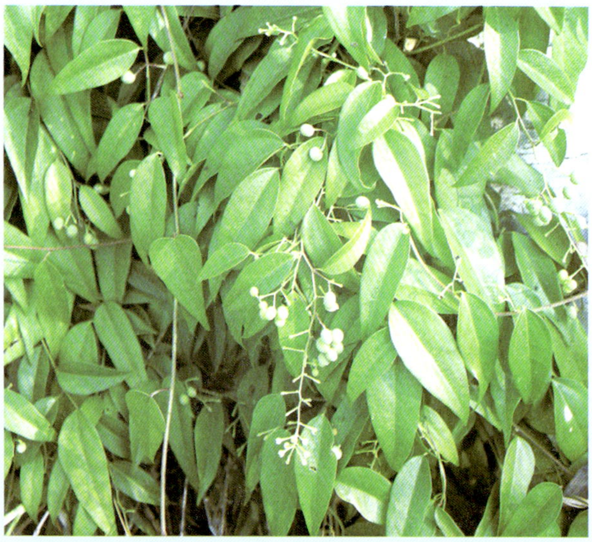

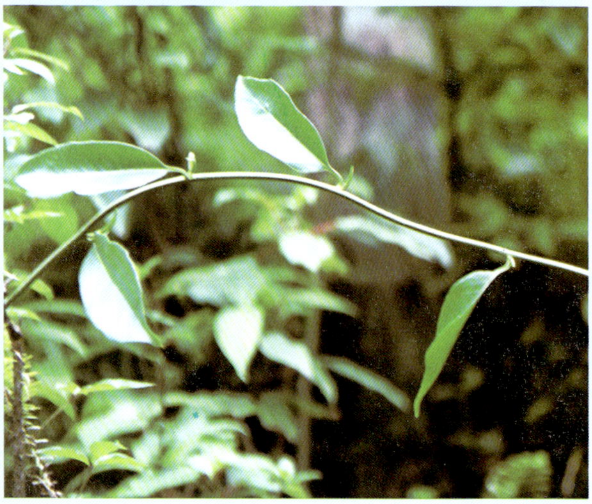

059. 马勃　勾西斗(贵州铜仁)

Mabo　nggoub xid doub

[来源] 灰包科植物脱皮马勃的子实体。

[原植物] 脱皮马勃 *Lasiosphaere fenzlii* Reich.

子实体近球形至长圆形，直径15～20mm。包被薄，易破碎消失，外包被成块地与内包被脱离，内包被纸状，浅烟色，成熟后全部消失，遗留成团的孢体随风滚动。孢体紧密，有弹性，渐退成浅烟色，由孢丝及孢子组成；孢丝长，分支，相互交织，浅褐色，粗2～4.5μm；孢子褐色，球形，有小刺，直径4.5～5μm。

生于草地上。贵州、湖南、湖北等地有分布。

[化学成分] 脱皮马勃的子实体含亮氨酸、酪氨酸、尿素、麦角甾醇（ergosterol）、类脂（lipid）、马勃素（gemmetein）和磷酸钠等。

[药理] 具有止血作用和抗菌作用。

[药性] 味涩，性冷。入热经。

[功能与主治] 清肺利咽，解毒止血。主治咽喉肿痛，咳嗽失音，吐血衄血和诸疮不敛等。

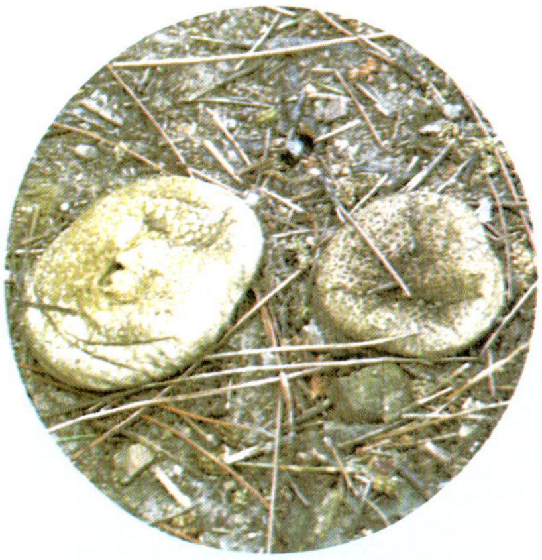

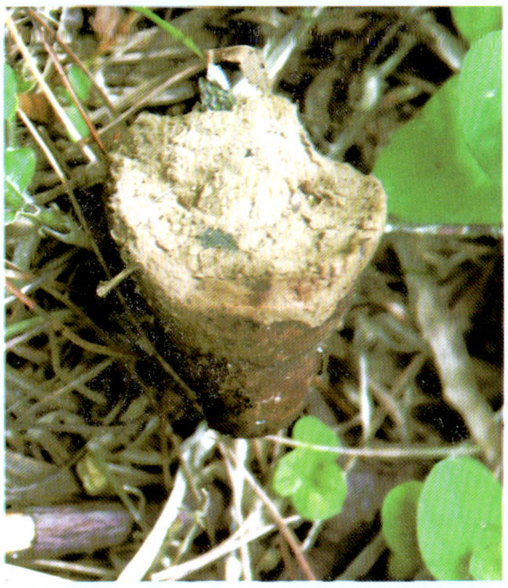

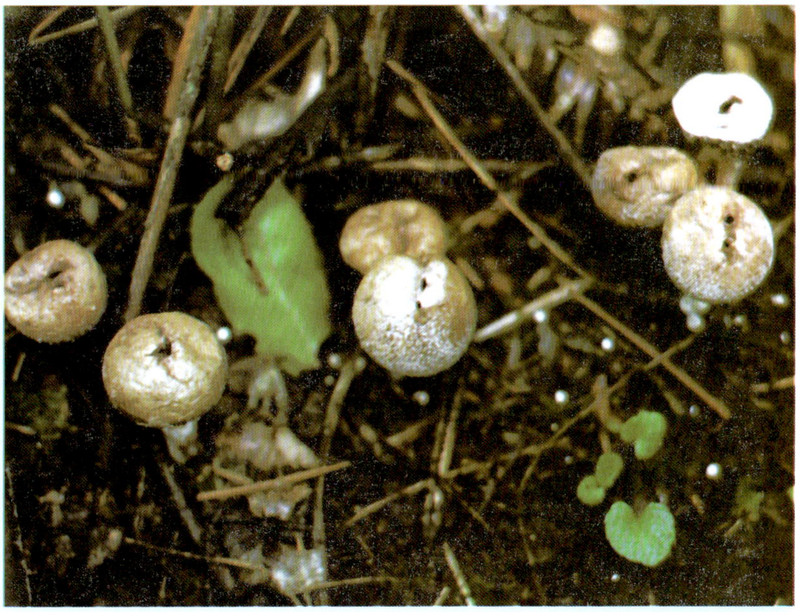

060. 马桑　豆雨（贵州黔东南）

Masang　det wik

[来源] 为马桑科植物马桑的叶、根。

[原植物] 马桑 *Coriaria sinica* Maxim.

落叶灌木，高可达6m。幼枝具棱，带紫红色。单叶对生，椭圆形或宽椭圆形；长3～8cm,宽2～4cm，先端急尖，基部圆形，全缘，两面无毛，基出3脉。总状花序侧生于上年生的枝上，花单性、雌雄同株；雄花先于叶开放，花小，绿紫色，萼片5，花瓣5，雄蕊10；雌花后于叶开放，萼瓣同雄花，子房上位，心皮5，分离，柱头丝状。瘦果5，外被肉质花瓣，红色至紫黑色。果实有毒花期4～5月，果期7～8月。

生于山坡、沟谷、灌丛或林下。分布于西南地区及湖北、湖南、广西等省区。

[化学成分] 叶含鞣质（tannin），没食子酸（gallic acid），山奈酚（kaempferol），马桑糖（coriose）。根含布拉易林(graylin)，去甲布拉易林(norbraylin)，马桑内酯(马桑毒素 coriamyrtin)，双氢马桑内酯(dihydrocoriamyrtin)，羟基马桑内酯（tutin），阿朴羟基马桑内脂（apo tutin），马桑亭（coriatin），羟基马桑亭（hydroxycoriatin）等。

[药理] 对中枢神经系统有兴奋作用，还有升压作用。

[药性] 味涩，性冷；有毒。入热经。

[功能与主治] 叶：清热解毒，消肿敛疮，镇痛，杀虫，生肌。主治痈疽，肿毒，湿疹，疥癣，烧烫伤，黄水疮等。根：清热解毒，消肿止痛，散瘀生肌。主治风湿痹痛，牙痛，痰饮，瘰疬和急性结膜炎，淋巴结核，狂犬咬伤，跌打损伤，烧烫伤等。

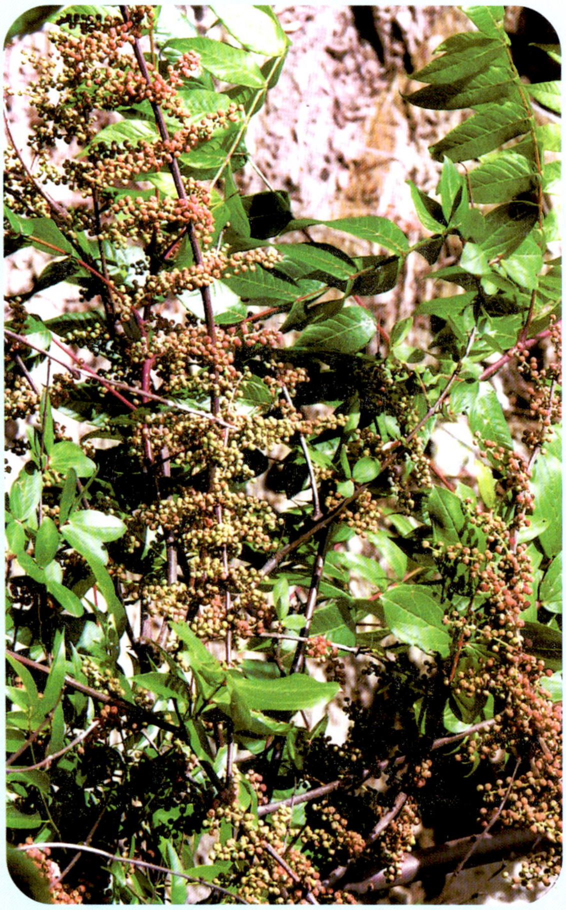

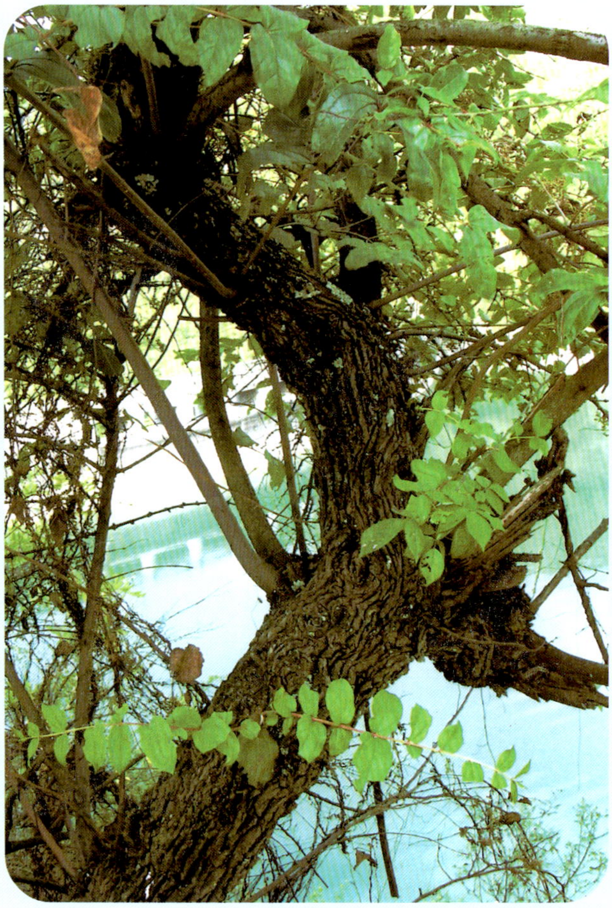

061. 马齿苋　窝咪仰（贵州黔东南）

Machixian　vob hmid nangx

[来源] 为马齿苋科植物马齿苋的全草。

[原植物] 马齿苋 *Portulaca oleracea* L.

一年生草本植物，肥厚多汁，无毛，高10～30cm。茎圆柱形，下部平卧，上部斜生或直立，多分支，向阳面常带淡褐红色。叶互生或近对生，倒卵形，长圆形或匙形，长1～3cm，宽5～15mm，先端圆钝，有时微缺，基部狭窄成短柄，上面绿色，下面暗红色。花常3～5朵簇生于枝端；总苞片4～5枚，三角状卵形；萼片2，对生，卵形，长宽约4cm；花瓣5，淡黄色，倒卵形，基部与萼片同生于子房上；雄蕊8～12，花药黄色；雌蕊1，子房半下位，花柱4～5裂，线形，伸出雌蕊外。蒴果短圆锥形，长约5mm，棕色，盖裂；种子黑色，直径约1mm，表面具细点。花期5～8月，果期7～10月。

生于田野路边及庭园及草丛、林缘等向阳处。分布于全国各地。

[化学成分] 全草含大量去甲肾上腺素(noradrenaline)和多量钾盐。还含多巴（dopa），多巴胺(dopamine)，甜菜素(betanidin)，异甜菜素(isobetanin)，草酸(oxalic acid)，苹果酸(malic acid)，柠檬酸(citric acid)等。

[药理] 有兴奋子宫、兴奋小肠的作用及抗菌作用。

[药性] 味酸，性冷。入热经。

[功能与主治] 清热解毒，凉血止痢，除湿通淋。主治热毒泻痢，湿热淋证，尿闭，赤白带下，崩漏，痔血，疮疡痈疖，丹毒，瘰疬，湿癣，白秃等。

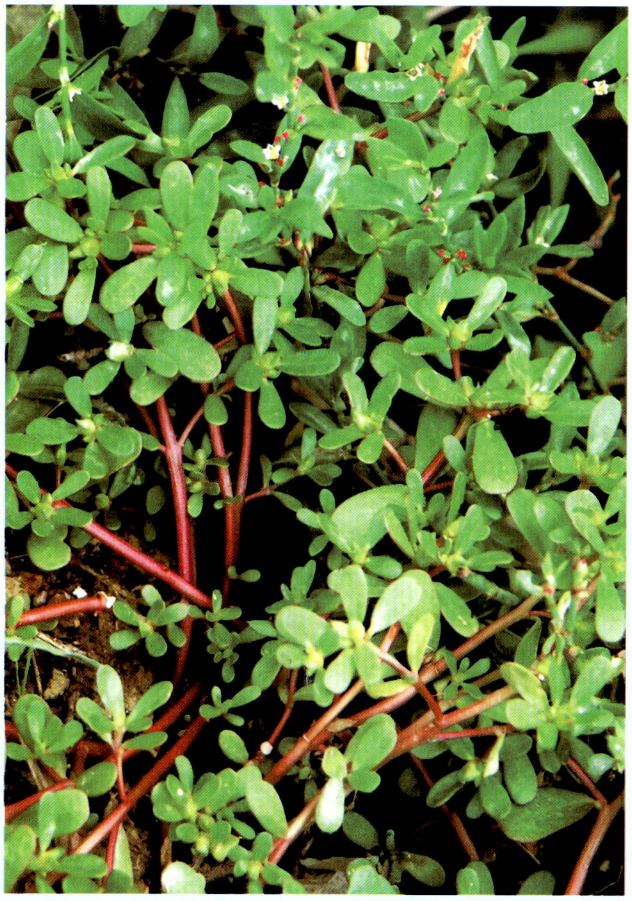

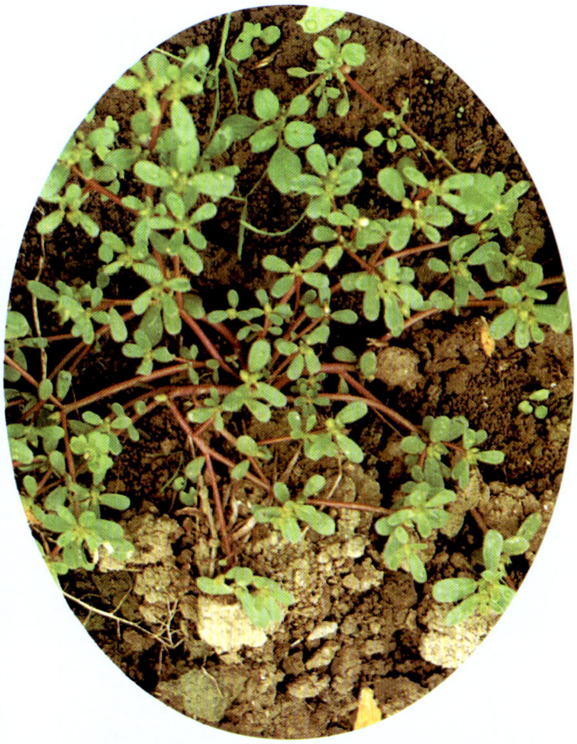

062.马蹄金 窝比赊溜（贵州松桃）

Matijin vob bix seix hlieb

[来源] 为旋花科植物马蹄金的全草。

[原植物] 马蹄金 *Dichondra repens* Forst.

多年生匍匐小草本植物。茎细长，被灰色短柔毛，节上生根。单叶互生；叶柄长3～5cm；叶片肾形至圆形，直径0.8～2cm，先端圆或微缺，基部阔心形，叶面微被毛，背面被贴生短柔毛，全缘。花单生于叶腋，花柄短于叶柄，丝状；萼片5，倒卵状长圆形至匙形，长2～3mm，背面及边缘被毛；花冠钟状，黄色，深5裂，裂片长圆状披针形，无毛；雄蕊5，着生于花冠2裂片间弯缺处；子房被疏柔毛，2室，花柱2，柱头头状。蒴果近球形，直径约1.5mm，膜质。种子1～2颗，黄色至褐色，无毛。花期4月，果期7～8月。

生于路边、沟边草丛中或墙下、花坛等半阴湿处。分布于长江以南各地。

[药理] 本品水煎剂和酊剂的体外抗菌试验中对白喉杆菌高度敏感，对金黄色葡萄球菌中度敏感，对溶血性链球菌、枯草杆菌和大肠杆菌轻度敏感。

[药性] 味苦、辛，性冷。入热经。

[功能与主治] 清热，利湿，解毒。主治黄疸，痢疾，石淋，白浊，水肿，疔疮肿毒，跌打损伤，毒蛇咬伤等。

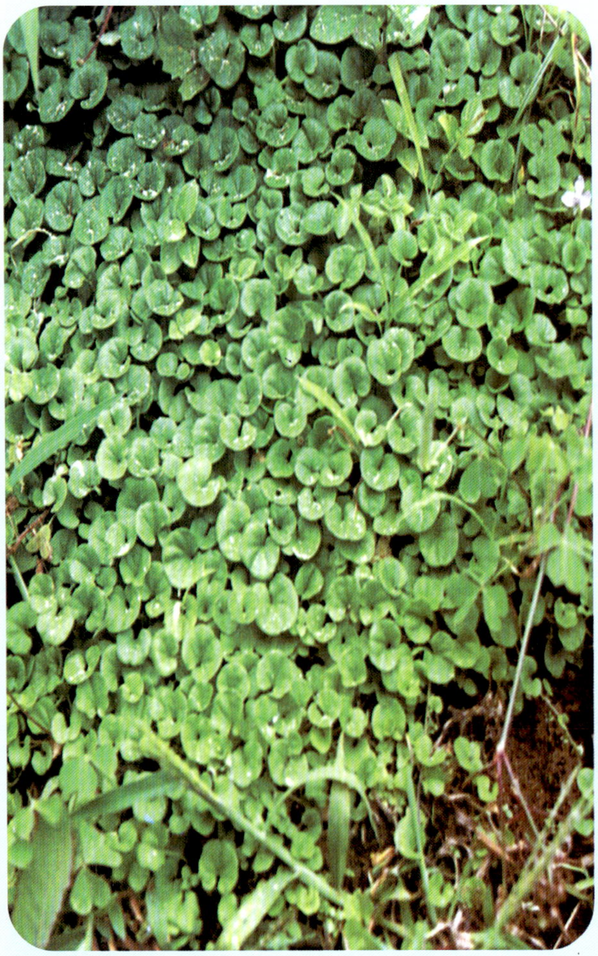

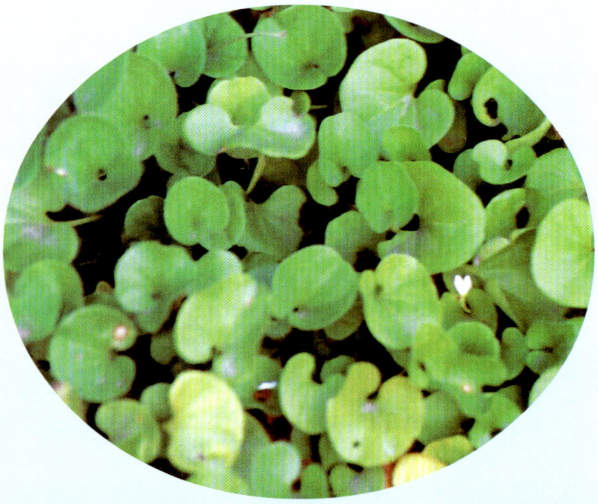

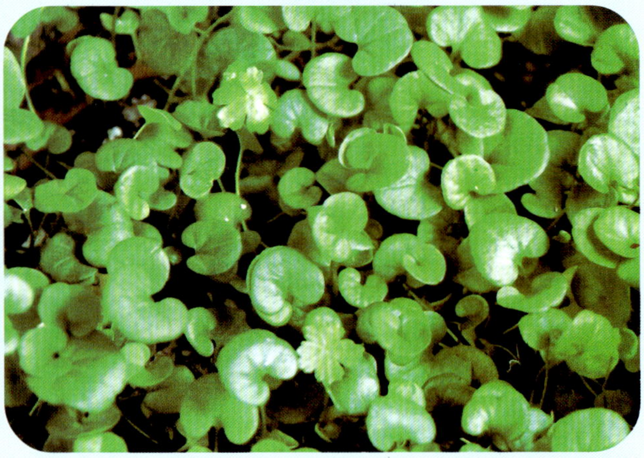

063. 马鞭草　加洛根（贵州黔东南）

Mabiancao　jab lob gheib

[来源] 为马鞭草科植物马鞭草的全草。

[原植物] 马鞭草 *Verbena officinalis* L.

多年生草本植物，高30～120cm。茎直立，多分支，四棱形，枝、节上具硬毛。叶对生；叶片卵圆形至长椭圆形，长3～8cm，宽1～5cm，基生叶羽状分裂，茎生叶多为3深裂，裂片圆披针形，裂片边缘具粗齿状裂缺，两面被硬毛。穗状花序顶生或腋生，花小，紫蓝色，花间距随花轴生长由密而疏；苞片1，披针形，花萼筒状，先端5齿，被硬毛；花冠唇形，裂片5，类圆形；雄蕊4，不外露；雌蕊1，子房上位。蒴果柱形，成熟时裂开，内存小坚果4。花期6～8月，果期7～10月。

生于山坡，草地或林边。分布于西南、中南地区。

[化学成份] 全草含马鞭草苷(verbenalin)，戟叶马鞭草苷(hastatoside)，鞣质(tannin)，挥发油(volatile oils)。根、茎含水苏糖(stachyose)。叶含腺苷(adenosine)，β-胡萝卜素(β-carotene)。

[药理] 具有抑菌作用，凝血作用，镇咳作用，消炎止痛作用，截疟作用等。

[药性] 味苦、涩，性冷。入热经。

[功能与主治] 清热解毒，活血止痛，利水消肿，截疟。主治外感发热，湿热黄疸，肝炎，水肿，咽喉肿痛，月经不调，经闭，腹痛，疟疾，痈肿疮毒，跌打损伤和骨折等。

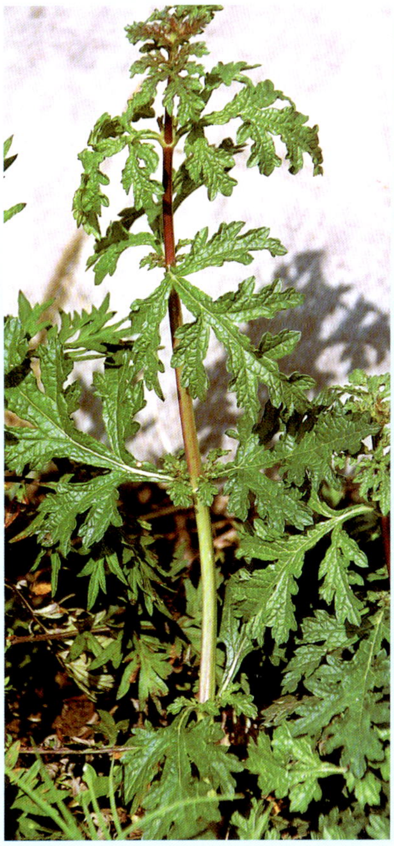

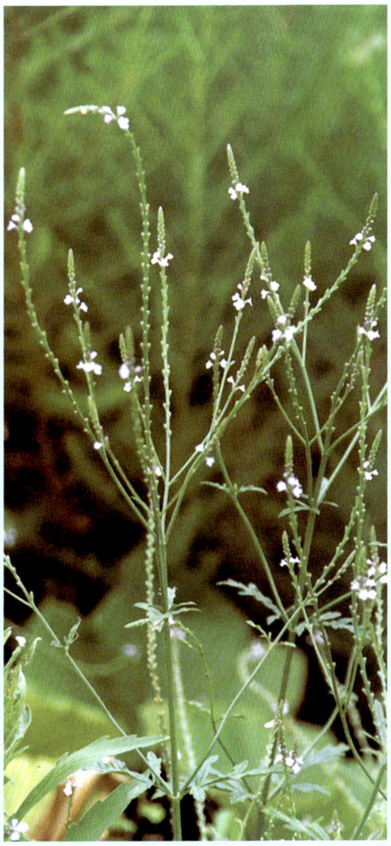

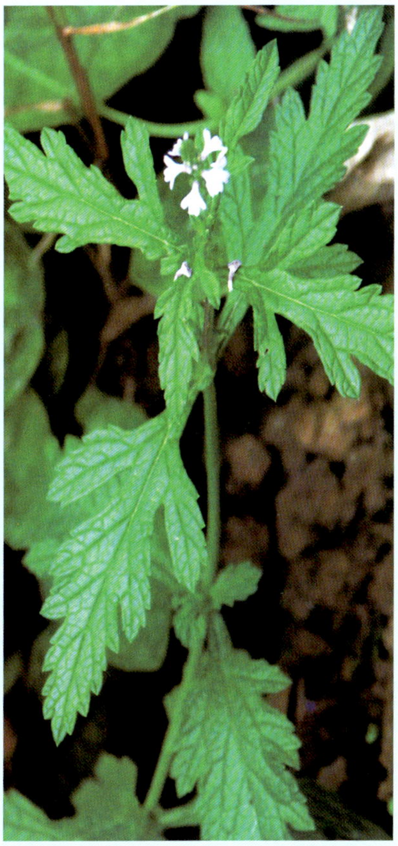

064. 飞龙掌血　嘎龚布梭学嘎八(贵州黔东南)

Feilongzhangxue　ghab jongx bel sob xok gax bas

[来源] 为芸香科植物飞龙掌血的根或根皮。

[原植物] 飞龙掌血 *Toddalia asiatica* (L.) Lam.

常绿木质藤本植物，蔓生，长5～10m。根粗壮，圆柱形，外皮褐黄色，内部赤红色。枝密被下钩皮刺，小枝具白色圆形皮孔、常被褐锈色短柔毛。三出掌状复叶，互生，总叶柄长3～5cm，小叶革质，卵状椭圆形至披针形，长4～9cm，宽1.5～2.5cm，先端急尖，基部楔形，叶面无毛，有多数透明腺点，边缘具细圆钝锯齿。花单性，白色、青色或淡黄色；萼片和花瓣均为4～5；雄花腋生成伞状圆锥花序，雄蕊4～5；雌花成聚伞状圆锥花序，不育雄蕊4～5，子房上位，被毛。核果近球形，橙黄色至淡红色。种子肾形，黑色。花期10～12月，果期12月至翌年2月。

生于山林、沟谷、路旁或灌丛中。分布于西南地区及湖北、湖南、广东、广西、海南等地。

[化学成分] 根含白屈菜红碱（chelerythrine），二氢白曲菜红碱(dihydrochelerythrine)，茵芋碱（skrmmianine），小檗碱（berberine）等生物碱。丁香油酚（eugenol），香茅醇（citronellol）等挥发油。还含香豆精类成分飞龙掌血内酯（toddaculine）及β－谷甾醇（β－sitosterol）、树脂等。

[药理] 有抗炎、镇痛作用，解痉作用，利尿作用，还有抗病毒活性作用及对金黄色葡萄球菌的抑制作用。

[药性] 味苦，性冷；有小毒。入热经。

[功能与主治] 散瘀止血，祛风除湿，消肿解毒，止痛，接骨，解表。主治感冒，胃气痛，胸胁痛，风湿性关节炎，跌打损伤，月经不调，腰腿痛，牙痛，痢疾，疟疾，劳伤吐血，疮疖肿痛，毒蛇咬伤和外伤出血等。

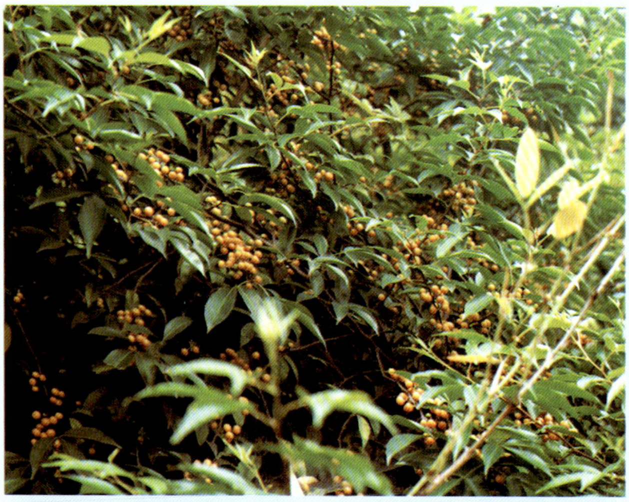

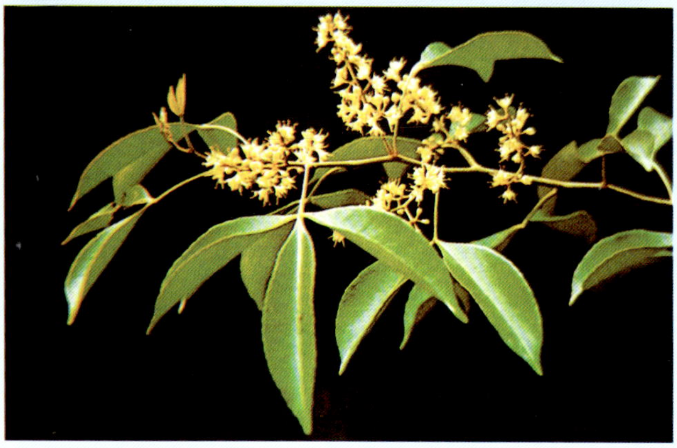

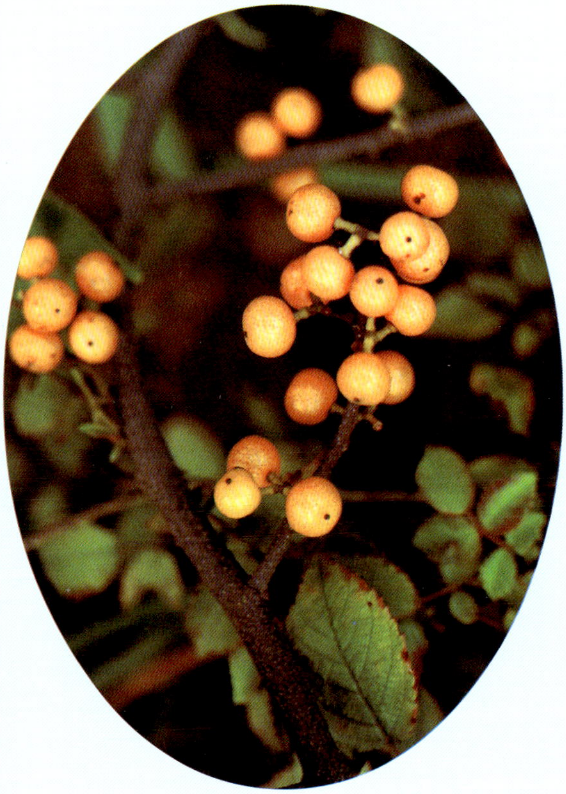

065. 云实　嘎龚布加非（贵州黔东南）

Yunshi　ghaob jongx bel jab fab

[来源] 为豆科植物云实的根或根皮。

[原植物] 云实 *Caesalpinia decapetala* (Roxb.) Alston

攀援灌木。高可达 4m。幼枝密被棕色短柔毛，老即脱落；茎枝浅棕红色，具多数倒钩状短刺。二回羽状复叶，互生，长 20～30cm，羽片 3～10 对，有柄，具钩刺；小叶 6～12 对，膜质，长圆形，长 1～1.5cm，宽 0.6～1.5cm，先端钝或微缺，基部圆，全缘，两面被柔毛。总状花序，顶生，长 15～30cm；花对称，花冠黄色，萼片 5，被柔毛，花瓣 5，膜质，倒卵形；雄蕊 10，分离，基部被柔毛；子房上位，1 室，有胚珠数颗。荚果长椭圆形，扁而偏斜，长 6～12cm，宽 2～3cm，有喙，沿腹缝有宽 2～4mm 的狭翅；种子 6～9 粒，扁圆形，棕黑色。花期 4～5 月，果期 7～8 月。

生于丘陵、山谷、林缘、灌丛及溪边。分布于华北、华东、中南、西北、西南地区。

[化学成分] 根皮含鞣质（tannin）。

[药性] 味辣，性热。入冷经。

[功能与主治] 解表散寒，止咳祛痰，祛风，除湿。主治感冒咳嗽，支气管炎，身痛，腰痛，喉痛，跌打损伤等。

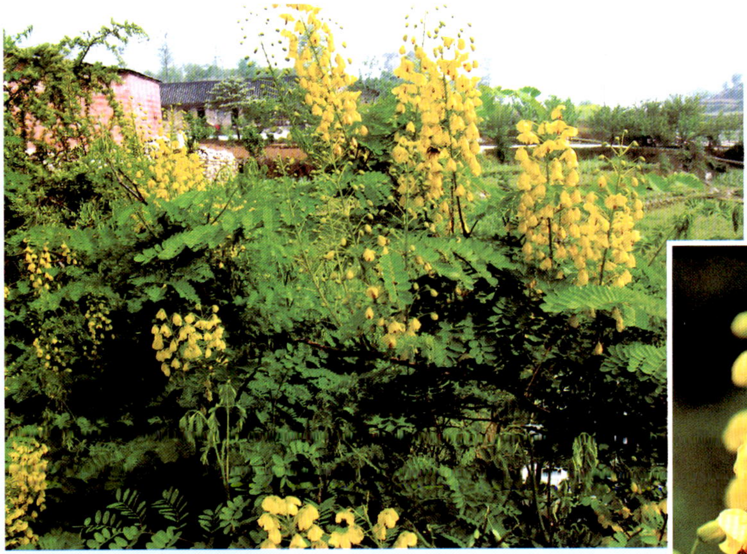

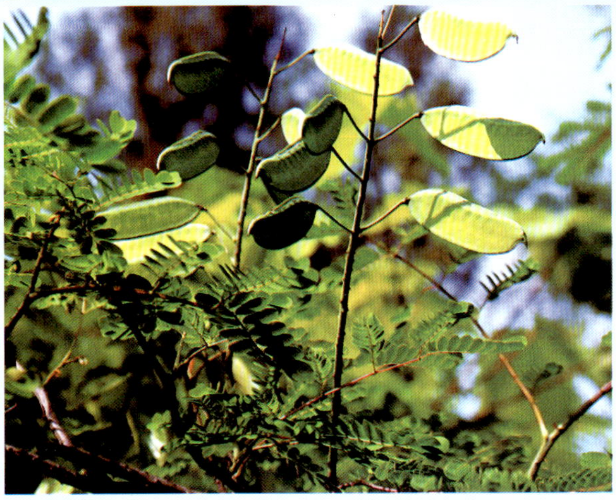

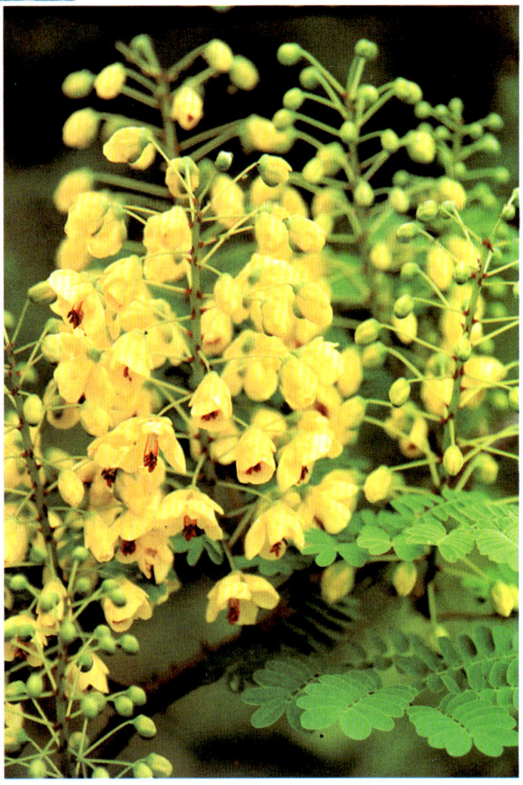

066. 云防风　锐巴容所（贵州黔东南）

Yunfangfeng　reib bad yongx sod

[来源] 为伞形科植物竹叶西风芹和松叶西风芹的根。

[原植物] 1.竹叶西风芹 *Seseli mairei* Wolff

多年生草本植物，高 20～80cm。全株光滑无毛。根圆柱形，不分支，灰褐色；根茎粗短，残留众多短小叶鞘纤维。茎中部以上有少数分支，直径 2～4mm。基生叶 2 至多数；叶柄长 6～18cm，叶片三出全裂；裂片长椭圆状披针形，长 3～12cm，宽 5～12cm，两端渐尖，全缘；上部叶线形，常不分裂复伞形花序顶端或腋生；伞辐 5～7，长 1.5～3.5cm；小总苞片 6～10，基部联合，披针形或卵状披针形；小伞形花序有花 12～18；花瓣 5，黄色，近方形、长圆形或肾形，雄蕊 5；子房下位，萼齿细尖；花柱分离。果卵状长圆形，略带紫色，有明显五棱。花期 8～9 月，果期 9～10 月。

生于海拔 1 200～3 200m 向阳山坡、稀疏林下、草丛中和旷地土坡。分布于西南地区及湖南、广西等地。

2.松叶西风芹 Seseli yunnanense Franch.

本种与竹叶西风芹的区别为：叶片为二至四回三出式全裂，末回裂片狭线形，极少为线状披针形，长0.7～6.5cm，宽约 3mm。

生于海拔 600～3 100m 的山坡、林下、灌丛或草丛中，也有生于干旱草坡的。分布于贵州、云南、四川等省市。

[化学成分] 竹叶西风芹全草含北美芹素（pteryxin），丝立尼亭（selinidin），香柑内酯（bergapten），花椒毒素（xanthotoxin）等。根中含有邪蒿二醇（selelidiol），异食用当归素（isoedultin），白花前胡啶（peucenidin），二氢山芹醇当归酸酯（columbianadin）。

[药性] 味辛、甘，性热。入冷经。

[功能与主治] 祛风胜湿，止痛止痉。主治感冒，头痛，牙痛，胃脘胀痛，泄泻，风湿痹痛，瘫痪，破伤风，惊风，风疹，湿疹，疮肿等。

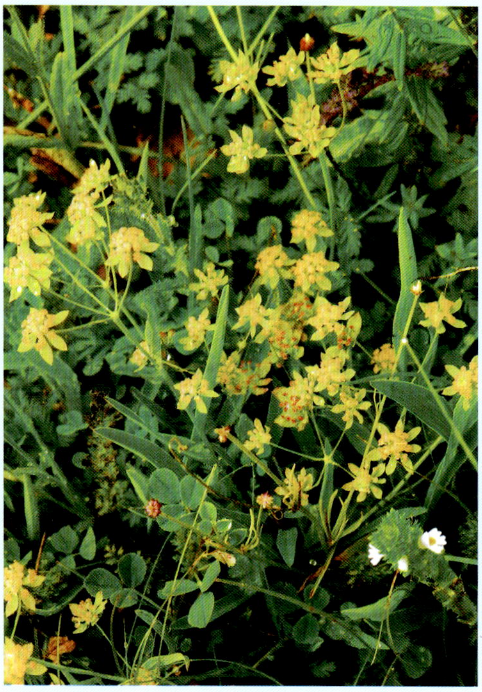

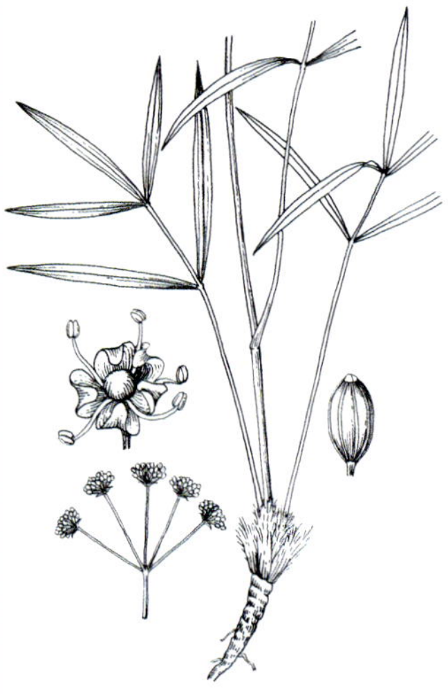

竹叶西风芹

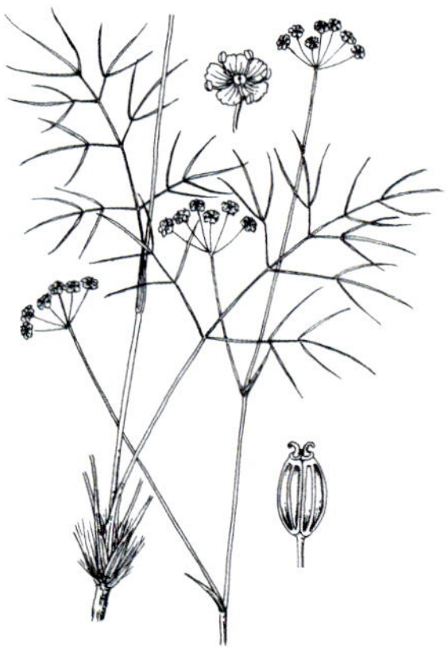

松叶西风芹

067. 天麻　洋芋有（贵州黔南）

Tianma　yangf wid vud

[来源] 为兰科植物天麻的块茎。

[原植物] 天麻 *Gastrodia elata* Bl.

多年生寄生草本植物，高 60～100cm。块茎椭圆形或卵圆形，横生，肉质，长约 10cm，直径 3～4.5cm。茎圆柱形，黄褐色，节上具鞘状鳞片。总状花序顶生，长 10～30cm，花苞片膜质，披针形，长约 1cm，花淡绿黄色或肉黄色；萼片与花瓣合生成斜歪筒，长约 1cm，直径 6～7cm，口部斜形，顶端 5 裂，裂片三角形，钝头；唇瓣白色，3 裂，长约 5mm，中裂片舌状，具乳突，边缘不整齐，上部反曲，基部贴生于花被筒内壁上，有一对肉质突起，侧裂片耳状；合蕊柱长 5～6mm，顶端具 2 个小的附属物；子房倒卵形，子房柄扭转。种子多而细小，呈粉尘状。花期 6～7 月，果期 7～8 月。

生于海拔 1 200～1 800m 的林下阴湿处，腐殖质较厚的地方。现多为人工栽培。我国自西南至东北均有分布。

[化学成分] 天麻中主要成分是天麻苷（gastrodin），也称天麻素，其化学结构为对－羟甲基苯－β－D－吡喃葡萄糖苷（P-hydroxymethylphenyl-β－D-glucopyranoside）；及对－羟基苯甲醇（P-hydroxybenzyl alcohol），β－谷甾醇（β－sitosterol），蔗糖（sucrose）等。

[药理] 天麻具有抗惊厥、镇痛、镇静催眠，促智抗衰老作用，抗缺血缺氧作用，抗炎免疫作用，兴奋呼吸中枢和镇咳祛痰及促进胆汁分泌的作用。

[药性] 味苦，性冷。入热经。

[功能与主治] 息风止痉，平肝，定惊，祛风通络。治急慢惊风，抽搐拘挛，破伤风，眩晕，头痛，半身不遂，肢麻，风湿痹痛等。

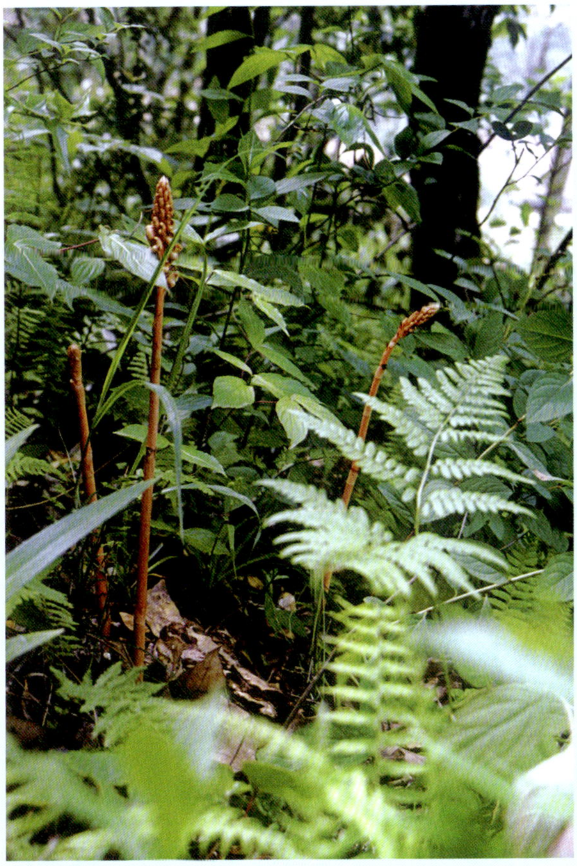

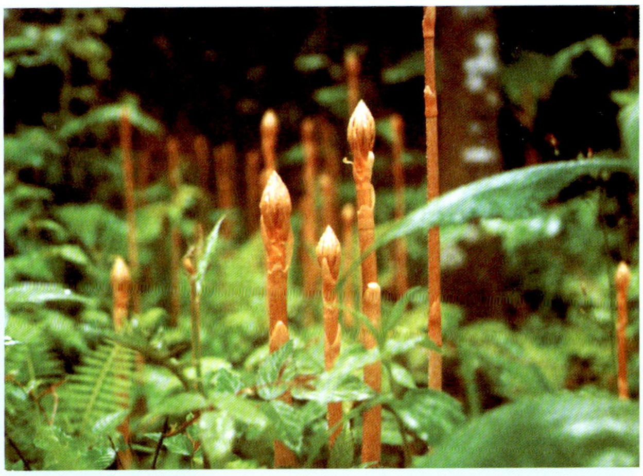

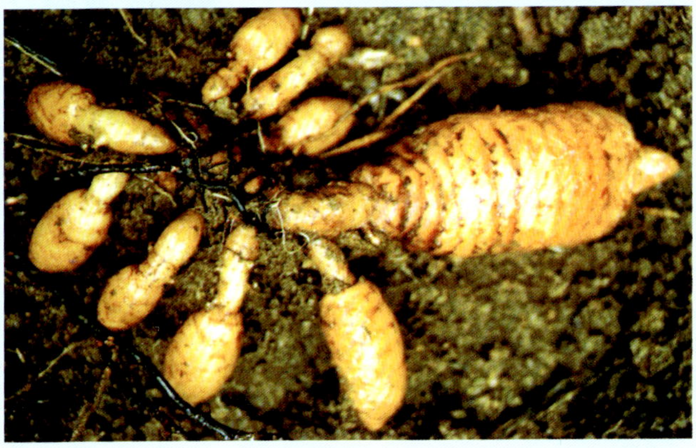

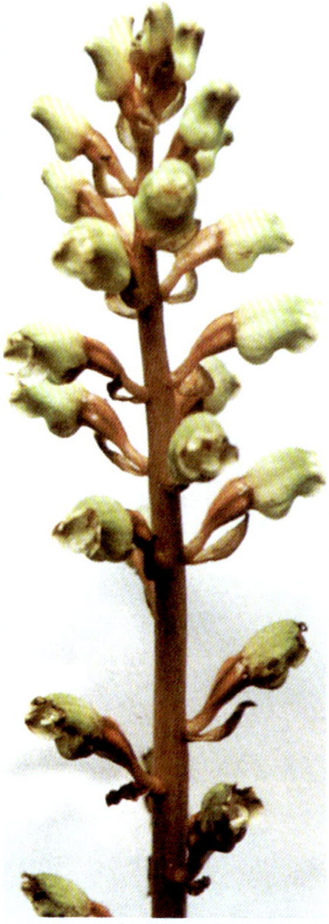
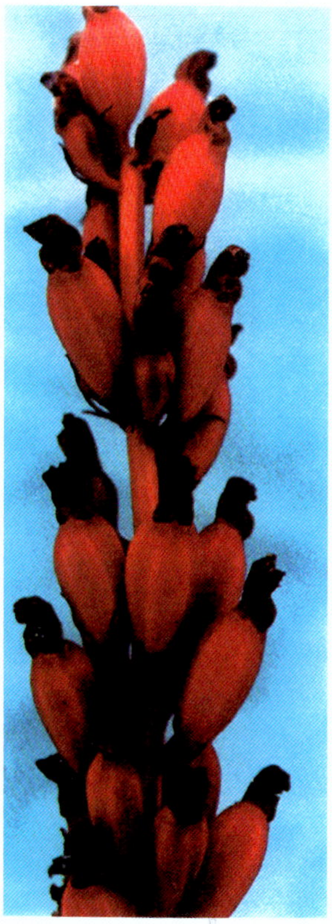
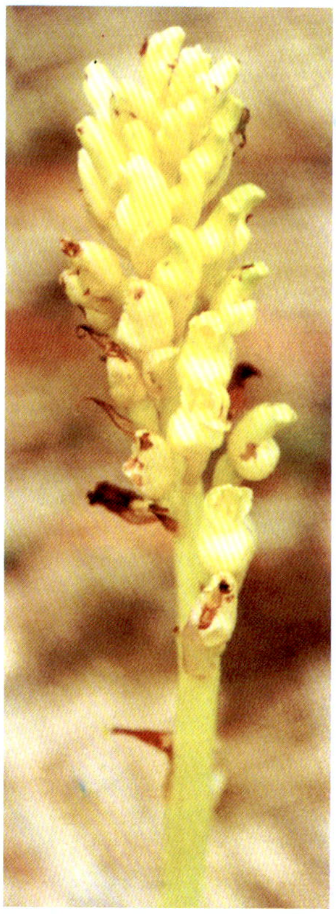
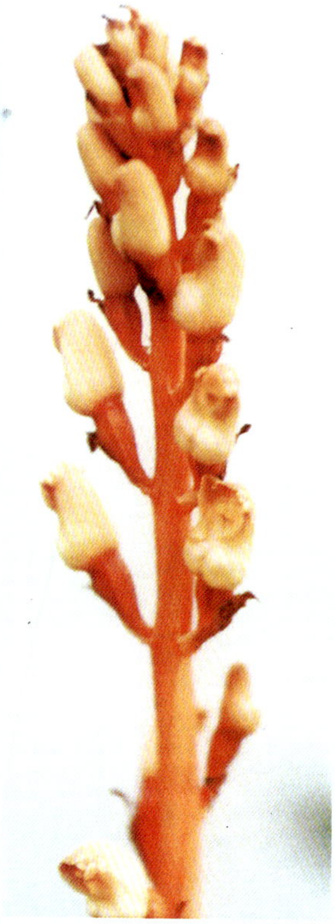

天麻花序、果实及块茎

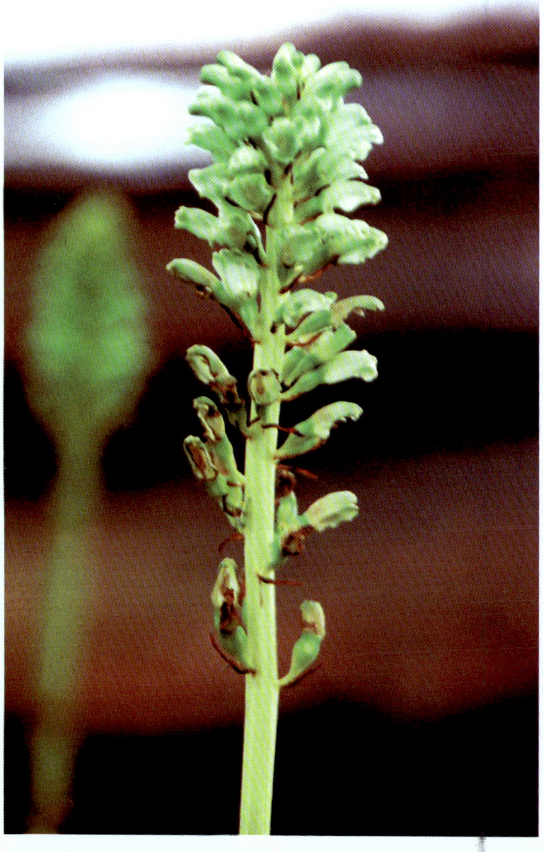
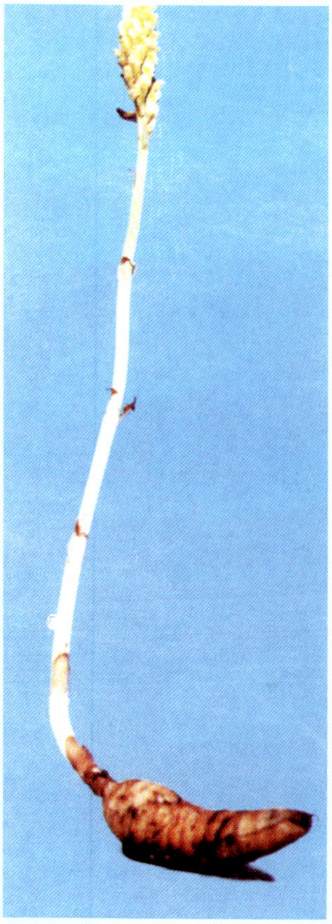
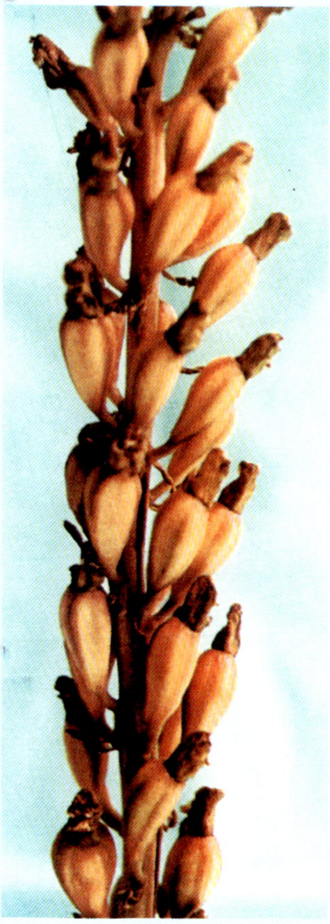

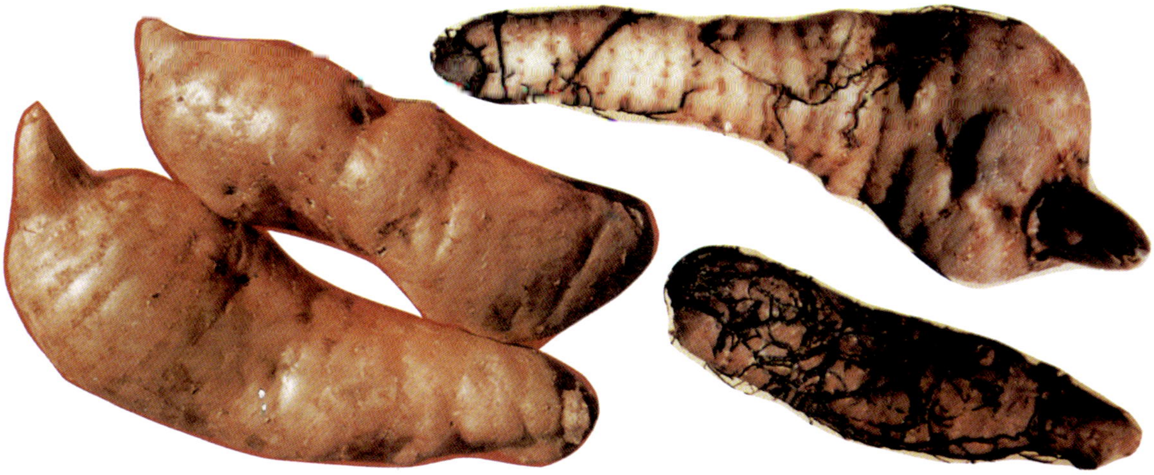

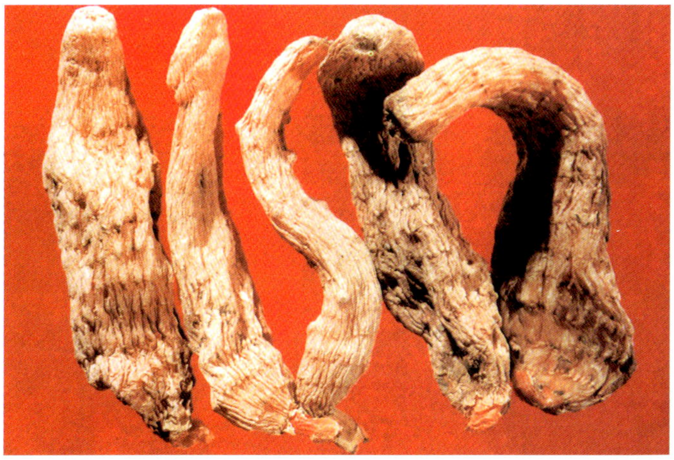

天麻　伪品

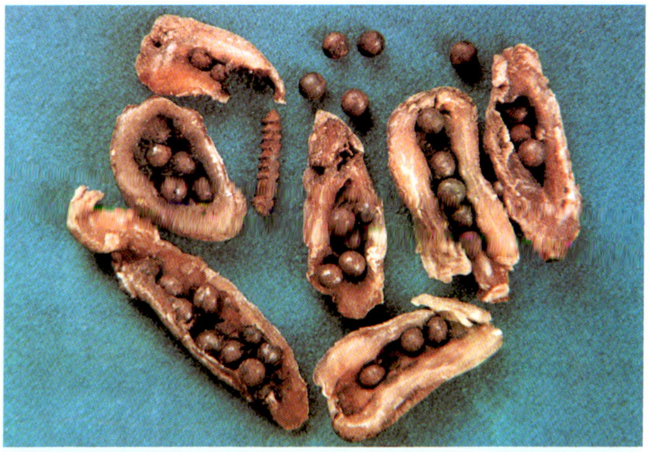

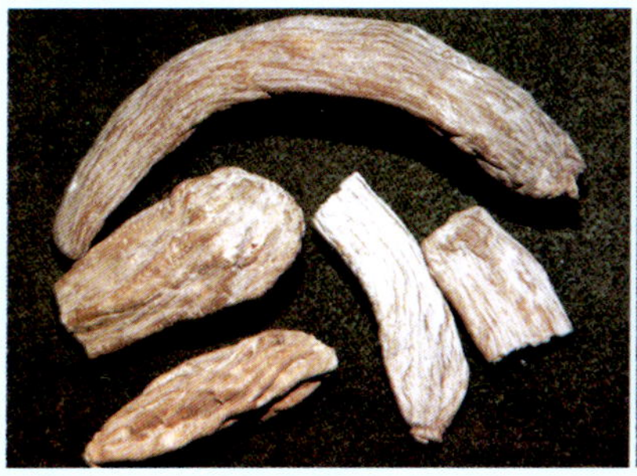

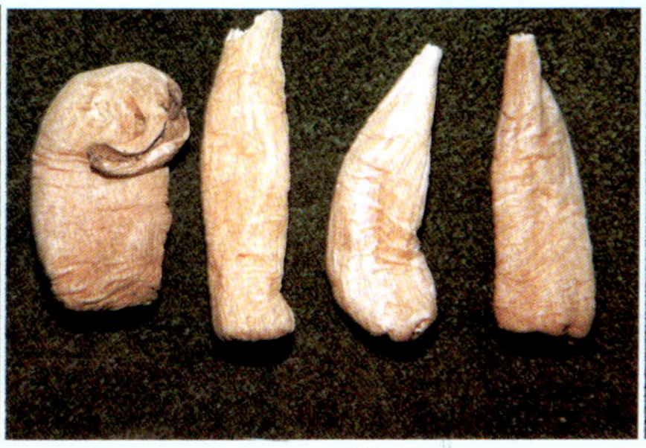

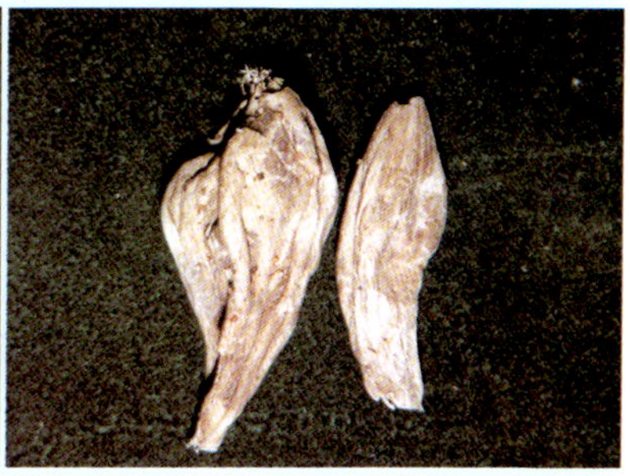

068. 天门冬　正加欧确（贵州黔东南）

Tianmendong　zend jab ngol hvuk

[来源] 为百合科植物天门冬的块根。

[原植物] 天门冬 *Asparagus cochinchinensis* (Lour.) Merr.

多年生攀援草本植物，全体光滑无毛。块根肉质，丛生，长椭圆形或纺锤形，长4～10cm，外皮灰黄色。茎细扭曲，长1～2m，多分支，分支具棱；叶状枝通常2～4簇生，扁平，长1～3cm，宽1mm左右，先端，刺针状，叶退化成鳞片状，在主茎上变为下弯的短刺。夏季开黄白花，花1～3朵簇生叶腋，下垂，花梗中部有节，长2～6mm，单性，雌雄异株；花被6片，排成2轮；雄蕊6，稍短于花被，花药呈丁字形；子房3室，柱头3歧。浆果球形，熟时红色，种子1粒。花期5～7月，果期8月。

生于阴湿的山野林边或丘陵、灌木丛中，也有栽培。西南、华南各地区均有分布。

[化学成分] 块根含天冬酰胺（asparagine）、丝氨酸（serine）、瓜氨酸（gitrulline）、苏氨酸（threonine）、甘氨酸（glycine）等19种氨基酸，β－谷甾醇（β－sitosterol），5－甲氧基甲基糠醛（5–methoxymethyl furfural），葡萄糖（glucose）及果糖等。

[药理] 具有抗菌、抗肿瘤，抑制血小板聚集作用。

[药性] 味苦、微甜，性冷。入热经。

[功能与主治] 滋阴润燥，清肺降火。主治阴虚发热，咳嗽吐血，肺痿，肺痈，咽喉肿痛，消渴，便秘等。

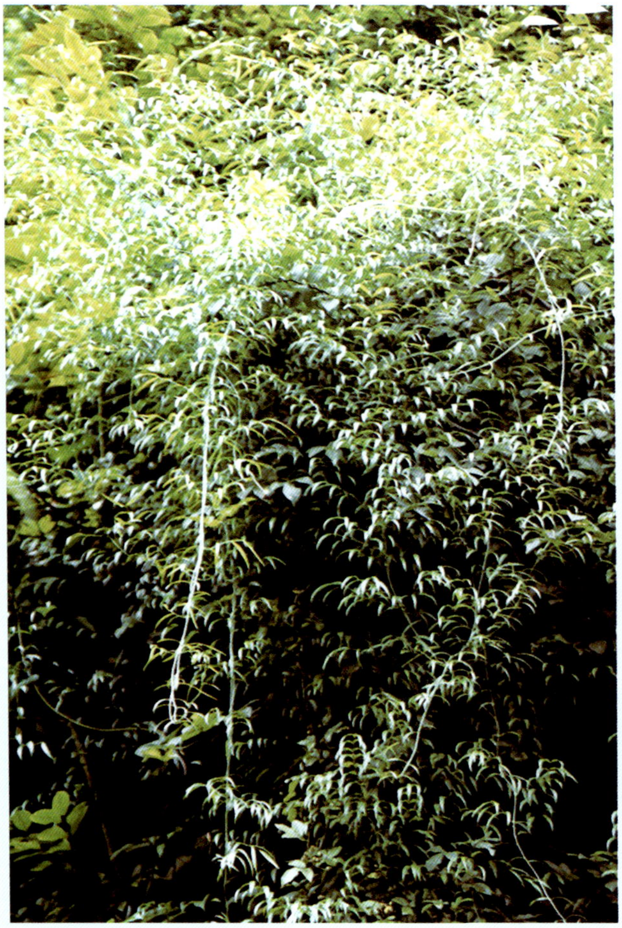

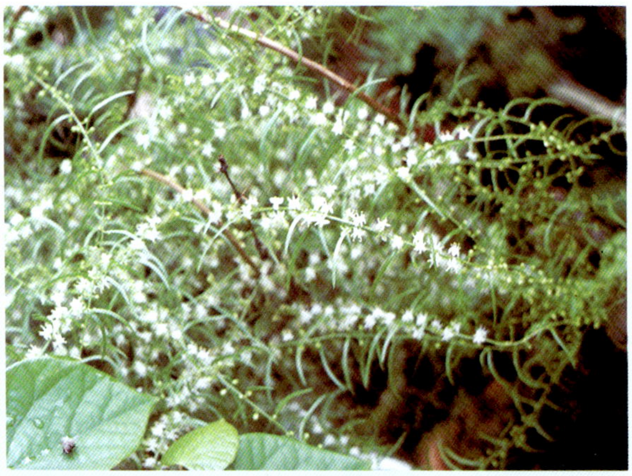

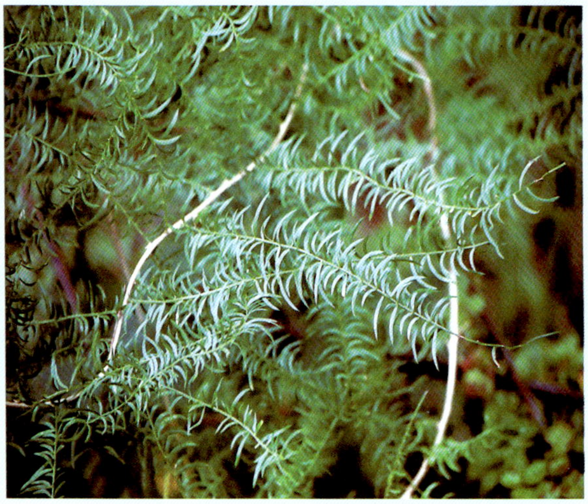

069. 天花粉　真花休（贵州黔东南）

Tianhuafen　zend fab hvub

[来源] 为葫芦科植物中华栝楼的根。

[原植物] 中华栝楼 *Trichosanthes rosthornii* Harms

多年生草质藤本植物。块根肥大。茎细长，具棱；卷须2～3分叉。叶互生，草质或近革质，卵状浅心形，通常5深裂，长8～16cm，宽与长近相等，中央裂片倒披针形至披针形，基部裂片短而宽，常有大裂齿，先端渐尖至急尖，基部心形；叶柄短于叶片。花单性，雌雄异株；雄花3～4朵，排成总状花序，花冠白色，裂片细裂成流苏状，雌花生于叶腋，花梗长达5cm，子房椭圆形，长约1cm。果实近球形，长约10cm，无毛，熟时橙红色。种子长卵形，长约1.7cm，棕色。花期6～8月，果期8～10月。

生于山坡、路旁、林缘。分布于贵州、云南、四川、重庆等地。

[化学成分] 从鲜根汁中分离出天花粉蛋白（tricho－santhin）。还得到多种氨基酸：α－羟甲基丝氨酸（α－hydrox-ymethylserine），天冬氨酸（aspartic acid），苏氨酸（threonine），丝氨酸（senne）等以及肽类（peptide），核糖（ribose），木糖（xylose），阿拉伯糖（arabinose），葡萄糖（glucose）等；根含具有降血糖作用的多糖；根茎含具有抗癌和免疫活性的多糖。

[药理] 具有致流产和抗早孕作用，降血糖作用，抗癌作用，抗艾滋病病毒和抗菌抗病毒等作用。

[药性] 味苦、甘，性冷。入热经。

[功能与主治] 清热生津，润肺化痰，消肿排脓。主治热病口渴，消渴多饮，肺热燥咳，疮疡肿毒等。

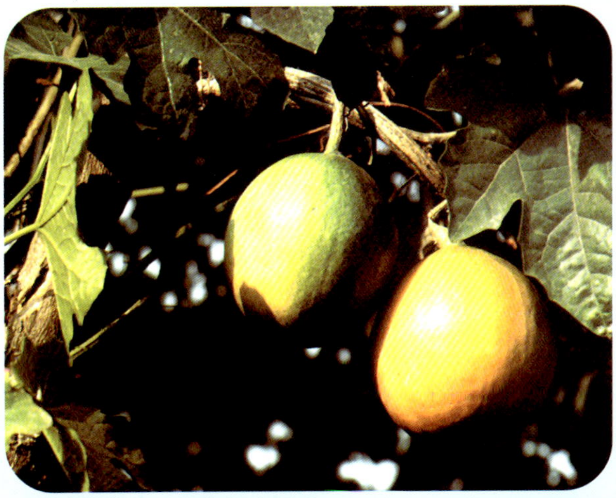

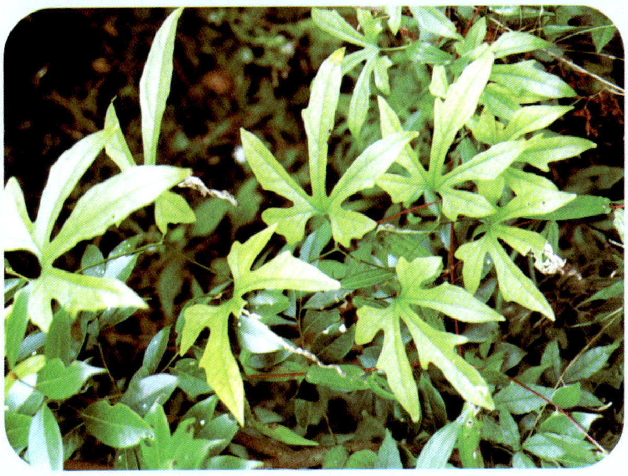

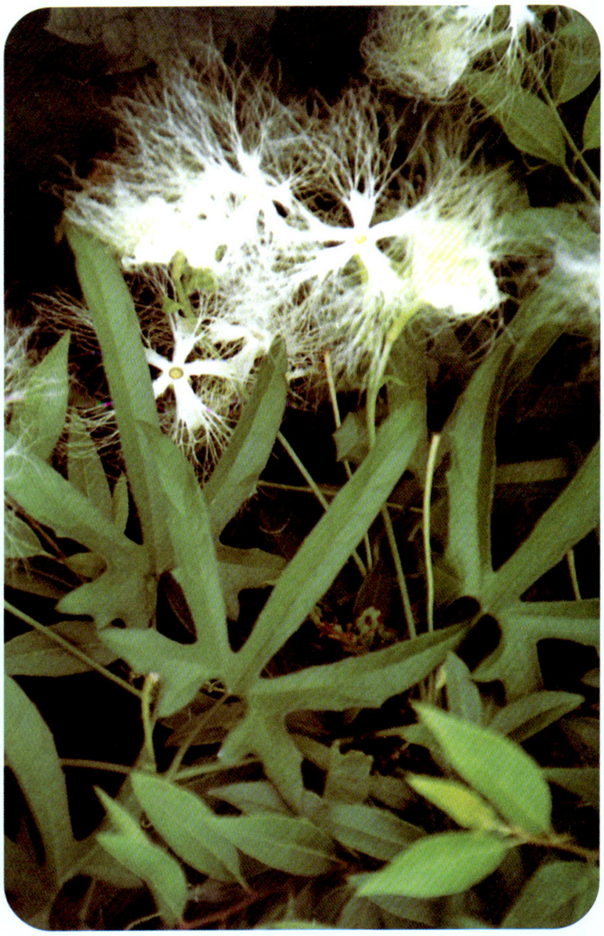

070. 天南星 垮败有（贵州黔南）

Tiannanxing kuad bed vud

[来源] 为天南星科植物一把伞南星的块茎。

[原植物] 一把伞南星 *Arisaema erubescens*（Wall.）Schott

多年生草本植物。高 40～90cm，块茎略扁球形，直径达 4cm。叶一片，基生；叶柄肉质，圆柱形，直立，下部成鞘，基部包有透明膜质长鞘，白绿色或散生紫色斑点；叶片放射状分裂，裂片 7～23 片，披针形，先端渐尖至末端呈芒状，基部狭楔形，全缘，两面光滑无毛。花雌雄异株，成肉穗花序；佛焰包绿色，背面有白色条纹，或淡紫色至深紫色无条纹，长 11～16cm，先端芒状；花序轴肥厚，先端附属物棍棒状；雄花有多数雄蕊，花药赤紫色；雌花密集，子房卵形，花柱短。浆果红色。花期 5～6 月，果期 8 月。

生于山野阴湿林下。我国各地广有分布。

[化学成分] 含生物碱类、苷类、甾醇类等。天南星块茎中含有多种有机酸。

[药理] 具有祛痰作用，抗惊厥作用，抗心律失常作用。

[药性] 味麻、辣，性热；有毒。入冷经。

[功能与主治] 祛风止痉，化痰散结。主治中风痰壅，口眼㖞斜，半身不遂，手中麻痹，风痰眩晕，癫痫，惊风，破伤风，咳嗽，痈肿，瘰疬，跌打损伤和毒蛇咬伤等。

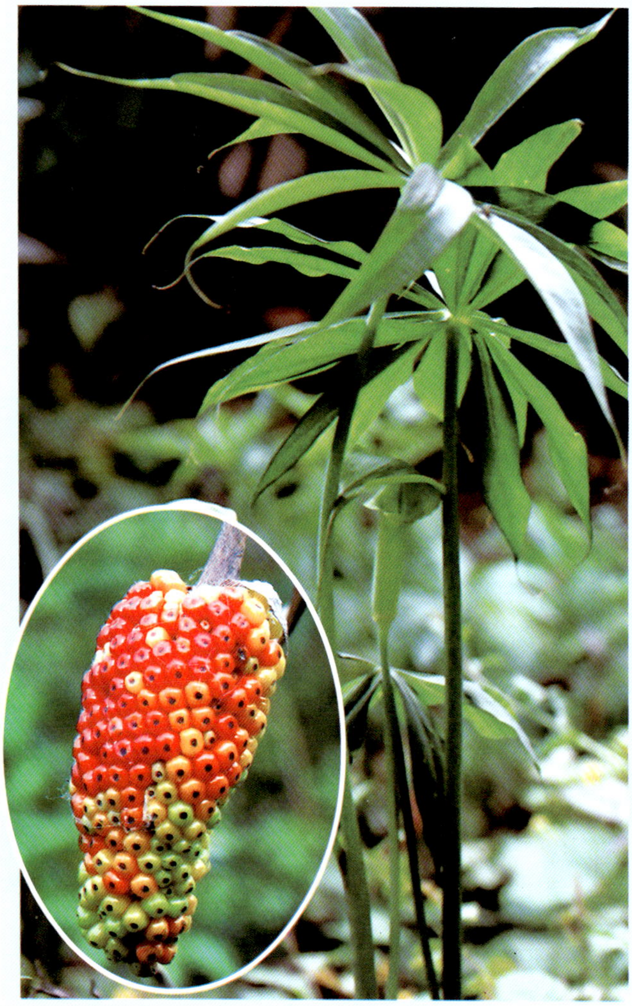

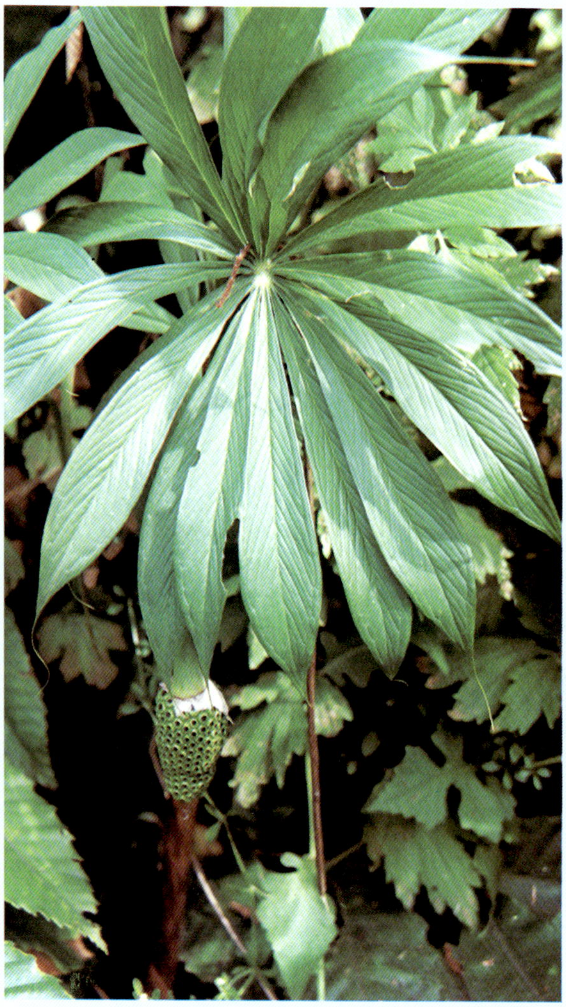

071. 元宝草　锐对陇（贵州松桃）

Yuanbaocao　reib dcib nux

[来源] 为藤黄科植物元宝草的全草。

[原植物] 元宝草 *Hypericum sampsonii* Hance

多年生草本植物，高0.5～1m，全体无毛。茎圆柱形，有分支。单叶对生，两叶基部联合为一体向茎贯穿其中；叶片披针形至椭圆状披针形，长2.5～7cm，宽1～3.5cm，散生黑色腺点。伞房状聚伞花序顶生和腋生，花直径6～10mm；萼片5，其上散生油点及黑色斑点；花瓣5，黄色，雄蕊多数3束，花药有黑色腺点；子房3室，花柱3。蒴果卵圆形，长6～9mm，散生黄褐色囊状腺点。种子黄褐色，圆柱形。花期5～6月，果期7～8月。

生于山坡、草地、沟边、路旁及灌丛。分布于西南、中南和华东各地区。

[化学成分] 元宝草中分离出4个化学成分：芦丁，金丝桃苷，槲皮素和金丝桃素。

[药理] 金丝桃素有抑制中枢神经和镇静作用，可用作中枢神经抑制剂和抗忧郁剂，另有食欲抑制作用等。

[药性] 味苦、辛，性冷。入热经。

[功能与主治] 通经活血，止血生肌，清热解毒，祛风通络。主治吐血，尿血，跌打损伤，月经不调，蛇咬伤，小儿高热，痢疾，肠炎，风湿痹痛等。外用治乳腺炎，烧烫伤，痈肿疮毒等。

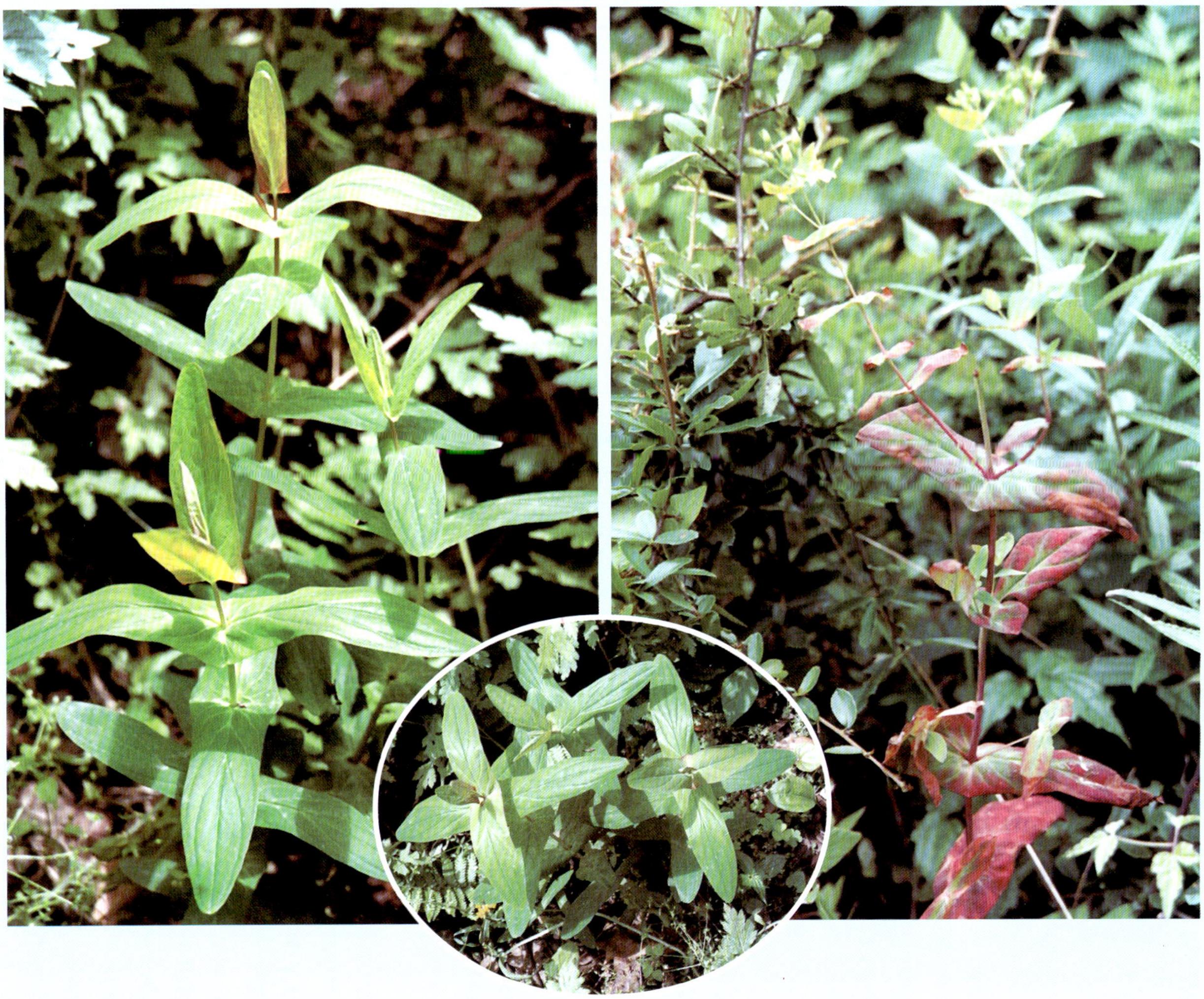

072. 无花果　阿娘本整有（贵州黔南）

Wuhuaguo　ak niangb bangx zend yex

[来源] 为桑科植物无花果的肉质花序托。

[原植物] 无花果 *Ficus carica* L.

落叶灌木或小乔木，高3～10m，有乳汁。多分支，小枝直立，粗壮；树皮灰褐色，皮孔明显。单叶互生；叶柄长2～5cm；叶片厚纸质，近圆形，长11～24cm，宽9～22cm，掌状3～5深裂，裂片卵形，顶端钝，基部心形，边缘波状或有粗齿，上面粗糙，下面密生黄褐色短柔毛；基生脉3～5出，侧脉5～7对，托叶卵状披针形，长约1cm，早落。花序托单生于叶腋，梨形；雄花和瘿花生于一花序托内壁口部，雄蕊2枚，花被片3～4；瘿花花柱侧生而短；雌花生于另一花序托中，子房卵圆形，花柱侧生，柱头2裂，花被片3～4。成熟的花序托紫黑色，果期8～9月。

全国各地均有栽培。

[化学成分] 果实含有机酸类，主要为枸橼酸，并有少量延胡索酸（fumaric acid），琥珀酸（succinic acid），丙二酸（propanedi acid），奎宁酸（quinie acid），莽草酸（shikimic acid）等。

[药理] 具有抗突变、抗肿瘤作用和增强细胞免疫的功能。

[药性] 味苦，性冷。入热经。

[功能与主治] 润肺止咳，健脾开胃，解毒消肿。主治咳嗽，便秘，乳汁稀少，食欲不振，脘腹胀痛，咽喉肿痛，带下和痔疮等。

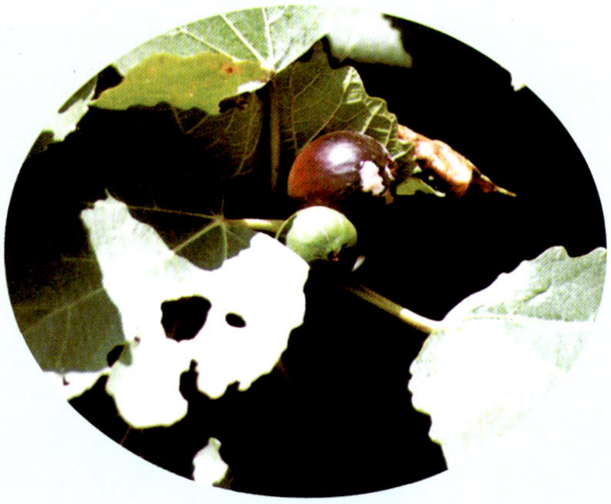

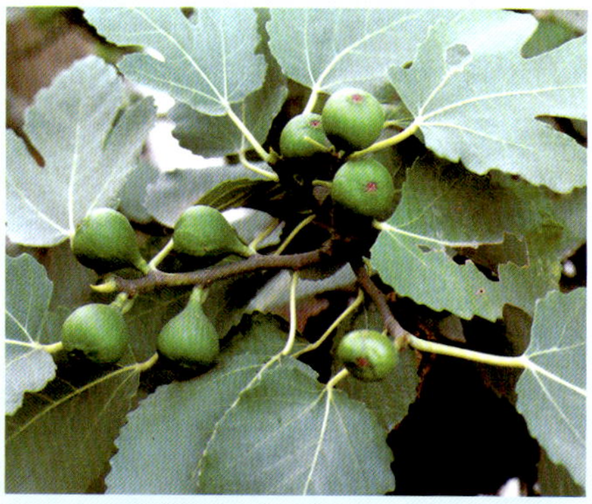

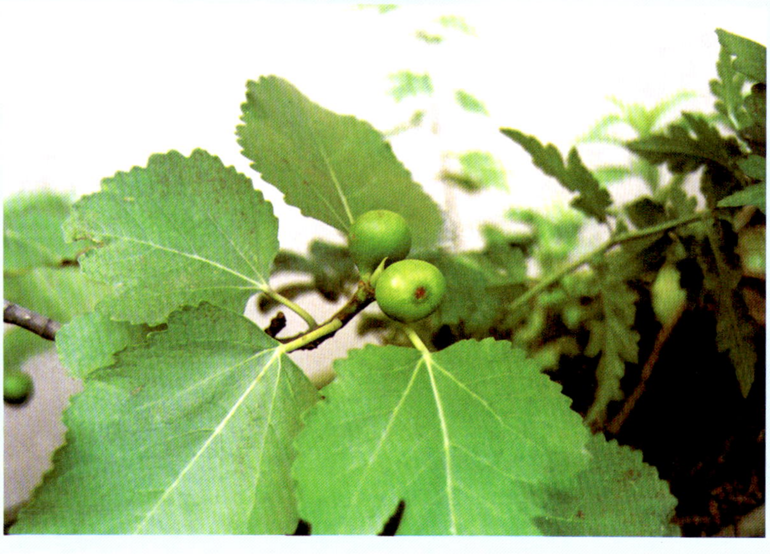

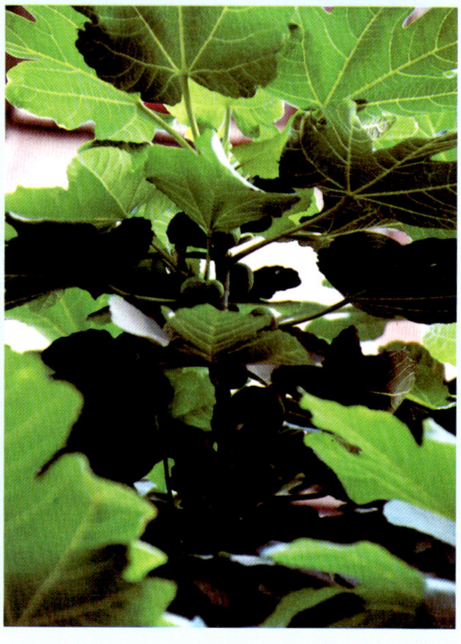

073. 木瓜　姜发秋（贵州黔东南）

Mugua　zend fab hxub

[来源] 为蔷薇科植物皱皮木瓜的果实。

[原植物] 皱皮木瓜 *Chaenomeles speciosa*（Sweet）Nakai

落叶灌木，高2～3m，枝外展，无毛，有刺。单叶互生；叶柄长约1cm；叶片卵形、长椭圆形或椭圆状倒披针形，长3～9cm，宽2～5cm，先端尖，基部楔形，边缘有尖锐重锯齿；托叶革质，斜肾形或半圆形，边缘有齿，短枝上面叶较小而无托叶。花先叶开放，3～5朵簇生于二年生枝上；花梗短粗，长约3mm；花直径3～5cm；萼筒钟状；花瓣5，近圆形，基部有短爪，长约1.5cm，绯红色、稀淡红色或白色；雄蕊45～50，长为花瓣之半；花柱5，基部合生。果实卵球形，木质，黄色或带黄绿色，光滑，具稀疏不明显斑点，味芳香；种子多数。花期3～5月，果期9～10月。

野生或栽培。分布于西南、华中及华东各地。

[化学成分] 果实含苹果酸（malic acid），酒石酸（tartaric acid），枸橼酸（citric acid）和皂苷，还含黄酮、鞣质及齐墩果酸（oleanolic acid）。

[药理] 具有保肝、抗菌作用，抗肿瘤作用，免疫抑制作用，还有对抗模型大鼠凝血时间缩短的作用。

[药性] 味酸、涩，性冷。入热经。

[功能与主治] 平肝和胃，祛湿舒筋。主治吐泻转筋，风湿痹痛，脚气水肿，腰膝关节酸重疼痛，痢疾等。

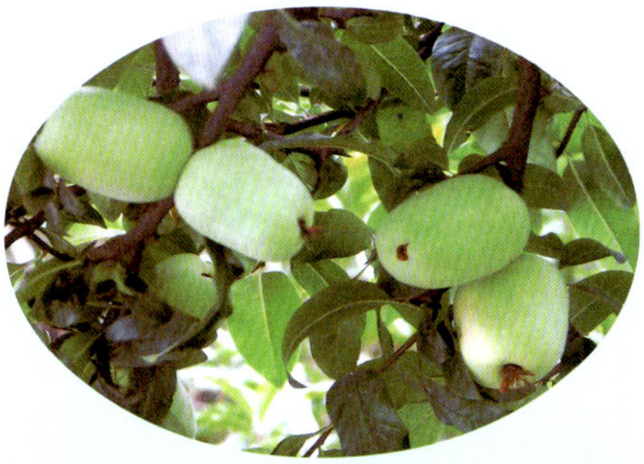

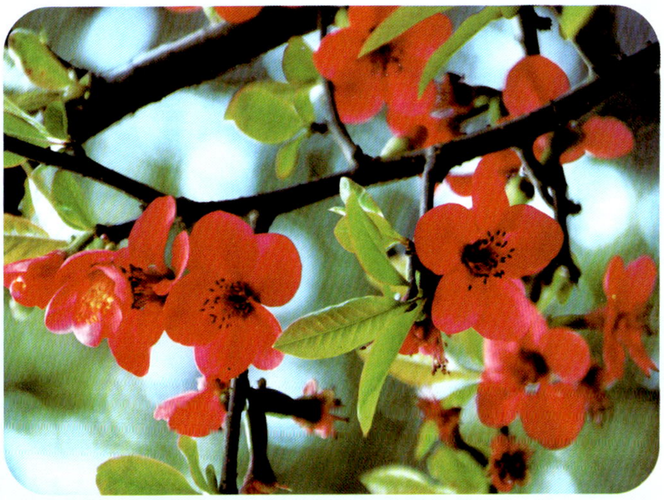

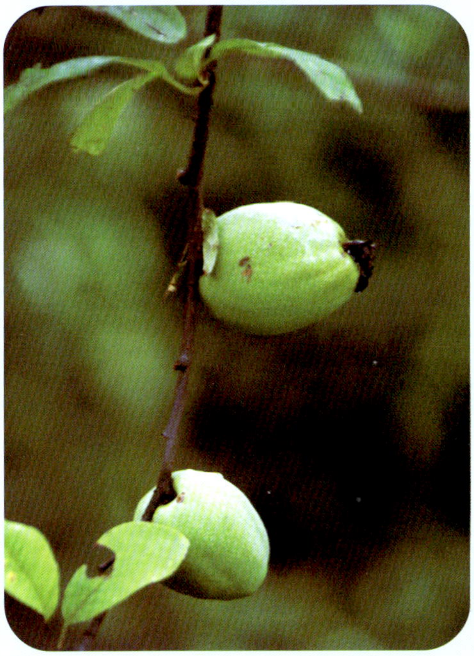

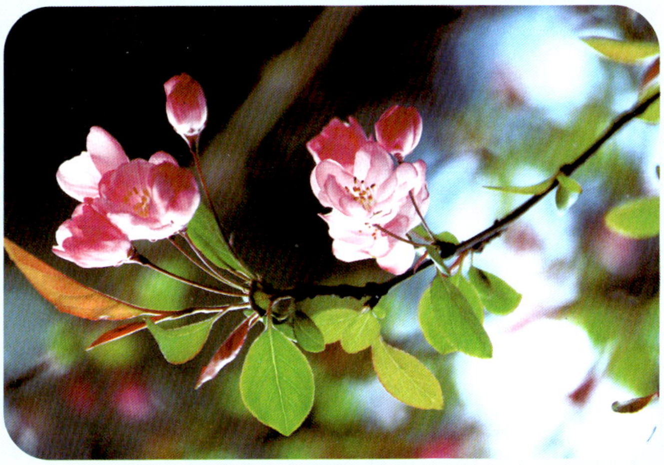

074. 木莓　真溜窝（贵州黔东南）

Mumei　zend liul vob

[来源] 为蔷薇科植物山莓的根。

[原植物] 山莓 *Rubus corchorifolius* L.f.

灌木，高1～3m，互生具皮刺。单叶；叶柄长5～20mm；叶片卵形或卵状披针形，长3～12cm，宽2～5cm，先端渐尖，基部钝圆或浅心形，不裂或3浅裂，不育枝上的叶常3裂，边缘有不整齐重锯齿，上面脉上稍有柔毛，下面及叶柄有灰色绒毛，脉上散生钩状皮刺；托叶条形，贴生于叶柄上。花单生或数朵聚生短枝上；花白色，直径约2cm；萼裂片卵状披针形，密生灰白色柔毛；花瓣椭圆形，雄蕊、雌蕊均多数。聚合果球形，直径10～12mm，红色。花期2～5月，果期4～6月。

生于海拔200～2 200m的向阳山坡、溪边、山谷、荒地和疏密灌丛中潮湿处。分布于华东、西南地区及陕西、湖北、湖南、台湾等地。

[化学成分] 根部含10个化合物，它们分别为胡萝卜苷(Ⅰ)、乌苏酸(Ⅱ)、3β，19α-二羟基-2-氧-乌苏-12-烯-28-酸(Ⅲ)、2α，3β，23α-三羟基乌苏-12，18-二烯-28-酸(Ⅳ)、2α，3β，23α-三羟基乌苏-12，19-二烯-28-酸(Ⅴ)、2α，3β，19α，23α-四羟基齐墩果-12-烯-28-酸(Ⅵ)、2α，3β-二羟基乌苏-12，18-二烯-28酸(Ⅶ)、2α，3β，19α-三羟基乌苏-12-烯-28-酸(Ⅷ)、2α，3β，19α-三羟基齐墩果-12-烯-28-酸(Ⅸ)和蔷薇酸(Ⅹ)。

[药性] 味苦、涩，性冷。入热经。

[功能与主治] 止血，止带，止痒。主治崩漏，带下，痔血和湿疹等。

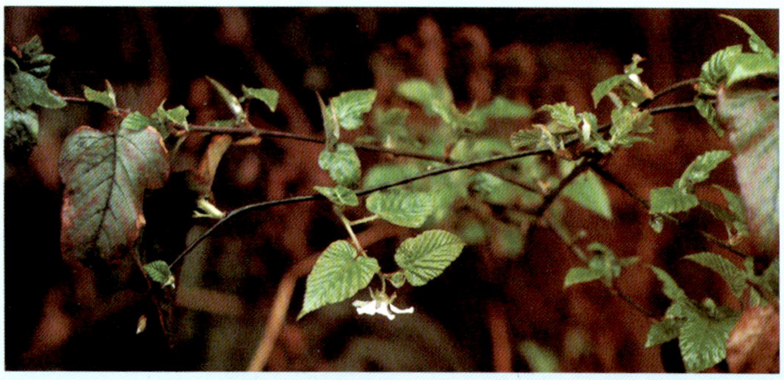

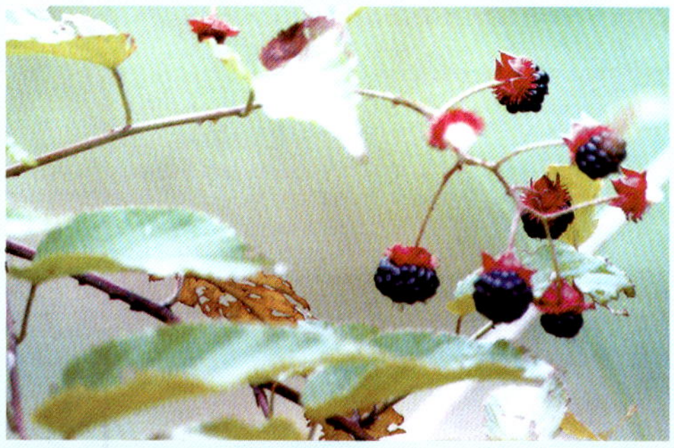

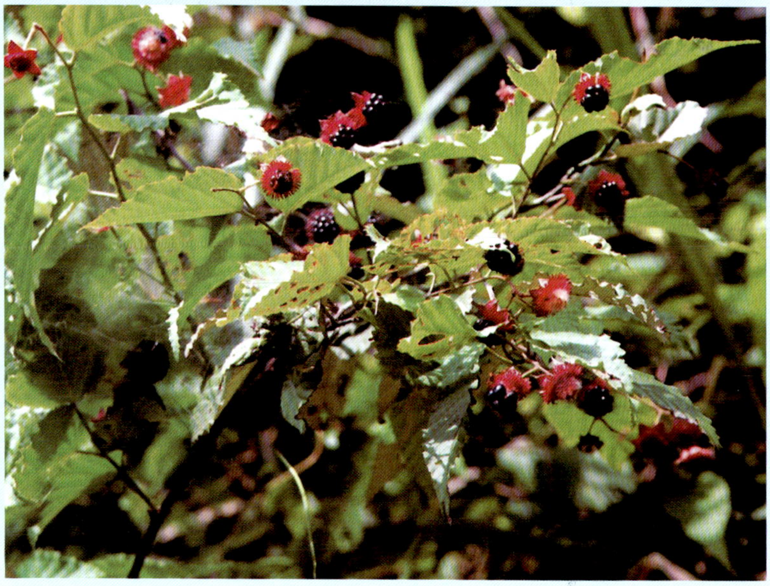

075. 木鳖　再维污（广西融水）

Mubie　zend weif wub

[来源] 为葫芦科植物木鳖的块根、叶、果实或种子。

[原植物] 木鳖 *Momordica cochinchinensis* (Lour.) Spreng.

多年生单质大藤本植物，长可达15m。根块状。卷须较粗壮，光滑无毛，不分支。叶互生；叶柄粗壮，长5～10cm，初时被黄褐色柔毛，后近无毛，顶端或叶片基部有2～4个腺体；叶片卵状心形或宽卵形，长宽均为10～20cm，3～5中裂至深裂，两面无毛，边缘有波状小齿。雌雄异株；花单生于叶腋，花梗粗壮，长6～12cm，顶端有1圆肾形大苞片，雄花萼筒漏斗状，裂片宽披针形或长圆形，花冠淡黄色，5裂，裂片卵状长圆形，密被长柔毛，基部有齿状黄色腺体，雄蕊3，雌花花梗长5～10cm，近中部生1苞片，苞片兜状，花冠花萼同雄花，子房下位卵状长圆形，密生刺状毛。果实卵球形，成熟时红色，肉质，密生刺状突起。种子多数，卵形，黑褐色，边缘有微齿。花期6～8月，果期8～10月。

生于海拔450～1 100m的山沟、林缘和路旁。分布于广西、湖南、四川、重庆、贵州、云南等地。

[化学成分] 种子含木鳖子皂苷（momordica saponin）Ⅰ及Ⅱ，它们分别是棉根皂苷元（gypsogenin）和皂皮酸（quillaic acid）的糖基，在植物体内以羧酸盐形式存在。还含α－菠菜甾醇（α-spinasterol，chondrillasterol，bessisterol），木鳖子酸（momordic acid），海藻糖（mycose）等。

[药理] 有细胞毒作用。

[药性] 味苦，性冷。入热经。

[功能与主治] 消肿散结，解毒止痛。主治感冒头痛，发冷发热和神经痛等。

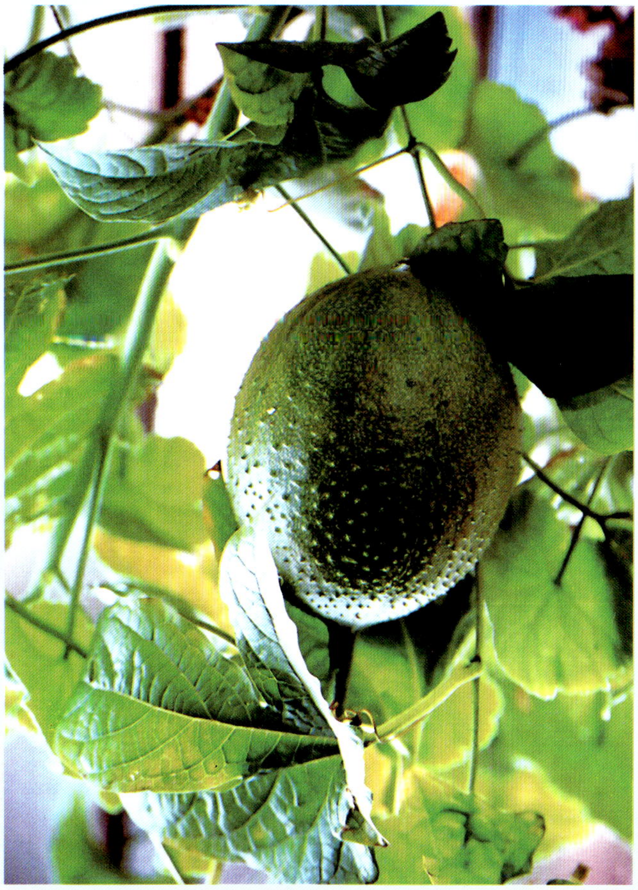

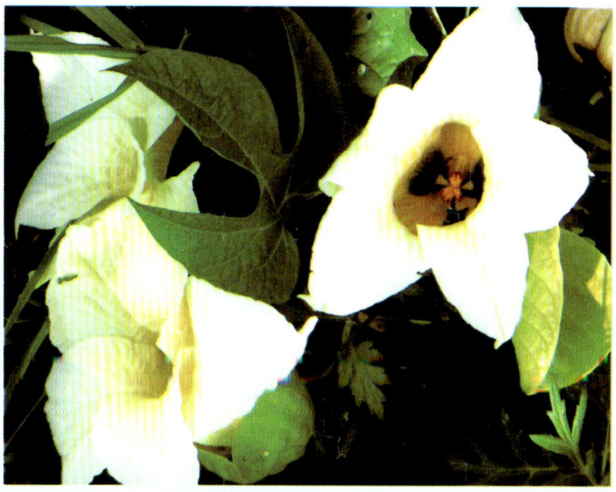

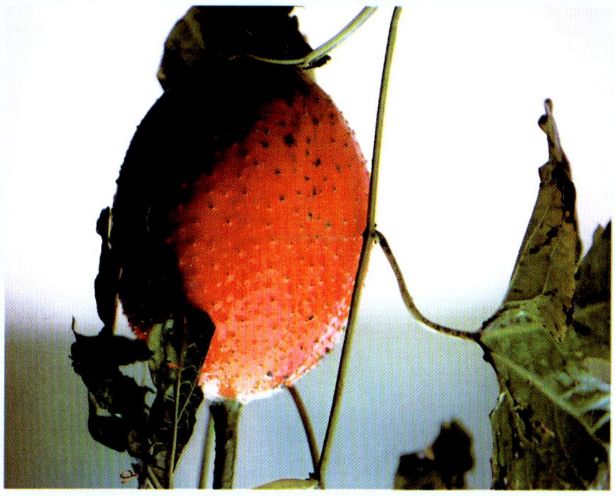

076. 木通根　比干它（贵州松桃）

Mu tong gen　bid ghand nzhead

[来源] 为木通科植物白木通或三叶木通的根。

[原植物] 白木通 *Akebia trifoliata* var.*australis* (Diels)Rehd.

半常绿藤本植物，高4~6m。枝青灰色，皮孔明显。三出复叶，3~5叶簇生于枝端；叶柄细长；小叶卵形、宽卵形或长卵形，长3~6cm，宽2~4cm，先端钝圆或具短尖，基部圆形或楔形，全缘，质地较厚。雌雄同株，总状花序腋生；花紫色；雌花1~2朵生于花序下部，苞片线状披针形，花被3，雄蕊6，已退化；退化雌蕊6，子房1室；雄花密集于花序上部，花被3；雄蕊6；退化雌蕊3~4。蓇葖状浆果长筒形，长可达8cm，熟后紫色，沿腹缝线开裂。三叶木通(见007小通草)同用。

生于山间或灌木丛中。分布于广西、湖南、湖北、贵州、四川、重庆等地。

[化学成分] 木通根含豆甾醇、β－谷甾醇及胡萝卜苷（daucosterol）。

[药性] 味甜、微苦，性冷。入热经。

[功能与主治] 祛风除湿，活血行气，利尿，解毒。主治风湿痹痛，跌打损伤，经闭，疝气，睾丸肿痛，脘腹胀闷，小便不利，带下和虫蛇咬伤等。

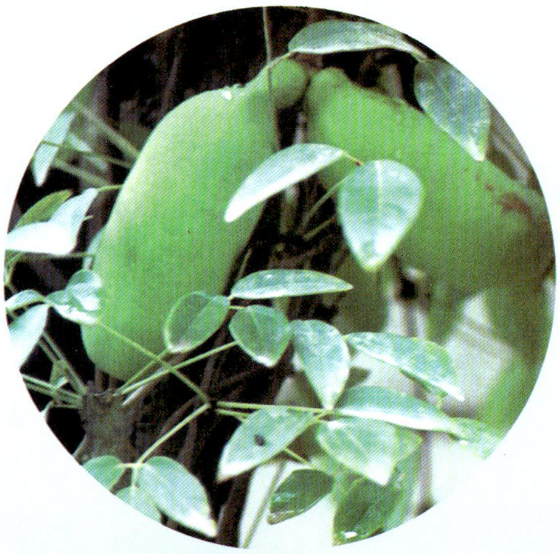

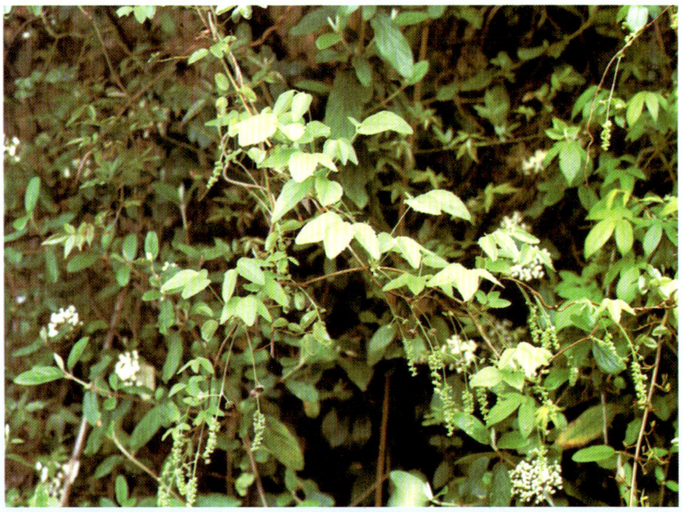

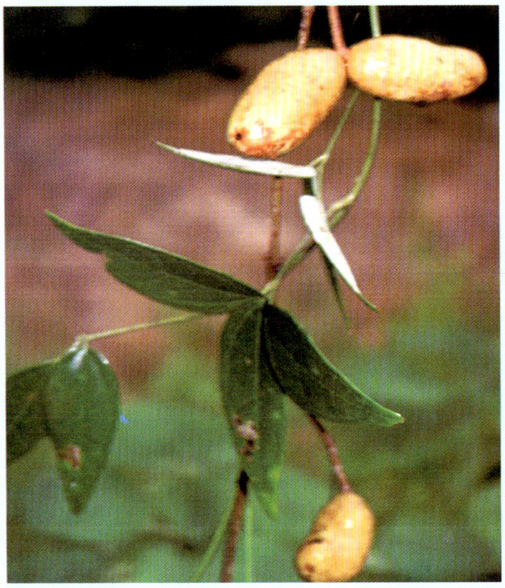

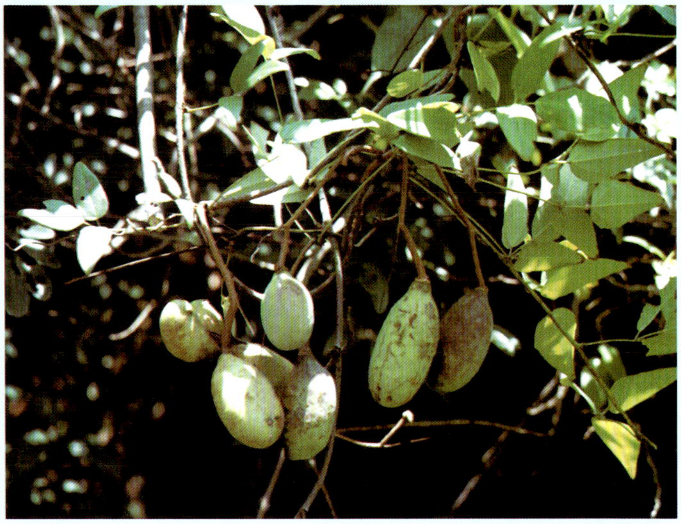

077. 木槿皮　都茶绿棍（贵州铜仁）

Mujinpi　ndut cax leux ghueub

[来源] 为锦葵科植物木槿的茎皮或根皮。

[原植物] 木槿 *Hibiscus syriacus* L.

落叶灌木，高3～4m。小枝密被黄色星状绒毛。叶互生；叶柄长5～25mm，被星状柔毛；托叶线形，长约6mm，疏被柔毛；叶片菱状卵圆形，长3～10cm，宽2～4cm，具深浅不同的3裂或不裂，先端钝，基部楔形，边缘具不整齐齿缺，下面沿叶脉微被毛或近无毛。花单生于叶腋，花梗长4～14mm，被星状短绒毛；小苞片6～7，线形，长6～15mm，宽1～2mm，密被星状疏绒毛；花萼钟形，长14～20mm，密被星状短绒毛，裂片5，三角形；花钟形，淡紫色、白色或红色，直径5～6cm，花瓣倒卵形，长3.5～4.5cm，外面疏被纤毛和星状长柔毛；雄蕊柱长约3cm；花柱枝5，无毛。蒴果卵圆形，直径约12mm，密被黄色星状绒毛。种子肾形，背部被黄白色长柔毛。花期7～10月，果期10～11月。

全国各地均有栽培。

[化学成分] 茎皮含辛二酸（suberic acid），白桦脂醇（bet μ lin），壬二酸（honanedioic acid）古柯三醇（erythrotriol）等。根皮含鞣质（tannin），黏液质（mucilage）。

[药理] 木槿皮中含有古柯三醇有抑制肿瘤细胞生长作用。

[药性] 味苦，性冷。入热经。

[功能与主治] 清热利湿，解毒，止痒。主治湿热泻痢，肠风泻血，脱肛，痔疮，赤白带下，阴道滴虫，疥癣，烫伤，痈肿等。

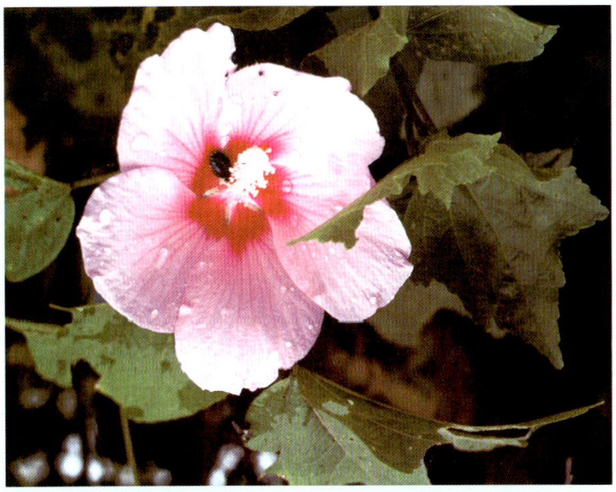

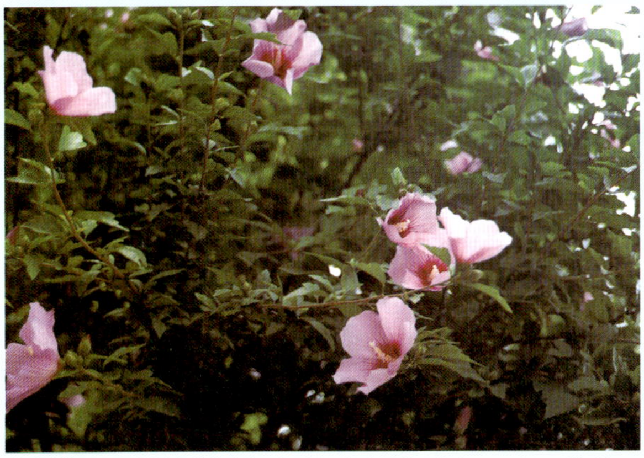

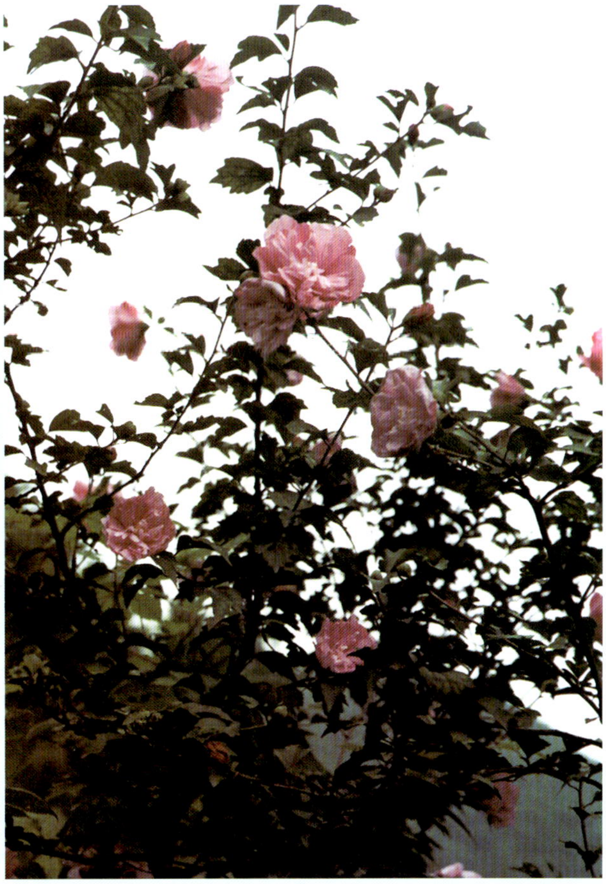

078. 五倍子　正哥爬细（贵州黔东南）

Wubeizi　zend ghob pab dlid

[来源] 为棉蚜科昆虫，主要是角倍蚜和掊蛋蚜的寄生虫瘿。角倍蚜的致瘿寄主为漆树科植物盐肤木（Rhus chinensis Mill.），倍蛋蚜的致瘿寄生为青麸杨（*R.potanini* Maxim.）和红麸杨（*R.punjabensis* Steward var. *sinica* (Diels) Rehd. et Wils.）。它们的越冬寄生为提灯藓科植物侧枝提灯藓（*Mnium maximoviczii* Lindb.）、尖叶提灯藓（*M.cuspidatum* Hedw.）、圆叶提灯藓（M.vesicatum Bcach.）等。

[原动物] 1. 角倍蚜 *Melaphis chinensis* (Bell)

2. 倍蛋蚜 *Melaphis paitan* Tsai et Tang

分布于贵州、四川、重庆、湖南、湖北、云南、广西等地。

[化学成分] 含五倍子鞣质（Gallotannin）60%～70%。五倍子鞣质是一种复杂的混合物，平均分子量1434。主要组成是五－十－没食子酰葡萄糖（-pentaundeca-galloylglucoses），核心结构是1，2，3，4，6-五-0-没食子酰-β-D-葡萄糖（1，2，3，4，6-Penta-0-galloyl-β-D-glucoses），在葡萄糖c-2、c-3和c-4位连有若干缩合没食子酰基。

[药理] 具有收敛、抗菌作用、杀精子和抗肿瘤、抗衰老等作用。

[药性] 味酸、苦，性冷。入热经。

[功能与主治] 敛肺降火，涩肠止泻，敛汗止血，收湿敛疮，固精，解毒。主治肺虚久咳，久泻久痢，盗汗，消渴，脱肛，遗精，便血痔血，外伤出血，痈肿疮毒等。

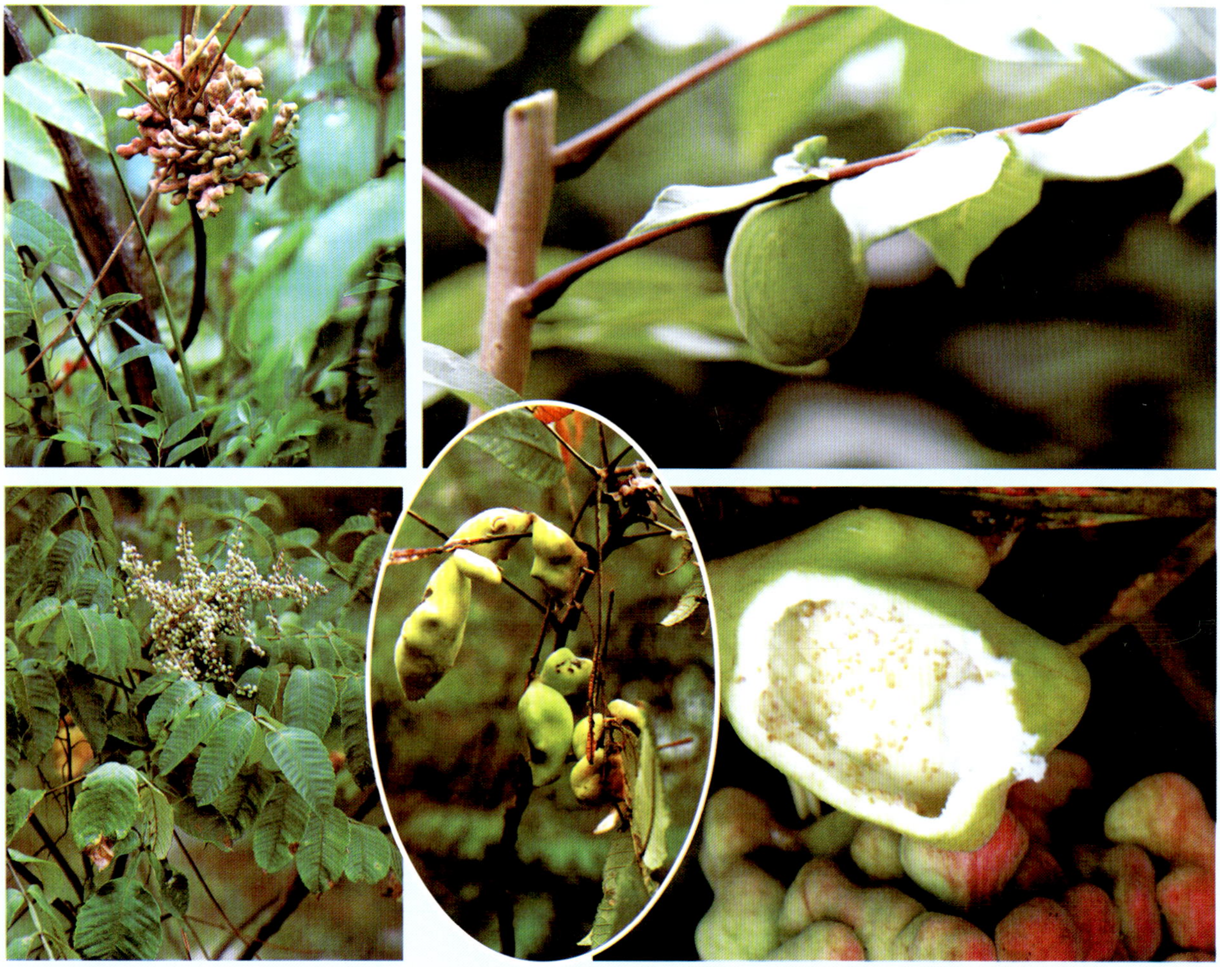

079. 五香血藤 那信定（贵州松桃）

Wuxiangxueteng hleat xenb nqent

[来源] 为五味子科植物南五味子的根或根皮。

[原植物] 南五味子 *Kadsura longipedunculata* Finet et Gagnep.

常绿木质藤本植物；全株无毛。小枝圆柱形，褐色或紫褐色。单叶互生，叶片纸质，长圆状披针形或椭圆形，长6～13cm，宽2～5cm，先端渐尖，基部楔形，边缘疏生腺头细锯齿；表面深绿色，有光泽，背面淡绿色，无毛，侧脉每边5～7条；叶柄长1～2.5cm。花单性，雌雄异株，单生于叶腋，淡黄色，花被片8～17，雄蕊柱近球形，雄蕊30～70，排列成5～9轮，花丝极短；雌蕊群椭圆形，心皮40～60，5～6轮。柱头白色。聚合果球形，成熟时红色至暗蓝色；小浆果倒卵圆形，肉质。种子2～3，肾形。花期5～6月，果期8～10月。

生于山地、林下及灌丛等处。分布于湖南、广西、四川、重庆贵州、云南等地。

[化学成分] 根中含右旋的安五脂素（anwulignan），五内酯（schisanlactone）B、E，长南酸（changnanic acid），内消旋二氢愈创木脂酸（meso-dihydroguaiaretic acid），β-谷甾醇（β-sitosterol），五味子素（schisandrine），华中五味子醇（schisandrol）B，戈米辛（gomisin）H、M2，当归酰戈米辛（angeloylgomisin）H，翼梗五味子酚（schisanhenol），华中五味子酯（schisantherin）B，巴豆酰戈米辛（tigloylgomisin）P。

[药理] 具有抗胃溃疡、镇静、镇痛和抗炎，还有镇咳祛痰和抗菌作用。

[药性] 味辛、苦，性热。入冷经。

[功能与主治] 理气止痛，祛风通络，活血消肿。主治胃痛，腹痛，风湿麻木疼痛，经闭腹痛，月经不调，跌打损伤等。

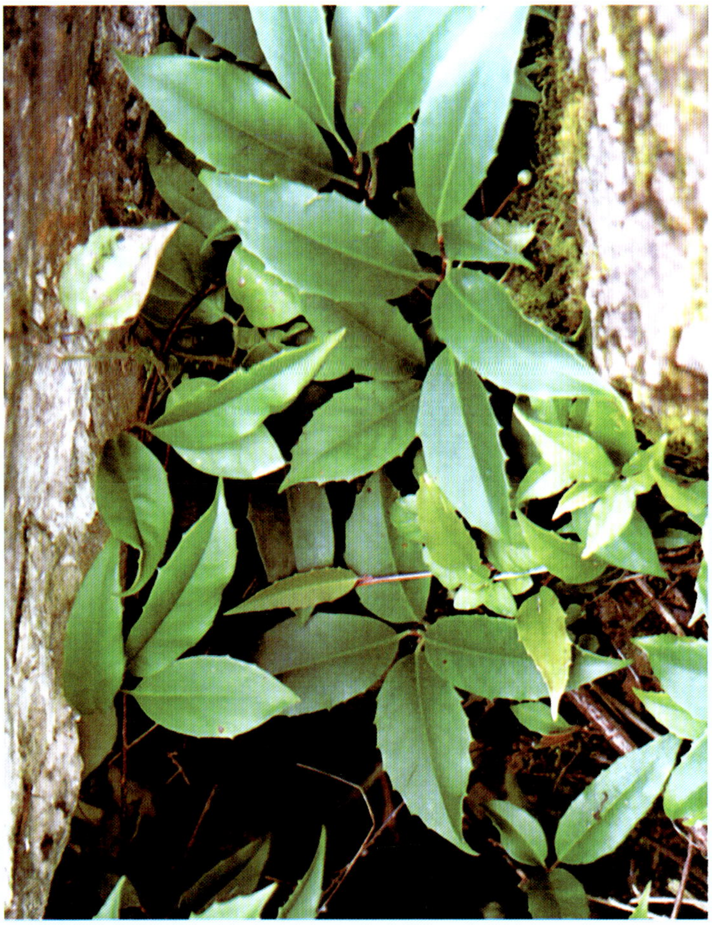

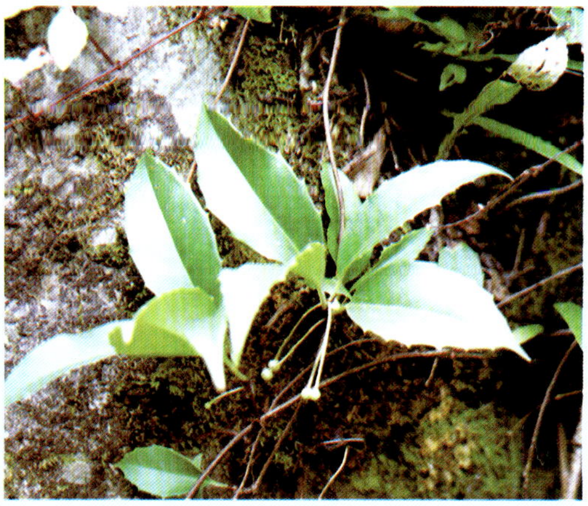

080. 五气朝阳草　窝香学嗟（贵州黔东南）

Wuqichaoyangcao　　vob xangd xob jed

[来源] 为蔷薇科植物水杨梅的全草或根。

[原植物] 水杨梅 *Geum aleppicum* Jacq.

多年生草本植物，高30～60cm。根茎粗短，密生多数须根。茎被开展粗硬毛，稀几无毛。基生叶为大头羽状复叶，通常有小叶2～6对，连叶柄长10～25cm；叶柄被粗硬毛；小叶大小极不相等，顶生小叶最大，菱状广卵形或宽扁圆形，长4～8cm，宽5～10cm，先端急尖或圆钝，两面绿色，疏生粗硬毛；茎生叶为羽状复叶，有时重复分裂，向上小叶逐渐减少，顶生小叶披针或倒卵状披针形，先端渐尖或短渐尖，基部楔形；茎生托叶大，绿色，叶状，卵形，边缘有不规则粗大锯齿，花序顶生，疏散排列；花梗被短柔毛或硬毛；萼片卵状三角形，先端渐尖，副萼片狭小，披针形，比萼片短一倍多，外面被短柔毛及长柔毛；花瓣黄色，近圆形，长于花萼。聚合果倒卵球形，瘦果被粗长硬毛，宿存花柱，无毛，先端有小钩；果托被长约1mm短硬毛。花、果期7～10月。

生山坡草地、沟边、地边、河滩、林间隙地及林缘。云南、贵州、四川、重庆、湖北等地均有分布。

[化学成分] 全草含水杨梅苷（gein），黄酮，倍半萜内酯等。

[药理] 五气朝阳草，对于食道癌、胃癌、结肠癌、乳腺癌、胰腺癌等都具有明显的抗癌作用。对于脑部肿瘤、胸纵隔肿瘤等也有较好的治疗效果。

[药性] 味辣，性热。入冷经、快经、半边经。

[功能与主治] 祛风散寒，补虚止晕，活血止带。主治风寒感冒，虚证头痛头晕，风湿痹痛，月经不调，小儿惊风等。

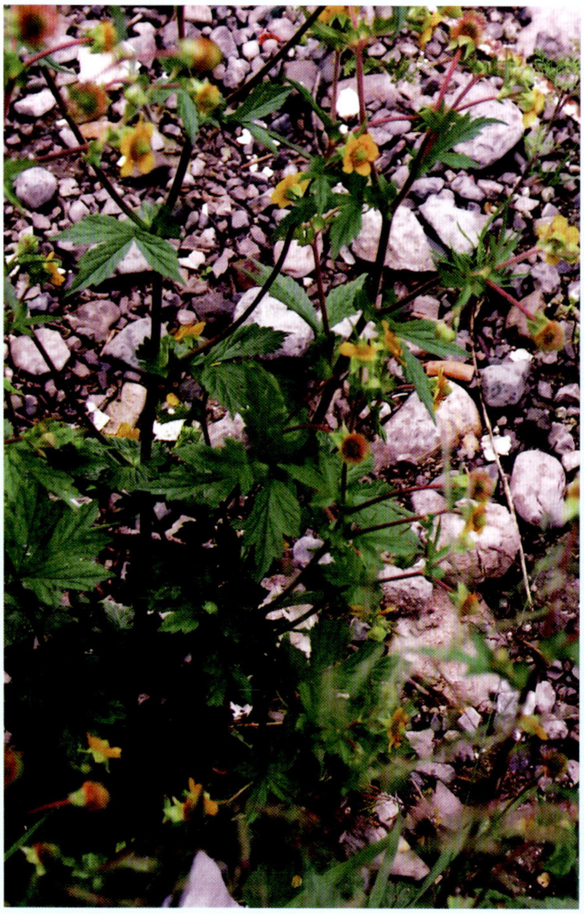

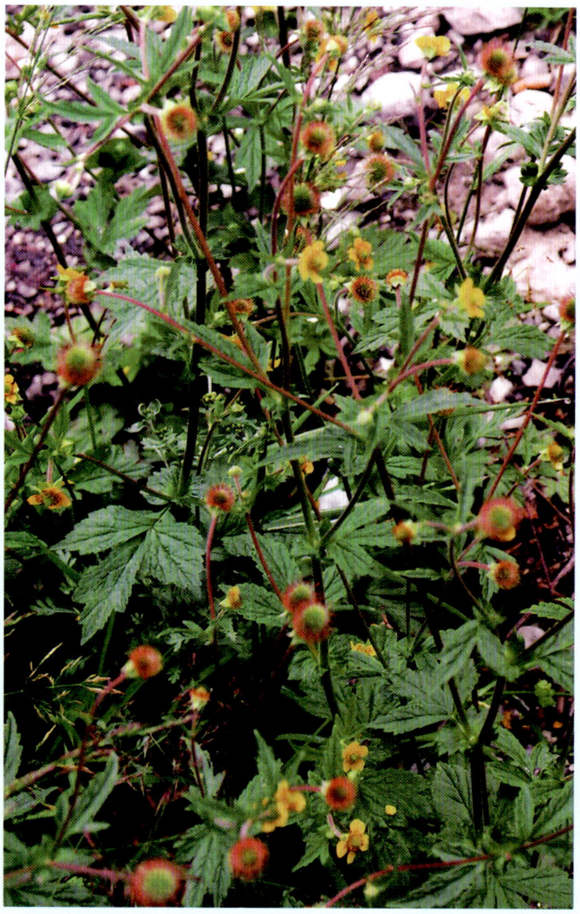

081. 车前草　窝乃八降（贵州黔东南）

Cheqiancao　vob naix bat dliangt

[来源] 为车前草科植物车前的全草。

[原植物] 车前 *Plantago asiatica* L.

多年生草本植物，连花茎高达50cm，根状茎短，具多数须根。叶基生，叶柄与叶片近等长，叶片卵形或阔椭圆形，长4～12cm，宽4～9cm，全缘波状或具疏钝齿，常有5～7条弧行脉。花茎数个，穗状花序，花浅绿色，花萼4，宿存，花冠管卵形，先端4裂，雄蕊4，与花冠裂片互生，子房上位，2室(假4室)。蒴果卵状圆锥形，周裂。种子细小，近椭圆形，黑褐色。花期6～9月，果期7～10月。

生于山野、路旁、沟边、菜圃等处。全国各地均有分布。

[化学成分] 全草含车前草苷(plantainoside)A、B、C、D、E、F，去鼠李糖异洋丁香酚苷B(calceriosideB)、去鼠李糖洋丁香酚苷(desrhamnosyl acteoside)，异洋丁香酚苷(isoacteoside)，洋丁香酚苷(acteoside)，天人草苷(1eucosceptoside)A，异角胡麻苷(isomartynoside)，角胡麻苷(martynoside)，大车前苷(Plantamajoside)，异大车前苷、7//－羟基大车前苷(hellicoside)，车前黄酮苷(plantaginin)等。

[药理] 有一定利尿作用，镇咳、平喘、祛痰作用，抗病原微生物和抗炎作用，还具有保肝活性。

[药性] 味苦、涩，性冷。入热经。

[功能与主治] 利尿渗湿，清肝明目，凉血解毒。主治小便不利，淋浊带下，目赤肿痛，湿热下痢，衄血，尿血，创伤出血，咽喉肿痛和痈肿疮毒等。

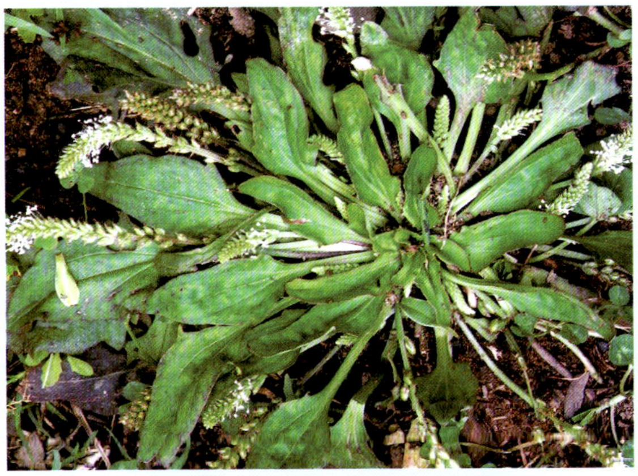

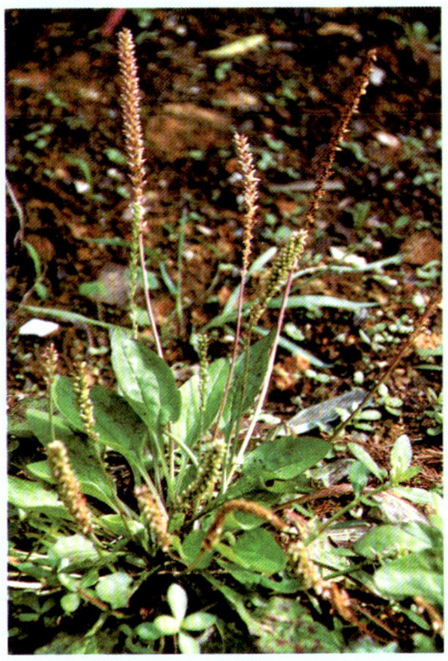

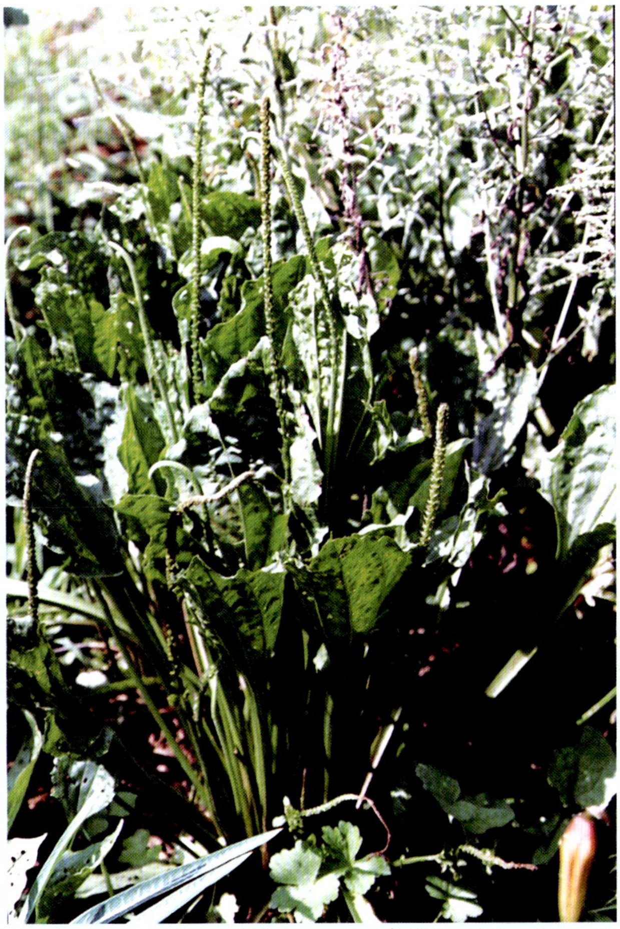

082. 毛大丁草 加嘎(贵州黔东南)

Maodadincao jab ghab bend jud

[来源] 为菊科植物毛大丁草的全草。

[原植物] 毛大丁草 *Piloselloides hirsuta* (Forsk.) C.Jeffrey

多年生草本植物，高30～60cm，全株密生白色绵毛，根状茎粗壮，附生多数须根，暗褐色。叶基生，有短柄；叶片质软而厚，长圆形或倒卵形，长5～12cm，宽2.5～4.5cm，顶端钝圆，基部楔形，全缘，花茎直立，长15～40cm，被白色绵毛；头状花序单生于花茎顶端，直径约3.5cm；总苞片2～4层，条状披针形，背面密被淡褐色绵毛；舌状花白色，雌性，舌片条形，长约8mm；管状花两性，近花冠上端亦作2唇状，裂片较短；瘦果条状披针形，长约5mm，稍扁，有纵肋和细柔毛，喙在花时极短，成熟时则与瘦果等长；冠毛长约1cm，淡红色，有光泽。花期5～6月，果期8～9月。

生于向阳山坡草丛、林缘。分布于西南、中南等地区。

[化学成分] 含酚类，苷类，还原糖，挥发油，粘胶及叶绿素，紫花前胡苷元(nodakenetin)，熊果酚苷(arbutin)，醌醇(quin01)，异山柑子萜醇(isoarborino1)和五环三萜类化合物。根含毛大丁草醛（piloselloidal），毛大丁草酮（piloselloidone），羟基毛大丁草酮（hydroxypiloselloidone），羟基异毛大丁草酮（hydroxypilose-lloidone），环毛大丁草酮（cyclopiloselloidone）和去氧去氢毛大丁草酮（desoxodehydrocyclopiloselloidone）。

[药理] 所含紫花前胡苷元的异构体有降低血压作用，对氯化钡引起的大鼠离体肠管痉挛有抑制作用。

[药性] 性冷，味苦。入热经、慢经。

[功能与主治] 清热解毒，宣肺止咳，行气活血。主治伤风咳嗽，胃脘胀痛，泄泻，痢疾，水肿，淋浊，疮疖肿毒，跌打肿痛和毒蛇咬伤等。

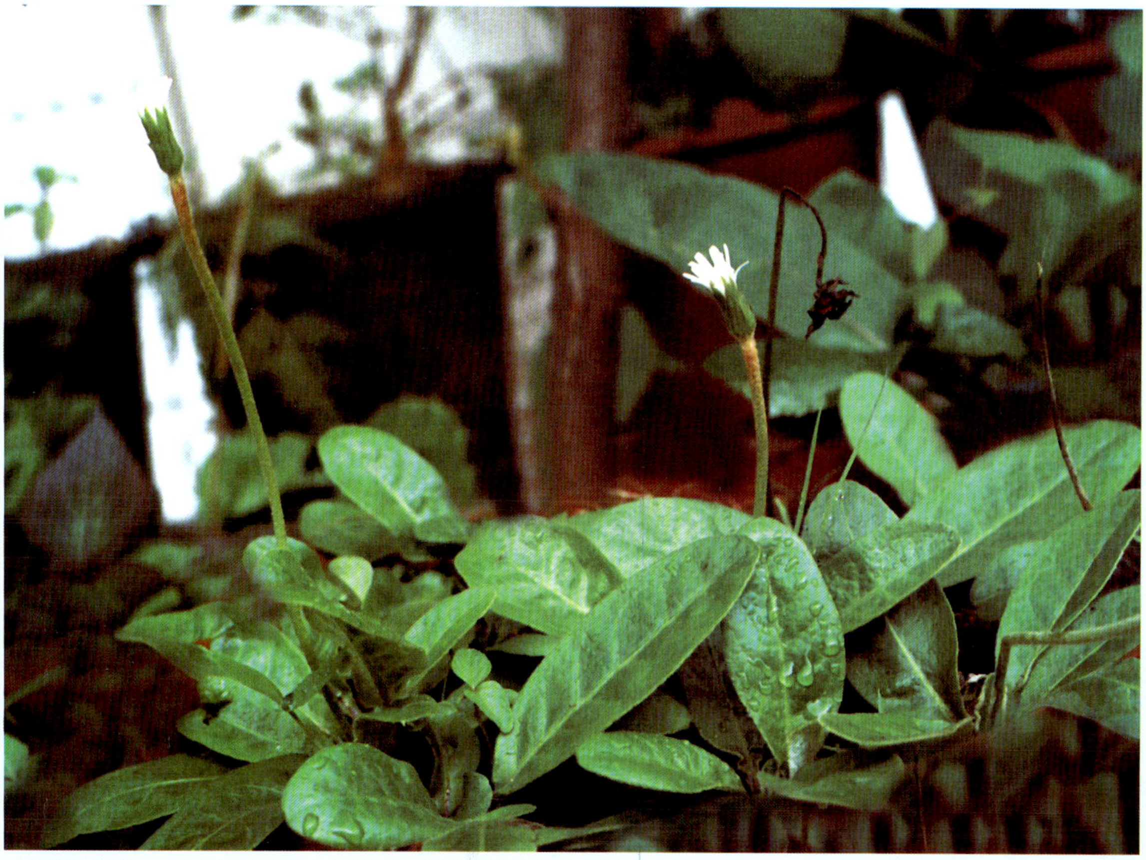

083. 牛肉　刮览

Niurou　ghue flud

[来源] 为牛科动物黄牛的肉。

[原动物] 黄牛 *Bos taurus domesticus* Gmelin

体长1.5～2m，体重一般在280kg左右。体格强壮结实，头大额广，鼻阔口大，上唇上部有两个大鼻孔，其间皮肤硬而光滑，无毛。眼、耳都较大。头上有角1对，左右分开，无分支，中空，内有骨质角髓。四肢匀称，4趾，均有蹄甲，其后方2趾不着地，称悬蹄。尾较长，尾端具丛毛，毛色大部分为黄色，无杂毛掺混。

其性格温驯，生长较快。食植物性饲料。全国各地均有饲养。

[化学成分] 牛肉的化学组成因牛的种类、性别、年龄、生长地区、饲养方法、营养状况、躯体部位等而不同，其成分含率差距可以很大。大体上每100g（食部）含蛋白质20.1g，脂肪10.2g，维生素$B_1$0.07mg，钙7mg，磷170mg，铁0.90mg，胆甾醇（cholesterol）125mg，牛肉蛋白含人体必需氨基酸甚多，故营养价值很高。

[药性] 味甘，性温。入慢经。

[功能与主治] 补脾胃，益气血，强筋骨。主治脾胃虚弱，气血不足，虚劳羸瘦，腰膝酸软，消渴，吐泻，痞积和水肿等。

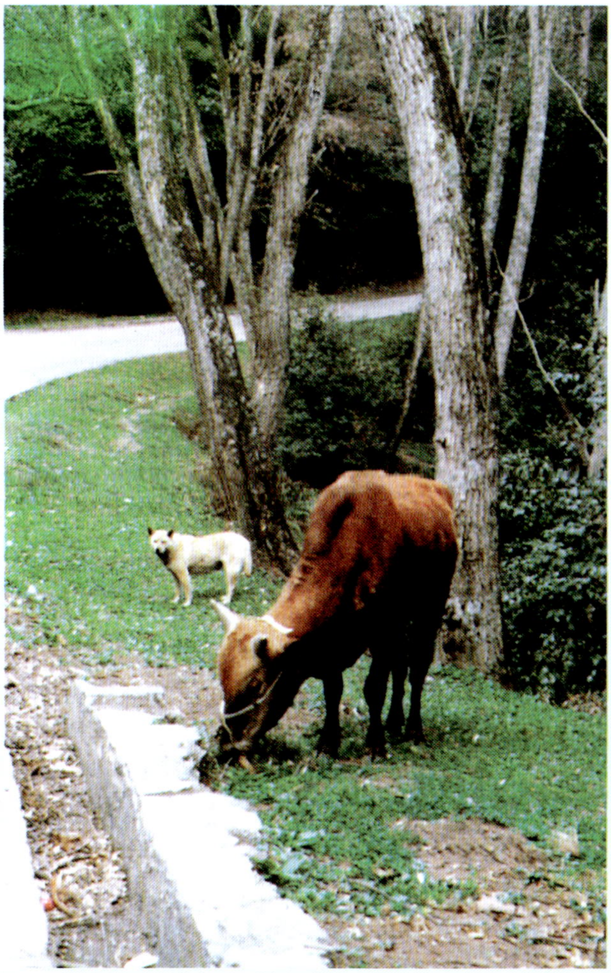

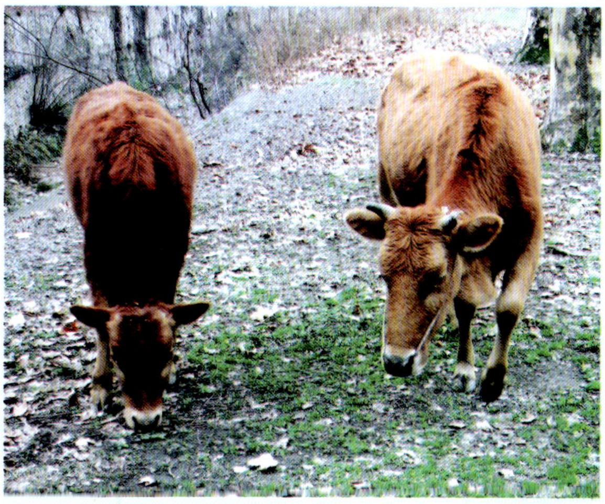

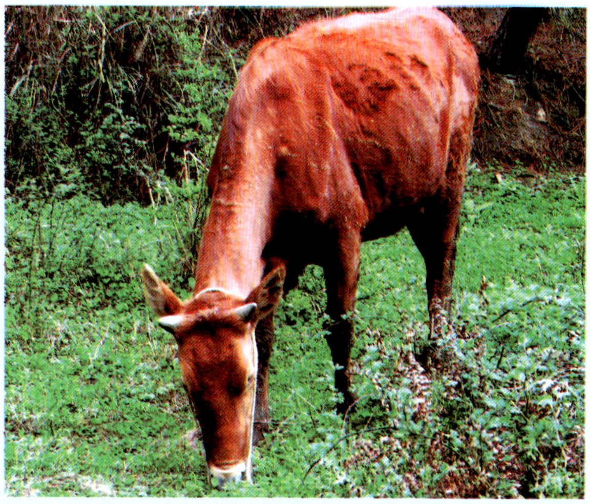

084. 牛至　少棍 (贵州松桃)

Niu zhi　shot ghunb

[来源]　为唇形科植物牛至的全草。

[原植物]　牛至 *Origanum vulgare* L.

多年生草本植物，高 25～60cm。芳香。茎直立，或近基部伏地生须根，四棱形，略带紫色，被短柔毛。叶对生，具短柄，叶柄长 2～7mm，被柔毛；叶片卵圆形或长圆状卵圆形，长 1～4cm，宽 4～15mm，全缘或有远离的小锯齿，两面被柔毛及腺点。花序呈伞房状圆锥花序，多花密集，由多数长圆状小假穗状花序组成，有覆瓦状排列的苞片；花萼圆筒状，长 3mm，萼齿 5，外面被小硬毛或近无毛；花冠紫红、淡红或白色，管状钟形，两性花冠筒显著长于花萼，雌性花冠筒短于花萼，外面及内面喉部被疏短柔毛，上唇卵圆形，先端 2 浅裂，下唇 3 裂；雄蕊 4，在两性花中，后对短于上唇，前对略伸出，在雌性花中，前后对近等长，内藏；子房 4 裂，花柱略超出雄蕊，柱头 2 裂；花盘平顶。小坚果卵圆形，微具棱，褐色，无毛。花期 7～9 月，果期 9～12 月。

生于海拔 500～3 600m 的山坡、林下、草地或路旁。分布于西南及长江以南各地。

[化学成分]　全草含水苏糖(stachyose)和挥发油。挥发油的成分主要有百里香酚(thyrno1)、香荆芥酚(carvacrol)、乙酸牻牛儿酯醇 (geranyl acetate) 及聚伞花素(cymene)等，叶还含熊果酸(ursolic acid)。牛至全草中还含有异丙醛甲苯、香草酸、异香草酸、原儿茶酸、迷迭香酸等。

[药理]　具有抗菌作用，能增强细胞免疫和体液免疫，并且有镇静镇痛等作用。

[药性] 味麻、微苦，性平。入冷经。

[功能主治]　清暑解表，利水消肿。主治中暑，感冒，头痛身重，急性胃肠炎，腹痛吐泻和水肿等。

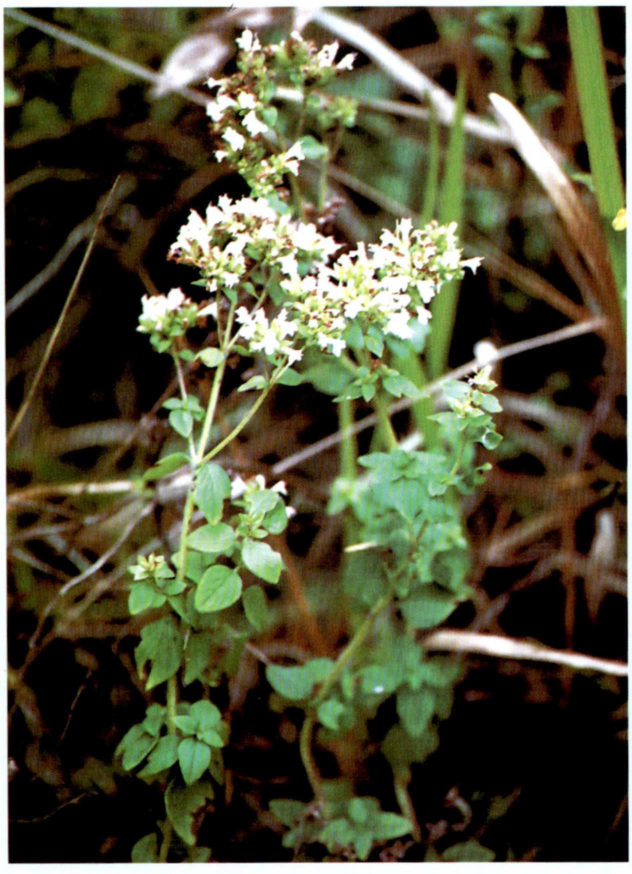

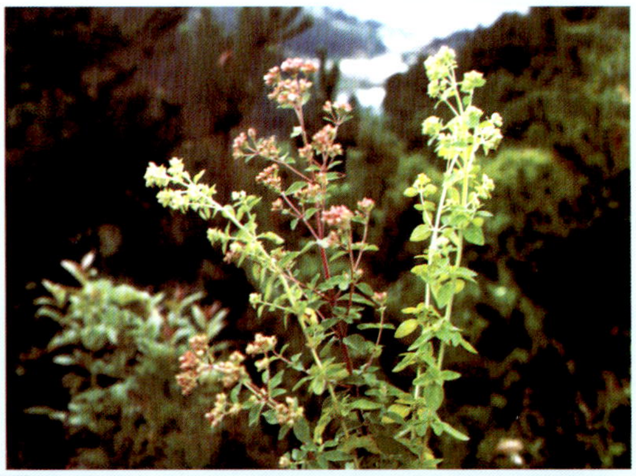

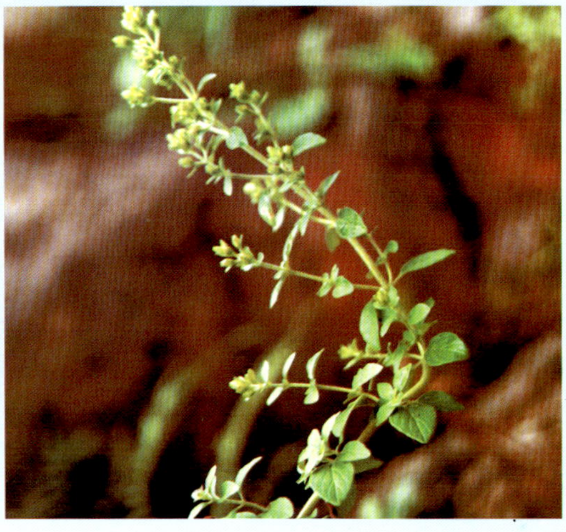

085. 牛蒡子　窝相学(贵州黔东南)

Niubangzi　vob dliangb dliek

[来源] 为菊科植物牛蒡的果实。

[原植物] 牛蒡 *Arctium lappa* L.

多年生草本植物，高 1～2m，根肉质，圆锥形。茎直立粗壮，上部多分支，带紫褐色，有纵条棱，全部茎枝被稀疏短毛及蛛丝状长毛，并有黄色小腺点。基生叶丛生，茎生叶互生，叶片长卵形或广卵形，长达 30cm，宽达 21cm，上面绿色或暗绿色，有粗密短糙毛及小腺点，下面密被灰白色绒毛，全缘或有细锯齿，具刺尖，基部常为心形。头状花序簇生于茎顶或排列成伞房状，直径 2～4cm，花序梗长 3～7cm，有柄；总苞球形，苞片多数披针形，先端钩曲；花冠紫红色，无毛，无腺点，长 14mm，顶端 5 齿裂。瘦果倒卵状‘长圆形’或偏斜的倒长卵形，长 5～7mm，宽约 3mm，两侧压扁，灰黑色。花期 6～8 月，果期 7～9 月。

多生于山野路旁、沟边、荒地、山坡向阳草地、林边和村镇附近。常栽培。分布于我国东北至西南地区。

[药理] 具有抗菌、抗病毒作用，抗肿瘤、抗诱变作用，有轻度利尿、泻下作用。

[药性] 味苦，性冷。入热经。

[功能与主治] 疏散风热，宣肺透疹，散结解毒。主治风热感冒，头痛，咽喉肿痛，流行性腮腺炎，斑疹不透，疮疡肿毒等。

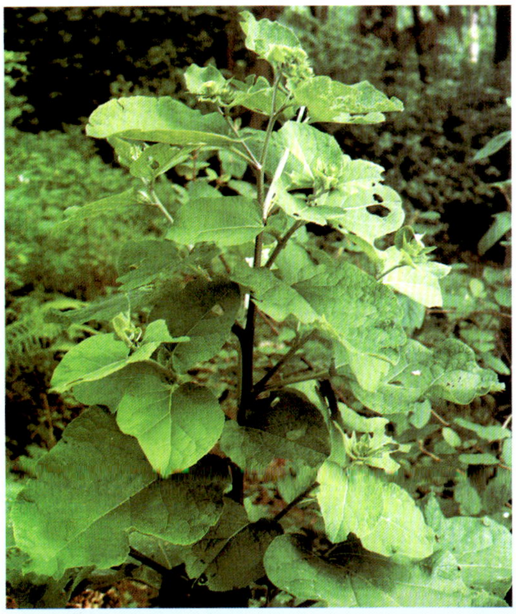

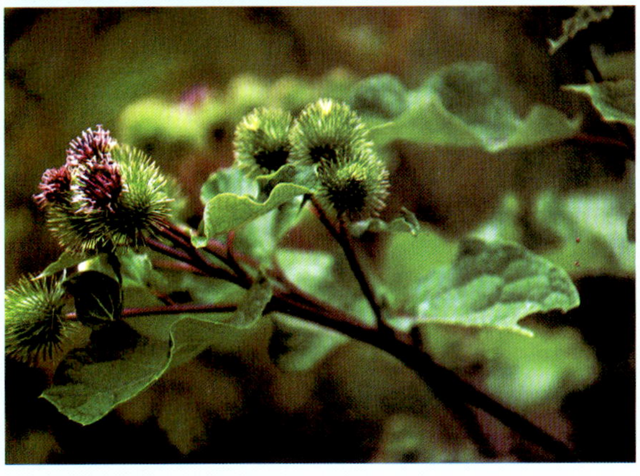

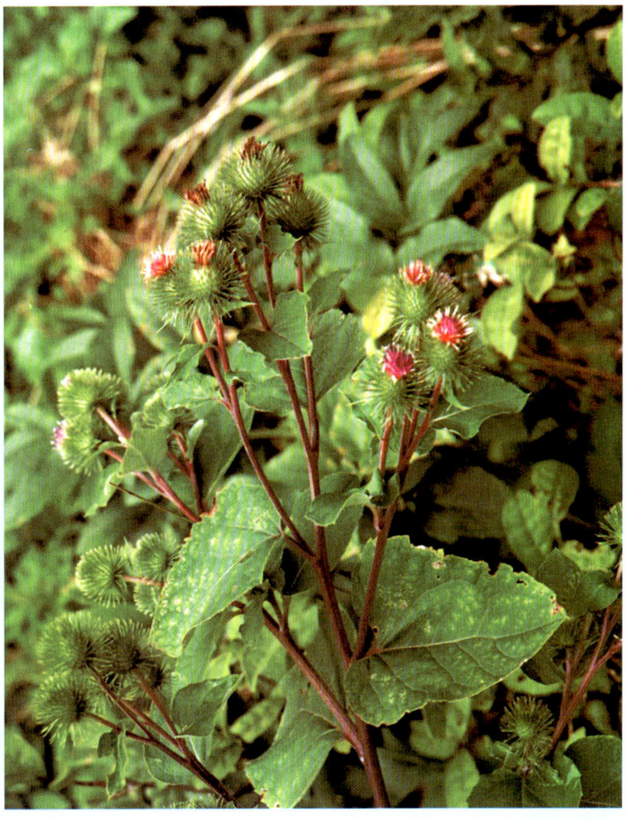

086. 牛蒡根　高粪锐果聂（湖南湘西）

Niubanggen　ghaob jongx reib gob niex

[来源] 为菊科植物牛蒡的根。

[原植物] 见085条牛蒡子项下。

[化学成分] 根含牛蒡酸(arcticacid)、乙酸、丙酸、巴豆酸(tiglic acid)、棕榈酸(palmitic acid)、油酸(oleic acid)、亚油酸(1inoleic acid)、亚麻酸(1inolenic acid)、甲醛、丙醛、丁醛，1，11-十三碳二烯-3，5，7，9-四炔(1，11-tride-cadiene-3，5，7，9-tetrayne)、1，3，11-十三碳三烯-5，7，9-三炔(1，3，11-tridecatriene-5，7，9-triyne)等。

[药理] 1. 促生长作用。牛蒡根制备的天然食用纤维，不同比例地加入含有中毒剂量的苋紫（amranth）的基础饮食中，喂饲断奶大鼠，结果大鼠成长加速，并超过单用基础饮食组大鼠。

2. 牛蒡根中分离得抑制肿瘤生长的物质。此外还有抗菌及抗真菌作用。

[药性] 味苦，性冷。入热经。

[功能与主治] 祛热风，消肿毒。主治风毒面肿，头晕，咽喉热肿，齿痛，咳嗽，消渴，痈疽，疮疥等。

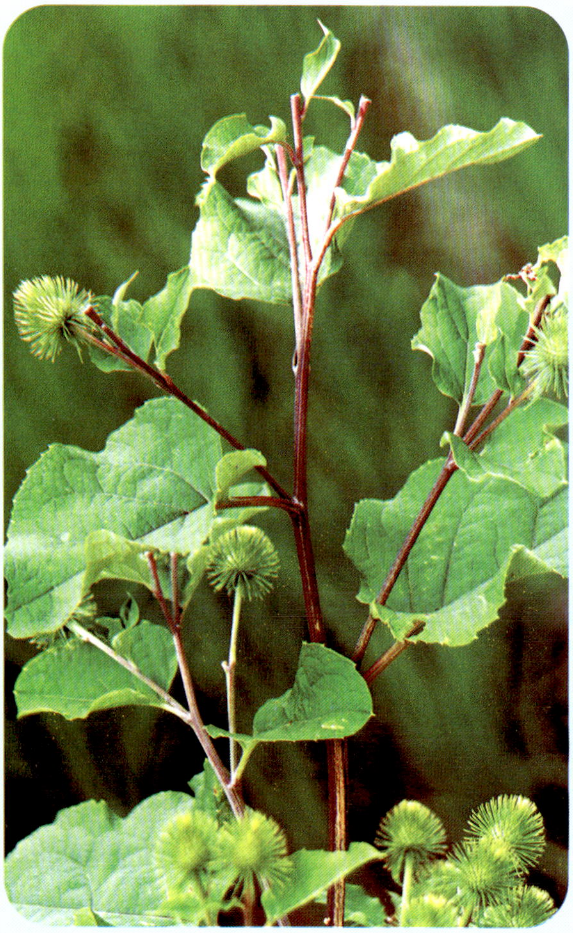

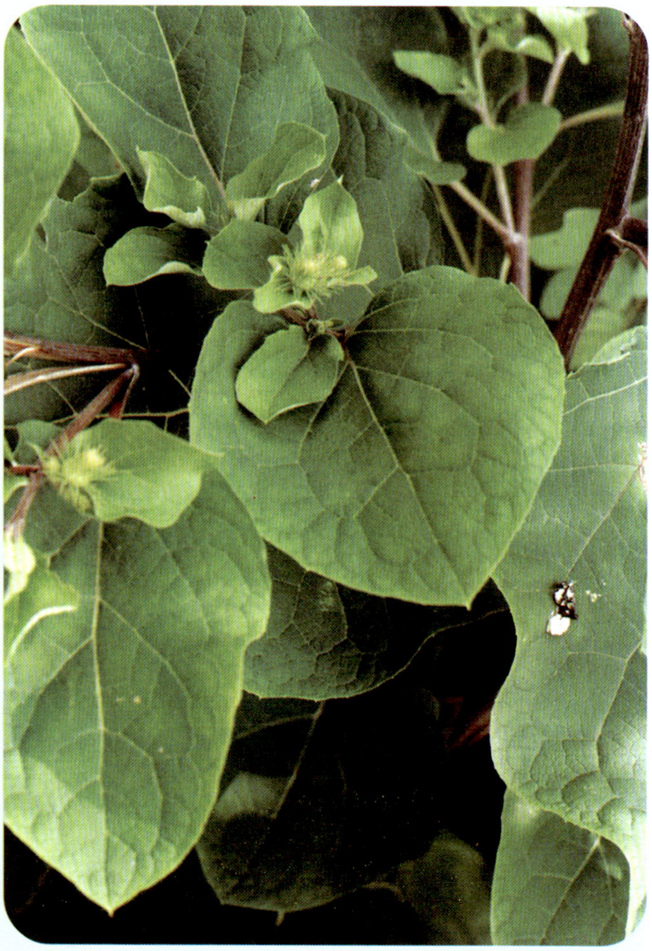

087.牛泷草　锐转欲(贵州松桃)

Niulongcao　reib zheat yul

[来源] 为柳叶菜科植物牛泷草的全草。

[原植物] 牛泷草 *Circaea cordata* Royle

多年生草本植物，高40～70cm。茎绿色，密被短柔毛。叶对生，卵形或宽卵形，长5～9cm，宽4～8cm，先端渐尖，基部浅心形，边缘疏生锯齿或近全缘，两面均被短柔毛。总状花序顶生；花两性，白色，萼筒倒卵形，裂片2；花瓣2，宽倒卵形，短于萼裂片；雄蕊2；子房下位，2室。果实坚果状，倒卵状球形，外被浅棕色钩状毛。花期6～7月，果期8～9月。

生于山野路边、林下阴湿处。分布于西南各地区。

[药性] 味辣，性冷。入热经。

[功能与主治] 清热解毒，止血生肌。主治疮痈肿毒，疥疮和外伤出血等。

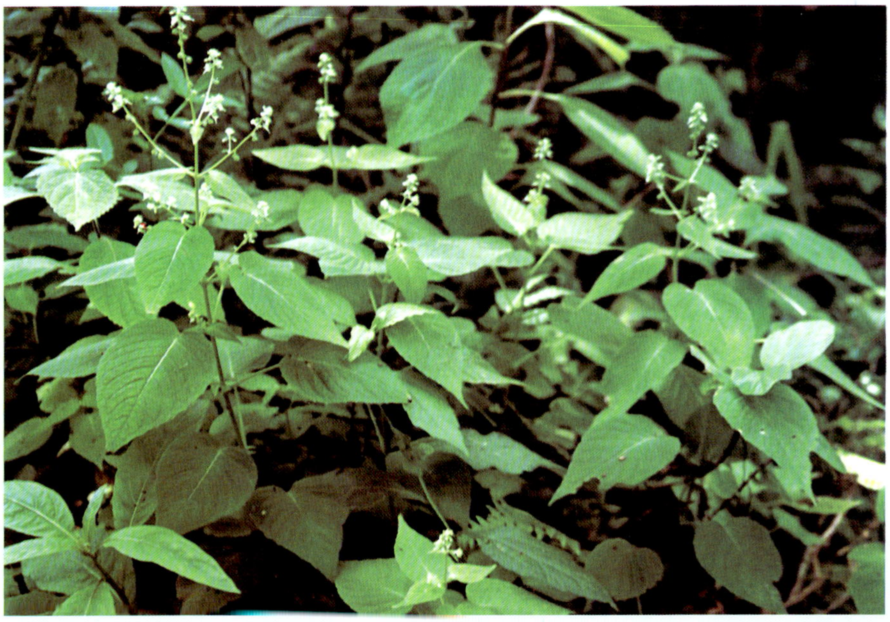

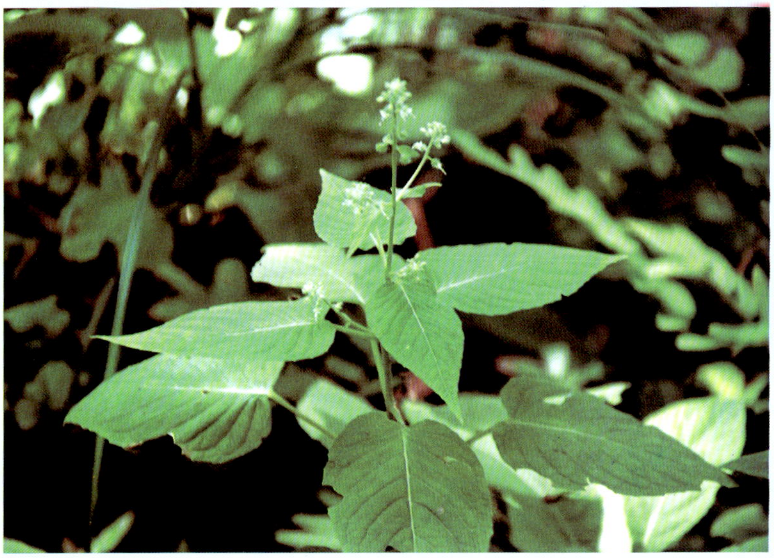

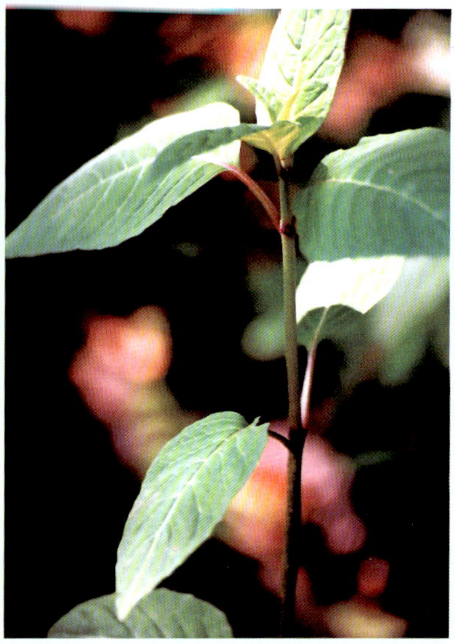

088. 化香树　豆加基(贵州黔东南)

Huaxiangshu　　det jab jib

[来源] 为胡桃科植物化香树的叶、根。

[原植物] 化香树 *Platycarya strobilacea* Sieb. et Zucc.

落叶灌木或小乔木，高2～6m。枝条暗褐色，初被绒毛。单数羽状复叶互生，长15～30cm，小叶7～15枚，无柄，薄革质，卵状披针形至长椭圆状披针形，长4～11cm，宽2～4cm，先端渐尖，边缘具复锯齿。花单性或两性，雌雄同株；两性花序和雄花序着生于小枝顶端或叶腋，排列成伞房状花序束，中央的一条常为两性花序，雄花序在上，雌花序在下；位于两性花序的四周为雄花序，通常3～4条，长4～10cm；雄花基部具苞片，披针形，长尖，反曲，浅黄绿色，雄蕊6～8条，花丝长短不等；雌花序球状卵形或长圆形，长2～3.5cm，雌花具1卵状披针形苞片，有花被片2，贴生于子房两侧，花柱短，柱头两裂。果穗球果状，卵状椭圆形至长椭圆状圆柱形；小坚果扁平，两侧具狭翅。种子卵形，种皮膜质。花期5～6月，果期7～10月。

生于600～1 300m的向阳山坡杂木林中。分布于湖北、湖南、四川、重庆、贵州、云南等地。

[化学成分] 叶含胡桃叶醌(juglone)，5-羟基-2-甲氧基-1，4-萘醌(5-hydroxy-2-methoxy-1，4-naphthoquinone)，5-羟基-3-甲氧基-1，4-萘醌(5-hydroxy-3-methoxy-1，4-naphthoquinone)，对-香豆酸甲酯(methyl-p-coμmarate)，对香豆酸(pcoμmaric acid)，香豆精(coμmarin)。果实含化香树属鞣宁(platyccaryaninA、B、C、D)，化香树属因(platycarlin)，丁香鞣质(eugenin)、小麻黄碱素(strictinin)等，木材含并没食子酸(ellagic acid)和没食子酸(galli acid)及木糖(xylose)，鼠李糖(rhamnose)。

[药理] 化香树叶中提取的萘醌类化合物具有杀菌作用，对枯草芽孢杆菌、大肠杆菌、金黄色葡萄球菌有抗病原微生物作用。此外，此类化合物还具有抑制植物生长的作用。化香树果穗中提取物具有抑菌和对抗蛋清致足趾炎症的作用。

[药性] 味辣，性热。入冷经。

[功能与主治] 解毒疗疮，杀虫止痒。主治疮痈肿毒，骨疽流脓，阴囊湿疹和癞头疮等。

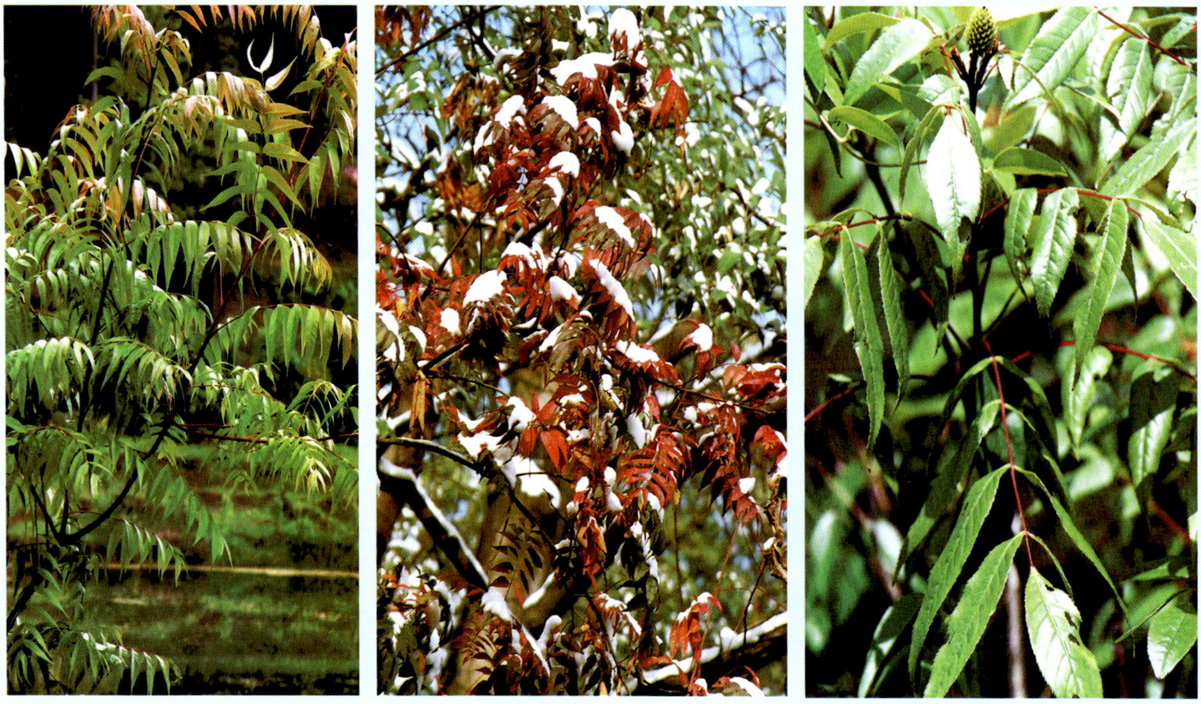

089. 月季花　榜布仰(贵州黔东南)

Yuejihua　bangx bel liangx

[来源] 为蔷薇科植物月季的花。

[原植物] 月季 *Rosa chinensis* Jacq.

常绿灌木。枝直立，枝条张开，小枝有粗壮而略带钩状的皮刺或无刺。羽状复叶，小叶3～5片，也有7片，宽卵形或卵状长圆形，长2～6cm，宽1～3cm，先端渐尖，基部宽楔形或近圆形，边缘有锐锯齿，两面无毛叶柄及叶轴疏生皮刺及腺毛，托叶大部附生于叶柄上，边缘有腺毛或羽裂。花单生或数朵聚生成伞房状；花梗长，散生短腺毛；萼片卵形，先端尾尖，羽裂，边缘有腺毛；花瓣红色或玫瑰色，重瓣，花瓣倒卵形，微香；花柱分离，子房被绒毛。果实卵形或陀螺形，长1.5～2cm，红色。萼片宿存。花期5～9月，果期8～11月，栽培者可常年开花。

生于山坡路旁，现全国各地普遍栽培。

[化学成分] 花含挥发油，其成分与玫瑰油相似，大部分为萜醇类化合物，主要为牻牛儿醇（geraniol），橙花醇(nerol)，香茅醇（citronellol）及其葡萄糖苷。另含没食子酸（gallic acid），槲皮苷（quercitrin），鞣质，色素等。

[药理] 月季花具有较强的抗真菌作用，已分离出抗菌的有效成分是没食子酸。

[药性] 味甜，性热。入冷经。

[功能与主治] 活血调经，解毒消肿，涩精止带，止血。主治月经不调，痛经，闭经，跌打损伤，外伤出血，瘀血肿痛，瘰疬，痈肿，烫伤，遗精和带下等。

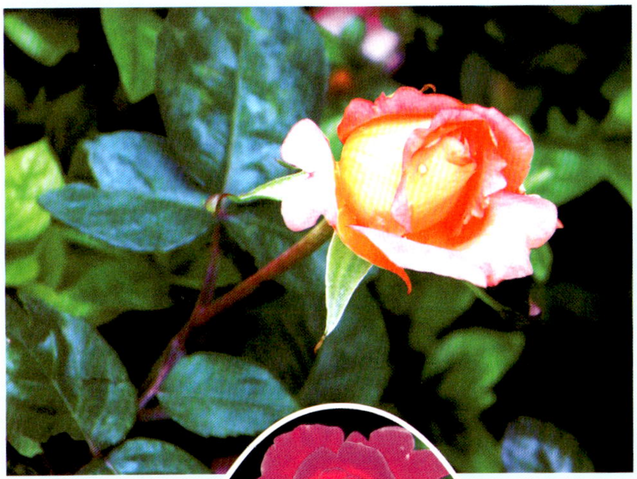

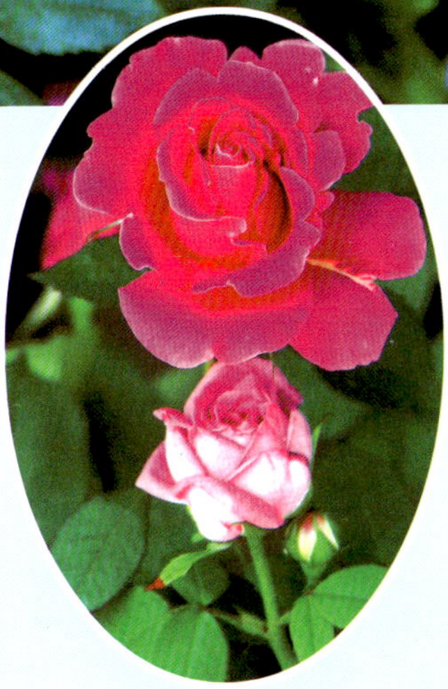

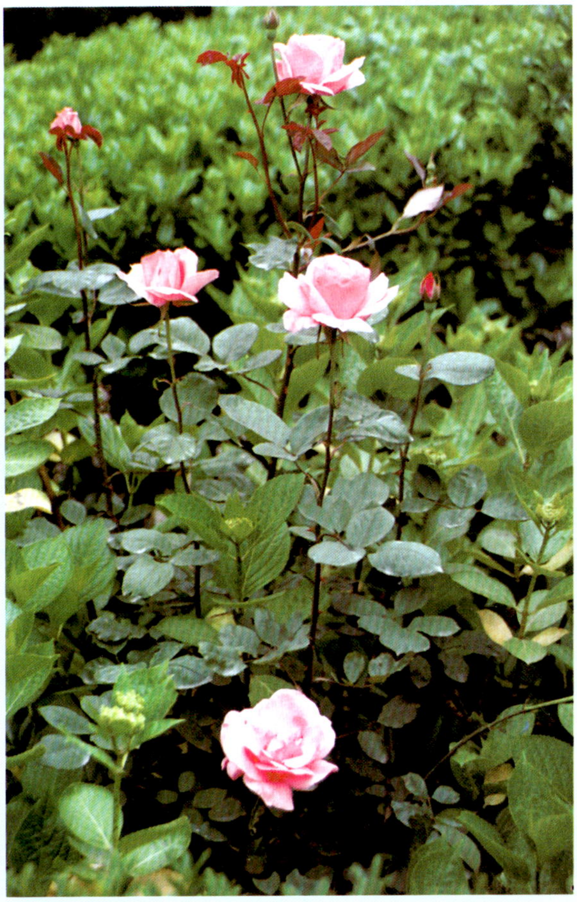

090. 风轮菜　加给雄确(贵州黔东南)

Fengluncai　jab gangb xongx hlieb

[来源] 为唇形科植物风轮菜的全草。

[原植物] 风轮菜 *Clinopodium chinensis* (Benth.) O.Ktae.

多年生草本植物，高20～60cm，有香气。茎基部匍匐生根，上部斜升，全株被短柔毛及腺毛，茎方形，带紫色，多分支。叶对生；叶柄长3～8mm；叶片卵圆形，长2～4cm，宽1.3～2.6cm，先端尖或钝，基部楔形，边缘有钝锯齿，上面密被短硬毛，下面被疏柔毛。花腋生，密集成轮伞花序，常偏向一侧，呈半球形；苞片线状，有长缘毛，长于花梗；花萼筒状，外被柔毛及腺毛；花冠淡红色或紫色，长约6mm，基部筒状，上唇2，半园形，下唇3裂；雄蕊4；花柱着生子房底，伸出花冠外，柱头2裂。小坚果4枚，棕黄色。花期7～8月，果期9～10月。

生于草地、山坡、路边、灌丛或林下。分布于东北、华东、西南地区。

[化学成分] 风轮菜全株含黄酮类及三萜皂苷等成分。黄酮类有香蜂草苷(didymin)，橙皮苷(hesperidin)，异樱花素(isosakuranelin)，芹菜素(apigenin)及熊果酸(ursolic acid)。三萜皂苷类有风轮菜皂苷(clinopodiside)A，B、C，D、E、F、G和醉鱼草皂苷(buddlejasaponin)IV、IVa、IVb等。

[药理] 具有止血作用，收缩血管、收缩子宫作用和抑菌作用。

[药性] 味苦，性冷。入热经。

[功能与主治] 疏风清热，解毒消肿，止血。主治感冒发热，中暑，咽喉肿痛，白喉，急性胆囊炎，肝炎，肠炎，痢疾，腮腺炎，乳腺炎，疔疮肿毒，过敏性皮炎，急性结合膜炎，尿血，崩漏，牙龈出血和外伤出血等。

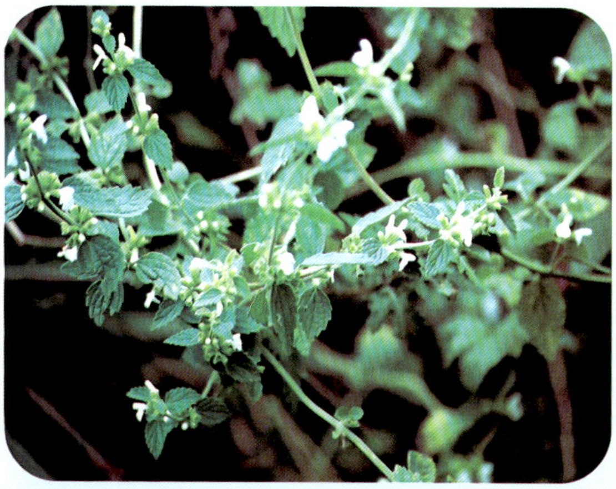

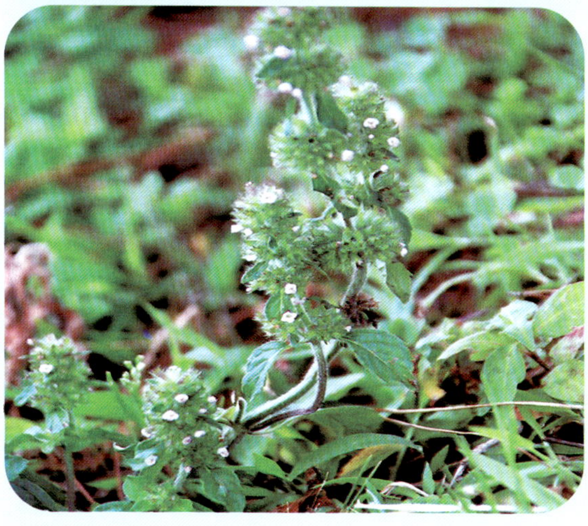

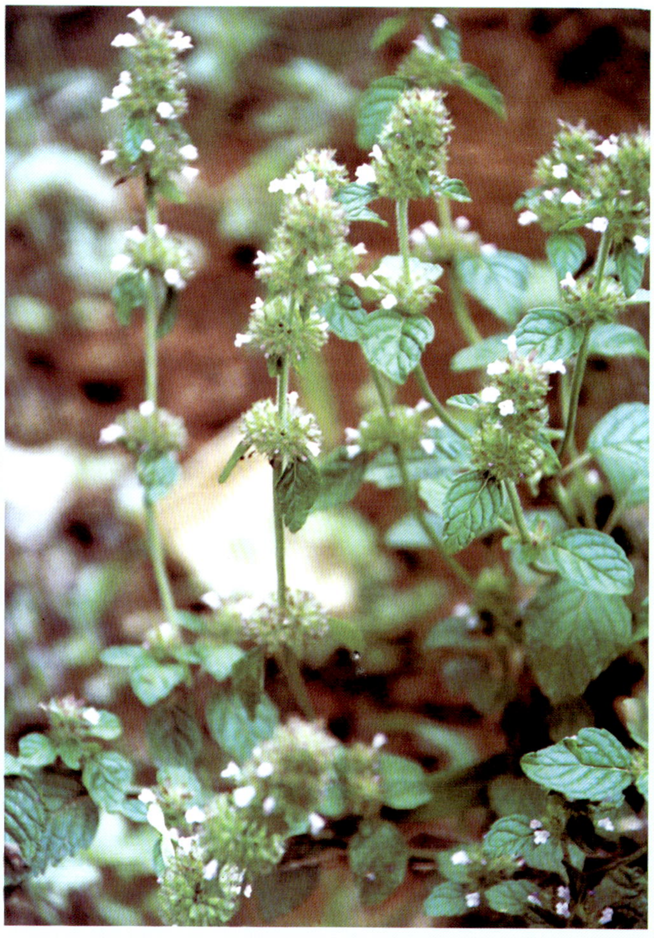

091.凤仙花　锐保腿儿（贵州铜仁）

Fengxianhua　reib bot zheit doul

[来源] 为凤仙花科植物凤仙花的花瓣及全草。

[原植物] 凤仙花 *Impatiens balsamina* L.

一年生草本植物，高约80cm。茎粗壮，肉质，直立。叶互生，披针形，长4～14cm，宽3～4cm，先端长渐尖，基部渐狭，边缘有锐锯齿，侧脉5～9对；叶柄长约1～3cm，两侧有数个腺体。花单生或数枚簇生叶腋，密生短柔毛；花大，粉红色或杂色，单瓣或重瓣；萼片2，宽卵形，有疏短柔毛；旗瓣圆，先端凹，有小尖头，背面中肋有龙骨突；翼瓣宽大，有短柄，二裂，基部裂片近圆形，上部裂片宽斧形，先端2浅裂；唇瓣舟形，被疏短柔毛，基部突然延长成细而内弯的距；花药钝。蒴果椭圆形，熟时一触即裂，密被长茸毛。种子多数，球形，黑色。

生于荒地、路边、宅旁菜园等处。全国各地均有栽培。

[化学成分] 凤仙花主含黄酮醇类及萘醌衍生物。2-甲氧基-1，4-萘醌，山萘酚、山萘酚-3-葡糖苷、山萘酚-3-芸香苷、山萘酚-3-鼠李糖基双葡糖苷、2-羟基-1，4-萘酚等化合物。

[药理] 具有抗真菌作用和抗过敏作用。

[药性] 味麻、辣，性热。入冷经、快经、半边经。

[功能与主治] 祛风除湿，活血通经，接骨。主治风湿痹痛，经闭腹痛，跌打损伤和骨折等。

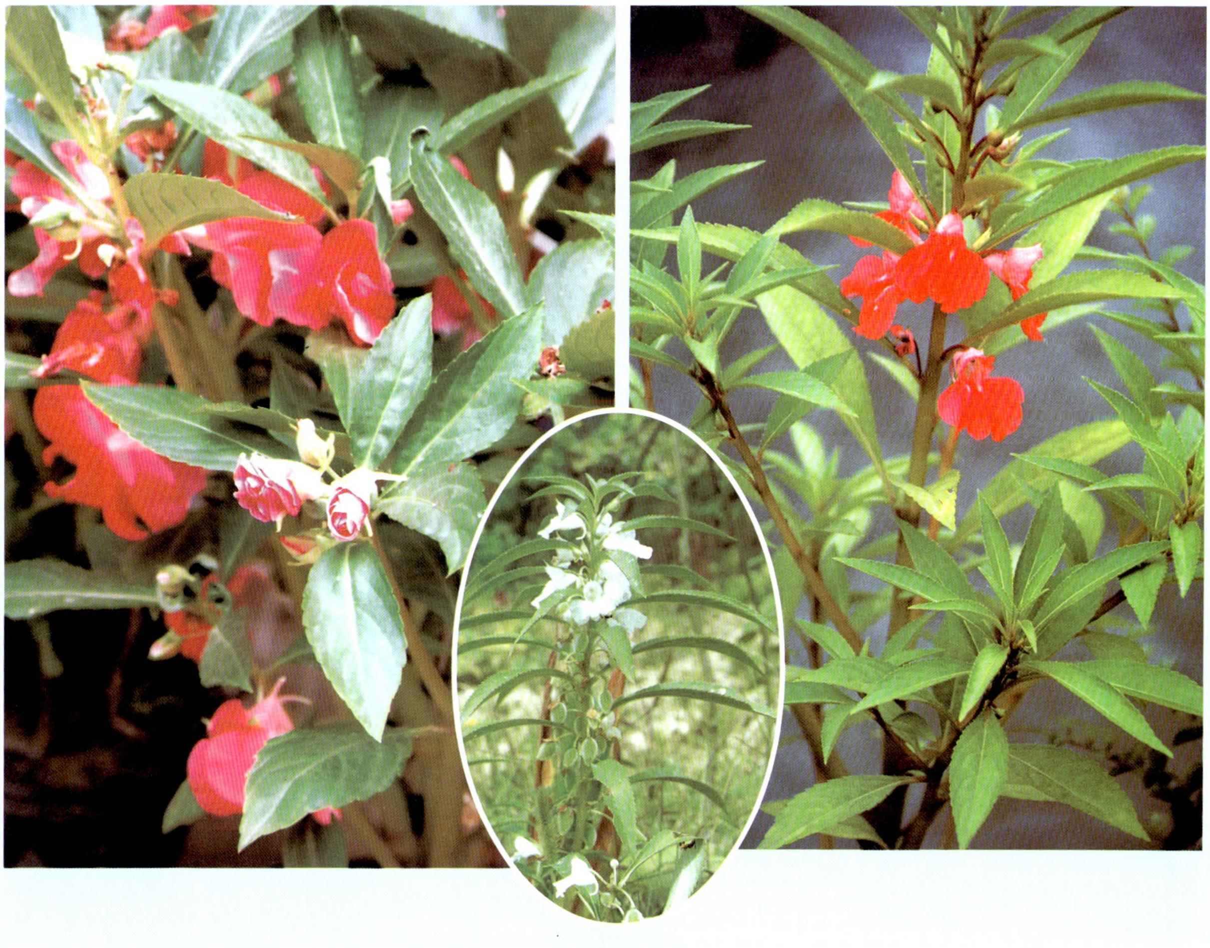

092.凤尾草　咪大先(贵州松桃)

Fengweicao　minl ndad xanl

[来源] 为凤尾蕨科植物凤尾蕨的根或全草。

[原植物] 凤尾蕨 *Pteris cretica* L .

多年生草本植物，高 30～70cm。根状茎短而硬，密生线状披针形棕色鳞片。叶纸质，簇生，二型；营养叶柄长 12～35cm，光滑，灰棕色；孢子叶叶柄长 25～40cm；叶片长 15～35cm，宽 15～20cm，一回羽状，但中部以下的羽片通常分叉，有时基部 1 对还有 1～2 片分离的小羽片；侧生羽片 2～5 对，线形，长 15～20cm，宽 6～8mm，边缘有锐尖锯齿。孢子囊群线形，生于羽片边缘至近先端而止；囊群盖线形，膜质，全缘，灰白色。不生孢子囊的营养叶，羽片或小羽片均较宽，连缘有不整齐的尖锯。孢子期 5～10 月。

生于海拔 2 000m 以下的阴湿处或石灰岩缝中。我国长江以南大部分地区有分布。

[化学成分] 根茎含大叶凤尾蕨苷(creticoside)A、B、C、D。全草含 2β，6β，16α－三羟基－左旋－贝壳杉烷(2β，6β，16a-trihydroxy-(-)-kaurane)，蕨素（pterosin）A、B、C、F、S，异蕨苷（isopteroside）C，欧蕨伊鲁苷（ptaquilsside）及一些贝壳杉烯和贝壳杉烷的衍生物。

[药性] 味苦，性冷。入热经。

[功能与主治] 清热利湿，凉血止血，解毒消肿。主治黄疸型肝炎，肠炎，菌痢，淋浊，带下，吐血，衄血，便血，尿血，扁桃体炎，腮腺炎，痈肿疮毒和湿疹等。

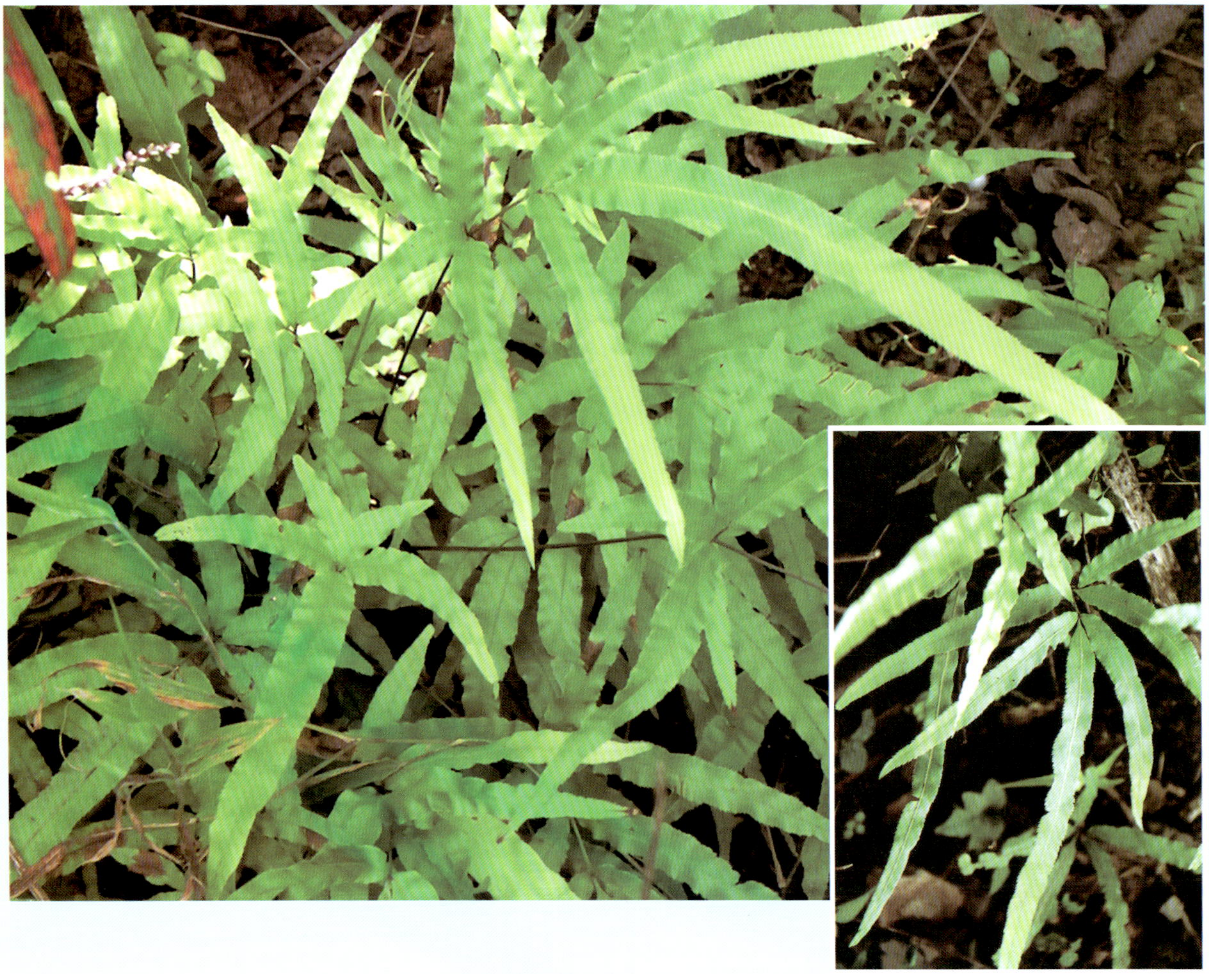

093.勾儿茶　豆拟(贵州黔东南)

Gouercha　det nis

[来源] 为鼠李科植物云南勾儿茶的根和叶。

[原植物] 云南勾儿茶 *Berchemia yunnanensis* Franch.

攀援灌木，长 3 ~ 5m。茎紫红色，疏生黑点，小枝平展，淡黄绿色，老枝黄褐色，无毛。叶互生，纸质，长圆状椭圆形或卵形，长 1.5 ~ 5cm，宽 1 ~ 3cm，两面无毛，上面绿色，下面黄绿色，羽状脉在下面极明显，全缘；叶柄长 7 ~ 13mm，无毛；托叶一对，细小，披针形。花两性，通常数朵簇生，近无总梗或有短总梗，排成聚伞总状或狭聚伞圆锥花序，花序多顶生，花淡黄色；有花梗，长 3 ~ 4mm；萼片 5 枚，三角形；花瓣 5 枚，卵圆形，先端微凹；雄蕊 5，稍短于花瓣；子房无柄。花柱呈 2 浅裂。核果矩圆形，先端微尖或钝，长约 7mm，熟时红色，后紫黑色，宿存花盘皿状。花期 6 ~ 8 月，果期至翌年 4 ~ 5 月。

生于海拔 1 500 ~ 3 900m 的路边、荒坡向阳处。分布于贵州、四川、重庆、云南等地。

[药性] 味微苦，性冷。入热经。

[功能与主治] 清热利湿，活血消肿，清热解毒。主治热淋，黄疸，痢疾，带下，崩漏，跌打损伤，风湿肿痛和痈肿疮毒等。

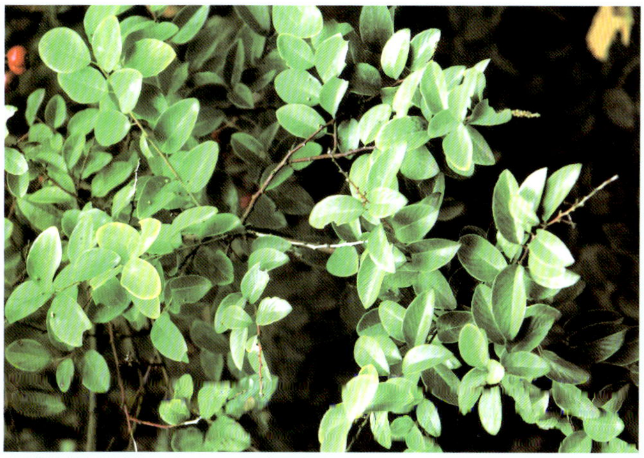

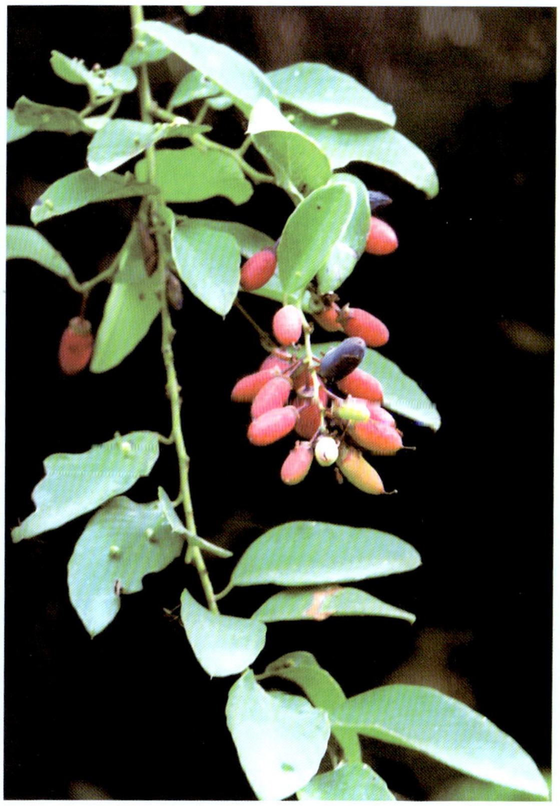

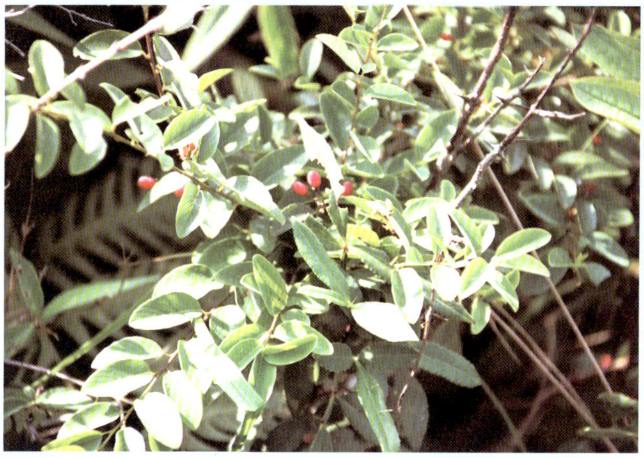

094.乌韭　都木油（贵州铜仁）

Wujiu　　udut mongx yoax

[来源] 为鳞始蕨科植物乌蕨的叶及全草。

[原植物] 乌蕨 *Sphenomeris chinensis* (L.) Maxon

多年生草本植物，陆生中型蕨类，植株高30～80cm。根状茎短，横走，密生深褐色钻形鳞片，叶柄自根状茎长出；叶柄禾秆色，有光泽，长15～30cm；叶片厚草质，长卵状披针形或狭卵形，长20～45cm，宽5～12cm，基部不狭缩，先端渐尖至尾尖，四回羽状深裂；羽片10～15对，基部的对生，其余互生，有柄，阔披针形，长5～12cm，宽2.5～5cm，基部宽楔形，先端长渐尖，三回深羽裂；或裂片楔形或倒披针形，先端截形或圆截形，全缘或有小牙齿，两侧楔形下延。长5～10mm，宽4～5mm，两侧有1～2对楔形裂片；叶脉二叉分支。孢子囊群小，生于裂片先端，顶生于1～2条小脉先端；囊群盖倒卵形或浅杯形。

生于海拔200～1 900m的林下、路边或空旷处。广布于长江以南各地。

[化学成分] 叶含牡荆素(vitexin)，丁香酸(syringic acid)，丁柰酚(kaempferol)，原儿茶醛(procatechualdehyde)，原儿茶酸（procatechuic acid）。

[药理] 具有抗菌和解毒作用。

[药性] 味苦，性冷。入热经。

[功能与主治] 清热，解毒，利湿，止血。用于风热感冒，中暑发痧，泄泻，痢疾，肝炎，白浊，白带，吐血，便血，尿血等。

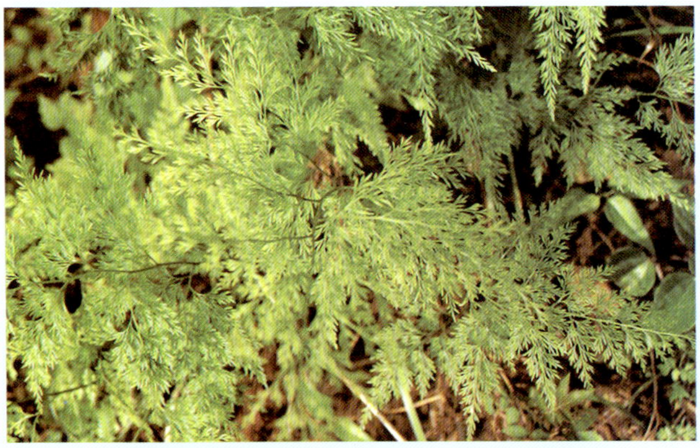

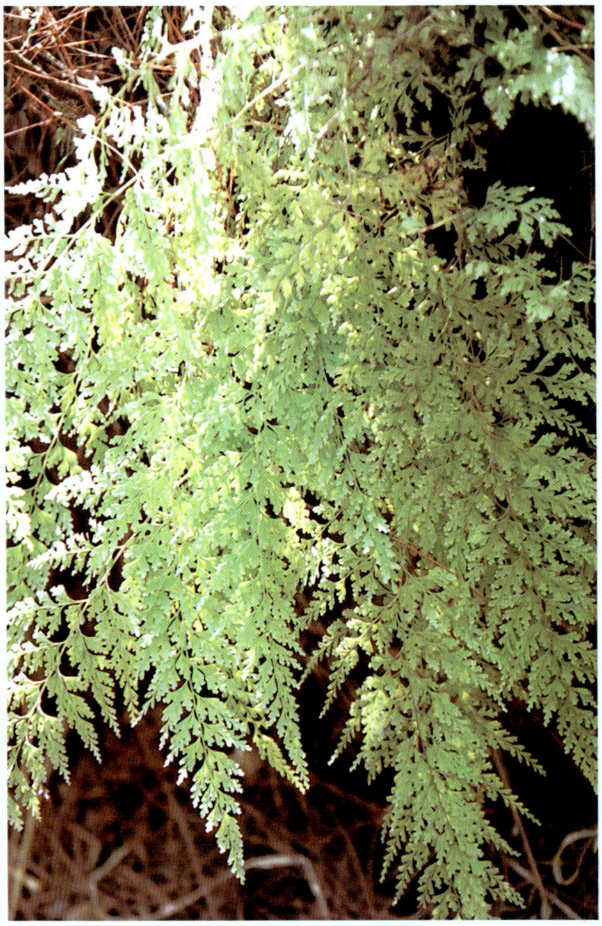

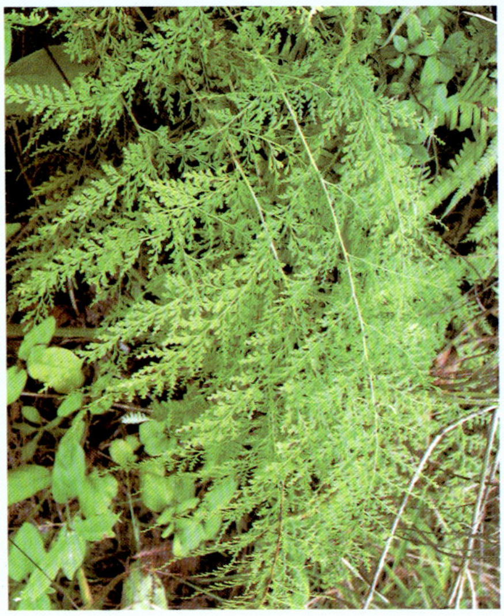

095. 乌桕　豆麻昌（贵州黔东南）

Wujiu　zend mut yet

[来源] 为大戟科植物乌桕的种子、叶及去掉栓皮的根皮或茎皮。

[原植物] 乌桕 *Sapium sebiferum* (L.) Roxb.

落叶乔木，高达15m，具白色乳汁。树皮暗灰色，有纵裂纹，幼枝淡黄绿色，单叶互生；叶柄长2.5～6cm，顶端有2腺体；叶片纸质，菱形至宽菱状卵形，长和宽约3～9cm，先端微凸尖到渐尖，基部楔形；侧脉5～10对。穗状花序顶生，长6～12cm；花单性，雌雄同株，无花瓣和花盘；最初全为雄花，随后有1～4朵雌花生于花序基部；雄花小，萼杯状，3浅裂，雄蕊2，稀3，花丝分裂；雌花具梗，长2～4mm，苞片3，花萼3深裂，子房光滑，3室，花柱基部合生，柱头外卷。蒴果椭球形，直径1～1.5cm，成熟时褐色，室背开裂为3瓣，每瓣有种子1颗；种子近球形，黑色，外被白蜡。花期4～7月，果期10～12月。

生于山野，路旁或栽培。西南各地区有分布。

[化学成分] 根含白蒿香豆精(artelin)，东莨菪素(scopoletin)。根皮含花椒油素(xanthoxylin)，莫雷亭酮(moretenone)，莫雷亭醇(moretenol)及3-表莫雷亭醇(3-epimoretenol)，3，3′-甲基并没食子酸(3，3′-methylellagic acid)，3，3′-二甲基鞣花酸-4′3′-O-a-D-阿拉伯糖苷（3，3′-di-O-methylellagic acid-4′-O-a-D-arabinfuranoside）等及其苷类。

[药理] 对甲基胆蒽和II型单纯疱疹病毒诱发的小鼠实验性宫颈癌有促进作用，强度比巴豆油提取物略弱，体外还有抗氧化作用。

[药性] 味苦，性冷。入热经。

[功能与主治] 泻下逐水，消肿散结，解蛇虫毒。主治水肿，臌胀，大、小便不通，湿疹和毒蛇咬伤等。

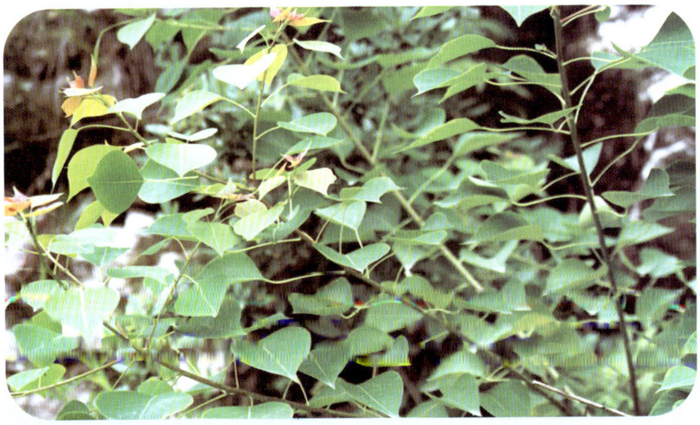

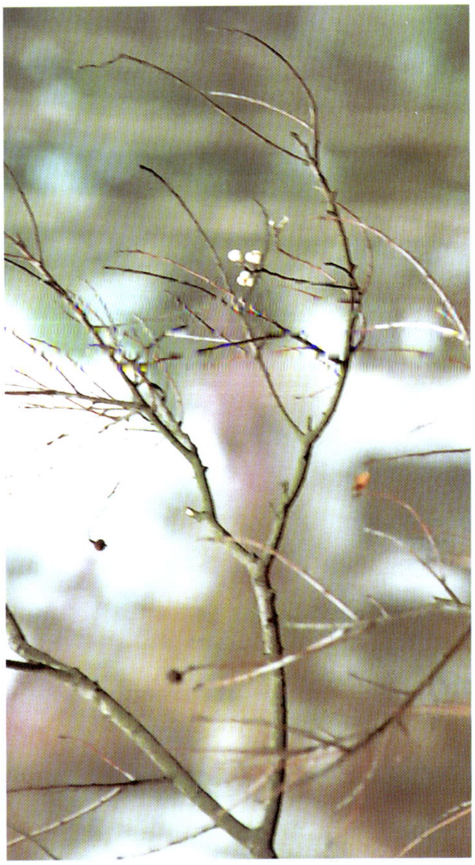

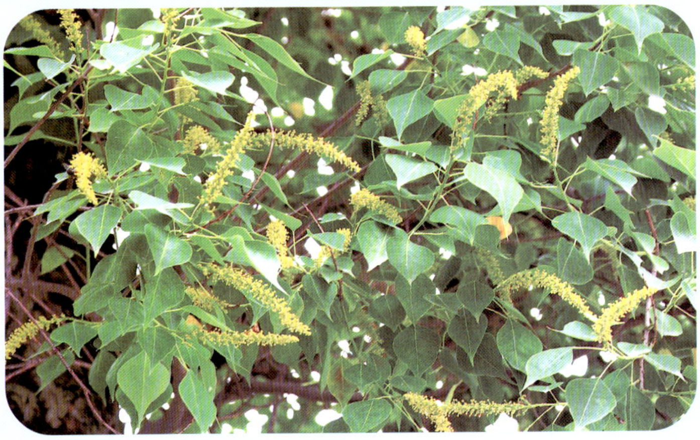

096. 乌梅　枝勾背（贵州毕节）

Wumei　zid kout bloub

[来源] 为蔷薇科植物梅的近成熟果实经熏焙加工而成。

[原植物] 梅 *Prunus mume*(Sieb.)Sieb.et Zucc.

落叶乔木，高可达10m。树皮灰棕色，小枝绿色，枝端尖，刺状。单叶互生，阔卵形或卵形，长4～7cm，宽1.7～3.5cm，基部近圆形，边缘有细密锯齿，叶被沿脉有毛；叶柄长5～8m m，近顶端有2腺体；托叶早落。花1～2朵簇生，先叶开放，几无花梗；萼筒钟状，被短柔毛，裂片卵形；花瓣白色，红色或淡红色，有时重瓣，味香；雄蕊多数，子房密被细柔毛。核果球形，有浅沟，熟时黄色，核有凹点。花期1～2月，果期3～5月。

各地有栽培。主产贵州、湖南、四川、重庆、浙江等地。

[化学成分] 果实含枸橼酸（citric acid）、苹果酸（malic acid）、草酸（oxalic acid）、琥珀酸（succinic acid）和延胡索酸（f μ maric acid）等有机酸，总酸量约4%～5.5%，以前二种酸为主。还含5-羟甲基-2-糠醛(5-hydroxymethyl-2-furaldehyde)及广藿香醇(patchouli alchol)。所含挥发性成分主要有苯甲醛（benxaldehyde）、4-松油烯醇(4-terpeneno1)、苯甲醇等成分。

[药理] 具有抗病原微生物作用，增强免疫功能作用。

[药性] 味酸，性冷。入热经。

[功能与主治] 润肺止咳，健脾消积。主治虚损咳喘，痰中带血，肠风下血和食积胀满等。

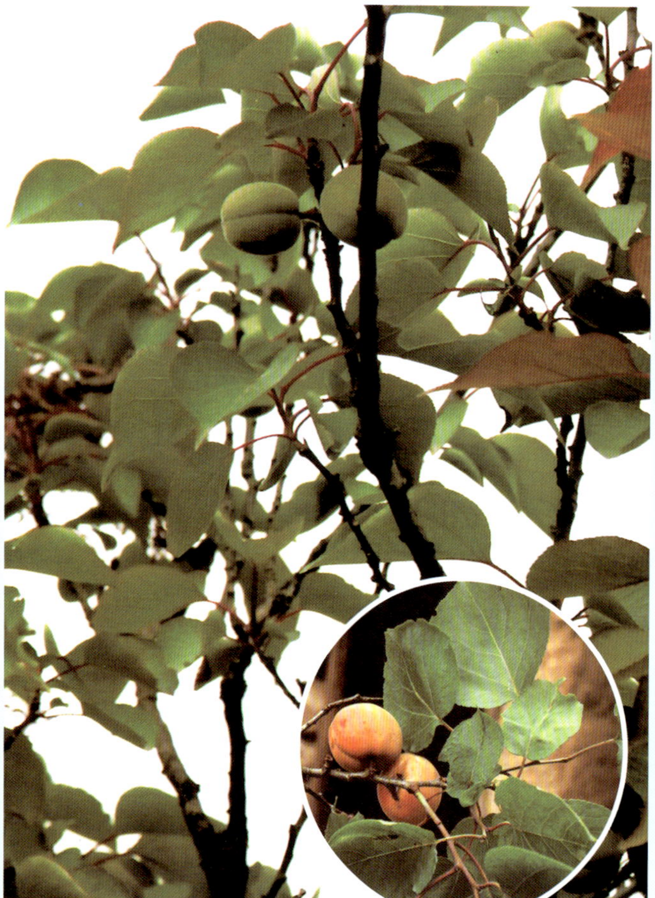

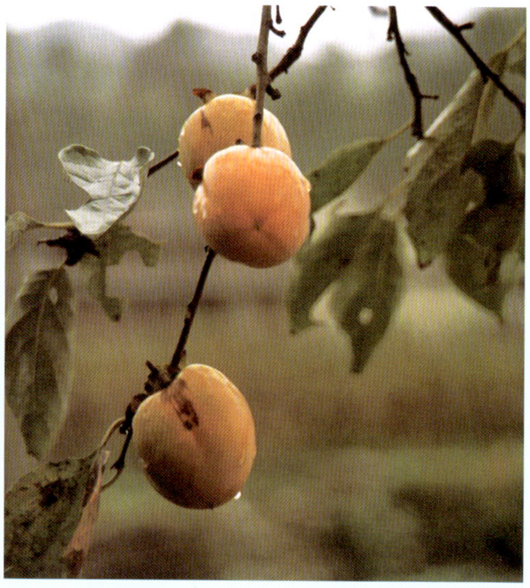

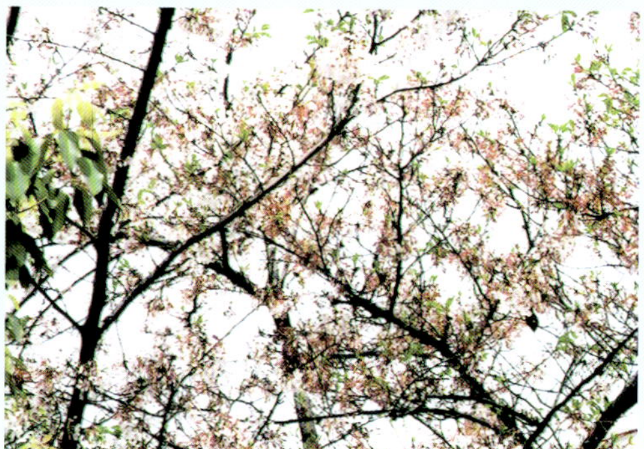

097. 乌鸦肝　付那阿娥（贵州黔东南）

Wuyagan　hfud nais ak wol

[来源] 为鸦科动物大嘴乌鸦的肝脏。

[原动物] 大嘴乌鸦 *Corvus macrorhynchus colnorum* Swinhue.

形体较大，重 425～500g，全长 437～516mm。嘴、脚均粗壮，嘴长与头等长；嘴缘光滑，嘴形较粗。后颈羽毛柔软，松散如发，羽干不显。全体黑色，上体除头顶、后颈及颈侧外，多少染有绿色亮辉；喉沾深蓝色亮辉，翼下及尾下覆羽中有些羽尖带蓝或绿色亮辉，下体余羽色较暗。虹膜黑褐色；嘴及脚、爪等均黑色。

生活于山区、丘陵或近村落的树林中，常见于田野、屋旁、沙滩等地区活动。贵州、湖南、湖北等省区苗乡有产，全国大部分地区均有分布。

[化学成分] 肉含蛋白质(protein)，肽类(peptides)，氨基酸(aminoacid)，脂类(lipid)等。

[药性] 味酸、涩，性冷。入热经。

[功能与主治] 祛风定痫。主治头风眩晕，癫痫等。

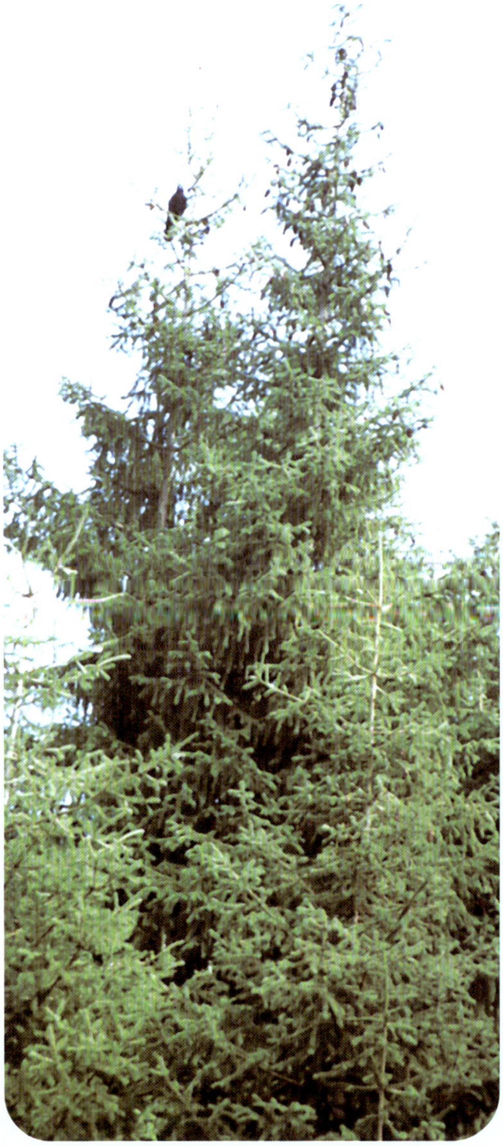

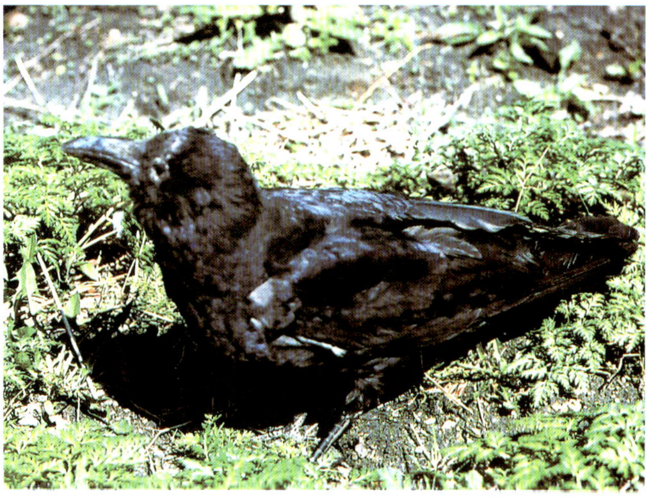

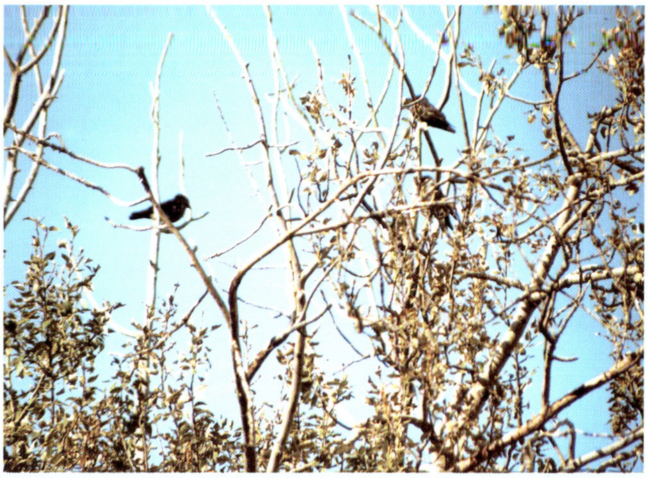

098. 乌梢蛇　能格冒（贵州铜仁）

Wusaoshe　nenb gieb mlob

[来源] 为游蛇科动物乌梢蛇除去内脏的干燥体。

[原动物] 乌梢蛇 *Zaocys dhumnades* (Cantor) Anser

形体较粗大，头颈区分不明显，全长可达200cm左右，一般雌蛇较短。眼大鼻孔大而椭圆，位于两鼻鳞间。背面灰褐色或黑褐色，其上有2条黑线纵贯全身，老年个体后段色深，黑线不明显，背脊黄褐纵线较为醒目，幼蛇背面灰绿色，其上有4条黑线纵贯全身。颊鳞1枚，眶前鳞2~3枚，眶后鳞2枚；颞鳞2(1)+2，上唇鳞3-2-3式。背鳞16-16(14)-14，中央2-4(6)行起棱。正脊两行棱极强，腹鳞192~205；肛鳞2分，尾下鳞101~128对。

生活于丘陵、田野及路边草丛或林下等省区。分布于贵州、湖南、广西、四川、重庆、湖北等地。

[化学成分] 乌梢蛇全体含赖氨酸(1ysine)，亮氨酸（Leucien），天冬氨酸(aspartic acid)，谷氨酸(glutamicacid)，甘氨酸（glycine），丙氨酸(alanine)，苏氨酸(threonine)等多种氨基成分。

[药理] 具有抗炎、镇痛作用和抗惊厥作用。

[药性] 味咸，性微热。入慢经、半边经。

[功能与主治] 祛风湿，通经络。治风湿顽痹、肌肤不仁、筋脉拘挛、中风口眼歪斜、半身不遂、破伤风，麻风疥癣和瘰疬恶疮等。

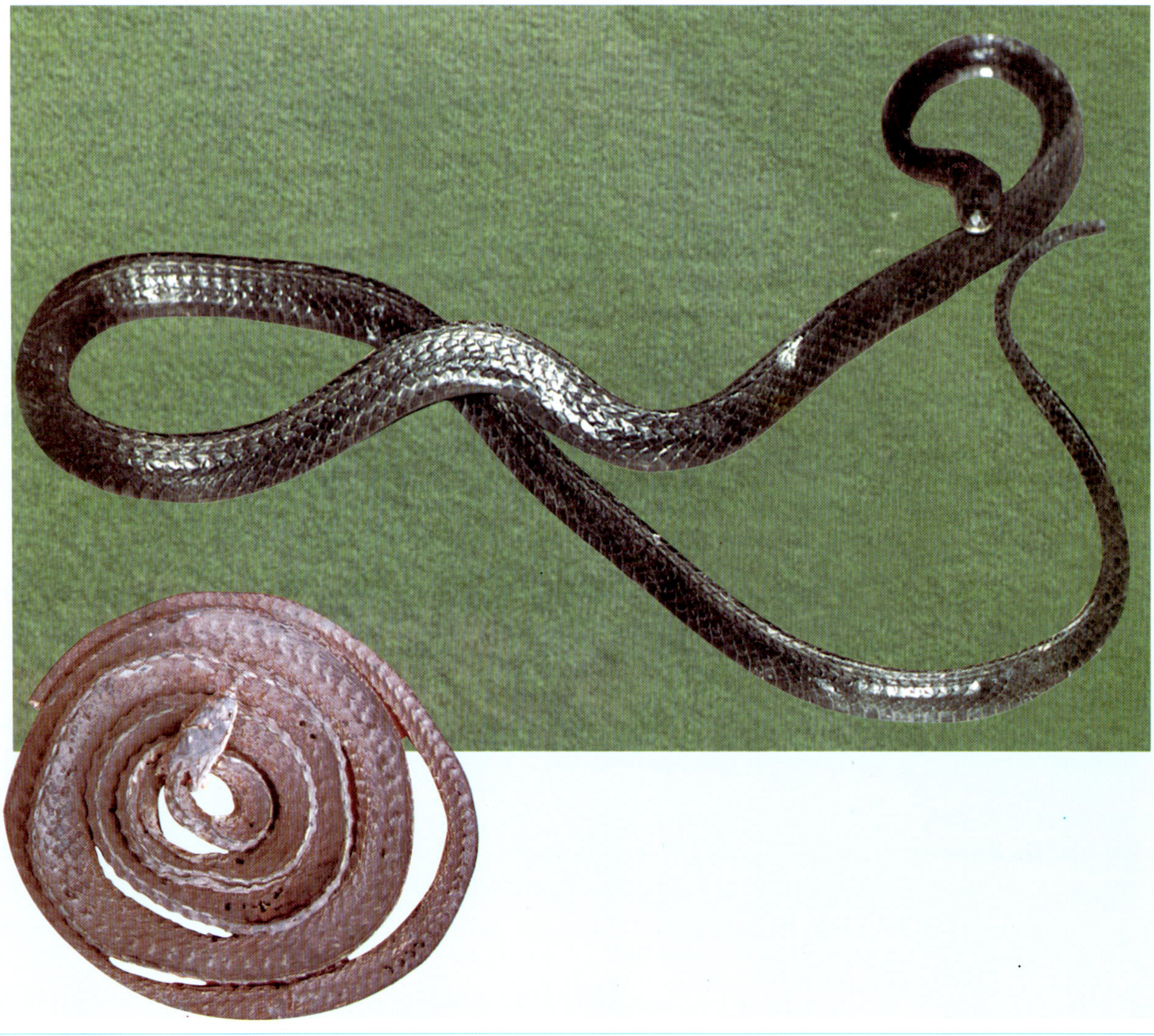

099. 六月雪　豆也给（贵州黔东南）

Liuyuexue　　det vit gheib

[来源] 为菊科植物华泽兰的全草。

[原植物] 华泽兰 *Eupatorium chinense* L.

多年生草本或半灌木，高可达1.5m。根多数，细长圆柱形，根茎粗壮。茎上部或花序分支被细柔毛。单叶对生；无柄或短叶柄；叶片卵形或披针状卵形，长3.5～10cm，宽3～5cm，基部圆形或截形，边缘有圆锯齿，顶端渐尖或钝，两面粗涩，上面无毛，下面被白色柔毛及黄色腺点。头状花序多数，在茎顶或分支顶端排成伞房或复伞房花序，直径达30cm；总苞钟状；总苞片3层，先端钝或稍圆，背面有黄色腺点；头状花序含5～6小花，花两性，管状，花冠白色，或有时粉红色，花冠长5mm。瘦果椭圆形，长3mm，有5棱，被短毛及黄色腺点，冠毛1列，刺毛状。花果期6～11月。

生于山坡、路旁、林缘、林下及灌丛中。分布于西南地区及湖北、湖南、广西、海南、福建等地。

[化学成分] 地上部分含三萜成分：α－香树脂醇(α－amyrin)，α－香树脂醇乙酸酯(α－amyrin acetate)，无羁萜(friedelin)，3β－无羁萜醇(friedelan-3β－ol)，β－谷甾醇(β－sitosterol)。还含香豆精(coumarin)，棕榈酸(palmiticacid)。又含挥发油。

[药理] 具有抗菌作用；还从中分离得到抑制人宫颈鳞癌(HeLa)细胞活性的物质。

[药性] 味苦、甘，性冷；有毒。入热经。

[功能与主治] 清热利咽，凉血散瘀，解毒消肿。主治咽喉肿痛，白喉，吐血，血淋，赤白下痢，跌打损伤，痈疮肿毒，毒蛇咬伤和水火烫伤等。

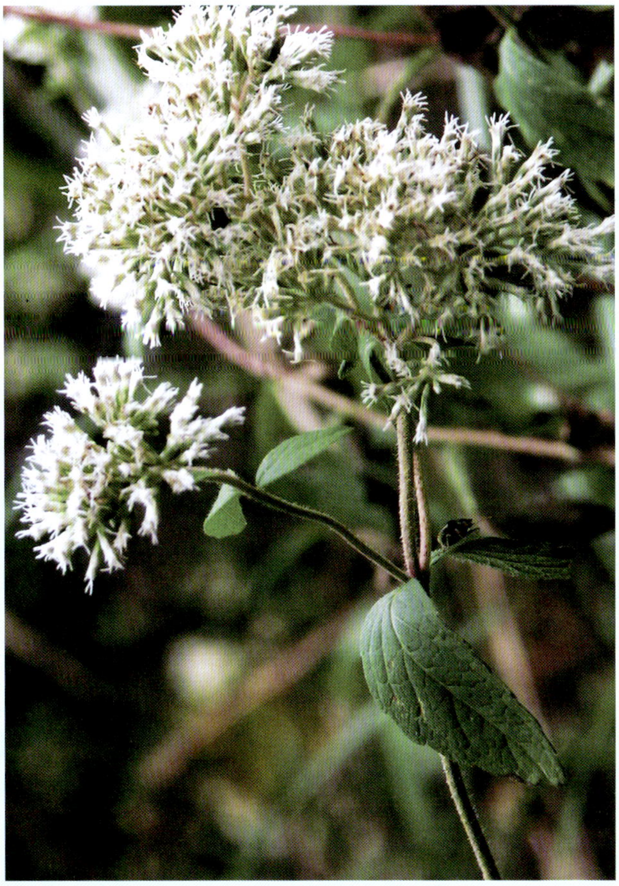

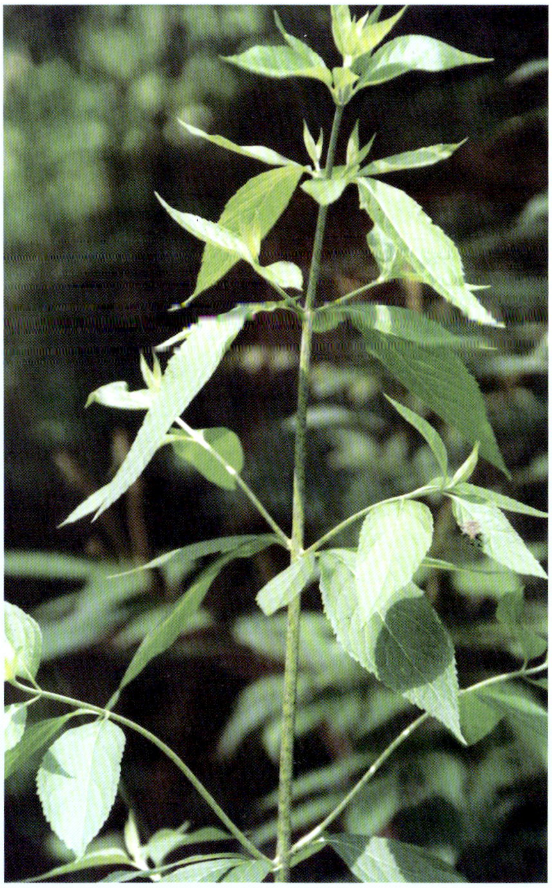

100. 火麻仁　真窝嘎(贵州黔东南)

Huomaren　　zend vob gaf

[来源] 为桑科植物大麻的种仁。

[原植物] 大麻 *Cannabis sativa* L.

一年生直立草本植物，高1～3m。茎粗壮直立，表面有纵棱，被柔毛，皮层富纤维。叶互生或对生，掌状全裂，小叶3～11枚，披针形，两端渐尖，边缘有粗锯齿，上面有粗毛，下面密生灰白色毡毛，叶柄细长，长3～15cm；托叶线状披针形。花单性，雌雄异株，雄花成疏生的圆锥花序，黄绿色，花被片及雄蕊各5，雌花丛生叶腋，绿色，花被退化，薄膜状，雌蕊1。瘦果扁卵形，有细网状纹，外围包以黄褐色苞片。花期5～7月，果期8～10月。

全国各地有栽培，以贵州苗族居住区种植最多。

[化学成分] 种子含胡芦巴碱(trigonelline)、L－右旋－异亮氨酸三甲铵乙内酯[L－(d)－isoleucine betaine]。又含脂肪油约30%，还含N－(对－香豆酰基)－酪胺[N－(P－coumaroyl)－tyramine]，大麻酚(carmabin01)等。

[药理] 具有泻下作用、降脂作用、降压作用、镇痛、抗炎和促进胆汁分泌等作用。

[药性] 味甜、性热。入冷经。

[功能与主治] 润燥滑肠，利水通淋，活血。主治肠燥便秘，风痹，消渴，风水，热淋，水肿，脚气，赤白痢疾，月经不调，疥疮和癣癞等。

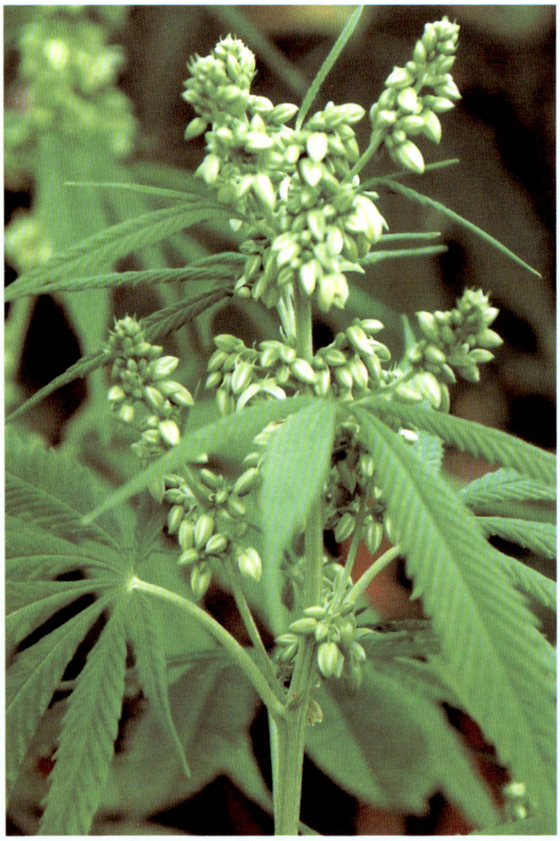

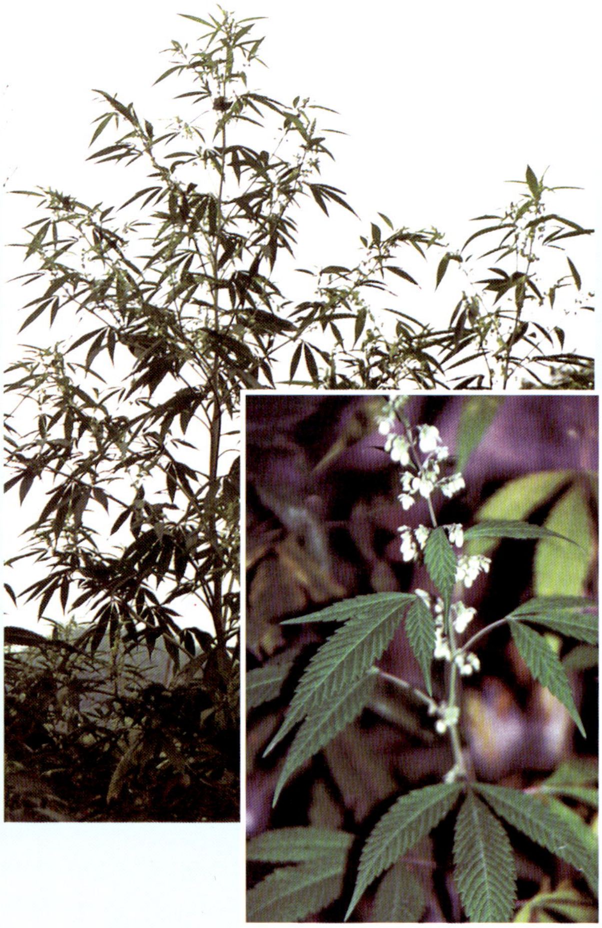

101. 水芹　窝久（贵州黔东南）

Shui qin　　vob juex

[来源] 为伞形科植物水芹的全草。

[原植物] 水芹 *Oenanthe javanica* (Bl.) DC.

多年生草本植物，高 15～80cm。全株光滑无毛。茎圆柱形，中空，直立或基部匍匐，节上生根。基生叶叶柄长可达 10cm，基部有叶鞘；1～2 回羽状复叶或分裂，互生；末回裂片卵形或菱状披针形，长 2～5cm，宽 1～2cm，边缘有不整齐的尖齿或圆齿；茎上部叶几无柄。复伞形花序顶生；花序梗长达 2～16cm；无总苞；伞辐 6～20cm，长 1～3cm；小总苞片 2～8，线形；小伞形花序有花 10～25；萼齿 5，短尖；花瓣 5，白色，倒卵形，长约 1mm，顶端内折成小舌片；雄蕊 5，花丝长而微弯，花药短；子房下位，2 室。双悬果椭圆形或近圆锥形，长约 3mm，宽约 2mm。花期 6～7 月，果期 9～10 月。

生于浅水低洼湿地或池沼、水沟中，常栽培作蔬菜食用。全国各地均有分布。

[化学成分] 全草含挥发油，主要有 α－和 β－蒎烯(pinene)、月桂烯(myrcene)、异松油烯(terpinolene)，β－水芹烯(β－phellandrene.)、丁香烯(caryophyllene)、樟烯(camphene)、香荆芥酚(carvacrol)、丁香油酚(eugeno1)等。

[药理] 具有保肝、抗心律失常、降血脂和抗过敏等作用。

[药性] 味甜，性冷。入热经。

[功能及主治] 清热解毒，利尿，止血。主治烦渴，浮肿，小便不利，尿血，便血，吐血和衄血等。

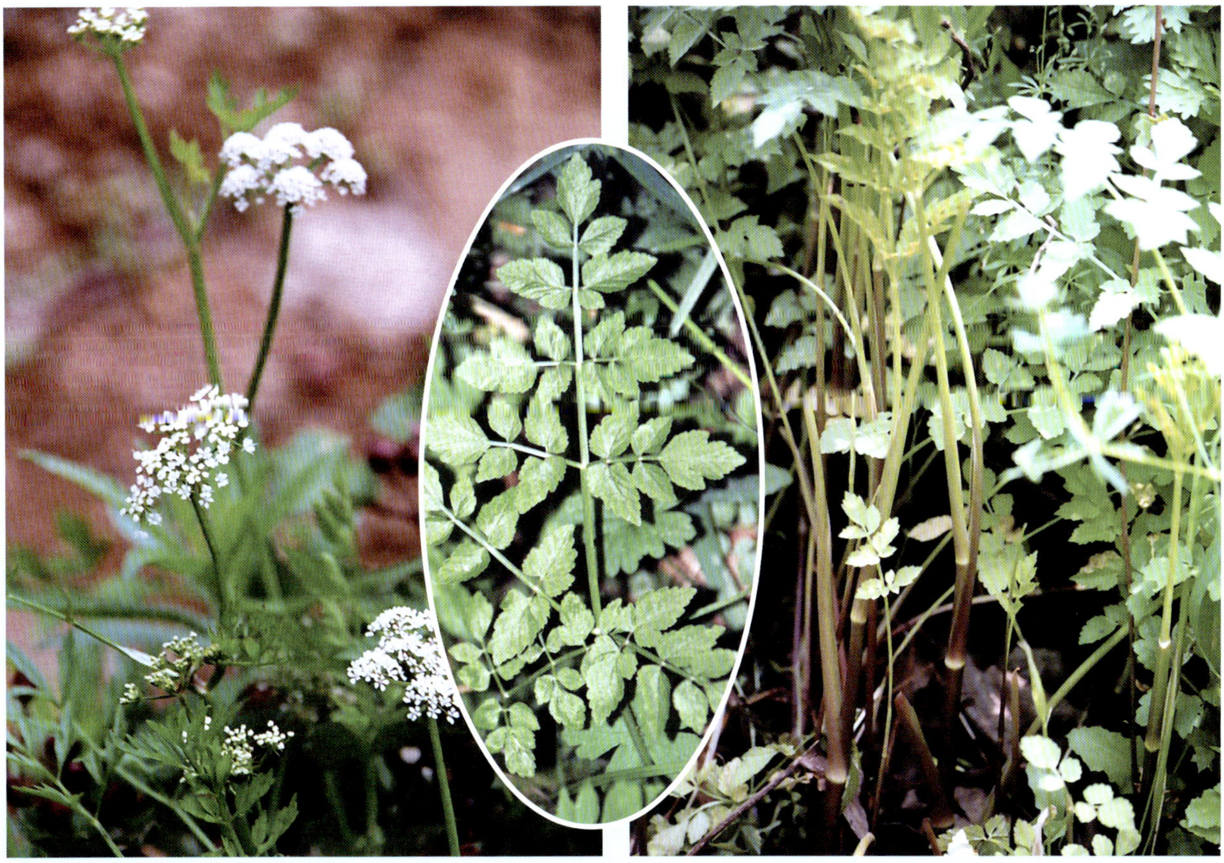

102. 水三七　窝久欧(贵州黔东南)

Shuishanqi　　vob jut eb

[来源] 为蒟蒻科物裂果薯的块茎或全草。

[原植物] 裂果薯 *Schizocopsa plantaginea* Hance

多年生草本植物，高15～25cm，根状茎粗短弯曲，表面黄白色，有多数细根。叶基生，椭圆形或椭圆状披针形，长12～22cm，宽2～5cm，基部下延，全缘，长柄。花茎由叶丛抽出，伞形花序顶生，有花10余朵；外面的总苞片4片，卵形或三角状卵形，长1～3cm，宽0.7～1.8cm，内面的苞片线形，长5～7cm；花被裂片6，淡紫色，外轮3片卵形，长约1.2cm，宽约0.5cm，内轮3片近圆形，直径约0.6cm；雄蕊6枚，与花被裂片对生；花丝顶端兜状，两侧向下突出成角状；子房下位，1室，花柱短，柱头3。蒴果近倒卵形，直径6～8mm。花期5～6月，果期7～8月。

生于溪边、沟旁湿润地方。分布云南、贵州、广西、湖南等地。

[化学成分] 块茎含裂果薯皂苷（leiguonin）A、B，豆甾醇-3-O-β-D-吡喃葡萄糖苷（stigmasterol-3-O-β-D-glucopyranoside），箭根薯酮内酯（tacalonolide）A、B，C、D、E、P及L、M等。

[药性] 味苦，性冷。入热经。

[功能与主治] 清热解毒，止咳祛痰，理气止痛，散瘀止血。主治感冒发热，痰热咳嗽，百日咳，脘腹胀痛，泻痢腹痛，咽痛，痈肿，牙痛，跌打损伤和外伤出血等。

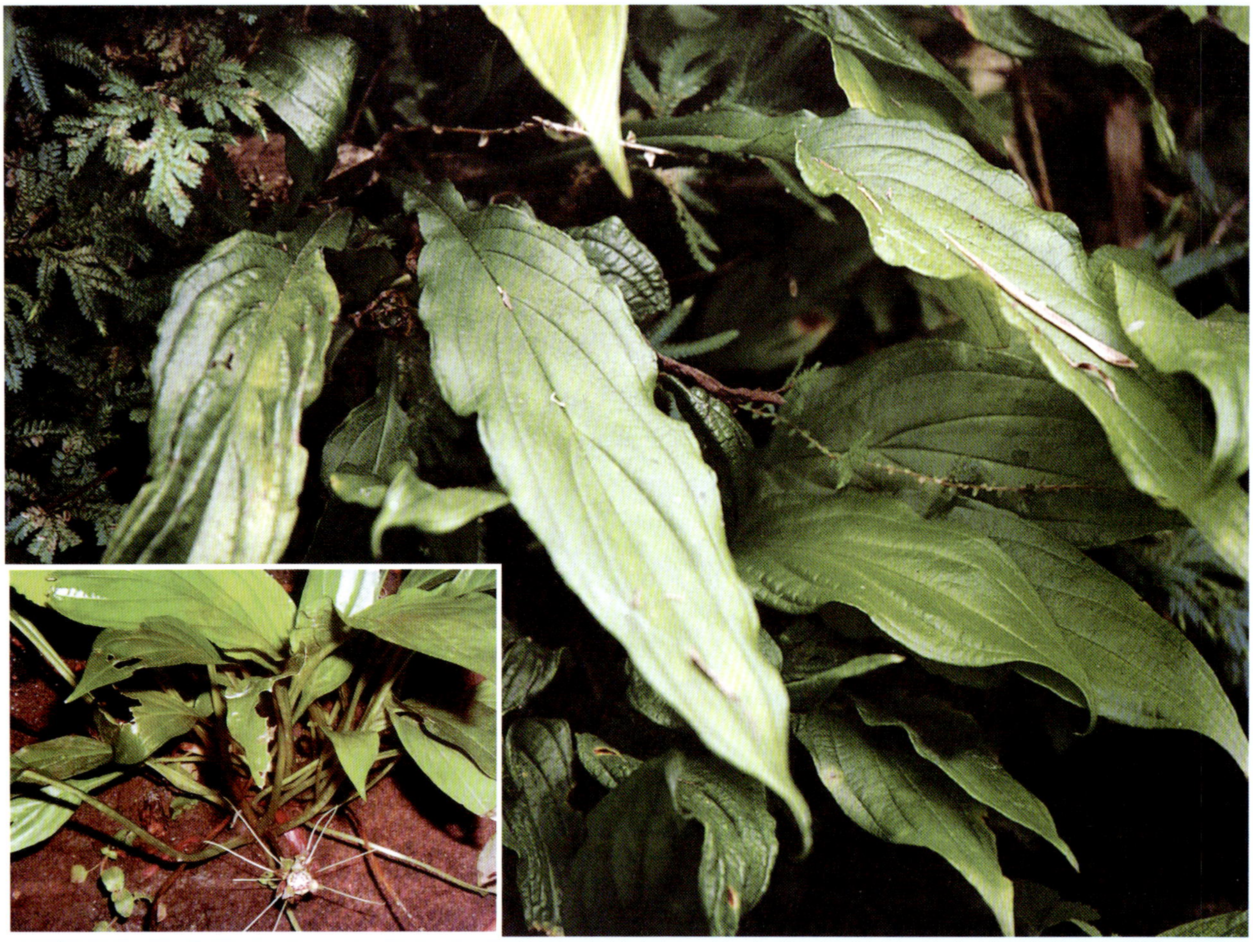

103. 水冬瓜　嘎龚令豆得（贵州黔东南）

Shuidonggua　ghab jongx linl det diol

[来源] 为山茱萸科植物有齿鞘柄木的根、根皮、树皮及叶。

[原植物] 有齿鞘柄木 *Toricellia angulata* Oliv. var. *intermedia (Harms)* Hu

落叶灌木或小乔木，高2.5～8m。树皮灰色；老枝黄灰色，有长椭圆形皮孔及半环行的叶痕。叶互生；叶柄长约5cm，基部扩大成鞘包于枝上；叶片膜质或纸质，阔卵形或近于圆形，长6～15cm，宽5～15cm，有裂片5～7，裂片的边缘有齿牙状锯齿，掌状脉5～7条，达于叶缘，在两面均凸起。总状圆锥花序顶生，下垂，雄花序长5～30 cm，密被短柔毛；雄花的花萼管倒圆锥形，裂片5；花瓣5，长圆披针形，先端钩状内弯；雄蕊5，与花瓣互生；花盘垫状，圆形，中间有3枚退化花柱；花梗纤细，雌花序较长，常可达35cm；花萼管状钟形，裂片5，披针形，无花瓣及雄蕊；子房倒卵形，3室，与花萼管合生；果实核果状，卵形，直径约4mm，花柱宿存。花期4月，果期6月。

生于海拔400～1 800m的林下。分布于湖北、湖南、广西、四川、重庆、贵州、云南等地。

[药性] 味辛、微苦，性平，性热。入热经。

[功用与主治] 活血舒筋，祛风利湿。主治跌打瘀肿，筋伤骨折，闭经，风湿痹痛，胃痛，腹痛泄泻和水肿等。

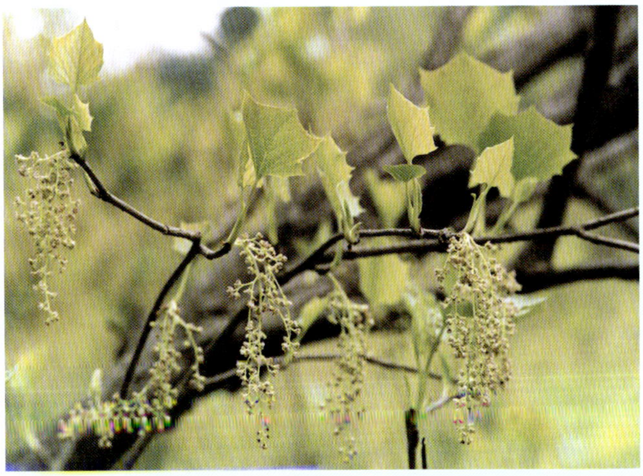

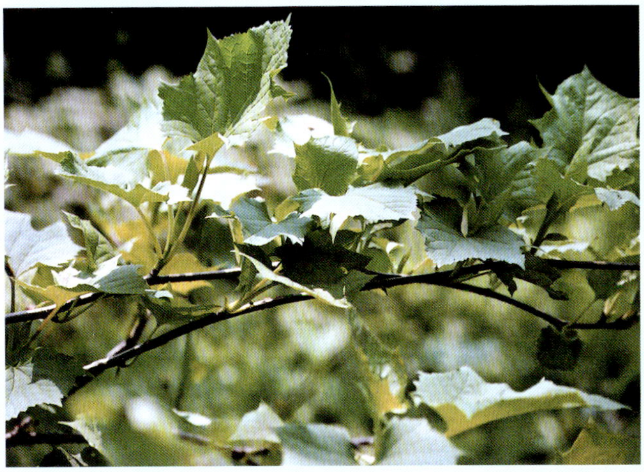

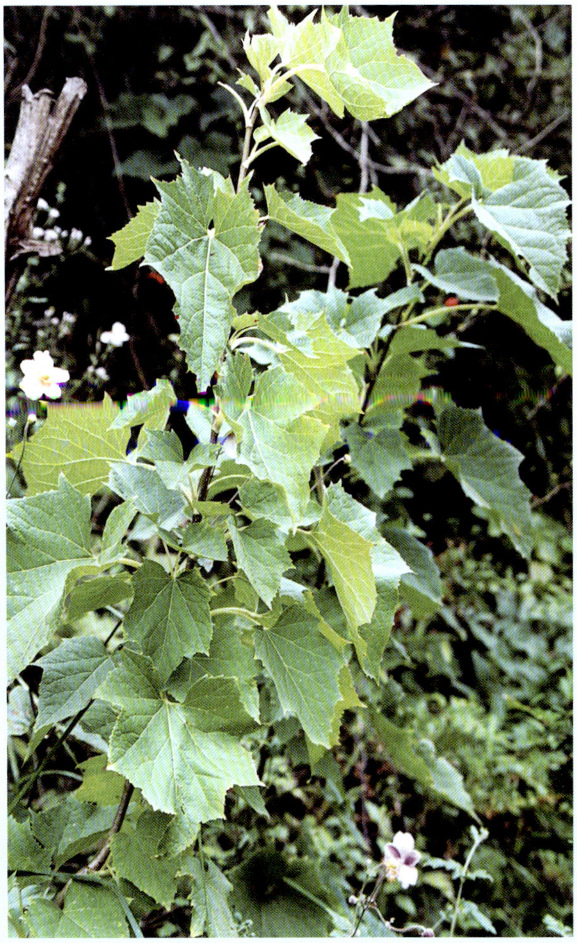

104. 水金凤　榜壳枪（贵州黔东南）

Shuijinfeng　　bangb khod qangb

[来源] 为凤仙花科植物滇水金凤的全草。

[原植物] 滇水金凤 *Impatiens uliginosa* Franch.

一年生草本植物，高35～70cm。茎淡绿色，密生细红点。叶互生；椭圆状披针形，长5～12cm，宽1.5～3cm，先端长尖，基部楔形，近叶柄处有2～3对疣状腺体，边缘有粗锯齿，齿端有疣状刺，上面绿色，下面淡绿色，有时红色；叶柄基部有托叶状的疣状腺体2枚。总状花序腋生，总花梗短于叶，具3～5朵花；花淡紫色，径约2.2cm；萼片3，淡紫色，斜卵圆形，长不超过5mm，背面中肋有龙骨状突起；花瓣5，上面1枚近圆形，翼瓣2裂，唇瓣囊状，具紫红色条纹及小点，基部延长成弯的距；雄蕊5，花丝扁；雌蕊1，花柱短。蒴果肉质，圆柱形，两端尖。花期夏秋间。

生于山野溪边等处湿地。分布于云南、贵州等地。

[药性] 味辛、微苦，性寒；小毒。入热经。

[功能及主治] 清热除湿，活血解毒。主治风湿热痹，跌打损伤，闭经，痛经，噎嗝，阴囊湿疮和疥癞癣疮等。

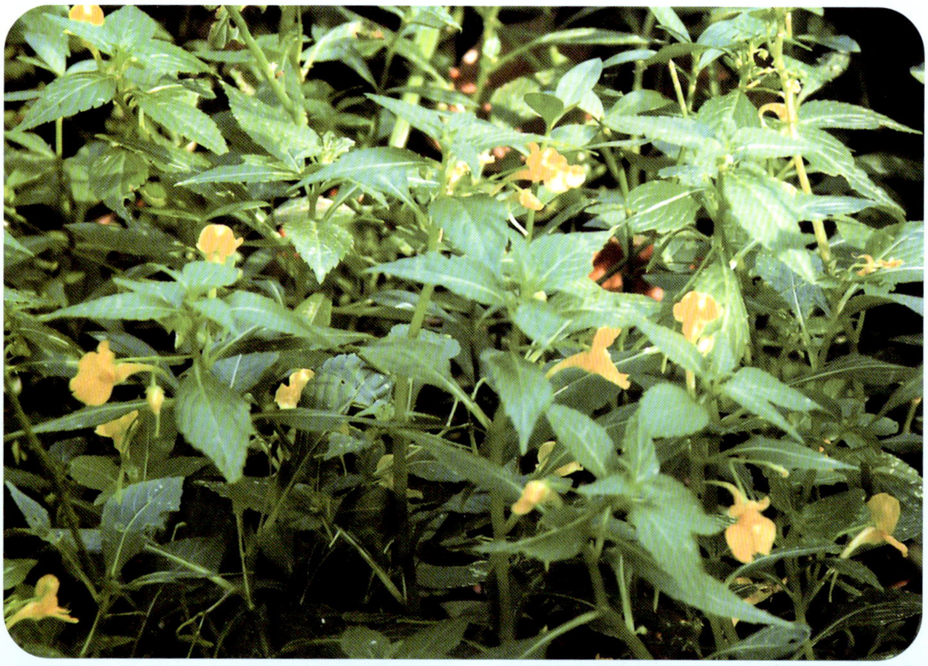

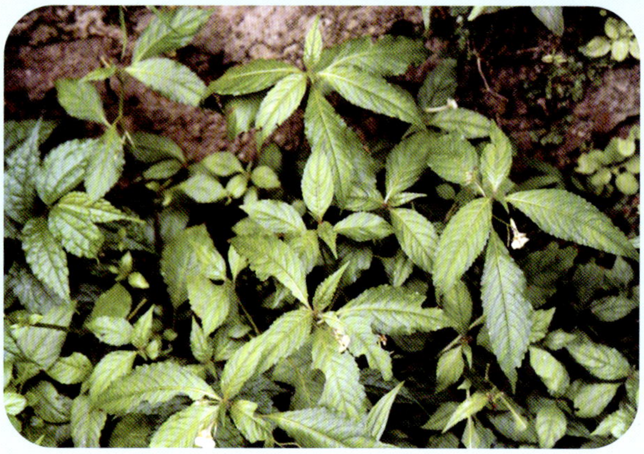

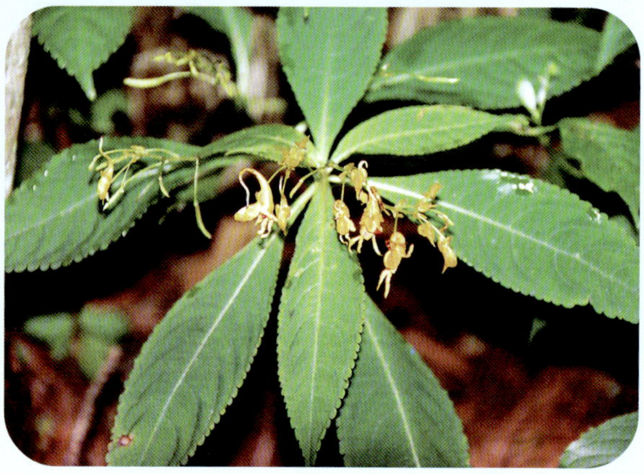

105. 水黄花　加欧雾(贵州黔东南)

Shuihuanghua　Jab eb wok

[来源] 为大戟科植物水黄花的根、根皮。

[原植物] 水黄花 *Euphorbia chrysocoma* Lévl. et Vant.

多年生草本植物，高20～80cm。根粗大，根茎肥厚。茎单一或有分支。叶互生；叶柄短或无；叶片狭长圆状披针形，长8～10cm，宽1.2～2cm，先端钝圆，基部急狭，全缘。聚伞状花序通常5歧伞状分支；总苞片5，轮生，卵状披针形，长3～4cm，宽1.5～1.7cm，黄色；花梗长2～3cm，有4～5花；苞片卵形，长1～1.4cm，宽8～9mm，黄色；花单性，无花被。蒴果光滑；种子黑色，果期6～9月。

生于海拔600～1 300m的山坡疏林下。分布于湖北、广西、四川、重庆、贵州、云南等地。

[药性] 性冷，味苦。入热经。

[功能与主治] 利尿逐水，清热解毒。主治水肿，水臌，疥疮和小儿黄水疮等。

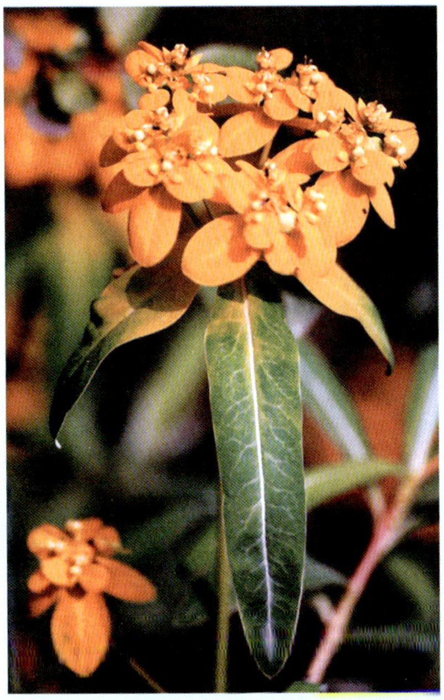

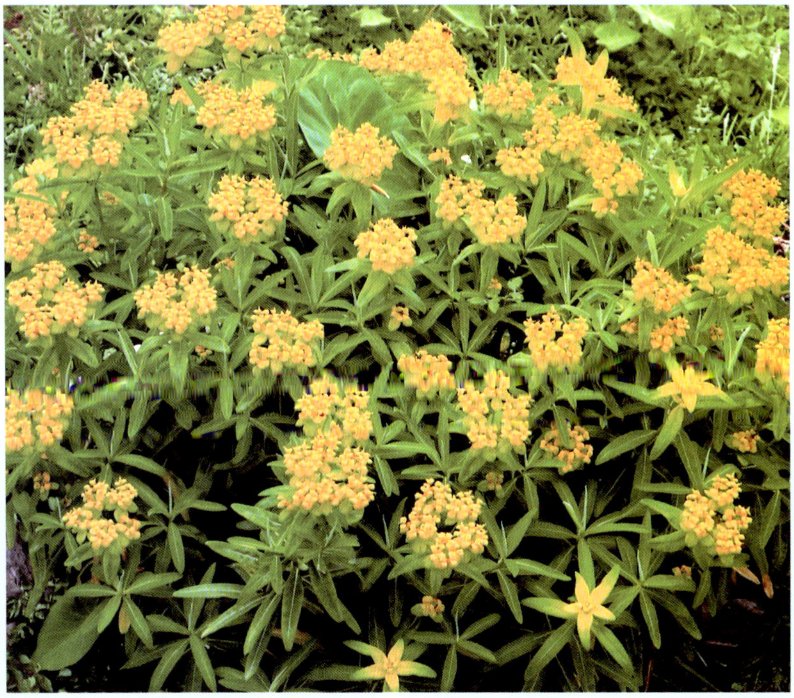

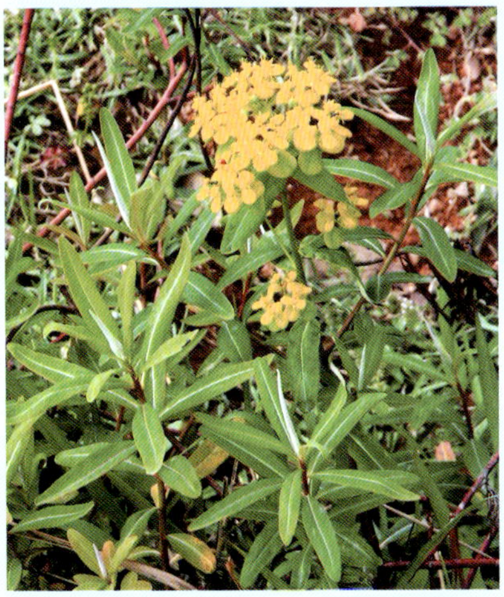

106. 水黄连　阿锐毕多埋(贵州松桃)

Shuihuanglian　ghaob reib bid deud mel

[来源] 为毛茛植物盾叶唐松草的全草或根。

[原植物] 盾叶唐松草 *Thalictrum ichangense* Lecoy.ex Oliv.

多年生草本植物，高14～32cm。全株无毛。根状茎短，密生须根，须根末端有纺锤形小块根。茎直立，不分支或上部分支。叶互生；叶柄长5～12cm。叶为一至三回出复叶；叶片长4～14cm；小叶草质，卵形、宽卵形、宽椭圆形或近圆形，长2～4cm，宽1.5～4cm，先端微钝或圆形，基部圆形或近截形，3浅裂，边缘有疏齿，小叶柄盾状着生，长1.5～2.5cm。复单歧聚伞花序分支；花两性，花梗丝状，长约0.3～2cm；萼片4～5，花瓣状，卵形，长约3 mm，白色，早落；花瓣缺；雄蕊多数，长4～6mm，花丝上部宽，下部丝状，花药椭圆形，长约0.6mm；心皮5～16，有柄，柱头近球形。瘦果近椭圆形，长约4.5mm，有约8条纵肋，柄长约1.5mm。花期6月。果期7～8月。

生于海拔600～1 900m的山地。分布于湖北、湖南、广西、四川、重庆、贵州、云南等地。

[化学成分] 含海罂粟碱(glaucine)，去氧海罂粟碱(dehydroglauine)，箭头唐松草米定碱(thalicsimidine)，去氧箭头唐松草米定碱(dehydrothalicsimidine)，唐松草坡芬碱(thaliporphine)。

[药性] 味苦，性寒。入热经。

[功用主治] 清热解毒，燥湿。主治湿热黄疸，湿热痢疾，小儿惊风，目赤肿痛，丹毒游风，鹅口疮和跌打损伤等。

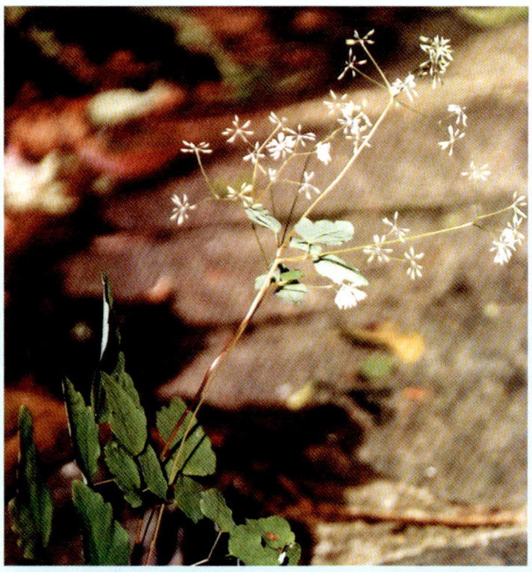

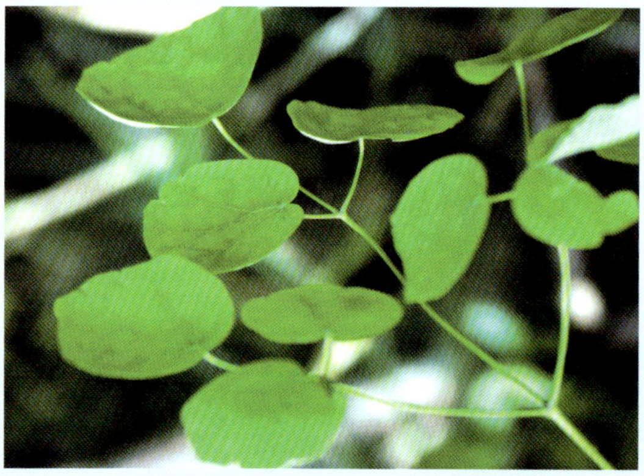

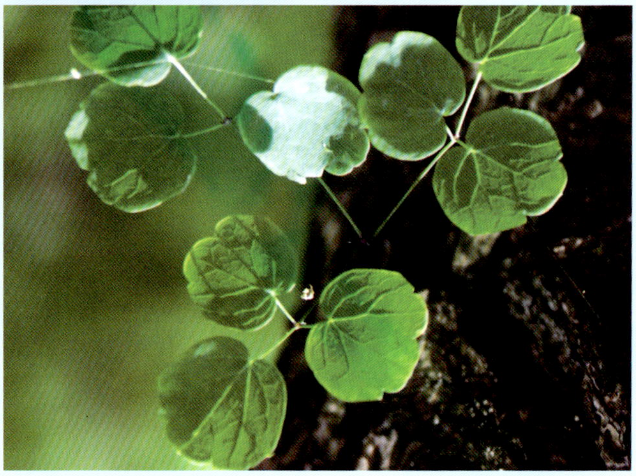

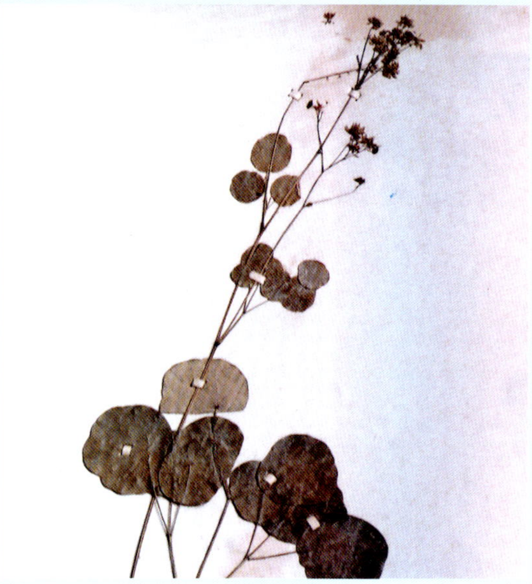

107. 水菖蒲　加保翁(贵州黔东南)

Shuichangpu　jab box ongd

[来源] 为天南星科植物菖蒲的根茎。

[原植物] 菖蒲 *Acorus calamus* L.

多年水生草本植物。根状茎横走，肥厚而稍扁，分支，外皮黄褐色，芳香，肉质根多数，具毛发状须根。叶基生，基部两侧膜质，叶鞘宽 4～5mm，向上渐狭；叶片剑状线形，长 90～150cm，中部宽 1～3cm，基部宽，对折，中部以上渐狭，草质，绿色，光亮，中脉在两面均明显隆起，侧脉 3～5 对。花序柄三棱形，长 15～50cm；叶状佛焰苞剑状线形，长 30～40cm；肉穗花序狭锥状圆柱形；花两性，黄绿色，花被片 6，雄蕊 6，花丝短；雌蕊 1，子房上位。浆果长圆形，红色。花期 5～6 月，果期 7～10 月。

生于海拔 2 600m 以下的水边、沼泽湿地或湖泊浮岛上，也有栽培。分布于全国各地。

[化学成分] 根茎、根、叶均含挥发油。鲜根茎所得挥发油的主要成分为：顺式甲基异丁香油酚（cis-methylisoeugenol），菖蒲大牻牛儿酮（acoraermacrone），异菖蒲烯二醇（isocalamendiol），菖蒲混烯（calamene）等。

[药理] 对中枢神经系统有抑制作用，有平喘、镇咳和祛痰作用，对平滑肌有解痉和抗菌等作用。

[药性] 味苦，性热。入冷经。

[功能与主治] 化痰开窍，除湿健胃，杀虫止痒。主治痰厥昏迷，中风，癫痫和食积腹痛等。

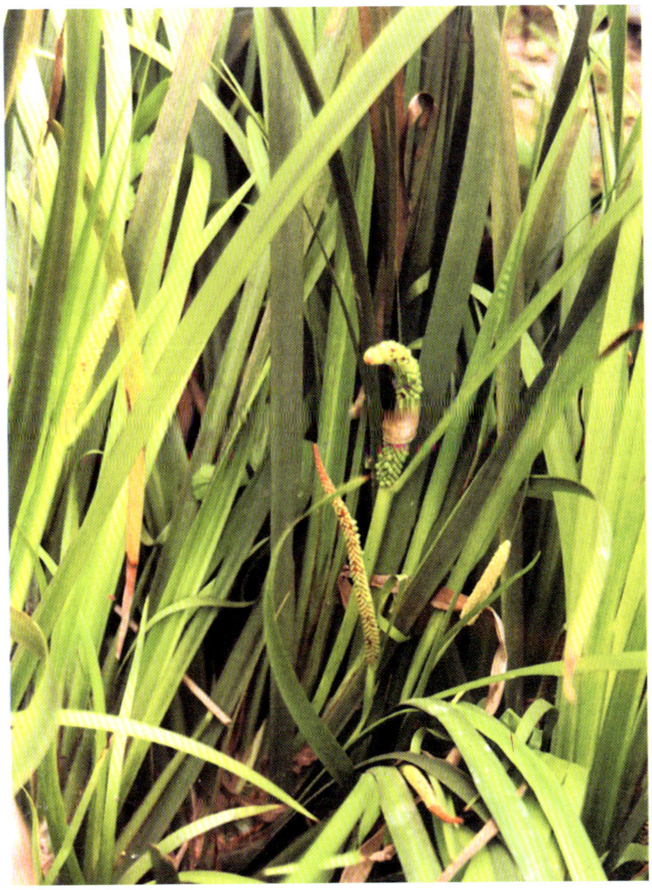

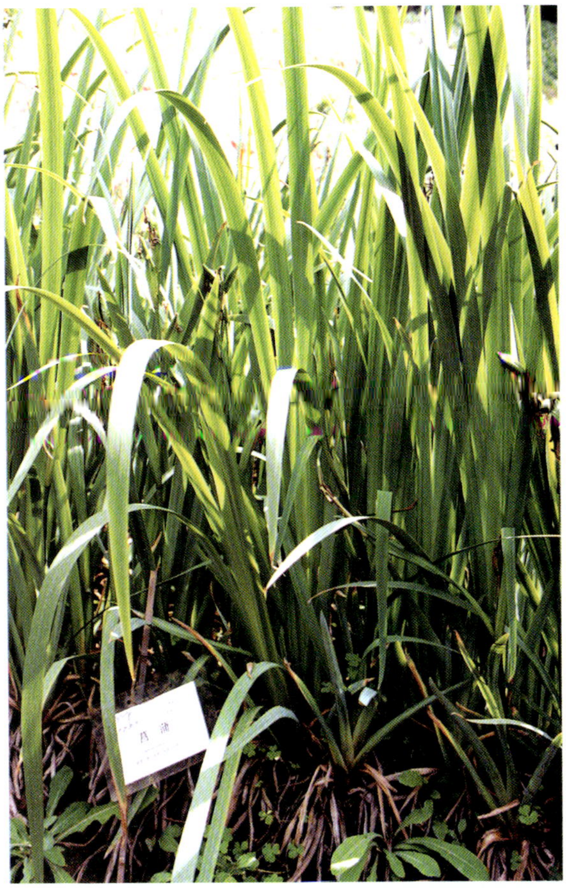

108. 水蜈蚣　仰超里（贵州黔东南）

Shuiwugong　nangx hsob nail

[来源] 为莎草科植物水蜈蚣带根茎的全草。

[原植物] 水蜈蚣 *Kyllinga brevifolia* Rottb.

多年生草本植物，高7～20cm。根状茎长而匍匐，外被膜质、褐色的鳞片，具多数节间，每节上生一干，其上具4～5个圆筒状叶鞘，叶鞘顶端具叶片。叶状苞片3，其中一片极短，后期向下反折。穗状花序单生，极少二或三，具密生的小穗，披针形或长圆状披针形，压扁，有小花；鳞片膜质，阔卵形，长2～3mm，白色，少为麦秆黄色，具刺；雄蕊3，花药线形；花柱细长，柱头2。小坚果倒卵状长圆形，扁双凸状，长约1 mm，淡黄色，表面密具细点。花、果期5～10月。

生于山坡、溪旁、荒地、路边草丛中及海滩边上。分布于西南各地。

[化学成分] 全草含挥发油，牡荆素(vitexin)等黄酮类成分，还含牡荆苷和荭草苷。

[药理] 煎剂用试管稀释法，1:16～1:2对绿脓杆菌、变形杆菌、伤寒杆菌、福氏痢疾杆菌及金黄色葡萄球菌有抑制作用。此外，可使血液中疟原虫减少或消灭。

[药性] 味辣，性冷。入冷经。

[功能与主治] 截疟，止咳，化痰，祛风利湿。主治疟疾，感冒咳嗽，关节酸痛，乳糜尿和皮肤瘙痒等。

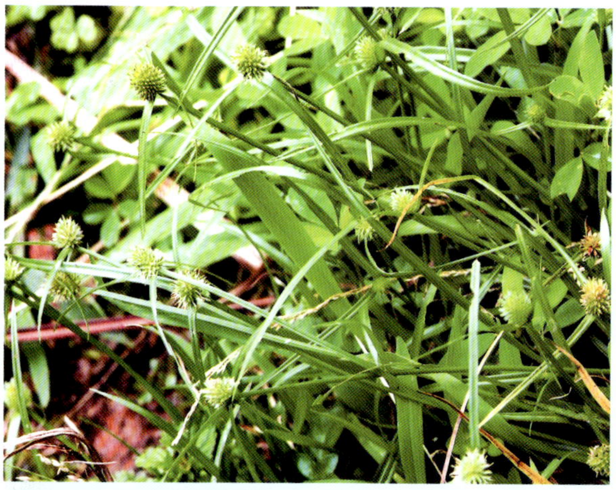

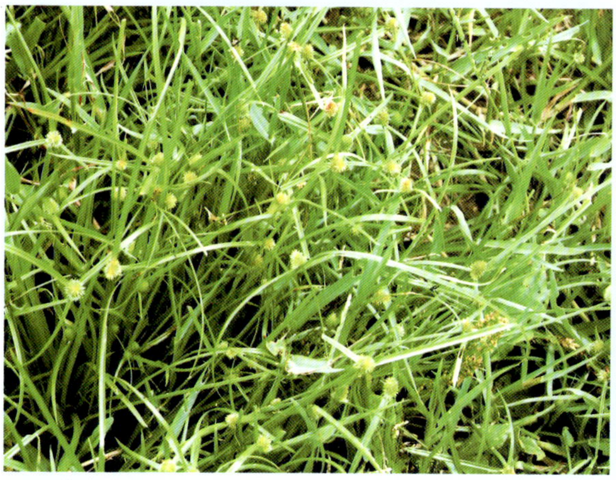

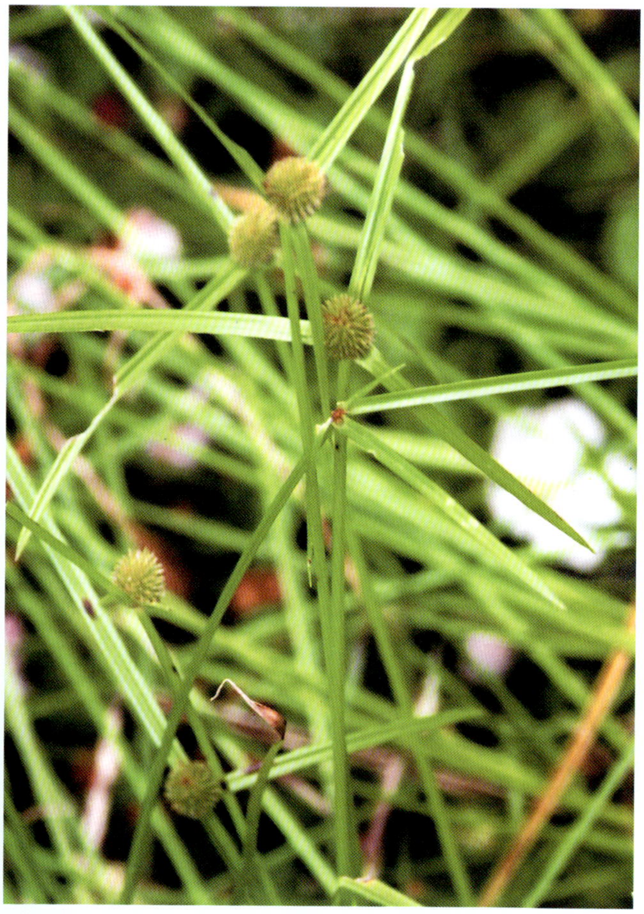

109. 水田碎米荠　细心务（贵州铜仁）

Shuitiansuimiji　xib xind ub

[来源] 为十字花科植物水田碎米荠的全草。

[原植物] 水田碎米荠 *Cardamine lyrata* Bunge.

多年生草本植物，高30～70cm。全株无毛。茎直立，稀分支，表面有纵棱。匍匐茎上的叶为单叶、有柄，宽卵形，边缘浅波状，中部以上全缘；茎生叶无柄，羽状分裂，长1～7cm，顶生裂片大，卵形，长6～25 mm，基部耳状；侧生裂片2～7对，近无柄，卵形或宽卵形，边缘浅波状或全缘，最下部1对裂片托叶状。总状花序顶生，具花10～20余朵；萼片4，卵形；花瓣4，白色，倒卵形，长5～8 mm，雄蕊6，4长2短；子房上位，圆柱形。长角果条形，扁平，微弯，长2～3.3cm，宽约2 mm，宿存花柱长4mm；果梗长1.5～2cm，斜展。种子矩圆形，褐色有宽翅。花期4～6月，果期5～7月。

生于水田边、溪边或浅水处。分布于中南和西南地区。

[药性] 味甜，性冷。入热经。

[功能与主治] 清热利湿，凉血调经，明目去翳。主治肾炎水肿，痢疾，吐血，崩漏，目赤，云翳和月经不调等。

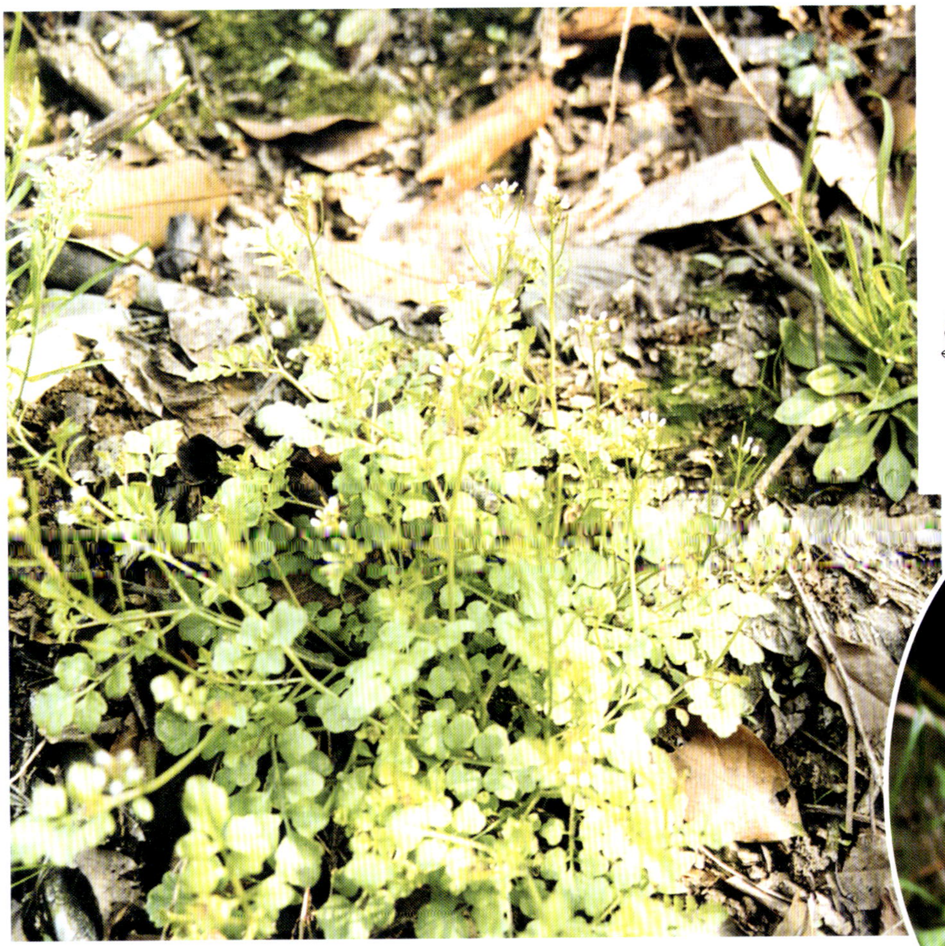

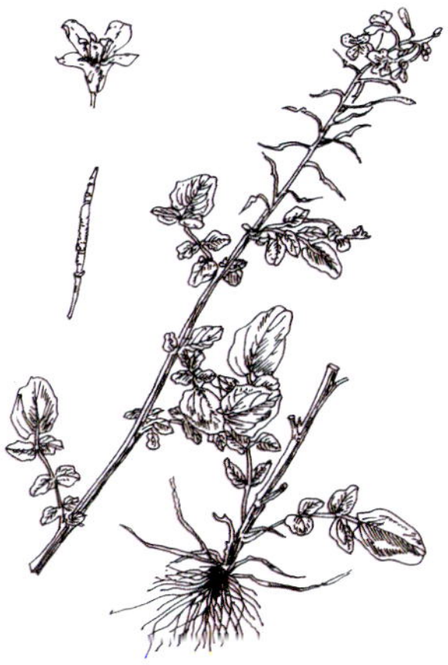

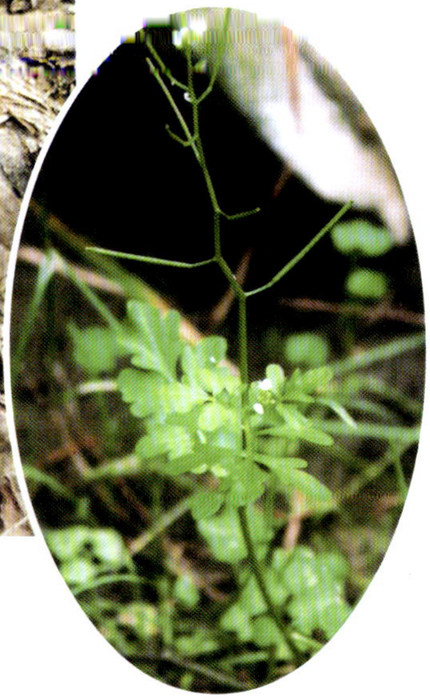

110. 玉竹　锐龚罗（贵州松桃）

Yuzu　reib jongx hlod

[来源] 为百合科植物深裂竹根七的根茎。

[原植物] 深裂竹根七 *Disporopsis pernyi* (Hua) Diels.

多年生草本植物。高20～30cm。根状茎横走，圆柱形略扁，肉质，有环节及茎基痕迹，外皮黄色，须根多数。茎直立或稍倾斜，绿色，有细纵棱。叶互生，叶片卵状披针形，长6～10cm，宽1.8～2.8cm，先端渐尖，基部宽楔形，全缘；3出脉。花单生或成对生于叶腋，花梗长1～1.5cm；花被基部筒状，先端6裂，白色，副花冠6片，每片又2裂；子房上位。浆果球形，直径6～7mm。种子1～3颗。花期4～5月，果期11～12月。

生于海拔500～2 500m的林下或阴凉山谷、水旁。分布湖北、湖南、广西、四川、重庆、贵州、云南等地。

[药性] 味甜、淡，性微冷。入热经。

[功能与主治] 益气健脾，养阴润肺，活血舒筋。主治产后虚弱，小儿疳积，阴虚咳嗽，多汗，口干，跌打肿痛，风湿疼痛和腰痛等。

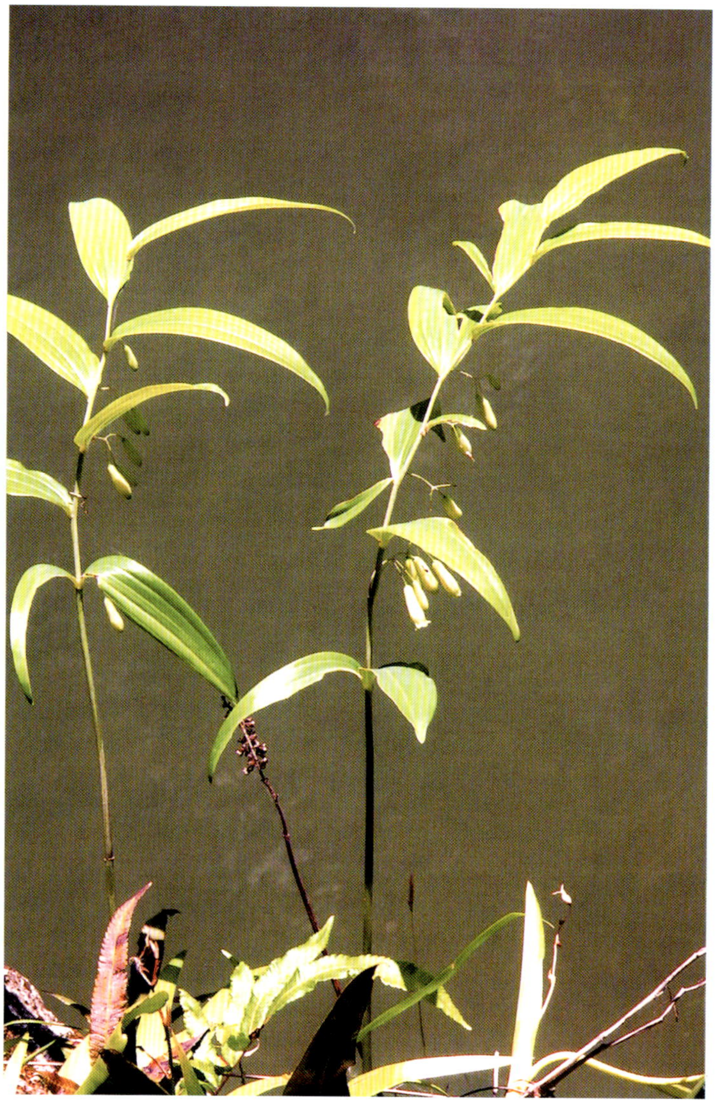

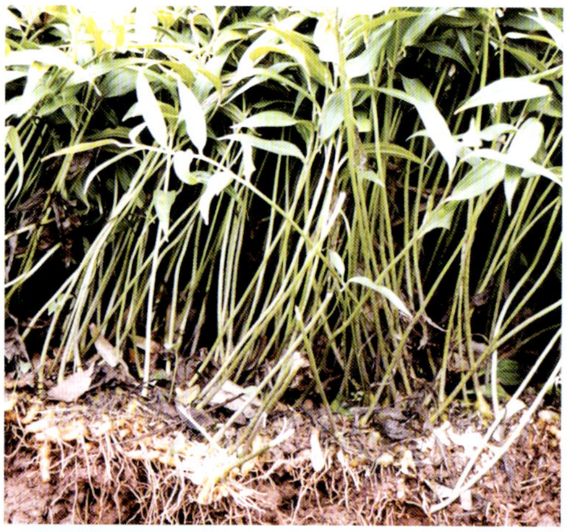

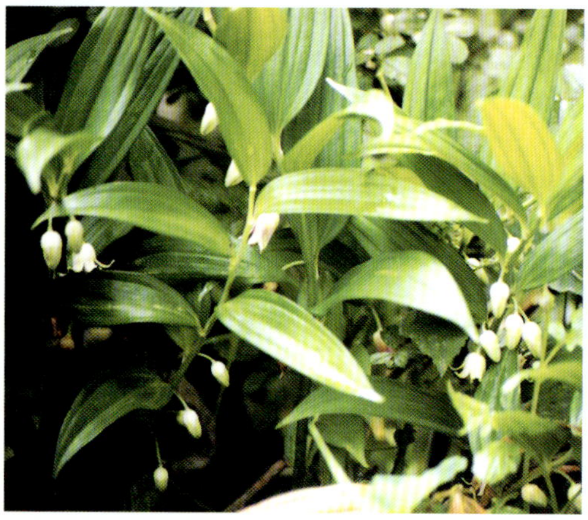

111. 玉米须　阿女包儿(贵州松桃)

Yumixu　ghaob nis beud reud

[来源] 禾本科植物玉蜀黍的花柱。

[原植物] 玉蜀黍 *Zea mays* L.

一年生草本植物。秆粗壮、直立，高可达4m，通常有分支。节间有髓，基部各节具气生根。叶片阔长，扁平、剑形、先端尖，边缘波状，中脉明显，雄性圆锥花序顶生，雄小穗成对生于各节；雌花序腋生；雌小穗成对，以8～18(30)行密集于一粗壮呈海绵质穗轴周围而成棒状，其外为多数叶状总苞片所包裹；花柱细长，自总苞顶端伸出，棕红色。颖果略成豣状，成熟后金黄色。

全国各地均有栽培。

[化学成分] 本品含脂肪油2.5%，挥发油0.12%，树胶样物质3.8%，树脂2.7%，苦味糖苷1.15%，皂苷3.18%，生物碱0.05%。还含隐黄质（cryprkxanthin），维生素C等。此外，还含大量硝酸钾（KNO3），a-生育醌（a-tocopheyl quinone）。

[药理] 有利尿作用；降压、利胆、降血糖等作用。

[药性] 味甜、淡，性微冷。入热经、慢经。

[功能与主治] 利尿消肿，清肝利胆。主治水肿，小便淋漓，黄疸，胆囊炎，胆结石，高血压，糖尿病和乳汁不通等。

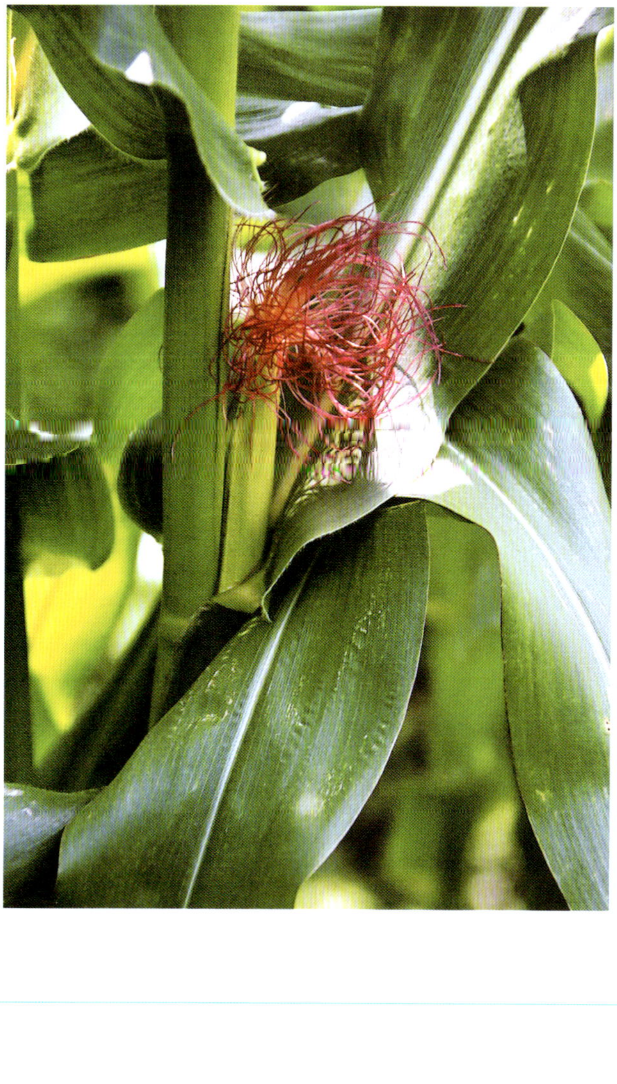

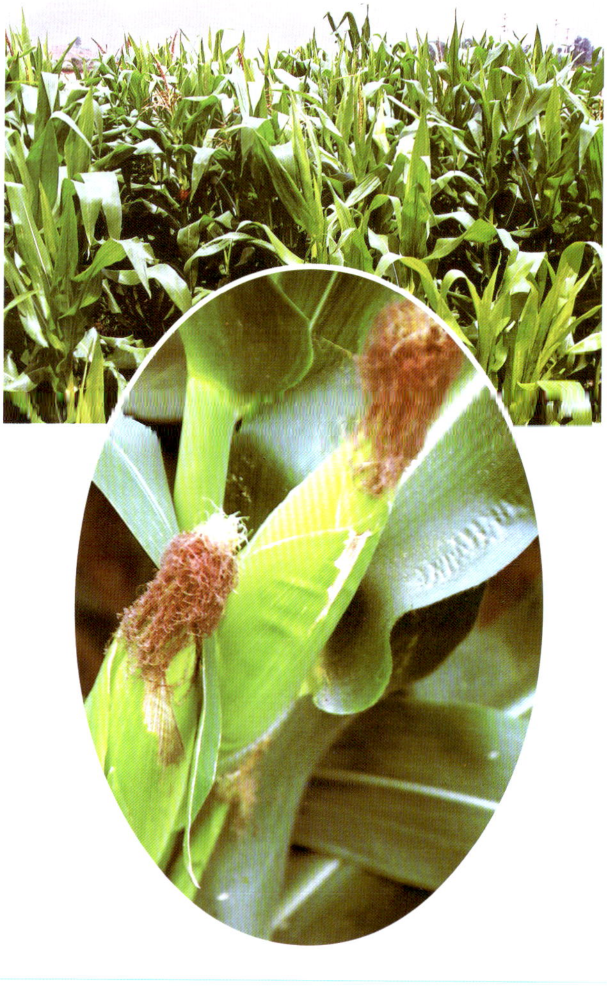

112. 玉叶金花　阿岗奴（广西融水）

Yuyejinhua　　ab gangb luf

[来源] 为茜草科植物玉叶金花的根、枝、叶或全株。

[原植物] 玉叶金花 *Mussaenda pubescens* Ait. f.

藤状小灌木。小枝蔓延，初时被平伏的短柔毛。单叶对生，有时近轮生，膜质或薄纸质，卵状披针形，长4～8cm，宽1.5～2.5cm，顶端渐尖。基部楔形，上面近无毛或被疏毛，背密被短柔毛。叶柄长2～8mm，被粗柔毛。托叶三角形。花序顶生，稠密，聚伞花序，总花梗长8～11mm，有时极短。苞片条形，被长柔毛。花梗极短，萼管陀螺形，长3～4mm，外面被柔毛，萼缘裂片线形，比萼管长2倍以上。基部被毛稍密，渐向上稀疏，花瓣状裂片广椭圆形，顶端钝或急尖，基部收狭，具柄，两面被柔毛，有纵脉5～7条；雄蕊5，长于花冠管喉部，花丝短，子房下位，2室。浆果近球形，肉质，长8～10mm，宽6～7.5mm，被疏柔毛，聚集成团，干后黑色。花期春夏季，果期秋冬季。

生于较阴的山坡、灌木丛、河谷、林旁或路边。长江以南各地均有分布。

[化学成分] 玉叶金花茎中含海恩西阿苷元(henisiagenin)A，玉叶金花苷A、B、C、M。还含山栀苷甲酯(shanzhiside methyl)以及阿江榄仁酸(arjunolic acid)。

[药理] 有降血脂作用 。

[药性] 味苦，性冷。入热经。

[功能与主治] 清热疏风，凉血解毒。主治感冒，支气管炎，扁桃体炎和肾炎水肿等。

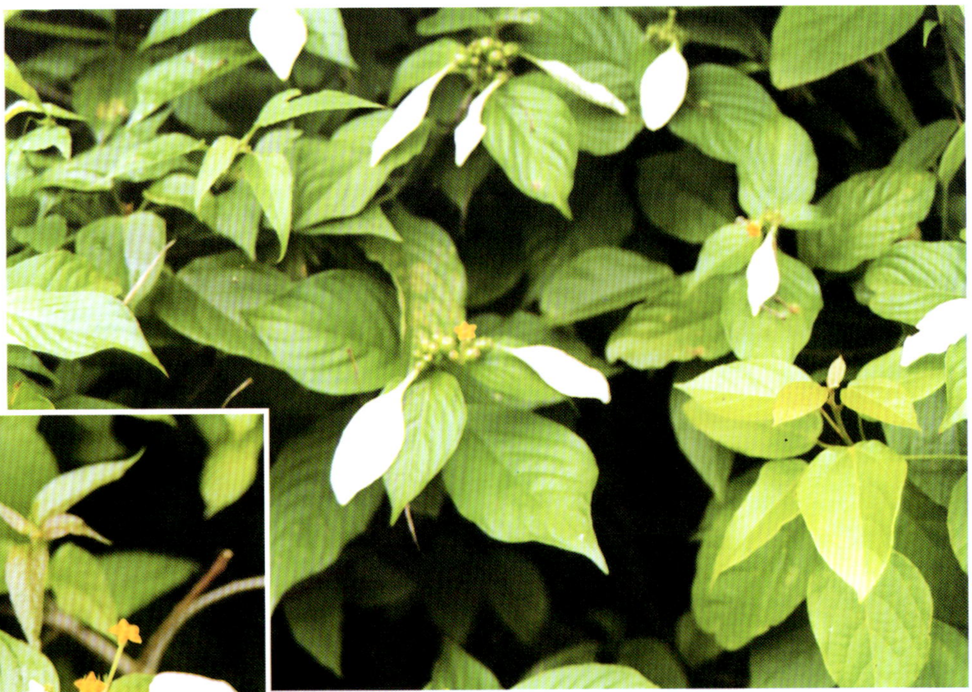

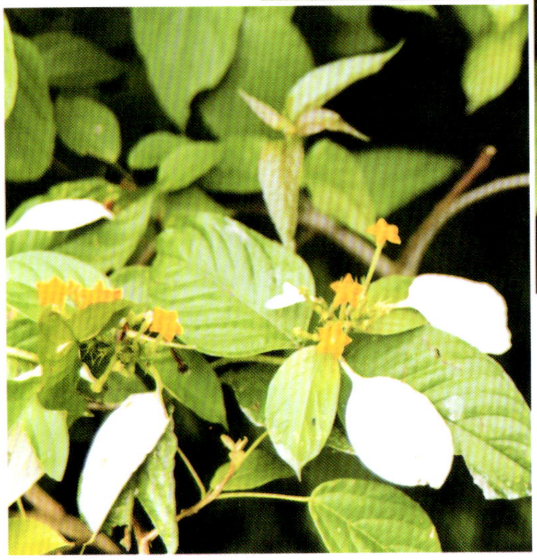

113. 艾纳香　档窝凯（贵州黔东南）

Ainaxiang　diangx vob hvid

[来源] 为菊科植物艾纳香的地上部分。

[原植物] 艾纳香 *Blumea balsamifera* (L.) DC.

多年生木质草本或亚灌木，茎直立，高1～3m，全体密被黄色绒毛或绢毛，揉碎时有冰片香气。叶互生，叶片椭圆形或矩圆状披针形，长10～17cm，宽1.2～2.5cm，先端短尖或锐，基部渐狭，边缘有细锯齿，上面被柔毛，下面被淡褐色或黄白色密绢状绵毛；叶柄具2～3对狭翅状裂片。头状花序顶生，伞房状。总苞钟形，总苞片约6层，外轮较内轮短。花黄色，雌花多数，两性花较少数，与雌花相等长，花冠檐部齿裂，裂片卵形。瘦果圆柱形，具棱，冠毛红褐色。花期3～5月。果期9～10月。

生于海拔600～1000m的林下、林缘、河谷地、草地或灌木丛中。分布于广西、云南、贵州等地。

[化学成分] 叶含(2R，3R)-二氢槲皮素4′-甲基醚〔(2R，3R)-dihydroquercetin 4′-methyl ether〕,(2R，3R)-二氢槲皮素4′，7-二甲基醚〔(2R，3R)-dihydroquercetin4′，7-dmethyl ether〕，艾纳香内酯(blumealactone) A B C，艾纳香素(bl μ meatin)。柳杉二醇(cryptomeridiol)。还含龙脑(borneol)。最新发现的3，5，3′-三羟基-7，4′-二甲氧基黄酮(I)和3，5，3′，4′-四羟基-7-甲氧基黄酮(II)。

[药理] 具有保肝、抗肿瘤作用，抗氧化作用。

[药性] 味辣，性热。入冷经。

[功能与主治] 祛风除湿，温中止泻，活血解毒。主治风寒感冒，头风痛，风湿痹痛，寒湿泻痢和跌打伤痛等。

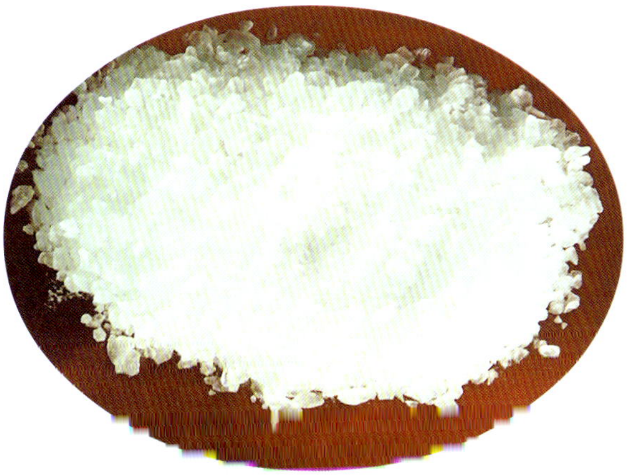

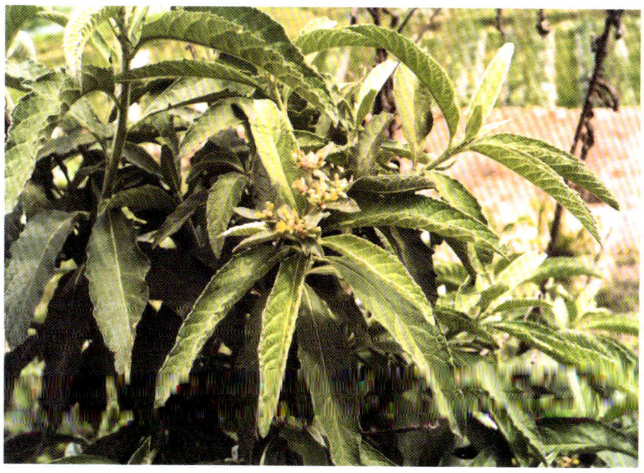

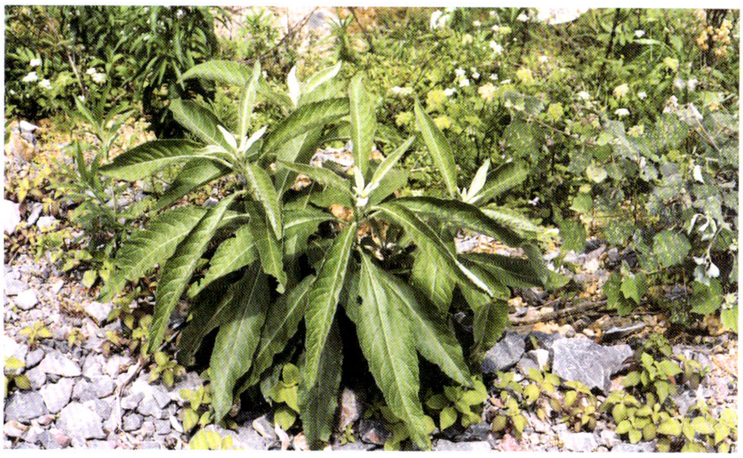

114. 功劳木　潘豆乃(贵州黔东南)

Gonglaomu　Hmaib det nail

[来源] 为小檗科植物细叶十大功劳的茎、根。

[原植物] 十大功劳 *Mahonia fortunei* (Lindl.) Fedde

与阔叶十大功劳的区别是：高1～2m。茎多分支。小叶3～9片，狭披针形至披针形，长5～10cm，宽7～15mm，先端长尖而具锐刺，基部楔形，边缘每边有刺状锯齿6～10个。花期7～8月，果期8～10月。

生于山坡灌丛、路边。也有栽培于庭园。分布于湖南、四川、重庆、贵州等地。

[化学成分] 细叶十大功劳茎含尖刺碱（oxyacanthine），药根碱（jatrorhizine），小檗碱（berberine），小檗胺（berbamine），掌叶防己碱（palmatine）及木兰花碱（magnoflorine）等生物碱。

[药理] 十大功劳根中生物碱成分在20mg/ml时对鸡胚无毒性，0.25mg/ml时仍显示出对Ⅰ型流感病毒较强的抑制作用。

[药性] 味苦，性冷。入热经。

[功能与主治] 清热燥湿，泻火解毒。用于湿热泻痢，黄疸，黄疸型肝炎，目赤肿痛和疮疖等。

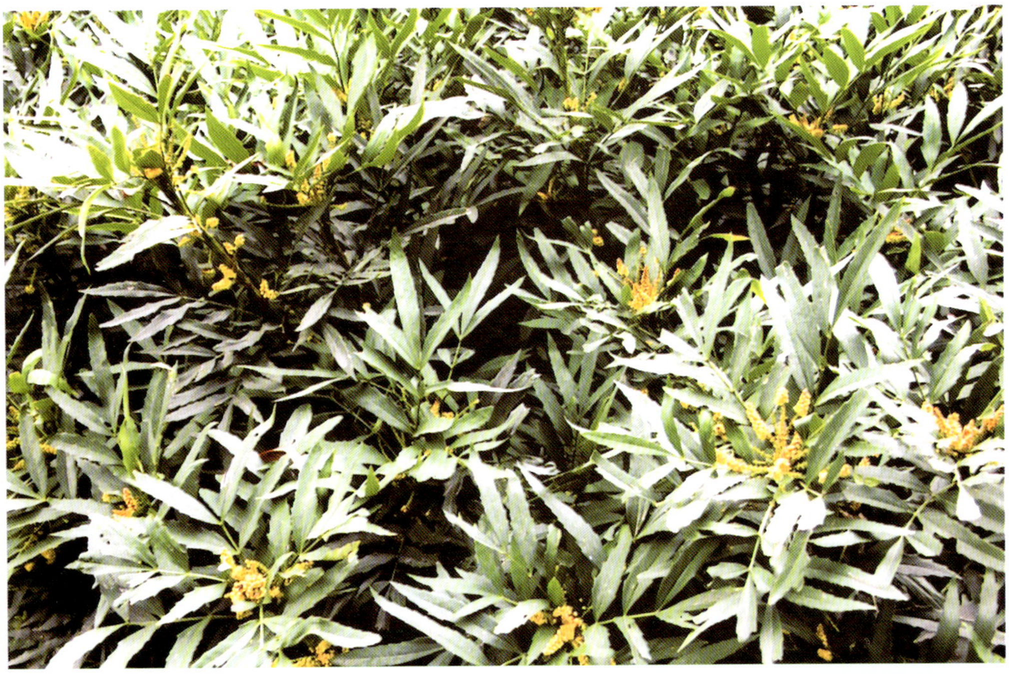

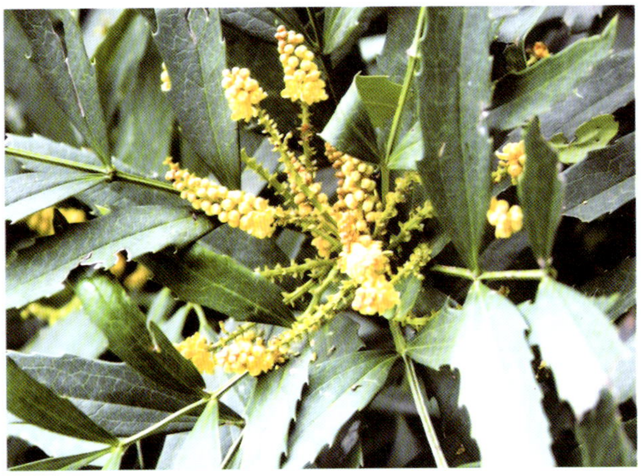

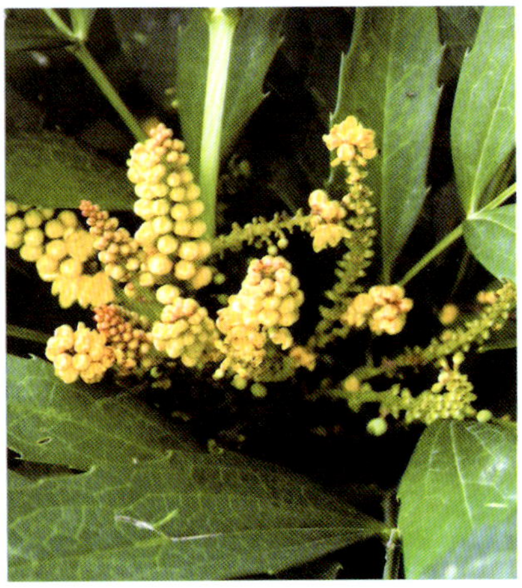

115. 石韦　啊咳知（贵州铜仁）

Shiwei　ghaob nghed njoul

[来源] 为水龙骨科植物庐山石韦的全草。

[原植物] 庐山石韦 *Pyrrosia sheareri* (Bak.) Ching

多年生草本植物，植株高20～60cm。根状茎肥厚而短，密被细小长披针形的鳞片，边缘具纤毛。叶簇生；叶柄粗壮，长10～30cm，以关节着生于根状茎上；叶片坚革质，阔披针形，长20～40cm，宽3～5cm，向顶部渐狭，锐尖头。基部稍变宽，为不等圆耳形或心形，不下延；侧脉两面略下凹。孢子囊群圆形，散生在叶的下面，淡褐色或深褐色，在侧脉间排成多行；无囊群盖。

生于海拔500～2 200m的岩石或树干上。分布于中南、西南等地区。

[化学成分] 庐山石韦全草含里白烯（diploptene），杧果苷（mangiferin），异杧果苷(isomangiferin)，绿原酸(chlorigenic acid)，β－谷甾醇(β－sitosterol)等。

[药理] 具有镇咳、祛痰作用，抗菌、抗病毒作用。

[药性] 味苦、性冷。入热经。

[功能与主治] 利水通淋，清肺化痰，凉血止血。主治淋病，水肿，小便不利，痰热咳嗽，咳血，吐血，崩漏及外伤出血等。

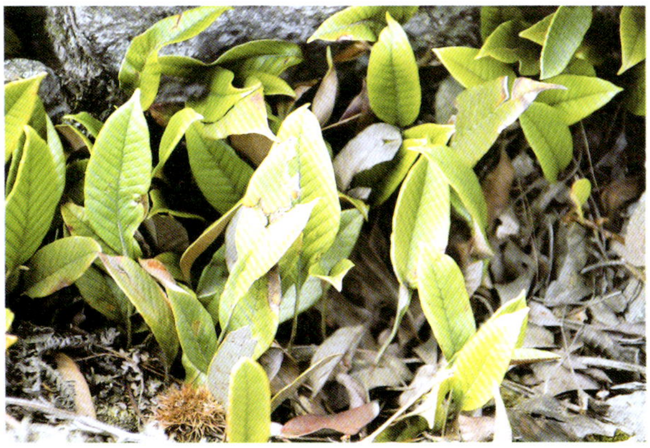

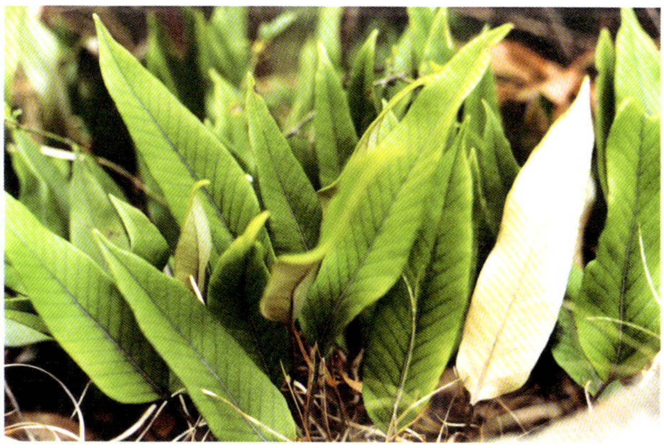

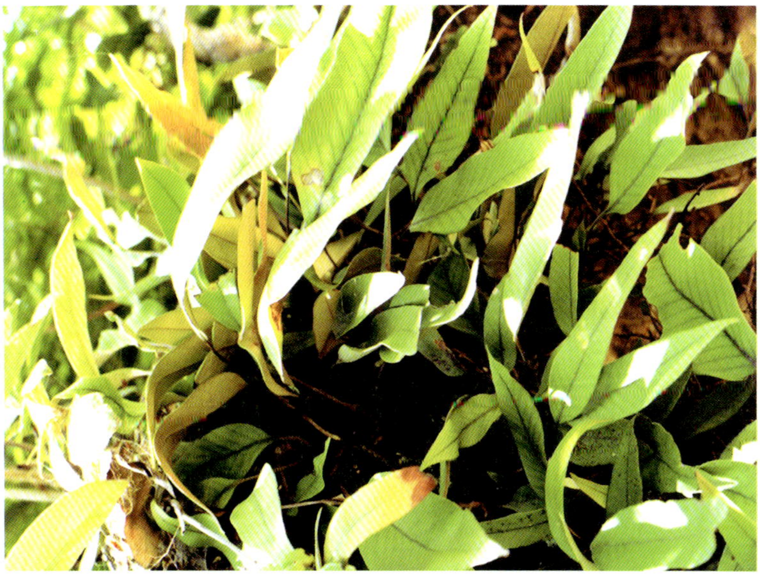

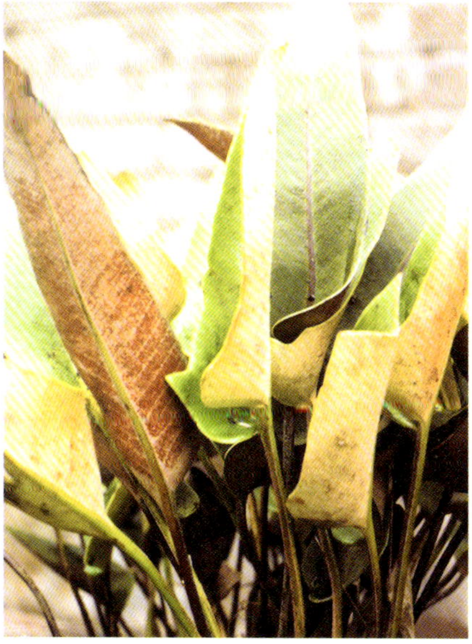

116. 石斛　陇嘎宰访（贵州黔东南）

Shihu　nangx ghab zat fangx

[来源] 为兰科植物石斛的茎。

[原植物] 石斛 *Dendrobium nobile* Lindl.

多年生附生草本植物。茎圆柱形，稍扁，粗可达1.3cm，丛生，直立，高30～50cm，黄绿色，不分支，具多节，节间长2.5～3.5cm。叶近革质，常3～5枚生于茎上端；叶片长圆形或长圆状披针形，长6～12cm，宽1.5～2.5cm，先端不等侧2圆裂，叶脉平行，通常9条；叶鞘紧抱于节间，长1.5～2.7cm；无叶柄。总状花序自茎中部以上茎节生出，具2～3花；苞片卵形，小，膜质；花大，直径6～8cm；花萼及花瓣白色，末端呈淡红色；萼片3，中萼片离生，两侧萼片斜生于蕊柱足上，长圆形，长2.5～3.5cm，宽1.2～1.5cm，具圆锥形萼囊；花瓣卵状长圆形或椭圆形，与萼片几等长，宽2.1～2.5cm，唇瓣近圆卵形，生于蕊柱足的前方，长4～4.cm，宽3～3.5cm，先端圆，基部有短爪，下半部向上反卷包围蕊柱，近基部的中央有一块深紫色的斑点；合蕊柱长约5mm，花粉块4，蜡质药帽紫红色，密布细乳突。花期5～6月，果期7～8月。

生于海拔600～1 700m的高山岩石上或林中树干上。分布于四川、重庆、贵州、云南、湖北、广西、台湾等地。

[化学成分] 茎含石斛碱（dendrobine），石斛酮碱(nobilonine)，6-羟基石斛碱（6-hydroxydendrobine）又名石斛胺(dendramine)，石斛醚碱（dendroxine）等。此外，还含季铵碱等成分。

[药理] 具有增强机体免疫力、延缓衰老作用。

[药性] 味甜，性冷。入热经。

[功能与主治] 养胃生津，滋阴清热，润肺益肾，明目强腰。主治热病伤津，口干烦渴，胃阴不足，胃痛干呕，肺燥干咳，虚热不退，阴虚目暗和腰膝软弱等。

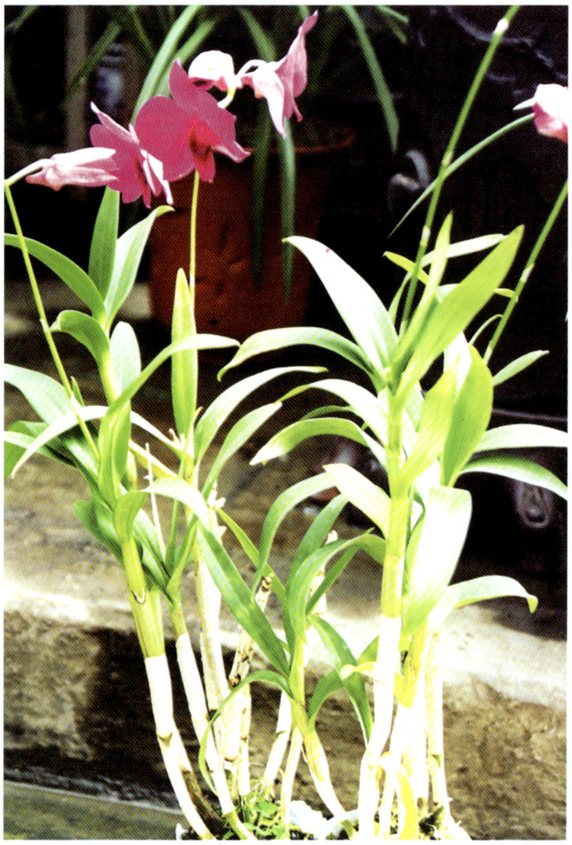

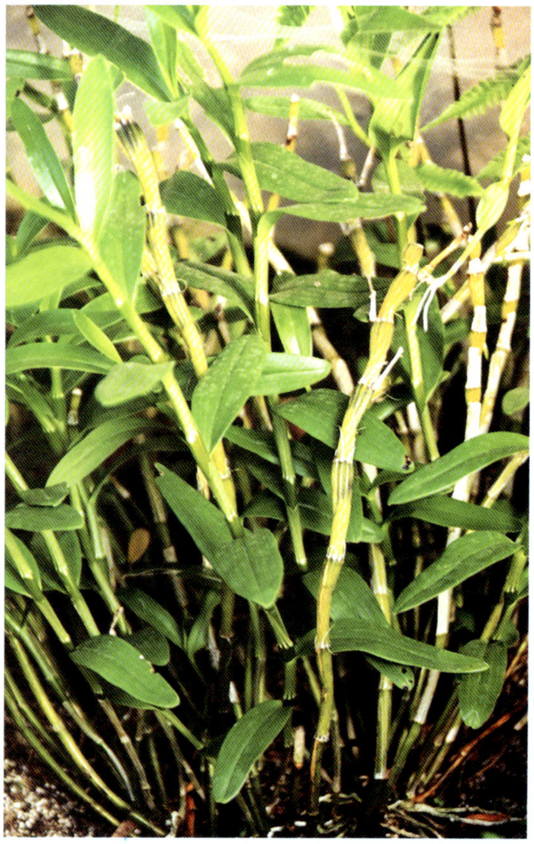

117. 石榴　阿龚石榴(贵州铜仁)

Shiliu　　ghaob jongx shix lious

[来源] 为石榴科植物石榴的花、果实、根及根皮。

[原植物] 石榴 *Punica granatum* L.

落叶灌木或乔木，高2～5m。树皮青灰色。幼枝略呈四棱形，枝端通常呈刺状，无毛。叶对生或簇生；叶片倒卵形至长椭圆形，长2～8cm，宽1～2cm，先端尖或微凹，基部渐狭，全缘，上面有光泽，无毛，下面有隆起的主脉，叶柄长5～7cm。花两性，1至数朵生于小枝顶端或腋生，花梗短；萼筒钟状，肉质而厚，红色，裂片6；花瓣6，红色，与裂片互生，倒卵形，有皱纹；雄蕊多数，花药球形；雌蕊1，子房下位或半下位，上部6室，下部3室，柱头头状。浆果球形，果皮肥厚，革质，顶端宿存花萼。花期5～6月，果期8～10月。

全国大多数地区有栽培。

[化学成分] 根皮含石榴皮碱(pelletirerine)，异石榴皮碱（iso pelletirerine），甲基异石榴皮碱（methylisopelletierine）甲基石榴皮碱(methylpelletierine)，伪石榴皮碱（pseudopelletirerine），并没食子鞣质酸（ellagitannic acid），没食子酸(gallic acid)等。

[药理] 有驱虫作用和促进血液凝固的作用。

[药性] 味酸、甜、微苦，性热。入冷经。

[功能与主治] 驱虫，涩肠，止带。主治蛔虫，绦虫，久泻，久痢和赤白带下等。

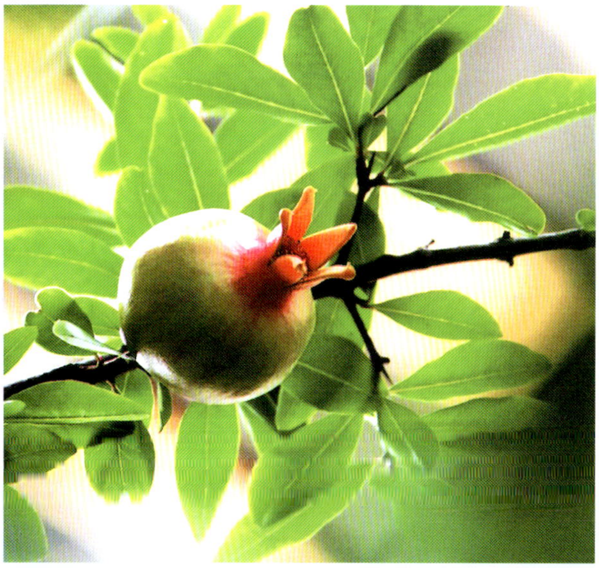

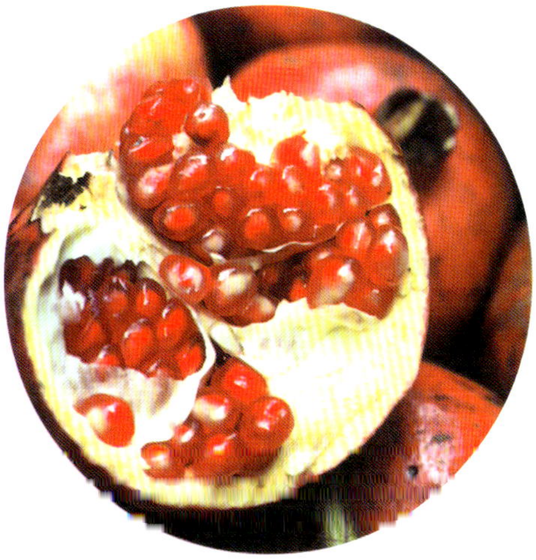

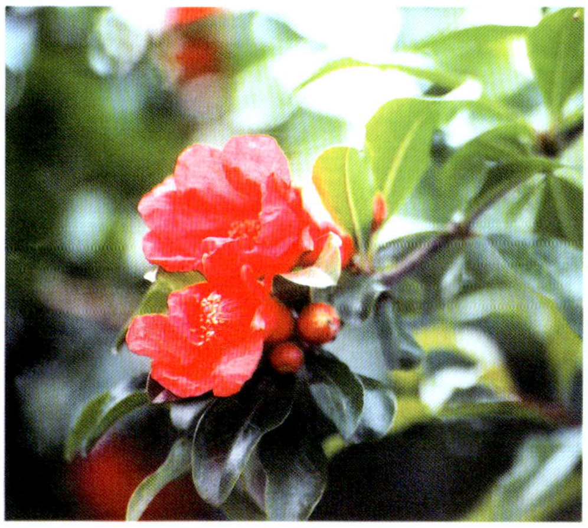

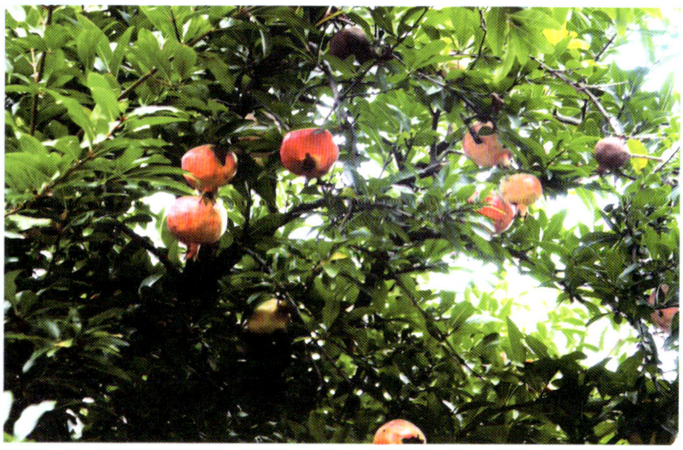

118. 石膏　衣修(贵州黔东南)

Shigao　vib hxub

[来源] 为硫酸盐类石膏族矿物石膏。

[原矿物] 石膏 Gypsum

晶体结构属单斜晶系。完好晶体呈板块状、柱状，并常呈燕尾状双晶。集合体呈块状、片状、纤维状或粉末状。无色透明、白色半透明，或因含杂质而染成灰白、浅红、浅黄色等。玻璃光泽，解理面呈珍珠光泽，纤维状集合体呈绢丝光泽。解理薄片具挠性。

湖北、四川、重庆、湖南、广西、贵州等均有分布。

[化学成分] 石膏主要成分为含水硫酸钙（$CaSO_4 \cdot 2H_2O$），其中 Ca 32.57%，SO_3 46.50%，H_2O 20.93%，尚夹有砂粒，黏土，有机物，硫化物等杂质。煅石膏为无水硫酸钙（$CaSO_4$）。

[药理] 具有解热、解渴作用。

[药性] 味甘，性冷。入热经。

[功能与主治] 清热泻火，除烦止渴。主治热病壮热不退，烦渴，神昏谵语，发狂，发斑，肺热喘咳，中暑，胃火头痛，牙痛，口舌生疮。煅则生肌敛疮，主治痈疽疮疡溃不敛口和烧烫伤等。

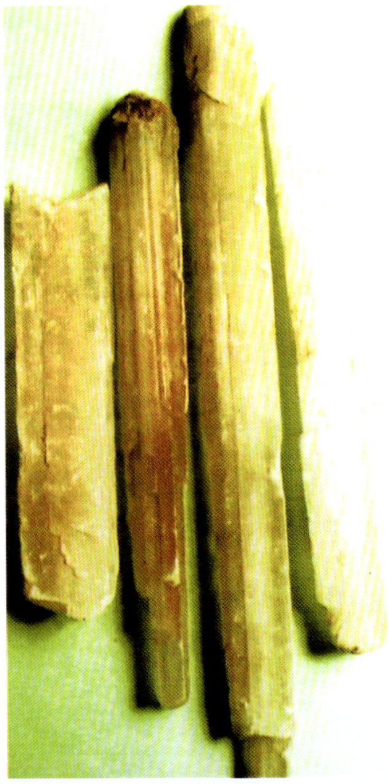

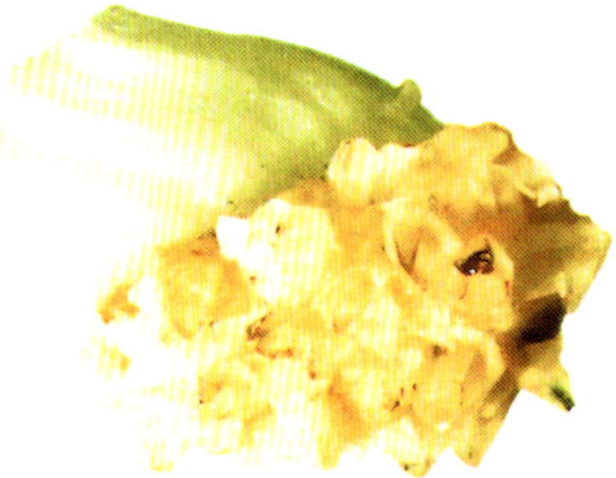

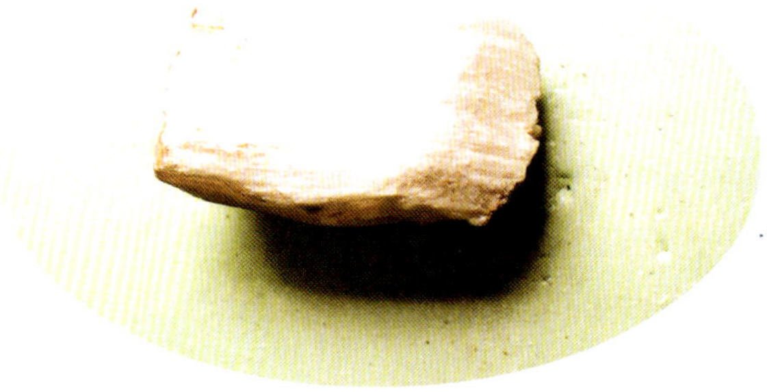

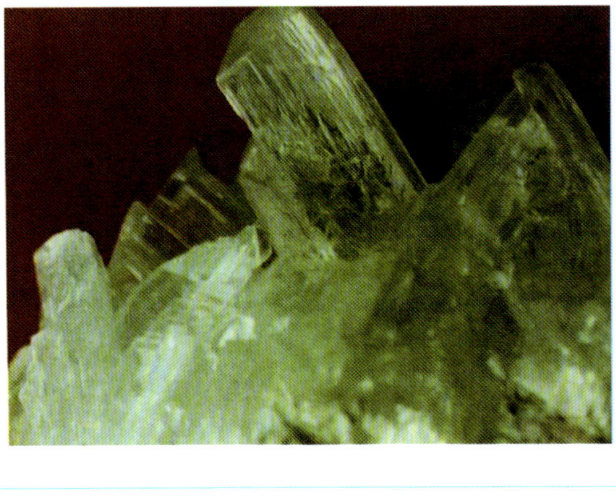

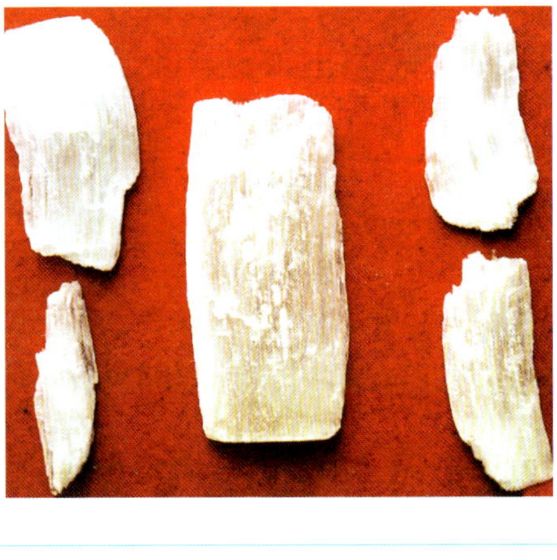

119. 石胡椒　胡椒棍（贵州铜仁）

Shihujiao　fiux giod ghunb

[来源] 为胡椒科植物石南藤的茎叶或全株。

[原植物] 石南藤 *Piper wallichii* (Miq.) Hand.– Mazz.

常绿攀援藤本植物，揉之有香气。茎深绿色，节膨大，生不定根。叶互生；叶柄长1～2.5cm；叶片椭圆形或狭卵形，长7～14cm，宽4～6.5cm，先端渐尖，基部钝圆或阔楔形，下面被疏粗毛，叶脉5～7条。花单性，雌雄异株，无花被；穗状花序与叶对生；总花梗与叶柄近等长，花序轴被毛；雄花序与叶片近等长，苞片圆形，直径约1mm，具被毛的短柄，雄蕊2，花药比花丝短；雌花序短于叶片；苞片柄密被白色长毛；子房离生，柱头3～4，披针形。浆果球形，直径3～3.5mm，有疣状凸起。花期5～6月，果期7～8月。

生于山谷林中阴处或湿润处，攀援于树上或岩石上。分布于湖北、湖南、广西、四川、重庆、贵州、云南等地。

[化学成分] 石南藤含海风藤酮（kadsurenone），玉兰脂（denudatin）B，N–异丁基癸–反–2–反–4–二烯酰胺（N–isobutyl–deca–tyans–2–tyans–4–dienamide），南藤素（wallichinine），山蒟酮（hancinone)C，盖尔格拉文（galgravin），二氢荜茇明宁碱（dihydropiperlongu– minine）以及长穗巴豆环氧素（crotepoxide）。

[药理] 有降低冠脉阻力、增加冠脉血流量作用。

[药性] 味麻、辣，性热。入冷经。

[功能与主治] 祛风湿，强腰膝，补肾壮阳，止咳平喘，活血止痛。主治风寒湿痹，腰膝酸痛，阳痿，咳嗽气喘，痛经和跌打肿痛等。

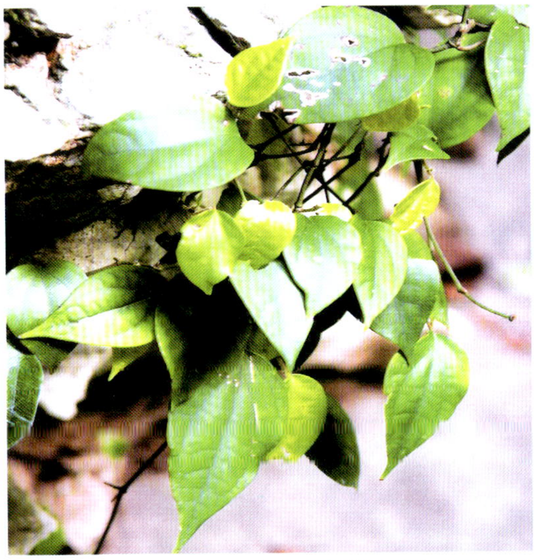

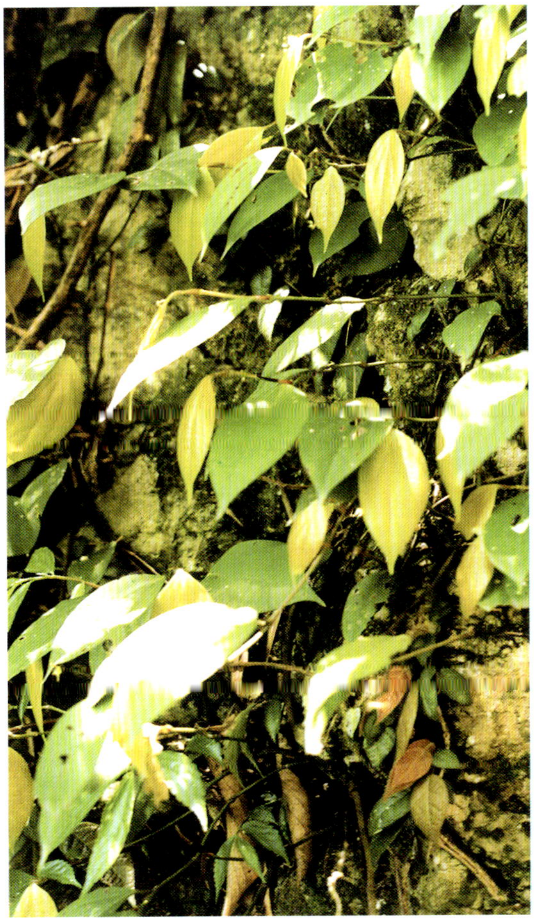

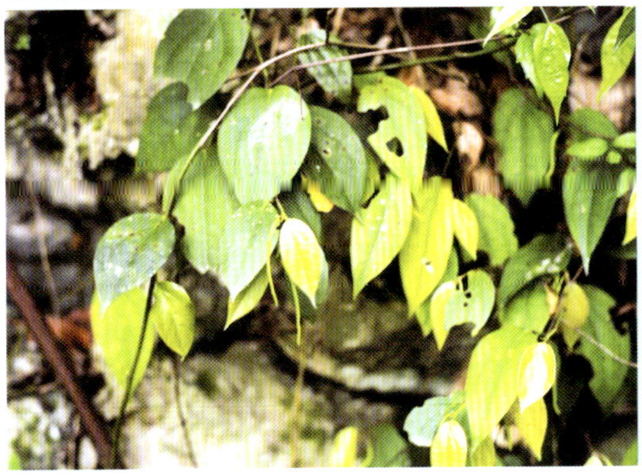

120. 石菖蒲　阿尚兴(贵州铜仁)

Shichangpu　ghab xangb kheab

[来源] 为天南星科植物石菖蒲的根茎。

[原植物] 石菖蒲 *Acorus tatarinowii* Schott

多年生草本植物。根状茎横卧，多分支，芳香，粗5～8mm，外皮黄褐色，节间长3～5mm，根肉质，具多数须根。叶根生，叶片线形，长20～50cm，宽2～10mm，基部对折，中部以上平展，先端渐狭，基部两侧膜质，暗绿色，无中脉，平行脉多数，稍隆起。花序腋生，长4～15cm，扁三棱形；叶状佛焰苞长13～25cm；肉穗花序圆柱状，长2.5～8.5cm，粗4～7mm，上部渐尖，直立或稍弯；花两性，淡黄绿色；花被6，倒卵形；雄蕊6，花丝扁线形；子房长椭圆形。桨果肉质，倒卵形，长宽约2mm。花期5～7月，果期8月。

生于海拔200～2 600m的密林下湿地、山野小溪石缝中或溪涧旁石上。分布于长江以南地区。

[化学成分] 石菖蒲根茎含挥发油，主要有：α－和β－及γ－细辛脑（asarone），欧细辛脑（euasarone），顺式甲基异丁香油酚（cis-methylisoeugenol），榄香脂素（elemicin），细辛醛（asarylaldehyde），δ－荜澄茄烯（δ－cadinene），百里香酚（thymol），肉豆蔻酸（myristicacid）。

[药理] 具有镇静、抗惊厥、解痉作用，还有抗心律失常等作用。

[药性] 味麻、辣，性热。入冷经。

[功能与主治] 化痰开窍，化湿行气，祛风利痹，消肿止痛。主治热病神昏，痰厥，健忘，耳鸣，脘腹胀痛，噤口痢，风湿痹痛，跌打损伤和痈疽疥癣等。

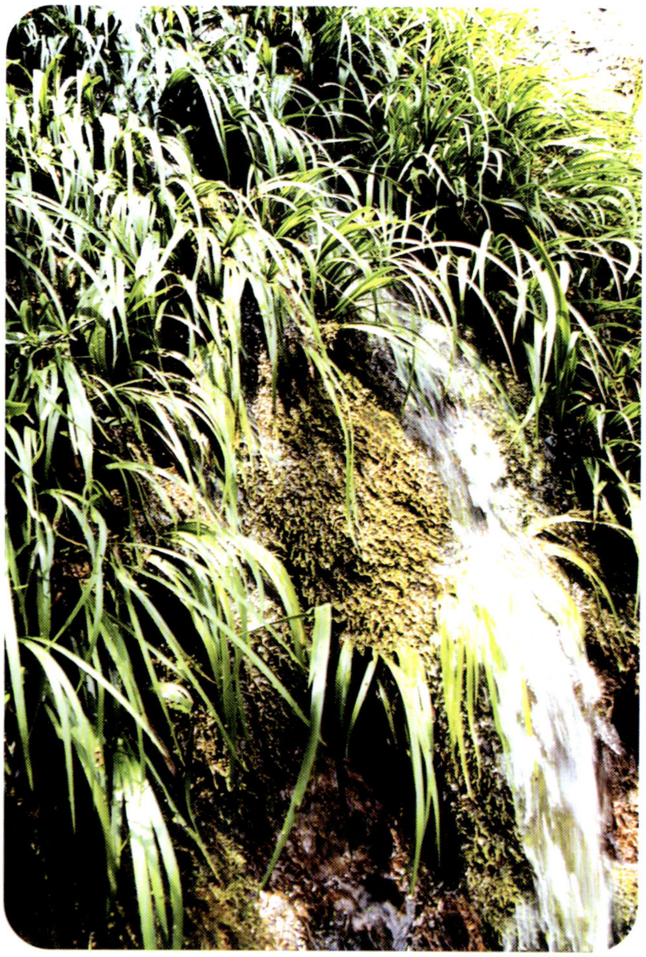

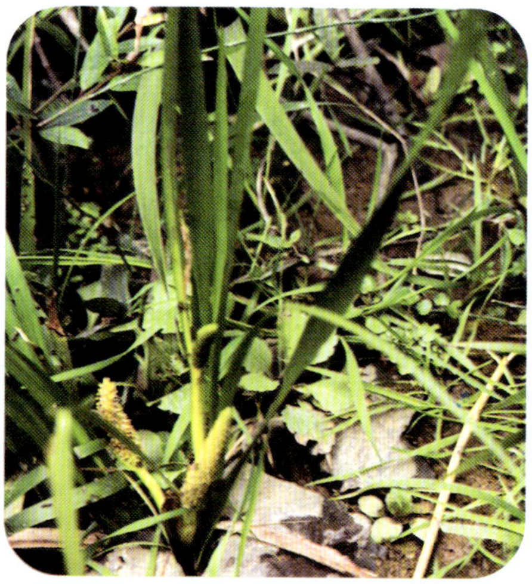

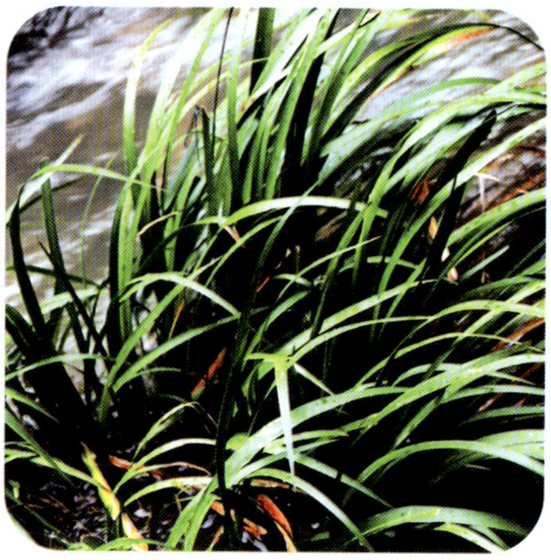

121. 龙葵　乌索欧(贵州铜仁)

Longkui　wok sob ub

[来源] 为茄科植物龙葵的全草。

[原植物] 龙葵 *Solanum nigrum* L.

一年生草本植物。高约25～100cm。茎直立，多分支，近无毛或稀被细毛。叶互生；叶柄长1～2cm；叶片卵形，长2.5～10cm，宽2.5～5.5cm，先端短尖，基部楔形或宽楔形并下延至叶柄，全缘或具不规则波状粗锯齿，光滑或两面均被稀疏短柔毛。蝎尾状聚伞花序腋外生，由3～6（～10）朵花组成；花梗长1～2.5cm；花萼小，浅杯状，外疏被细毛5浅裂；花冠白色，辐状，5深裂，裂片卵圆形，长约2mm；雄蕊5，着生花冠筒口，花丝分离，花药黄色，顶孔向内；雌蕊1，球形，子房2室，花柱下半部密生白色柔毛，柱头圆形。浆果球形，有光泽，直径约8mm，成熟时黑色；种子多数扁圆形。花、果期9～10月。

生于田边、路旁或荒地。全国均有分布。

[化学成分] 龙葵地上部分含澳洲茄碱（solasonine），澳洲茄边碱（solamargine），β－澳洲茄边碱（β－solamargine）。

[药理] 具有降压作用和抗炎作用。

[药性] 味苦，性冷；有毒。入热经。

[功能与主治] 清热解毒，活血消肿。主治疔疮，痈肿，丹毒，跌打扭伤，慢性气管炎和肾炎水肿等。

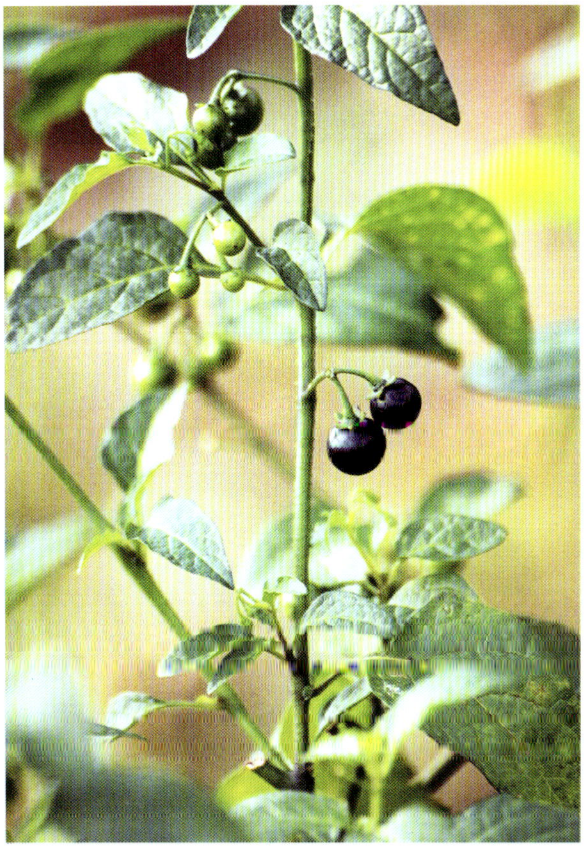

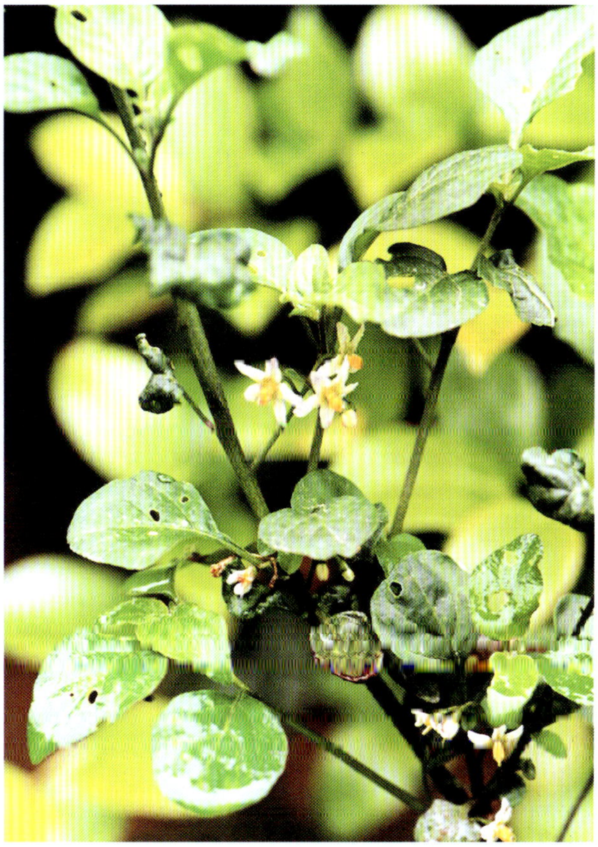

122 东亚唐松草　黄连唉（贵州黔东南）

Dongyatangsongcao　huangf lieef eb

[来源] 为毛茛科植物东亚唐松草的根及根茎。

[原植物] 东亚唐松草 *Thalictrum minus* L. var. *hypoleucum* (Sieb. et Zucc.) Miq.

多年生草本植物。高1～1.5m，全株无毛。叶互生；叶基部有狭鞘；茎中部叶为三至四回三出羽状复叶，有短柄；小叶纸质，顶生小叶片椭圆形或倒卵状椭圆形，长2.3～3.5cm，宽1.5～3cm，先端浅3裂，基部圆，上面暗绿色，下面粉绿色，叶脉隆起，网脉明显。圆锥花序长达30cm；花两性；萼片4，狭卵状，白绿色，早落；花瓣无；雄蕊多数，花丝丝状，花药狭长圆形；心皮3～5，无柄，柱头三角状箭头形。瘦果纺锤形，弯曲，长约3.5mm，有8条纵肋。花期6～7月，果期7～9月。

生于山地、林边或山谷边。分布于湖北、湖南、贵州、四川、重庆等地。

[化学成分] 根含O-甲基唐松草檗碱（O-methylthalicberine），秋唐松草替定碱（thalmelatidine），东亚唐松草碱（thalicthuberine），木兰花碱（magnoflorine）。茎叶中含唐松草檗碱（thalicberine），高唐碱（takatonine），唐松草亭碱（thalictine）等；还含阿罗莫灵碱（aromoline）。叶含唐松草黄酮苷（thalictiin）。

[药理] 具有降压作用，抗菌作用，抗矽肺作用。

[药性] 味苦，性冷。入热经。

[功能与主治] 清热，解毒，燥湿。主治痢疾，肠炎，急性结合膜炎，咽喉肿痛，痈疮肿毒，牙痛，湿疹和百日咳等。

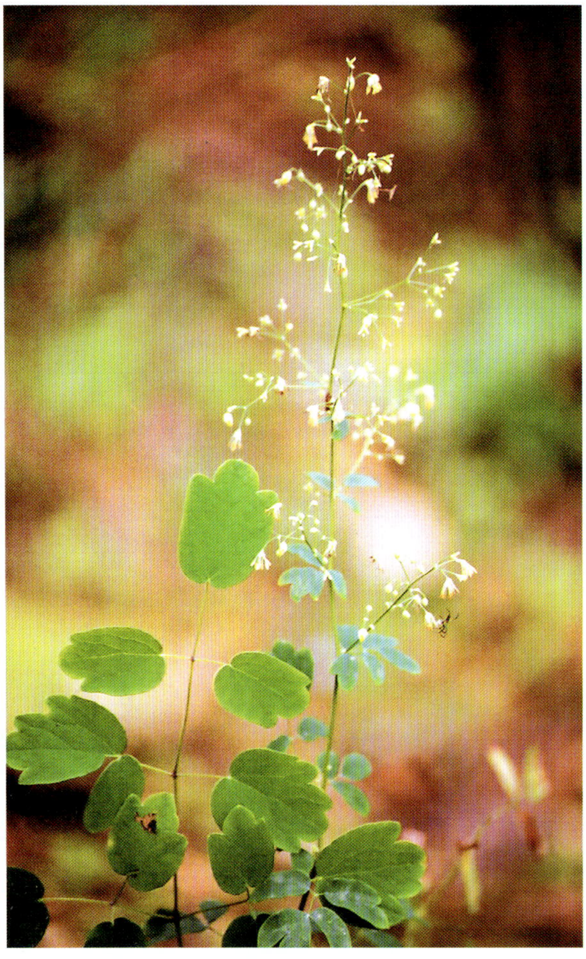

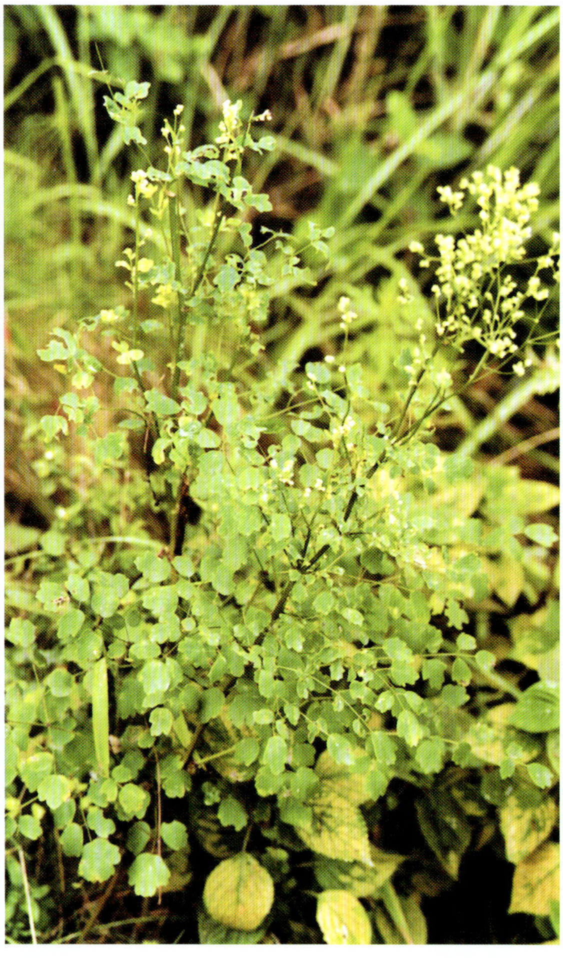

123. 叶上花　枪墙叶（贵州铜仁）

Yeshanghua　　qad jax yex

[来源] 为山茱萸科植物西藏青荚叶的叶及根。

[原植物] 西藏青荚叶 *Helwingia himalaica* Hook. f. et Thoms. ex Clark.

落叶灌木，高1～3m，嫩枝黄褐色。叶互生，长椭圆形或披针形，长5～18cm，宽2.5～5cm，先端尾状渐尖，边缘具细锯齿，近基部有刺状腺齿，侧脉每边6～8条，两面无毛。花雌雄异株；雄花约5～12朵排成密聚伞花序；雌花具梗，单生或2～朵簇生于叶表面主脉的中部或近基部；花瓣3～5，倒卵形；雄蕊3～5，生于花盘内侧；雌花子房下位，3～5室，花柱3～4裂。核果浆果状，椭圆形，成熟紫黑色，具棱。花期4～5月，果期8～9月。

生于海拔900～3 300m的阴湿林下或林缘。分布于四川、重庆、贵州、广西、云南、湖南等地。

[药性] 味苦，性冷。入热经、慢经。

[功能与主治] 叶：祛风除湿，活血解毒。主治风湿痹痛，胃痛，痢疾，月经不调，跌打瘀肿，毒蛇咬伤和痈疖疮毒等。根：舒筋活络，止咳平喘，调经。主治久咳虚喘，劳伤腰痛，月经不调，产后腹痛和跌打肿痛等。

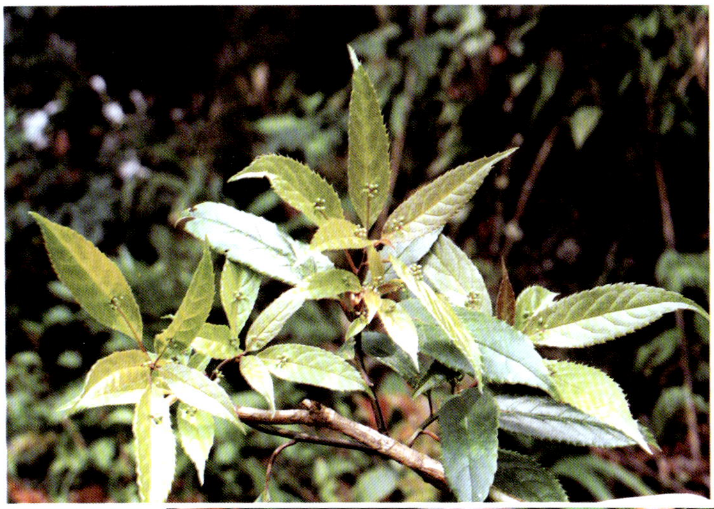

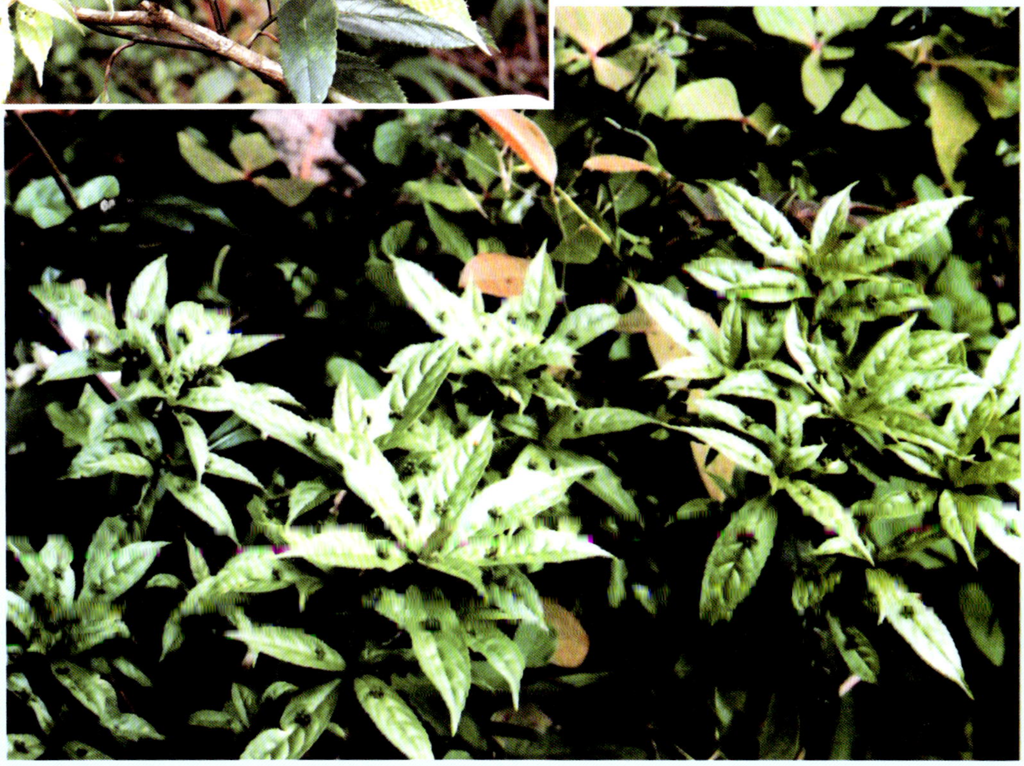

124. 号筒杆　锐偏连（贵州铜仁）

Haotonggan　reib plead lieal

[来源] 为罂粟科植物博落回的带根全草。

[原植物] 博落回 *Macleaya cordata* (Willd.) R. Br.

多年生大型草本或呈亚灌木状，高1～4m。根状茎粗大，橙红色。茎绿色或红紫色，中空，粗可达1.5cm，上部多分支，被白粉，无毛，折断有橙色浆汁流出。单叶互生；叶柄长1～12cm；叶片宽卵形或近圆形，长5～27cm，宽5～25cm，7～9浅裂，上面绿色，无毛，下面具易落的细绒毛，多白粉，边缘波状或具波状牙齿。大型圆锥花序，长15～40cm，腋生或顶生，花多数；花梗长2～7mm；苞片狭披针形；萼片2，倒卵状长圆形、船形，黄白色；花瓣无；雄蕊多数，花丝丝状，花药狭条形；子房倒卵形，无毛，柱头2裂。蒴果倒披针形，扁平，长约2cm，宽5mm，外被白粉；种子通常4～6枚，卵球形。花期6～8月，果期7～10月。

生于海拔150～830m的丘陵或低山林、山野草坡、土坎、路旁。分布于四川、重庆、贵州、云南、湖南等地。

[化学成分] 根含血根碱（sanguinarine），白屈菜红碱（chelerythrine），原阿片碱（protopine），α-别隐品碱（α-allocryptopine）。全草中含原阿片碱，原阿片碱-N-氧化物（protopine-N-oxide），α-别隐品碱等。

[药理] 具有抗菌作用和杀虫、杀蛆作用。

[药性] 味苦，性寒；大毒。入冷经。

[功能与主治] 活血散瘀，清热解毒，杀虫止痒。主治痈疮疔肿，痔疮，湿疹，蛇虫咬伤，跌打肿痛，风湿关节痛，滴虫性阴道炎，烧烫伤等。

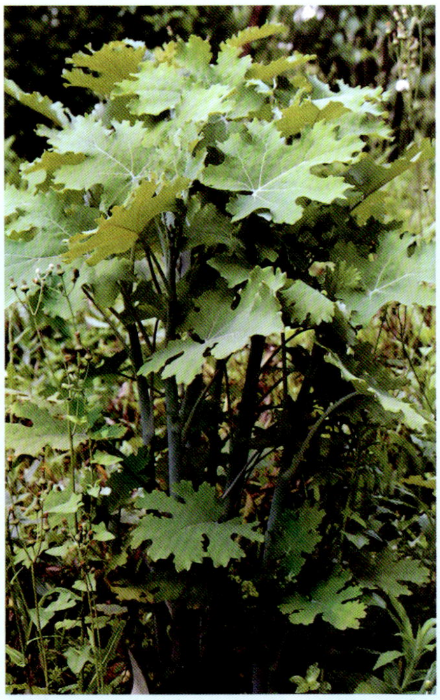
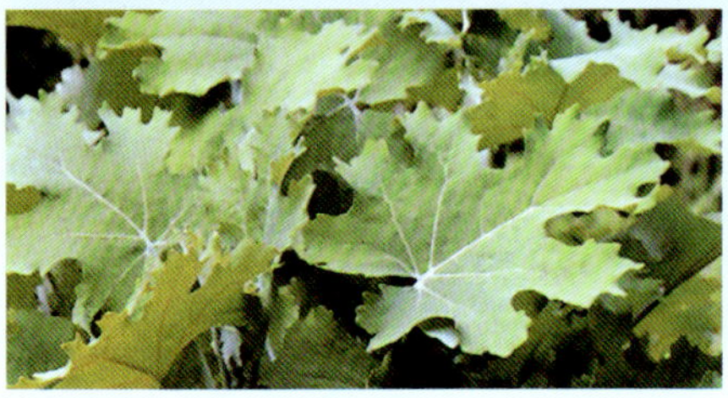
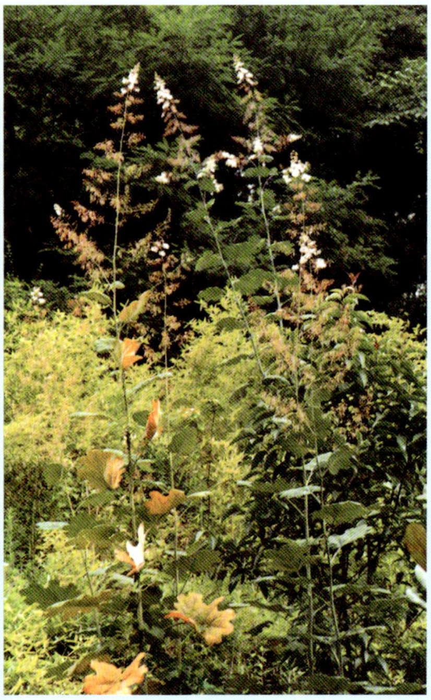
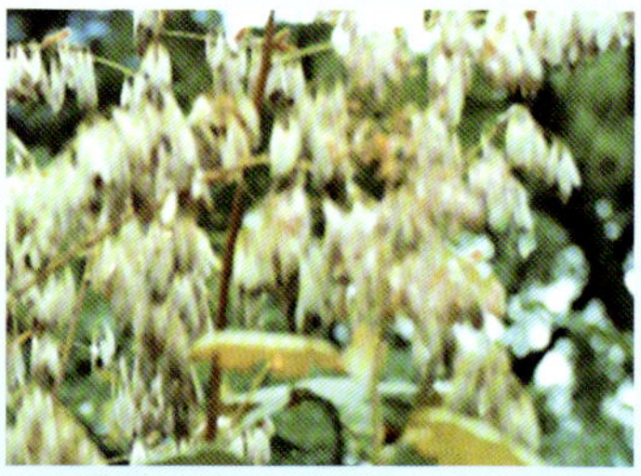
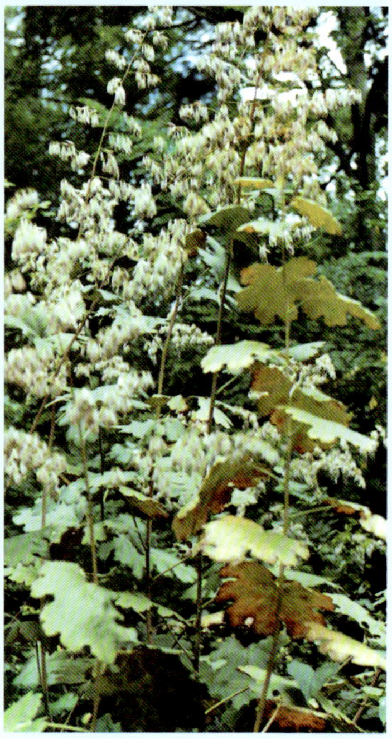

125.甲鱼 大基(贵州松桃)

Jiayu dab jib

[来源] 为鳖科动物中华鳖的背甲、头、肉。

[原动物] 中华鳖 *Trionyx sinensis* Wiegmann

体呈椭圆形，成体全长约 30 ~ 40cm。背面中央凸起，边缘凹入，腹背均有甲。头尖，颈粗长，吻突起，吻端有 1 对鼻孔，眼小，颈基部无颗粒状疣。头颈可完全缩入甲内。背腹甲均无角质板而被有软皮。背面橄榄绿色，或黑棕色，上有小疣，边缘柔软，俗称裙边。腹面黄白色，有淡绿色斑。背、腹骨板间无缘板接连。前肢 5 指，仅内侧 3 指有爪，后脚趾亦同。指、趾间具蹼。雄性体较扁，尾较长，末端露出于甲边，雌性相反。

生活于江河、湖沼、池溏、水库等水流平缓、鱼虾繁生的淡水域。由东北至海南岛、湖北、四川、重庆、云南、广西、贵州等地均有分布。

[化学成分] 中华鳖背甲含骨胶原 (collagen), 碳酸钙，磷酸钙，中华鳖多糖(trionyx sinesis polysaccharides)。并含有 17 种氨基酸以及钙、钠、铝、钾、锰、铜、锌磷、镁等多种微量元素。

[药理] 具有补血作用，抗癌作用；能抑制结缔组织的增生，并有增加血浆蛋白的作用；增强免疫力。

[药性] 味咸，性微寒。入热经。

[功能与主治] 滋阴潜阳，软坚散结，退热除蒸。主治阴虚发热，劳热骨蒸，热病伤阴，虚风内动，小儿惊痫，久疟，疟母，癥瘕经闭等。

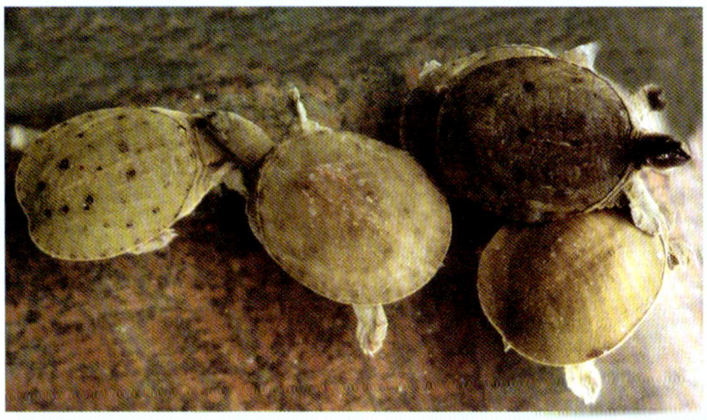

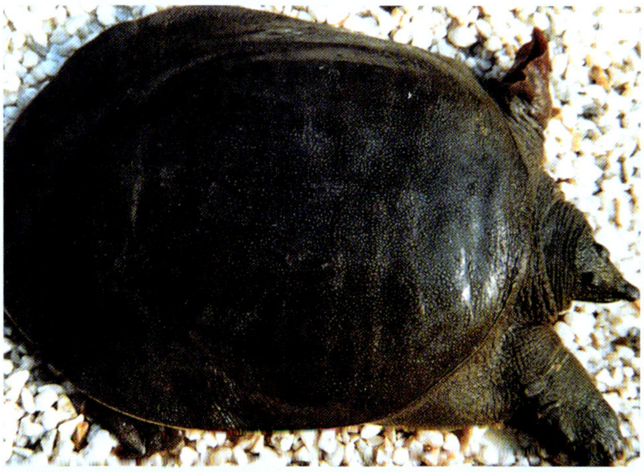

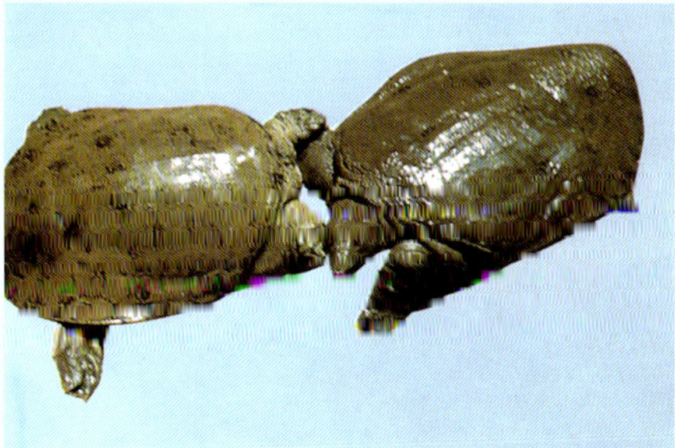

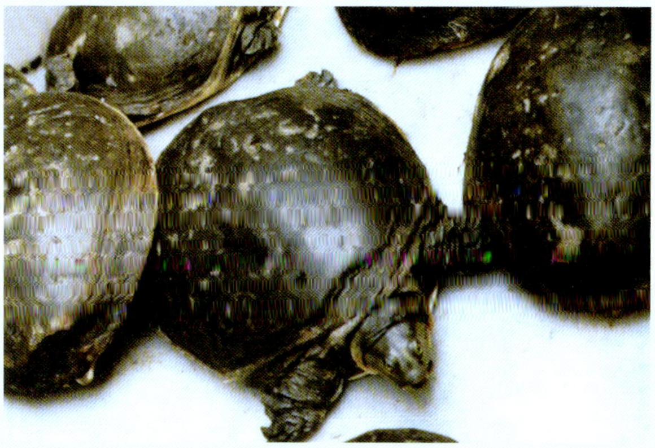

126. 田基黄　锐缪嫩（贵州松桃）

Tianjihuang　reib hlol ndenb

[来源] 为藤黄科植物地耳草的全草。

[原植物] 地耳草 *Hypericum japonicum* Thunb.ex Murray

一年生草本植物，高5～40cm；根须状。茎直立或斜举，纤细4棱。单叶对生，无柄，基部抱茎，叶片卵形，长15mm，宽1.5～8mm，先端钝尖至圆形，基部心形或截形，全缘，叶面散布透明腺点。聚伞花序顶生，疏散；苞片和小苞片披针形，长1～4mm；花直径4～8mm，萼片5，狭长圆形或披针形，长3～5mm，宽0.5～2mm，具透明腺线及腺点；花瓣5，椭圆形或长圆形，约与萼片等长，黄色；雄蕊多数，不成束；子房卵球形至椭球形，1室，花柱3，自基部离生，蒴果短圆柱形，长约4mm，宽约2mm；种子圆柱形，淡黄色。花期5～6月，果期9～10月。

生于山野、平原、路旁或阳光充足及较潮湿的地方。分布于湖南、湖北、广西、贵州、四川、重庆、云南等地。

[化学成分] 全草含地耳草素（japonicine）A、B、C、D，田基黄棱素（sarothralen）A、B，双脱氢GBla(bisdehydro GBla)，湿生金丝桃素（μ liginosin）B，绵马酸（tilixic acid），田基黄绵马素（saroaspidin）A、B、C，田基黄灵素（sarothralin），田基黄灵素G等，另还含田基黄内酯及田双肽（saropeptide）。

[药理] 具有抗菌作用，抑制肿瘤作用，保肝和抗疟作用。

[药性] 味苦，性冷。入热经。

[功能与主治] 清热解毒，利湿消肿，散瘀止痛，活血。主治湿热黄疸，泄泻，痢疾，肠痈，痈疖肿毒，乳蛾，口疮，目赤肿痛和跌打损伤等。

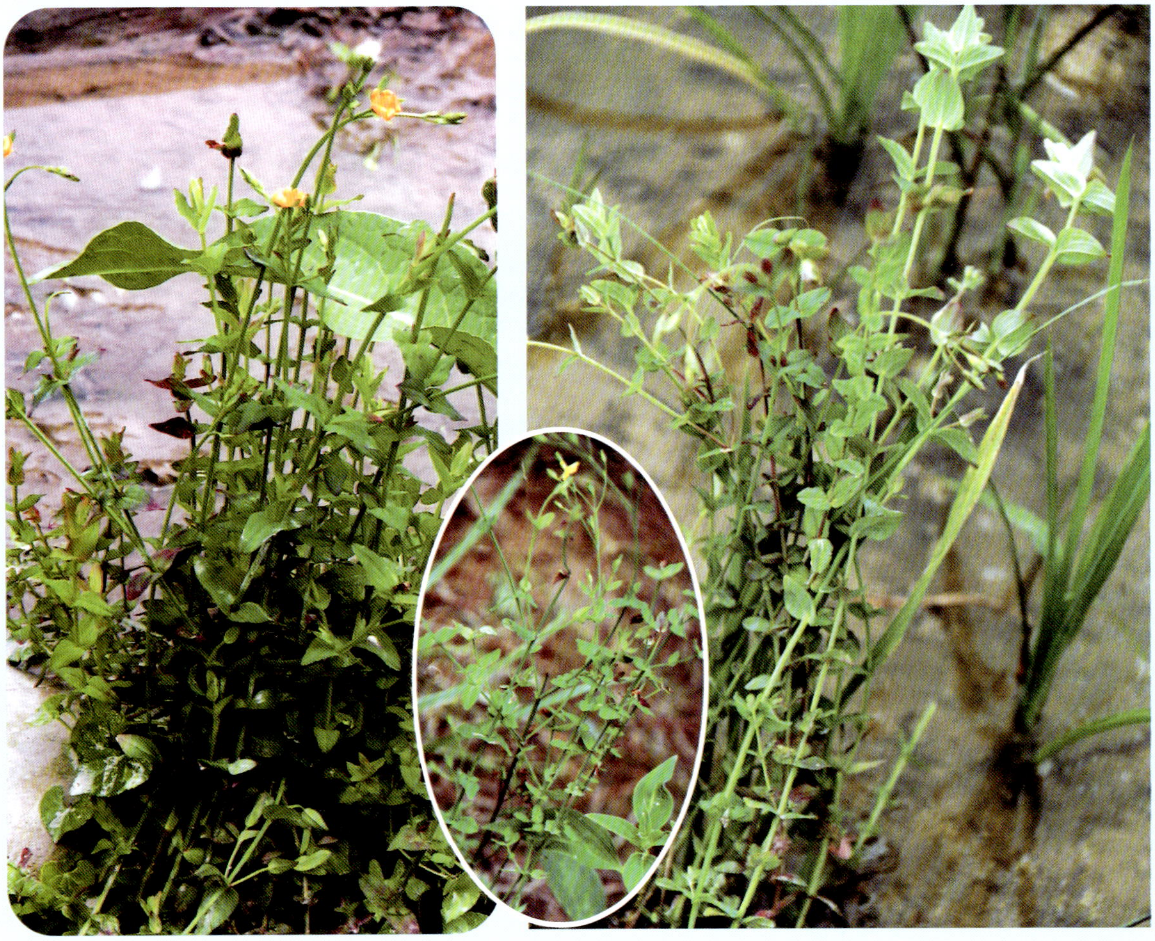

131. 白马骨　锐过头（贵州松桃）

Baimagu　　reib ghueub mes

[来源] 为茜草科植物白马骨的全草。

[原植物] 白马骨 *Serissa serissoides* (DC.) Druce

小灌木，高30～100cm。小枝粗壮，灰白色，嫩枝有微毛或无，叶对生；有短柄，常簇生于小枝上部；托叶膜质，先端有锥尖状裂片数枚，长1.0～2.5mm；叶片倒卵形至卵状披针形，长1～3cm，宽0.3～1.5cm，先端短渐尖或急尖，具小尖头，基部渐狭，全缘，两面无毛或下面被疏毛。侧脉约3～4对，偶多至5对；花无柄，白色，多朵丛生于小枝顶或叶腋；苞片斜方状椭圆形，膜质，顶端针尖，长约2mm，白色；萼5裂，裂片披针状锐尖，有睫毛，长约2.5mm，花冠白色，管状，长6～8mm，内有耸毛1簇，5裂，裂片长圆状披针形；雄蕊5；雌蕊1，枝头分叉，子房下位，5棱，圆柱状。核果近球形，有2个分核，端部有宿存的萼裂片。花期4～6月，果期9～11月。

生于山坡、路边草丛、溪旁及灌木丛中。分布于长江下游各地。

[化学成分] 全草含齐墩果酸，齐墩果酸乙酰化物及β－谷甾醇。

[药理] 具有抗炎和抗菌作用。

[药性] 味苦、微辛，性冷。入热经。

[功能与主治] 祛风利湿，清热解毒。主治感冒，咳嗽咽痛，黄疸型肝炎，肾炎水肿，角膜炎，痢疾，头痛，风火牙痛，小儿惊风，咳血，尿血，白带，痈疽肿毒，跌打损伤等。

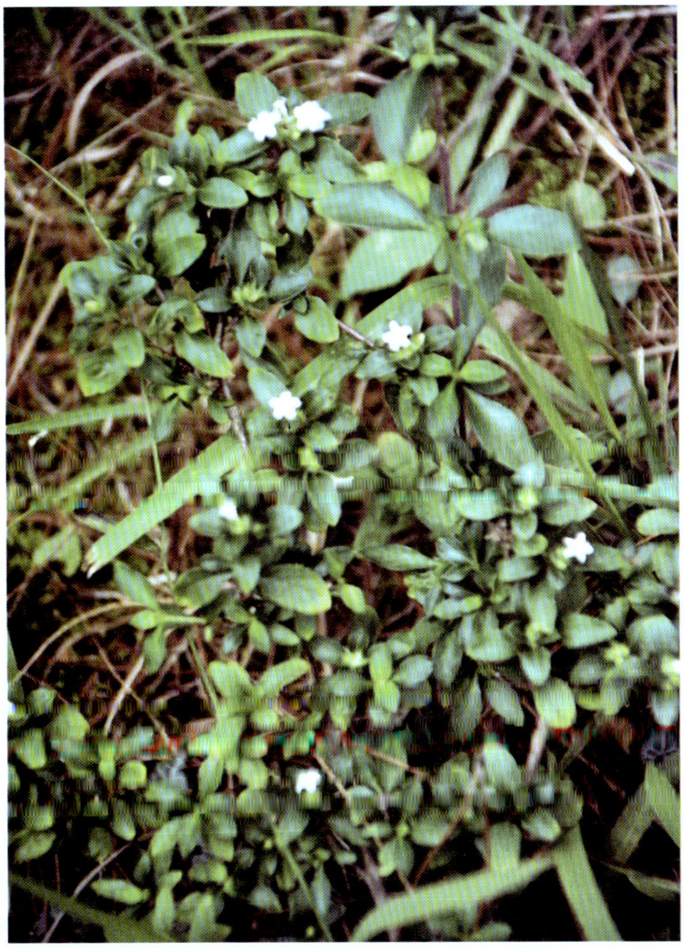

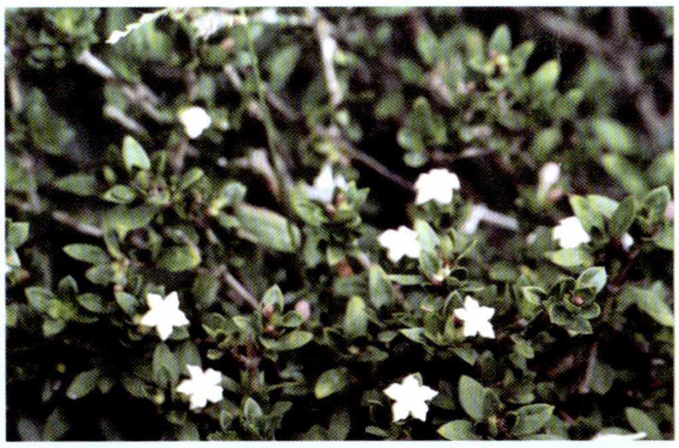

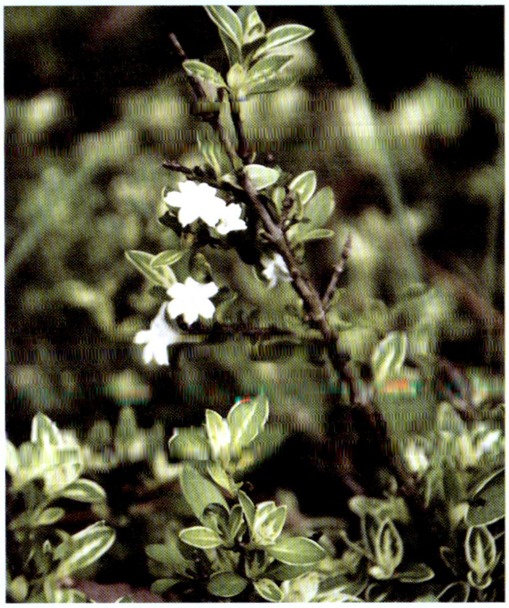

132. 白花丹　安那娃（云南文山）

Baihuadan　ab nab wax

[来源] 为白花丹科植物白花丹的全草或根。

[原植物] 白花丹 *Plumbago zeylanica* L.

攀援状亚灌木，高0.5～3m。枝具棱槽，无毛；节上带红色。单叶互生；叶片纸质，卵圆形或卵状长圆形，长1～10cm，宽2～5cm，边缘常呈微波状，先端急尖或渐尖，基部宽楔形，无毛；叶柄短，基部扩大抱茎，具2枚易脱落的耳状附属物。穗状花序顶生或腋生，长5～25cm；苞片短于花萼，花萼绿色，管状，长约1cm，顶部5裂，具5棱，棱间干膜质，具腺毛；花冠高脚蝶状，白色或略带蓝色，花冠管长约2cm，先裂5裂；雄蕊5，与花冠裂片对生；子房上位，矩圆形，1室，柱头5裂。蒴果膜质。花期10月至翌年3月，果期2月至翌年4月。

生于阴湿的沟边或村边路旁的岩缝中、旷地。分布于西南地区及广西、广东、福建、台湾等地。

[化学成分] 全草含白花丹素（plumbagin）、香草酸（vanillic acid）、白花丹酸（plumbagic acid）。根又含蛋白酶、蔗糖酶、葡萄糖、果糖等及Ca、K、Mg、Fe、Mg、Na、Cu、Mn等微量元素。

[药理] 具有抗肿瘤作用，抗生育作用，抗凝血和抗菌等作用。

[药性] 味苦、涩，性热；有毒。入冷经。

[功能与主治] 祛风除湿，散瘀消肿，解毒。主治风湿痹痛，血瘀经闭，跌打损伤，痈肿瘰疬，疮疥瘙痒和毒蛇咬伤等。

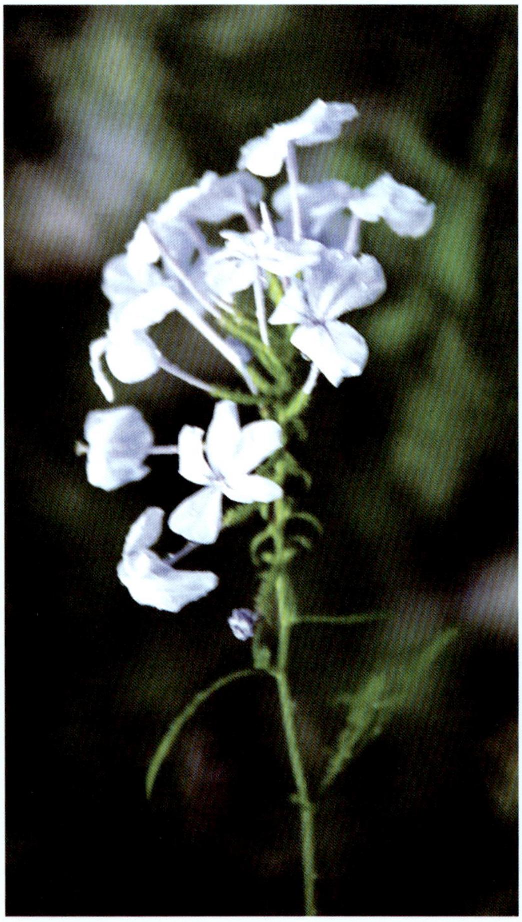

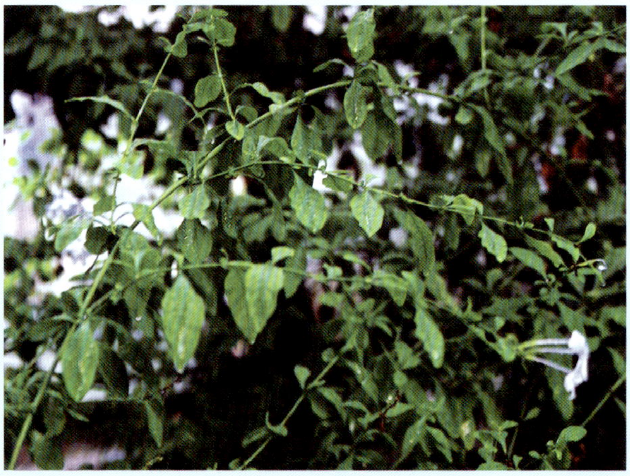

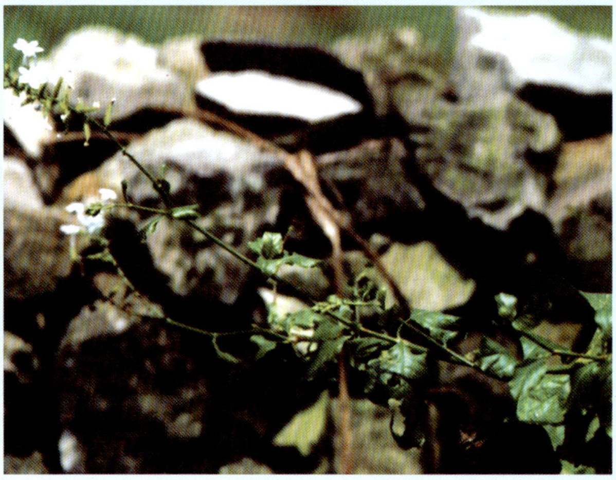

133. 白花前胡　锐阿闷（贵州铜仁）

Baihuaqianhu　reib ghob meil

[来源] 为伞形科植物白花前胡的根。

[原植物] 白花前胡 *Peucedanum praeruptorum* Dunn.

多年生草本植物，高60～100cm。根粗壮而长直，呈圆锥形，有少数侧根，根头处残留多数棕褐色叶鞘纤维。茎直立，圆柱形，上部分支，被短柔毛，下部无毛。基生叶有长柄；三出或二至三回羽状分裂，叶片宽三角状卵形，长15～20cm，宽约12cm，先端渐尖，基部楔形至截形，边缘具不整齐的3～4粗或圆锯齿，两面无毛，或在下表面叶脉上以及边缘有稀疏短毛；茎生叶和基生叶相似，较小；茎上部叶无柄，叶片三出分裂．裂片狭窄。复伞形花序顶生或侧生，伞幅6～18，有柔毛；总苞片1至数片，花后脱落，线状披针形；小伞形花序有花15～20，花梗不等长，有柔毛；小总苞片7～12，卵状披针形，先端长渐尖，有柔毛；萼齿不显著；花瓣5，白色，广卵形近圆形；雄蕊5；花柱短，弯曲，花柱基圆锥形。果实卵圆形，背部扁压，长约4mm，宽约3mm，棕色，被稀疏短毛，背棱线形稍突起，侧棱呈翅状。花期7～9月，果期10～11月。

生于海拔250～2 000m的山坡林缘、路旁或半阴性的山坡草丛中。分布于西南、华中、华东地区。

[化学成分] 根含香豆精类化合物、香豆精糖苷类化合物。

[药理] 对心血管系统有较为广泛的生理活性。

[药性] 味苦、微辛，性冷。入热经。

[功能与主治] 降气祛痰，疏散风热。主治痰热咳嗽，外感咳嗽，胸胁痞满，心腹结气，头风痛和妇女干血痨等。

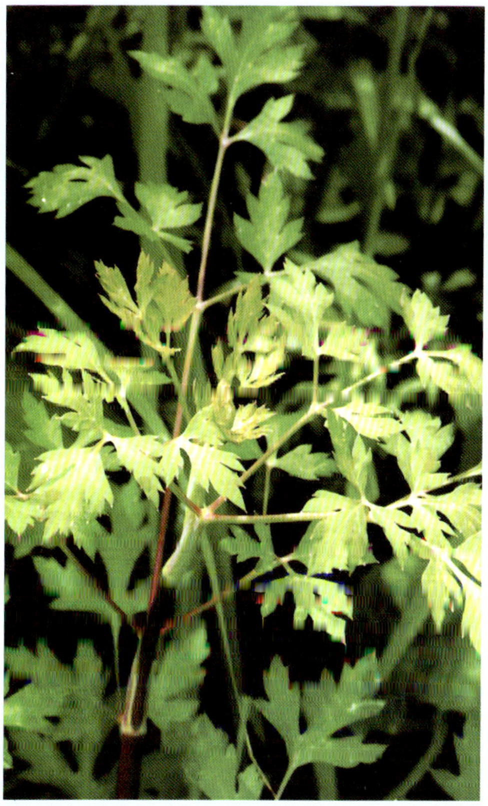

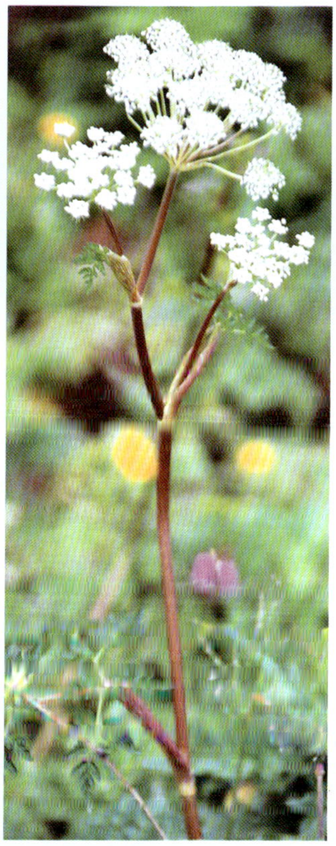

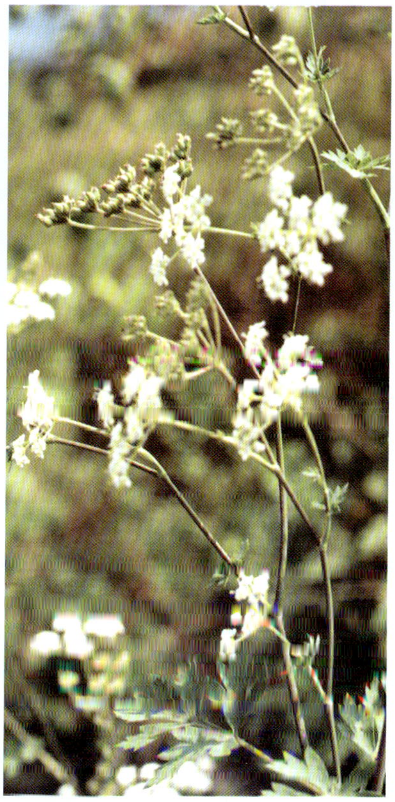

134. 白颈蚯蚓　巴供豆（贵州铜仁）

Baijingqiuyin　　bad giongb doub

[来源] 钜蚓科动物湖北环毛蚓及其同属动物的全体。

[原动物] 湖北环毛蚓 *Phereitma hupeiensis* (Michaelsen)

体呈圆筒形，长7～22cm，体宽1～6cm；体节数111～138节，雌雄同体。环带位于14～16节，肉色，生殖时期为苍白色。雄性生殖孔1对，位于18节，在腹面两侧隆起；雌性生殖孔1个，位于14节，在腹面正中。除环带外各节环刚毛密而甚短，肉眼不易看见。

生活在潮湿而多有机质的泥土中。分布于湖北、四川、重庆、贵州等地。

[化学成分] 含蚯蚓素（lumbritin），蚯蚓解热碱（lumbrofebin），蚯蚓毒素（terrestro－lumbrilysin）等。还含嘌呤类成分。

[药理] 具有溶栓和抗凝血作用，抗心律失常作用，抗癌作用，平喘作用。

[药性] 味咸，性冷。入热经。

[功能与主治] 清热止痉，平肝息风，通经活络，平喘利尿。主治热病发热狂躁，惊痫抽搐，肝阳头痛，中风偏瘫，风湿痹痛，肺热喘咳，小便不通等。

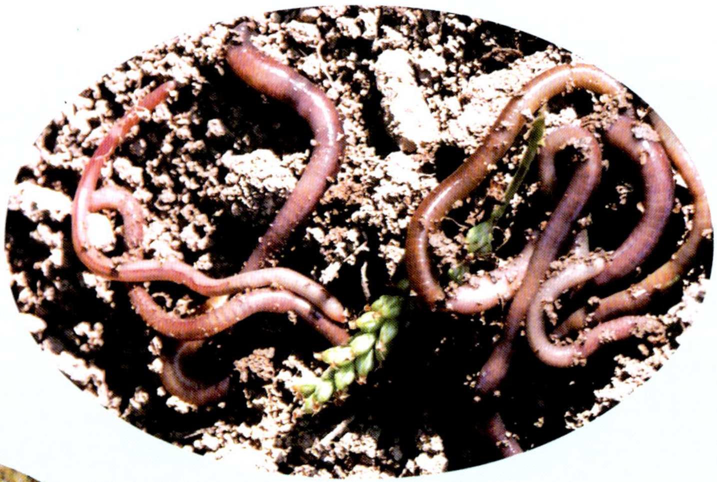

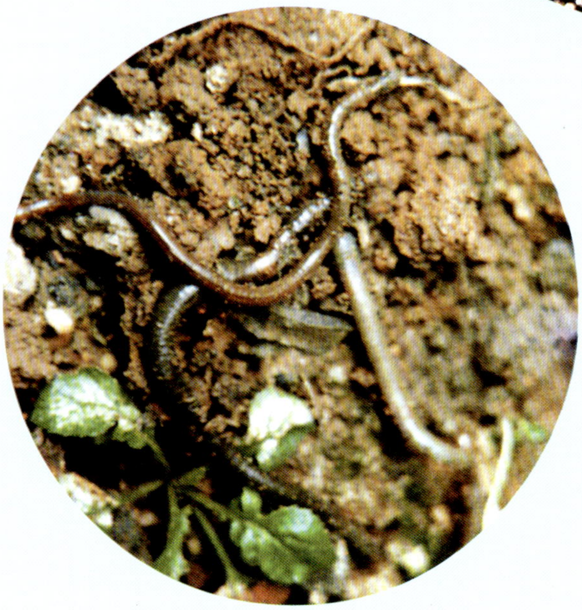

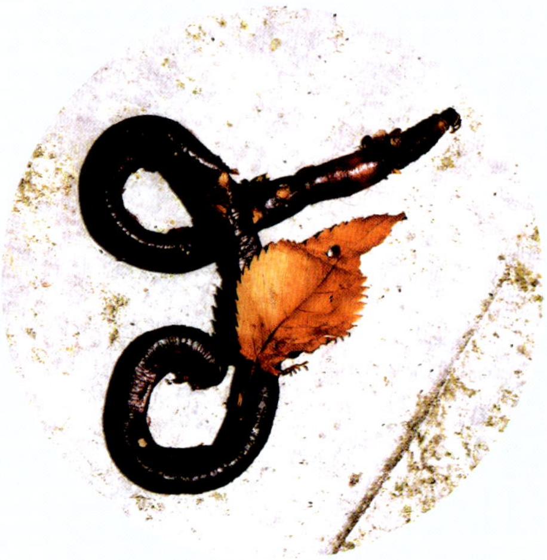

135. 白花蛇舌草　窝冲岗（贵州黔东南）

Baihuasheshecao　vob hsongd ghangd

[来源] 为茜草科植物白花蛇舌草的全草。

[原植物] 白花蛇舌草 *Hedyotis diffusa* Willd.

一年生草本植物。高 15 ~ 50cm，全部无毛；茎纤弱，略带方形或扁圆柱形，从基部发出，多分支呈披散状。叶对生，具短柄或无柄；叶片线形至线状披针形，长 1 ~ 3.5mm，宽 1 ~ 3 mm，顶端急尖，上面光滑，下面有时稍粗糙，无侧脉；托叶膜质，基部合生，长 1 ~ 2mm，顶部芒尖。花白色，单生或成对生于叶腋，常具短而粗的花梗；花萼筒状，4 裂，裂片矩圆状披针形，长约 1.5 ~ 2mm，边缘具睫毛；花冠漏头状，长约 3mm，先端 4 深裂；雌蕊 4，着生于冠管喉部，花丝扁，花药矩形；子房下位，2 室，柱头 2 浅裂呈半球形。蒴果，扁球形，直径 2 ~ 3mm，室背开裂，花萼宿存。种子棕黄色，细小，有棱。花期 7 ~ 9 月，果期 8 ~ 10 月。

生于山坡、潮湿的田边、沟边、路旁、溪畔草丛中。分布于长江流域及以南各地。

[化学成分] 全草含车叶草苷（asperuloside），车叶草苷酸（asperulosidic acid），去乙酰基车叶草苷酸（deaeetylasperulosidic acid），都桷子苷酸（geniposidic acid）等。

[药理] 具有增强肾上腺皮质功能的作用，抗肿瘤和抗菌等作用。

[药性] 味微苦、微甜，性冷。入热经。

[功能与主治] 清热解毒，利湿消痈。主治肺热喘嗽，咽喉肿痛，肠痈，湿热黄疸，小便不利，疮疖肿毒，毒蛇咬伤和多种癌瘤等。

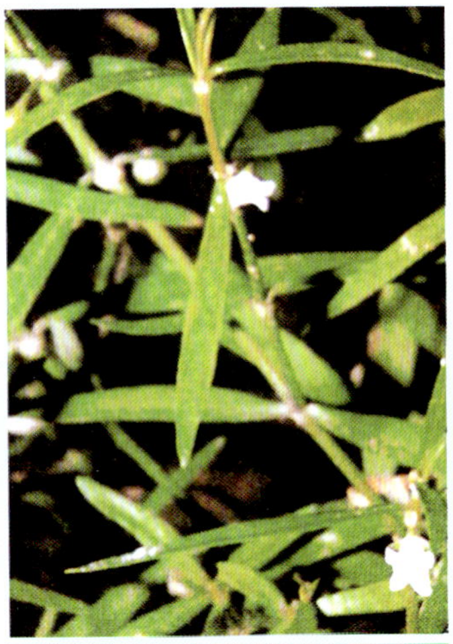

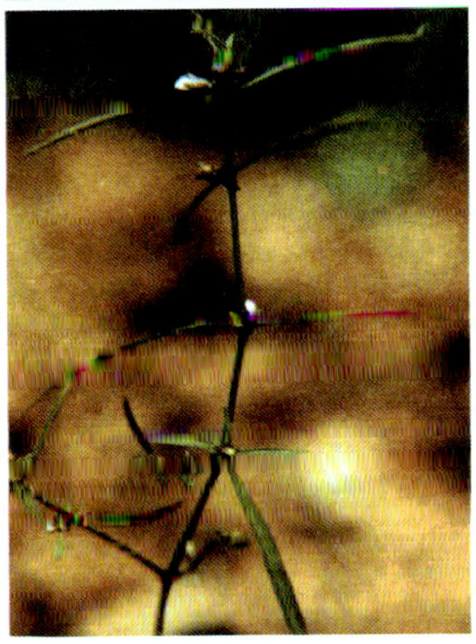

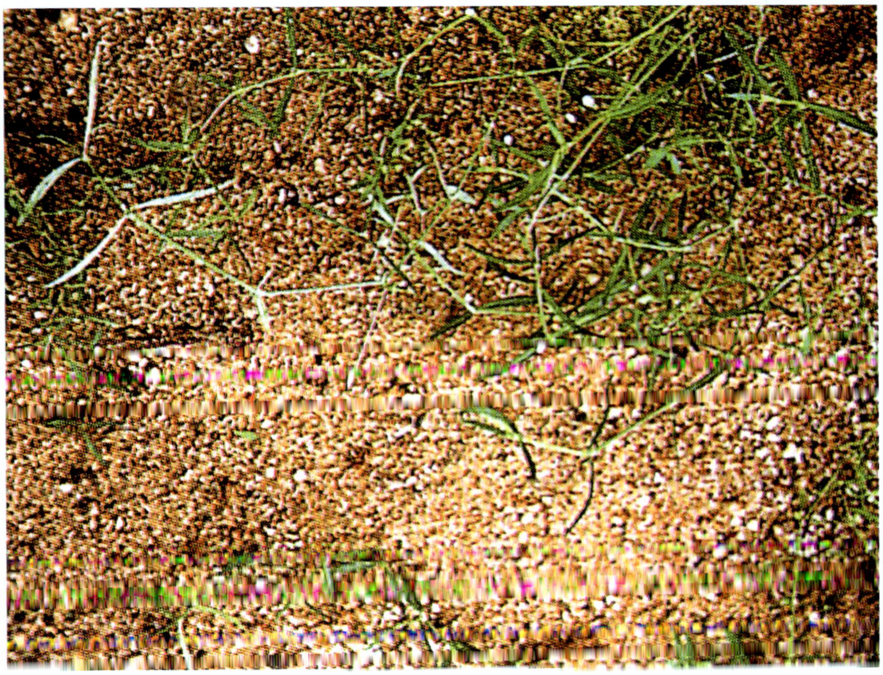

136. 生姜　山（贵州松桃）

Shengjiang　shand

[来源] 为姜科植物姜的根茎。

[原植物] 姜 *Zingiber officinale* Rosc.

多年生草本植物，高 0.5 ~ 1m；根状茎肥厚，扁圆横走，多分叉，表面淡黄色，断面黄色，具芳香和辛辣气味。叶互生，2 列，无柄，有长鞘，抱茎；叶片披针形，长 15 ~ 30cm，宽 3 ~ 5cm，先端渐尖，基部渐狭，叶舌膜质，叶鞘包茎。花葶自根茎抽出，直立，总花梗长达 25cm，具稀疏鳞片；穗状花序卵形或椭圆形，长 4 ~ 5cm，苞片卵形，淡绿色，花萼管状；花冠黄绿色，具 3 裂片，裂片披针形；唇瓣较短，中央裂片倒卵形，有紫色条纹及淡黄色斑点；雄蕊暗紫色，药隔有钻状附属体。花期 7 ~ 8 月。

华中、华东、华南至西南地区广为栽培。

[化学成分] 生姜含多种挥发性成分：主要有 α－姜烯（α－zingiberene）、β－水芹烯（β－phelandrene）、β－甜没药烯（β－bisabolene）、α－姜黄烯（α－curcumene）、樟烯（camphene）、β－罗勒烯（β－ocimene）等。

[药理] 具有解热、镇痛和抗炎作用，镇静和抗惊厥作用，抗氧化作用，抗肿瘤作用，降低胆固醇作用，抗运动病和止吐作用，抗过敏作用，抗 5-HT_3 作用，诱变和抗诱变作用以及抗凝血作用。

[药性] 味辣，性热。入冷经。

[功能与主治] 散寒解表，降逆止呕，化痰止咳。主治风寒感冒，恶寒发热，头痛鼻塞，恶心呕吐，痰饮喘咳，胀满和泄泻等。

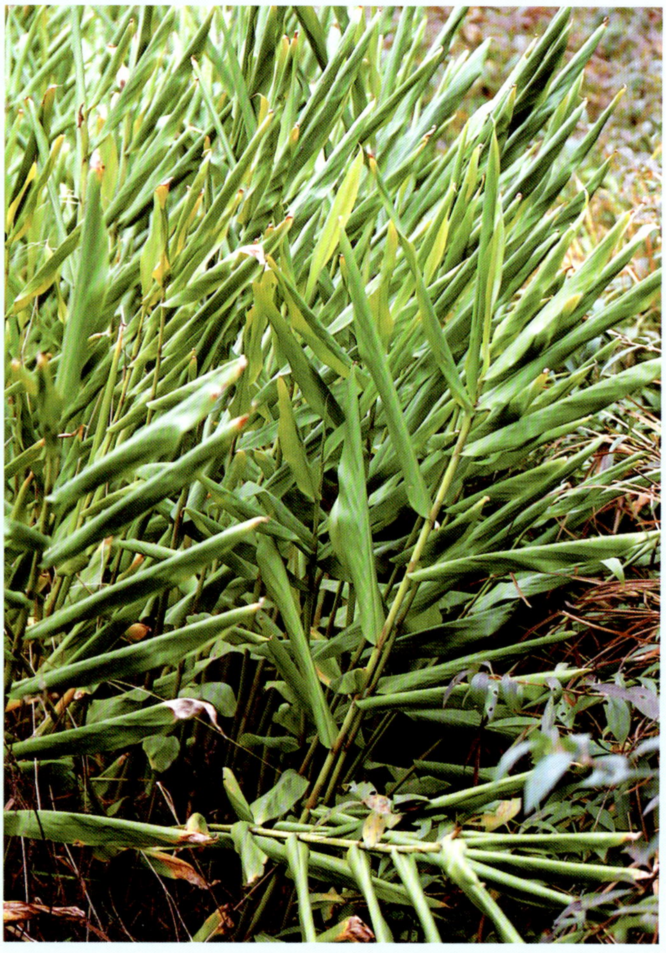

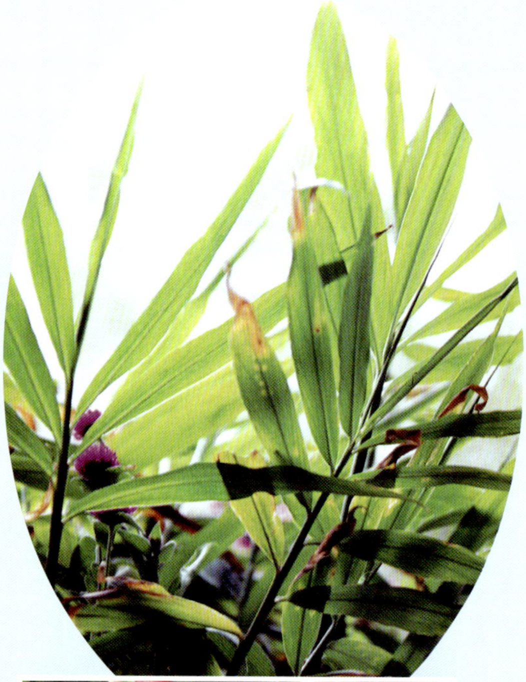

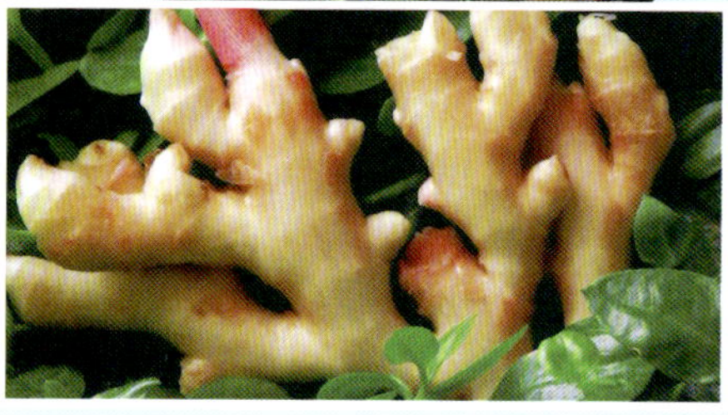

137. 仙茅　加超幼（贵州黔东南）

Xianmao　jab hsod yut

[来源] 为石蒜科植物仙茅的根茎。

[原植物] 仙茅 *Curculigo orchioides* Gaertn.

多年生草本植物，高10～40cm。根状茎近圆柱状，向下直生，粗厚，直径约1cm，长可达30cm，外皮褐色；须根常丛生，肉质，长可达6cm，具环状横纹。地上茎不明显。叶基生，3～6枚，披针形或线状披针形，长10～30cm，宽0.5～1.5cm，顶端长渐尖，基部渐狭成短柄或近无柄，叶脉明显。两面疏生柔毛或无毛。花葶极短，大部分隐藏于叶鞘内；总状花序多少呈伞房状，通常有4～6朵花；苞片披针形，膜质，具缘毛；花黄色，花被筒线状，上部6裂，裂片长圆状披针形；雄蕊6枚，子房下位，被长柔毛，花柱细长，柱头棒状，3裂。浆果长矩圆形，长约1.2～1.5cm，宽约6mm，顶端有长喙。种子亮黑色，有喙，表面有波状沟纹。花果期6～9月。

生于海拔1 600m以下的林下草地、灌丛或荒坡上。分布于广西、湖南、湖北、贵州、四川、重庆、云南等地。

[化学成分] 仙茅含多种环木菠萝烷型三萜及其糖苷：仙茅皂苷元A、B、C(curculigenin A、B、C)，仙茅皂苷(curculigosaponin) A、B、C、D、E、F、G、H、I、J、K、L及仙茅醇（curculigol）等多种成分。

[药理作用] 具有适应原样作用，能增强免疫和抗衰老作用，并具有延缓生殖系统老化和雄性激素样作用，还有抗炎作用。

[药性] 味麻，性热。入冷经。

[功能与主治] 温肾阳，强筋骨，祛寒湿。用于阳痿精冷，筋骨痿软，腰膝酸冷，崩漏，阳虚冷泻，脘腹冷痛，痈疽，瘰疬以及更年期综合征等。

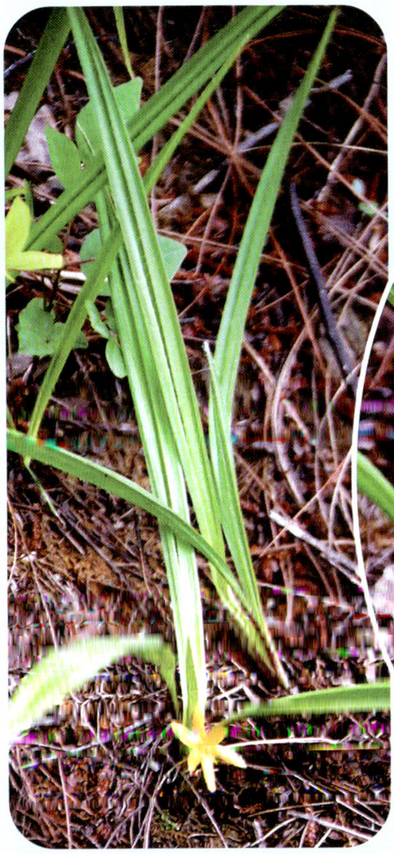
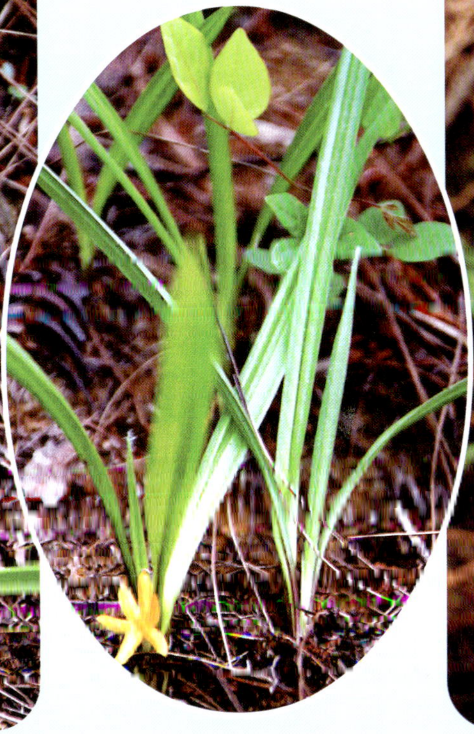
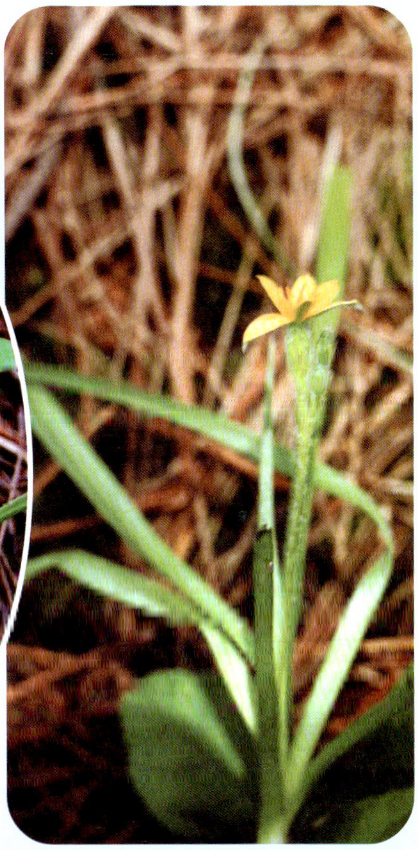

138. 仙人掌　豆嘎脑牛(贵州黔东南)

Xianrenzhang　det ghab nex niul

[来源] 为仙人掌科仙人掌属植物仙人掌的茎及根。

[原植物] 仙人掌 *Opuntia dillenii* (Ker-Gawl.) Haw.

肉质灌木，高0.5～3m或更高。茎下部近木质，圆柱形，上部肉质，茎节扁平，倒卵形至椭圆形，长15～30cm或更长，宽4～10cm，散生具锐刺的小瘤体，刺上有倒刺毛。叶细小，披针形，生于瘤体刺束之下。花单生，鲜黄色或紫红色，直径2～8cm；花瓣广倒卵形；雄蕊多数，数轮排列，花丝黄绿色；子房倒卵或梨形，花柱直立、白色。浆果肉质，倒卵形或梨形，长5～8cm，无刺，红色或紫色。

生于村边石上、海滨沙滩等处。我国南方常有栽培。

[化学成分] 全草含无羁萜（friedelin）、3 α－无羁萜醇（friedelan-3 α -ol）、蒲公英赛酮（taraxerone）和蒲公英赛醇(tarxerol)等，另含有大麦芽碱（hordenine）、坎底辛（candicine）、无盐掌宁(anhalonine)等多种生物碱。

[药理] 具有抗炎作用，降血脂和降血糖作用，抗氧化、抗溃疡和抗疲劳作用。

[药性] 味苦，性冷；有小毒。入热经。

[功能与主治] 行气活血，凉血止血，清热解毒，散瘀消肿。主治胃痛，痞块，痢疾，喉痛，肺热咳嗽，肺痨咯血，痔血，乳痈，疔疮，烫伤和蛇虫咬伤等。

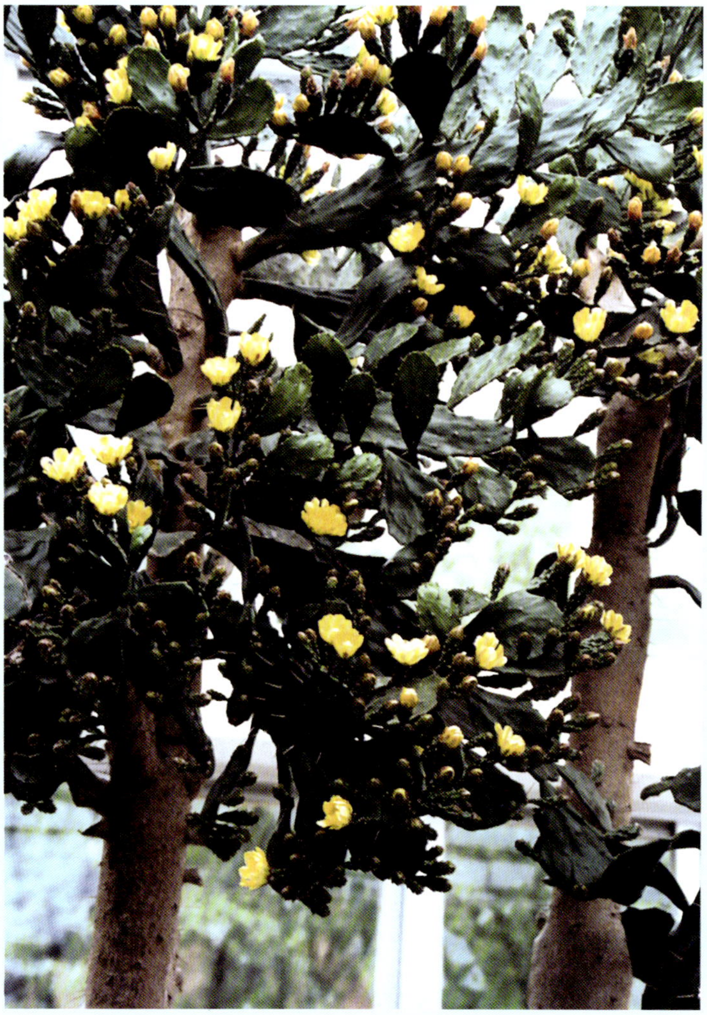

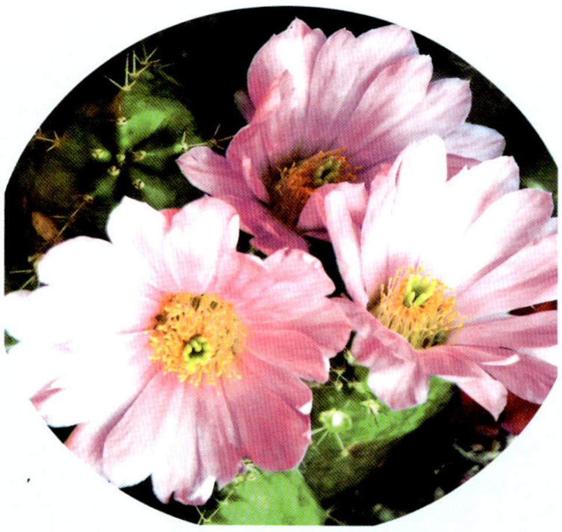

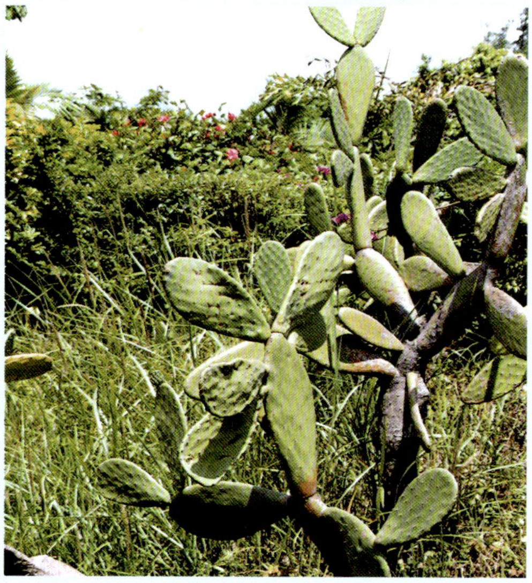

139. 仙桃草　蛙整伦（贵州黔南）

Xiantaocao　　uab zend dlenx

[来源] 为玄参科植物蚊母草带虫瘿的全草。

[原植物] 蚊母草 *Veronica peregrina* L.

1～2年生草本植物，高10～25cm，无毛或具腺毛。根须状，细而卷曲，主根不明显。茎直立，基部丛状分支，叶对生，上部叶长圆形，无柄；全缘或有稀锯齿。总状花序顶生或单花生于苞腋；苞片线状倒披针形；花萼4深裂，裂片狭披针形，长3～4mm；花冠白色或浅蓝色，4深裂；花梗短，长约1mm；雄蕊2，短于花冠；雌蕊1，子房上位，花柱粗短，柱头头状。蒴果扁圆倒心形，边缘有短腺毛，花柱宿存，果内往往被虫瘿寄生，而膨大成桃形。种子扁平，长圆形。花期4～6月。

生于潮湿的荒野、田野、路旁及河边。分布于东北、华东、华中、西南地区。

[化学成分] 全草含木犀草素（luteolin）、原儿茶酸（protocatechuic acid）、金圣草素（chrysoeriol）、甘露醇（mannitol）、香草酸（vanillic acid）。

[药理] 具有抗菌作用，止咳、祛痰、平喘作用，促凝血以及降低心肌耗氧量的作用。

[药性] 味甜、微辛，性热。入冷经、慢经。

[功能与主治] 活血消肿，止血，止痛。主治吐血，咯血，鼻衄，便血和跌打损伤等。

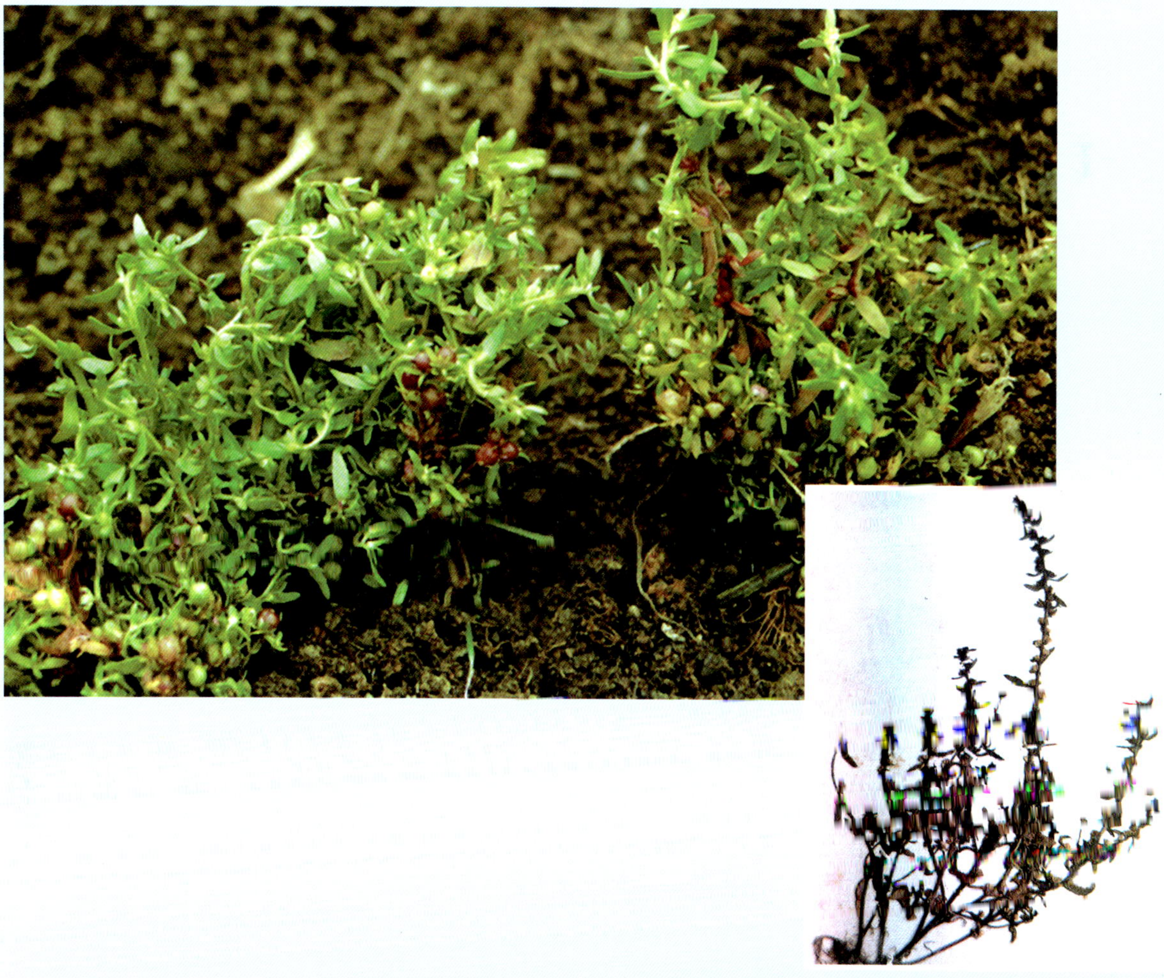

140. 仙鹤草　锐巴（贵州松桃）

Xianhecao　reib npad

[来源] 为蔷薇科植物龙芽草的全草。

[原植物] 龙芽草 *Agrimonia pilosa* Ledeb.

多年生草本植物，高30～150cm，全株被毛根状茎褐色，横走，短圆柱状。单数羽状复叶，互生，小叶3～4对，无柄或有短柄，倒卵形，倒卵披针形至倒卵椭圆形，长1.5～5cm，宽1～2.5cm，先端急尖或圆钝，基部楔形至宽楔形，边缘有锯齿，上面被稀疏柔毛，下面脉上伏生柔毛，腺点明显；托叶近卵形或卵状披针形，边缘有锯齿或裂片，茎下部托叶常全缘。总状花序顶生，花序轴被毛，花梗长1～5mm；花直径6～9mm；萼片5；花瓣5，长圆形，黄色；雄蕊5～15枚；花柱2，丝状，柱头头状。瘦果倒圆锥形，被疏柔毛，具宿存萼片。花、果期5～12月。

常生于山野草坡，路旁，灌丛，林缘及疏林下。该种为广布种，我国各地均有分布。

[化学成分] 仙鹤草地上部分含仙鹤草酚（agrimol）A、B、C、D、E、F、G和鹤草酚（agrimophol），金丝桃苷(hyperin)和仙鹤草酸（agrimonic acid）A、B等。

[药理] 具有强心、收缩血管作用，松弛胃肠作用，抗肿瘤作用和杀虫抗菌等作用。

[药性] 味苦、涩，性冷。入热经。

[功能与主治] 收敛止血，止泻，杀虫。主治咯血，吐血，衄血，尿血，便血，腹泻，痢疾和滴虫性阴道炎等。

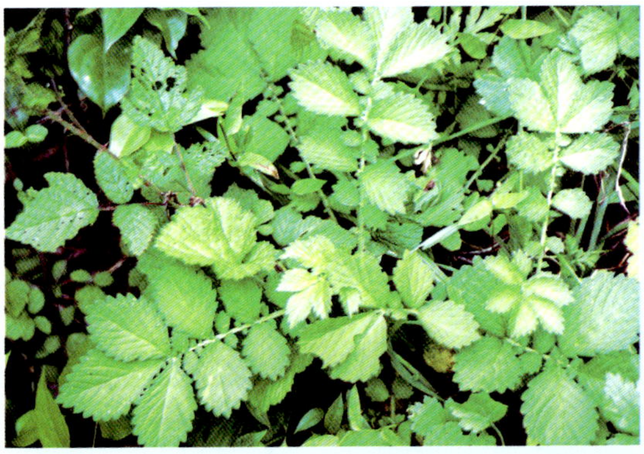

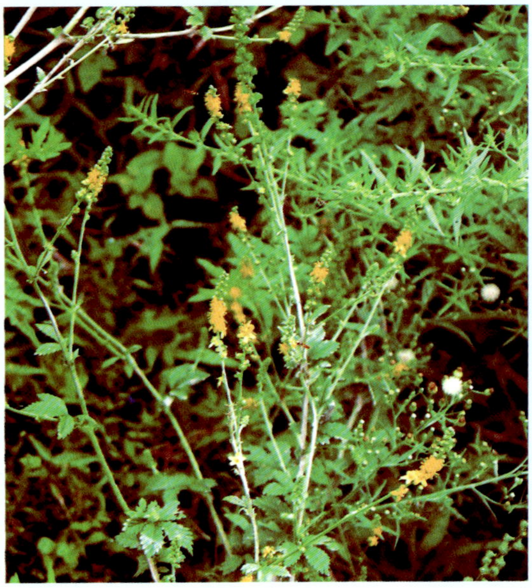

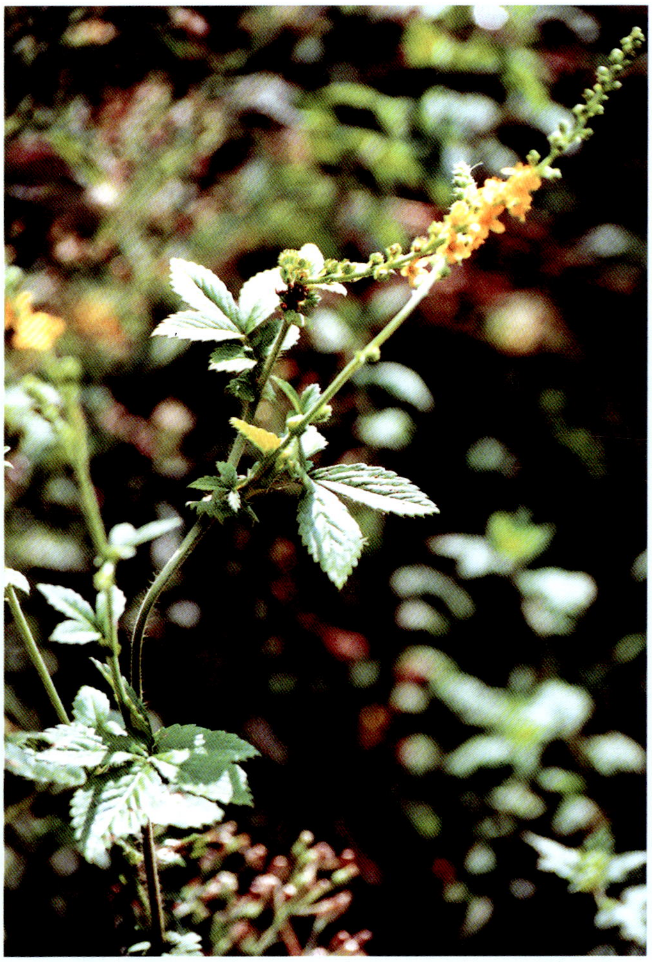

141. 瓜子金　锐草莲（贵州铜仁）

Guazijin　　reib ncot lianx

[来源] 为远志科植物瓜子金的全草。

[原植物] 瓜子金 *Polygala japonica* Houtt.

多年生常绿草本植物。高 12～20cm，根圆柱形，较细，表面褐色，有纵横皱纹。茎由基部多分支，斜升或平展，绿褐色或紫褐色。叶互生，带革质，卵形至卵状披针形，长 1～2.3cm，宽 5～9mm，先端钝或尖，基部圆形至阔楔形，绿色，全缘，两面疏生短柔毛；主脉上面凹陷，下面稍隆起，侧脉每边 3～5 条；叶柄短，疏生短柔毛。花两性，总状花序与叶对生或腋外生；花小，紫色或白色，苞片早落；萼片 5，宿存，外面 3 枚小，披针形，长约 4mm，内萼片 2 枚大，花瓣状，卵形至长圆形，长约 6.5mm，基部具爪；花瓣 3，白色或紫色，基部合生，龙骨瓣舟状，顶端背部具条裂鸡冠状附属物，侧生花瓣长圆形，长约 6mm；雄蕊 8，长达 6mm；子房倒卵形，具翅。蒴果圆形，扁平，直径约 6mm，绿色，具阔翅，无毛，顶端凹陷；种子卵形，长约 3mm，直径约 1.5mm，黑色，密被白色短柔毛。花期 4～5 月，果期 5～7 月。

生于海拔 500～2 100 的山坡，路旁，草地或田梗上。全国大部分地区均有分布。

[化学成分] 叶含山柰酚 3，7- 二葡萄糖苷（kaempferol 3，7-diglucoside）等。地上部分含瓜子金皂苷（polygalasaponin）甲、乙、丙、丁及瓜子金皂苷I-XIX（polygalasaponin I-XIX）。根含三萜皂苷，远志醇（polygalitol）及四乙酸酯（tetracetyl polygalitol）等。

[药理] 具有溶血作用，对中枢神经系统有抑制作用。

[药性] 味辛、苦，性冷。入热经。

[功能与主治] 祛痰镇咳，活血消肿，宁心安神，解毒止痛。主治咳嗽痰多，慢性喉痹，失眠，跌打损伤，风湿痛，痈疽疮毒，毒蛇咬伤等。

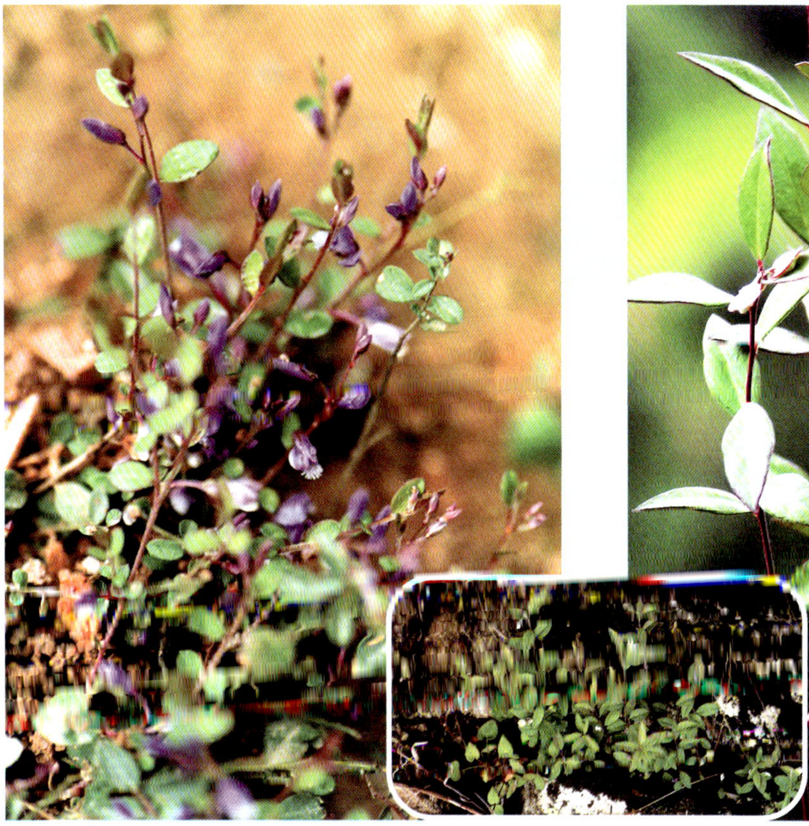

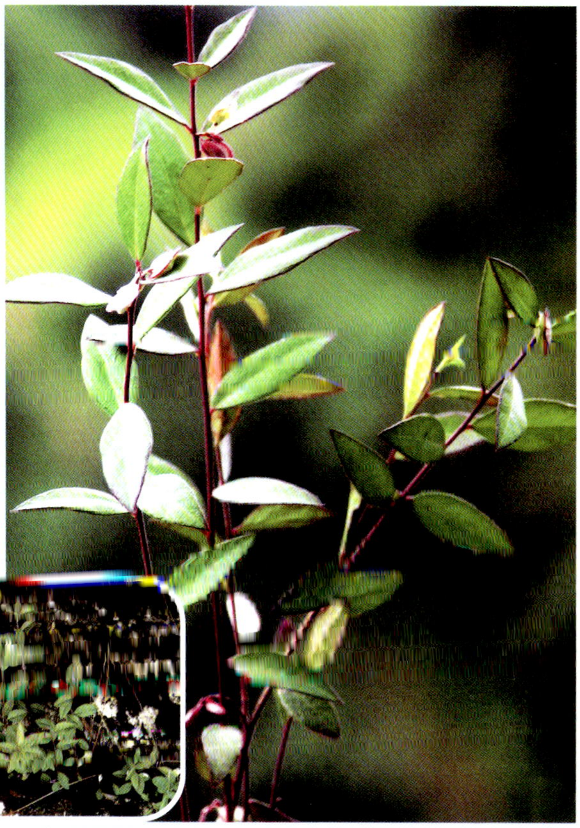

142. 头花蓼　梭洞学（贵州黔东南）

Touhualiao　　dlob dongd xok

[来源] 为蓼科植物头花蓼的全草。

[原植物] 头花蓼 *Polygonum capitatum* Buch. −Ham.ex D.Don

多年生草本植物。长15～25cm。根状茎粗大；茎横走或斜上升，分支，枝紫红色，节处着生柔毛。单叶互生，卵圆形至椭圆形，长1.0～3cm，宽0.5～1.5cm，先端钝尖，基部宽楔形，全缘，有红色缘毛，边缘叶脉常带红色；叶柄短或近于无柄；头状花序顶生或腋生，花序轴有腺毛；花小，粉红色，花被5深裂；雄蕊8枚，基部有黄绿色腺体；子房上位，花柱上部3深裂，柱头球形。瘦果卵形，3棱，包于宿存花被内；黑色，光泽。花期6～10月，果期9～11月。

生于山坡岩石上、水沟边、田边阴湿处等。分布于湖北、湖南、广西、四川、重庆、贵州、云南等地。

[化学成分] 头花蓼全草含苯甲醛（benzalde- hyde），槲皮素(quercetin，I)、槲皮苷（quercitrin，II），陆地棉苷（hirsutine，III），槲皮素-3-0-（2' -没食子酰基）-鼠李糖苷(quercetin-3-rhamnoside 2' -gallate，IV)等成分。

[药理] 具有抗感染作用和解热作用。

[药性] 味苦、辛，性冷。入热经。

[功能与主治] 清热解毒，利尿通淋，活血止痛。主治膀胱炎，痢疾，肾盂肾炎，风湿痛，尿路结石，跌打损伤，疮疡湿疹，黄水疮，石淋和水肿等。

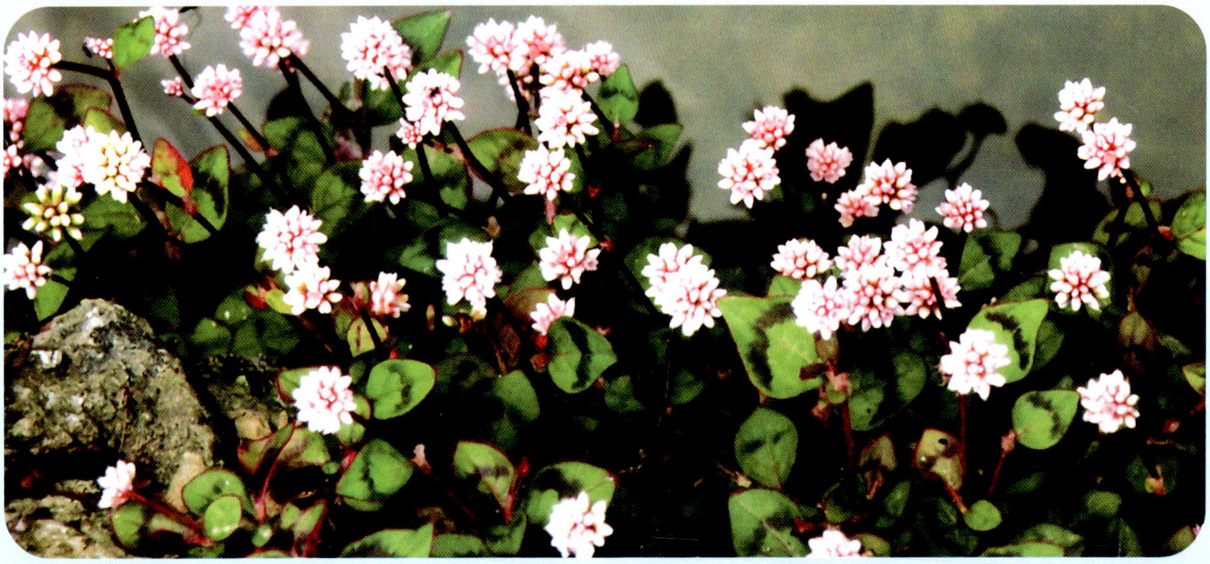

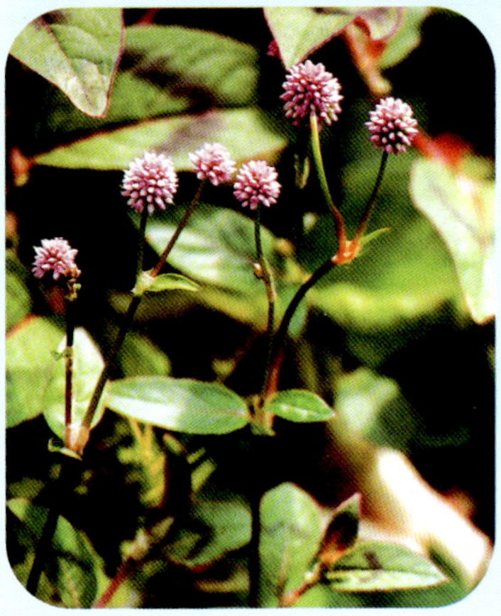

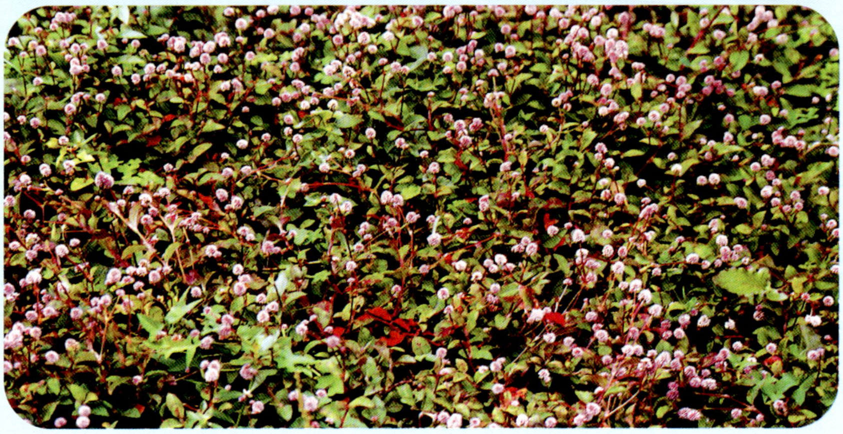

143. 半夏　科辣(贵州黔东南)

Banxia　kod las

[来源]　为天南星科植物半夏的块茎。

[原植物] 半夏 *Pinellia ternata* (Thunb.) Breit.

多年生草本植物。高15～30cm。块茎球状或扁球状，直径0.5～1.5cm，下部生多数须根。叶2～5，幼时单叶，2～3年后为三出复叶；叶柄长达20cm，近基部内侧和复叶基部生有珠芽；叶片卵圆形至窄披针形，中间小叶较大，长5～8cm，两侧小叶较小，先端锐尖，两面光滑，全缘。花序柄与叶柄近等长或更长；佛焰苞卷合成弧曲形管状，绿色上部内面常为深紫红色；肉穗花序顶生；其雌花序轴与佛焰苞贴生，绿色，长6～7cm，雄花序长2～6cm；附属器长鞭状。浆果卵圆形，绿白色。花期5～7月，果期8月。南方1年出苗2～3次，故9～10月间仍可见到花果。

生于山地、农田、溪边或林下。全国大部分地区有产。

[化学成分] 块茎含挥发油，其主要成分为3-乙酰氨基5-甲基异噁唑（3-acetoamino-5-methylisooxazole），丁基乙稀基醚（butyl-ethylene ether），3-甲基二十烷（3-methyleicosaue）等60多种成分。还含左旋麻黄碱（ephedrine），胆碱（choline）等成分。

[药理] 具有镇咳和祛痰作用，镇吐作用，抗肿瘤作用以及抗早孕作用。

[药性] 味麻、辣，性热；有毒。入冷经。

[功能与主治] 燥湿化痰，降逆止呕，消痞散结。主治咳喘痰多，呕吐反胃，胸脘痞满，头痛眩晕，夜卧不安，瘿瘤痰核和痈疽肿毒等。

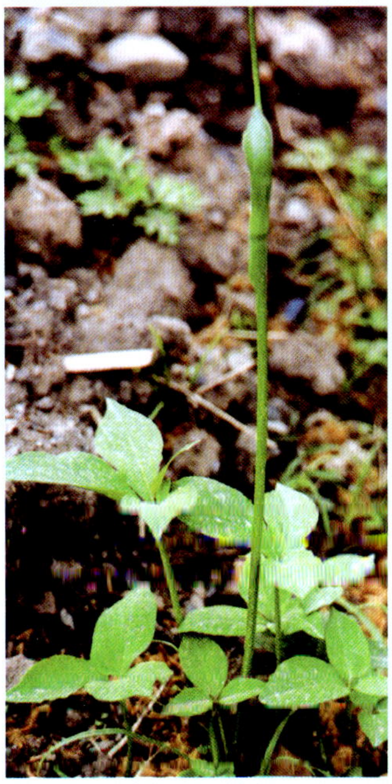
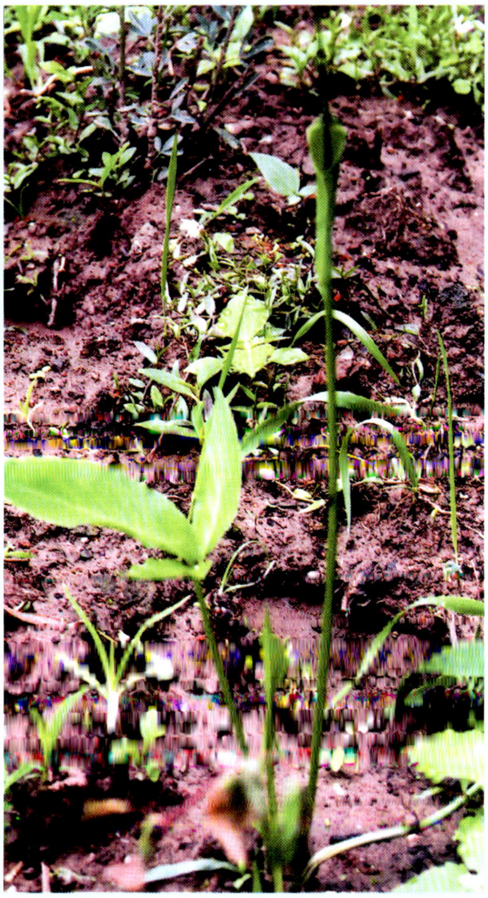
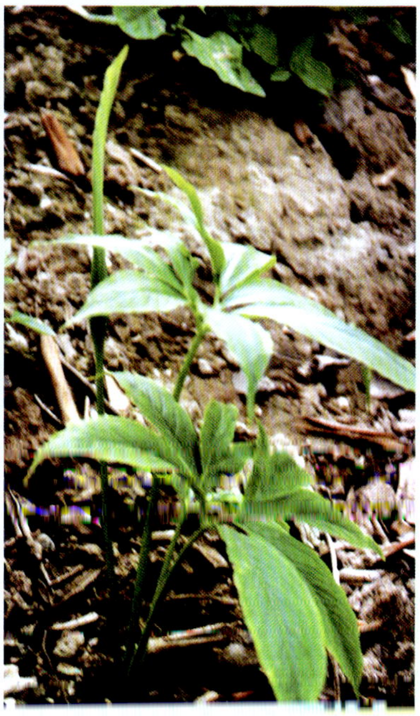

144. 半边莲　阿锐借改（贵州铜仁）

Banbianlian　ghob reib jib gieas

[来源] 为桔梗科植物半边莲的带根全草。

[原植物] 半边莲 *Lobelia chinensis* Lour.

多年生矮小草本植物。高10～20cm。茎细弱，折断面有白色液汁，匍匐，节部生细根，分支直立。叶互生；无柄或近无柄，叶片条形或狭披针形，长8～25mm，宽2～6mm。花单生叶腋，花梗纤细；花萼筒倒长锥状，基部渐细，长3～5mm，裂片5，狭三角形，花冠浅红紫色或白色，长10～15mm，背部裂至基部，喉部以下具白色柔毛，裂片5，全部平展于下方，两个侧裂片披针形，较长，中间3枚椭圆状披针形，较短；雄蕊5，长约8mm，花丝上部与花药合生，下半部分离。蒴果倒圆锥状，长约6mm。种子椭圆形，稍扁平，近肉色。花期5～8月，果期8～10月。

生于水田边、路沟旁及潮湿的阴坡，荒地。长江流域及以南各省区均有分布。

[化学成分] 全草含L-山梗菜碱（L-lobeline），山梗菜酮碱（lobelanine），山梗菜醇碱（lobelanidine），异山梗菜酮碱（Isolobelanine）即去甲山梗菜酮碱，黄酮苷，皂苷，菊糖（inulin），对－羟基苯甲酸（p-hydroxybenzoic acid），延胡索酸（fumaric acid）和琥珀酸（succinic acid）等。

[药理] 具有利尿作用，利胆作用及抗蛇毒作用。

[药性] 味苦、淡，性冷。入热经、快经。

[功能与主治] 清热解毒，利水消肿。主治毒蛇咬伤，痛肿疔疮，扁桃体炎，湿疹，足癣，跌打 损伤，湿热黄疸，阑尾炎，肠炎，肾炎，肝硬化腹水及多种癌症。

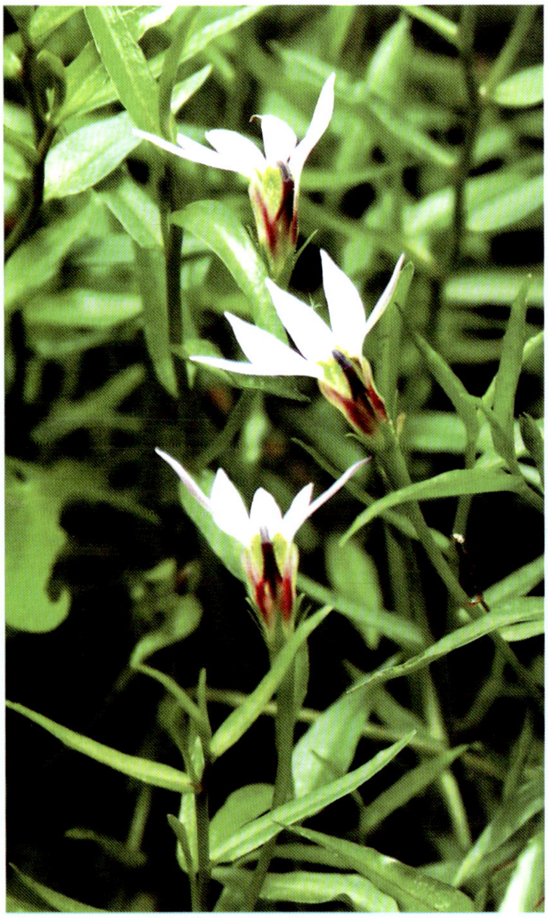

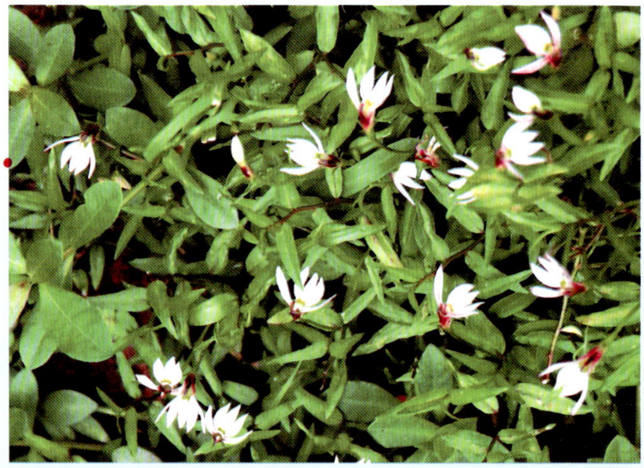

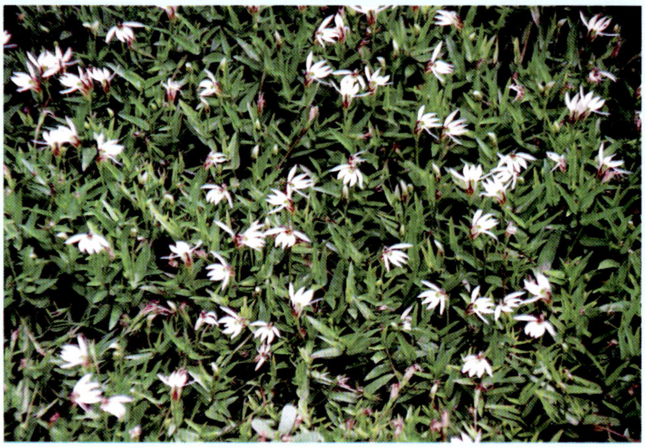

145. 半枫荷皮　加幼(贵州贵阳)

Banfenghepi　jab yut

[来源]　为金缕梅科植物半枫荷的干燥树皮。

[原植物]　半枫荷　*Semiliquidambar cathayensis* Chang

常绿或半常绿乔木，高可达20m；树皮灰色。叶互生，簇生于枝顶，常为卵状椭圆形，长4～13cm，宽4～6cm，先端渐尖，基部阔楔形，稍不等侧，掌状3裂或1侧裂，边缘有具腺锯齿，具基出脉3条；叶柄长2.5～4cm；托叶线形，早落。花多密集成圆头状花序，雌雄同株，雌花序单生，总花梗长达4.5cm；雌花单被，雄花序排成总状；无花被；雄蕊多数，花丝极短。蒴果多数，密集，长椭圆形，熟时顶孔开裂。种子形扁，具翅，黑褐色。花期3～4月，果期9～10月。

生于山坡杂林中的湿润处、溪边和路边。贵州、海南、广西等地均有分布。

[药性] 味苦，性温。入冷经。

[功能与主治]　祛风除湿，行气通络。主治风寒湿痹，风疹和皮肤瘙痒等。

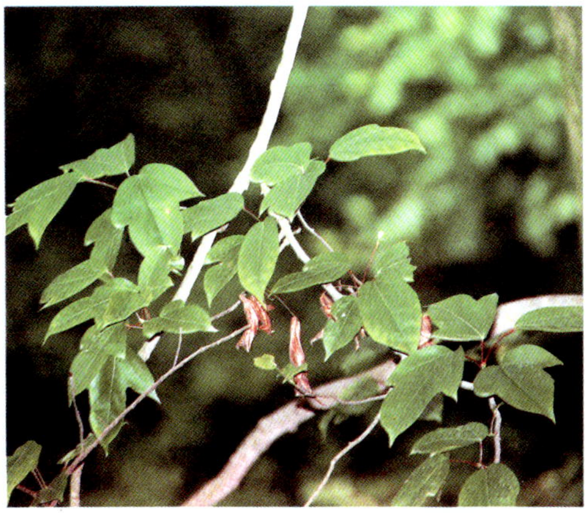

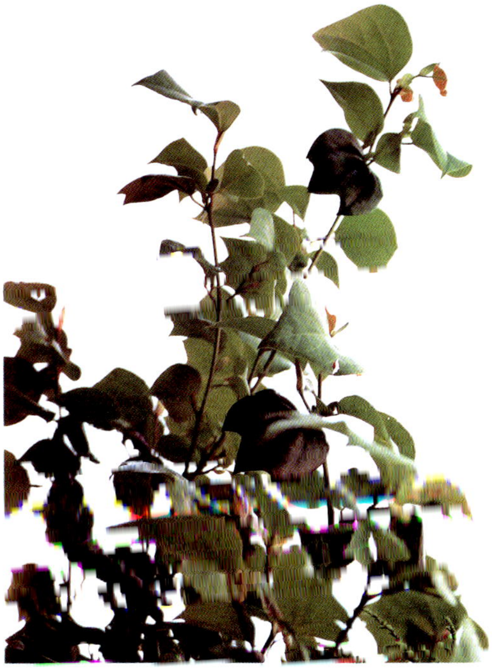

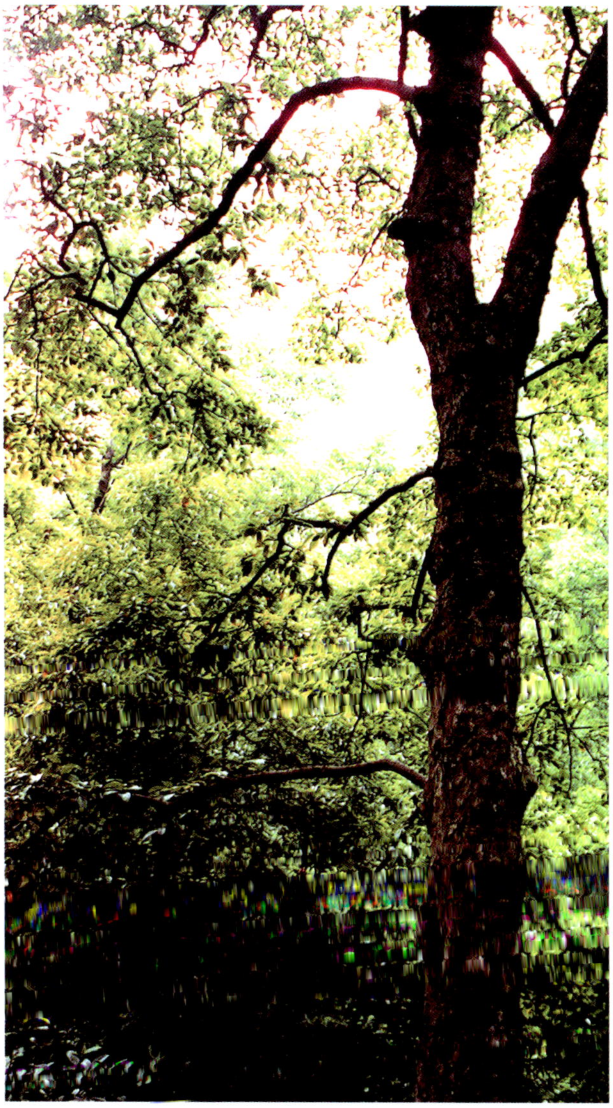

146. 半枫荷　加幼(贵州贵阳)

Banfenghe　jab yut

[来源]　为金缕梅科植物半枫荷的根。

[原植物] 半枫荷 *Semiliquidambar cathayensis* Chang

形态特征、生境及产地参见 145 条半枫荷皮。

[化学成分]　半枫荷的根含齐墩果酸衍生物和鞣酸衍生物：齐墩果酸、3- 羰基齐墩果酸、2α，3β - 二羟基齐墩果酸、2α -3β -23- 三羟基齐墩果酸、鞣酸 -3-3- 二甲醚、鞣酸 -3，3′ -4- 三甲醚、鞣酸 -3，3′ - 二甲醚 -4-O- β -D- 木糖苷等。

[药理]　具有抗炎作用和镇痛作用。

[药性]　味涩、微苦，性温。入冷经。

[功能与主治]　祛风止痛，除湿，通络。主治风湿痹痛，脚气，腰腿痛，偏头痛，半身不遂和跌打损伤等。

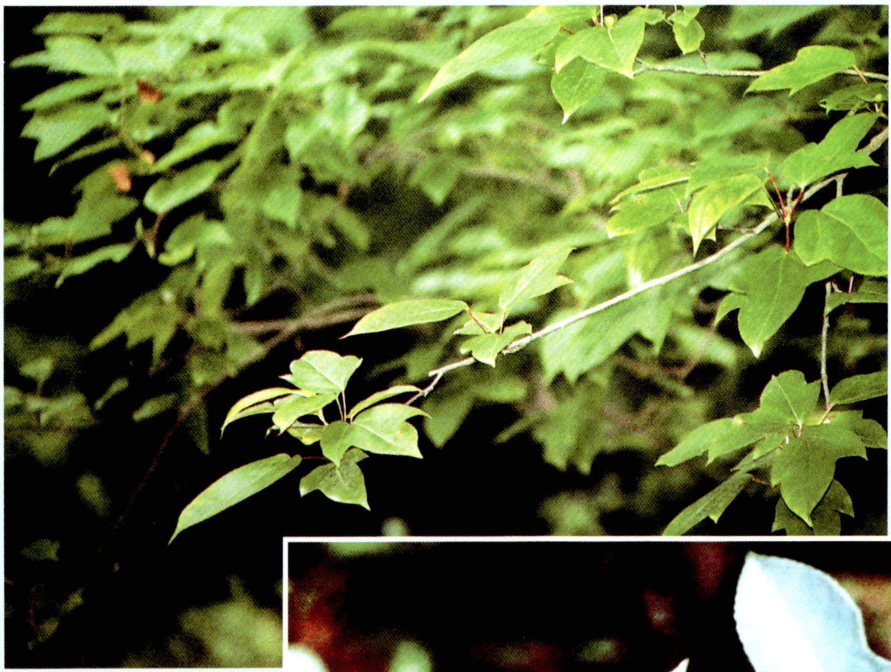

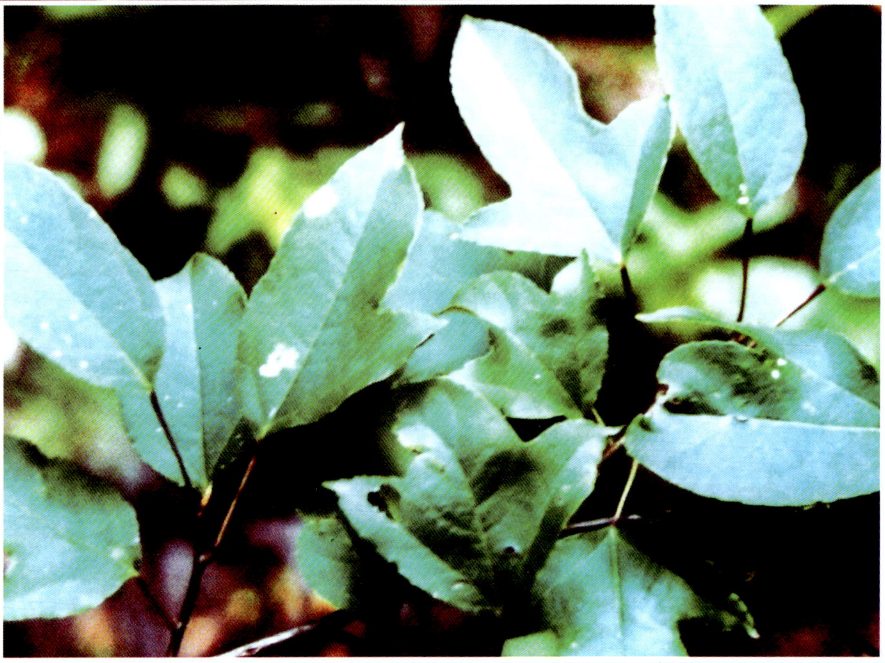

147. 对月莲　加嘎陇给（贵州黔东南）

Duiyuelian　jab ghab nex gix

[来源] 为萝藦科植物徐长卿的根及根茎，或带根全草。

[原植物] 徐长卿 *Cynanchum paniculatum* (Bunge) Kitag.

多年生直立草本植物，高可达 1m。根细呈须状，具特殊香气。茎细而刚直，不分支，无毛或被微毛。叶对生，无柄；叶片披针形至线形，长 4～13cm，宽 5～15mm，先端渐尖，基部渐窄，两面无毛或上面具疏柔毛，叶缘稍反卷，有睫毛；主脉突起。圆锥聚伞花序，生近顶端叶腋，有花 10 余朵；花萼 5 深裂，卵状披针形；花冠黄绿色，5 深裂，广卵形；副花冠 5，黄色，肉质，肾形，基部与雄蕊合生；雄蕊 5，相连成筒状，花药 2 室，花粉块每室 1 个；子房上位，由 2 枚离生心皮组成，花柱 2，柱头五角形。蓇葖果呈角状，单生，长约 6cm，表面淡褐色。种子多数，卵形而扁，暗褐色，先端有一簇白色细长毛。花期 5～7 月，果期 9～12 月。

生于阳坡草丛中。分布于东北、中南、西南等地区。

[化学成分] 全草含丹皮酚(paeonol)，异丹皮酚(isopaeonol)，赤藓醇（erythritol），肉珊瑚苷元(sarcostin)，去酰牛皮消苷元(deacylcynanchogenin)，茸毛牛奶藤苷元(tomamtogenin)，去酰萝藦苷元(deacylmetaplexigenin)，桂皮酸等。

[药理] 具有镇痛、镇静、解热作用，降压、抗心肌缺血、抗心律失常作用，抑制血小板聚集及抗血栓形成，抗炎、抗变态反应作用和抗菌等作用。

[药性] 味香、麻，性热。入冷经、快经、半边经。

[功能与主治] 祛风除湿，行气活血，去痛止痒，解毒消肿。主治风湿痹痛，腰痛，脘腹疼痛，牙痛，跌仆伤痛，小便不利，泄泻，痢疾，湿疹，荨麻疹和毒蛇咬伤等。

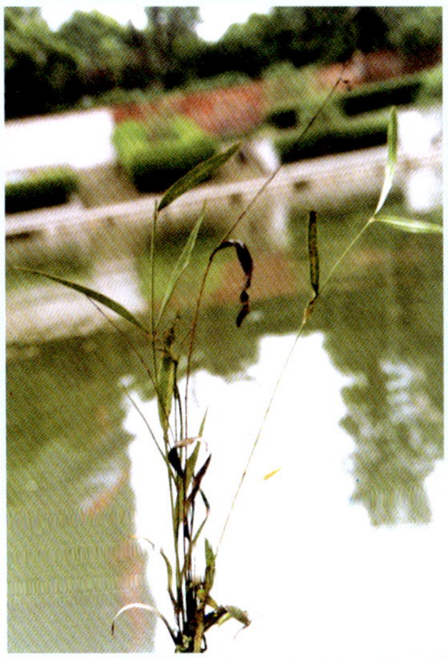

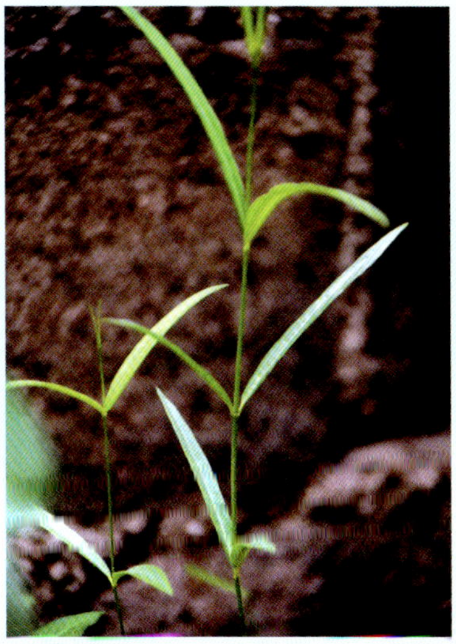

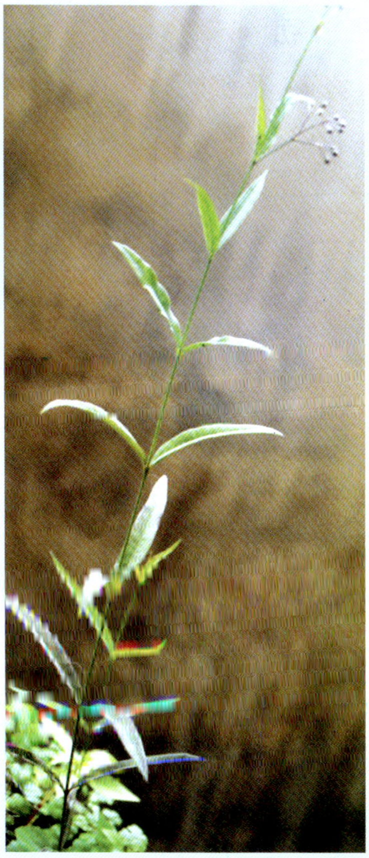

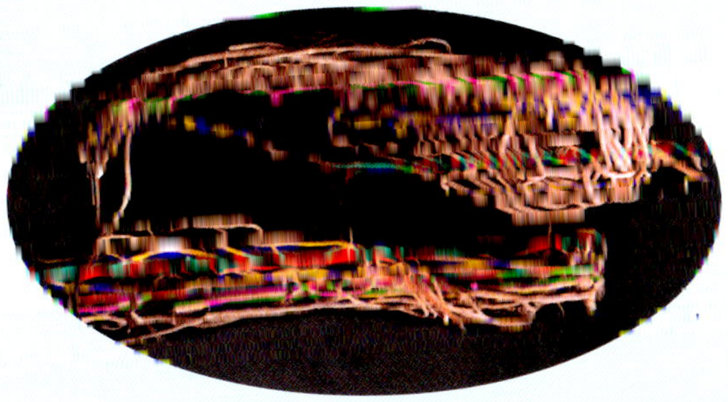

148. 对坐叶　夏加溜(贵州铜仁)

Duizuoye　　xat jat hlieb

[来源] 为茜草科植物长节耳草的全草。

[原植物] 长节耳草 *Hedyotis uncinella* Hook. et Arn.

多年生直立草本植物。除花冠筒喉部和萼裂片有时被毛外全部无毛。茎粗壮，四棱柱形，节间特长。叶对生，无柄或具短柄；托叶三角形，长12mm，基部合生，边缘有小齿或撕裂状；叶片纸质，长圆状卵形或长圆状披针形，长3.5～7cm。宽1～3cm，先端渐尖，基部楔形或下延，侧脉4～5对，纤细。花序顶生或腋生，密集成头状，直径12～16mm；无总花梗；花无梗或梗极短，萼筒倒圆锥形，长约1mm，先端深裂，裂片长约3mm。花冠白色，筒状，长约5mm，裂片长约2mm；雄蕊着生于花冠筒喉部，内藏；柱头2裂，粗糙。蒴果倒卵形，长2mm，直径1.8～2mm。先端平，具宿存萼裂片，熟时2裂。种子有棱。花期夏季。

生于疏林下或干燥旷地。分布于贵州、湖南、海南、广西、云南等地。

[药性] 味辛、微甜、微苦，性热。入冷经、慢经。

[功能与主治] 祛风除湿，健脾消积，主治风湿关节炎，小儿疳积，泄泻，痢疾，牙疳和皮肤瘙痒等。

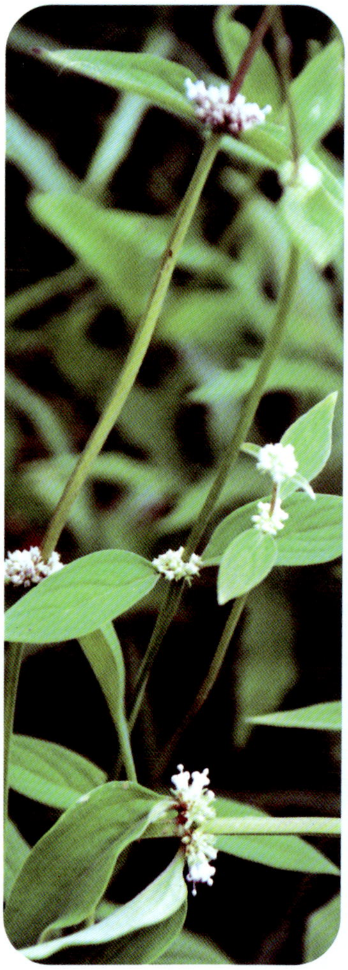

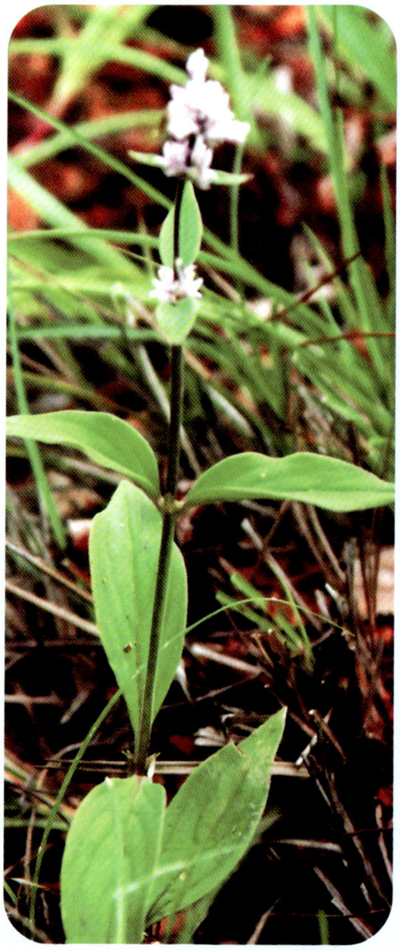

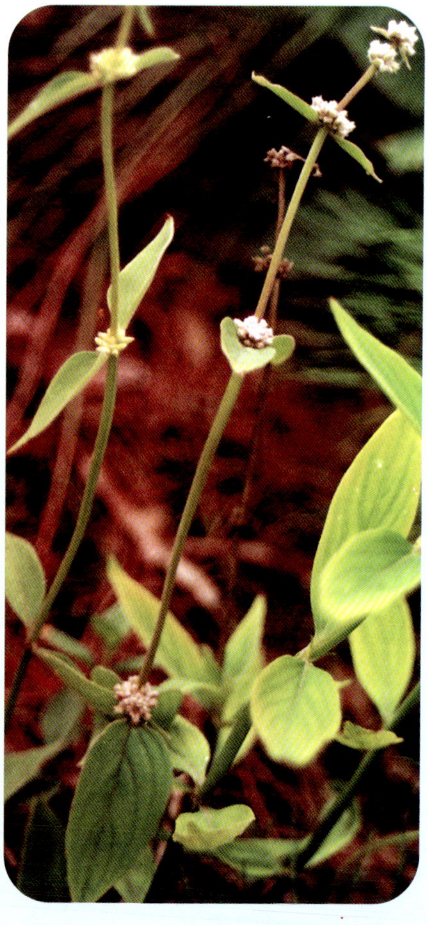

149. 老鹳草　加嘎旅（贵州黔东南）

Laoguancao　jab ghab ngenx

[来源] 牻牛儿苗科植物东亚老鹳草的全草。

[原植物] 东亚老鹳草 *Geranium nepalense* Sweet.var *thunbergii* (Sieb.et Zucc.) Kudo

多年生草本植物。高 30～50cm 或更高。根细，直或斜生。茎细弱，多分支，蔓延于地面，斜向上，近方柱形，有节，常有疏柔毛。叶对生，肾状五角形，长 2～3.5cm，宽 2～4cm；3～5 深裂；裂片菱状倒卵形，具齿状缺刻或浅裂，先端尖，上面有疏伏毛，下面有疏柔毛。花序腋生，有 2 花，有时 1 花；总花序梗长 2～8cm，小花梗长 1～2cm，线状，有倒生柔毛；萼片 5，矩圆状披针形，长约 0.5cm，疏生白长柔毛，有 3 脉，先端具芒，边缘膜质；花瓣 5，倒卵形，淡红色或紫红色，具 5 红色脉，略长于萼片；雄蕊 10 枚，花药淡紫色；花柱 5，分离。蒴果有微柔毛，顶端有长喙，连同喙长 1.5～1.8cm。种子椭圆形，暗褐色。花期 5～7 月，果期 6～8 月。

生于山野草坡、路旁、杂草丛中。分布于长江以南地区。

[化学成分] 全草含老鹳草鞣质，另含山柰酚-7-鼠李糖苷(kaempferol-7-rhamnoside)和山柰苷(kaemp- feritrin)，新鲜叶富含并没食子酸（egallic acid）。

[药理] 具有抑制诱变作用，抗炎、免疫、镇痛作用和止泻、止血作用。

[药性] 味苦、涩、微辛，性冷。入热经。

[功能与主治] 祛风除湿，通络止痛，清热止痢。主治风湿痹痛，肌肤麻木，筋骨酸楚，跌打损伤，泄泻，痢疾和热毒疮肿等。

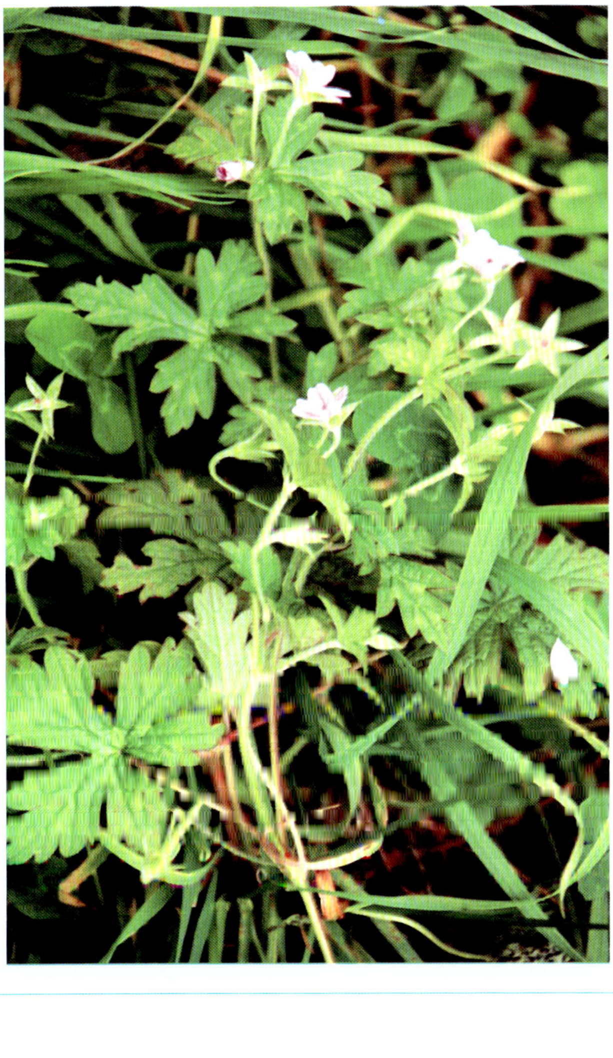

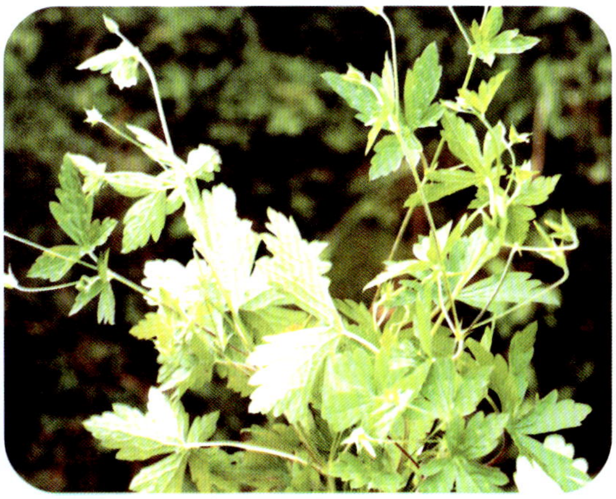

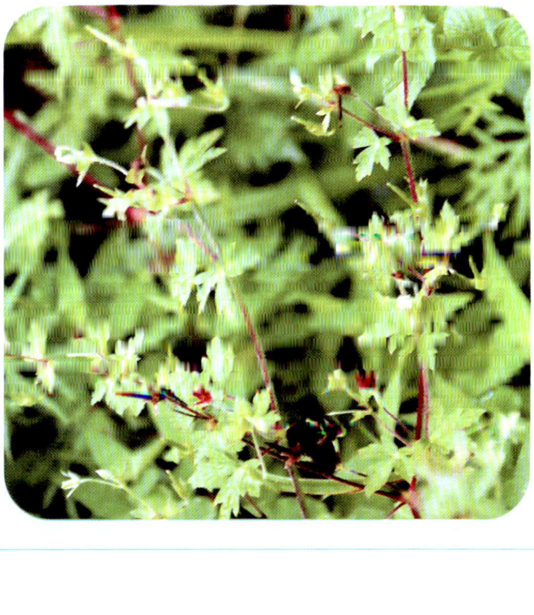

150. 丝瓜　花沙(贵州黔东南)

Sigua　fab hsab

[来源] 为葫芦科植物丝瓜的鲜嫩果实或霜后干枯的老熟果实（天骷髅）。

[原植物] 丝瓜 *Luffa cylindrica* (L.) M. J. Roem.

一年生攀援草本植物。茎具5棱，略被粗毛；卷须分2～4叉。叶互生，近心形，长宽均10～20cm，通常掌状5～7裂，裂片三角形，中间较长，长8～12cm，先端尖，边缘有锯齿，基部深心形，上面深绿色，有疣点，下面浅绿色，有短柔毛；叶柄粗壮略短于叶片。花单性，雌雄同株；雄花通常10～20朵生于总状花序的顶端，花序梗粗壮，长12～14cm，花梗长2cm；花萼裂片卵状披针形，长约1cm；被短柔毛；花冠黄色，圆盘状，直径5～9cm，裂片长圆形，长约4cm；雄蕊5，稀3；雌花单生，花梗长2～10cm；花被与雄花同，退化雄蕊3，子房长圆柱状，有柔毛，柱头3，膨大。果实圆柱状，直或稍弯，长15～30cm，直径5～8cm，通常有深色纵条纹，未成熟时肉质，成熟后干燥，里面有网状纤维，由先端盖裂。种子多数，黑色，卵形，扁，平滑，边缘狭翼状。花、果期夏秋季。

我国各地普遍栽培。

[化学成分] 丝瓜果实含三萜皂苷成分：丝瓜苷（lycyoside）A、E、F、J、K、L、M，3-O-β-D-吡喃葡萄糖基常春藤皂苷元(3-O-β-D-glucopyranosyl hederagenin)；近年还分离出丝瓜皂苷C、丝瓜皂苷H等成分。

[药理] 具有抗病毒作用，抗过敏作用，促进生长作用，抗应激作用，增强免疫和益智等作用。

[药性] 味甜，性冷。入热经。

[功能与主治] 清热化痰，凉血解毒。主治热病身热烦渴，咳嗽痰喘，肠风下血，痔疮出血，血淋，崩漏，痈疽疮疡，乳汁不通，无名肿毒和水肿等。

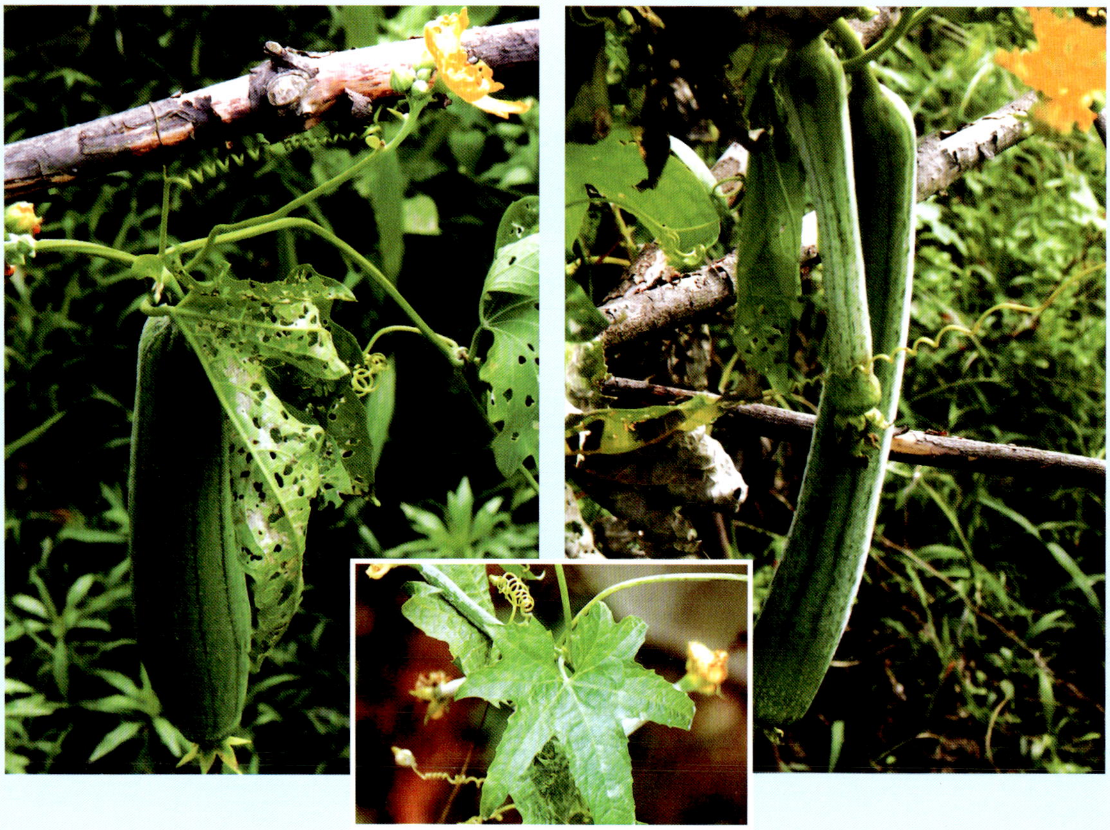

151. 地锦　嘎羊厂（贵州毕节）

Dijin　guab yaox cangb

[来源] 为大戟科植物地锦草的全草。

[原植物] 地锦草 *Euphorbia humifusa* Willd.

一年生匍匐草本植物。茎纤细，近基部分支，带紫红色，无毛。叶对生，长圆形至矩圆形，长4～10mm，宽4～6mm，先端钝圆，基部偏狭，边缘有细齿，两面无毛或疏生柔毛，绿色或淡红色，叶柄极短；托叶线形，通常3裂。杯状花序单生于叶腋；总苞倒圆锥形，浅红色，顶端4裂，裂片长三角形；腺体4，长圆形，有白色花瓣状附属物；子房3室；花柱3，2裂。蒴果三棱状球形，光滑无毛；种子卵形，黑褐色，外被白色蜡粉，长约1.2mm，宽约0.7mm。花期6～10月，果实7月渐次成熟。

生于平原、荒地、路旁及田间，为习见杂草。全国各地均有分布。

[化学成分] 含三种黄酮苷，东莨菪素，伞形花内酯，阿牙潘泽兰内酯；又含棕榈酸，没食子酸，没食子酸甲酯和内消旋肌醇等。

[药理] 具有抗菌和抗寄生虫作用，抗氧化作用，保肝作用，解毒和止血作用。

[药性] 味涩，性冷。入热经。

[功能与主治] 清热解毒，利湿退黄，活血止血。主治痢疾，泄泻，黄疸，咳血，吐血，尿血，便血，崩漏，乳汁不下，跌打肿痛及热毒疮疡等。

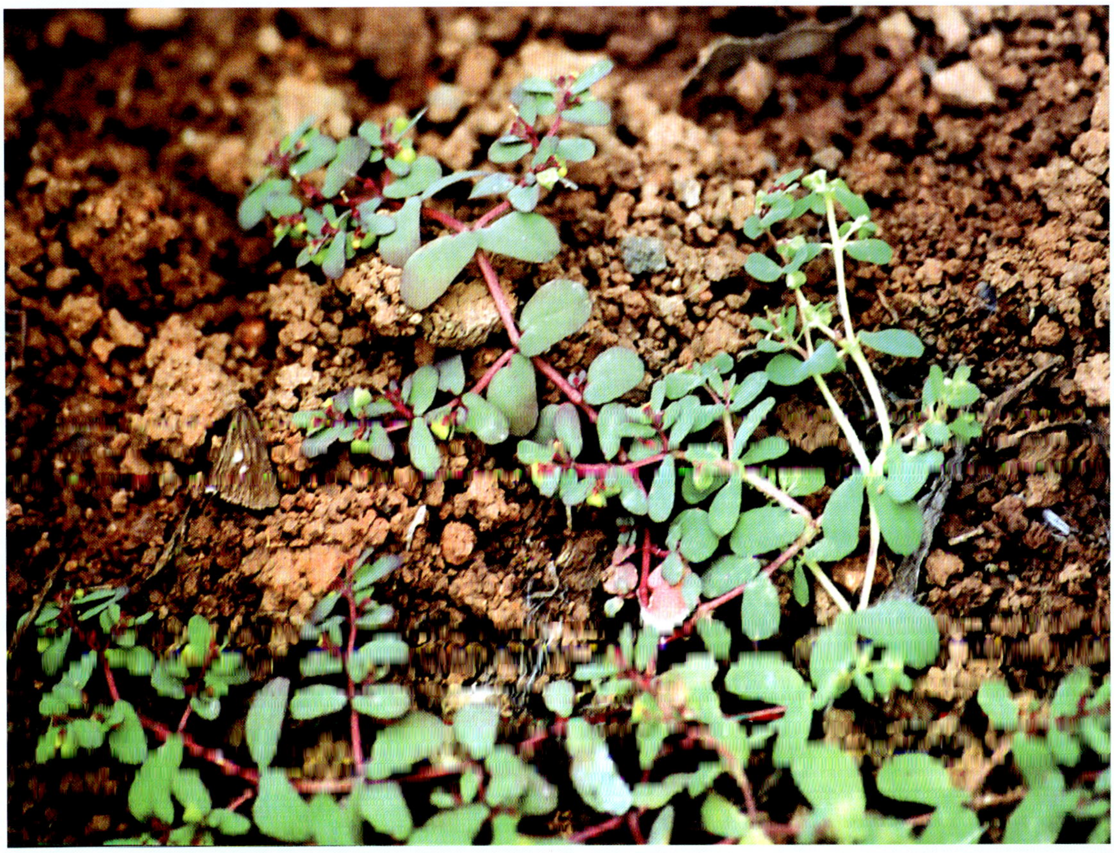

152. 地榆　窝俄俄(贵州黔东南)

Diyu　vob ot wel

[来源] 为蔷薇科植物地榆、长叶地榆的根。

[原植物] 地榆 *Sanguisorba officinalis* L.

多年生草本植物。根多呈纺锤形或长圆柱形，表面棕褐色或紫褐色，有纵皱纹及横裂纹。茎直立，高可达1m，有棱，无毛或基部有稀疏腺毛。羽状复叶，基生叶有小叶4～6对；叶柄无毛或有疏腺毛；小叶片有短柄；卵形或长圆形，长1～7cm，宽0.5～3cm，先端圆钝，稀急尖，基部心形至浅心形，边缘有多数粗大、圆钝的锯齿，两面无毛；基生托叶膜质，褐色；茎生叶较少，小叶片长圆形至长圆状披针形，狭长，先端急尖，基部微心形至圆形，茎生叶托叶大，草质，半卵形，外侧边缘有尖锐锯齿。穗状花序椭圆形，圆柱形或卵球形，直立，长1～3（～4）cm，径0.5～1cm，紫色至暗紫色；苞片膜质，披针形，先端渐尖至骤尖，比萼片短或近等长，背面及边缘有柔毛；萼片4，椭圆形至宽卵形，先端常具短尖头，紫红色；雄蕊4，与萼片近等长；雌蕊1，柱头先端盘形。瘦果包藏在宿存萼筒内，倒卵状长圆形或近圆形，外面有4棱。花期7～10月，果期9～11月。

生于海拔30～3 000m的草原、草甸、山坡草地、灌丛中或疏林下。分布于全国大部分地区。

[化学成分] 根中含多种鞣质成分。还含有2种没食子酰金缕梅糖衍生物；还含有多种酮、皂苷、有机酸等成分。根茎中分离到右旋儿茶精，右旋没食子儿茶精（gallocatechin）。茎叶富含黄酮苷，苷元为槲皮素（quercetin），山奈酚（kampferol），还含有白桦脂酸（betulic acid）。

[药理] 具有止血作用，抗炎作用，促进伤口愈合作用，抗菌作用和镇吐作用。

[药性] 味酸、苦，性冷。入热经。

[功能与主治] 凉血止血，清热解毒，消肿敛疮。主治吐血，咯血，衄血，尿血，便血，痔血，血痢，崩漏，赤白带下，疮痈肿痛，湿疹，阴痒，水火烫伤和蛇虫咬伤等。

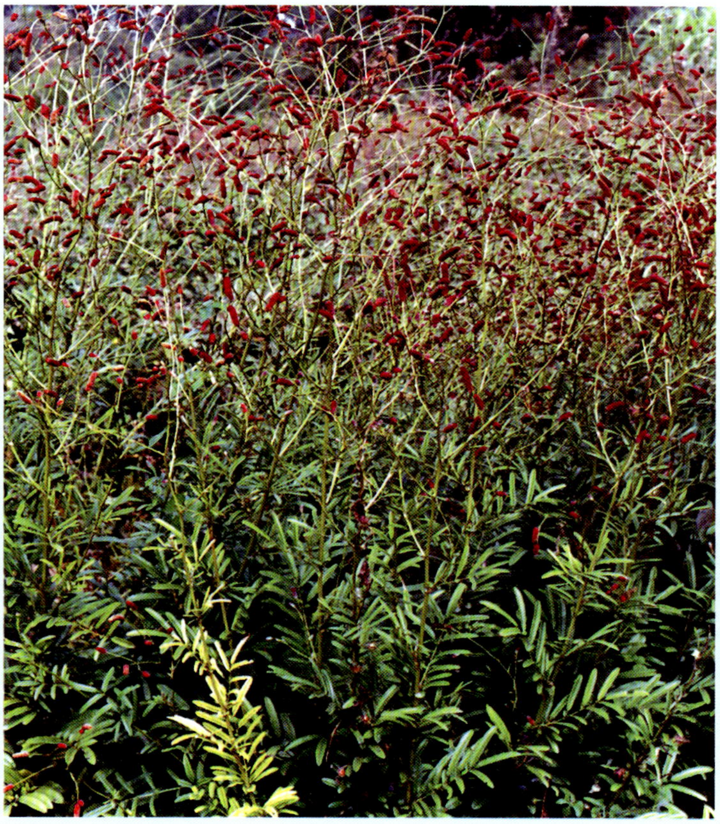

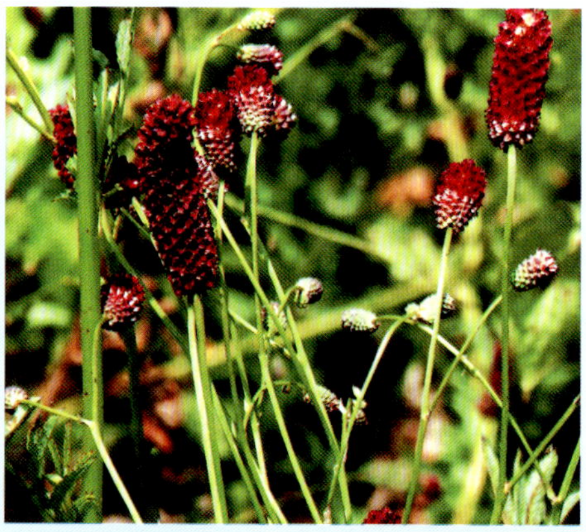

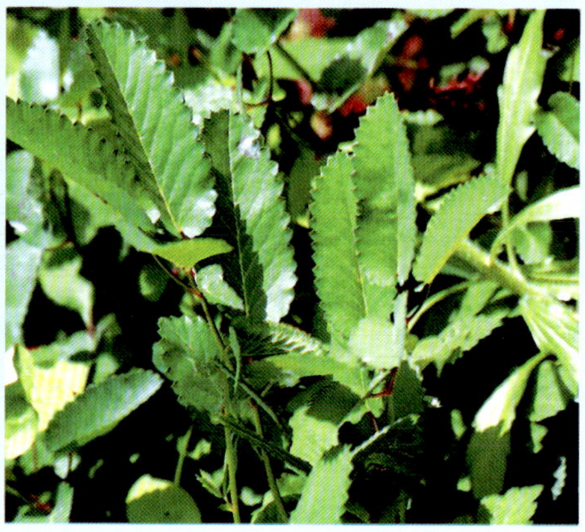

153. 地瓜籽　农子染得(贵州毕节)

Diguazi　nongb zid ruax deb

[来源] 为豆科植物豆薯的种子。

[原植物] 豆薯 *Pachyrhizus erosus* (L.) Urban

一年生或多年生草质藤本植物。块根肉质肥大，圆锥形或纺锤形，肉白色，味甜多汁。茎缠绕状，长5～6m。三出复叶，互生；叶柄长7～8cm；顶端小叶菱形，长5～7cm，或更长可达16cm，宽5.5～18cm，两侧小叶卵形或菱形，长3.5～14cm，宽3～14cm，先端锐尖，上部呈数浅裂，中部以下全缘，基部阔楔形，两面均有毛。总状花序腋生，长20～30cm，花约10朵；苞片小，卵形；花萼钟形，绿色有毛，先端5裂，裂片披针形，蝶形花冠紫蓝色，旗瓣近圆形，先端微凹，基部两侧有耳，翼瓣稍呈倒卵形，基部有两爪，龙骨瓣分离；雄蕊10，二体；子房长柱形而扁，有毛，花柱内弯，柱头圆形。荚果扁平，长约9cm，表面有绒毛，褐色，开裂；种子5～10颗，近方形而扁，长约8mm，棕褐色，平滑，有光泽。花期7～9月，果期10～11月。

生于酸性的黏质土壤。我国南方各省区均有栽培。

[化学成分] 种子含豆薯内酯(pachyrrhizin)，地瓜内酯(erosnin)，异毛鱼藤酮(isoelliptone)，豆薯酮(pachyrhizine)，扁豆酮(dolineone)，12 α -羟基扁豆酮 (12 α -hydroxydolineone)，12 α -羟基豆薯酮(12 α -hydroxypachyrhizone)，鱼藤酮(rotenone)和异黄酮类。

[药理] 本品种子的氯仿提取物对P_{388}淋巴白血病细胞具有显著的细胞毒活性，异黄酮类成分中的鱼藤酮、12 α -羟基鱼藤酮对鼻咽癌KB细胞有很强活性。

[药性] 味甜，性冷；有毒。入热经。

[功能与主治] 杀虫止痒。主治疥癣，皮肤瘙痒，痈肿等。

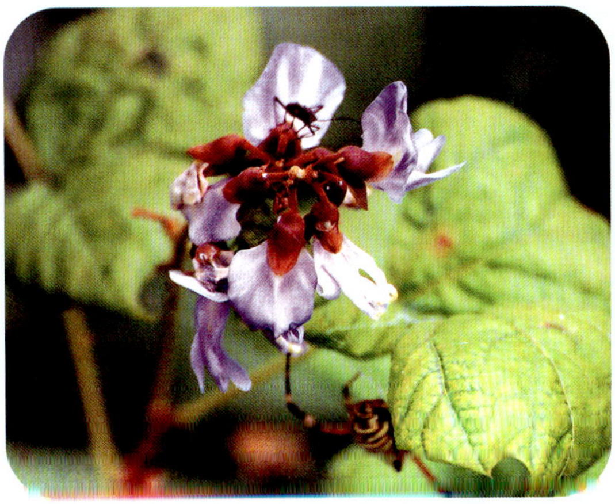

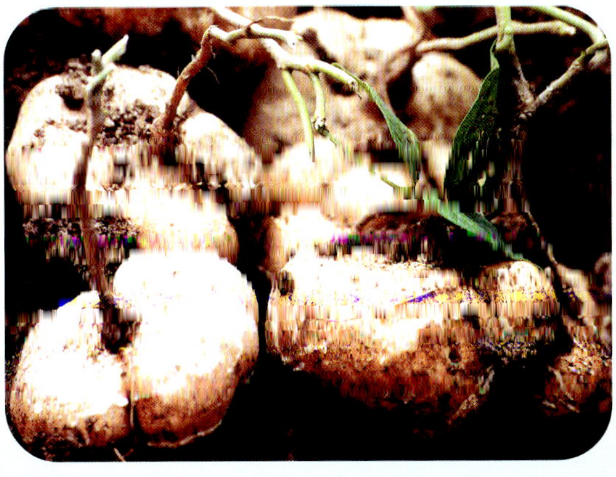

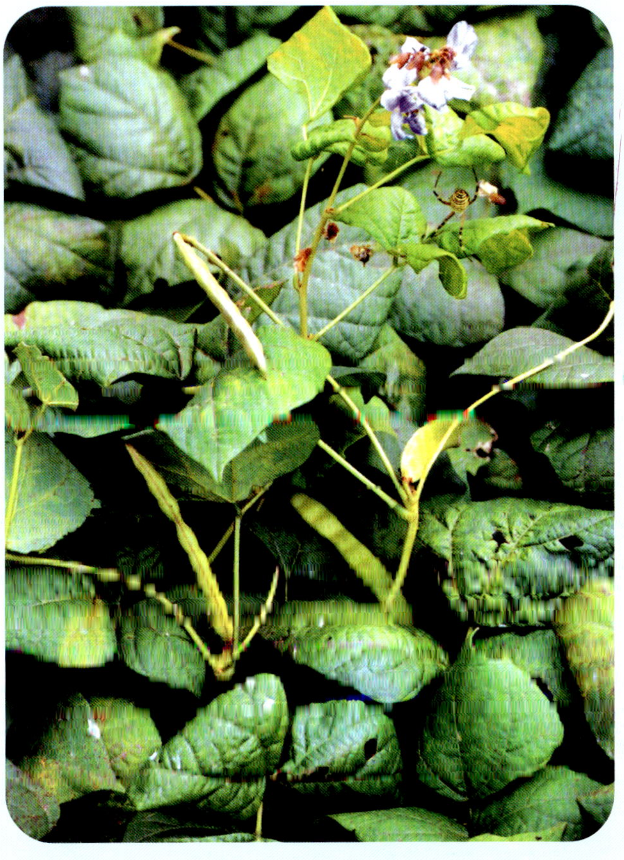

154. 地瓜藤　榜拉梯（贵州黔东南）

Diguateng　bongt nial tid

[来源]　为桑科植物地瓜的地上部分。

[原植物]　地瓜 *Ficus tikoua* Bur.

匍匐木质藤本植物。全株有白色液汁。茎棕褐色，分支多，节略膨大，触地生褐色细长不定根。单叶互生；叶柄长1～2cm；叶片坚纸质，卵形或倒卵状椭圆形，长1.6～8cm，宽1～4cm。先端钝尖；基部近圆形或浅心形，边缘有疏浅波状锯齿，上面绿色，被短刺毛，粗糙，下面浅绿色，沿脉被短毛；具三出脉，侧脉3～4对。隐头花序，成对或簇生于无叶的短枝上，常埋于土中，球形或卵圆形，直径1～2cm，成熟时淡红色；基生苞片3；雌花生于另一花序内。果为瘦果。花期4～6月，果期6～9月。

生于山区的疏林、山坡、沟边或旷野草丛中。分布于西南地区及湖北、湖南、广西等地。

[药性]　味苦，性冷。入热经。

[功能与主治]　清热利湿，活血通络，解毒消肿。主治咳嗽，痢疾，泄泻，水肿，黄疸，小儿消化不良，风湿疼痛，经闭，带下，跌打损伤和痔疮肿毒等。

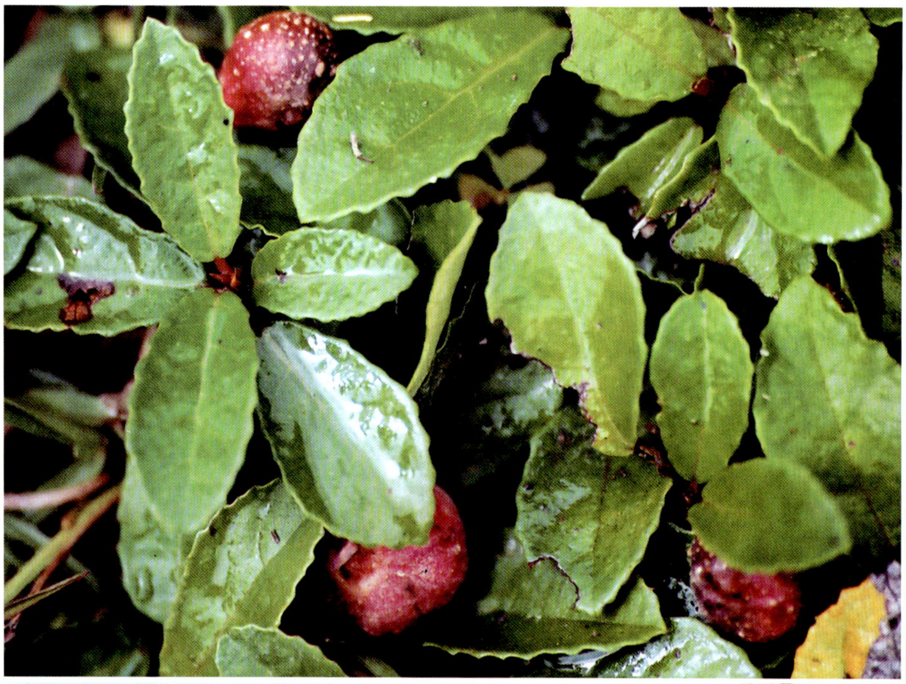

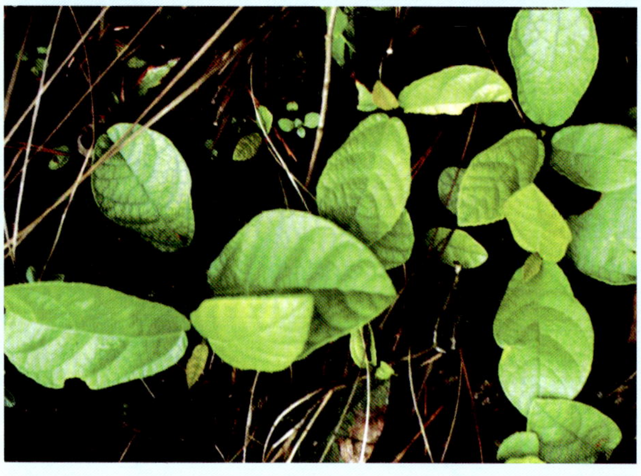

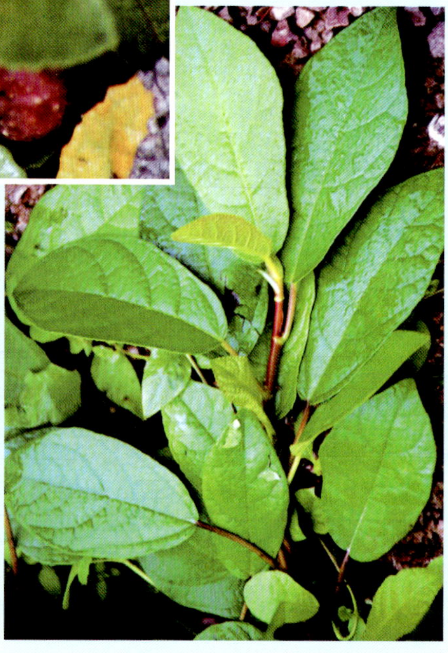

155. 地苦胆　包家桑（贵州黔东南）

Dikudan　　bad jex sangx

[来源]　为防己科植物青牛胆的块根。

[原植物]　青牛胆 *Tinospora sagittata* (Oliv.) Gagnep.

多年生常绿缠绕藤本植物。地下根状茎长达 1m，串生数个块根；块根卵圆形、球形或团块状，外皮黄棕色，断面黄白色，味苦。分支纤细，圆柱形，有纵条纹。叶纸质至薄革质，披针形、长圆状披针形或卵状披针形，长 6～16cm，宽 2～8cm，先端渐尖或急尖，基部箭形或戟形，常深弯缺，边全缘，有基出脉 5～7 条，通常仅脉上背短硬毛；柄长 2～5cm。花单性异株，黄白色，组成总状花序或圆锥状花序，腋生，疏散；雄花序常几个簇生，雌花序常单生；雄花萼 6，2 轮，长 2.5～4cm；花瓣 6。短于萼片；雄蕊 6，离生。核果近球形，白色，熟时红色，秋季成熟；内果皮近半球形，宽 6～9cm。

生于山谷溪边疏林下或石缝间。分布于湖北、湖南、广西、四川、重庆、贵州等地。

[化学成分]　地苦胆根含掌叶防已碱，药根碱，非洲防已碱(columbin)，千金藤宁碱，去氧分离木瓣树胺(dehydrodiscretamine)，蝙蝠葛任碱(menisperine)，木兰花碱(magnoflorine)，2- 去氧 - 甲壳甾酮(2-deoxycrustecdysone)，2- 去氧 -3- 表 - 甲壳甾酮(2-dyoxy-3-epicrustecdysone)，2- 去氧 - 甲壳甾酮 -3-O- β - 吡喃葡萄糖苷（2-deoxycrustecdysone-3-O- β -glucopyranoside）。

[药理]　具有抗肿瘤作用，抗炎镇痛作用和抑菌作用。

[药性]　味苦，性冷。入热经。

[功能与主治]　清热解毒，消肿止痛。主治咽喉肿痛，口舌糜烂，白喉，痄腮，热咳失音，脘腹疼痛，泻痢，痈疽疔毒和毒蛇咬伤等。

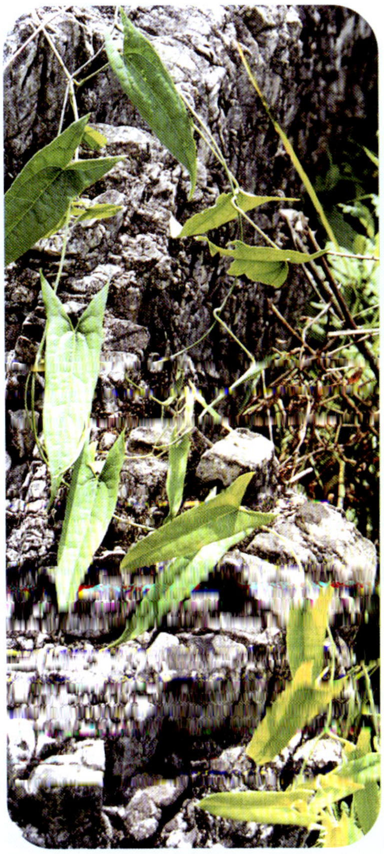

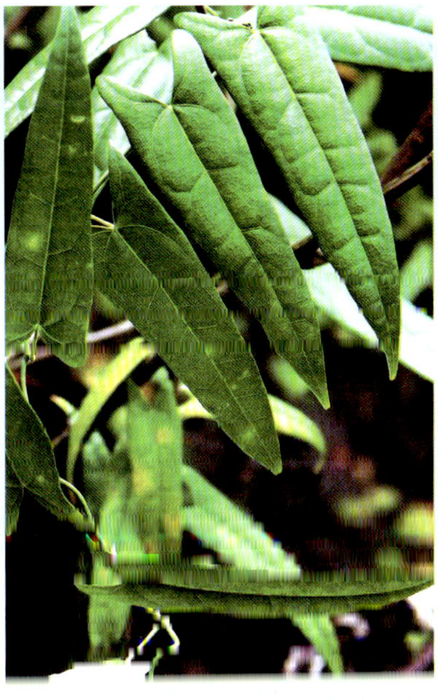

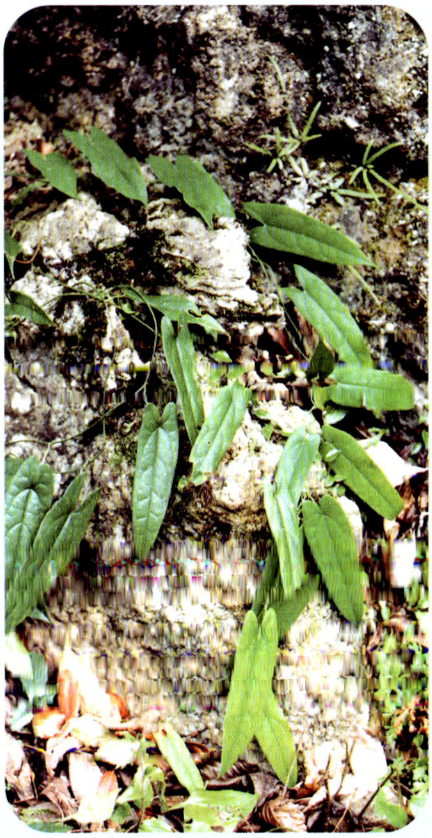

156. 地柏枝　乌纠（贵州黔东南）

Dibaizhi　　wet jub

[来源] 为铁角蕨科植物变异铁角蕨的全草。

[原植物] 变异铁角蕨 *Asplenium varians* Wall.ex Hook.et Grev.

植株高12～20cm。根状茎短而直立或斜升，顶部密被褐色、披针形鳞片。叶簇生；叶柄长3～9cm，通常下部栗色，上部绿色，近光滑；叶片草质，卵状披针形，长7～15cm，宽3～4cm，无毛，基部不变狭，二回羽状；羽轴和叶轴两侧有狭翅，叶轴上面有1条纵沟；羽片约10对，互生，平展，长圆形至卵状三角形，钝头，中部的通常较大，长可达2cm，宽约1cm，羽状；小羽片2～3对，倒卵形，圆头，基部上侧1片先出，较大，长宽近相等，先端有锯齿或有时深裂，基部楔形下延，向上各小羽片渐小；叶脉羽状，侧脉单一或分叉，每齿有1条小脉，不达齿端。孢子囊群长线形，每小羽片有1～3个，背生于小脉中部以下，近中脉或近羽轴排列；囊群盖线形，膜质，全缘，通常相对开口。

生于海拔650～3 500m的山谷湿岩石上。西南地区及湖南、广西等地有分布。

[药性]　味涩，性冷。入热经。

[功能与主治]　清热解毒，利湿消肿，止血。主治刀伤，疮疡溃烂，烧烫伤和胃肠出血等。

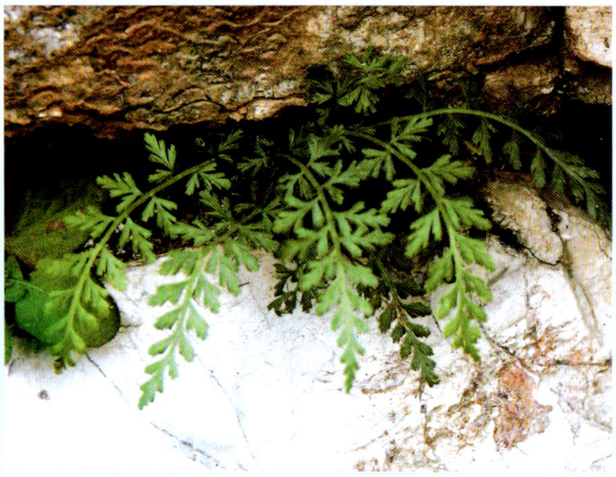

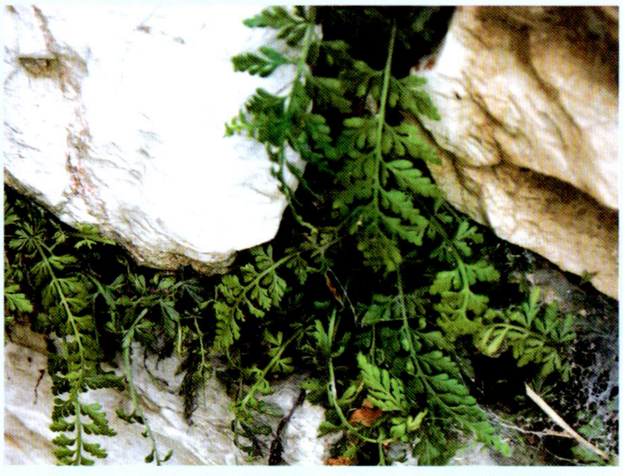

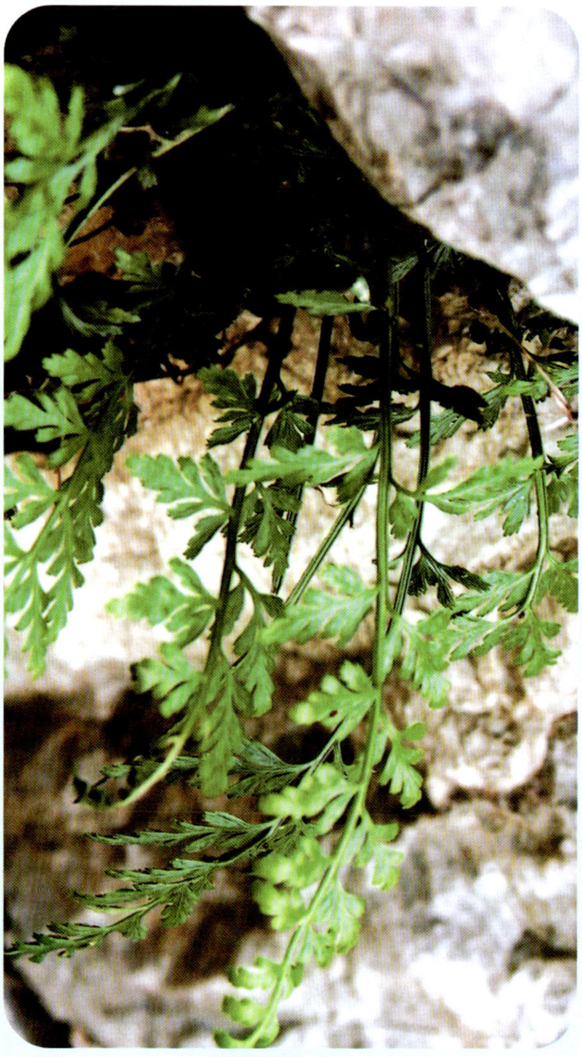

157. 地胆草 九搡泡（贵州黔东南）

Didancao jcd sangx pot

[来源] 为菊科植物地胆草的全草。

[原植物] 地胆草 *Elephantopus scaber* L.

多年生草本植物。根状茎短，着生多数须根；茎直立，高30~60cm，粗壮，二歧分支，有时茎枝被白色粗硬毛。单叶，大都为基生；叶片匙形、长圆状匙形或长圆状披针形，长5~18cm，宽2~4cm，先端钝圆，基部渐狭成宽短柄，边缘有圆齿状锯齿，两面被白色长粗毛，下面沿脉及叶缘的毛较密；茎生叶少而小，倒披针形。头状花序多数，在茎、枝端集成团球状，基部具3枚叶状苞片，苞片绿色，草质，宽卵形，长1~1.5cm，宽约1cm；总苞片绿色，长圆状披针形，外层长4~5mm，内层长约10mm；花冠筒状，长7~9mm，淡紫色；全为两性花。瘦果长圆状线形，长约4 mm，有棱，被白色柔毛，先端具长硬刺毛；冠毛1层，污白色；中上部细长，基部宽阔。花期7~11月，果期11月至次年2月。

生于山坡、路旁、山谷疏林中。贵州、广西及云南等地有分布。

[化学成分] 全草含表无羁萜醇（epifriedlinol），羽扇豆醇（lupeol），羽扇豆醇乙酸酯（lupeol acetate），去氧地胆草内酯（deoxyelephantopin），地胆草内酯（elephantopin），异去氧地胆草内酯（ieodexyelep- hantopin）葡萄糖中美菊素（glucozaluzanin）C等。

[药理] 具有抗菌、抗炎作用和抗肿瘤作用。

[药性] 味苦、辛，性冷。入热经。

[功能与主治] 清热利湿，凉血解毒。主治感冒，扁桃体炎，咽喉炎，眼结膜炎，黄疸，肾炎水肿，白带，疮疖，湿疹和虫蛇咬伤等。

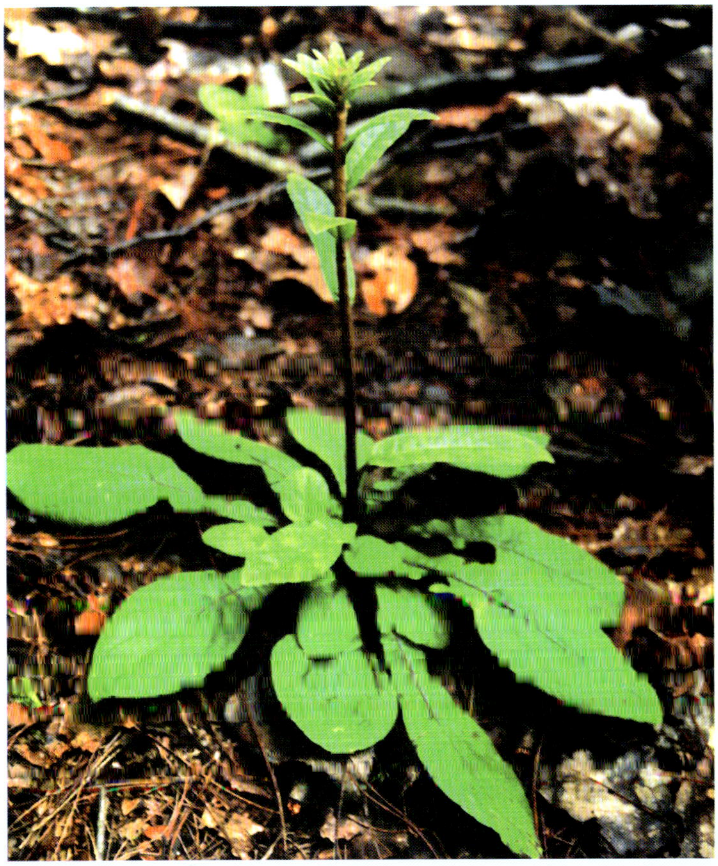

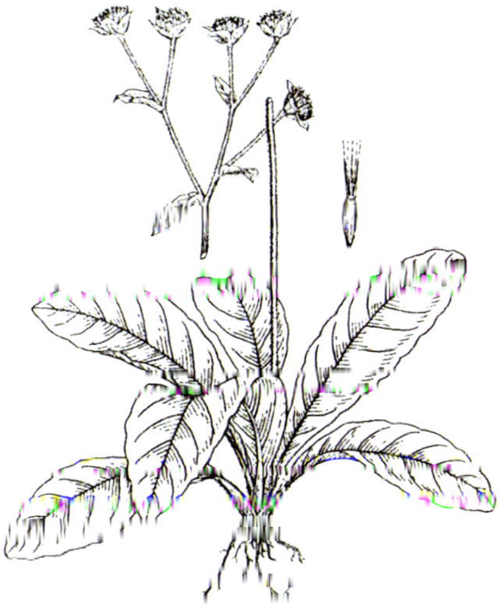

158. 地星宿　代等（贵州铜仁）

Dixingxiu　　deb zhies

[来源] 为伞形科植物天胡荽的全草。

[原植物] 天胡荽 *Hydrocotyle sibthorpioides* Lam.

多年生小草本植物。有特异气味。茎细长而匍匐，平铺地上成片。节上生白色须根。单叶互生，膜质，圆肾形或近圆形，长0.5～1.5cm，宽0.3～2.5cm，基部心形，不分裂或3～7裂，裂片阔卵形，边缘有钝齿，表面无毛，背面及叶柄顶端疏被白柔毛；托叶略呈半圆形，全缘或稍有浅裂。伞形花序与叶对生，单生于节上；花序梗纤细，长0.5～3cm；小总苞片卵形至卵状披针形，有黄色透明腺点，小伞形花序有花5～8；花瓣卵形，绿白色，有腺点。雄蕊5，子房下位。双悬果略呈心形，长1～1.4mm，宽1.2～2mm，两侧压扁，中棱在果熟时极为隆起，成熟时有紫色斑点。花、果期4～9月。

生于湿润的路旁、草地、沟边及林下。分布于西南地区及湖南、湖北、广西等地。

[化学成分] 全草含槲皮素(quercetin)，槲皮素-3-半乳糖苷(quercetin-3-galactoside)，异鼠李素(isorhamnetin)，槲皮素-3-O-β-D-(b'-咖啡酰半乳糖苷)[quercetin-3-O-β-D-(b'-caffeoylgalactoside)，左旋芝麻素(sesamin)，还含香豆精(coumarin)。

[药理] 具有抗菌作用，降血糖作用，抗肿瘤作用和增强免疫功能等作用。

[药性] 味苦，性冷。入热经。

[功能与主治] 清热利湿，解毒消肿。主治黄疸，痢疾，水肿，淋证，目翳，喉肿，痈肿疮毒和带状疱疹等。

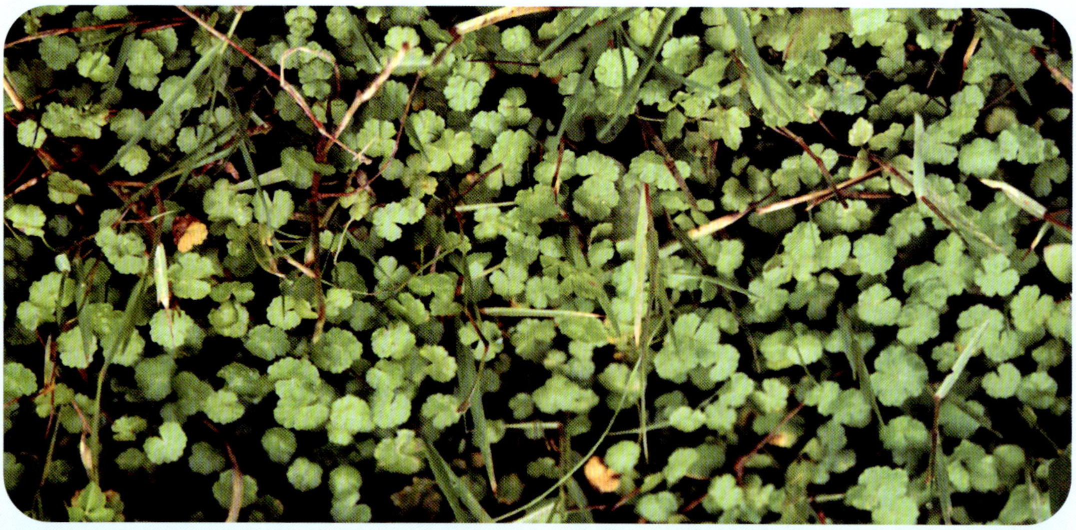

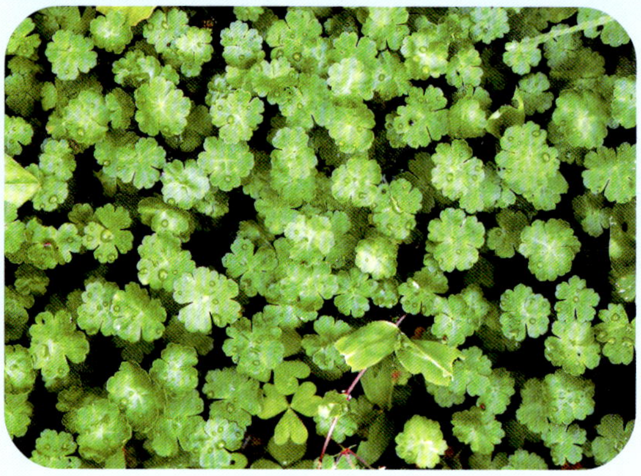

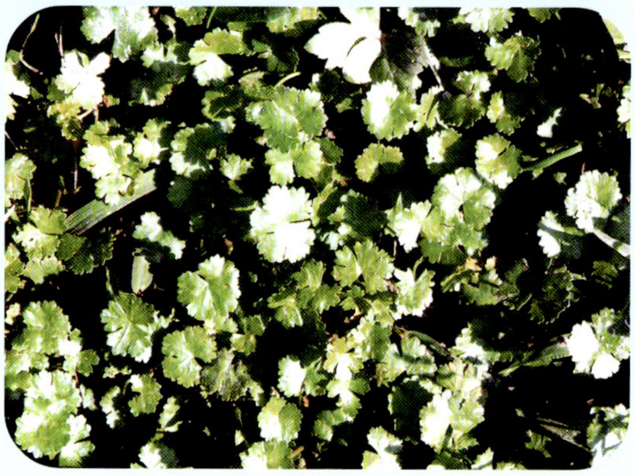

163. 走马胎　豆收（贵州黔东南）

Zoumatai　det dleb

[来源] 为樟科植物樟的干燥树根。

[原植物] 樟 *Cinnamomun camphora* (L.) Presl.

常绿大乔木，高可达30m。树皮灰黄褐色，纵裂。枝、叶及木材均有樟脑气味，枝无毛。叶互生；叶柄细，长2～3cm，无毛；叶片薄革质，卵形或卵状椭圆形，长6～12cm，宽2.5～5.5cm，先端极尖，基部宽楔形或近圆形，全缘，边缘有时呈微波状，上面绿色，有光泽，下面灰绿色，两面无毛，或下面幼时约被微绒毛，离基三出脉，侧脉及支脉脉腋在下面有明显腺窝，窝内常被绒毛。圆锥花序腋生，长3.5～7cm，无毛，有时节上被白色或黄褐色微绒毛。花两性，绿白色或黄绿色；花梗长1～2cm，无毛；花被筒倒锥形，长约1mm，花被裂片椭圆形，长约2mm，花被外面无毛，或被微绒毛，内面密被短柔毛，能育雄蕊9，长约2mm，花丝被短绒毛；退化雄蕊3，箭头形，位于最内轮，长约1mm，柄被短绒毛；子房球形，直径约1mm，无毛。果实近球形或卵球形，直径6～8mm，紫褐色；果托杯状，长约5mm，先端平截，直径达4mm。花期4～5月，果期8～11月。

生于山坡或沟谷，常栽培于低山平原。分布于长江流域及以南各地。

[化学成分] 根含挥发油，其主要成分为黄樟醚（safrole），松油醇（terpineol）等，还含新木姜子碱（laurolitsine）及网状番荔枝（reticuline）等生物碱。

[药性] 味麻，性热。入冷经。

[功能与主治] 温中理气，祛风止痛，活血通络。主治胃脘疼痛，霍乱吐泻，风湿痹痛，跌仆伤痛，风寒头痛，皮肤瘙痒等。

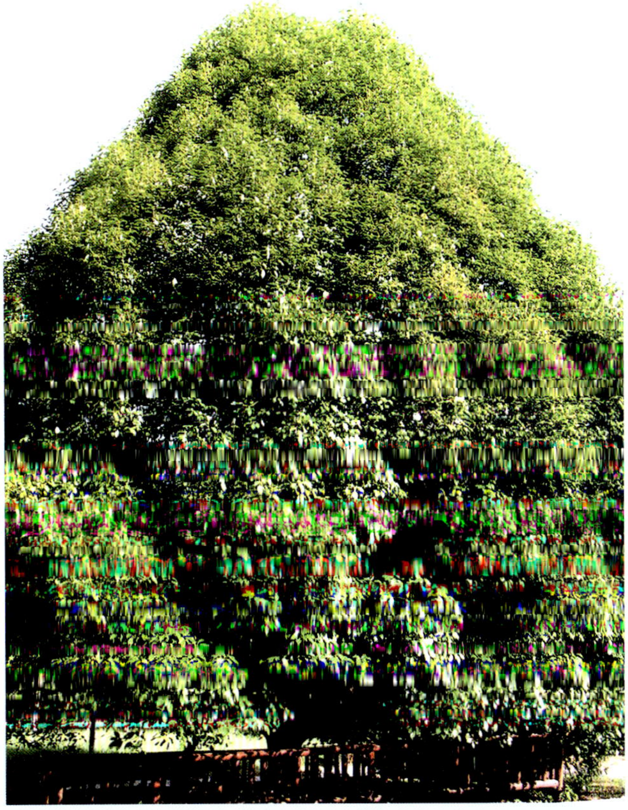

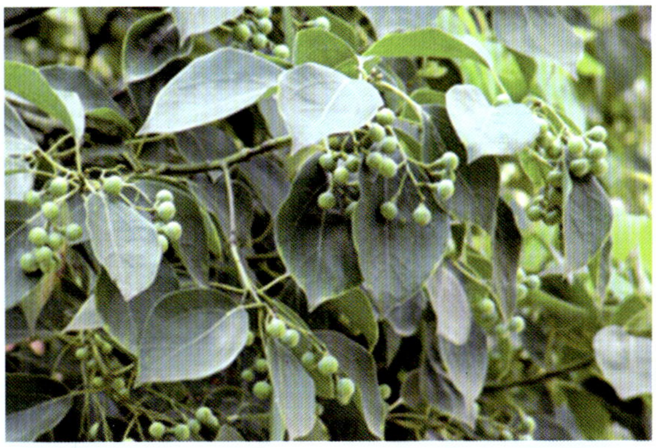

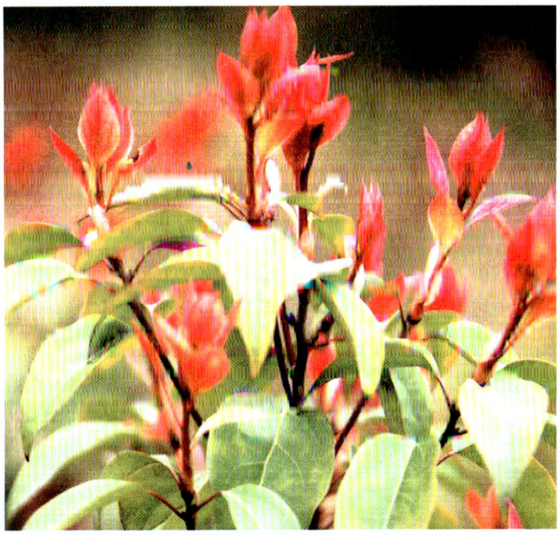

164. 百合　波嘎梯(贵州黔东南)

Baihe　bod gab tid

[来源] 百合科植物百合的鳞茎。

[原植物] 百合 *Lilium brownii F E Brown var. viridulum* Baker

鳞茎球形，直径约5cm；鳞茎瓣广展，白色。茎高0.7～1.5m，有紫色条纹，无毛。叶散生，上部叶常比中部叶小，长披针形，长7～10cm，宽2～2.7cm，基部斜窄，全缘，有3～5条脉，具短柄。花1～4朵，喇叭形，有香味，花被片6，倒卵形，长15～20cm，宽3～4.5cm，多为白色，背面带紫褐色，无斑点，顶端弯曲而不卷，蜜腺两边具小乳头状突起；雄蕊向前弯，着生于花被的基部；花丝长9.5～11cm，有柔毛，花药椭圆形，丁字着生，花粉粒褐红色；子房长柱形；花柱长11cm；柱头3裂，蒴果矩圆形，有棱，具多数种子。花期6～7月，果期8～10月。

生于山坡及石缝中。分布于东南、西南地区，有栽培。

[化学成分] 百合鳞茎含岷江百合苷(regaloside)A、D，3，b′ -O-二阿魏酰蔗糖(3，bb′ -O-diferuloylsudrose)，1-O-阿魏酰甘油（1-O-feruloylglycerol），1-O-对-香豆酰甘油（1-O- p coumaroylglycerol）等。

[药理] 具有镇咳、平喘、祛痰作用，抗应激性损伤作用和镇静催眠的作用。

[药性] 味苦、甜，性冷。入热经。

[功能与主治] 养阴润肺，清心安神。主治阴虚久咳，痰中带血，热病后期，余热未清，惊悸，失眠多梦，精神恍惚，痈肿和湿疮等。

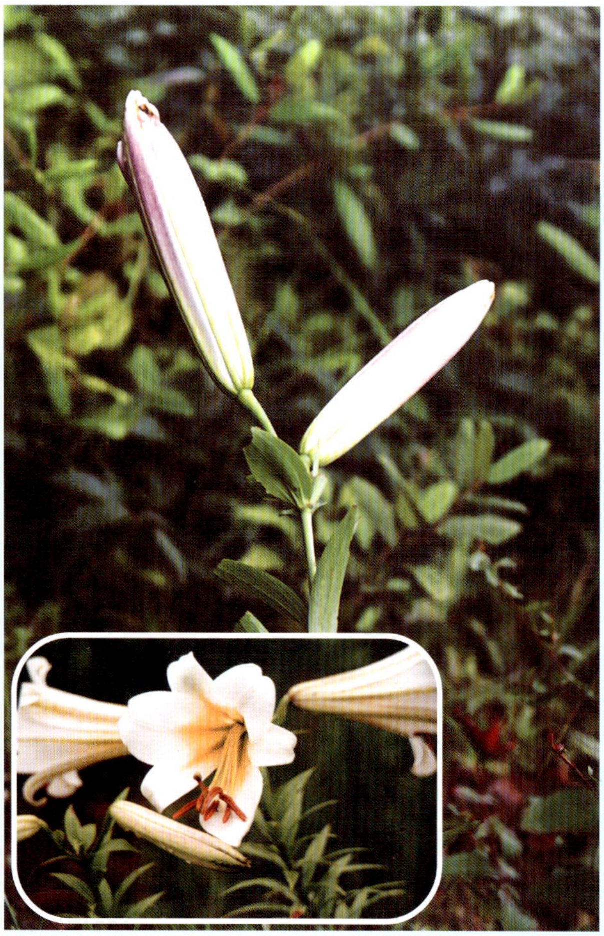

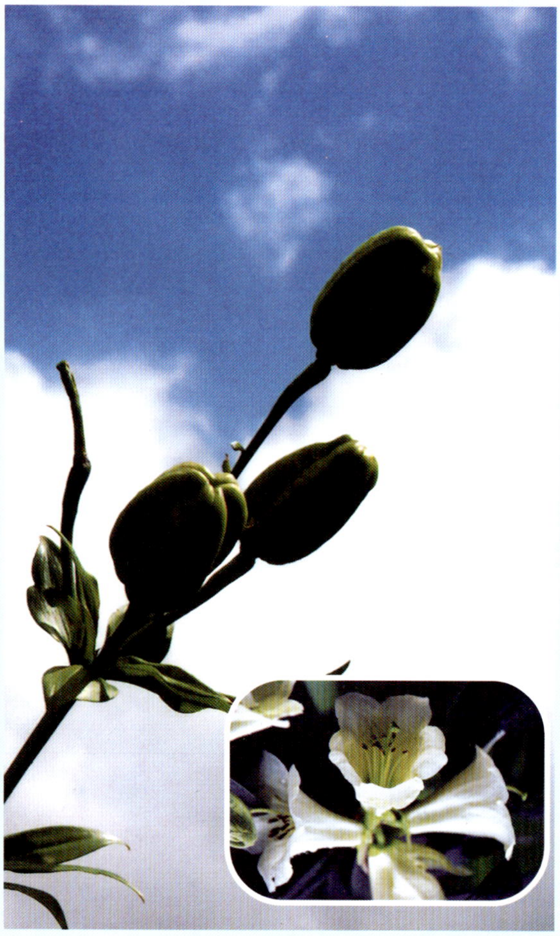

165. 百部　窝嘎单里（贵州黔东南）

Baibu　vob ghab dail lix

[来源] 为百部科植物对叶百部的根。

[原植物] 对叶百部 *Stemona tuberosa* Lour.

多年生攀援草本植物。高可达5m。块根肉质，黄白色或浅棕色，纺锤形或圆柱形，数个至数十个簇生，长15～30cm，茎缠绕。叶通常对生，叶片广卵形或卵状披针形，长8～30cm，宽2.5～10cm，先端渐尖，基部浅心形，全缘或微波状；叶脉7～15条，叶柄长3～10cm；花单生或2～3朵成总状花序，生于叶腋；花被4片，黄绿色，卵状披针形，长4～6cm，宽7～10cm；雄蕊4，花丝粗短，花药条形，具条状附属物。蒴果倒卵形，紫褐色。花期5～6月，果期9～10月。

生于向阳的灌木下。分布于湖北、湖南、广西、贵州、四川、重庆、云南等地。

[化学成分] 根含百部碱，对叶百部碱，异对叶百部碱(isotuberostemonine)，百部次碱(stenine)，次对叶百部碱（hypo-tuberost-emonine），氧化对叶百部碱（oxotuberoste-monine），滇百部碱（stemotinine），异滇百部碱（isostemotinine）等。

[药理] 具有抗病原微生物作用，抗寄生虫作用，杀昆虫作用，镇咳、祛痰和平喘作用。

[药性] 味苦，性冷。入热经。

[功能与主治] 润肺止咳，杀虫灭虱。主治新旧咳嗽，肺痨，百日咳，体癣，癣疥等。

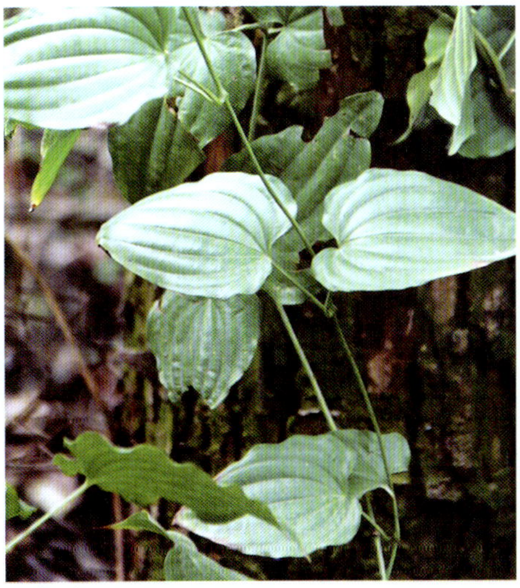

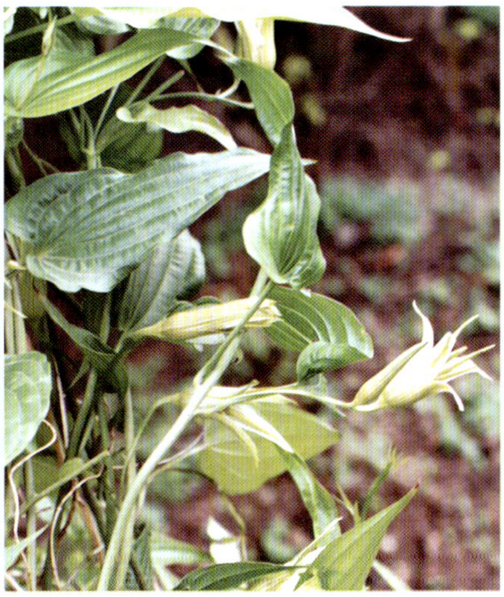

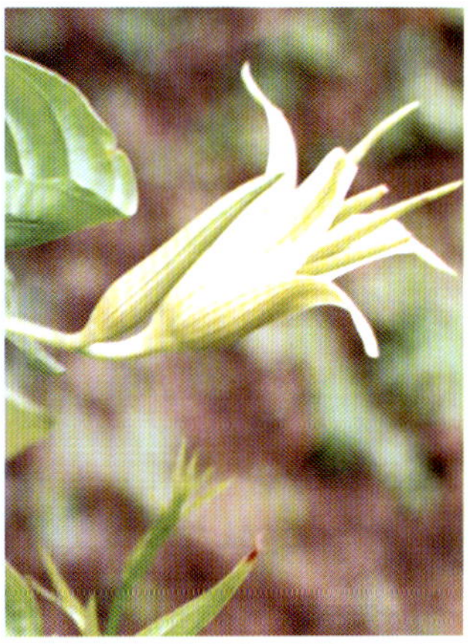

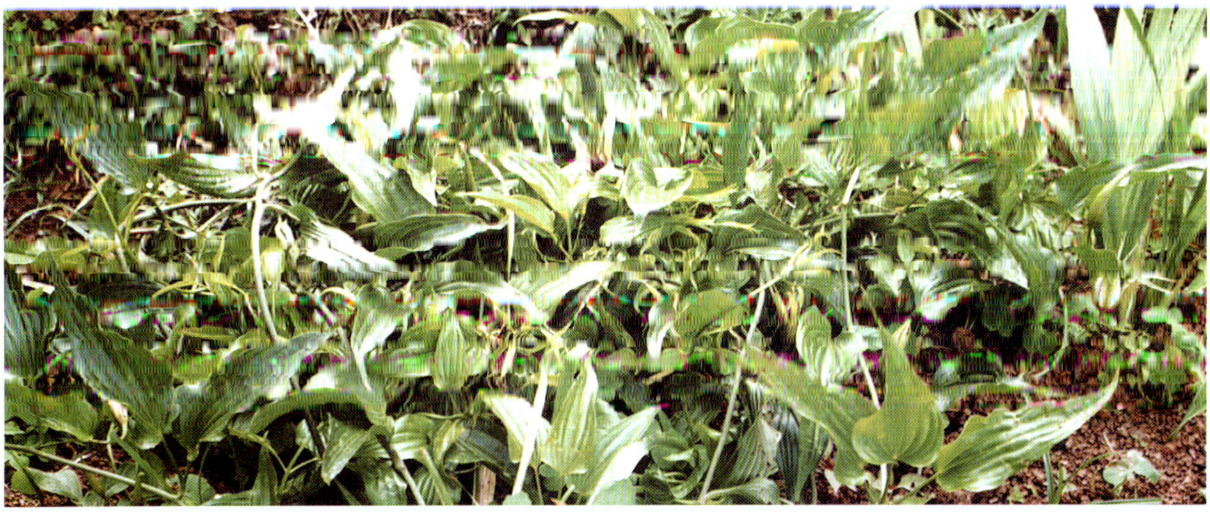

166.光叶海桐　阿锐杜枇杷（贵州松桃）

Guangyehaitong　ghaob reib ndut bid pax

[来源] 为海桐花科植物光叶海桐的根及种子。

[原植物] 光叶海桐 *Pittosporum glabratum* Lindl.

常绿灌木，高1～2m；嫩枝无毛，老枝有皮孔。叶常聚生于枝顶，近对生或假轮生，二年生，薄革质，倒披针形或长圆形，长6～12cm，宽2～4cm，先端渐尖或锐尖，基部楔形，边缘平展或稍有皱折，上面绿色，发亮，下面淡绿色，无毛，侧脉每边5～8条；叶柄长5～14mm，伞形花序，1～4个聚生于枝顶叶腋；苞片披针形，长约3mm；花梗长4～12mm，有微毛或秃净；萼片卵形，有睫毛；花瓣分离，倒披针形，长8～10mm；雄蕊长6～7mm；子房秃净，长卵形，侧膜胎座3个，每个胎座约有胚珠6个。蒴果椭圆形，长2～2.5cm，具宿存花柱，无毛；种子近椭圆形，长5～6mm，红色。花期4～5月，果期8～9月。

生于海拔500～1 700m的山腹、山谷、溪边林下或灌丛中。分布于湖南、贵州、广西等地。

[化学成分] 根含维生素（vitamin）B_{12}、B_2以及皂苷；另从种子的甲醇提取物中分离得：R-barrigenol和槲皮素-3-O-β-D-葡萄吡喃糖苷（quercetin-3-O-β-D-glucopyranoside）。

[药理] 光叶海桐茎叶用40%乙醇提取的总皂苷能使离体豚鼠心脏及家兔心肌收缩力明显增强。

[药性] 味苦、涩，性冷。入热经。

[功能与主治] 种子：清热利咽，止泻。主治虚热心烦，口渴，咽痛，泄泻，痢疾等。根：镇静安神，补虚降压。主治神经衰弱，头晕失眠，虚劳咳喘，遗精，高血压等。

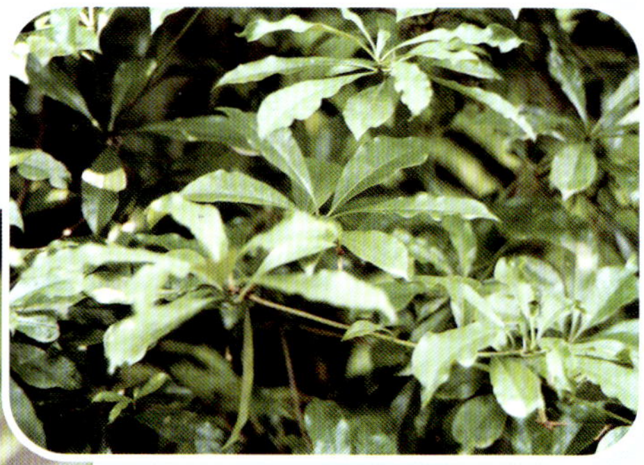

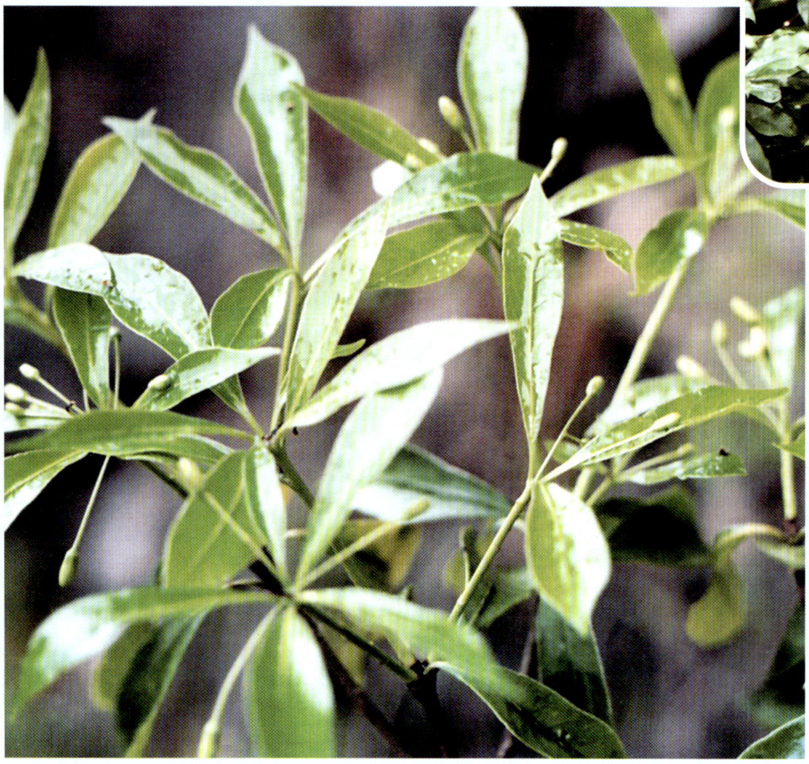

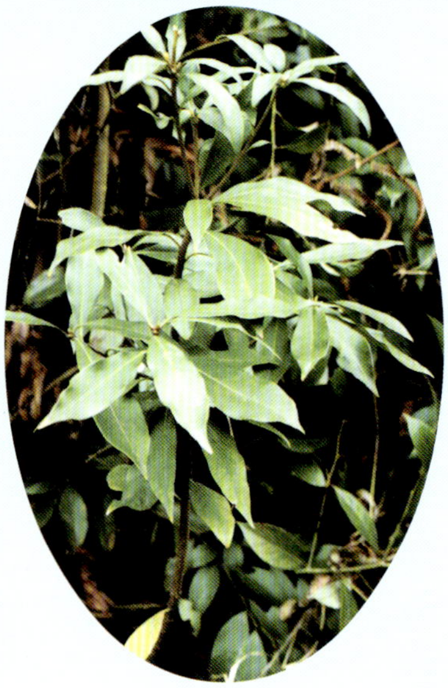

167.光叶花桐木　倒秀（贵州黔东南）

Guangyehualvmu　　det dlail

[来源] 为豆科植物秃叶红豆的果子。

[原植物] 秃叶红豆 *Ormosia nuda* (How) R. H. Chang et Q. W. Yao

常绿乔木，高可达20m。树皮灰色。枝淡褐绿色，幼时被短毛。奇数羽状复叶，互生，长11.5～25cm；叶柄长2～4.5cm，叶柄和叶轴微有细毛；小叶通常5片，叶片长椭圆形或长圆形至椭圆形，长5～10cm，宽2～3.5cm，先端渐尖，基部近圆形或阔楔形，全缘，上面绿色，无毛，下面色稍淡，微被淡黄色细毛。花成总状花序或圆锥花序，生于枝端或叶腋；萼筒倒圆锥形而短，先端5裂，裂片卵状三角形，与筒部几等长；花黄白色，蝶形花冠；雄蕊10，全分离，不等长，内弯；子房花柱线形，柱头偏斜。荚果扁平，长椭圆形，长4.3～6.6cm，宽2.6～3cm，果瓣厚，木质，内有种子1～5颗，成熟时有光泽，种皮暗红色。花期7～8月，果期10～11月。

生于海拔800～2 000m的山谷、沟边混交林内。贵州、湖北、广西、云南等地均有分布。

[化学成分] 含N-甲基金雀花碱（N-methyl-cytisine），N-甲基四氢金雀花碱（N-methyltetrahydrocytisine），红豆裂碱（ormosanine），18-表红豆裂碱（18-epior mosanine）和黄花木碱（piptanthine）。亦含蛋白质。

[药性] 味苦，性冷；小毒。入热经。

[功能与主治] 解痉止痛，凉血止血，利水渗湿。主治心胃气痛，膀胱热淋，小便短赤，淋漓涩痛，咳血，衄血，腹泻等。

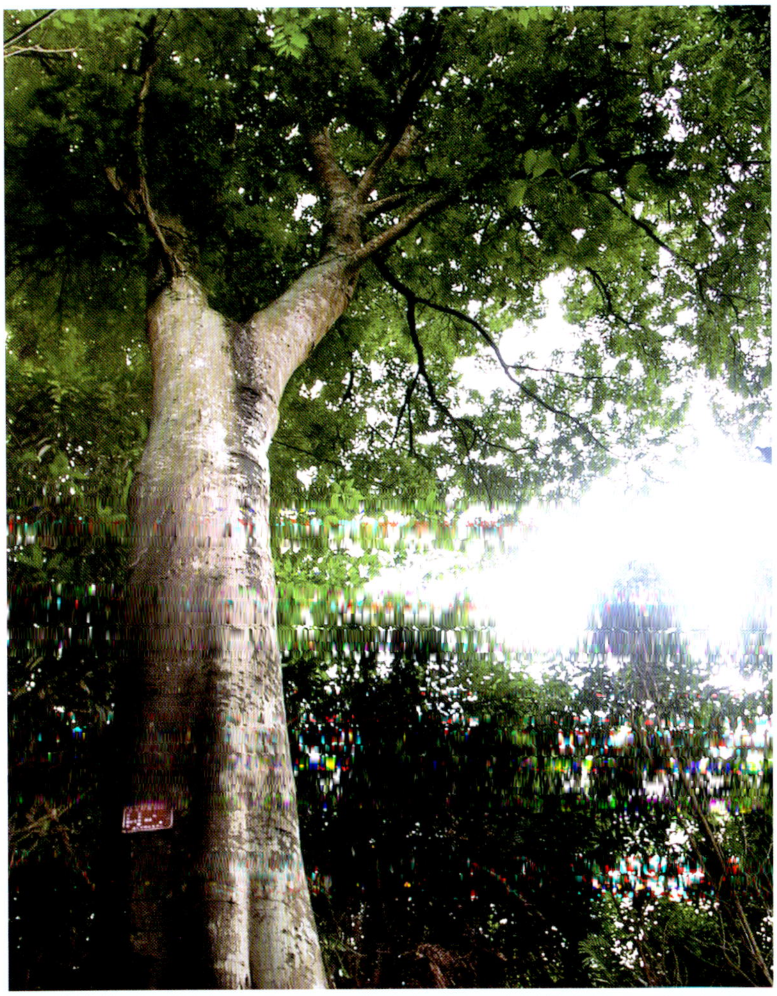

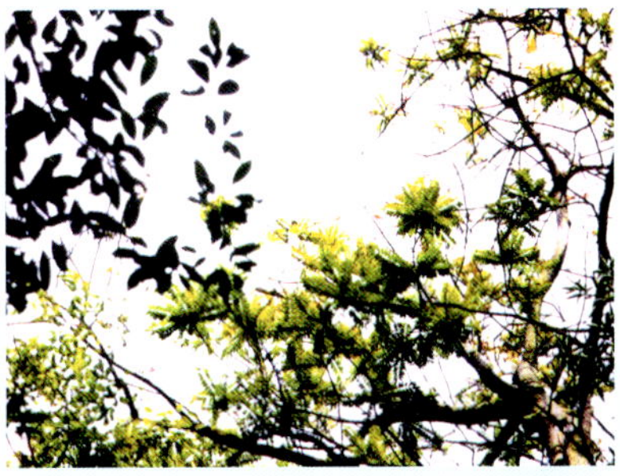

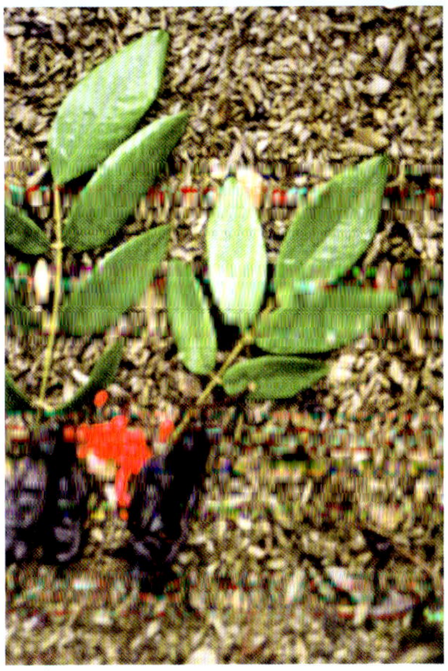

168. 竹叶花椒　比西(贵州黔东南)

Zhuyehuajiao　　bid sheid

[来源] 为云香科植物竹叶花椒的果实。

[原植物] 竹叶花椒 *Zanthoxylum planispinum* Sieb. et Zucc.

灌木或小乔木，高可达4m。枝有直出的皮刺，老枝上的皮刺基部木栓化；奇数羽状复叶互生，叶轴具翼，小叶片3~5，对生，纸质，披针形或椭圆状披针形，长5~9cm，先端渐尖，基部楔形，边缘有细小圆齿，主脉上具针刺，侧脉不明显，表面无毛，散生腺点，几无小叶柄。聚伞状圆锥花序，腋生，长2~6cm；花被片6~8，雌花心皮2~4，通常1~2个发育。果实表面有突起的腺点。种子卵形，黑色，有光泽。花期3~5月，果期8~10月。

生于海拔2 300m以下的山坡疏林、灌丛中及路旁。分布于华东、中南、西南等地区。

[药性] 味辛、香、麻、微苦，性热；小毒。入冷经。

[功能与主治] 温中燥湿，散寒止痛，驱虫止痒。主治脘腹冷痛，寒湿吐泻，蛔厥腹痛，龋齿牙痛，湿疹和疥癣疮疡等。

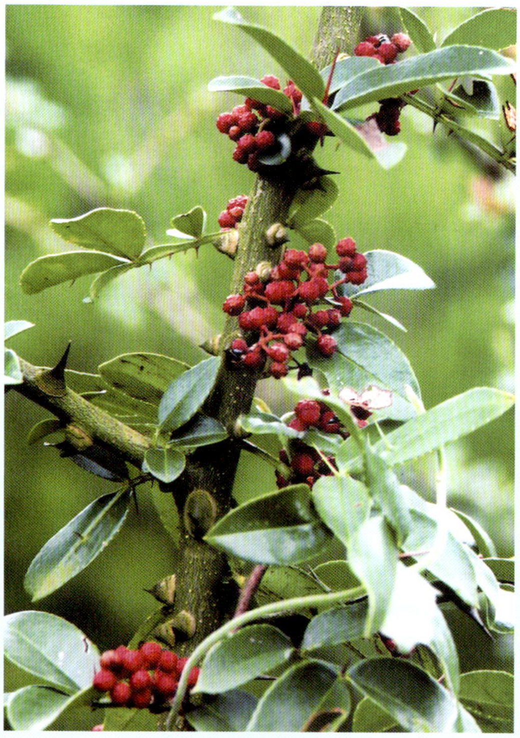

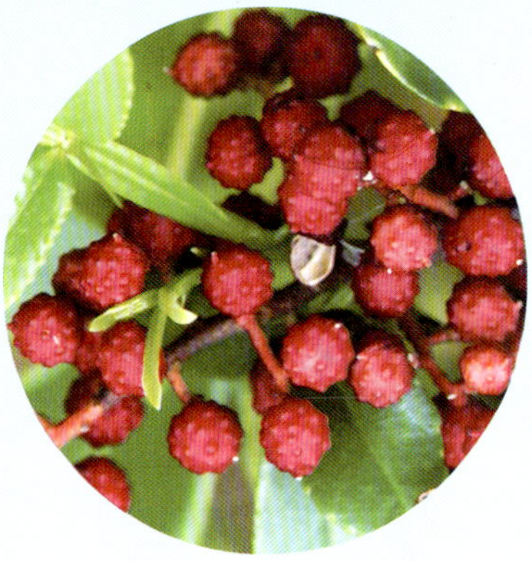

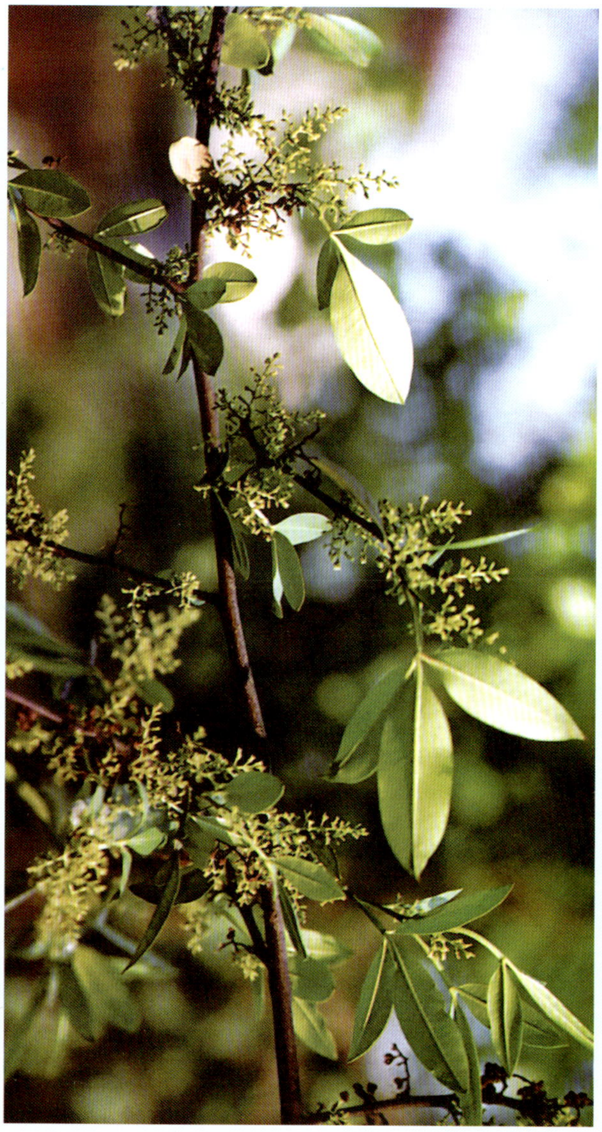

169. 竹叶椒根　嘎龚真索奥（贵州黔东南）

Zhuyejiaogen　ghab jongx zend sob vud

[来源] 为云香科植物竹叶椒的根或根皮。

[原植物] 竹叶花椒 *Zanthoxylum planispinum* Sieb. et Zucc.

形态特征、生境产地参见 168 条竹叶花椒。

[化学成分] 根含崖椒碱(γ -fagarine)，木兰花碱(magnoflorine)，竹叶椒碱(xanth oplanine)，白鲜碱(dictamnine)，茵芋碱(skimmianine)，花椒根碱(zanthobungeanine)，左旋细辛素(asarinin)，左旋竹叶椒脂素(pla ninin)等。

[药理] 具有免疫调节作用和抗菌作用。

[药性] 味辛、微苦，性热；小毒。入冷经。

[功能与主治] 祛风散寒，活血止痛，镇咳。主治风湿痹痛，胃脘冷痛，感冒头痛，牙痛，痛经，顽癣，咳嗽等。

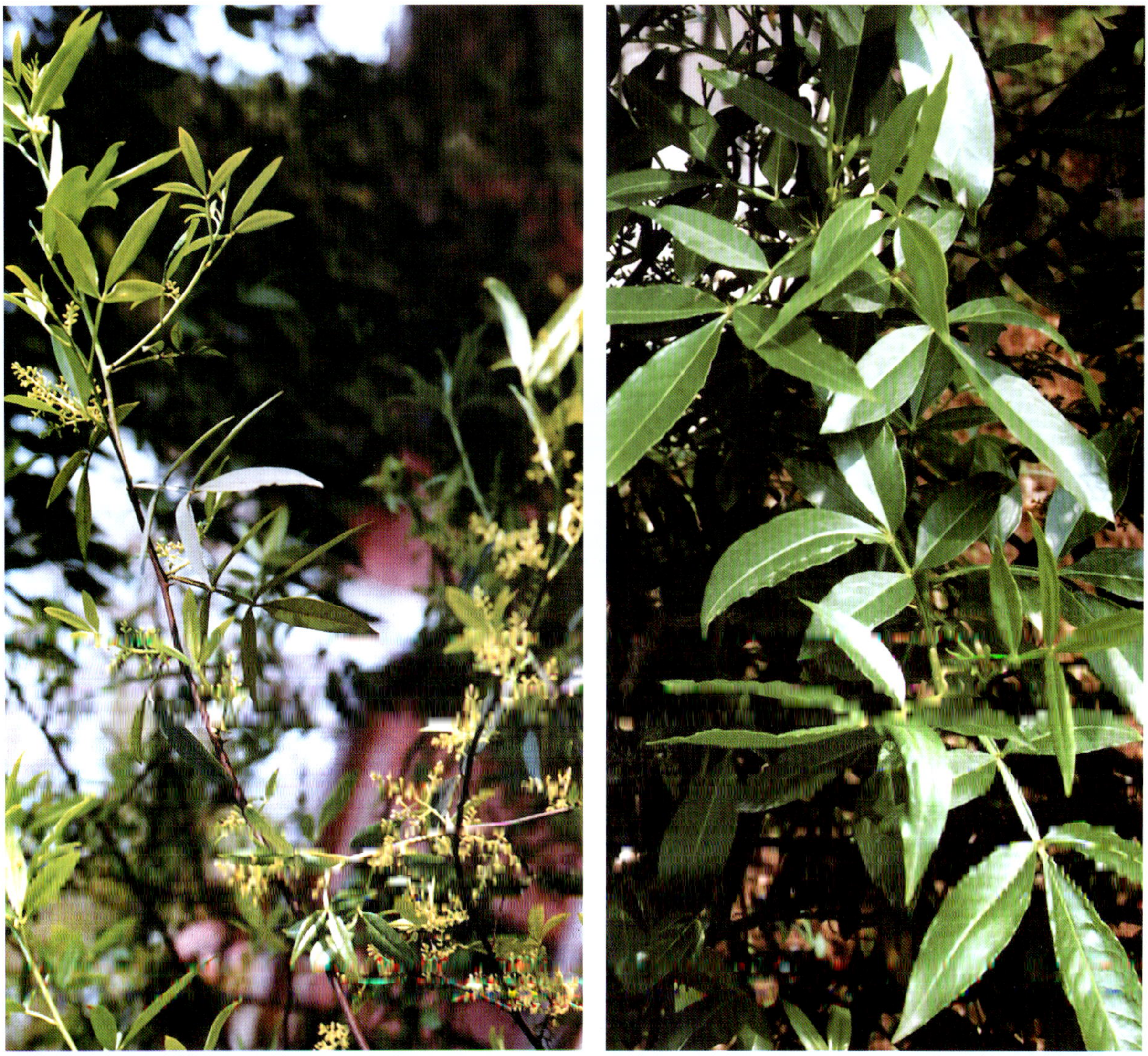

170. 合欢　都比天(贵州松桃)

He huan　　dut bid mleax

[来源] 豆科植物合欢的皮。

[原植物] 豆科植物合欢 *Albizia julibrissin* Durazz.

落叶乔木，高可达16m。树干灰棕色；小枝有棱角；嫩枝、花序和叶轴被绒毛或短柔毛，散生黄棕色近圆形皮孔。2回双数羽状复叶，互生；总叶柄长3～5cm；叶长9～23cm，羽片5～15对；小叶11～30对，线形至长圆形，长6～12mm，宽1～4mm，先端短尖，基部截形，不对称，全缘，有缘毛，下面中脉具短柔毛，小叶夜间闭合；托叶线状披针形，较小，早落。头状花序生于枝端，总花梗被柔毛；花淡红色；花萼筒状，长约2mm，先端5齿裂，外被柔毛；花冠漏斗状，长约6mm，外被柔毛，先端5裂，裂片三角状卵形；雄蕊多数，基部结合，花丝细长，上部淡红色，长约为花冠管的三倍以上；子房上位，花柱几与花丝等长，荚果扁平，黄褐色，嫩时有柔毛，种子椭圆形而扁，褐色。花果期6～10月。

生于山坡、路旁。分布于华南、西南等地区。

[化学成分] 合欢干皮中含多种木脂体糖苷。此外，干皮中还含21-[4-(亚乙基)-2-四氢呋喃异丁烯酰]，剑叶莎酸{21-[4-(ethylidene)-2- tetrahydrofuranmetha- cryloyl]machaerinecacid}等成分。

[药理] 具有抗生育作用，抗过敏、抗肿瘤作用。

[药性] 味麻、辣，性热。入冷经。

[功能与主治] 安神解郁，活血消痈。主治心神不安，忧郁，不眠，内外痈疡和跌打损伤等。

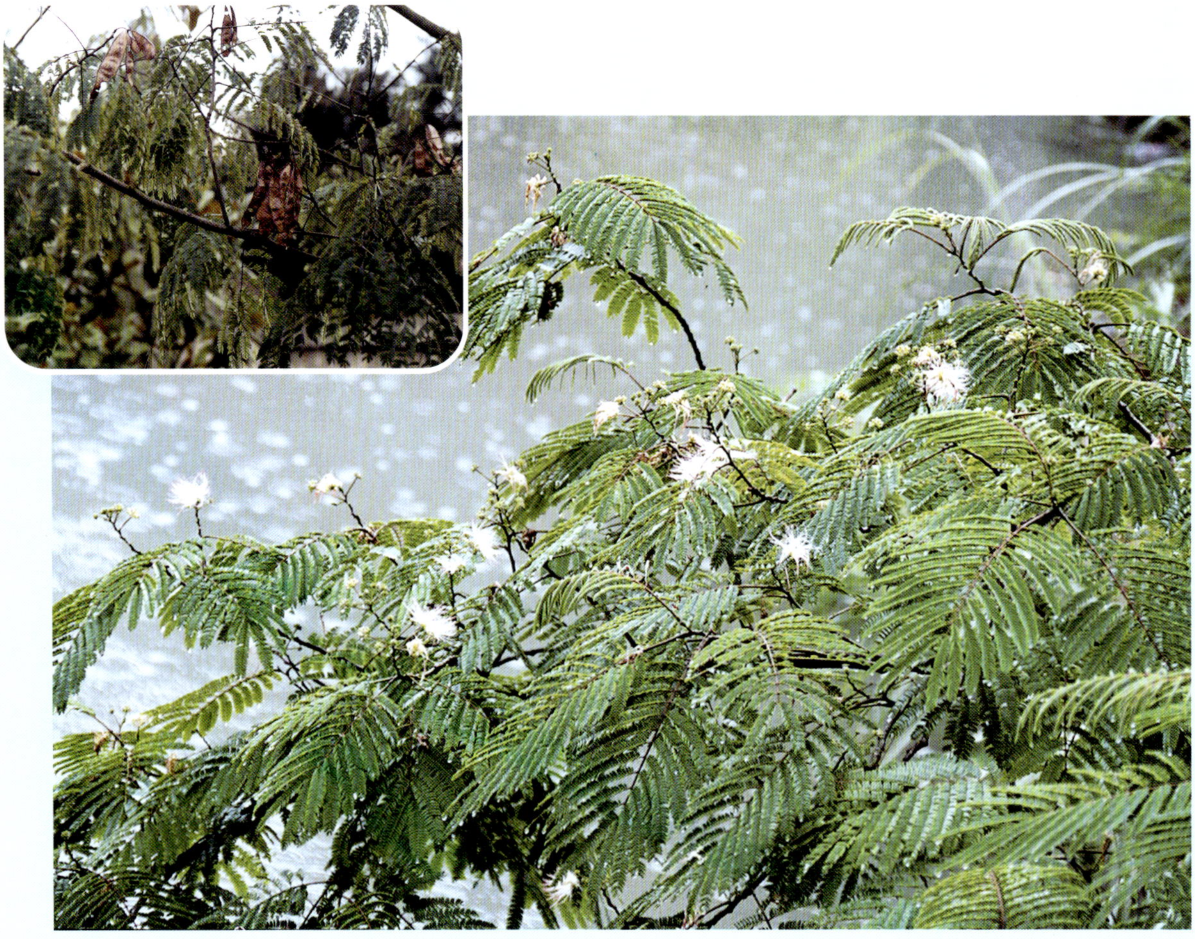

171. 华良姜 那哈坳（贵州黔东南）

Hualiangjiang nas hab vud

[来源] 为姜科植物华山姜的根茎。

[原植物] 华山姜 *Alpinia chinensis* (Retz.) Rosc.

多年生草本植物。高可达1m。根状茎匍匐，肉质。叶互生；叶舌膜质，长4～10mm，2裂，具缘毛；叶片披针形或卵披针形，长20～30cm，宽3～10cm，两面均无毛；总状圆锥花序顶生，长10～30cm，分支短，长3～10mm，其上有花2～4朵；小苞片长1～3mm，花时脱落；花白色，萼管状，长约5mm，先端具3齿；花冠裂片长圆形，长约6mm，后方的一枚较大，兜状；唇瓣卵形，长6～7mm，先端微凹，侧生退化雄蕊2，钻状，长约1mm；花丝长约5mm，花药长约3mm；子房无毛。果球形，直径5～8mm。花期5～7月，果期6～12月。

生于海拔100～2 500m的山谷、溪边、疏林下等潮湿的地方。分布于四川、重庆、云南、贵州、广西、湖南、湖北等地。

[药性] 味辛，性热。入冷经。

[功能与主治] 温中消食，散寒止痛，止咳平喘。主治胃寒冷痛，噎嗝吐逆，腹痛泄泻，消化不良，风湿关节冷痛，跌打损伤，风寒咳喘等。

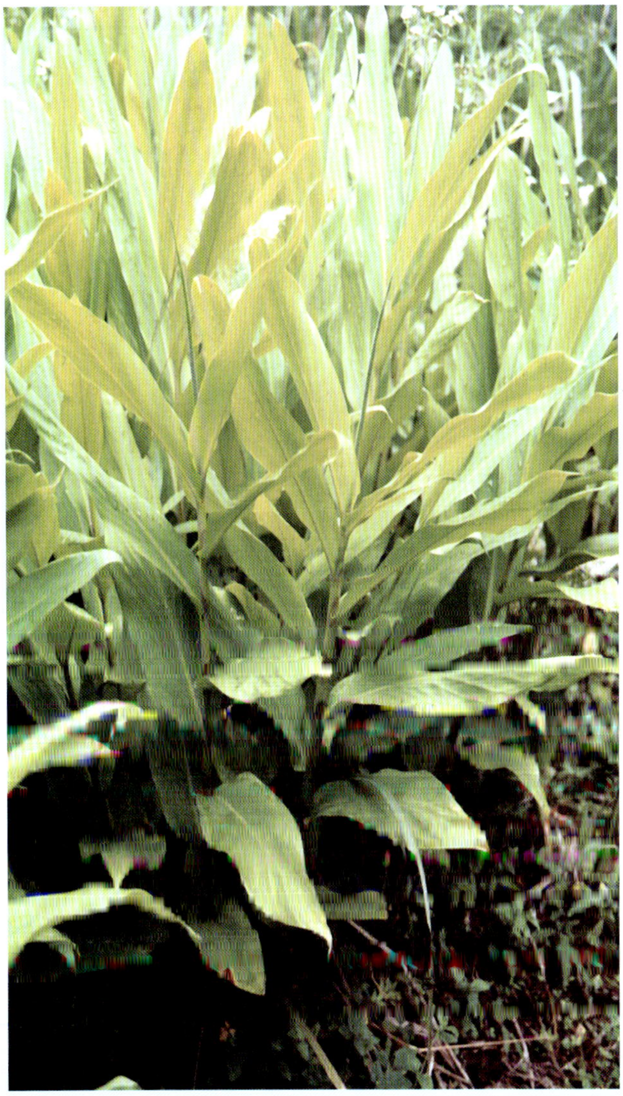

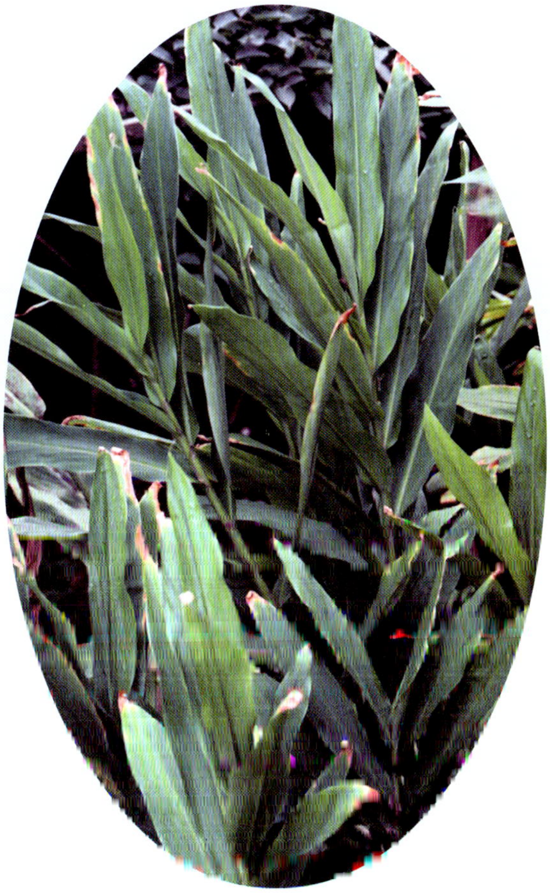

172. 朱砂　朱砂(贵州黔东南)

Zhusha　zub sab

[来源] 为硫化物类辰砂族矿物辰砂。

[原矿物] 辰砂 Cinnabar

晶体结构属三方晶系。晶体为厚板状或菱面状，有时呈极不规则的粒状集合体或致密状块体出现。为朱红色或褐红色，有时带铅灰色。条痕红色。具金刚石光泽。硬度2～2.5。易碎裂成片，有平行的完全解析纹理。断口呈半贝壳状或参差状，相对密度8.09～8.2g/cm^3。矿脉常存在于石灰岩、板岩、砂岩中。

产于湖北、湖南、广西、四川、贵州、云南等地。

[化学成分] 朱砂主要含有硫化汞（mercuric sulfide HgS），含汞量为85.41%，但常含有雄黄、磷灰石、沥青等杂质。

[药理] 具有镇静、催眠、抗惊厥作用，抑制生育作用。

[药性] 味微甜，性冷；有毒。入热经、慢经。

[功能与主治] 安神，定惊，明目，解毒。主治心烦，失眠，惊悸，癫狂，目昏，疮疡肿毒等。

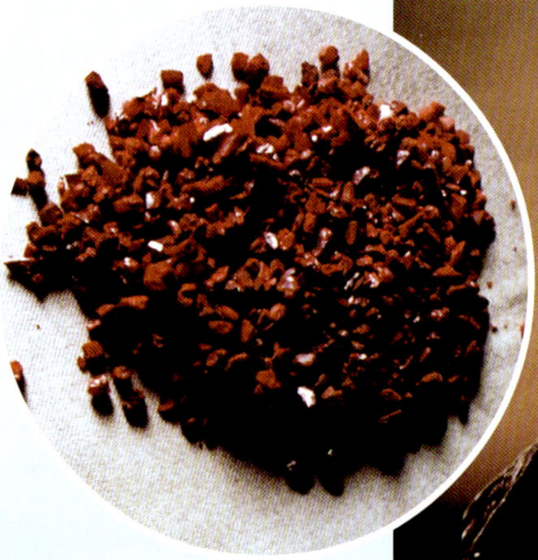

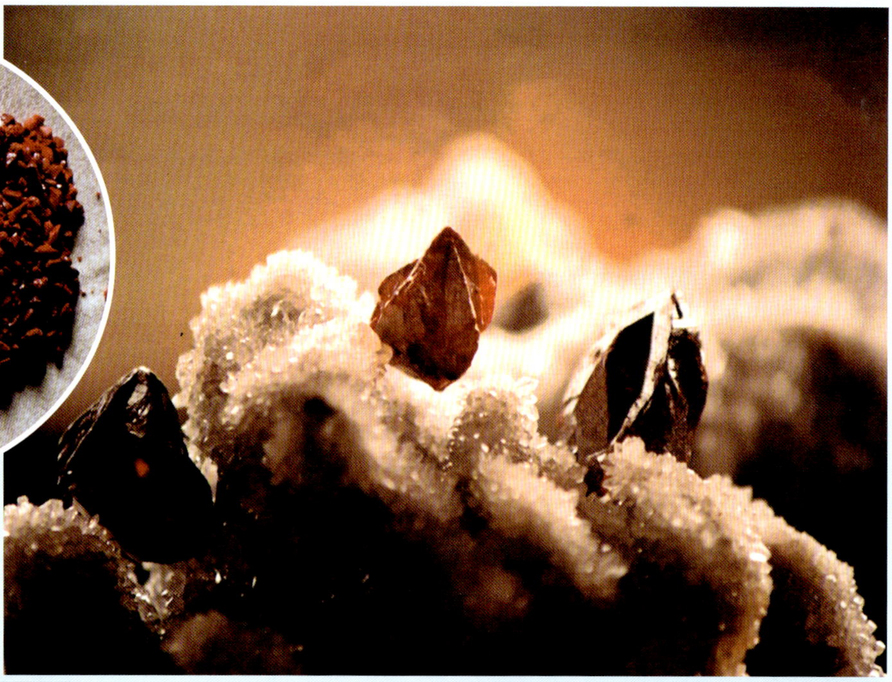

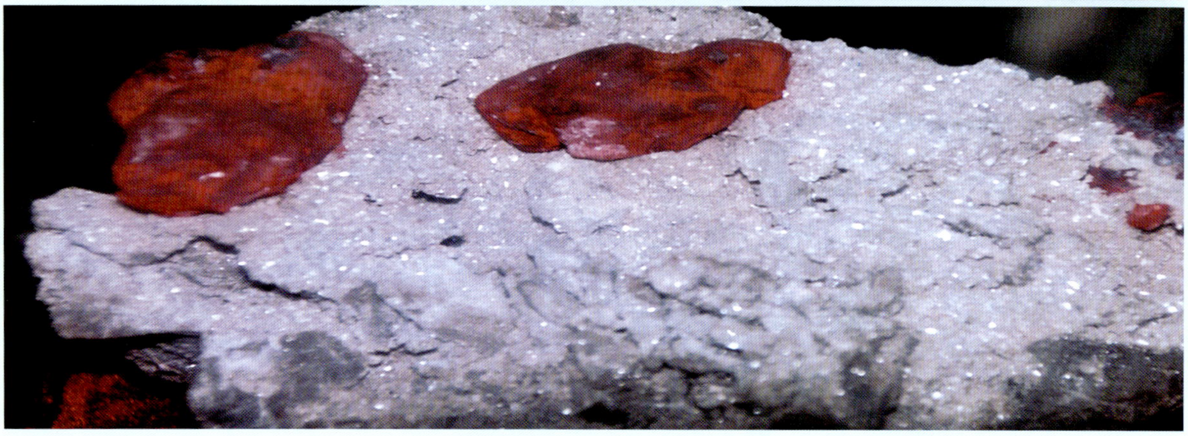

173. 朱砂根　加比利吉(贵州黔东南)

Zhushagen　jab bik lik jib

[来源] 为紫金牛科植物朱砂根或红凉伞的根。

[原植物] 1. 朱砂根 *Ardisia crenata* Sims

灌木，高30～120cm，茎粗壮，无毛，除侧生特殊花枝外，无分支。叶互生；叶柄长约1cm；叶片革质或坚纸质，椭圆形、椭圆状披针形或倒卵状披针形，顶端急尖或渐尖，基部楔形，长7～15cm，宽2～4cm，边缘具波状齿，具明显的边缘腺点，两面无毛，有时背面具极小的鳞片；侧脉12～18对，构成不规则的边缘脉。伞形花序或聚伞花序，着生于侧生特殊花枝顶端；花枝近顶端常具2～3片叶或更多；花梗长7～10mm，几无毛；萼片长圆状卵形，顶端圆形或钝，长1.5mm或更短，全缘，两面无毛，具腺点；花瓣白色，稀略带粉红色，盛开时反卷。果球形，直径6～8mm，鲜红色，具腺点。花期5～6月，果期10～12月，有时2～4月。

生于海拔500～2 000m的林阴下或灌丛中。长江流域各地均有分布。

2. 红凉伞 Ardisia crenata Sims var. bicolor (Walker) C.Y.Wu et C.Chen

本变种与原种的主要区别是，叶背、花梗、花萼及花瓣均带紫红色。有的植株叶两面均为紫红色。生境分布与朱砂根同。

[化学成分] 朱砂根的根含三萜皂苷；朱砂根苷(ardicrenin)，朱砂根新苷(aradisi-cenoside)A、B，百两金皂苷(ardisiacris-pin)A、B，以及次生单糖苷3-O- α -L-仙客来苷元A-吡喃阿拉伯糖苷(3-O- α -L-cyclami- retinA-rabinopy-ranoside)，还含岩白菜素(bergenin)及其衍生物：11-O-没食子酰基岩白菜素（11-O- alloylberge-nin），11-O-丁香酰基岩白菜素（11-O-syringylbergenin）等。

[药理] 具有抗生育作用，抗炎抑菌作用，驱虫和杀虫作用。

[药性] 味苦、辛，性冷。入热经。

[功能与主治] 清热解毒，散瘀止痛，祛风除湿。用于咽喉肿痛，扁桃体炎，心胃气痛，劳伤吐血，跌扑损伤，风湿骨痛等。

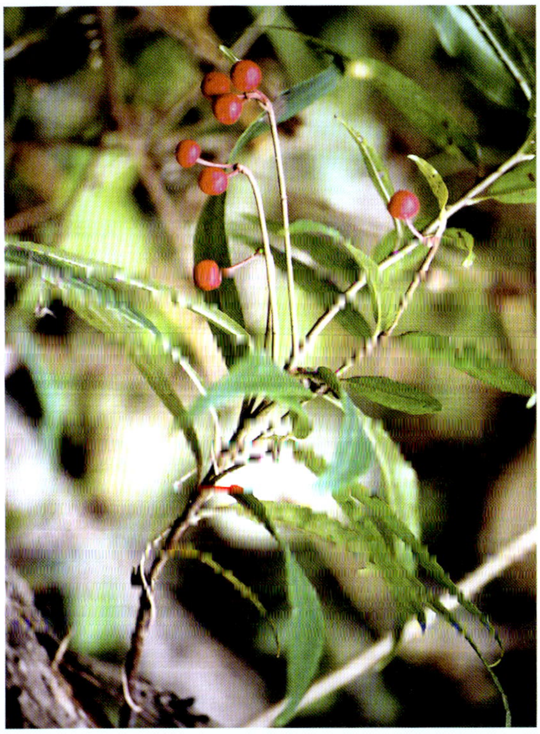

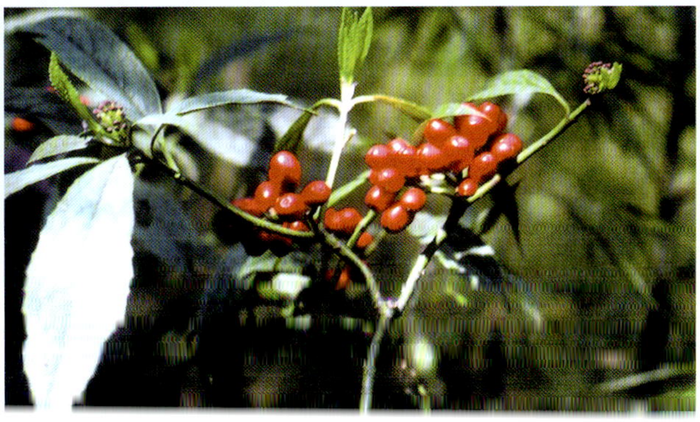

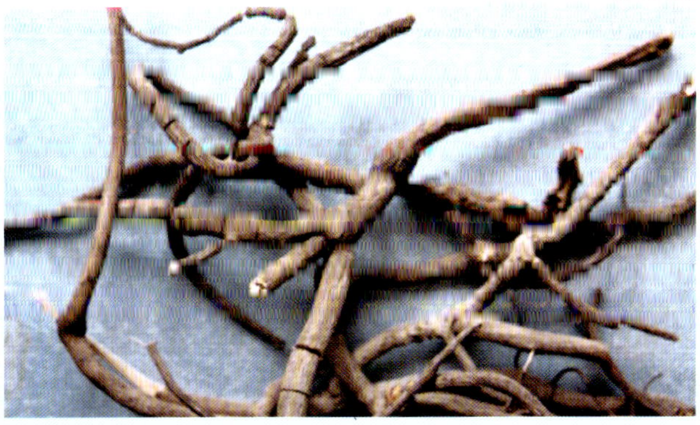

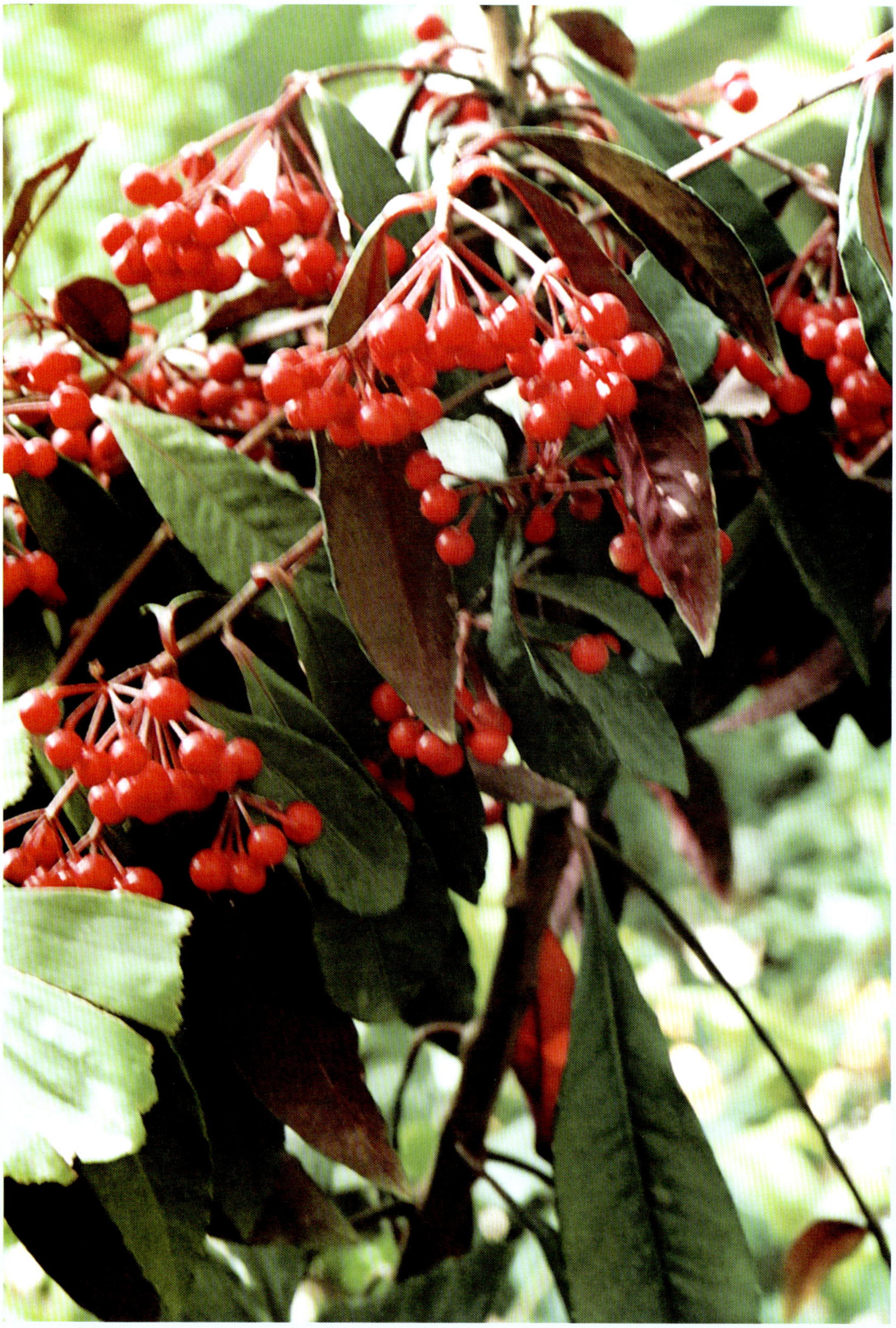

红凉伞

174. 血人参　窝布套学（贵州黔南）

Xuerenshen　vob bex teb xok

[来源] 为豆科植物茸毛木蓝的根。

[原植物] 茸毛木蓝 *Indigofera stachyoides* Lindl.

灌木，高可达3m。茎直立，粗壮，小枝被柔毛。托叶2，线状披针形，长2mm；叶互生，三出复叶；小叶卵状椭圆形或卵状披针形，长1.8～7cm，宽1～3cm，先端渐尖或急尖，基部圆钝，全缘，上面近无毛，下面有浅棕色毛。总状花序腋生，上部的呈圆锥状花序；花萼钟状，萼齿5，被短柔毛；蝶形花冠，黄色或白色，旗瓣与翼瓣基部常带紫色，翼瓣较旗瓣短，基部有爪，龙骨瓣长于旗瓣；雄蕊10，二体。荚果长圆状卵形，长约1.5cm，有网脉可长柔毛。花、果期6～10月。

生于山坡丛林或路旁旷野。分布于湖北、贵州、四川、重庆等地。

[药性] 味甜、微苦，性热。入冷经。

[功能与主治] 解表，化痰，利湿，补血活血。主治感冒发热，咳嗽，肺痈，瘀血腹痛，风湿痹痛，崩漏，妇女腹痛，疔疮痈疽，淋浊等。

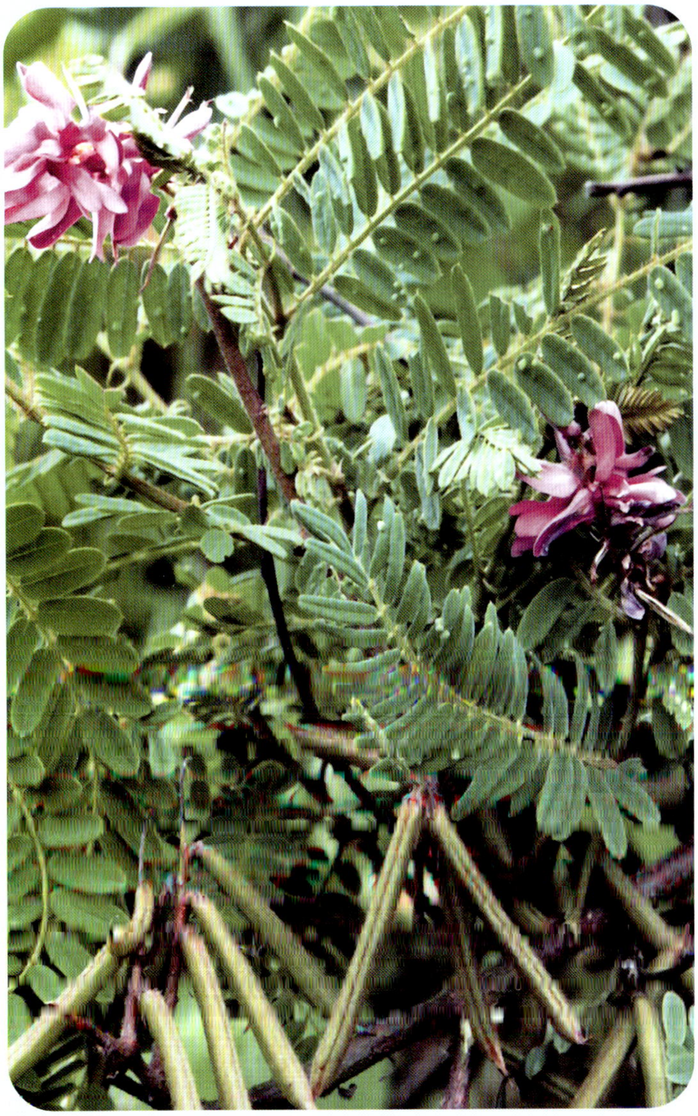

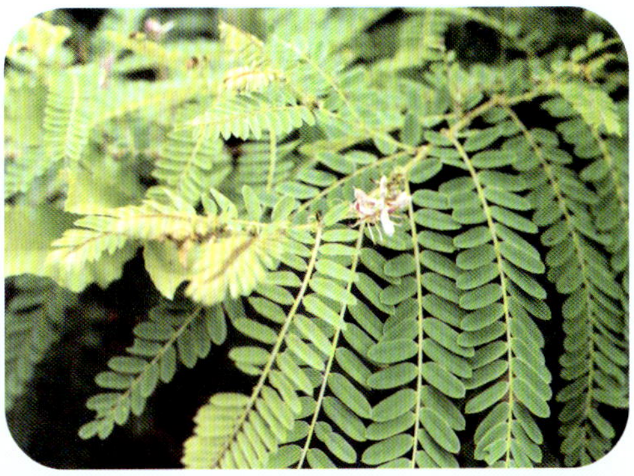

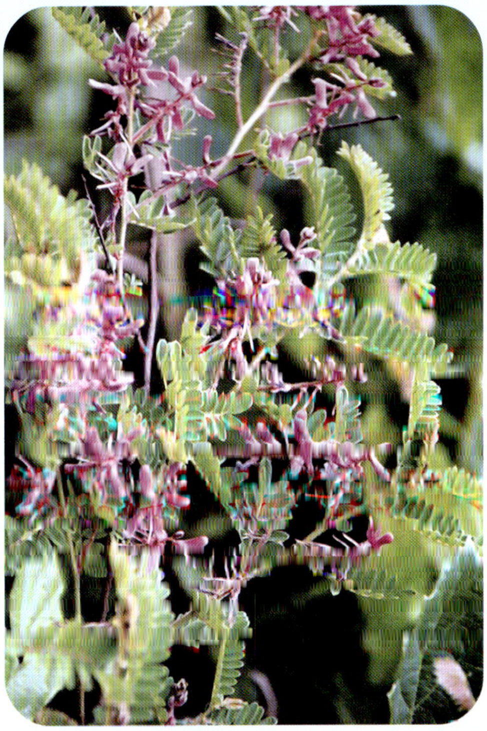

175. 血水草　锐欧清(贵州松桃)

Xueshuicao　reib ngueul nqend

[来源] 为罂粟科植物血水草的全草。

[原植物] 血水草 *Eomecon chionantha* Hance

多年生草本植物。高 30～60cm。根状茎横生，着生多数须根。植株具红橙色汁液。匍匐状根茎，黄色。茎紫绿色，有光泽。叶柄细长，基生，长 10～30cm，基部具窄鞘；叶片卵圆状心形或圆心形，长 5～26cm，宽 5～20cm，先端急尖，基部耳垂状，长 2～9cm，表面绿色，背面灰绿色，有白粉，掌状脉 5～7 条，细脉网状，明显，边缘呈波状。花葶灰绿色而略带紫红色，高 20～40cm，有花 3～5 朵，排列成伞房状聚伞形花序；苞片和小苞片卵状披针形，长 0.2～1cm，先端渐尖；花萼 2，盔状，长 0.5～1.5cm，无毛，先端渐尖，基部合生，早落；花瓣 4，白色，倒卵形，长 1～2.5cm，宽 0.7～1.8cm；雄蕊多数，花丝长 0.5～0.7cm，花药长圆形，长约 0.3cm，黄色；子房卵形或窄卵形，长 0.5～1cm，无毛，花柱长 0.3～0.5cm，柱头 2 裂。蒴果长椭圆形，长约 2cm，直径约 0.5cm，先端稍细小。花期 3～6 月，果期 5～7 月。

生于海拔 700～2 200m 的山谷、溪边、林下阴湿肥沃地，常成片生长。产于贵州、湖北、湖南、广西、四川、重庆等地。

[化学成分] 全草含生物碱和内酯。已从根茎中分离得血根碱（sanguinarine）、白屈菜红碱（chelerythrine）。

[药理] 根及根茎中分离出的生物碱物质抗菌谱广，对多种细菌、真菌和滴虫均有很强的杀灭作用。

[药性] 味苦，性冷；小毒。入热经。

[功能与主治] 清热解毒，活血止痛，止血。主治目赤肿痛，咽喉疼痛，口腔溃疡，疔疮肿毒，毒蛇咬伤，癣疮，湿疹，跌打损伤，腰痛，咳血等。

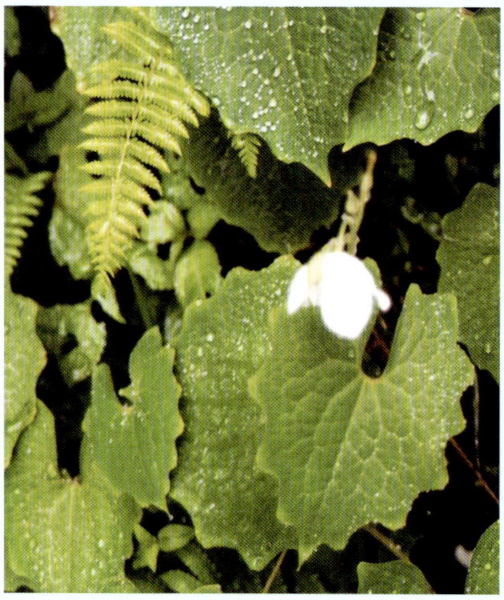

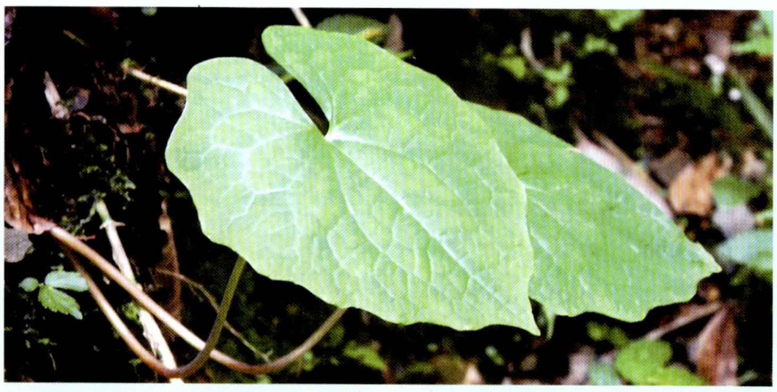

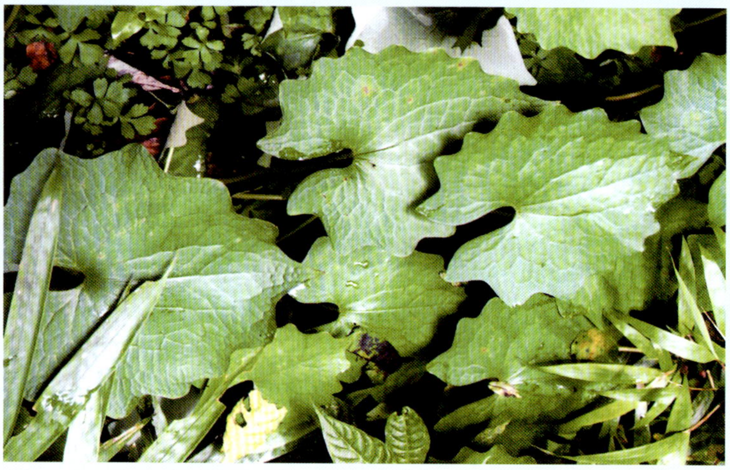

176. 血余炭　欧新成丢科（贵州黔东南）

Xueyutan　eb hxud ghab dliub khob

[来源] 为人科健康人头发制成的炭化物。

[原动物] 人科健康人 *Crinis carbonisatus*

[化学成分] 主要成分是一种优角蛋白（eukeration），含水分 12%～15%，灰分 0.3%，脂肪 3.4%～5.8%，氮 17.4%，硫 5.00%。另含黑色素（melanin）。灰分中含下列金属元素（按含率大小顺序）：钙>钠>钾>锌>铜>铁>锰>砷。

[药理] 血余炭粗结晶具有内源性止血功能，其止血原理与血浆中 cAMP 含量降低有关。血余炭中含有大量钙、铁离子，其止血作用与钙、铁离子有关。

[药性] 味苦、涩，性冷。入热经。

[功能与主治] 止血，化瘀，利尿，生肌。主治咳血，吐血，衄血，便血，尿血，崩中漏下，小便淋痛，痈肿，溃疡，流火，烫伤，心经翻等。

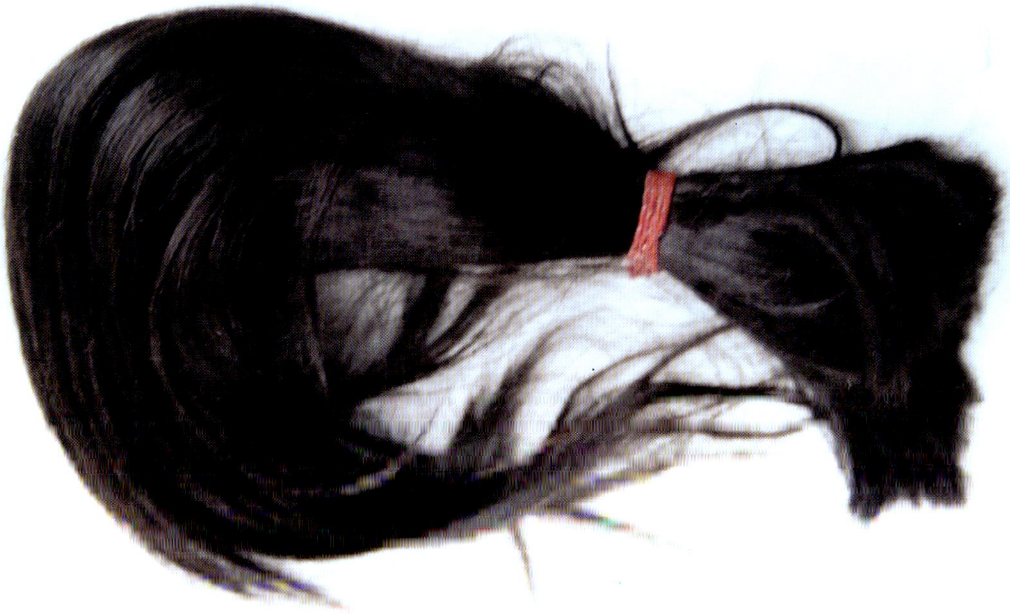

177. 问荆　仰董幼(贵州黔东南)

Wenjing　nangx diongx nieb

[来源] 为木贼科植物问荆的全草。

[原植物] 问荆 *Equisetum arvense* L.

多年生草本植物。根状茎生根，黑色或暗褐色。地上茎直立，二型。茎中实；根黑色或暗黑色，节和根密生黄棕色长毛。营养茎在孢子茎枯萎后生出，茎上有棱脊 5～15 条。叶退化，下部合成鞘，鞘齿三角形，棕黑色，边缘灰白色，膜质。节上轮生小枝，有棱脊 3～4 条，单一或再分支。孢子茎早春发出，紫褐色，肉质，不分支，鞘长而大。孢子囊穗顶生，钝头；孢子叶六角形，盾状着生，边缘着生长圆形孢子囊，孢子囊成熟时孢子茎即枯萎；孢子圆球形，附生弹丝 4 条。

喜生于潮湿的草地、沟渠旁、沙土地、山坡及草甸等处。产于湖南、贵州、四川、重庆等地。

[化学成分] 全草含紫云英苷（astragalin）、杨属苷（populnin）、问荆苷（equisetrin）、山柰酚-3、7-双葡萄糖苷（kaempferol-3，7-diglucoside）等。

[药理] 具有保肝作用，降血脂作用和利尿作用。

[药性] 味苦、涩，微甜，性冷。入热经。

[功能与主治] 止血，利尿，明目。主治鼻衄，吐血，咯血，便血，崩漏，外伤出血，淋证，目赤翳膜、臌胀等。

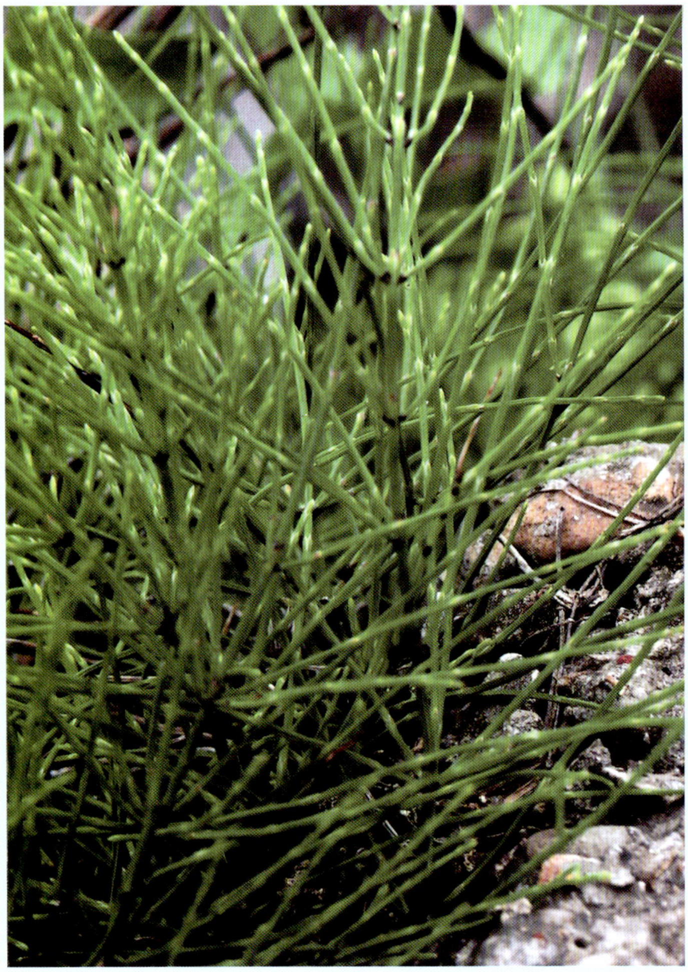

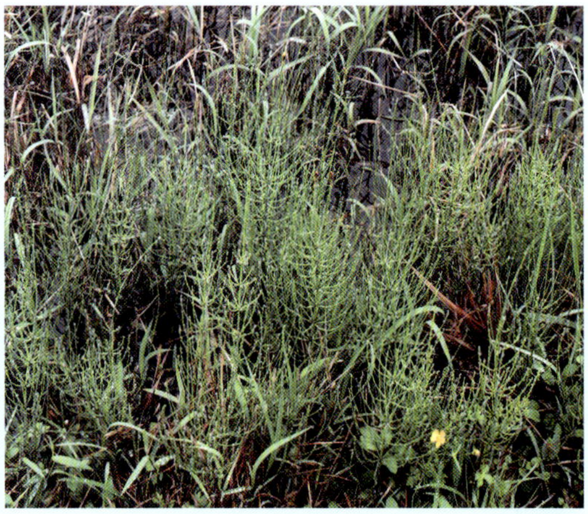

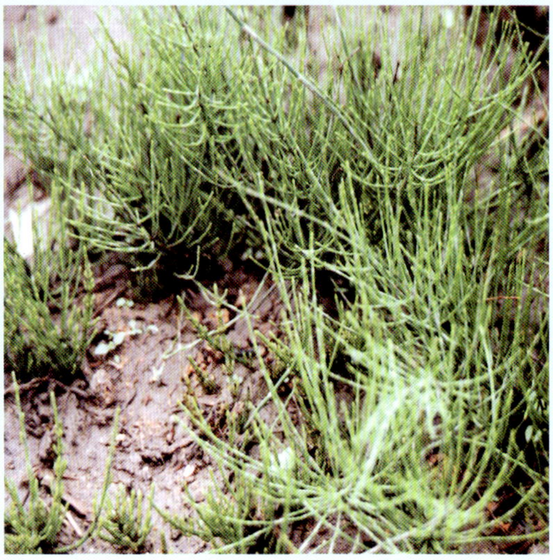

178. 羊耳菊　白牛胆（贵州铜仁）

Yangerju　Bex nioux dant

[来源] 为菊科植物羊耳菊的根。

[原植物] 羊耳菊 *Inula cappa* (Buch.-Ham.)DC.

亚灌木。根粗壮，有分支。茎直立，高70～200cm，粗壮，中部以上多分支，被污白色或浅褐色绢状或棉状密绒毛。单叶互生；中部叶有长约0.5cm的柄，上部叶无柄；叶片长椭圆状、长圆形或长圆状披针形，中部叶长10～15cm，先端钝或渐尖，基部圆形或近楔形，边缘有小锯齿，叶面绿色，上面被粗毛，中脉毛较密，背面白色或污白色，密被绢状厚绒毛。头状花序倒卵形，多密生于茎和枝端成聚伞圆锥状；总苞片5层，外层较内层短3～4倍，被白色或带褐色绒毛；小花黄色，长4～5.5mm，外围花舌片短小或无舌片；中央筒状花狭漏斗状；上部有三角状卵圆形裂片。瘦果长圆柱形，被白色毛，冠毛黄褐色，约与筒状花等长。花期6～10月，果期8～12月。

生于海拔500～1 600m的丘陵、草坡、林缘或灌丛中。分布于湖南、广西、四川、重庆、贵州、云南等地。

[化学成分] 根含挥发油、黄酮、甾醇等。

[药理] 小鼠腹腔注射煎剂有止咳作用，但无祛痰及平喘作用。

[药性] 味辣，性热。入冷经。

[功能与主治] 疏风散热，解毒消肿。主治感冒发热，咽喉肿痛，风湿痹痛，痈疮疔毒，乳痈等。

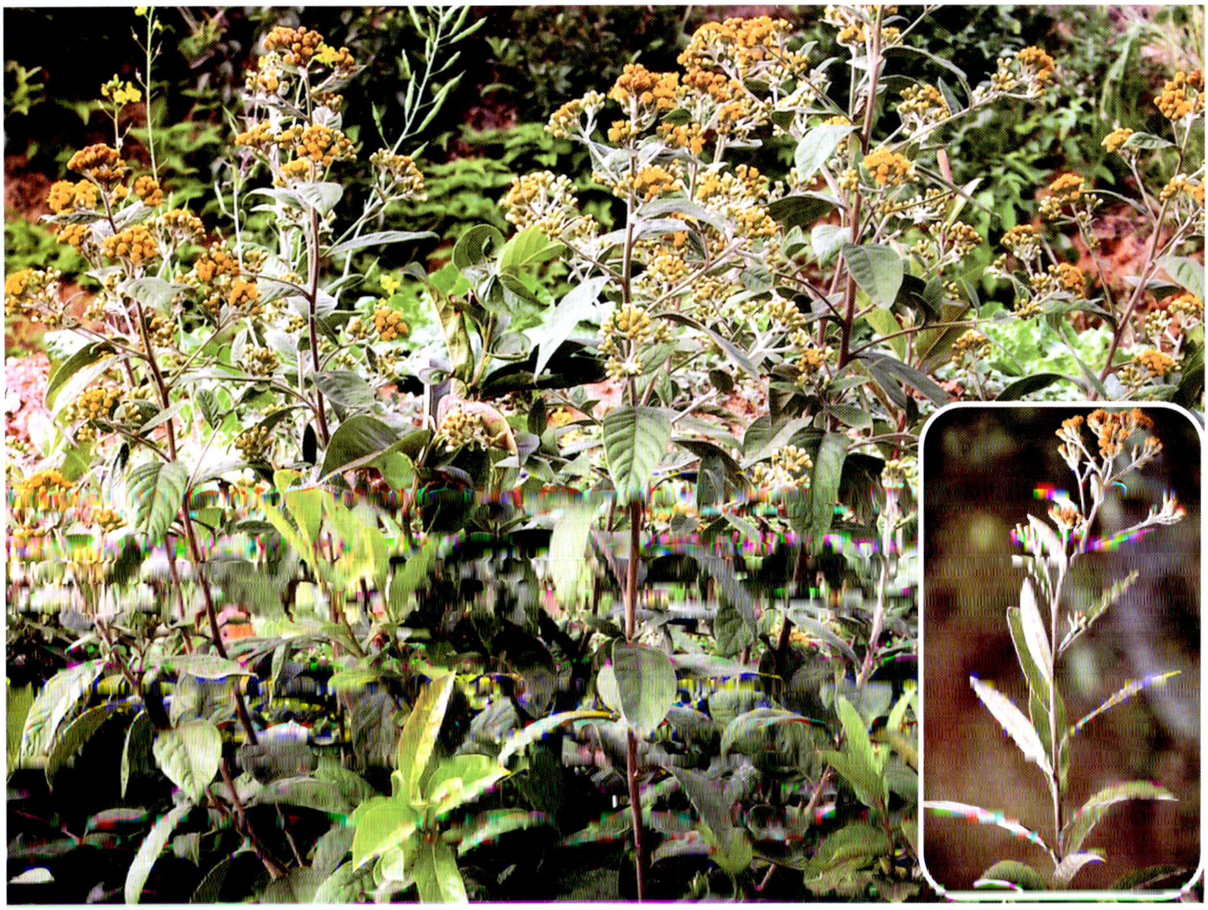

179. 羊奶奶叶　嘎娄真久浪(贵州黔东南)

Yangnainaiye　dhab nex zend jek nangs

[来源] 为胡颓子科植物宜昌胡颓子的叶。

[原植物] 宜昌胡颓子 *Elaeagnus henryi* Warb.ex Diels

常绿直立或蔓状灌木，高3～5m。具刺，刺长8～18mm；幼枝密被锈红色鳞片，老枝鳞片脱落。叶互生；叶柄长8～15mm；叶片革质，宽椭圆形或倒卵形，长6～15cm，宽3～5cm，先端渐尖或急尖，基部阔楔形，上面深绿色，下面银白色，密被白色或散生少数褐色鳞片。花银白色，密被鳞片，1～5朵生于叶腋小枝上成短总状花序，花枝锈色，长3～6mm；花梗长2～5mm；花萼筒管状漏斗形，长6～8mm，上部4裂，裂片三角形；雄蕊4，花丝极短；花柱直立或稍弯曲，无毛。果实长圆形，多汁，长约18mm，幼时被银白色和散生少数褐色鳞片，成熟时红色。花期10～11月，果期翌年4月。

生于海拔450～2 300m的疏林或灌丛中。分布于湖北、湖南、贵州、广西等地。

[药性] 味酸、涩，性冷。入热经。

[功能与主治] 散瘀消肿，接骨止痛，平喘止咳，清热利湿。主治跌打肿痛，骨折，风湿骨痛，哮喘等。

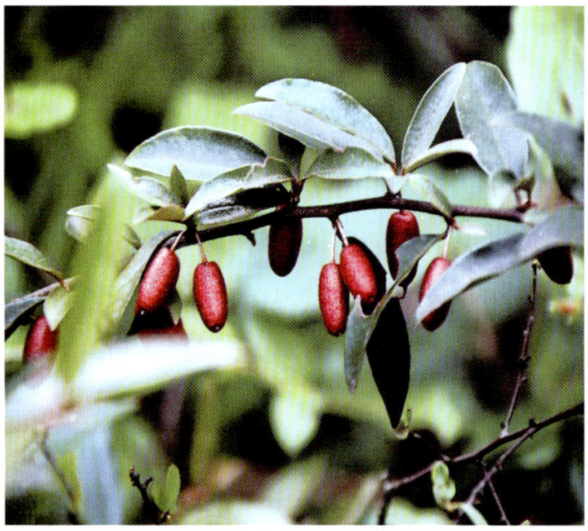

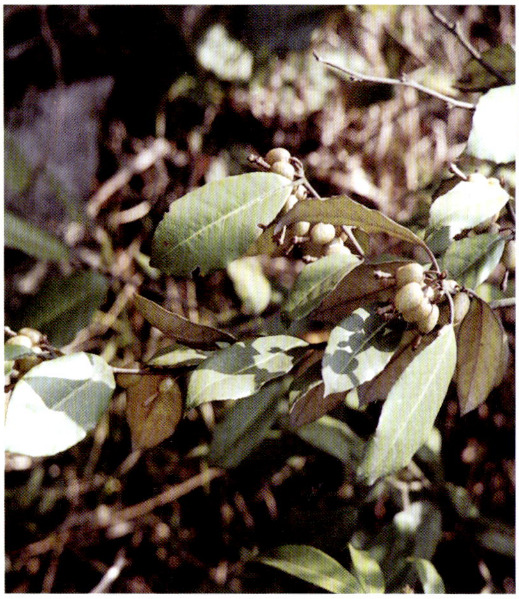

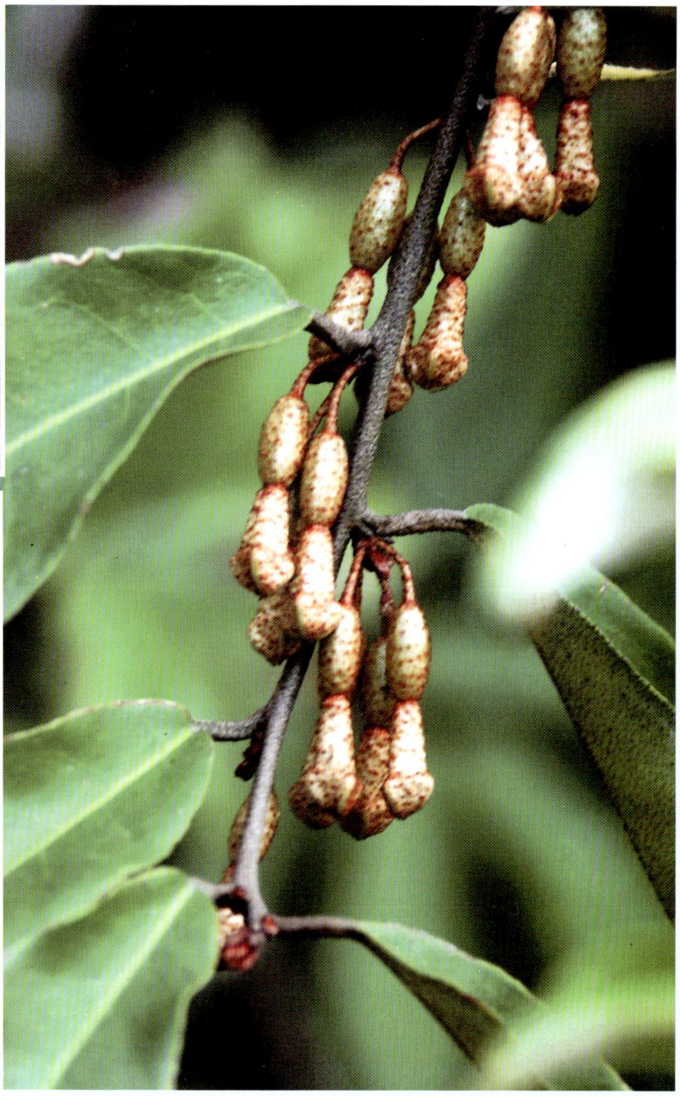

180. 灯心草　仰松迷(贵州黔东南)

Dengxincao　nangx songb mil

[来源] 为灯心草科植物灯心草的全草或茎髓。

[原植物] 灯心草 *Juncus effusues* L.

多年生草本植物。高可达1m。根状茎粗壮，横走，密生须根。茎直立簇生，圆筒状，直径1～2cm，内充满乳白色髓。基部具叶鞘状，红褐色或淡红色，叶片退化呈刺芒状。花序假侧生，聚伞状，花多，密集成簇，淡绿色；总苞片似茎，伸延；花被片条形，边缘膜质；雄蕊3，长为花的2/3；子房3室，柱头3枚，蒴果长圆状，先端钝或微凹，长约与花被等长或稍长，内有3个完整的隔膜。种子多数，卵状长圆形，褐色，长约0.4mm。花期6～7月，果期7～10月。

生于水旁、田边等潮湿处。全国各地均有分布。

[化学成分] 茎髓含多种菲类衍生物，还含2，8-二羟基-1，7-二甲基-6-乙烯基-10，11-二氢二苯并芘氧杂庚烷(2，8-dihydrox y-1，7-dimethyl-6-ethe nyl-10，11-dihydrodiben z[b，f]-oxepin)，α-单-对-香豆酸甘油酯(mono-pcoumaroyl glyceride)，木犀草素(luteolin)。全草含挥发油。

[药理] 灯心草具有抗氧化和抗微生物作用。以灯心草丙酮提取物、乙醇提取物、乙酸乙酯提取物进行试验，发现乙酸乙酯提取物抗氧化和抗微生物的作用最强。

[药性] 味淡，性冷。入热经。

[功能与主治] 利水通淋，清心降火。主治淋病，水肿，小便不利，湿热黄疸，心烦不寐，小儿夜啼，喉痹，口疮，创伤和高热不退等。

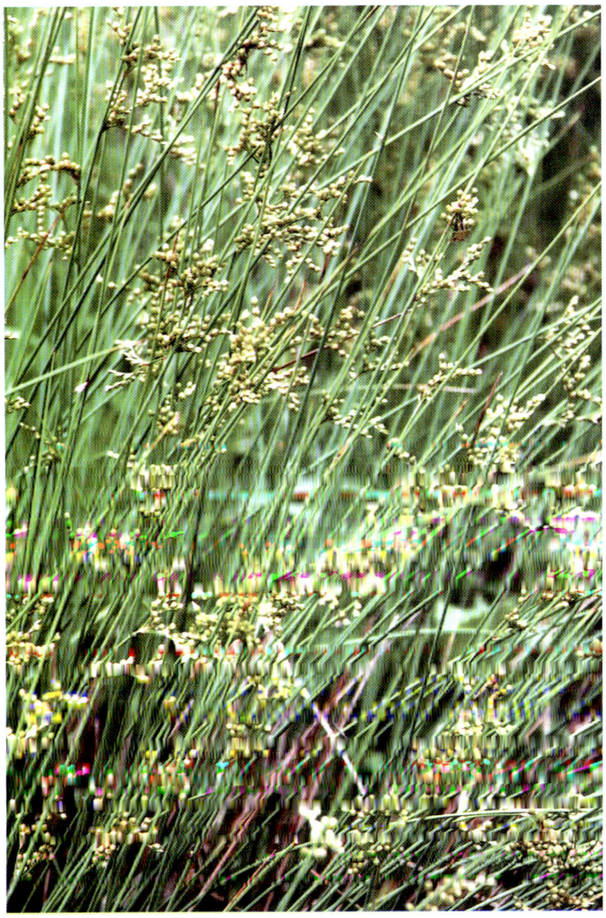

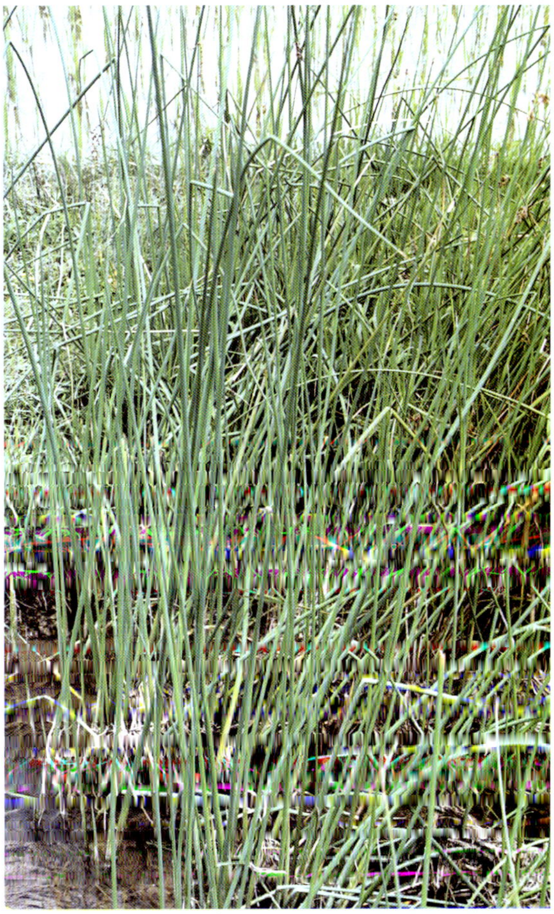

181. 灯盏细辛　锐改外(贵州松桃)

Dengzhanxixin　reid gieet weab

[来源] 为菊科植物短葶飞蓬的根及全草。

[原植物] 短葶飞蓬 *Erigeron breviscapus* (Vant.) Hand. −Mazz.

多年生草本植物。高5～50cm，全株密被柔毛。根状茎木质，粗厚，斜升或横走，有时分支。茎直立，多单一，圆柱形，绿色或基部和上部带紫红色，下部具纵棱。基部叶密集，莲座状，有柄，匙形或匙状倒披针形，长1.5～10cm，宽0.3～2cm，先端短尖，基部渐狭下延成短柄，带红色，全缘；茎生叶互生，形同基生叶惟较基生叶小，最上面的叶片线形，无柄，抱茎，两面均被白色短毛。缘毛明显。头状花序单生枝顶或近顶腋生，直径1～2cm，异形；总苞杯状，苞片3列，绿色，狭窄，线状披针形，被白色硬短毛；外围为舌状花，蓝色至紫蓝色，2～3层，略反卷，舌状花阔线形，长约2cm，宽约1cm，先端浅3齿裂，基部渐狭成细管状；雌蕊1，子房下位，扁圆形，长约2mm，密被平贴粗毛，花柱单一，长约为花冠的1/3，柱头2裂；中央花黄色，两性，管状，长约4mm，先端5裂，裂片卵状三角形；雄蕊5，较花冠短，子房下位，形同雌花，花柱较雄蕊稍短，柱头2裂，裂片箭头状。瘦果扁平，长约1.5mm，有白色冠毛2层，外层极短。花期3～10月。

生长海拔750～2 200m的开阔山地疏林下、草丛和向阳坡地。分布于湖南、广西、四川、重庆、贵州、云南等地。

[化学成分] 全草含焦迈康酸（pyromeconic acid），飞蓬苷（又称灯盏细辛苷)(erigeroside)，4′，5，6，7-四羟基黄酮-7-O-β-D-吡喃葡萄糖醛酸甲酯苷(4′，5，6，7-tetrahydroxyflavone-7-O-β-D-glucuronopyrinoside methyl ester)，芹菜素(apigenin，高山黄芩素(scutellarein)等。

[药理] 对心血管系统有广泛的活性，并有抗凝血、扩张脑血管方面的作用。

[药性] 味辛、微苦，性热。入冷经。

[功能与主治] 散寒解表，祛风除湿，活络止痛。主治感冒，风湿痹痛，中风瘫痪，胸痹，胃痛，牙痛，小儿疳积，跌打损伤等。

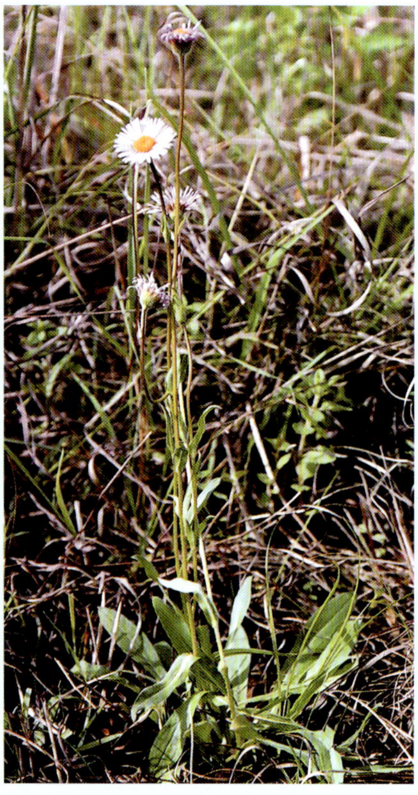

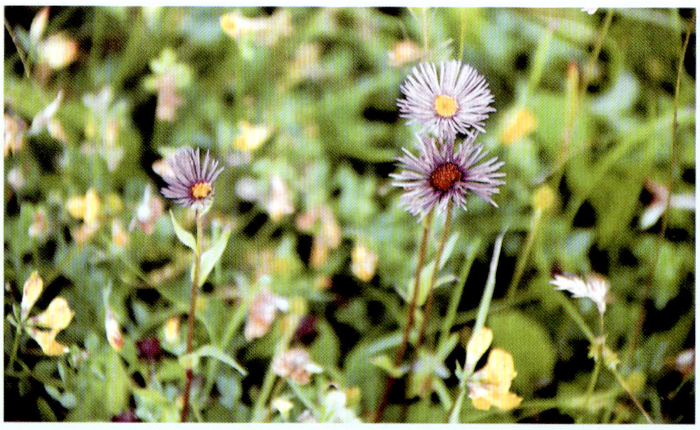

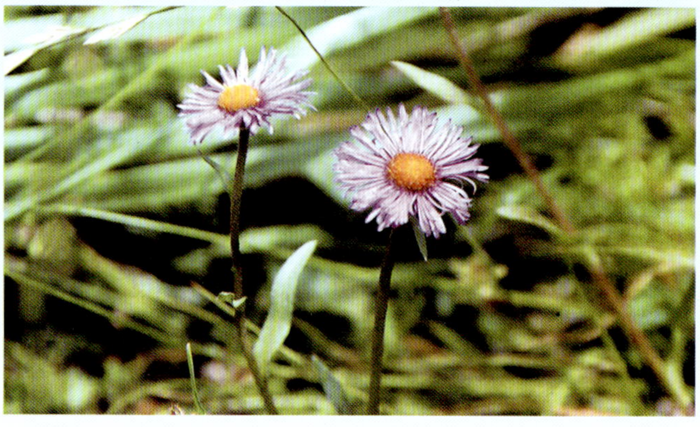

182. 冰球子　比摇扁（贵州松桃）

Bingqiuzi　bid yox bleat

[来源] 为兰科植物独蒜兰的假鳞茎。

[原植物] 独蒜兰 *Pleione bulbocodioides* (Franch.) Rolfe

多年生草本植物。高 15～25cm。假鳞茎狭卵形或长颈瓶状，长 1～2cm，顶生 1 枚叶，叶落后有 1 杯状齿环。叶和花同时出现，椭圆状披针形，长 10～25cm，宽 2～5cm，先端稍钝或渐尖，基部收狭成柄，抱花葶。花葶顶生 1 朵花。花苞片长圆形，近急尖，等于或长于子房；花淡紫色或粉红色；萼片直立，狭披针形，长可达 4cm，宽 5～7mm，先端急尖；唇瓣基部楔形，不明显 3 裂，侧裂片半卵形，先端钝，中裂片半圆形或近楔形，先端凹缺或几乎不凹缺，边缘具不整齐的锯齿，内面有 3～5 条波状或近直立的褶片。花期 4～5 月，果期 7 月。

生于海拔 630～3 000m 的林下或沟谷旁有泥土的石壁上。分布于华东、中南、西南等地区。

[药性] 味甜、麻，性冷。入热经。

[功能与主治] 清热解毒，消肿散结。主治痈疽恶疮，瘰疬结核，咽痛喉痹和蛇虫咬伤等。

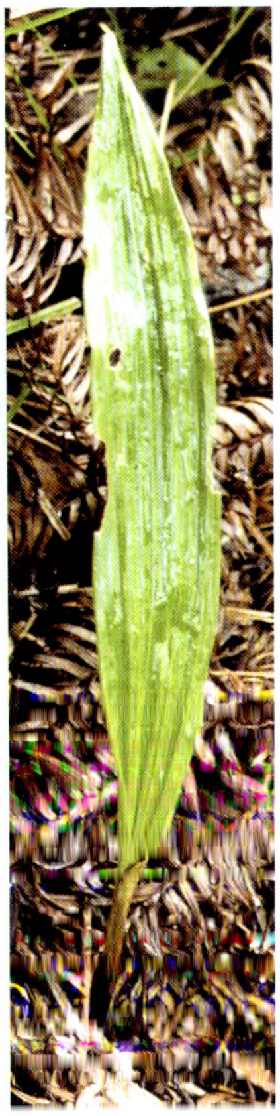

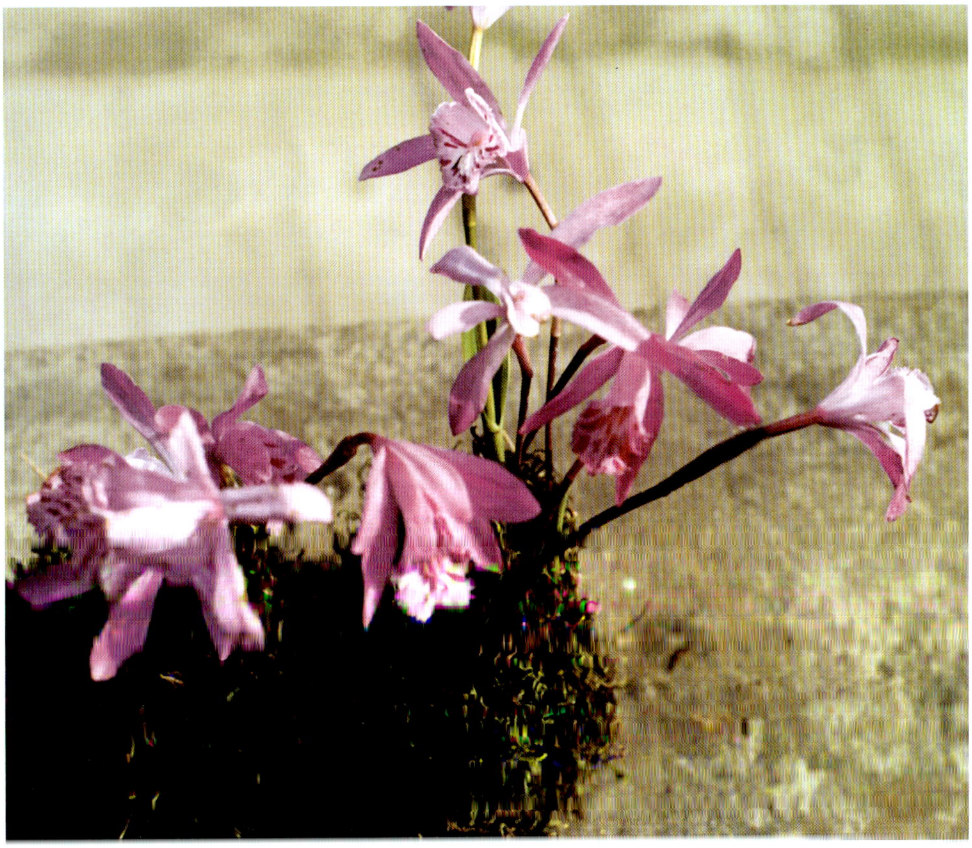

183. 江南山柳　阿杨（贵州毕节）

Jiangnanshanliu　guab yaox

[来源] 为山柳科植物江南山柳的根。

[原植物] 江南山柳 *Clethra cavaleriei* Lévl.

落叶灌木或小乔木，高1～5m；幼枝疏被星状短绒毛，老枝无毛。单叶互生，叶片卵状椭圆形或长圆状椭圆形，长6～9cm，宽2～3.5cm，先端渐尖或短渐尖，基部楔形，边缘锯齿细而锐尖，中脉红色，侧脉每边8～17条，细脉在背面明显；叶柄红色，长1～1.5cm，被柔毛或无毛。总状花序单一，稀分支，长7.5～18cm，花序轴和小花梗密被浅黄或锈色成簇硬毛和短星状毛；苞片披针形，长10～25mm，紫红色；花梗长6～9mm；萼片5，卵状披针形，长3.5～5mm，淡红色，先端具短尖头，密被星状绒毛；花瓣白色或粉红色，倒卵状长圆形，长6～7mm，顶端微缺，内面基部疏被毛；雄蕊稍长于花瓣，花丝近无毛；花柱无毛，柱头深3裂。蒴果近球形，直径5～6mm，果梗长1.4～2cm。花期7～8月，果期8～9月。

生于海拔750～1 500m的山谷林下或林缘。分布于湖南、广西、贵州、四川、重庆等地。

[药性] 味甜、辣，性热。入冷经。

[功能与主治] 祛风除湿。主治风湿关节痛等。

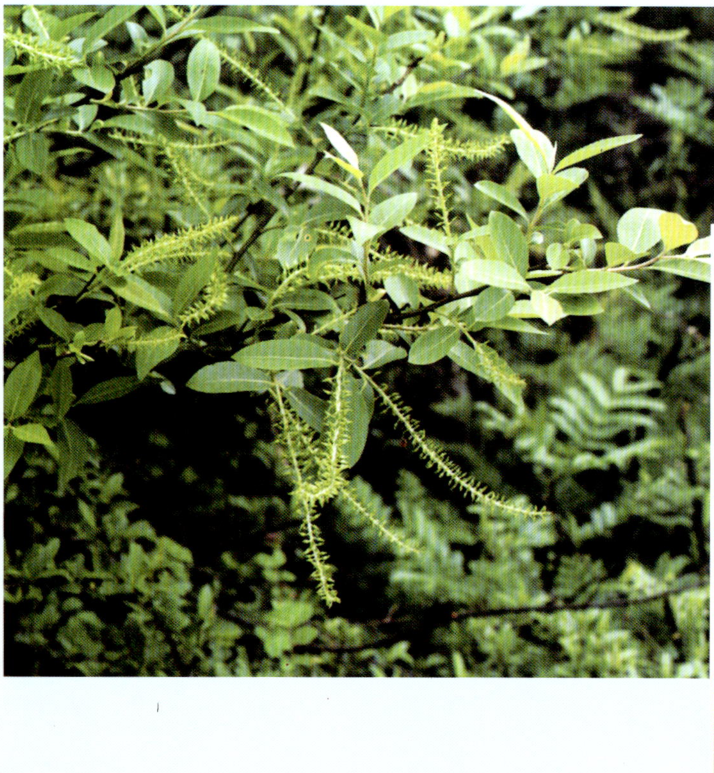

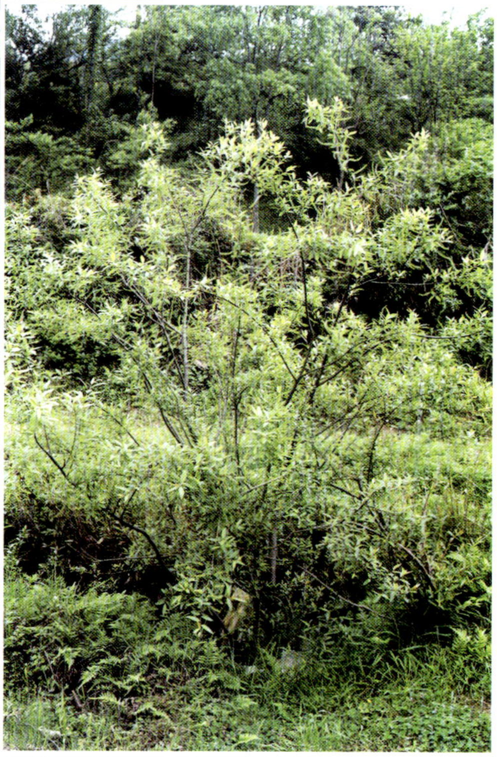

184. 阴行草　加加嘎收（贵州黔东南）

Yinxingcao　jab zal ghad dlub

[来源] 为玄参科植物阴行草的全草。

[原植物] 阴行草 *Siphonostegia chinensis* Benth.

一年生草本植物。高可达 80cm，干时变黑色。全株密被锈色短毛，茎直立，上部多分支，小枝稍具棱。叶对生，厚纸质，广卵形，长 8～55mm，宽 4～60mm，边缘常为 2 回羽状全裂，裂片线形或线状披针形。花对生生于枝顶，呈稀疏的总状花序，花无柄或具短柄；苞片叶状，较萼短，羽状深裂或全裂，小苞片披针形，长约10mm，全缘；花萼膜质，长筒状纺锤形，长 10～14mm，外具 10 条棱，沿棱上有短柔毛，萼筒先端 5 裂，花冠黄色，唇形，伸出花萼外，上唇兜状，下唇 3 裂，中裂片较大，两侧裂片较小，花冠筒上部内面及喉部有短柔毛，外面被柔毛；雄蕊 4，2 强，基部被短毛；子房上位，2 室，花柱细长而微弯，伸出上唇外，柱头圆形。朔果狭长椭圆形或线形，长约 1.5cm，宽约 3mm，表面黑褐色，熟时室背开裂，内有多数种子。种子细小，卵形至卵状菱形，两端短小，表面褐色，具纵肋数条和皱纹。花期 7～9 月，果期 8～10 月。

生于山坡、树下、荒地或丘陵草丛中。分布于湖北、湖南、广西、四川、重庆、贵州、云南等地。

[化学成分] 阴行草全草含 3-羟基-16-甲基-十七烷酸(3-hydroxy-16-methylhepta decanoic acid)，芹菜素(apigenin)，木犀草素(luteolin)，β-谷甾醇(β-sitosterol)，三十四烷(tetratriacontane)，三十五烷(pentatriacontane)。

[药理] 具有保肝利胆、降低血清胆固醇以及抗菌等作用。

[药性] 味苦、辛，性冷。入热经。

[功能与主治] 清热利湿，凉血止血，散瘀止痛。主治湿热黄疸，肠炎痢疾、小便淋浊，痈疽丹毒，尿血，便血，外伤出血，痛经，瘀血经闭，跌打损伤和产后腹痛等。

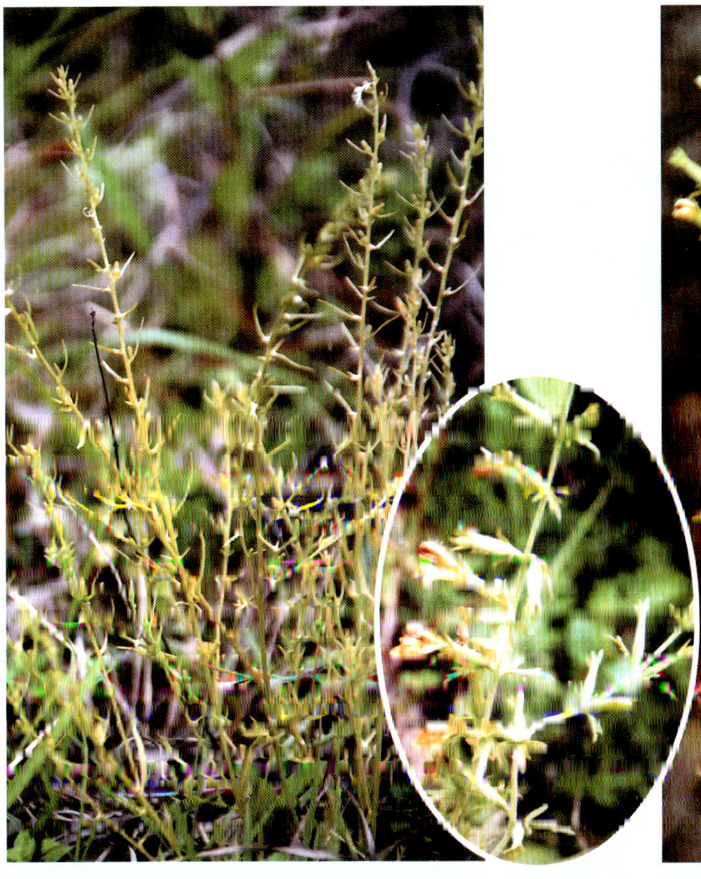

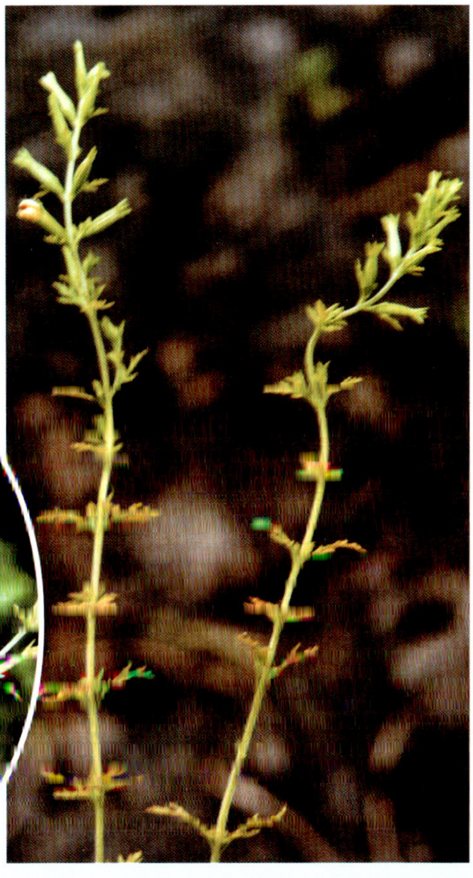

185. 红豆　稻秀(贵州黔东南)

Hongdou　det dlail

[来源] 为豆科植物红豆树的种子。

[原植物] 红豆树 *Ormosis hosiei* Hemsl.et Wils.

乔木，高5～30m。树皮平滑，灰绿色。小枝绿色，幼时有黄褐色细毛；冬芽有褐黄色细毛。奇数羽状复叶，长12～23cm；叶柄长2～4cm；小叶5～9对，薄革质，卵形或卵状椭圆形，长3～10.5cm，宽1.5～5cm，先端渐尖或急尖，基部圆形或阔楔形，上面深绿色，下面淡绿色，全缘。圆锥花序顶生或腋生，长15～20cm，下垂；花疏，有香气；花萼钟形，浅裂，萼齿三角形，紫绿色，密被褐色短柔毛；花冠白色或淡紫色，旗瓣近圆形，翼瓣与龙骨瓣均为长椭圆形；雄蕊10，花药黄色；子房无毛，内有胚珠5～6，花柱紫色，线状，弯曲，柱头斜生。荚果阔卵形，扁平，长3.3～4.8cm，宽2.3～3.5cm，先端有短喙。种子1～2颗，近圆形，红色，长1.5～1.8cm，种脐长约9mm，位于长轴一侧。花期4～5月，果期10～11月。

生于海拔200～900m，稀达1 350m的河旁、山坡、山谷林内。贵州、湖北、四川、重庆等地。

[化学成分] 含N-甲基金雀花碱（N-methyl-cytisine），N-甲基四氢金雀花碱（N-methyltetrahydrocytisine），红豆裂碱（ormosanine），18-表红豆裂碱（18-epior mosanine）和黄花木碱（piptanthine）。

[药性] 味苦，性冷；小毒。入热经。

[功能与主治] 理气止痛，清热凉血，利水渗湿，杀虫。主治心胃气痛，疝气疼痛，小便短赤涩痛，无名肿毒，疔疮和烧烫伤等。

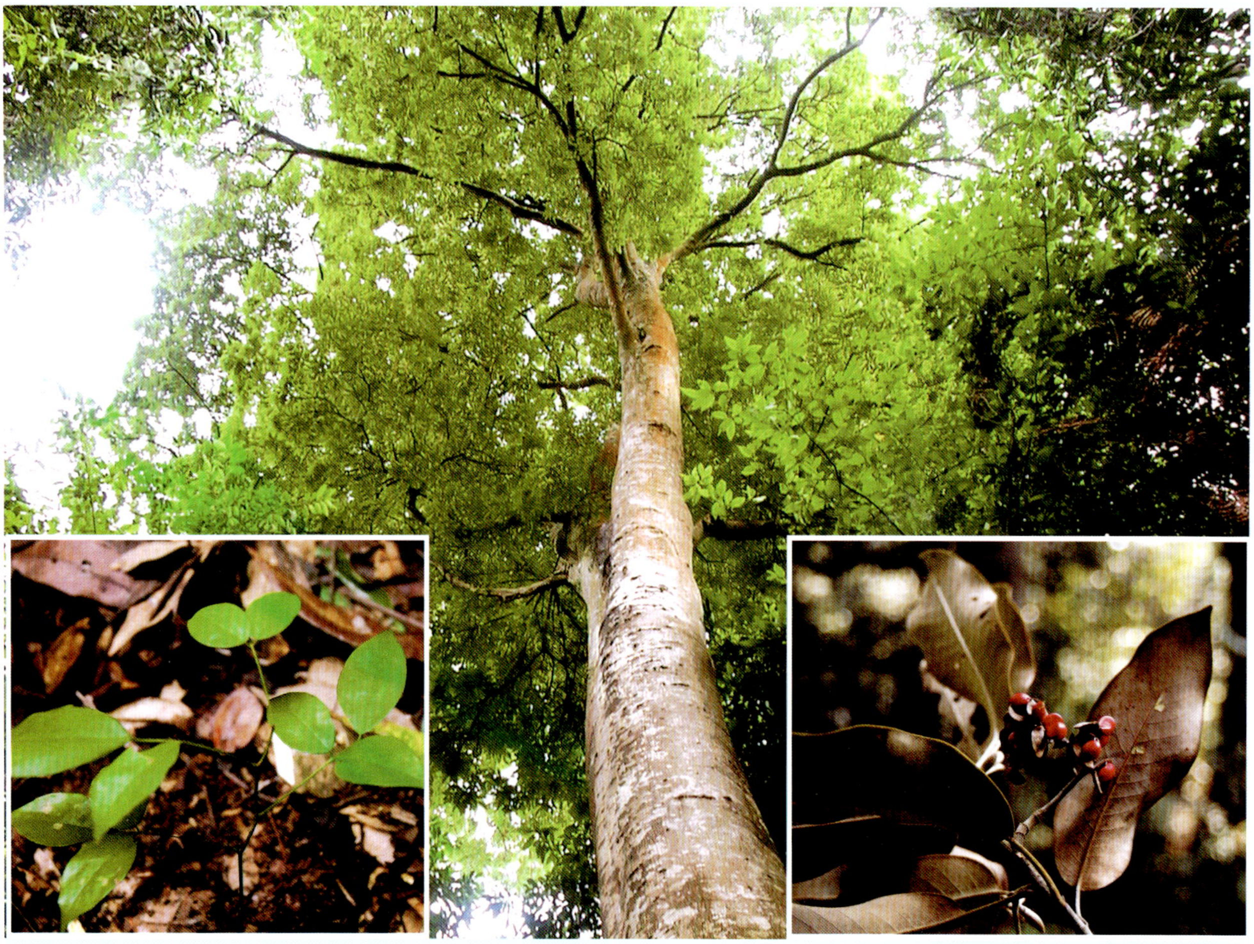

186. 红娘　東港空(贵州黔东南)

Hongniang　gangb gangb bas

[来源] 为蝉科昆虫红娘子的干燥全虫。

[原动物] 红娘子 *Huechys sanguiea* De Geer

形似蝉而小，体长5～25mm，宽约5～7mm。头部及胸部均呈黑色，唇基朱红色。头部两侧有复眼，大而突出，杂有黑褐色的斑块，触角1对，位于复眼的前方。前胸背板前狭后宽，黑色；中胸背板黑色，左右两侧有2个大形斑块，呈朱红色；雌虫在后胸腹部板两侧有鸣器。翅2对，长大，膜质，前翅黑色，后翅褐色，有光泽，翅脉黑褐色，明显。足球3对，黑褐色，健壮。胸部血红色，基部黑色，雌虫有黑褐色的产卵管。

多生于丘陵地带，成虫栖息于低矮树丛中。分布于湖南、湖北、江苏、贵州、云南等地。

[化学成分] 本品含红娘子斑螯素等，又含蜡、脂肪油及红、黑2种色素。

[药性] 味苦、辛，性平。有毒。入冷经。

[功能与主治] 攻毒，通瘀，破积。外用治瘰疬、癣疮，内服治血瘀经闭、狂犬咬伤等。

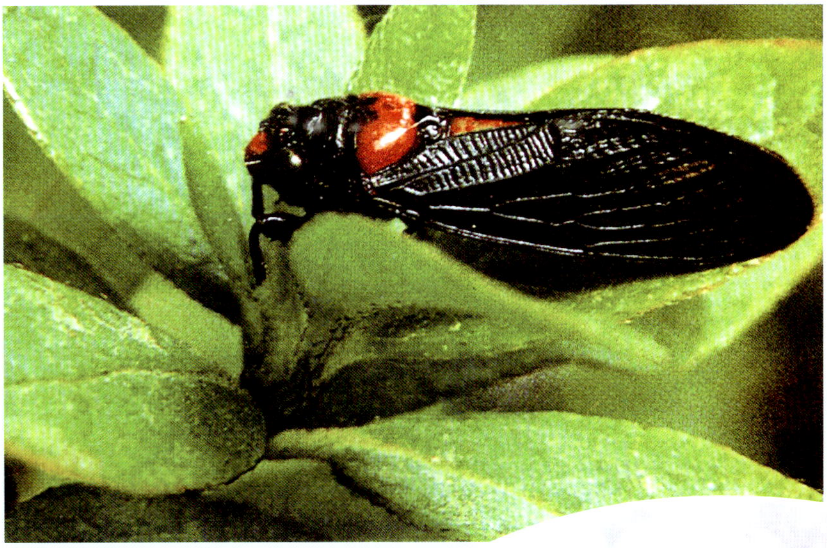

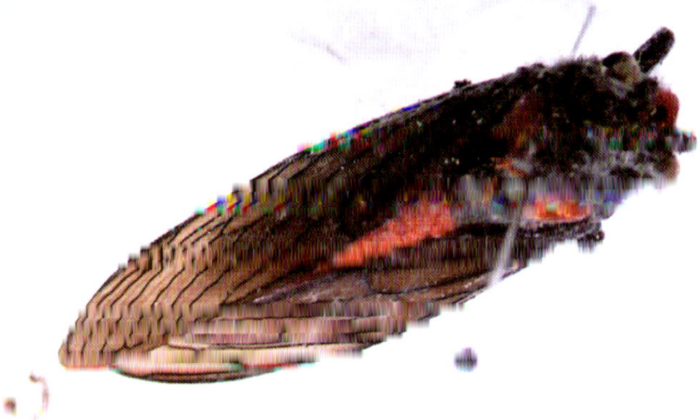

187. 红禾麻　锐达棍（贵州松桃）

Honghema　Reib ndad gunb

[来源] 为荨麻科植物珠芽艾麻的根。

[原植物] 珠芽艾麻 *Laportea bulbifera*（Sieb.et Zucc.）Wedd.

多年生草本植物。高可达 80cm。根纺锤形或长条状，黑褐色。茎有棱，疏生螯毛。单叶互生；叶柄长 3～6cm，有稀疏螯毛；通常托叶腋生出 1～3 个褐色小珠芽；叶片卵形或椭圆形，长 8～13cm，宽 3～6cm，先端短渐尖，基部宽楔形或圆形，叶缘有圆齿状锯齿。雌雄同株，雌雄花均成圆锥花序；雄花序腋生，长可达 4cm；雄花被 4～5 裂，白色，雄蕊与花被裂片同数而对生，退化子房杯状；雌花序顶生，长可达 15cm，通常向一侧分支，密生短毛，雌花有短柄，雌花被 4 全裂，不相等，淡绿色，内侧 2 片，花后增大；子房初直立，后斜生，柱头线形。瘦果圆倒卵形，扁平，长 2.5～3mm。花期 7～8 月。

生于山地林下或林边。分布于贵州、云南、四川、重庆、湖南等地。

[药性] 味辛、辣，性热。入冷经。

[功能与主治] 祛风除湿，活血化瘀。主治风湿痹痛，肢体麻木，跌打损伤，骨折疼痛和月经不调等。

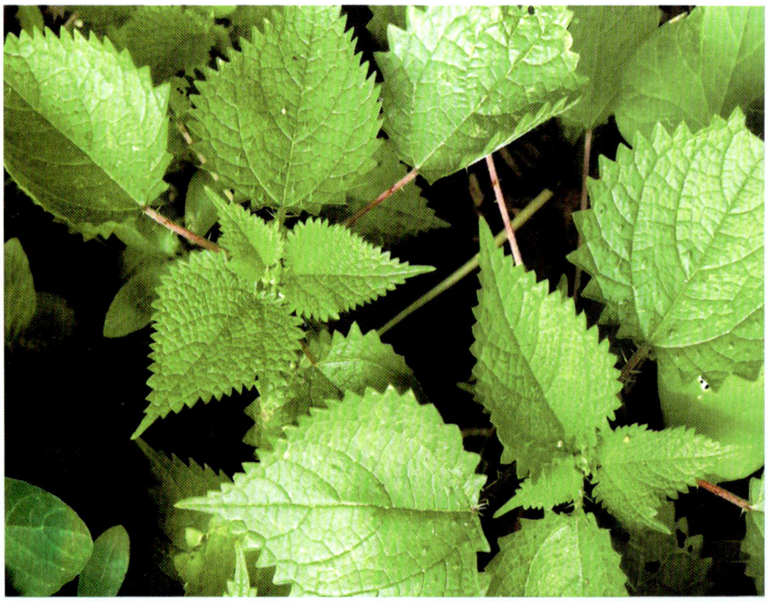

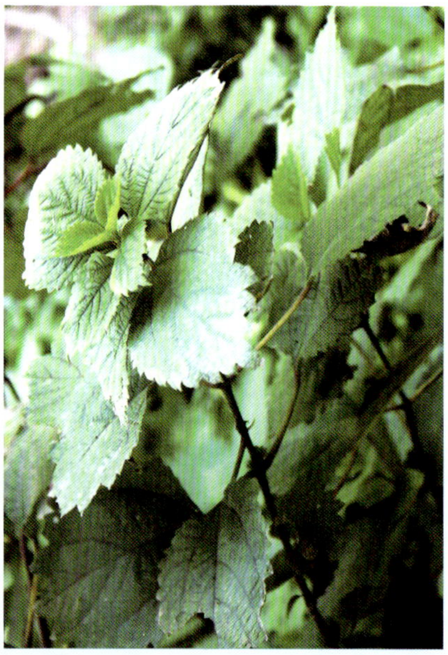

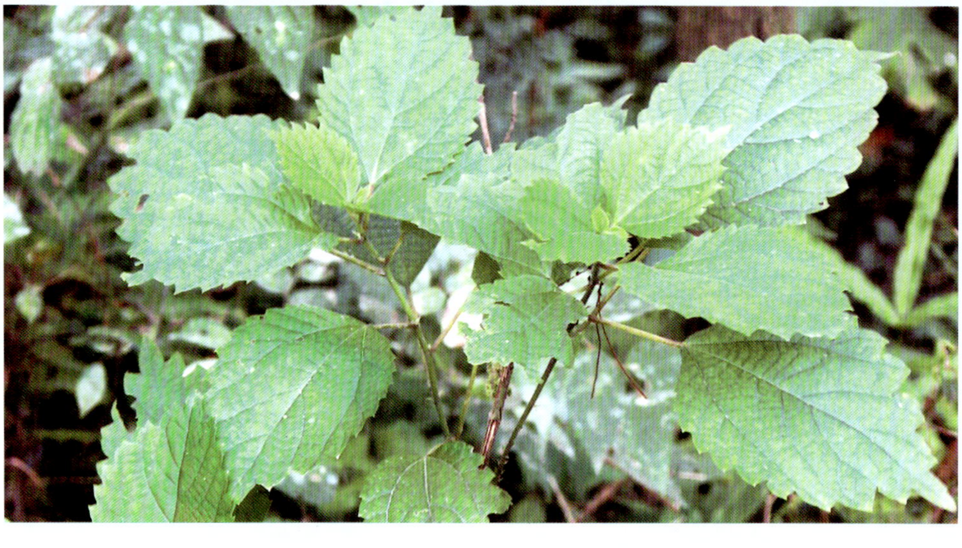

188. 红苋菜　窝根学(贵州黔东南)

Hongxiancai　　vob gis xok

[来源] 为苋科植物苋的茎叶。

[原植物] 苋 *Amaranthus tricolor* L.

一年生草本植物。高80～150cm。茎通常分支。叶互生，绿色或红色，卵状椭圆形至披针形，长4～10cm，宽2～7cm，先端钝头或微凹，基部广楔形，全缘或波状，无毛；叶柄长2～6cm。花单性或杂性，密集成簇，花簇球形，腋生或密生成顶生下垂的穗状花序；苞片和小苞片干膜质，卵状披针形；花被片3，矩圆形，具芒尖；雄花的雄蕊3；雌花的花柱2～3。胞果卵状长圆形，种子黑褐色，近于扁圆形，平滑有光泽，边缘钝。花期5～8月，果期7～9月。

全国各地均有栽培。

[化学成分] 茎含亚油酸（linoleic acid）为主要成分的不饱和脂肪酸及棕榈酸（palmitic acid）。叶中有苋菜红苷（amaranthin），棕榈酸，亚麻酸（linolenic acid），二十四烷酸（lignocericacid），花生酸（arachic acid），维生素（vitamin）A、C、B和核黄素（riboflavine）等。

[药理] 本品石油醚提取物中的正烷烃类、正烷醇类、16-三十一烷酮、甾醇类对金黄色葡萄球菌、白色葡萄球菌、草绿色链球菌（皆为革兰阳性菌）、大肠杆菌、绿脓假单胞菌和克雷白杆菌（皆为革兰阴性菌）有较强的抗菌作用。其中，16-三十一烷酮及甾醇类的抗菌作用强于正烷烃类。

[药性] 味甜、涩，性冷。入热经。

[功能与主治] 清热解毒，通利二便。主治痢疾，二便不通，蛇虫螫伤和疮毒等。

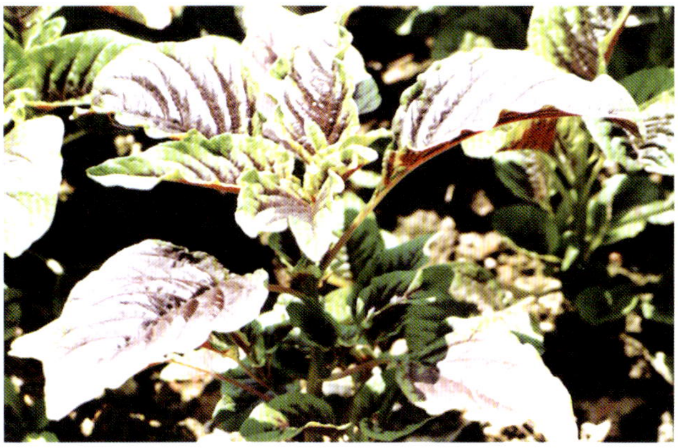

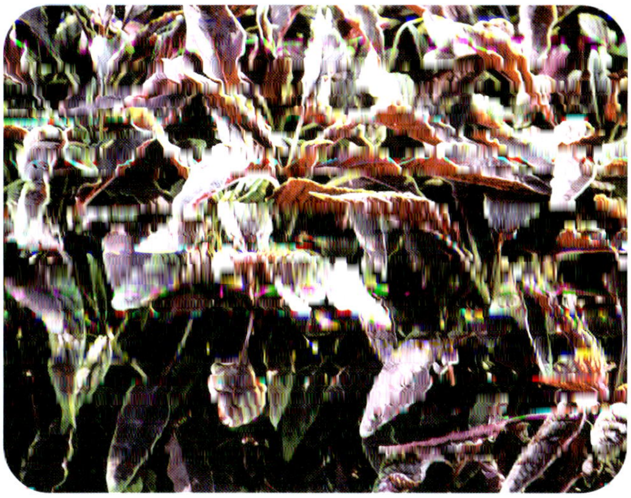

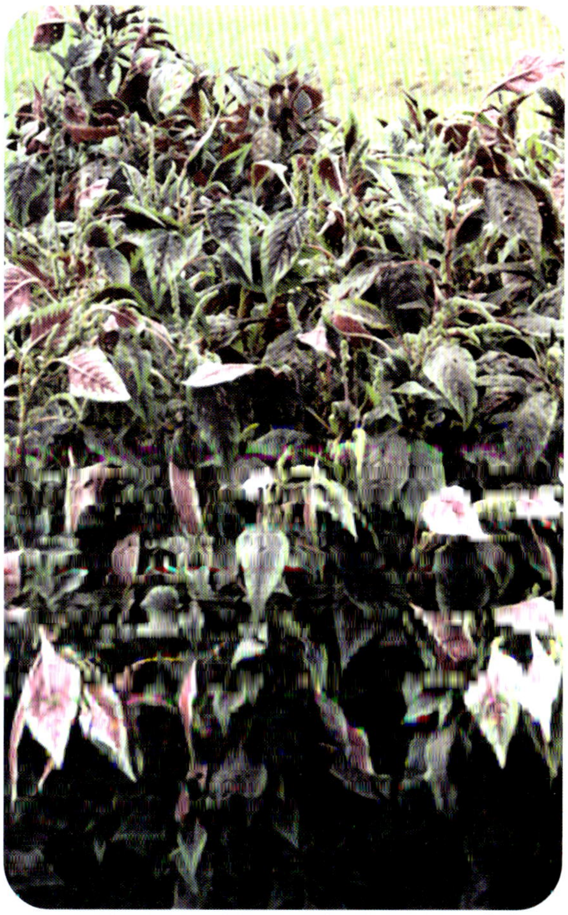

189. 观音座莲　靠登马（贵州黔东南）

Guanyinzuolian　　kaok denb max

[来源] 为观音座莲科植物福建观音座莲的根茎。

[原植物] 福建观音座莲 *Angiopteris fokiensis* Hieron.

多年生大型生蕨类植物。植株高1.5～3m。根状茎直立，块状。叶柄粗壮，肉质而多汁，长约50cm，基部有肉质托叶状附属物；二回羽状复叶，簇生，叶片宽卵形，长宽各约60 cm以上，草质，羽片5～10对互生，狭长圆形，长达80cm，宽14～18cm；小羽片20～40对平展，狭披针形，上、中部小羽片长7～10 cm，宽1～1.8 cm，披针形稍斜上，先端渐尖，基部近截形或近圆形，具短柄，下部的渐短缩，顶生小羽片与侧生的同形，有柄；叶缘均有浅三角形锯齿，侧脉间无倒行假脉。孢子囊群棕色，长圆形，长约1mm，距叶缘0.5～1mm，通常由8～10个孢子囊组成。

生于海拔150～800m的林下溪边或阴湿的酸性土壤或岩石上。分布于湖北、湖南、贵州、广西等地。

[药性] 味淡、微甜、涩，性冷。入热经。

[功能与主治] 清热凉血，祛瘀止血，镇痛安神，主治外伤肿痛、出血，崩漏，乳痈，痄腮，痈肿疔疮，风湿痹痛，心烦失眠和毒蛇咬伤等。

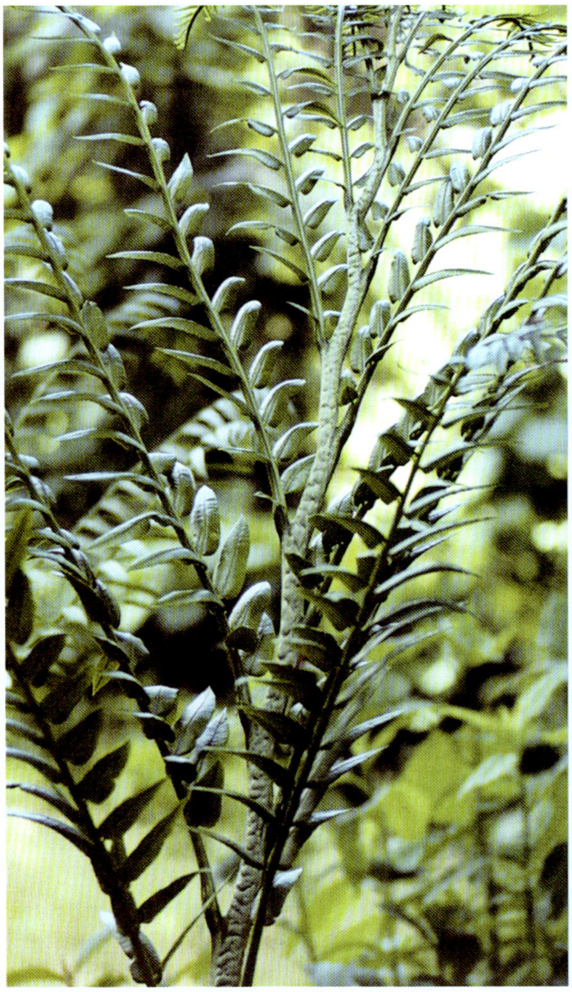

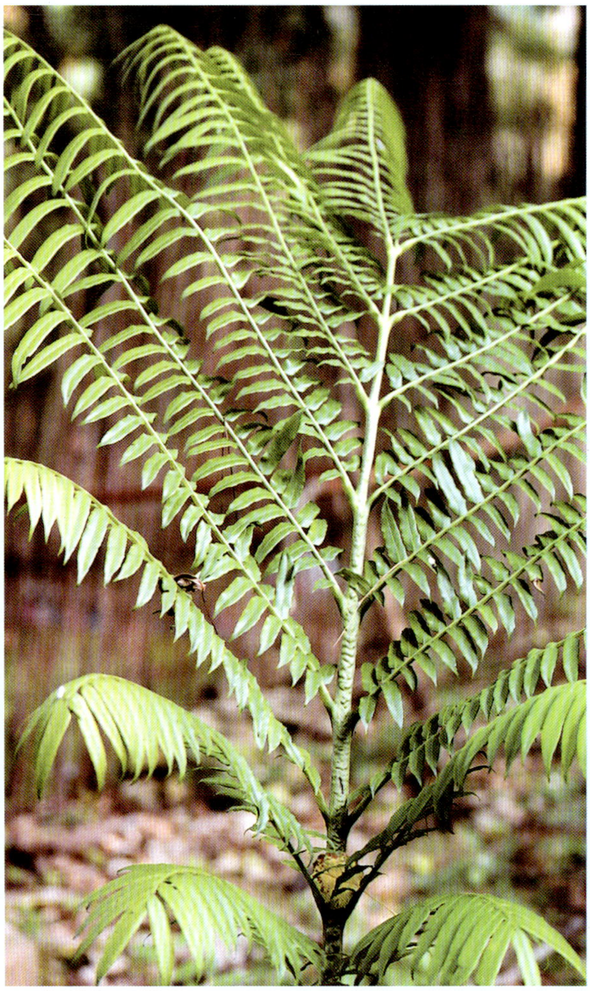

190. 麦冬　基加欧幼(贵州黔东南)

Maidong　zend jab ngol yut

[来源] 百合科植物麦冬。

[原植物] 麦冬 *Ophiopogon japonicus* (L. f.) Ker.-Gawl

多年生草本植物。高15~40cm。根状茎粗短，有细长茎，其上有膜质鳞片，须根细长，先端或中段常膨大成肉质块根。叶丛生，窄线形，长15~40cm，宽2~4mm，先端锐尖，基部狭，叶柄鞘状。花葶长达30cm；总状花序，有8~10朵花，1~2朵生于苞片腋内；花梗长，关节位于中部以上；花被片6，白色或淡紫色；雄蕊6，花丝短，花药三角状；花柱粗，向上渐狭，顶端钝，子房3室。浆果球状，成熟时深绿色或蓝色。

生于山坡林下较阴湿处。全国大部分省区有分布或栽培。

[化学成分] 麦冬块根含苷元为罗斯考皂苷（ruscogenin）的麦冬皂苷（ophiopogonin）B、D；苷元为（23S，24S，25S）-23，24-二羟基罗斯考皂苷元等皂苷。

[药理] 具有抗菌，耐缺氧作用，对心血管系统、胃肠运动和免疫调节均有一定活性。

[药性] 味微苦，性冷。入热经。

[功能与主治] 滋阴润肺，益胃生津，清心除烦。主治肺燥干咳，肺痈，阴虚劳嗽，津伤口渴，消渴，心烦失眠，咽喉疼痛，肠燥便秘，血热吐衄等。

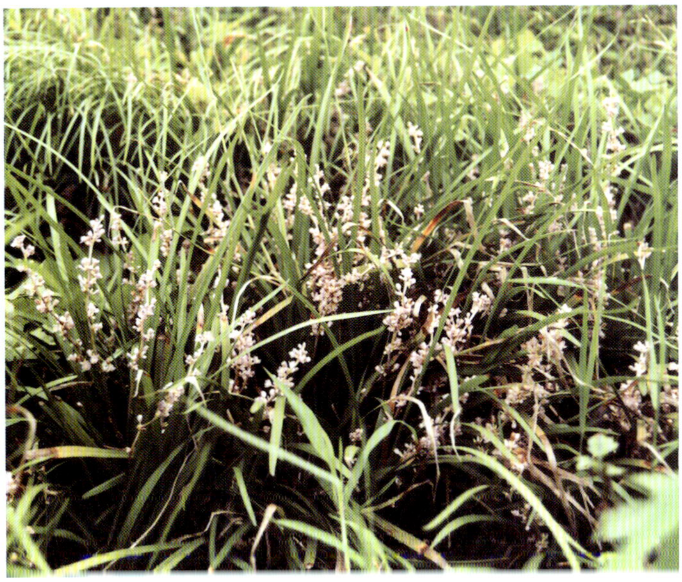

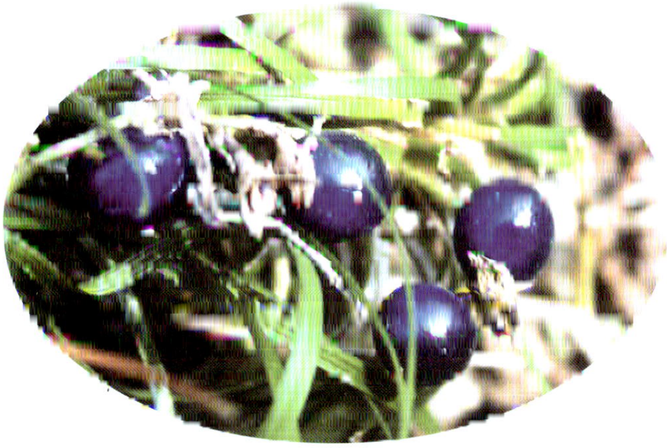

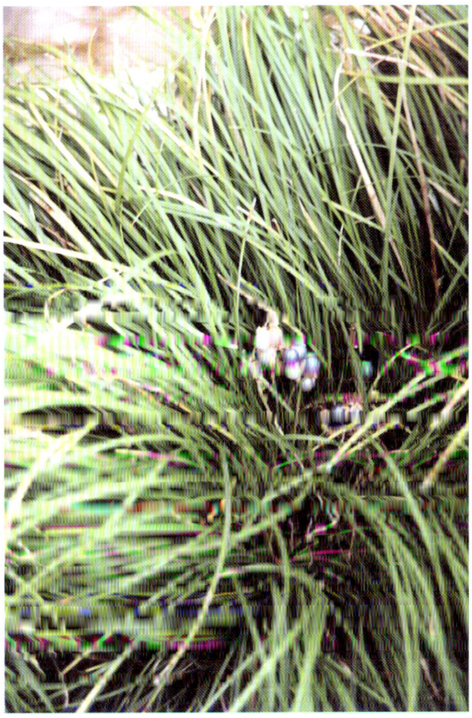

191. 芙蓉花　豆磅囊（贵州黔东南）

Furonghua　det bangx nangl

[来源] 为锦葵科植物木芙蓉的花。

[原植物] 木芙蓉 *Hibiscus mutabilis* L.

落叶灌木或小乔木，高可达5m。枝、叶柄、花梗和花萼均密被星状短柔毛与细绵毛。叶大形，阔卵形至圆卵形，长10～20cm，宽9～22cm，常5～7裂，先端尖，基部心形，边缘具波状齿，上下被星状毛，主脉7～11条。花生于枝端叶腋，花色多变化，初开时由白色、粉红至后变深红色，花萼钟形5裂；花冠5，单或重瓣，雄蕊多数，花丝结合成筒状，包围花柱；柱头5裂。蒴果球形，直径约2.5cm，被淡黄色刚毛和绵毛，种子肾形，背面被长柔毛。花期8～11月。

多栽植于路旁及庭院。全国各地均有栽培。

[化学成分] 含异槲皮苷(isoquercitrin)，金丝桃苷 (hypero- side)，芸香苷(rutin)，槲皮素4–葡萄糖苷(quercetin-4-glucoside)，槲皮黄苷 (quercimeritrin)，花色苷有矢车菊素3，5–二葡萄糖苷 (cyanidin 3，5–diglucoside)，矢车菊素-3-芸香糖苷-5-葡萄糖苷 (cyanidin 3-rutinoside-5-glucoside)，矢车菊素-3-接骨木二糖苷 (cyanidin-3-sambubioside) 等。

[药性] 味甜、微苦，性冷。入热经。

[功能与主治] 清热解毒，凉血止血，消肿排脓。主治肺热咳嗽，吐血，目赤肿痛，崩漏，白带，腹泻，腹痛，痈肿，疮疖，毒蛇咬伤，水火烫伤和跌打损伤等。

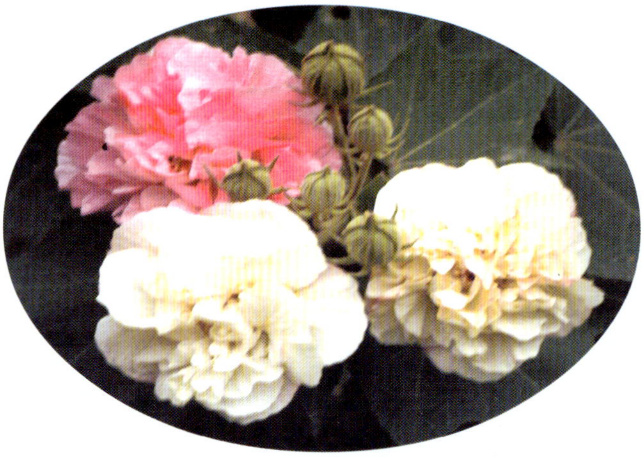

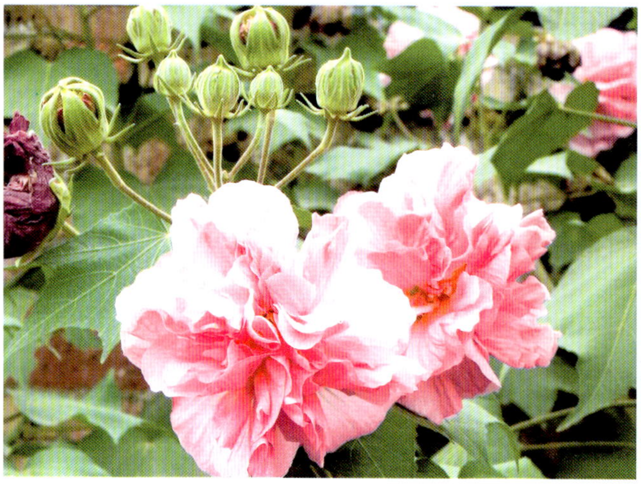

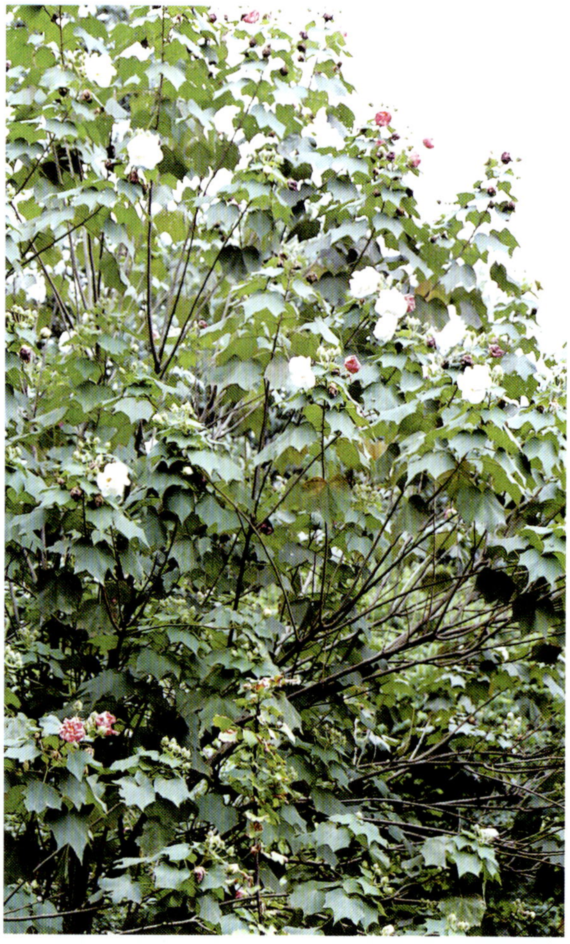

192. 花椒　正梭(贵州黔东南)

Huajiao　zend sob

[来源] 为芸香科植物花椒的果实。

[原植物] 花椒 *Zanthoxylum bungeanum* Maxim.

落叶灌木或小乔木，高 3~7m，具香气。茎干通常有宽大的皮刺，当年生枝具短柔毛。单数羽状复叶互生，叶轴腹面两侧有狭小的叶翼，背面散生向上弯的小皮刺；叶柄两侧常有一对扁平基部特宽的皮刺；小叶无柄；叶片 5~11，卵形或卵状长圆形，长 1.5~7cm，宽 1~3cm，先端急尖或短渐尖，通常微凹，基部楔尖，边缘具钝锯齿或微波状圆锯齿，齿缝处有大而透明的腺点，上面无刺毛，下面中脉常有斜向上生的小皮刺，基部两侧被一簇锈褐色长柔毛，纸质。聚伞状圆锥花序顶生，长 2~6cm，花轴密被短毛，花枝扩展；苞片细小，早落；花单性，雌雄异株；花被片 4~8，一轮，狭三角形或披针形，长 1~2mm；雄花雄蕊 4~8，通常 5~7；雌花心皮 4~6，通常 3~4，无子房柄，花柱外弯，柱头头状。成熟心皮 2~3，蓇葖果球形，红色或紫色，密生疣状突起的腺体。种子卵圆形，直径约 3.5mm，有光泽。花期 4~6 月，果期 9~10 月。

生于灌丛中，喜阳光充足、温暖肥沃处，也有栽培。分布于中南、西南等地区。

[化学成分] 果皮中挥发油的主要成分为柠檬烯(limonene)，1，8-桉叶素(1，8-cineole)，月桂烯(myrcene)等。含香草木宁碱(kokusaginine)，茵芋碱(xkimmianine)，单叶芸香品碱(haplopine)，青椒碱(schinifoline)，脱肠草素(herniarin)等成分。

[药理] 具有抗实验性胃溃疡作用，对肠平滑肌运动有双向作用，抗腹泻作用，镇痛抗炎作用，局部麻醉作用，能预防电刺激颈动脉引起血栓形成，抑菌和杀疥螨作用。

[药性] 味麻，性热。入冷经。

[功能与主治] 温中止痛，除湿止泻，杀虫止痒。主治脾胃虚寒之脘腹冷痛，蛔虫腹痛，呕吐泄泻，肺寒咳嗽，龋齿牙痛，阴痒带下和湿疹皮肤瘙痒等。

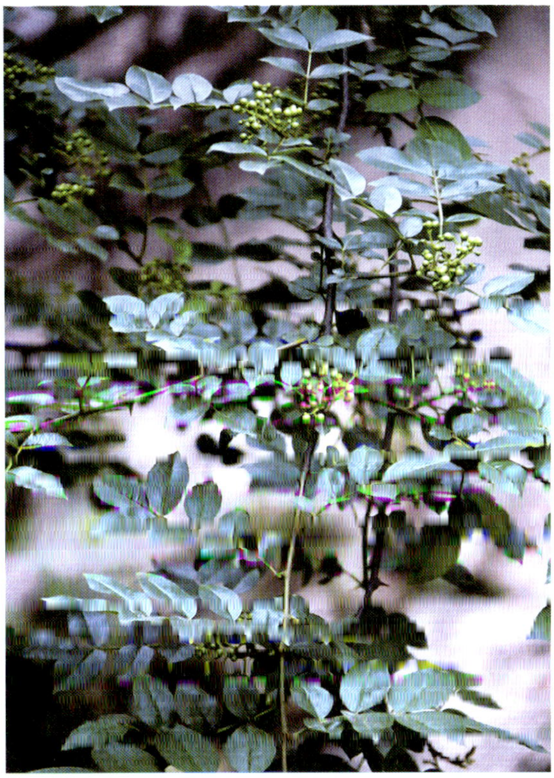
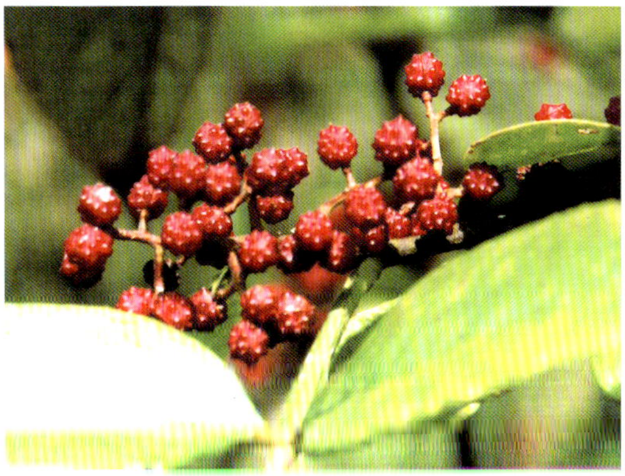
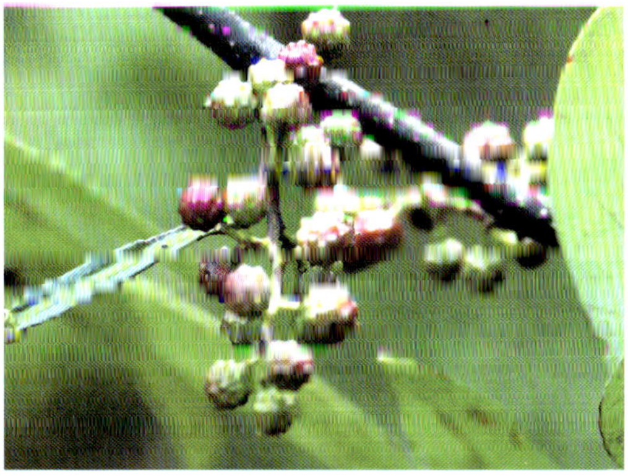

193. 花脸七　加格巴姐（贵州黔东南）

Hualianqi　jab gangb bax lief

[来源] 为蓼科植物赤胫散的全草。

[原植物] 赤胫散 *Polygonum runcinatum* Buch. -Ham. ex D. Don

多年生草本植物。高30～50cm，根状茎细弱，黄色。茎直立或斜上，紫色，被柔毛或无毛。叶互生，叶片卵形或三角状卵形，长5～8cm，宽3～5cm，先端渐尖，近基部向内凹形成1～3对圆形裂片，基部心形或截形叶面上有三角形暗紫色斑纹，两面及叶缘有粗毛；叶柄长1～2cm，近基部有草质耳状片，托叶鞘膜质，筒状。花序顶生，由多个头状花序组成；头状花序小，直径6～7mm；花被5裂，白色或粉红色；雄蕊8枚；花丝较花被短；柱头圆球形，3裂。瘦果卵圆形，先端3棱，基部圆形，黑色有细点，花期7～8月。

生于山坡草丛，水沟边。贵州、云南、四川、重庆、陕西、湖南、湖北、广西等地有分布。

[药性] 味苦、微酸、涩，性冷。入热经。

[功能与主治] 清热解毒，活血舒筋。主治经闭，痛经，乳痈，疮疖，无名肿毒，毒蛇咬伤，跌打损伤，风湿热痹和瘰疬等。

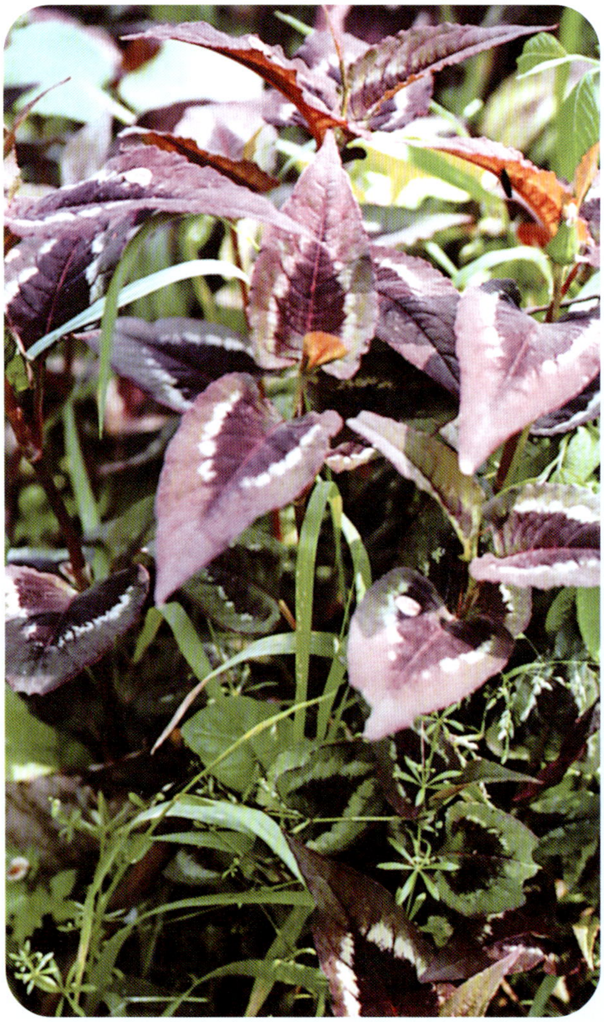

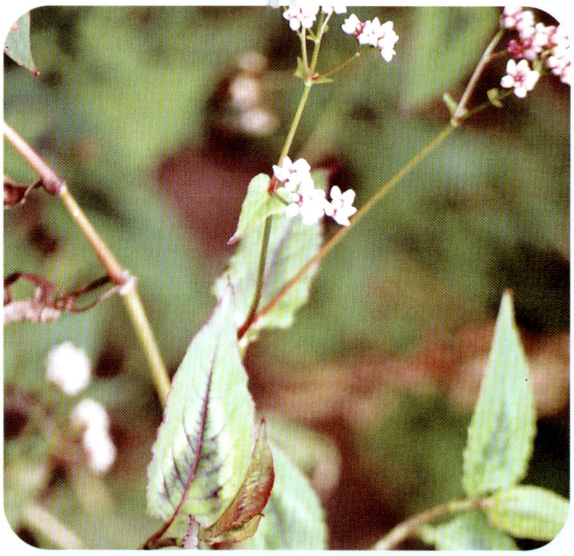

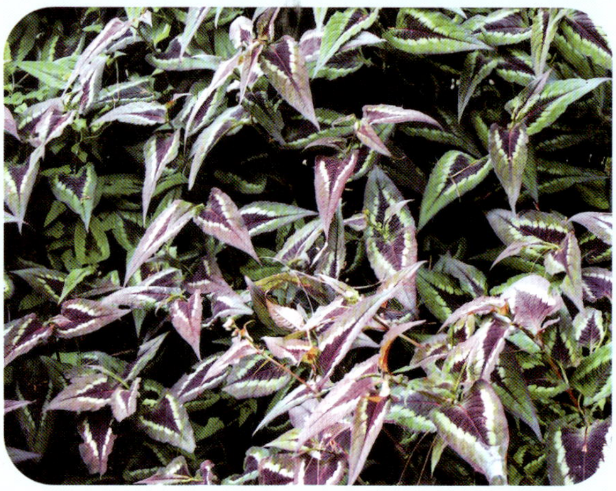

198. 杉木　嘎奥豆基(贵州黔东南)

Shanmu　ghab ot det jib

[来源] 为杉科植物杉木的心材及树枝。

[原植物] 杉木 *Cunninghamia lanceolata* (Lamb.) Hook.

常绿乔木，高可达25m以上。枝皮灰褐色，裂成长条片脱落。叶在主枝上辐射伸展，线状披针形，革质，坚硬，长可达6cm，基部下延于枝上而扭转，边缘有细锯齿，上面绿色，下面有白粉带2条。雌雄同株花单性；雄花序圆柱状，基部有鳞片数枚，每花由多数雄蕊组成，每1雄蕊有3个倒垂、1室的花药，生于鳞片状的药隔下缘；雌花单生或3～4朵簇生枝顶，球状，每1鳞片有倒垂的胚珠3颗。球果近球形或卵圆形。种子长卵形，扁平，暗褐色，两侧有窄翅。花期4月，球果期10月下旬成熟。

我国各地均广泛栽培。

[化学成分] 木材含挥发油。主要成分为柏木醇(cedrol)等。

[药性] 味辛香，性微热。入冷经。

[功能与主治] 辟恶除秽，除湿散毒，降逆气，活血止痛。主治脚气肿满，奔豚，霍乱，心腹胀痛，风湿毒疮，跌打损伤，创伤出血，烧烫伤等。

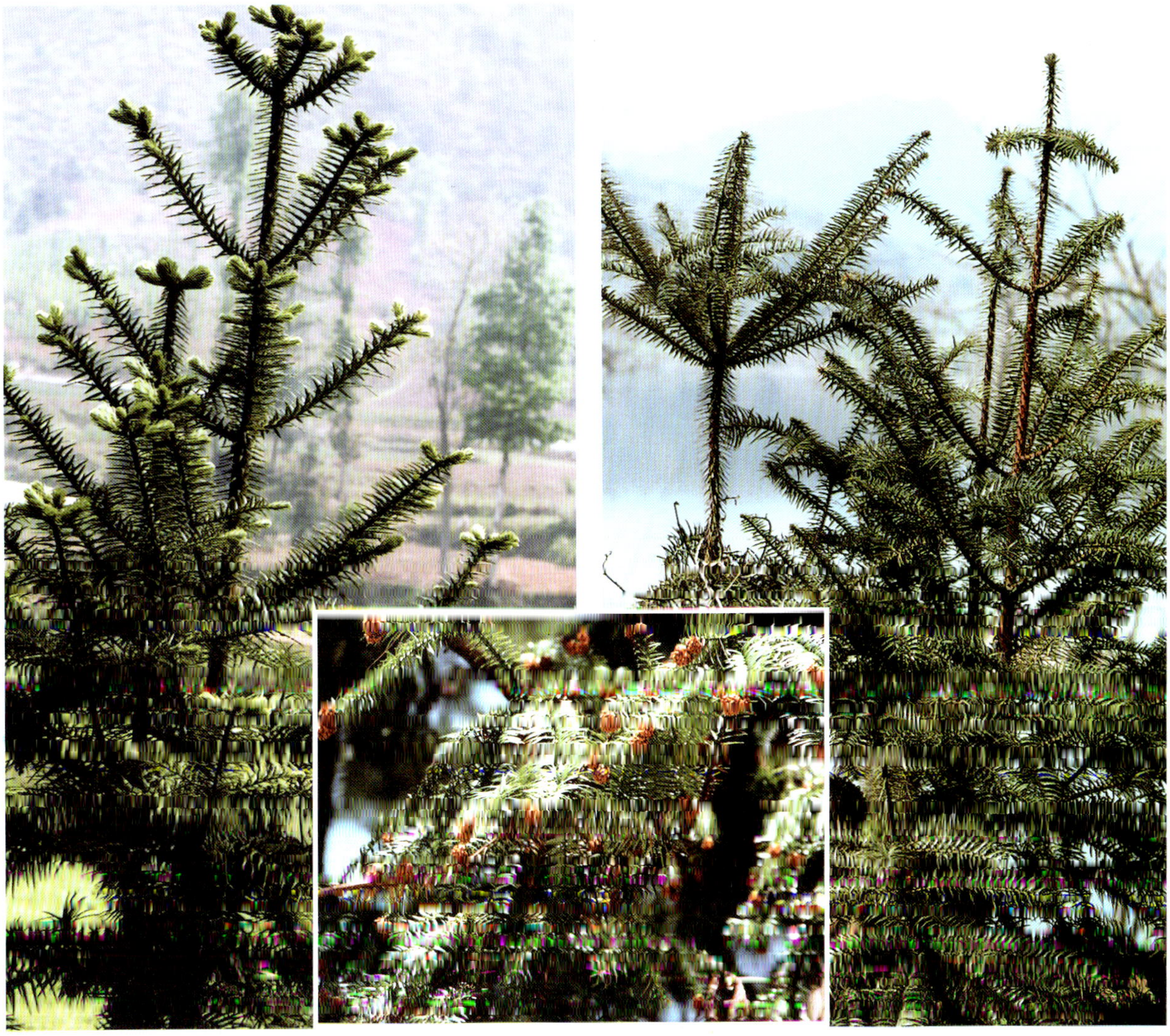

199. 杨柳枝　嘎给豆阿溜 (贵州黔南)

Yangliuzhi　ghab jil det liax lies

[来源] 为杨柳科植物垂柳的花、枝条或根皮。

[原植物] 垂柳 *Salix babylonica* L.

乔木，高可达18m。树冠开展而疏散。树皮灰黑色，小枝嫩时被柔毛，多下垂。叶狭披针形，长9～16cm，宽0.5～1.5cm，先端长渐尖，基部楔形，边缘有锯齿；叶柄长(3～)5～10mm；托叶仅生在萌发枝上。花序与叶同时开放；雄花序长1.5～3cm，轴有毛；雄蕊2，花药红黄色；苞片披针形，腺体2；雌花序长2～5cm，基部有3～4小叶；子房椭圆形，无柄或近无柄，花柱短，柱头2～4深裂；腺体1。苞片披针形，外面有毛；蒴果长3～4mm。花期3～4月，果期4～5月。

耐水湿，也能生于旱处。全国各地普遍栽培。

[化学成分] 枝含水杨苷(salicin)。

[药理] 木质部含水杨苷，可作苦味剂，4%～10%水杨苷元可作局部麻醉用。

[药性] 味苦，性冷。入热经。

[功能与主治] 祛风利湿，解毒消肿，止痛。主治风湿痹痛，小便淋浊，传染性肝炎，黄疸，风疹瘙痒，疔疮，丹毒，龋齿，龈肿等。

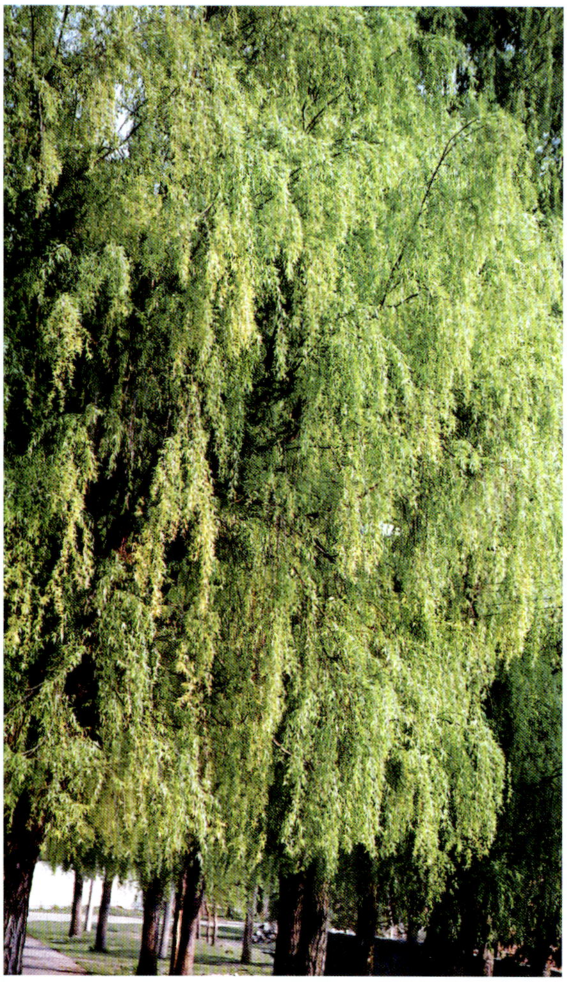

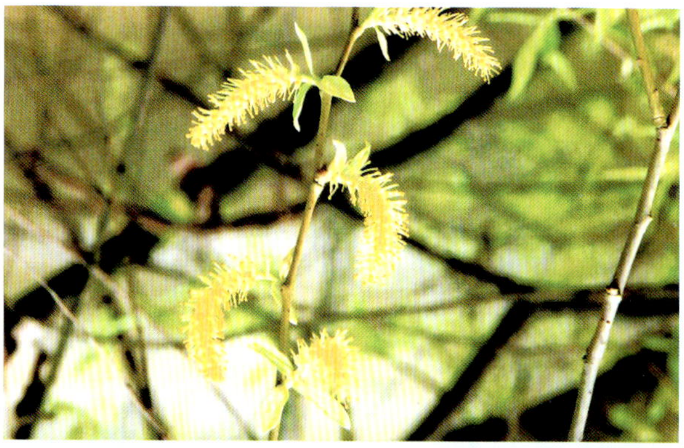

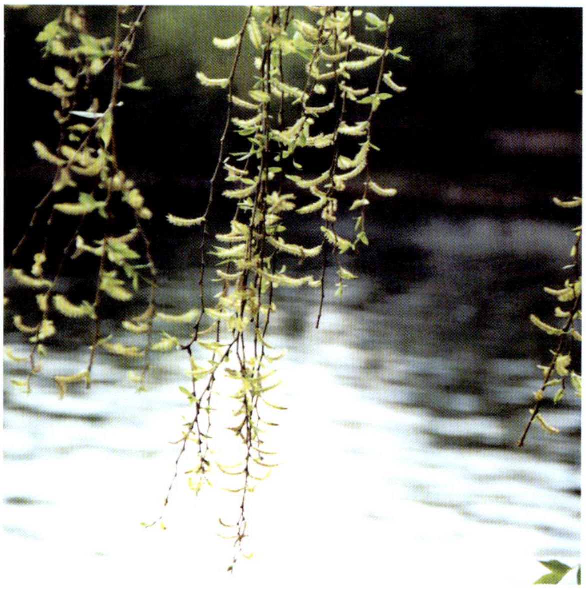

200. 杠板归　加欧万囊（贵州黔东南）

Gangbangui　jab eb wal nangl

[来源] 为蓼科植物杠板归的地上部分。

[原植物] 杠板归 *Polygonum perfoliatum* L.

多年生蔓生草本植物。长 1～2m。全株无毛；茎有棱，棱上有倒钩刺。叶互生；叶柄盾状着生，几与叶片等长；托叶鞘叶状，圆形或卵形，抱茎，直径 2～3cm；叶片近三角形，长、宽均为 2～5cm，淡绿色，下面叶脉疏生钩刺，有时叶缘也散声钩刺。短穗状花序顶生或生于上部叶腋，两性花；花小，多数，具苞，苞片圆形，花被白色或淡红色，5 裂，裂片卵形，果时增大，肉质，变为深蓝色；雄蕊 8；花柱 3 叉状。瘦果球形，暗褐色，有光泽。花期 6～8 月，果期 9～10 月。

生于荒芜的沟岸、河边及村庄附近。全国各地均有分布。

[化学成分] 杠板归全草含山柰酚（kaempferol），咖啡酸甲酯（caffeic acid methylester），槲皮素（quercetin），咖啡酸（caffeic acid），原儿茶酸（protocatechuic acid），3，3，4，4，-四甲基并没食子酸（3，3，4，4，-tetramethylellagic acid），3，3，-二甲基并没食子酸（3，3，-dimethylellagic acid）等。另外还含有靛苷（indican）和鞣质。

[药理] 具有抗菌和抗病毒作用。

[药性] 味酸、苦，性冷。入热经。

[功能与主治] 清热解毒，利湿消肿，散瘀止血。用于感冒发热，泻痢，水肿，淋浊，带下，吐血，便血，疔疮痈肿，跌扑肿痛，蛇虫咬伤等。

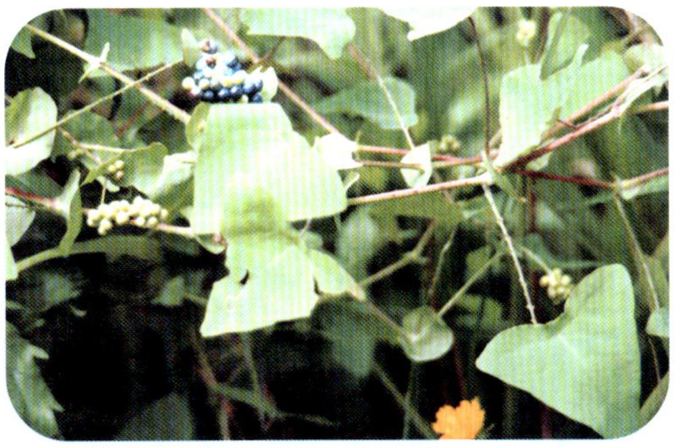

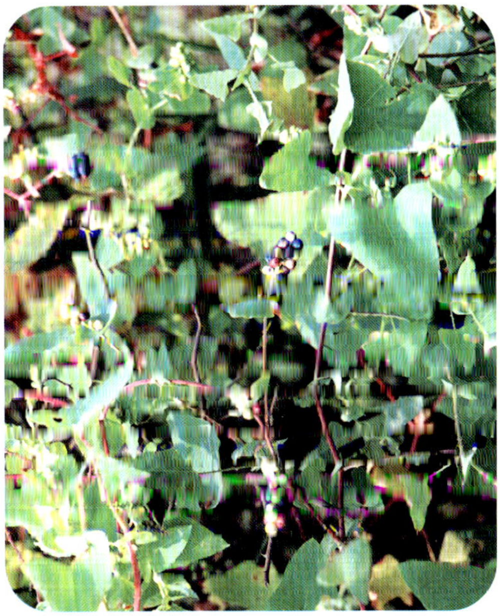

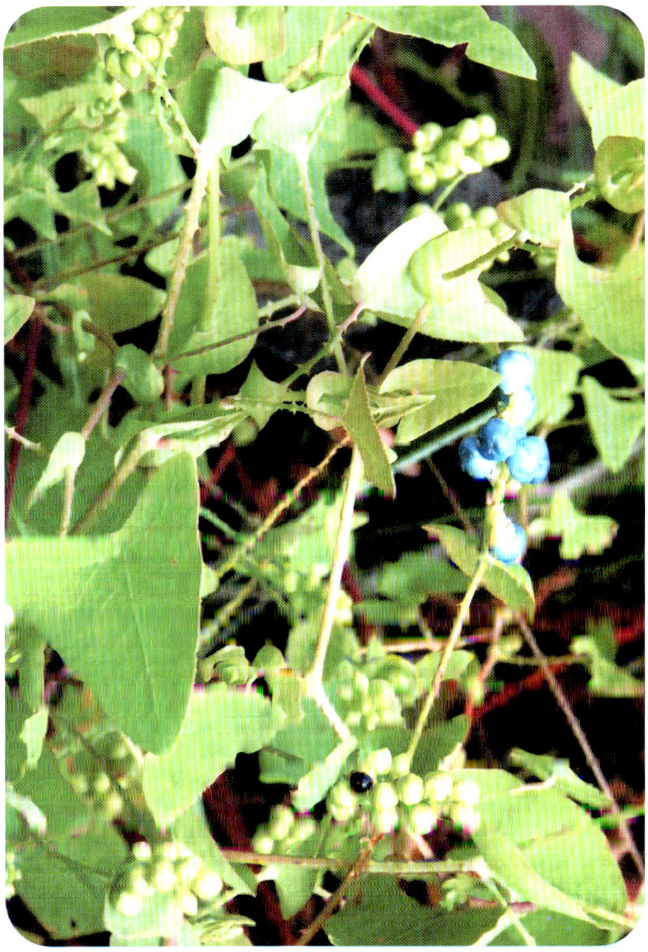

201. 抓地虎　嘎龚久孟（贵州黔东南）

Zhuadihu　ghab jongx jex mongb

[来源] 为禾本科植物高粱的根及根茎。

[原植物] 高粱 *Sorghum vulgare* Pers.

一年生栽培作物。秆高随栽培条件及品种而异，节上通常有黄棕色短毛。叶鞘无毛或被白粉；叶舌硬纸质，先端圆，边缘有纤毛；叶片狭长披针形，长可达50cm，宽约4cm。圆锥花序有轮生互生或对生的分支；无柄小穗卵状椭圆形，长5～6mm，颖片成熟时下部硬革质，光滑无毛，上部及边缘具短柔毛，两性，有柄小穗雄性或中性。穗轴节间及小穗柄为线形，边缘均具纤毛，但无纵沟；第1颖背部突起或扁平，成熟时变硬而光亮，有窄狭内卷的边缘，向先端渐内摺，第2颖有形，有脊；第1外稃透明膜质，第2外稃长圆形或线形，先端2裂，从裂齿间伸出芒，或全缘而无芒。颖果倒卵形，成熟后露出颖外，花、果期秋季。

我国北方普遍栽培。

[化学成分] 本品含对-羟基-扁桃腈葡萄糖苷（p-hydroxymandelonitril-glucoside）。

[药性] 味甜、微涩，性冷。入热经。

[功能与主治] 清热解毒，凉血止血。主治烧伤烫伤，骨蒸劳热，热咳吐血等。

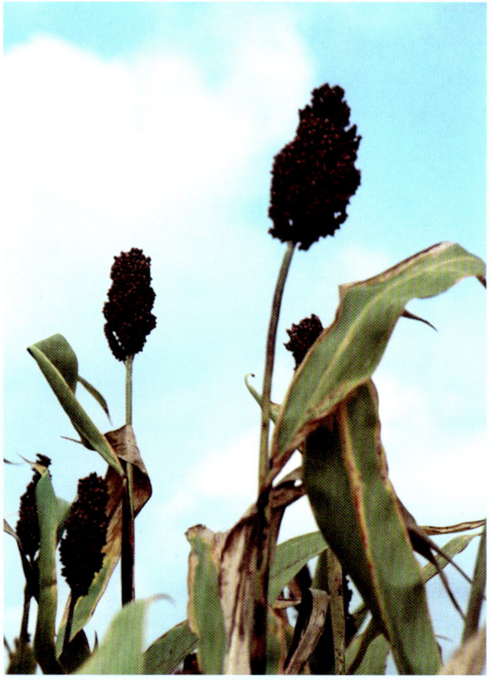

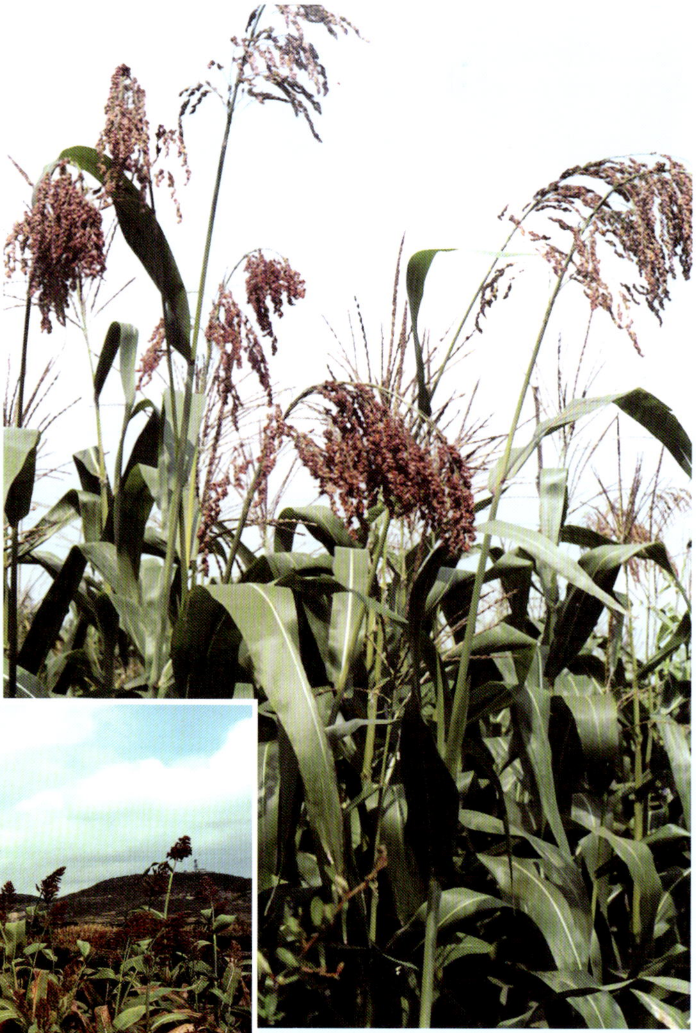

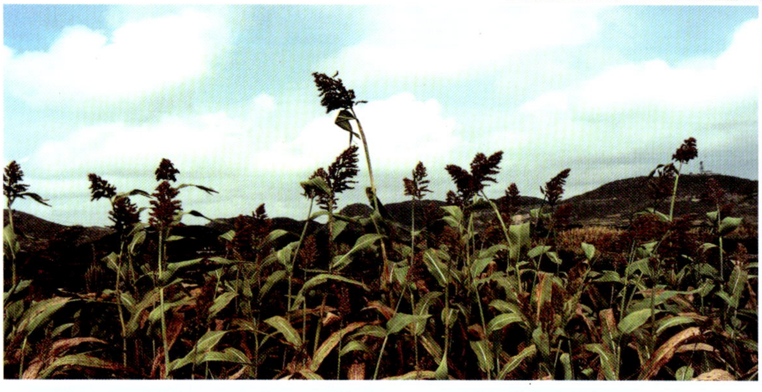

202. 吴茱萸　豆卡欧(贵州黔东南)

Wuzhuyu　det gaf ved

[来源] 为芸香科植物吴茱萸近成熟的果实。

[原植物] 吴茱萸 *Evodia rutaecarpa* (Juss.) Benth.

常绿灌木或小乔木，高3～6m，树皮暗红褐色，有光泽；小枝紫褐色；幼枝、叶轴或花序轴均被锈色长柔毛，裸芽密被褐紫色长绒毛。单数羽状复叶对生，小叶5～9，椭圆形至卵形，长5～8cm，宽3～4cm，先端急尖，基部楔形，全缘，侧脉不明显，下面密被长柔毛，淡黄褐色，有粗大腺点。聚伞圆锥花序顶生，雌雄异株，白色，均为5数；雌花花瓣较雄花大，内面被长柔毛，退化雄蕊鳞片状，子房上位，长圆形，心皮5，花后增宽成扁圆形，有粗大的腺点，花柱粗短；果实呈蓇葖果状，紫红色，表面有粗大的油腺点，种子1，卵状球形，黑色，有光泽。花期6～8月，果期9～10月。

生于山坡、路旁或疏林下，现多为栽培。我国长江以南各地有分布。

[化学成分] 吴茱萸果实含有挥发油，约占0.4%；还含有多种生物碱；吴茱萸中尚含吴茱萸啶酮(evodione)，吴茱萸精(evogin)，吴茱萸苦素(rutaevan)，1-甲基-2-壬基-4(1H)-喹诺酮(1-mehhyl-2nonyl-4(1H)-quinolon-e)等。

[药理] 具有抗实验性胃溃疡、保肝利胆作用，有镇痛作用，能对抗血栓形成及凝血、并有强心以及兴奋子宫平滑肌作用，还有抑菌和杀虫作用。

[药性] 味辣、麻、性热、有小毒。入冷经、慢经。

[功能与主治] 散寒止痛，降逆止呕，温中燥湿。主治脘腹冷痛，厥阴头痛，疝痛，痛经，脚气肿痛，呕吐吞酸，寒湿泄泻等。

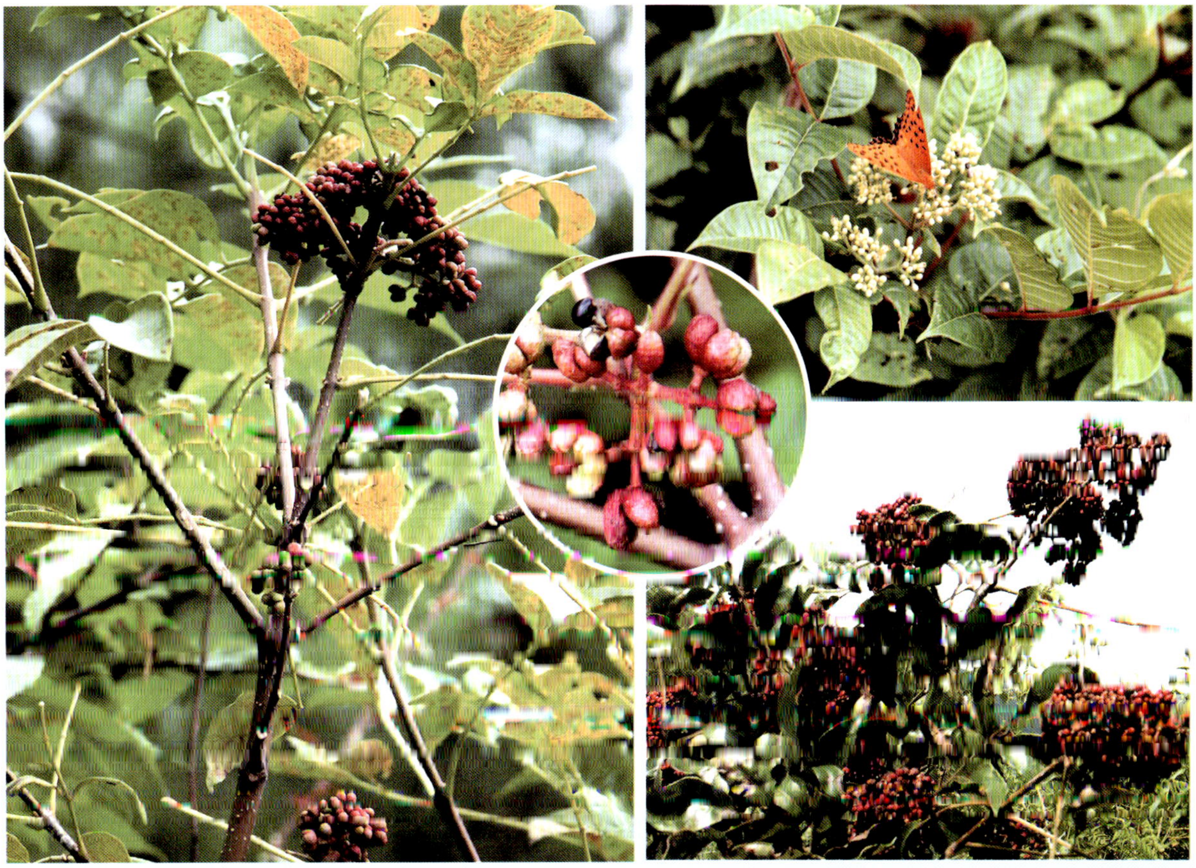

203. 旱八角　锐柰尕（贵州松桃）

Hanbajiao　reib bax gax

[来源] 小檗科植物八角莲的根茎。

[原植物] 八角莲 *Dysosma versipellis* (Hance) M.Cheng ex Ying

多年生草本植物，高可达1m。根状茎粗壮，横生，结节状。茎不分支，光滑无毛；茎生叶2，在近茎顶端处相接；叶片盾状，圆形，直径可达30cm，4～9浅裂；裂片宽三角状卵圆形或矩圆形，边缘有针刺状细齿；花5～8朵簇生于近叶柄顶端离叶基约8～10mm处，下垂，深红色；萼片6，外面被疏长毛；花瓣6；雄蕊6；子房上位，1室，柱头盾状。浆果圆形。

生于阔叶林或竹林下阴湿处。长江以南各地均有分布。

[化学成分] 根茎含鬼臼毒素（podophyllotoxin），山荷叶素（diphyllin）；山柰酚（kaempferol）和槲皮素（quercetin）。

[药理] 八角莲根中的结晶性物质对兔离体小肠平滑肌有抑制作用；对兔和豚鼠离体子宫有兴奋作用。

[药性] 味辛，性冷。入热经。

[功能与主治] 化痰散结，祛瘀止痛，清热解毒。主治咳嗽，咽喉肿痛，瘰疬，瘿瘤，痈肿，疔疮，毒蛇咬伤，跌打损伤，痹证等。

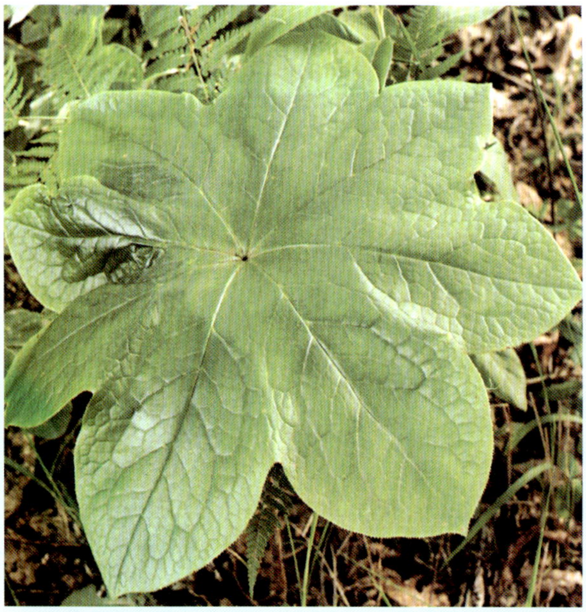

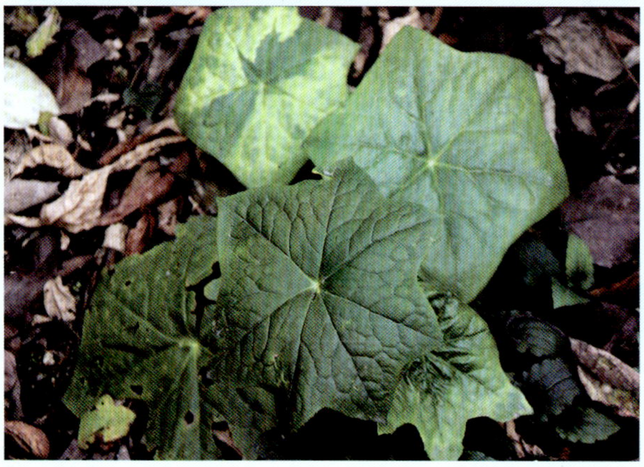

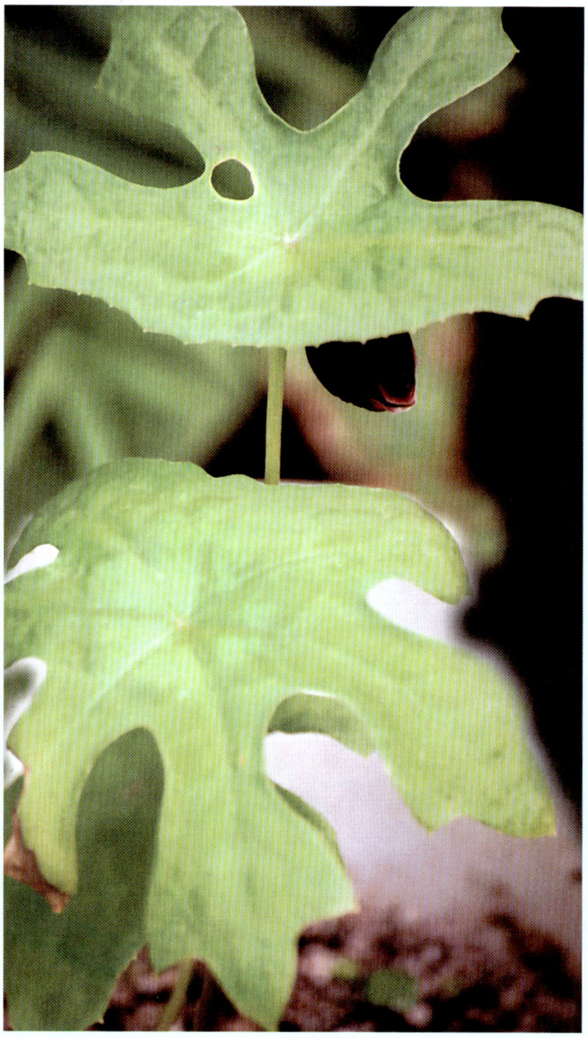

204. 何首乌　窝朴翁(贵州黔东南)

Heshouwu　vob hmuk vongx

[来源] 为蓼科植物何首乌的块根。

[原植物] 何首乌 *Polygonum multiflorum* Thunb.

多年生缠绕藤本植物。茎长可达3～4m，根细长，末端成肥大的块根，外表红褐色至暗褐色。茎基部略呈木质，中空。叶互生；具长柄；托叶鞘膜质，褐色；叶片狭卵形或心形，长4～8cm，宽2.5～5cm，先端渐尖，基部心形或箭形，全缘或微带波状，上面深绿色，下部浅绿色，两面均光滑无毛。圆锥花序。小花梗具节，基部具膜质苞片；花小，花被绿白色，5裂，大小不等，外面3片的背部有翅；雄蕊8，不等长，短于花被；雌蕊1，柱头3裂，头状。瘦果椭圆形，有3棱，黑色，光亮，外包宿存花被，花被具明显的3翅。花期8～10月，果期9～11月。

生于草坡、路边、山坡石隙及灌木丛中。华北、中南及西南等地区有分布。

[化学成分] 块根含卵磷脂及羟基蒽醌类化合物，大黄素（emodin），大黄酚（chrysophanol），大黄素甲醚（physcion），大黄酸（rhein），大黄酚蒽酮（chrysophanol anthrone），洋地黄蒽醌（digitolotein）。又含白藜芦醇（resveratrol）和云杉新苷（piceid）等。

[药理] 具有降血脂及抗动脉硬化作用，能增强免疫功能、延缓衰老，还具有保肝作用和抗菌作用。

[药性] 味苦、涩，性微热。入冷经、慢经。

[功能与主治] 养血滋阴，润肠通便，截疟，祛风，解毒。主治头晕目眩，心悸，失眠，贫血，须发早白，遗精，白带，便秘以及疟痢，瘰疬和痔疮等。

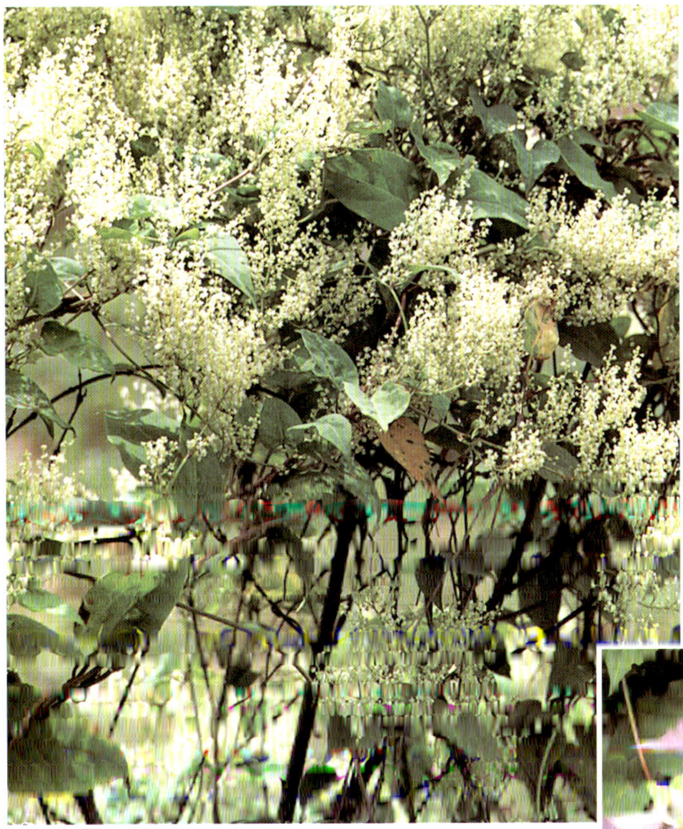

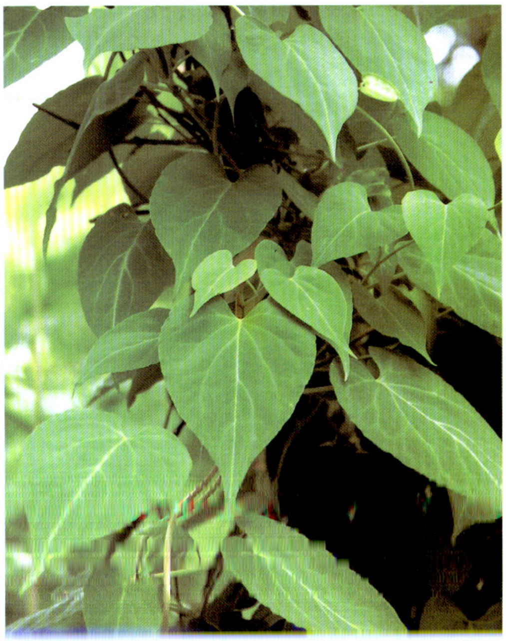

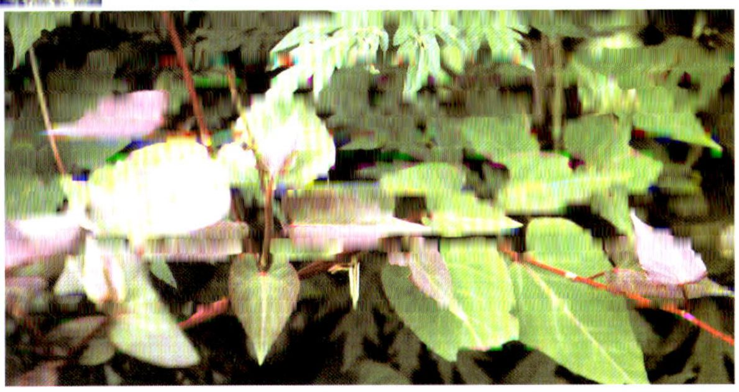

205. 伸筋草 搓更乃尼(贵州黔东南)

Shenjincao hsob git nail nib

[来源] 为石松科植物石松的全草。

[原植物] 石松 *Lycopodium japonicum* Thunb.

匍匐茎蔓生，营养枝多回分叉，分支有叶疏生。直立茎高15～30cm，分支，密生叶，叶披针形，长3～4mm，顶部有易脱落的芒状长尾；孢子枝从第二年或三年营养枝上长出，远高出营养枝，叶疏生；孢子囊穗长2.5～5cm，有柄，通常2～6个生于孢子枝的上部；孢子叶卵状三角形，顶端急尖而具尖尾，边缘有不规则的锯齿，膜质；孢子囊生于孢子叶腋，肾形，黄色。孢子筒形。

生于疏林下或灌丛酸性土中。长江以南各地均有分布。

[化学成分] 本品含石松碱（lycopodine），棒石松宁碱（clavolonine），棒石松毒(clavatoxin)及烟碱(nicotine)，还含香草酸（vanillic acid），阿魏酸（ferulic acid），壬二酸（杜鹃花 ajelaic acid）和大黄素－甲醚（physcion）等。

[药理] 具有解热、镇痛作用及抗实验性矽肺等作用。

[药性] 味甜、涩、微苦，性热。入冷经。

[功能与主治] 祛风通络，舒筋活血。主治风寒湿痹，关节酸痛，皮肤麻木，四肢软弱和跌打损伤等。

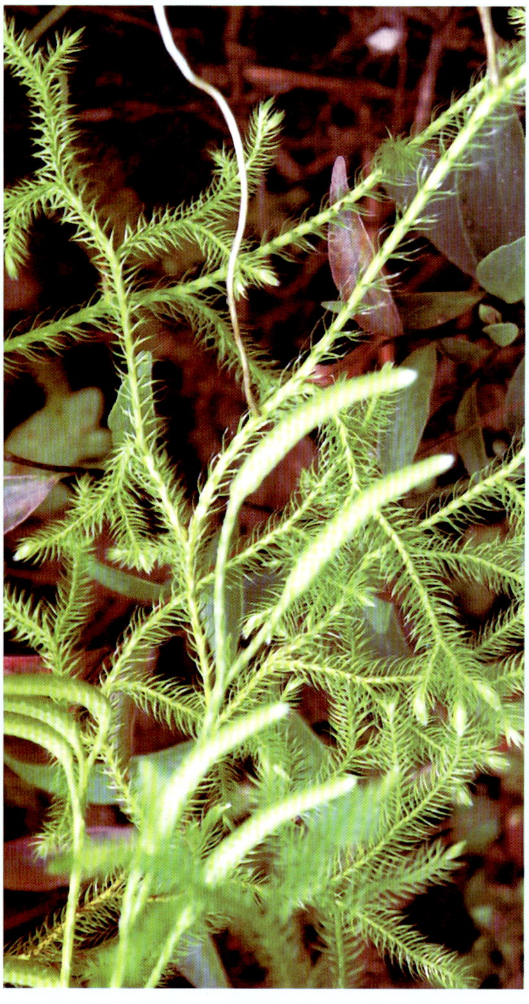

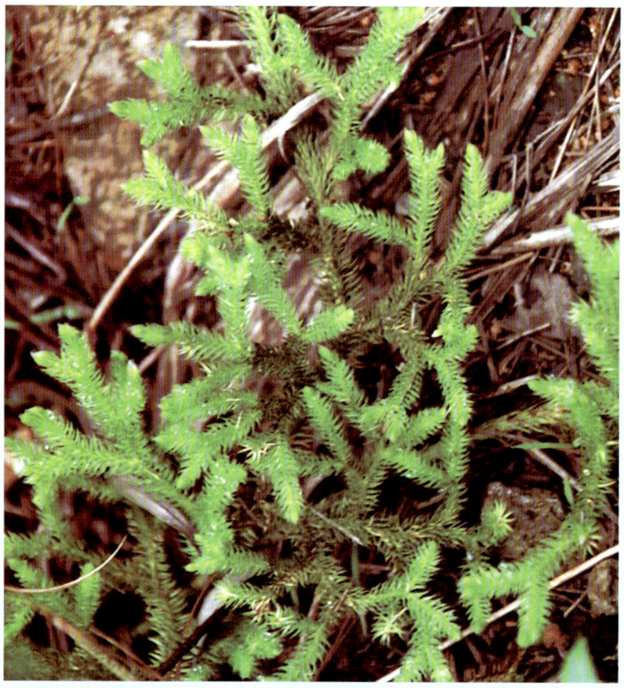

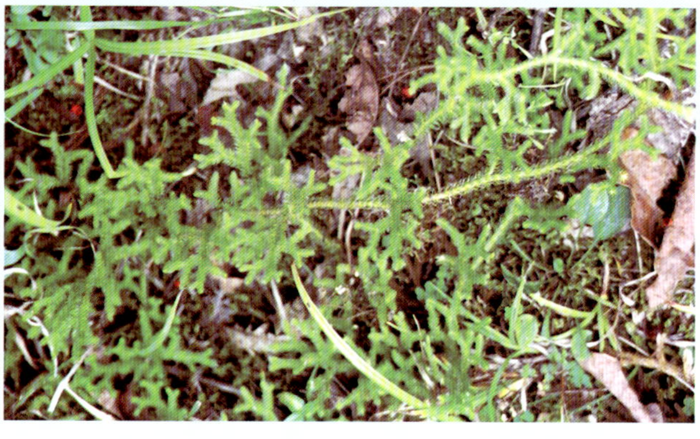

206. 皂角刺　波豆豆沙碧 (贵州黔东南)

Zaojiaoci　bel det def sad bil

[来源] 为豆科植物皂荚的棘刺。

[原植物] 皂荚 *Gleditsia sinensis* Lam.

落叶乔木，高可达18m，茎、枝上有粗壮棘刺，常分支，红褐色。偶数羽状复叶；小叶4～7对，小叶片卵状或卵状披针形，长3～8cm，宽1.5～3cm，先端钝，基部斜楔形，边缘有细锯齿。花杂性，排成腋生或顶生总状花序；花萼钟形，裂片4；花瓣4，淡黄色；雄蕊8，4长，4短；子房条形，扁平。荚果扁平，长达30cm，紫黑色，被白霜。种子长椭圆形，红褐色。

生于海拔650～1 300m的山坡和村旁。全国大部分地区有分布。

[药性] 味辛，性热。入冷经。

[功能与主治] 消肿透脓，搜风，杀虫。主治痈疽肿毒，瘰疬，疠风，疮疖顽癣，产后缺乳，胎衣不下等。

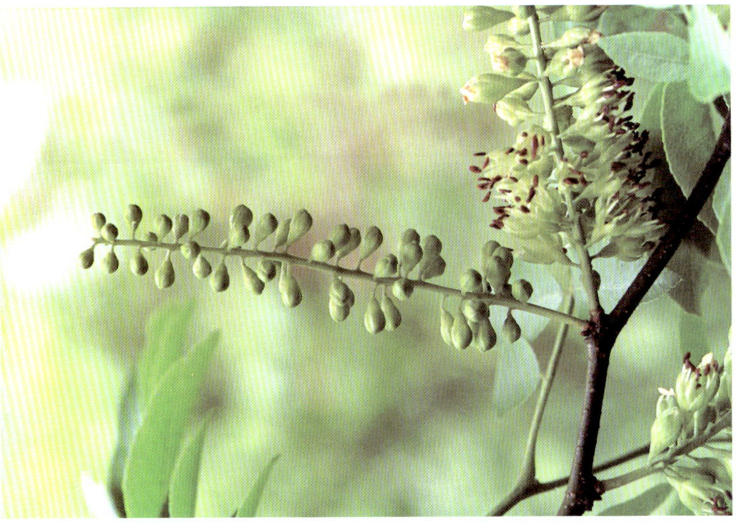

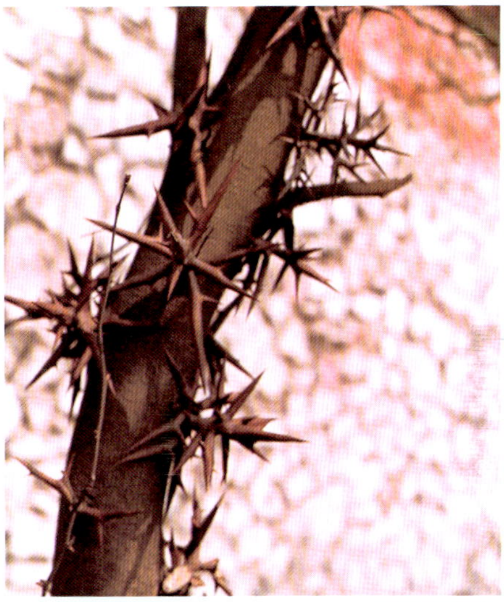

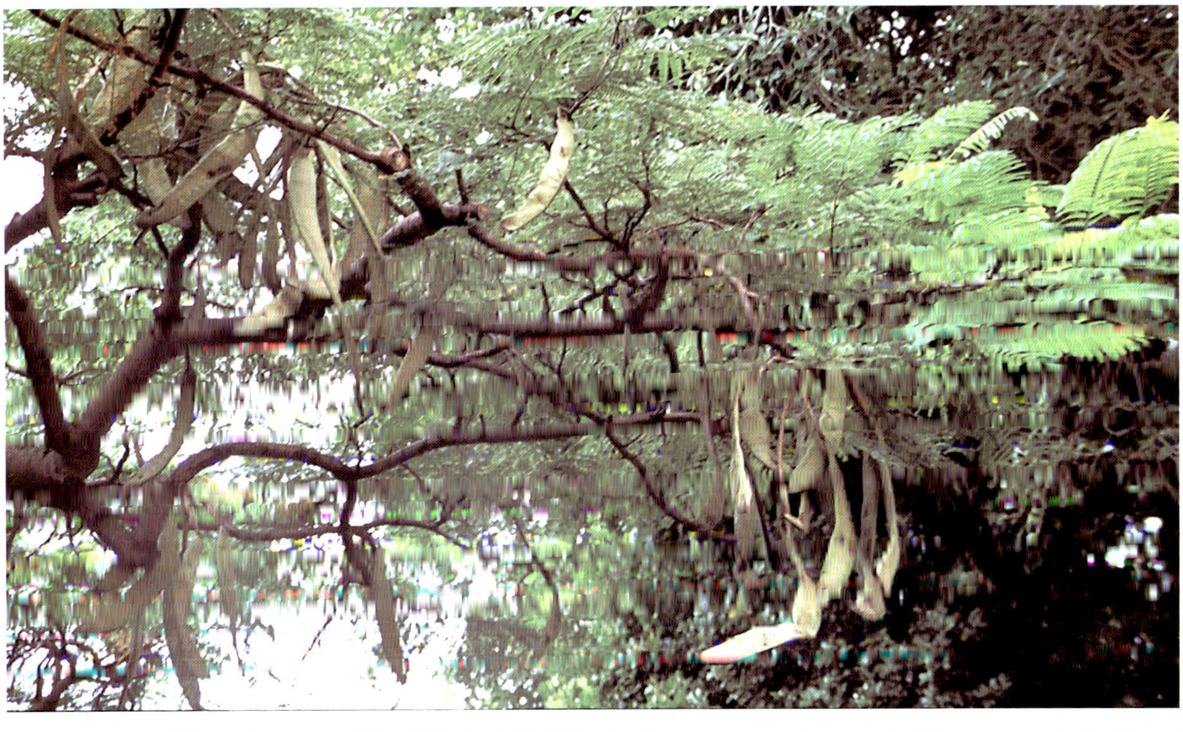

207. 谷精草　锐砍勾（贵州松桃）

Gujingcao　reib ghans goud

[来源] 为谷精草科植物谷精草的带花茎的头状花序。

[原植物] 谷精草 *Eriocaulon buergerianum* Koern.

一年生草本植物。呈莲座状。须根多数，细软，稠密。无茎。叶基生，线状披针形，先端钝，长6～20cm，中部宽3～4mm，基部最宽可达8mm，有纵脉10余条，叶片上有纵横脉构成的透明小方格。总状花序半球形，花苞片数枚，倒卵形，长2～2.5mm，苞片背面上部及边缘密生白色棍状短毛；花单性，生于苞片腋内，雌雄花生于同一花序上，萼片佛焰苞状；花瓣合成管状，先端3裂，上方有黑色腺1枚；雄蕊6，黑色；雌花多数生于花序周围，花瓣3，匙形，上方有黑色腺体1枚；子房3室。柱头3裂。蒴果三棱状球形，3裂。

生于水田或池沼边潮湿处。分布于广西、湖南、湖北、云南、贵州、四川、重庆等地。

[药理] 在试管内谷精草的水浸剂对须疮癣菌、絮状表皮癣菌、石膏样小芽孢癣菌、羊毛状小芽孢癣菌有抑制作用。谷精草煎剂在体外对绿脓杆菌有抗菌作用。

[药性] 味甜、微苦，性微冷。入热经。

[功能与主治] 祛风散热，明目退翳。主治目赤翳障，羞明流泪，雀目，头痛，鼻渊，牙痛及风疹瘙痒等。

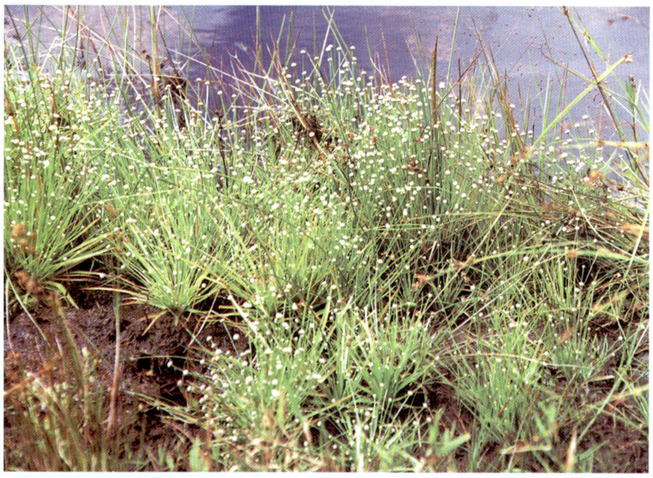

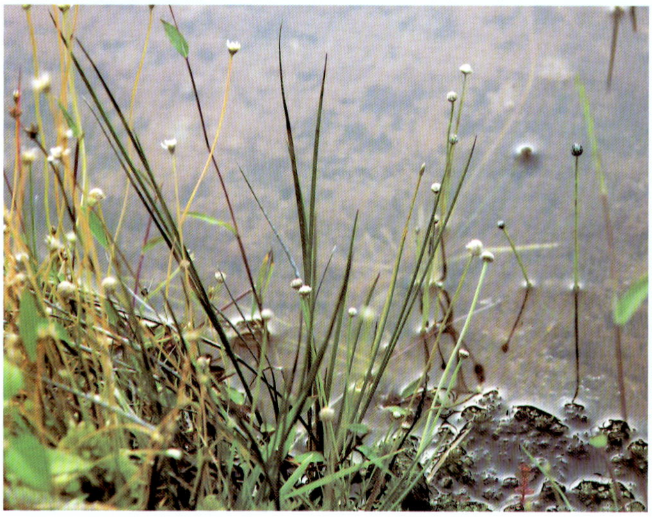

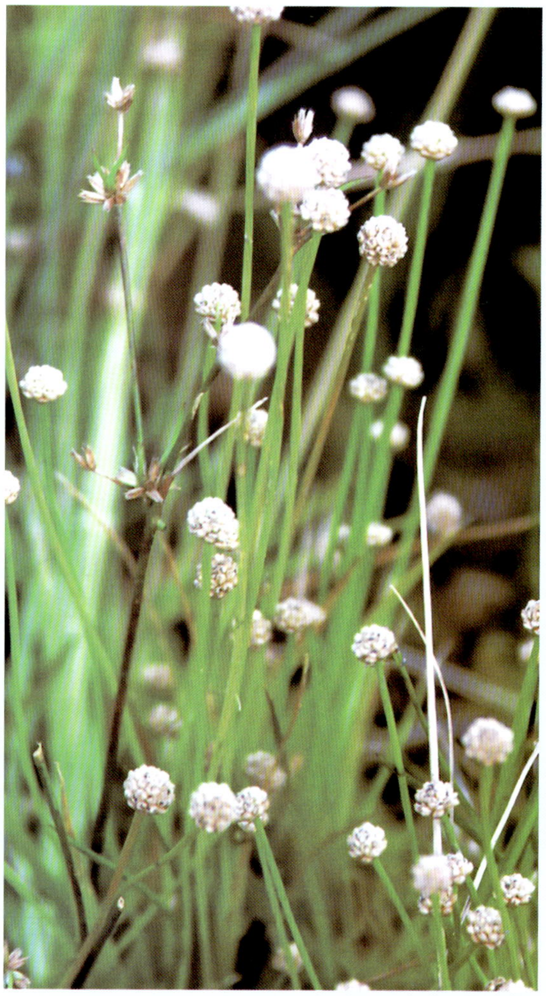

208. 冷水花　锐达务（贵州铜仁）

Lengshuihua　　reib ndad wud

[来源] 为荨麻科植物粗齿冷水花的全草。

[原植物] 粗齿冷水花 *Pilea sinofasiata* C.T. Chen

多年生草本植物。高25～60cm，茎肉质，多汁液。叶对生，2枚近等长；叶片卵形至椭圆状披针形，长6～14cm，宽3～7cm，先端渐尖或长渐尖，基部宽楔形，边缘有数枚粗锯齿，表面钟乳体疏生，狭条形，基生脉3条；叶柄长1～4cm；雌雄异株，聚伞圆锥花序腋生，近无总花梗；雄花花被片4，长约1mm，雄蕊4，较花被片长，花药白色；雌花花被片3，卵形，近等大，柱头画笔头状。瘦果卵形，稍偏，光滑。

生长于海拔350～1 400m的林下或沟旁阴湿处。我国南方各地有分布。

[药性] 味微苦，性冷。入热经。

[功能与主治] 清热利湿，消肿散结，健脾和胃。主治湿热黄疸，赤白带下，淋浊，尿血，小儿夏季热，疟母，消化不良，跌打损伤等。

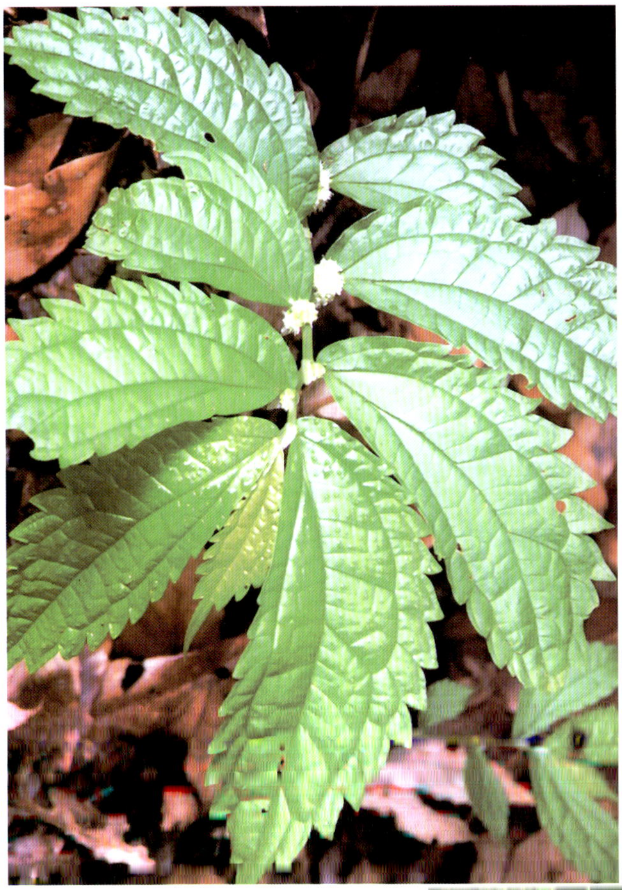

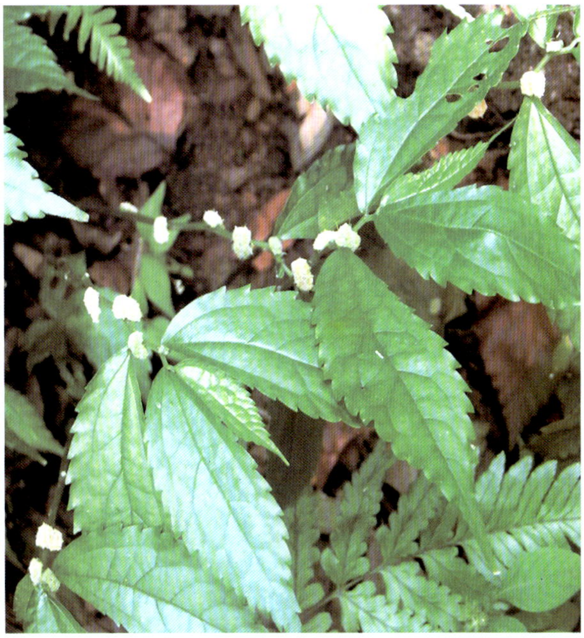

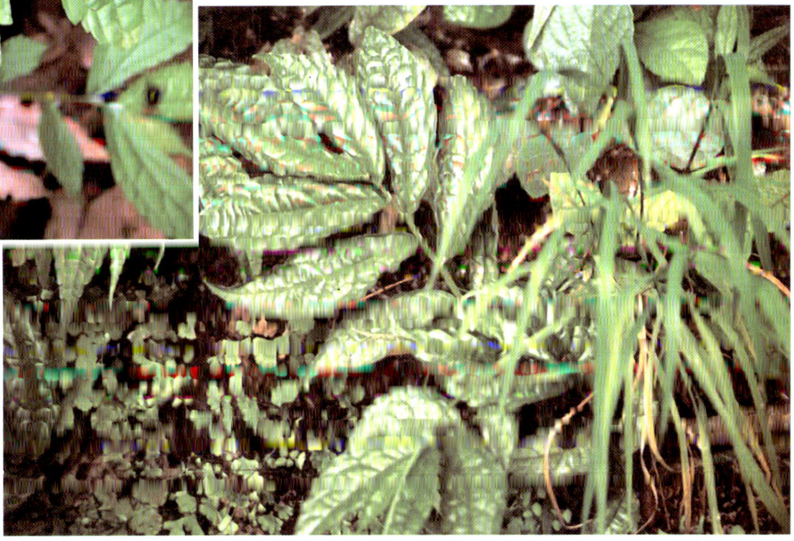

209. 沙参　野鸡果 (贵州黔东南)

Shashen　ngix gheib ghob

[来源] 桔梗科植物轮叶沙参的根。

[原植物] 轮叶沙参 *Adenophora tetraphylla* (Thunb.) Fisch.

多年生草本植物。有白色乳汁。主根黄褐色，有横纹。茎高60～90cm，无毛或近无毛，在花序之下不分支。茎生叶4～6个轮生，近无柄；叶片卵形、椭圆状卵形、狭倒卵形或披针形，长达6cm，宽达2.5cm，边缘有锯齿，两面有疏短柔毛。圆锥花序长达3.5cm，分之轮生；花下垂；花萼裂片5；花冠蓝色，长6～8mm，5浅裂；雄蕊5，花丝下部变宽，边缘有密柔毛；花盘圆筒状；子房下位，花柱伸出。蒴果倒卵球形。

生于草坡或林缘。分布于华南、西南等地区。

[化学成分] 沙参根中分离得4个化合物，分别为β－谷甾醇（β－sitosterol），β－谷甾醇－β－D吡喃葡萄糖苷（β－sitoste－O－β－D－glucopyranoside），蒲公英赛酮（taraxerone），及二十八碳酸（octacosanoic acid）。

[药理] 具有调节免疫功能的作用，祛痰作用，抗真菌作用和强心等作用。

[药性] 味微甜，性偏冷。入热经、慢经。

[功能与主治] 养阴清热，润肺化痰，益胃生津。主治阴虚久咳，痨嗽痰血，燥咳痰少，虚热喉痹，津伤口渴等。

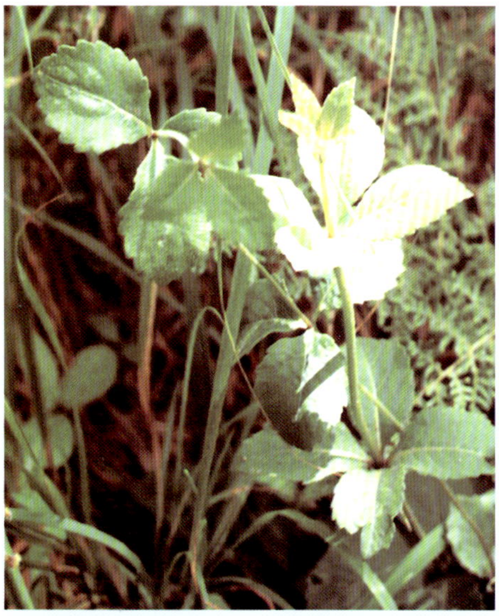

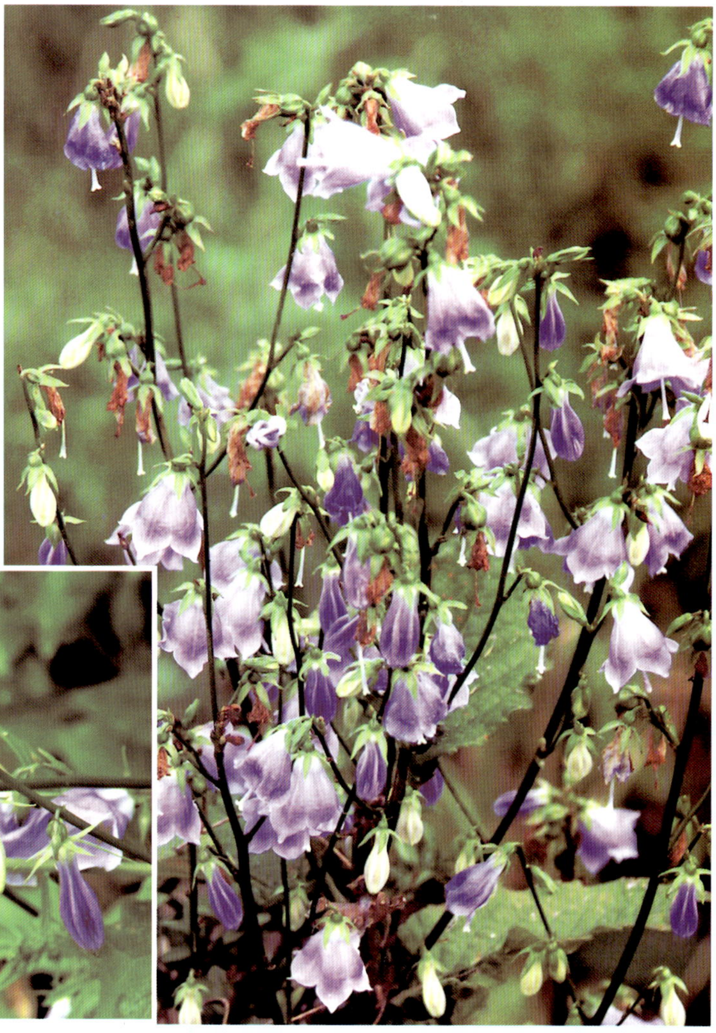

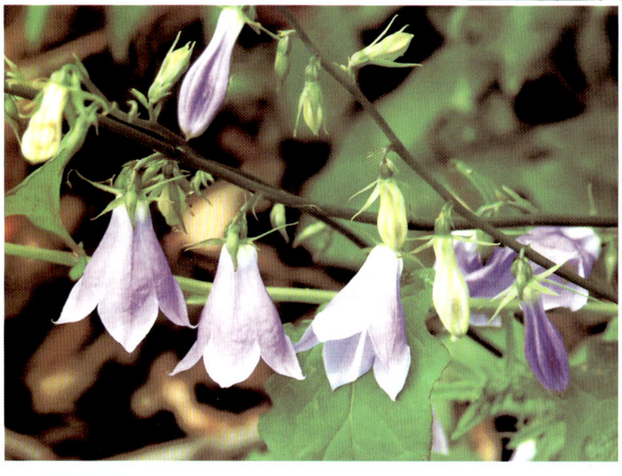

210. 灵芝　基倒陆（贵州黔东南）

Lingzhi　jib det lul

[来源] 多孔菌科植物赤芝的子实体。

[原植物] 赤芝 *Ganoderma lucidum* (Leyss.ex Fr.) Karst.

担子果一年生，栓质，有柄，菌盖半圆形至肾形，直径 10～20cm，盖肉厚 1.5～2cm，柄长，侧生，唯菌盖皮壳黄色至红褐色，菌柄紫褐色，有光泽，表面有环状棱纹和辐射状皱纹；菌肉近白色至淡褐色；菌管硬，管口初期白色，后期褐色。孢子褐色，卵形，内壁具显著小疣。

生于栎及其他阔叶树的木桩旁。分布于四川、重庆、贵州、云南、广西等地。

[化学成分] 灵芝含有 13 种氨基酸，又含有甘露醇（mannitol），硬脂酸(stearic acid)，棕榈酸(palmitic)等有机酸及甜菜碱（betaine）。还含有机锗及钙、镁、钠、锰、锌、铜、铁、硫等元素，又含有类脂，内有磷脂酰乙醇胺（phosphatidylethano lamine），磷脂酰胆碱（phosphatidy lcholine）等。灵芝中还含有多种多糖类有效成分。

[药理] 灵芝对中枢神经系统、心血管系统、呼吸系统、代谢和内分泌系统有生理活性；还具有抗血小板聚集及抗血栓作用，保肝作用，对实验性损伤有保护作用，有抗氧化、延缓衰老作用，抗炎作用，抗肿瘤作用，抗放射作用以及免疫调节作用。

[药性] 味辣、麻，性热。入冷经、慢经。

[功能与主治] 益气血，安心神，健脾胃。主治虚劳，心悸，失眠，头晕，神疲乏力，久咳气喘，冠心病，矽肺，肿瘤等。

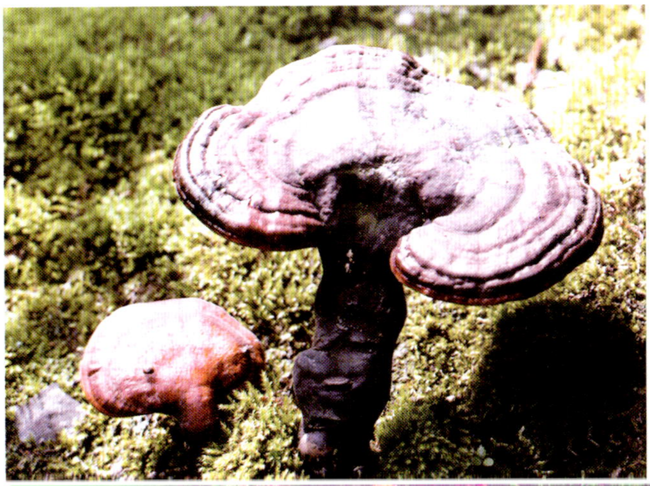

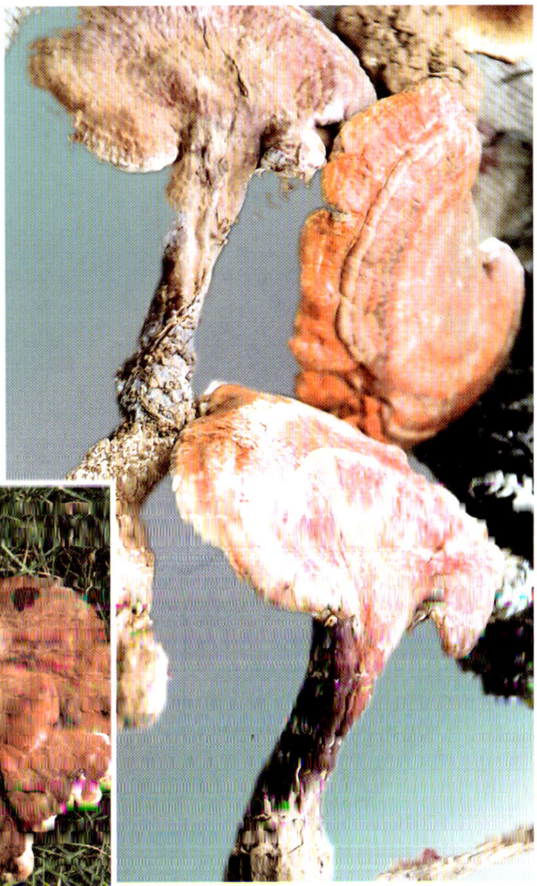

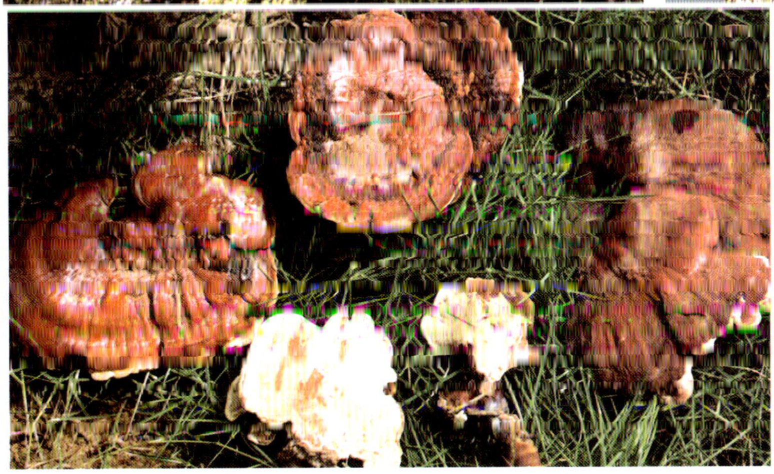

211. 灵香草　窝嘎勒（贵州黔东南）

Lingxiangcao　vob ghab nail

[来源] 为报春花科植物灵香草的干燥全草。

[原植物] 灵香草 *Lysimachia foenum-graecum* Hance

多年生草本植物。株高20～60cm。全株平滑无毛，干后有浓烈香气。茎草质，具棱，棱边有时呈狭翅状，绿色。叶互生；叶柄长5～12mm，具狭翅；叶片广卵圆形至椭圆形，长4～11cm，宽2～6cm，先端锐尖或稍钝，草质，侧脉3～4对，网脉通常不明显。花单朵腋生；花梗纤细，长2.5～4cm；花萼淡绿色，5深裂，裂片卵状披针形或披针形，宽2.5～5mm，先端渐尖，草质；花冠黄色，5深裂，长12～17mm，裂片长圆形；雄蕊5，花丝长4～5mm；子房上位，1室，胚珠多数，花柱棒状，长5～7mm。蒴果近球形，果皮灰白色，膜质，直径6～7mm，不开裂或先端浅裂。种子细小，多数，黑褐色。花期5月，果期8～9月。

生于海拔800～1 700m的山谷溪边和林下。分布于湖南西南部、广西、四川、重庆、贵州以及云南东南部。

[化学成分] 全草含挥发油，有机酸，烷烃，萜类，酚类等。主要成分有豆甾醇（stigmasterol），豆甾醇-3-O-β-D-葡萄糖苷（stigmasterol-3-O-β-D-glucosi- de），α-菠菜醇（α-spinasterol），12-甲基十三烷酸（12-methyl tridecoid acid），二十二烷酸（docosanoic acid），16-甲基十七烷酸甲酯（16-methyl heptadecanoic acid methyl ester）等。

[药理] 具有抗病毒作用和抑制小鼠受精卵着床作用。

[药性] 味甜，性微冷。入热经。

[功能与主治] 清热，行气，止痛，驱虫。主治感冒头痛，牙痛，咽喉肿痛，胸满腹胀，肠蛔虫等。

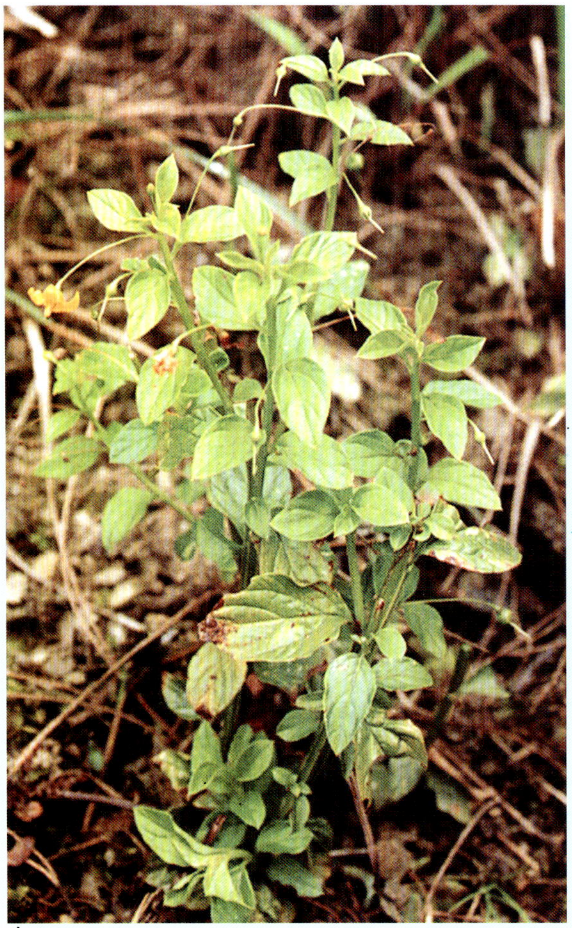

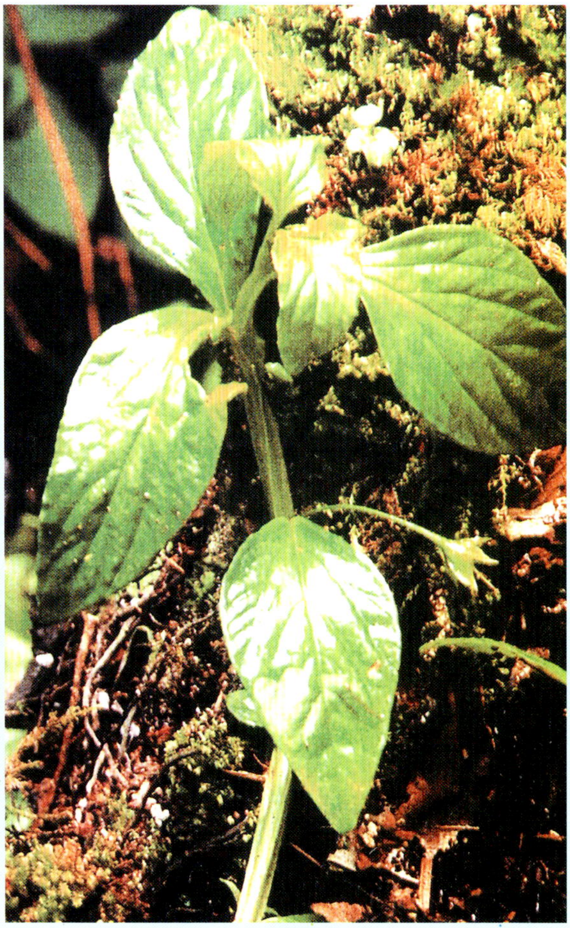

216. 青蒿　锐赊蒙（贵州铜仁）

Qinghao　reib sheg mongl

[来源] 菊科植物黄花蒿的全草。

[原植物] 黄花蒿 *Artemisia annua* L.

一年生草本植物。茎直立，高达150cm，直径达6mm，无毛，多分支。基部及下部叶在花期枯萎，中部叶卵形，长4～7cm，宽1.5～3cm，三次羽状深裂，裂片及小裂片矩圆形或倒卵形，开展，顶端尖，基部裂片常抱茎，下面色较浅，两面被短微毛；上部叶小，常一次羽状细裂。头状花序多数，排列成圆锥状；总苞片2～3层，外层最小，披针状矩圆形，内层较大，椭圆形，边缘膜质；花细小，为管状花，花冠淡黄色，最外一列为雌性花，花冠管的顶端斜截形，2～3齿裂，其余为两性花，花冠管的顶端4齿裂；瘦果长圆形，无毛。花期8～10月。果期10～11月。

生于空旷湿润的平地、山坡、林缘及沟边。全国各地均有分布。

[化学成分] 全草含萜类：青蒿素(qinghaosu，artemisinin)，青蒿素Ⅰ(qinghaosu Ⅰ，artemisininA)，青蒿素Ⅱ(qinghaosu Ⅱ，artemisinin B)，青蒿素Ⅲ即氢化青蒿素，去氧青蒿素(qinghaosu Ⅲ，hydroartemisinin，deoxyartemisinin)等；黄酮类：槲皮万寿菊素-6，7，3'，4'-四甲醚 (quercetagetin-6，7，3'，4'- tetramethyvlether)等。

[药理] 具有抗菌，抗病毒作用，抗疟作用，抗其他寄生虫的作用以及解热作用等。

[药性] 味苦、微辛，性偏冷。入热经。

[功能与主治] 清热，解暑，除蒸，截疟。主治暑热、暑湿、湿温，阴虚发热，疟疾，黄疸等。

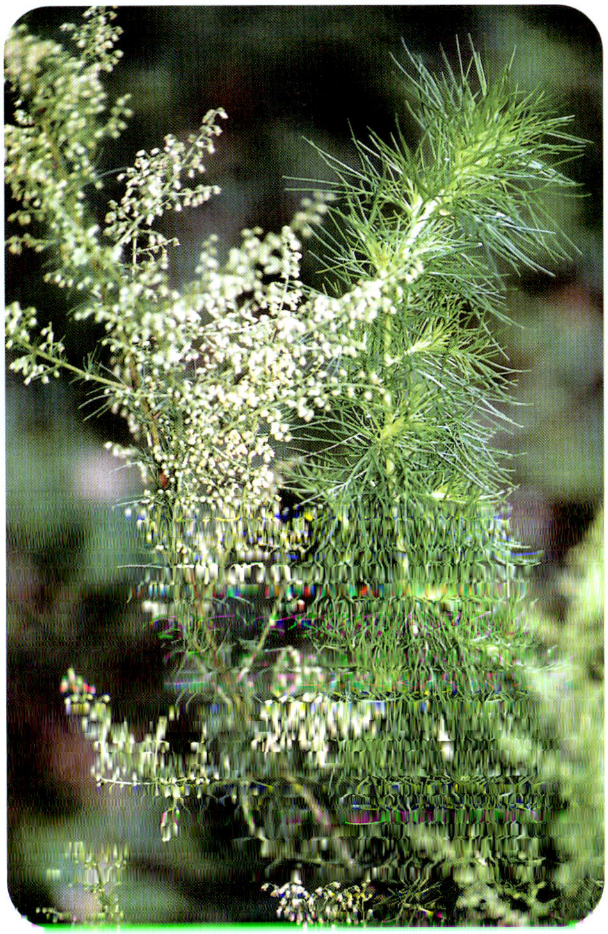

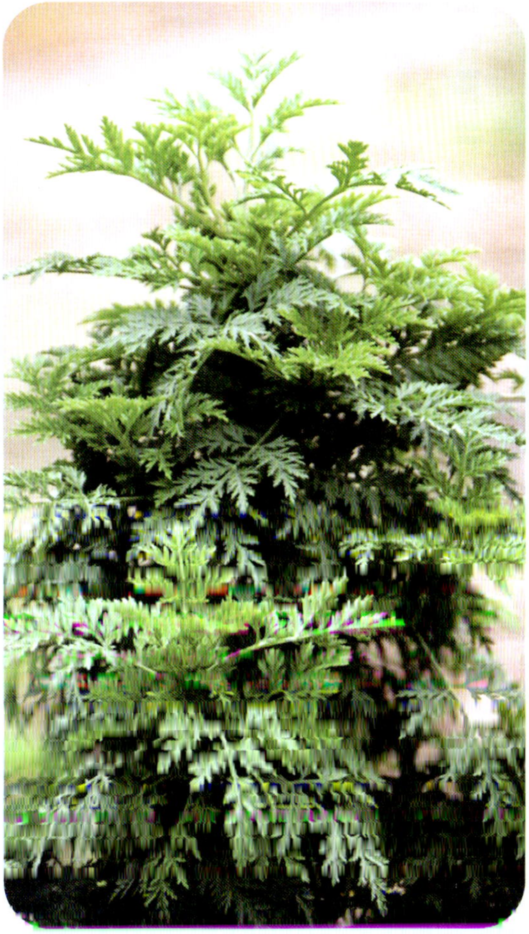

217. 青鱼胆草　锐定谋（贵州松桃）

Qingyudancao　reib jinb mloul

[来源] 龙胆科植物红花龙胆的根。

[原植物] 红花龙胆 *Gentiana rhodantha* Franch.ex Hemsl.

多年生草本植物。高30～60cm，茎单生或簇生，根数条，丛生，稍肉质。茎直立，四棱形，具狭翅，节稍膨大，紫色或绿色。基部叶呈旋叠状，茎生叶互生，几无柄，卵状披针形，长1.5～3cm，宽1～2cm，先端锐尖，基部浑圆，边缘具细锯齿，主脉3，明显，背面带紫红色。花单生枝顶，淡蓝紫色；萼钟形，5裂；花冠漏斗状，先端5裂；褶紫红色，流苏状；雄蕊5；子房长椭圆形，具柄，花柱与子房等长，柱头2裂。蒴果狭长，2瓣裂。花萼宿存。种子扁卵形，具狭翅。

生于海拔700～3 200m的山坡林下、林缘灌木丛中及低山河谷。分布于贵州、四川、重庆、广西、云南、湖北等地。

[化学成分] 含龙胆苦苷等化合物。

[药性] 味苦，性冷。入热经。

[功能与主治] 清热燥湿，解毒泻火，止咳。主治湿热黄疸，肺热咳嗽，小便不利等。

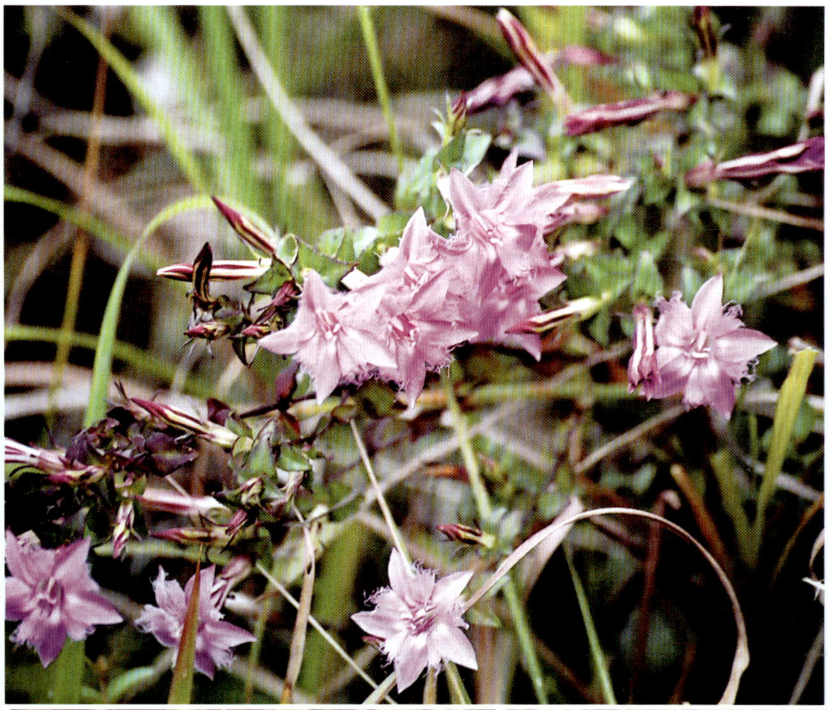

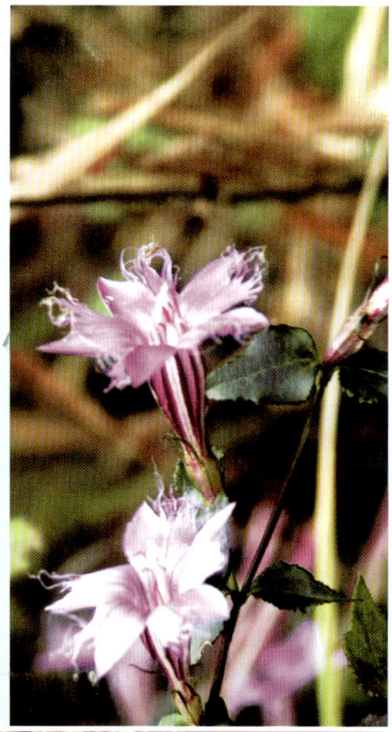

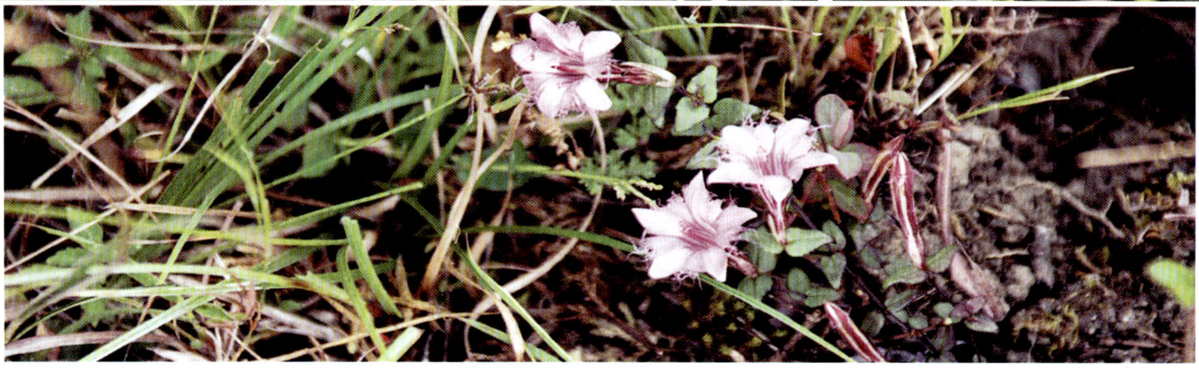

218. 刺楸　都通（贵州松桃）

Ciqiu　ndut chongl

[来源] 为五加科植物刺楸的根、根皮及树皮、枝。

[原植物] 刺楸 *Kalopanax septemlobus*（Thunb.）Koidz.

落叶乔木，高 5 ~ 30m，树皮开裂；小枝具刺。叶片坚纸质，近圆形，直径 9 ~ 12cm 或更大，掌状 3 ~ 5 裂，裂片阔三角状卵形或长椭圆状卵形，先端渐尖，边缘具细锯齿，上面无毛，下面幼时被短柔毛。伞形花序聚生为顶生的圆锥花序，长 15 ~ 25cm；伞形花序直径 2 ~ 2.5cn，有花多数，花色白或淡黄绿色，花萼边缘有 5 齿；花瓣 5；雄蕊 5 枚，花丝较花瓣长一倍以上；子房下位，2 室，花柱合生，柱状，柱头 2 裂。果球形，熟时蓝黑色，直径约 5mm。花期 7 ~ 8 月，果期 9 ~ 10 月。

生于海拔 350 ~ 1 400m 山谷林中。我国东北、华北、华中、华南及西南各地区均有分布。

[化学成分] 含刺楸根皂苷（kalopanaxsaponin）A，刺楸皂苷（kalopanaxsaponin）G（Ⅰ）和 H（Ⅱ），还含生物碱（alkaloids），鞣质（tannin）和挥发油（essential oils）等。

[药性] 味苦、辛，性冷。入热经。

[功能与主治] 利水消肿，祛风除湿，活血镇痛。主治风湿腰膝酸痛，肾炎水肿，跌打损伤，内痔出血，疥疮等。

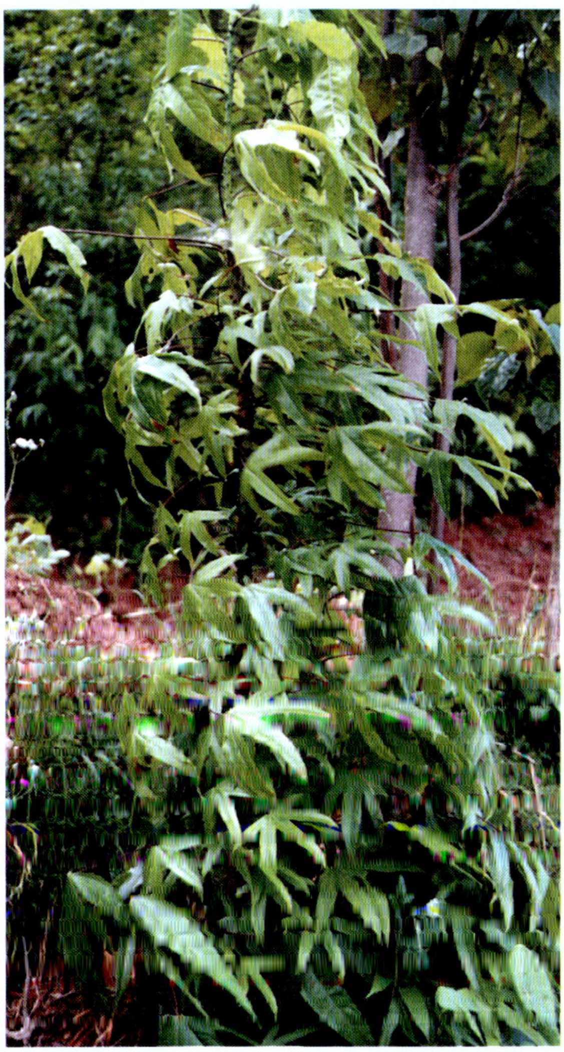

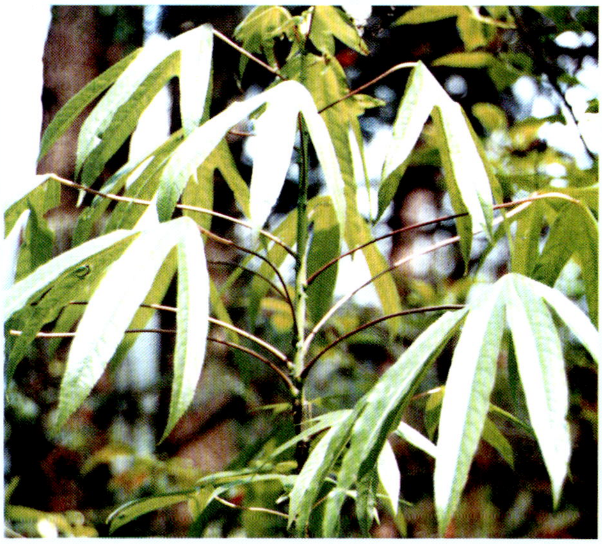

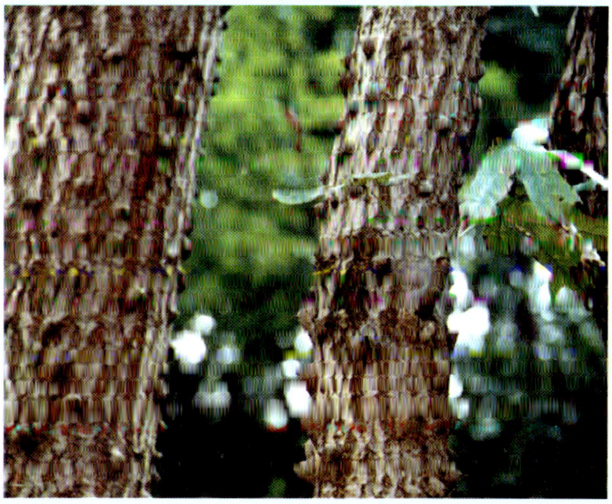

219. 刺三加　多布叉（贵州松桃）

Cisanjia　　dol blab chad

[来源] 为五加科植物白簕的根或根皮。

[原植物] 白簕 *Acanthopanax trifoliatus* (L.) Merr.

攀援状灌木，高1～7m。枝细弱铺散，老枝灰白色，新枝棕黄色，疏生向下的针刺，刺先端钩曲，基部扁平。叶互生，有3小叶，稀4～5叶，叶柄长2～6cm，有刺或无刺；小叶柄长2～8mm；叶片椭圆状卵形至椭圆状长圆形，稀倒卵形，中央一片最大，长4～10cm，宽3～6.5cm，先端尖或短渐尖，基部楔形，上面脉上疏生刚毛，下面无毛，边缘有细锯齿或疏钝齿，侧脉5～6对。伞形花序具3～10朵花，直径1.5～3.5cm；总花梗长2～7mm，无毛；萼筒边缘有5小齿；花黄绿色，花瓣5，三角状卵形，长约2mm，开花时反曲；雄蕊5，花丝长约3mm；子房2室，花柱2，基部或中部以下合生。核果浆果状，扁球形，直径约5mm，成熟时黑色。花期7～8月，果期11～12月。

生于海拔3 200m以下的山坡路旁、林缘或灌丛中。华南、华中、及西南各地区均有分布。

[化学成分] 白簕的叶含有：3α，11α二羟基羽扇-20（29）-烯-28-酸[3α，11α-dihydroxylup-20(29)-en-28-oic acid]等多种有机酸，以及β-谷甾醇（β-sitosterol），三十烷醇（triacontanol），三十二烷醇（dotriacontanol）和三十一烷（hentriacontane）等。

[药性] 味苦、辛，性冷。入热经。

[功能与主治] 清热解毒，祛风利湿，活血疏筋，止咳。主治感冒发热，咽疼，头痛，咳嗽胸痛，黄疸，石淋，带下，风湿性关节炎，筋骨拘挛麻木，跌打骨折，痄腮，乳痈等。

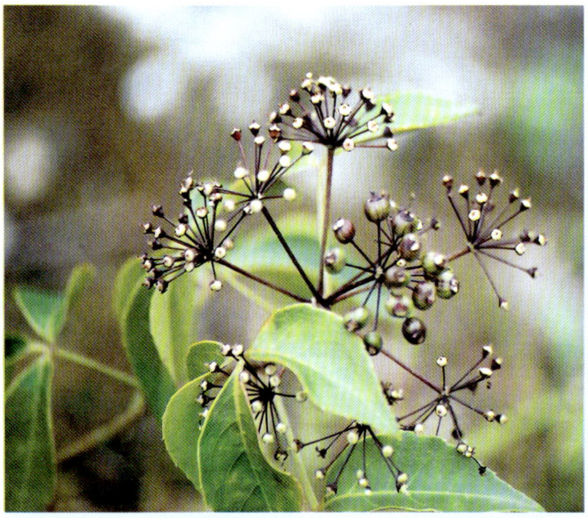

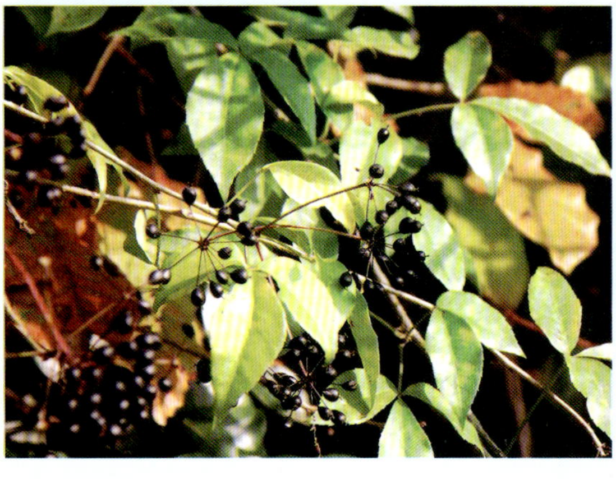

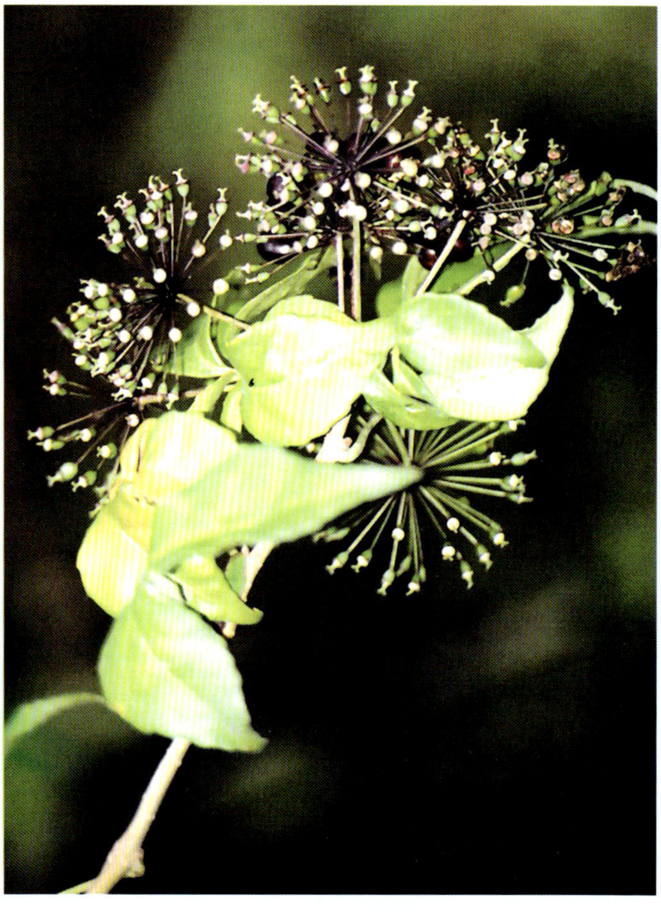

220. 刺五加　多布叉（贵州桃松）

Ciwujia　dol bub chad

[来源] 为五加科植物刺五加的根皮或茎皮。

[原植物] 刺五加 *Acanthopanax gracilistylus* W.W.Smith

灌木，高1～2m；枝灰棕色，蔓生状，无毛，通常疏生钩曲扁刺。掌状复叶在长枝上互生，在短枝上簇生；小叶5，中央一片最大，倒卵形，长3～8cm，宽2～3cm，先端渐尖，基部楔形，边缘有钝细锯齿，两面无毛或沿脉疏生刚毛。伞形花序腋生或单生于短枝上；花黄绿色；萼缘5齿裂；花瓣5；雄蕊5；花柱丝状，分离。果近球形，侧扁，成熟时黑色，生于山坡、灌丛、林缘。华中、华东、华南及西南各地区均有分布。

[化学成分] 根皮含丁香苷(syringin)，刺五加苷(eleutheroside)B1，即是异秦皮啶－α－D－葡萄糖苷(isofraxidin-a-D-glucoside)，β－谷甾醇（β-sitosterol），β－谷甾醇葡萄糖苷（β-sitosterol glucoside），硬脂酸(stearic acid)，棕榈酸(palmitic acid)，亚麻酸(linolenic acid)，及维生素A、B_1等。

[药理] 具有抗炎镇痛作用，抗应激作用，性激素样作用等。能增强机体免疫功能。

[药性] 味麻，性热。入冷经、慢经。

[功能与主治] 祛风湿，补肝肾，强筋骨，活血脉。主治风寒湿痹，腰膝疼痛，筋骨痿软，小儿行迟，体虚羸弱，跌打损伤，骨折，水肿，脚气，下阴湿痒等。

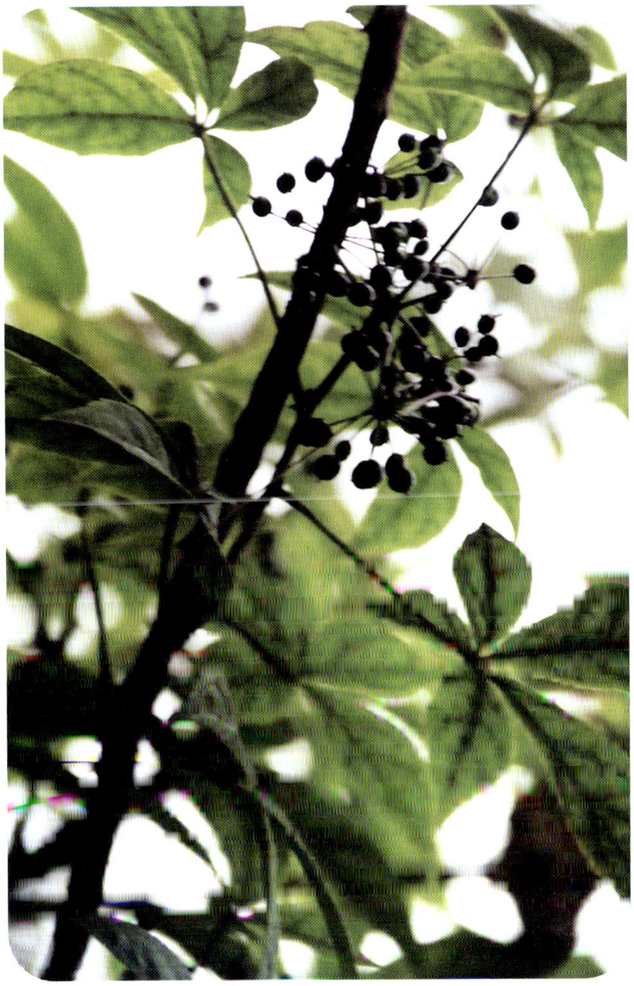

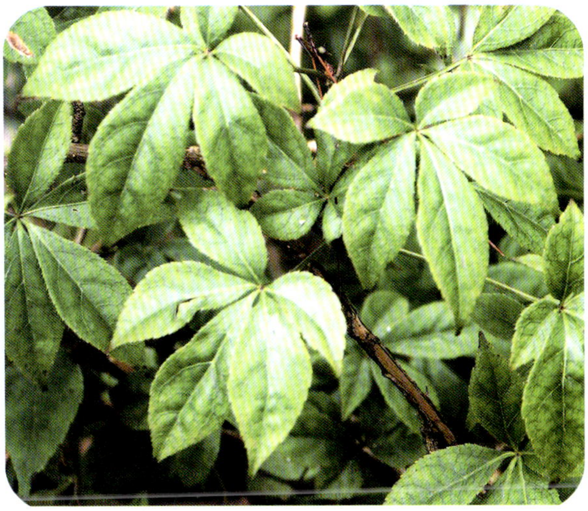

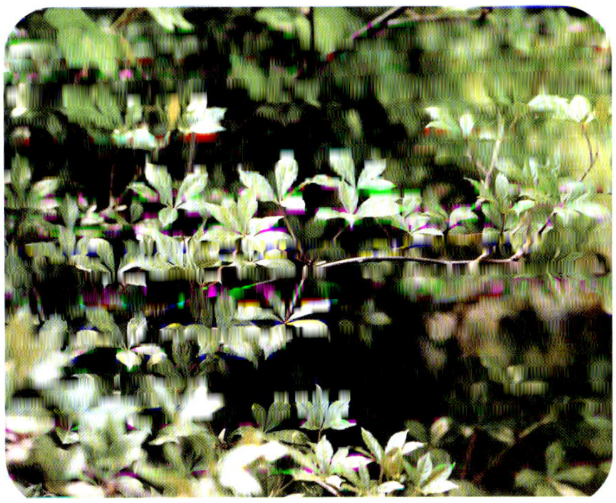

221. 刺老包　都当（贵州松桃）

Cilaobao　ndut zhangs

[来源] 五加科植物楤木的根。

[原植物] 楤木 *Aralia chinensis* L.

落叶灌木或乔木，高可达8m，茎少分支，疏生细刺；小枝被黄棕色绒毛。二回或三回羽状复叶；羽状小叶5～13，基部有小叶1对，小叶片卵形或长卵形，长5～12cm，宽3～8cm，先端渐尖，基部近圆形，边缘具细锯齿，下面沿脉上密被褐色毛。伞形花序聚生为顶生大型圆椎花序，长达60cm；花白色，花萼针形，先端5齿裂；花瓣5，三角状卵形；雄蕊5；子房5室。浆果状核果，近球形，花柱宿存。

生于山坡、林缘、灌木丛。贵州、湖南、湖北、四川、云南等地有分布。

[化学成分] 楤木茎皮中含齐墩果酸（oleanolic acid），刺囊酸（echinocystic acid），常春藤皂苷元（hederagenin）以及谷甾醇（sitosterol），豆甾醇（stimasterol），菜油甾醇（campesterol），马栗树皮素二甲酯（esculetin dimethylether）等。

[药理作用] 具有镇静、镇痛作用和抗实验性胃溃疡等作用。

[药性] 味麻、辣，性热。入冷经。

[功能与主治] 祛风除湿，利水消肿，散瘀止痛。主治风湿关节炎，跌打损伤，腰腿酸痛，肾虚水肿，骨折，痔疮等。

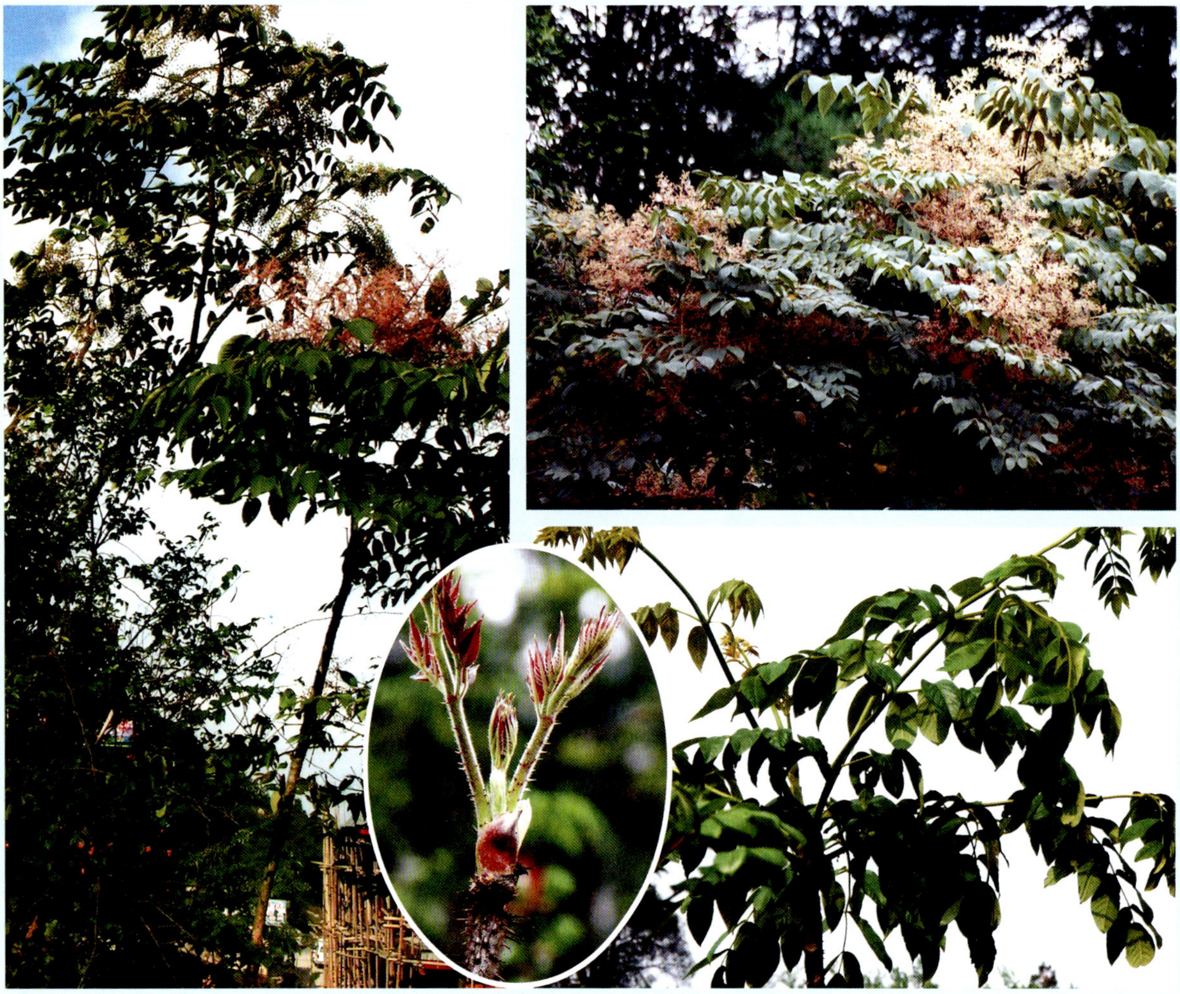

222. 刺梨根　龚笑多（贵州松桃）

Ciligen　jongx xob dol

[来源] 为蔷薇科植物缫丝花的根。

[原植物] 缫丝花 *Rosa roxburghii* Tratt.

灌木，高1～2m。树皮呈片状剥落，茎上皮刺呈对生状，叶互生，奇数羽状复叶，小叶7～13，小叶片椭圆形至长圆形，长1～2.2cm，宽0.6～1.2cm，先端急尖或圆纯，基部宽楔形，叶边有细锐锯齿，叶轴及叶柄有皮刺；托叶大部分与叶柄贴生。离生部分开展，边缘有腺毛。花单生，稀2～3朵簇生，直径5～6cm，具2～3枚小苞片，卵形，边缘有腺毛；萼筒密被针刺；萼片宽卵形，外面密被针刺，内面密被绒毛；花瓣单瓣至重瓣，粉红至深红色；雄蕊多数；心皮多数，花柱离生，被毛。蔷薇果扁平状或圆锥形，直径2～4cm，熟时黄色。花期4～6月，果期8～9月。

生于向阳山坡、路旁、灌丛中。贵州、云南、四川、重庆、广西、湖北等地均有分布。贵州已有人工改良品种栽培。

[化学成分] 根茎和茎皮含鞣质19%，鲜果含鞣质、维生素C、维生素B和维生素P等。

[药理] 刺梨根煎液（含药量0.5g/ml）以2ml/100g对雄性大鼠进行灌胃，每日2次，连续14天，可发现对慢性胃溃疡有治疗作用。其机理是改善胃黏膜循环，增加胃黏膜血流量，抑制胃黏膜脂质过氧化反应，而不减少胃酸分泌。

[药性] 味酸、涩，性冷。入热经。

[功能与主治] 健脾消食，止咳，止痛，收涩，止泻。主治胃脘疼痛，牙痛，喉痛，消化不良，咳嗽，腹泻，遗精，带下，崩漏等。

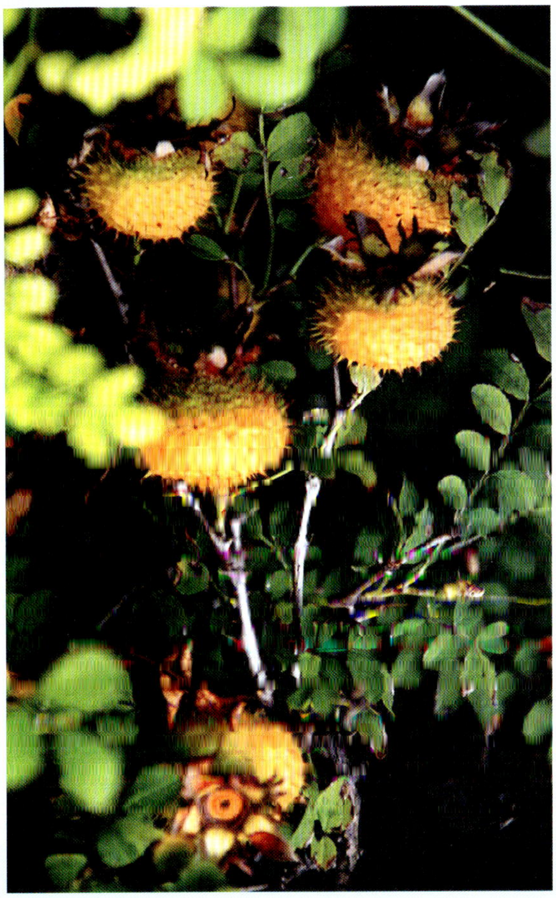

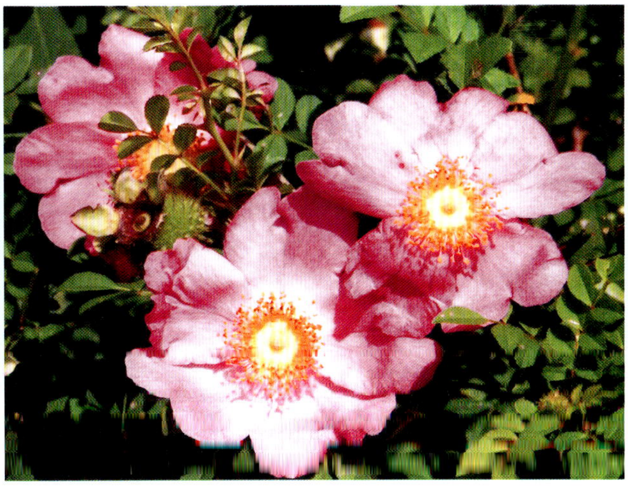

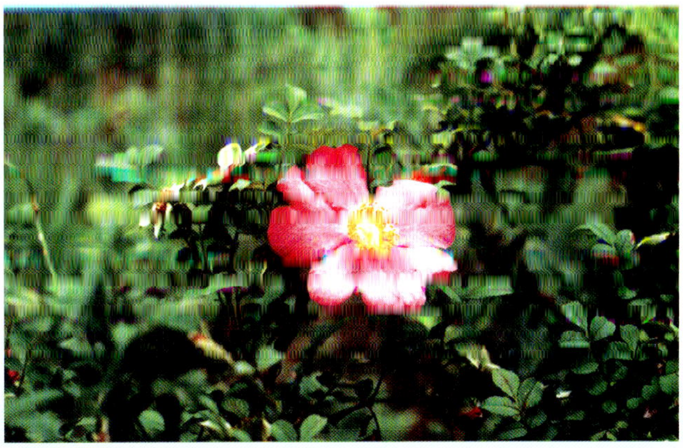

223. 苦参　野义（贵州松桃）

Kushen　yes ninb

[来源] 为豆科植物苦参的根。

[原植物] 苦参 *Sophora flavescens* Ait.

小灌木，高可达3m；幼枝青色，有疏毛，后变无毛。羽状复叶；小叶25～29，披针形，长2～3cm，宽1～3cm，先端渐尖，基部圆形，下面密被平贴柔毛。总状花序顶生；花萼钟形，花冠淡黄色，旗瓣匙形，翼瓣无耳；雄蕊10，仅基部愈合；雌蕊1，子房柄被毛。荚果成熟时不开裂。于种子间微缢缩，呈不明显串珠状，有种子1～5粒。

生于山坡、灌丛中。全国以山西、湖北、河南、河北产量最大，其他地区也有分布。

[化学成分] 根含生物碱，黄酮类化合物，还含有三萜皂苷等。

[药理] 具有抗病原微生物作用，抗肿瘤作用，抗炎作用，平喘、祛痰作用，利尿作用以及抗心律失常作用等。

[药性] 味苦，性冷。入热经。

[功能与主治] 清热燥湿，杀虫，利尿。主治热痢、便血、黄疸、赤白带下，阴肿阴痒，湿疹、湿疮、皮肤瘙痒，疥癣麻风等；外用治滴虫性阴道炎等。

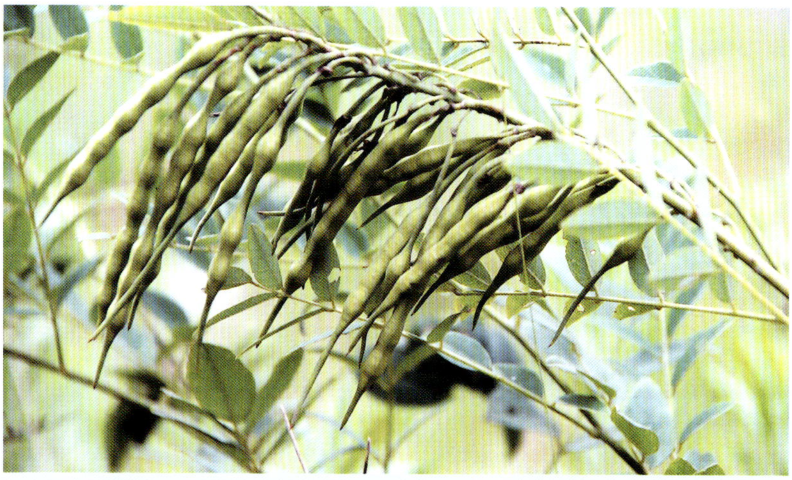

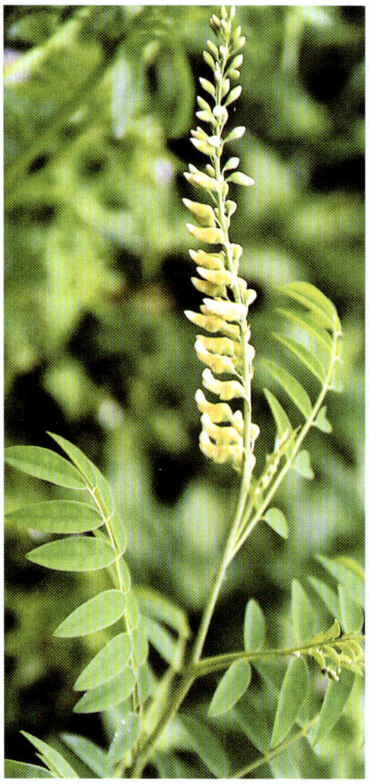

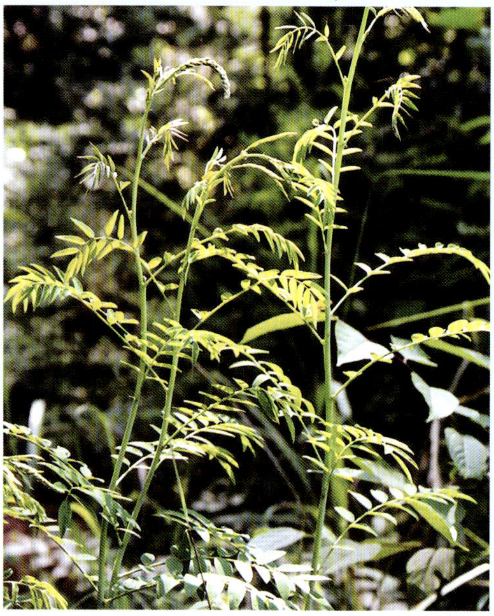

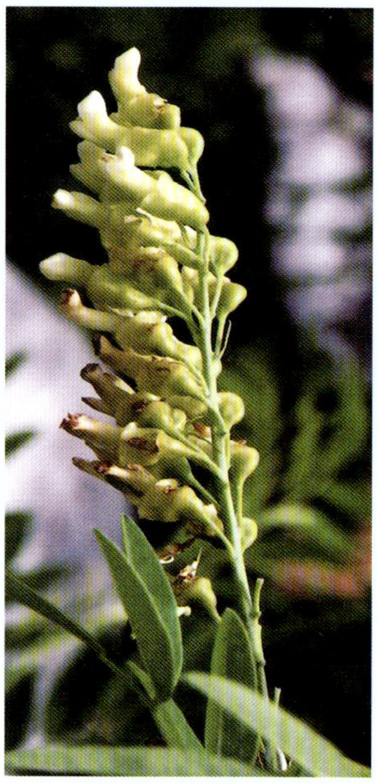

224. 苦丁茶　孟菜（贵州毕节）

Kudingcha　mongb cox

[来源] 为木犀科植物粗壮女贞的叶。

[原植物] 粗壮女贞 *Ligustrum robustum*（Roxb.）Blume.

常绿灌木或小乔木，高约1～10m，枝褐色或灰色，有白色皮孔，小枝疏被短柔毛。叶对生，纸质，长椭圆形、卵状椭圆形至卵状披针形，长4～8cm，宽1.5～4cm，先端长渐尖，基部楔形或近圆形，全缘，革质，上面有光泽，两面无毛，侧脉5～7对，与主脉在下面突出；叶柄长2～8mm，圆锥花序顶生，长5～15cm，宽3～11cm；花小，白色，短梗被短柔毛；萼钟形，长约1mm，先端具截形或具不明齿；花冠长4～5mm，4裂，裂片较花冠筒稍短；雄蕊2，花药长圆形；柱头头状。浆果状核果，倒卵状长圆形或肾形，弯曲，熟时黑色。

生于混交林中或林缘。贵州、四川、重庆、云南、广西等地均有。

[药理] 本品醇提物能提高离体蛙心的收缩幅度，静脉注射于猫可见心肌收缩增强。醇溶液或叶的醇提取物，能降血压，对离体总耳血管呈收缩作用。苦丁茶浸膏粉喂养兔可使高血脂兔的血总脂、总胆固醇较对照组降低，与安妥明结果相近。

[药性] 味苦、微甜，性冷。入热经。

[功能与主治] 清肝火，解热毒。主治头目眩晕，火眼，口疳，无名肿毒，水火烫伤等。

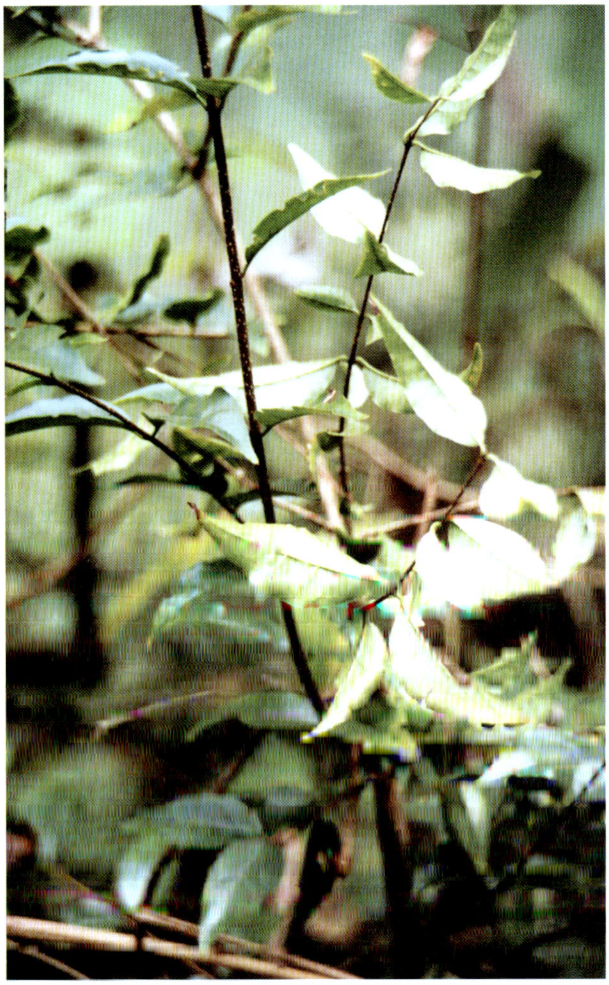

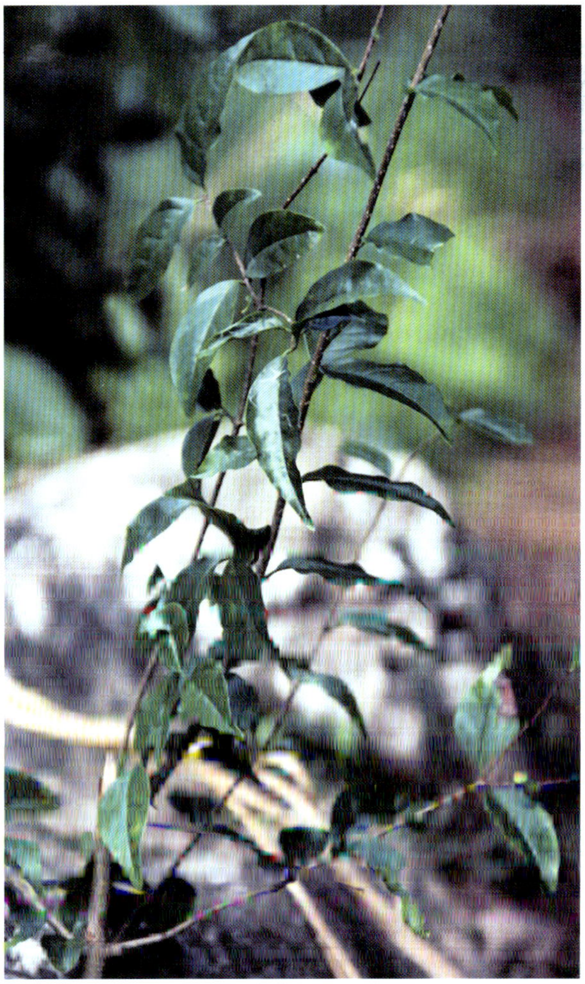

225. 苦竹叶　陆罗但（贵州松桃）

Kuzhuye　nux hlod anb

[来源]为禾本科植物苦竹的叶。

[原植物] 苦竹 *Pleioblastus amarus*（Keng）Keng f.

秆高约 4m，节间长 25～40cm，圆筒形，径 1.5cm，幼时具白粉，箨鞘基部有褐色隆起一环；箨鞘呈细长三角形，革质，稻草色，长达 20cm，表面具棕色或白色小刺毛，内面有光泽，边缘密生金黄色纤毛；箨耳小，深褐色；箨舌截平头；箨叶细长，披针形，具多数脉纹，易向内卷；主秆分支 3～6；具叶小枝 1～3 枚生于一节，每枝顶端具叶 2～4；叶片披针形，长 8～20cm，宽 1.2～1.5cm，顶端渐尖，基部楔形，边缘小锯齿；叶鞘无毛；叶舌截平头，坚韧。总状花序；每小穗具花 8～11 朵；内稃与外稃等长；雄蕊 3，淡黄色；子房狭窄，顶端分裂成 3 枚短花柱，柱头羽毛状。

生于山坡。贵州、四川、重庆、云南等地有分布。

[药性]味苦，性冷。入热经。

[功能与主治]清热解毒，解暑，利尿，明目。主治烦热口渴，口舌生疮，小便热痛，失声等。

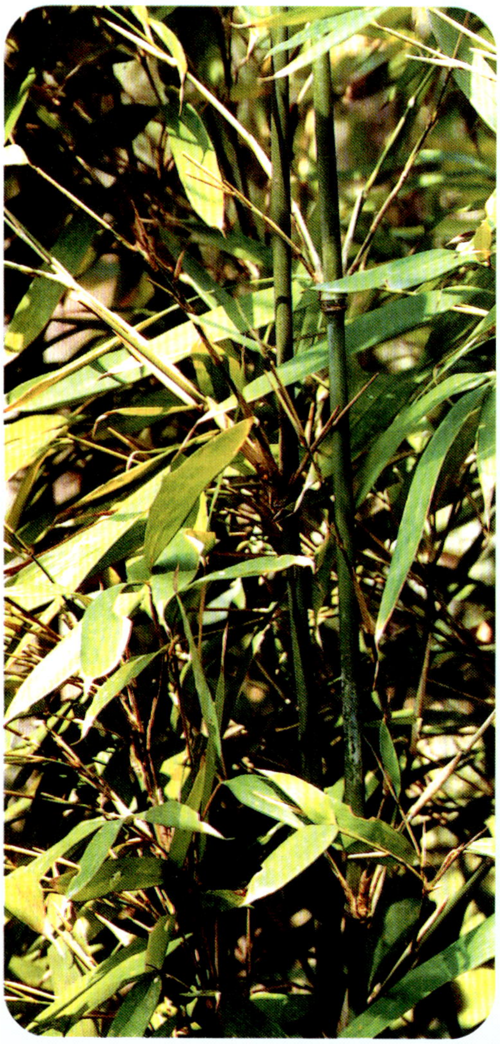

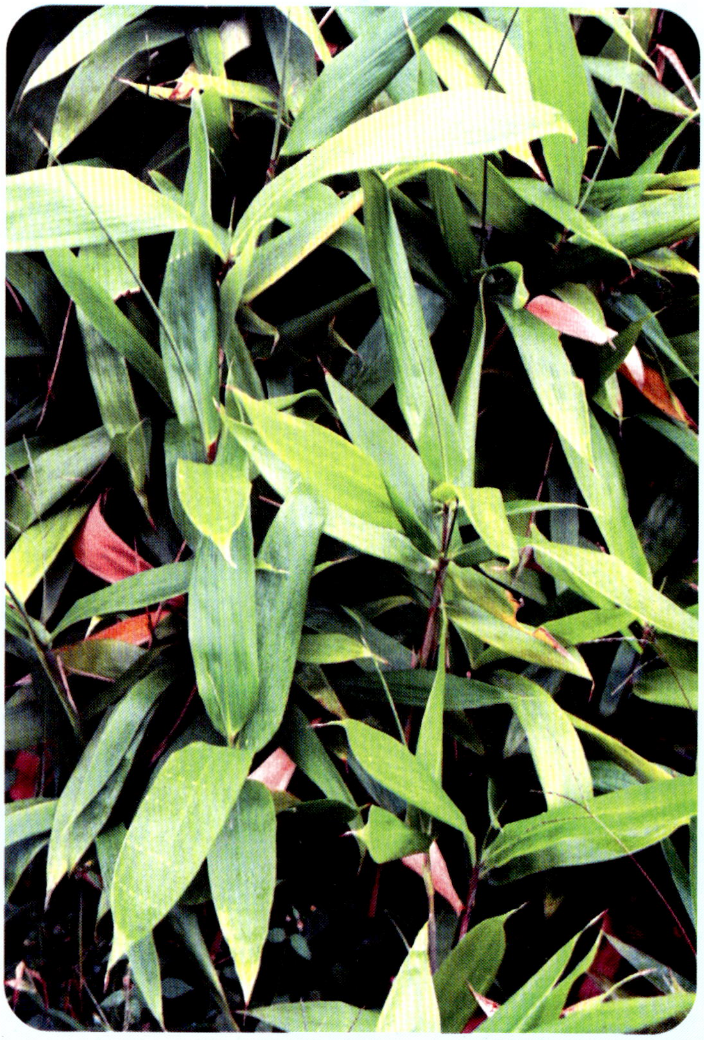

226. 苦楝皮　比豆（贵州松桃）

Kulianpi　　goit bid reab

[来源] 为楝科植物楝的果实和茎皮。

[原植物]楝 *Melia azedarach* L.

落叶乔木，高可达10m。叶2回单数羽状复叶，互生；小叶11～13，卵形至椭圆形，长3～7cm，宽2～4cm，边缘有钝锯齿，幼时被星状毛。圆锥花序，腋生；花紫色；花萼5裂，披针形；花瓣5，倒披针形；雄蕊10，花丝合成筒状。核果近球形，淡黄色，4～5室，每室有种子1枚。花期4～5月，果期10～11月。

生于路旁、坡脚，有的栽培在房前屋后。分布于我国秦岭以南各地区。

[化学成分] 楝树皮中含有川楝素（toosendanin），苦楝酮（kulinone），苦楝萜酮类酯（kulactone），苦楝萜醇内酯（kulolactone），苦楝萜酸甲酯（mthylkulonate），苦楝子三醇（melianotriol）等。

[药理] 具有驱虫作用，对呼吸中枢、神经肌肉传递功能、心乳头肌电和机械特性有影响，有抗肉毒中毒作用。

[药性] 味苦，性冷；有毒。入热经。

[功能与主治] 杀虫，疗癣。主治蛔虫病，钩虫病，蛲虫病，阴道滴虫病，疥疮，头癣等。

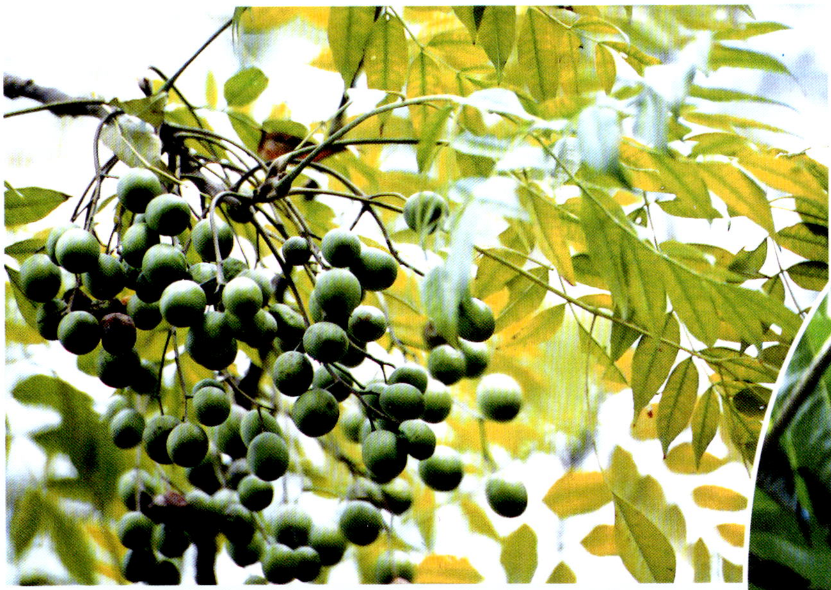

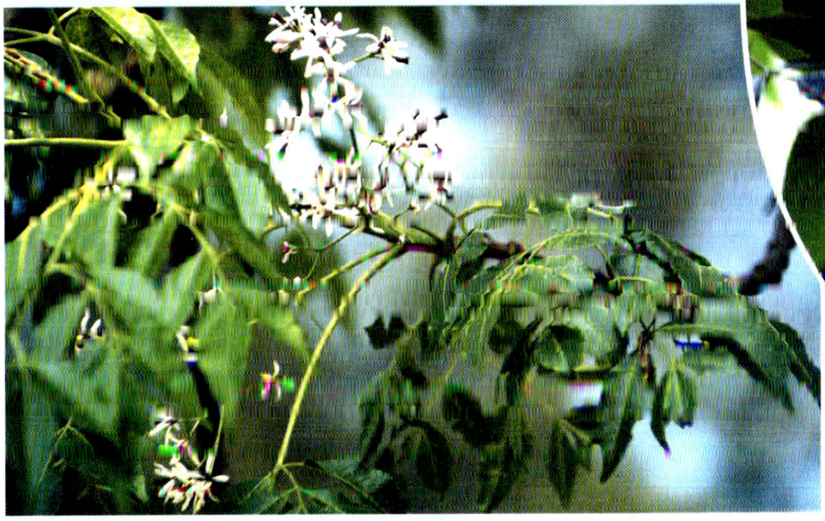

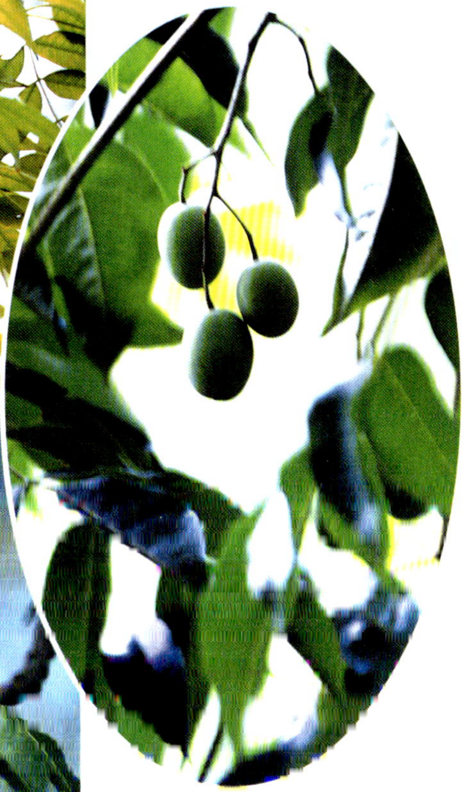

227. 苕叶细辛 蛬税苕（贵州松桃）

Shaoyexixin jongx reib shob

[来源] 为马兜铃科植物五岭细辛的全草。

[原植物] 五岭细辛 *Asarum wulingense* C. F. Liang

多年生草本植物。根状茎短，半肉质根，成簇而生。叶基生，3～5，长卵形，长6～12cm，宽4～8cm，顶端渐尖，基部耳形，叶面上有云斑，下面被柔毛。花单生，向下垂；花被肉质，紫色，花被管筒状，被毛，内面具多数纵行的脊状皱褶，喉部缢缩，花被裂片三角状卵形，近喉部有无数乳突状突起，排成环状；雄蕊12；花柱离生，柱头6，顶端叉状2裂。

生于灌丛下阴湿处。贵州、四川、重庆、湖南、广东及广西等地有分布。

[化学成分] 五岭细辛全草（干品）含挥发油0.8%。

[药性]味辣，性热；有小毒。入冷经。

[功能与主治] 发散风寒，化痰止咳，消肿止痛。主治风寒咳嗽，头痛，风湿痹痛，牙痛，痰饮咳喘，疮疡肿毒等。

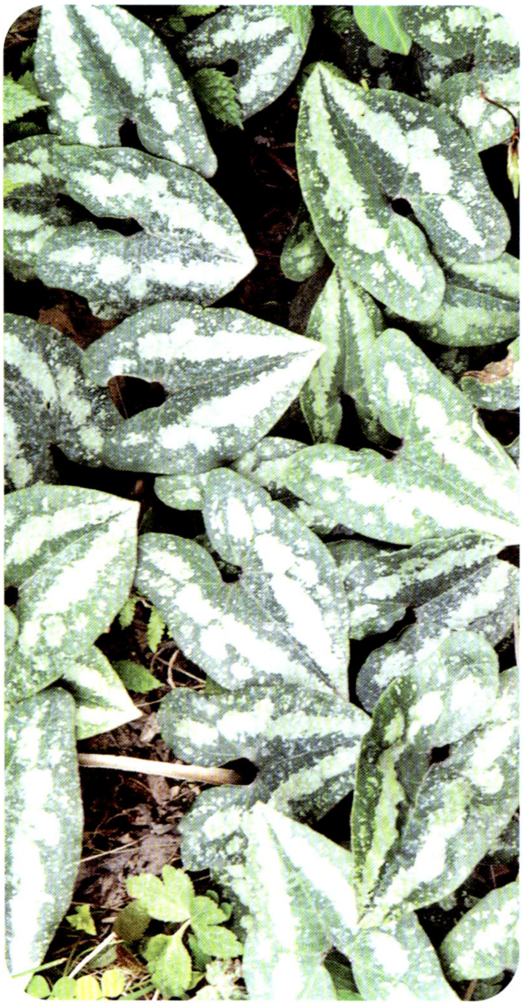

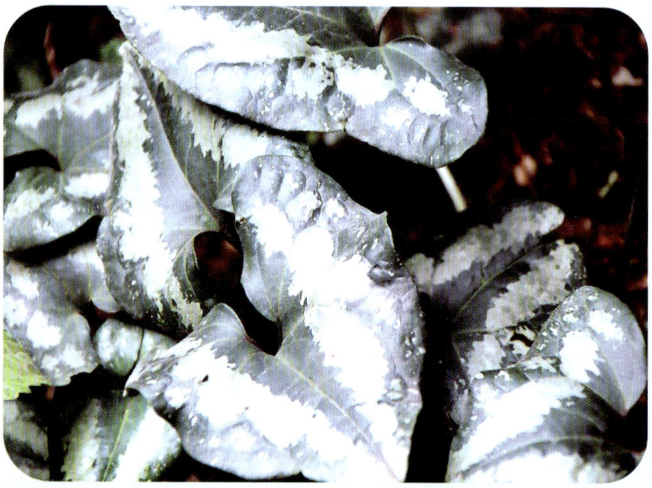

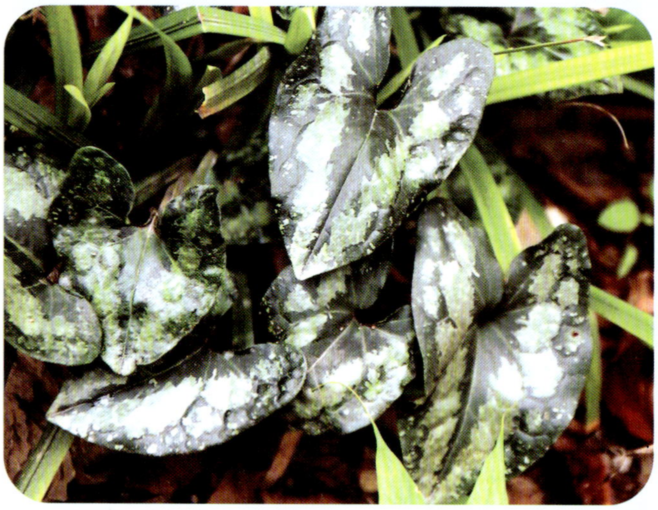

228. 松节　加捕夺益给（贵州黔东南）

Songjie　jab bod dol yif gheid

[来源] 为松科植物云南松枝干的结节。

[原植物] 云南松 *Pinus yunnanensis* Franch.

乔木，高可达30m，胸径可达1m。树皮灰褐色，不规则鳞片状深裂，易脱落。一年生枝粗壮，红褐色，二三年生小枝上苞片状鳞叶易脱落，露出褐色内皮；冬芽圆锥形，先端散开，有白色丝状毛。针叶3针一束，稀2针一束，长10～30cm，直径约1.2mm，柔软，稍下垂，横切面扇形三角形，树脂道4～5个，中生与边生并存，叶鞘宿存。球果圆锥状卵形，成熟时栗褐色或黄褐色；鳞盾肥厚隆起，有横脊；鳞脐微凹或微隆起，有短刺。种子近卵圆状倒卵形。花期4～5月，果期10～11月。

生于1 000～2 800m的山地林中。分布于我国西南地区及广西等地。

[化学成分] 松节主要含纤维素、木质素（lingnin），同时含有少量的挥发油（松节油）和树脂。挥发油只含α－和β－蒎烯（pinene）90%以上，另有少量的樟烯（cam－phene）和二戊烯（dipentene）等，还含有油脂。

[药理] 松节有一定的镇痛抗炎作用。

[药性] 味苦，性热。入冷经。

[功能与主治] 祛风燥湿，舒经活络，活血止痛。主治关节疼痛，筋骨挛急，脚痹痿软，跌打瘀痛等。

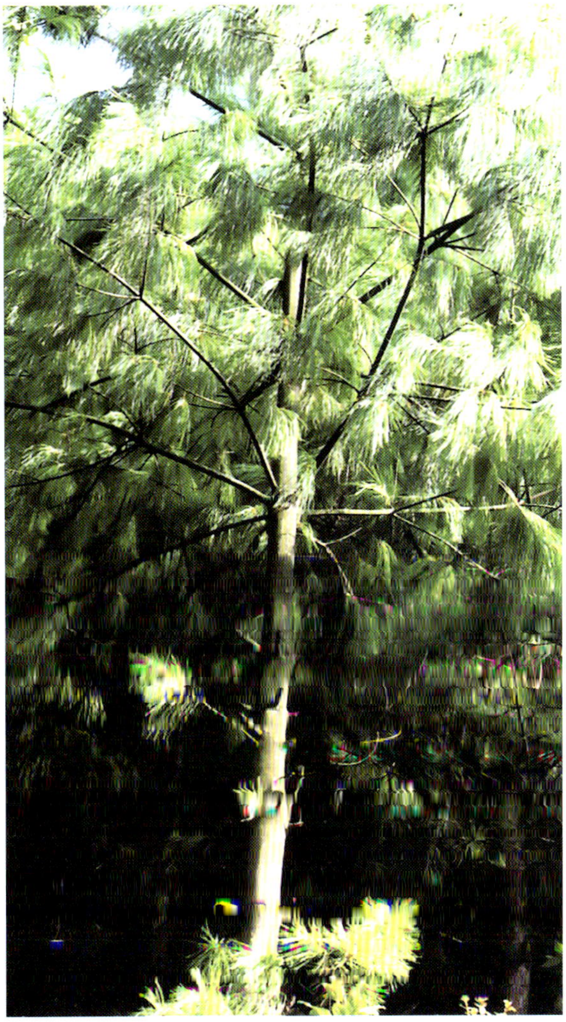

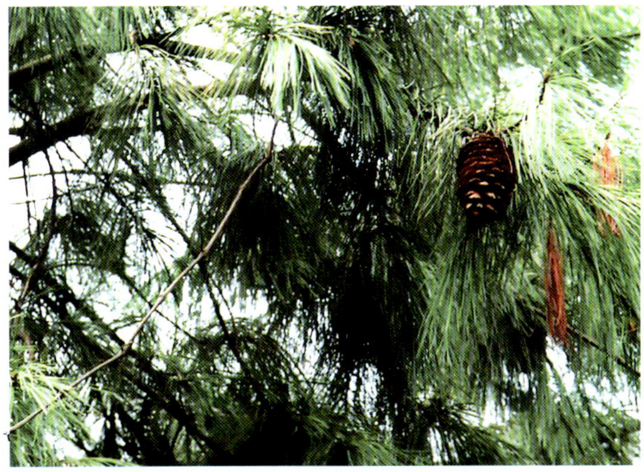

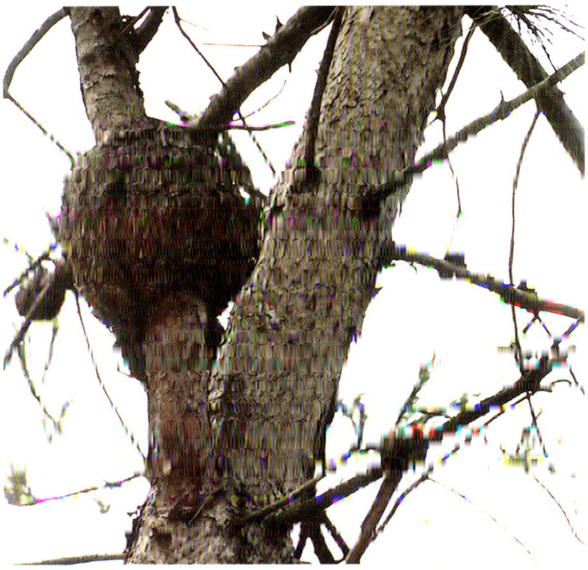

229. 松萝　各社被（湖南湘西）

Songluo　ghaob ndut bib

[来源] 为松萝科植物环裂松萝的地衣体。

[原植物] 环裂松萝 *Usnea diffracta* Vain.

枝状地衣体枝状，悬垂型，长15～50cm。丝状地衣体丝状，悬迹着生于树干或岩壁上，全体淡灰绿色至淡黄绿色。枝体基部直径约3mm，主枝粗3～4mm，次生分支整齐或不整齐多回二叉分支，枝圆柱形，少数末端梢扁平或有棱角，枝干具明显环状裂隙，如脊椎状。

分布于西南、华东、东北、华南、中南等地区。

[化学成分] 环裂松萝的地衣丝状体含巴尔地衣酸（bar-batic acid），松萝酸（usnic acid ），地弗地衣酸（diffractaicacid）。

[药理] 有抗菌作用、解毒作用、抗炎作用，能提高机体免疫功能。

[药性] 味苦、微甜、微辛，性冷。入热经。

[功能与主治] 祛痰止咳，清热解毒，除湿通络，止血调经，驱虫。主治痰热温疟，咳喘，肺痨，头痛，目赤云翳，痈肿疮毒，瘰疬，乳痈，烫火伤，毒蛇咬伤，风湿痹痛，跌打损伤，骨折，外伤出血，吐血，便血，崩漏，月经不调，白带，蛔虫病，血吸虫病等。

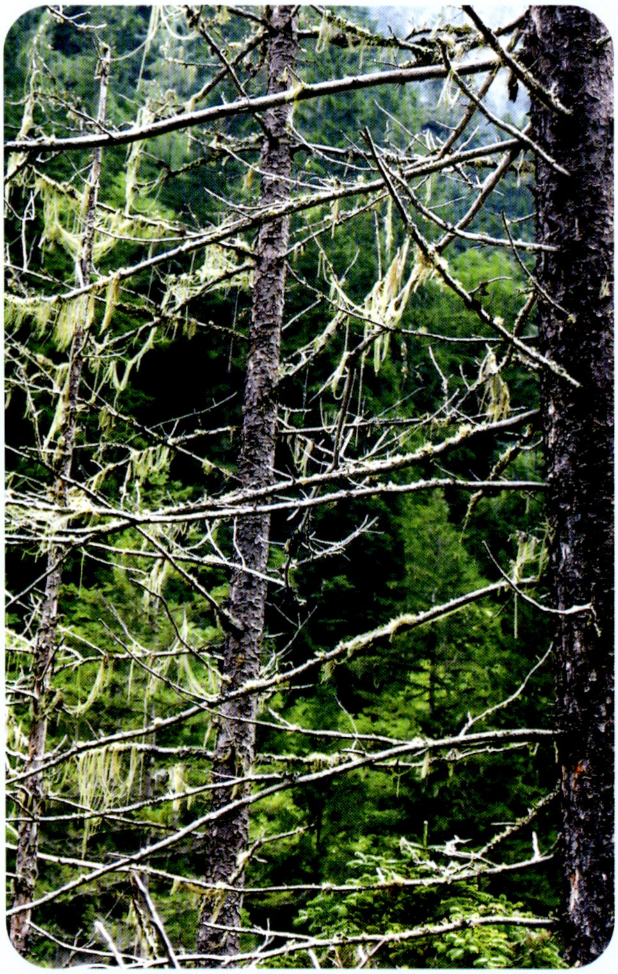

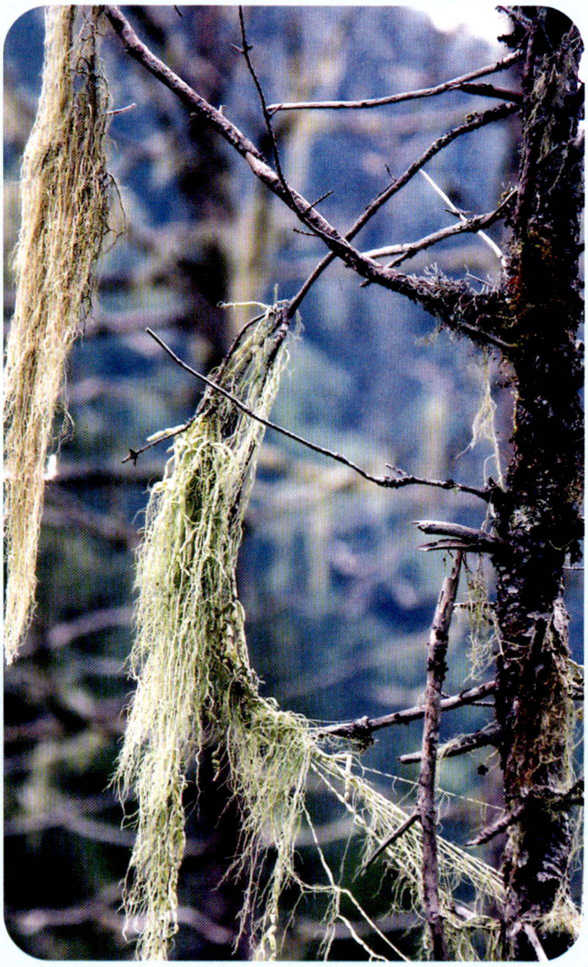

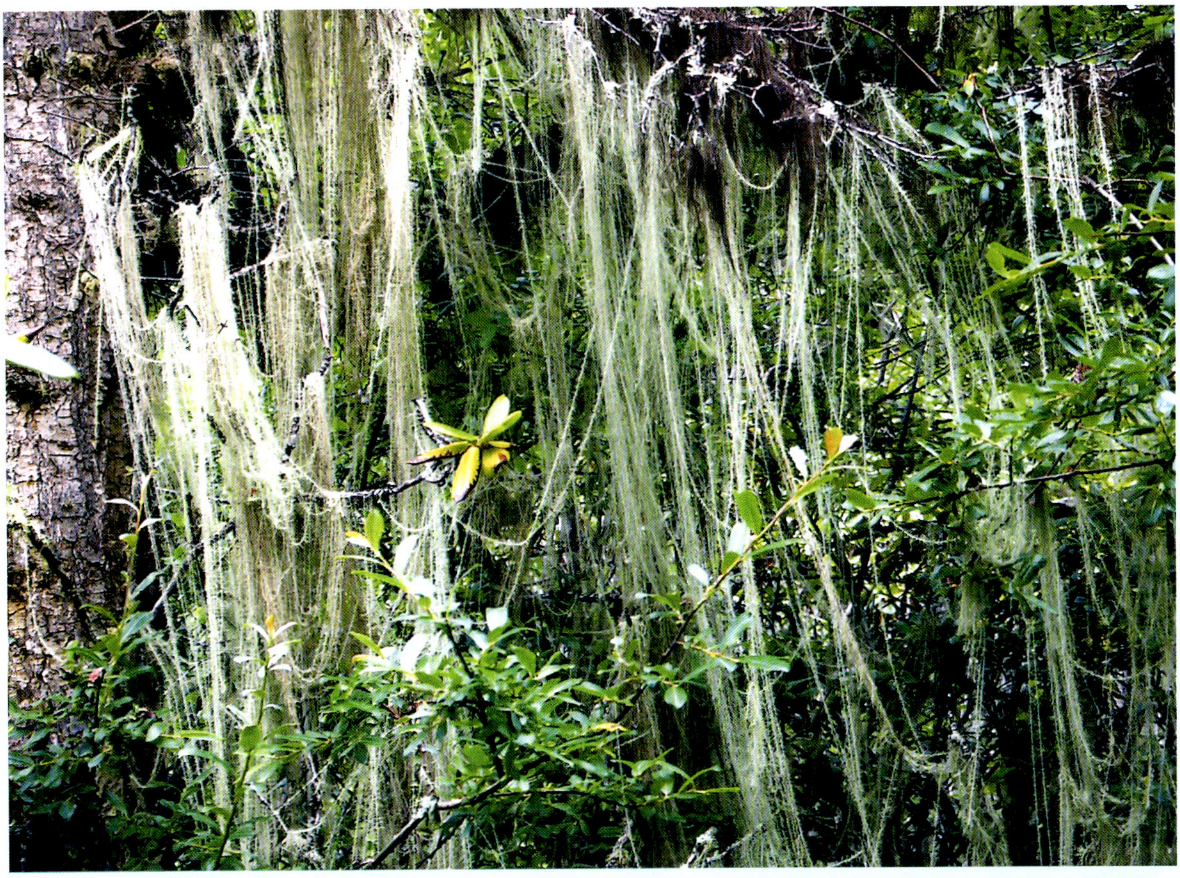

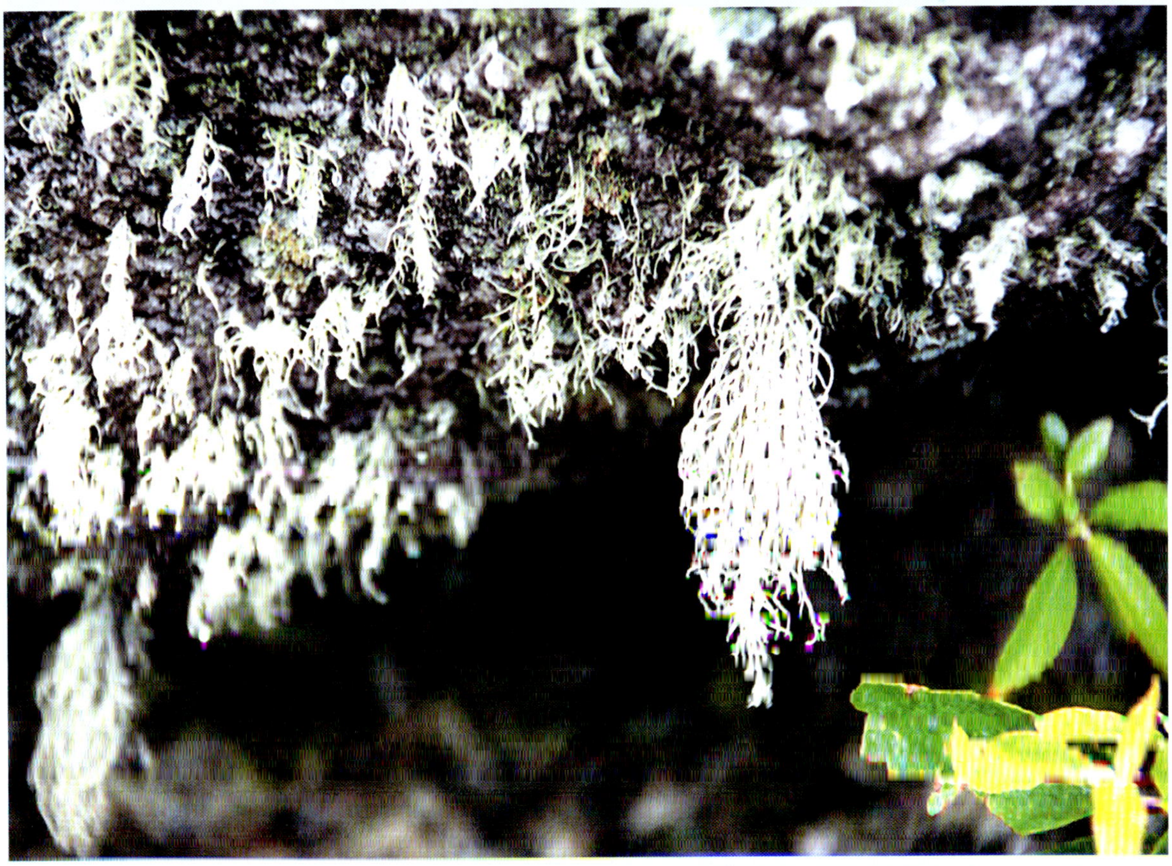

230. 松笔头 都秀盲（贵州黔东南）

Songbitou　　det xud mongl

[来源] 为松科植物云南松和马尾松的嫩枝尖端。

[原植物] 1. 云南松 *Pinus yunnanensis* Franch.

形态特征见228条云南松项下。

生于1 000～2 800m的山地林中。贵州、云南、广西等地有分布。

2. 马尾松 Pinus massoniana Lamb.

与云南松的主要区别在于一年生枝淡黄褐色；针叶2针一束。

生于海拔1 300m以下山地。长江流域各地有分布。

[药性] 味苦、微涩，性微冷。入热经。

[功能与主治] 祛风除湿，活血止痛，清热解毒。主治风湿痹痛，跌扑损伤，小便淋痛，乳痈等。

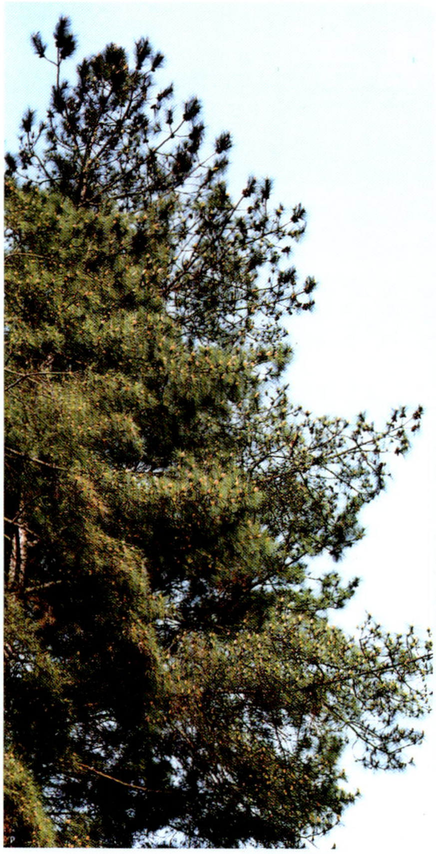

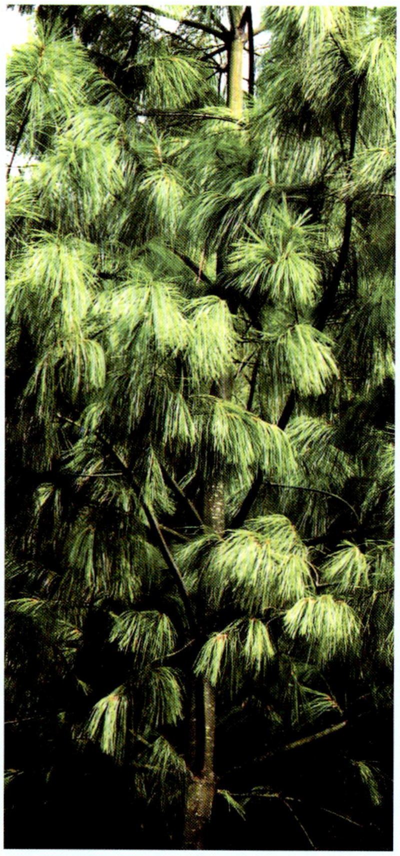

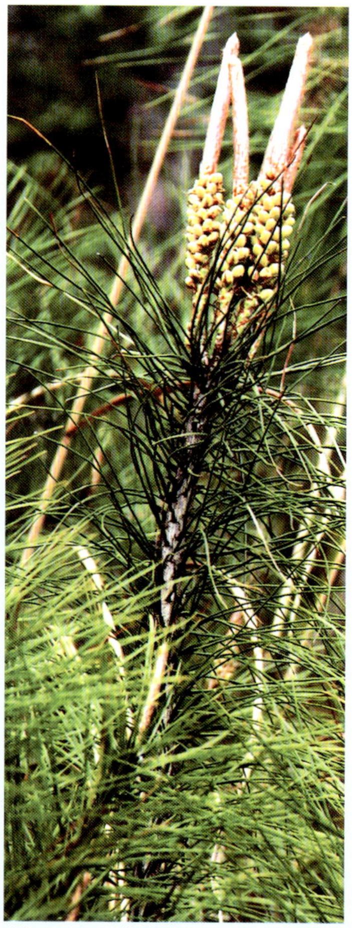

231. 构树　绞寡（贵州松桃）

Goushu　giot guat

[来源] 为桑科植物构树的果实。

[原植物] 构树 *Broussonetia papyrifera*（L.）L'Her.ex Vent.

落叶乔木，高可达20m。茎、叶具白色液体，嫩枝被柔毛。叶互生；叶片卵形，长8～18cm，宽6～12cm，不分裂或3～5深裂，先端尖，基部圆形或心形，有时不对称，边缘锯齿状，上面暗绿色，具粗糙伏毛，下面灰绿色，密生柔毛；叶柄长3～10cm，具长柔毛；托叶膜质，早落。花单性，雌雄异株；雄花为腋生肉荑花序，下垂，长5cm，萼4裂；雄蕊4；雌花为球形假头状花序，有多数棒状苞片，先端圆锥形，有毛，雌蕊散生于苞片间，花柱细长，丝状，紫色，为花萼所包被。聚花果肉质，球形，橙红色。花期5月。果期9月。

生于山坡林缘或村寨道旁。分布于华东、华南、西南地区及河北、山西、陕西等地。

[化学成分] 果实含皂苷（0.51%），维生素B及油脂。种子含油31.7%，油中含非皂化物2.67%，饱和脂肪酸9.0%，油酸15.0%，亚油酸76.0%。

[药性] 味甘，性冷。入热经。

[功能与主治] 清肝明目，滋肾益阴，催乳，健脾利水。主治目昏，目翳，肾虚腰膝酸软，阳痿，水肿，尿少，产后乳少。

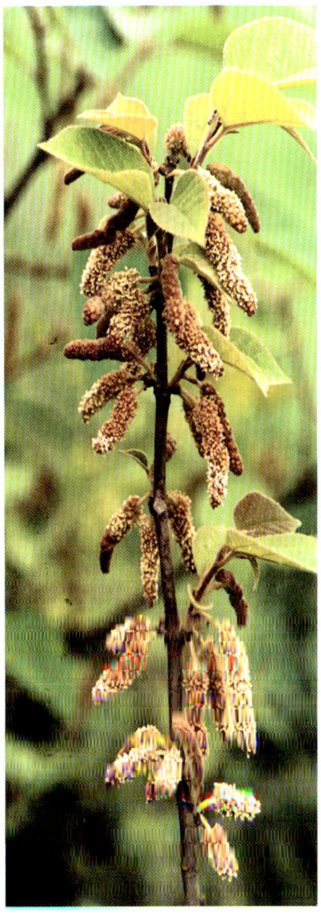

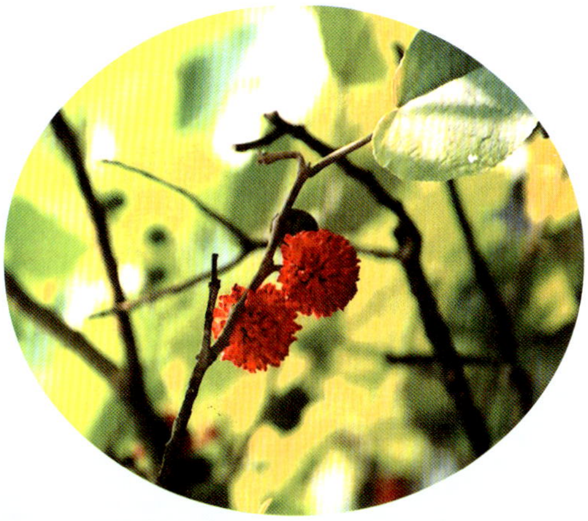

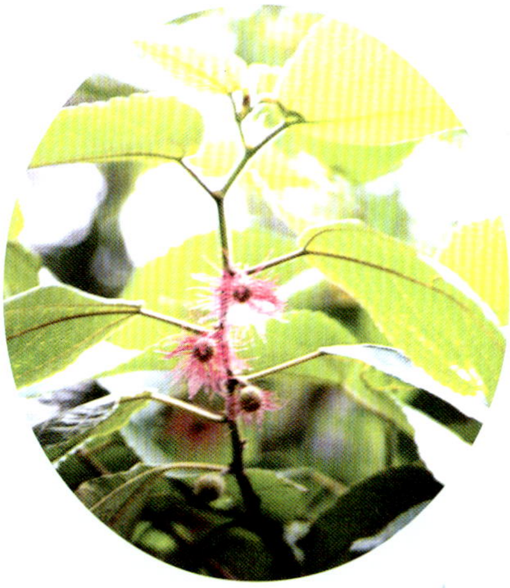

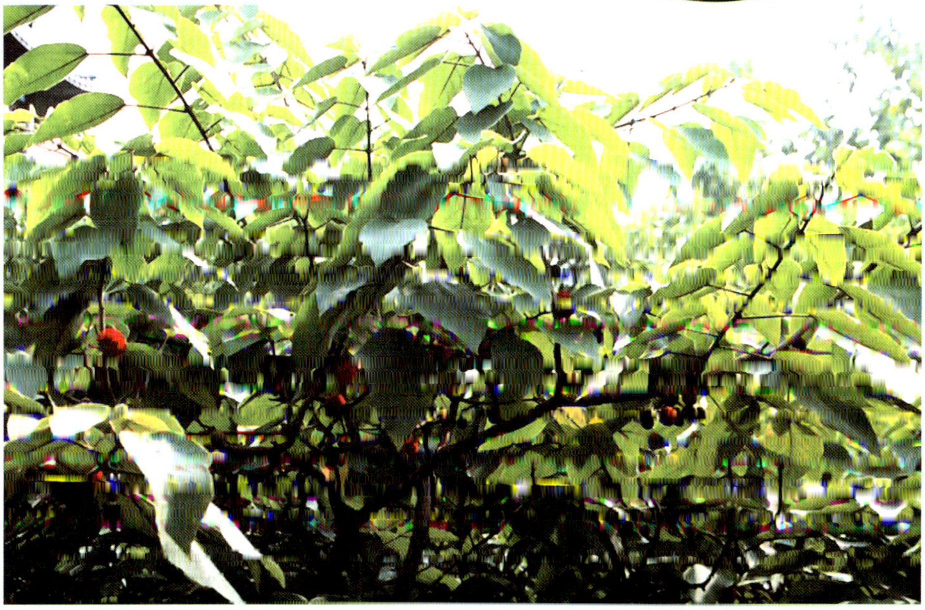

232. 枫香果　都明（贵州松桃）

Fengxiangguo　ndut minx

[来源] 金缕梅科植物枫香的叶或果实。

[原植物] 枫香树 *Liquidambar formosana* Hance

落叶乔木，高可达40m。树皮灰白色。叶互生，心形，3裂，幼时为掌状5裂，长6～12cm，裂片三角形，基部楔形，边缘有锯齿。花单性，雌雄同株，无花被，雄花为总状花序，黄绿色，雄蕊密生成球状；雌花成圆球形的头状花序。见少数退化雄蕊。子房四周有许多钻形小苞片围绕。花柱2，柱头弯曲。复果球形，表面刺状。花期3～4月，果期9～10月。

生于山坡、村寨边、路旁。全国大部分地区有分布。

[药性] 味辛、香，性热。入冷经、半边经。

[功能与主治] 祛风除湿，行气活血。主治少乳，体虚，风湿麻木等。

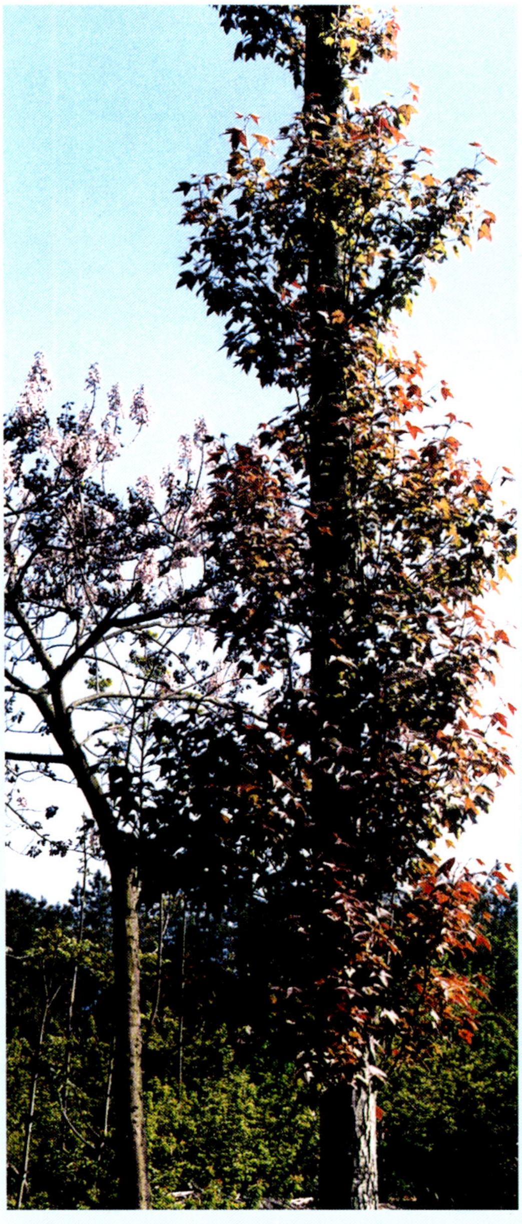

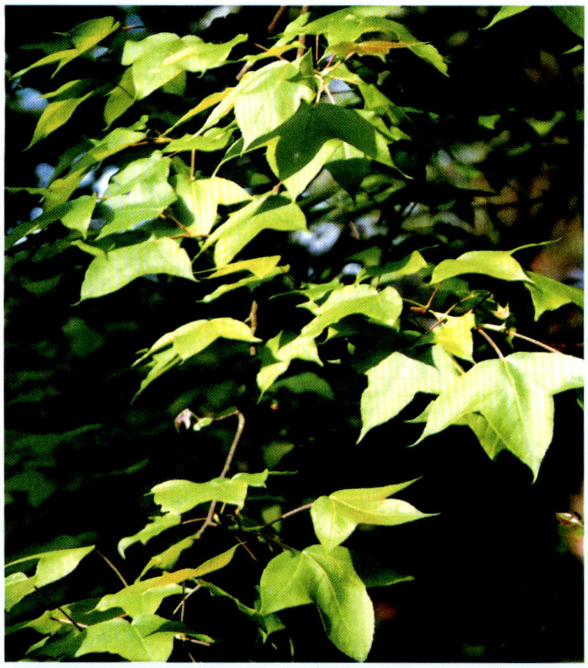

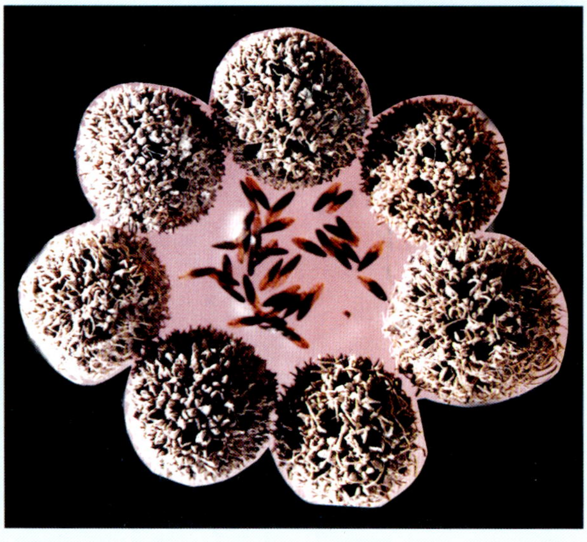

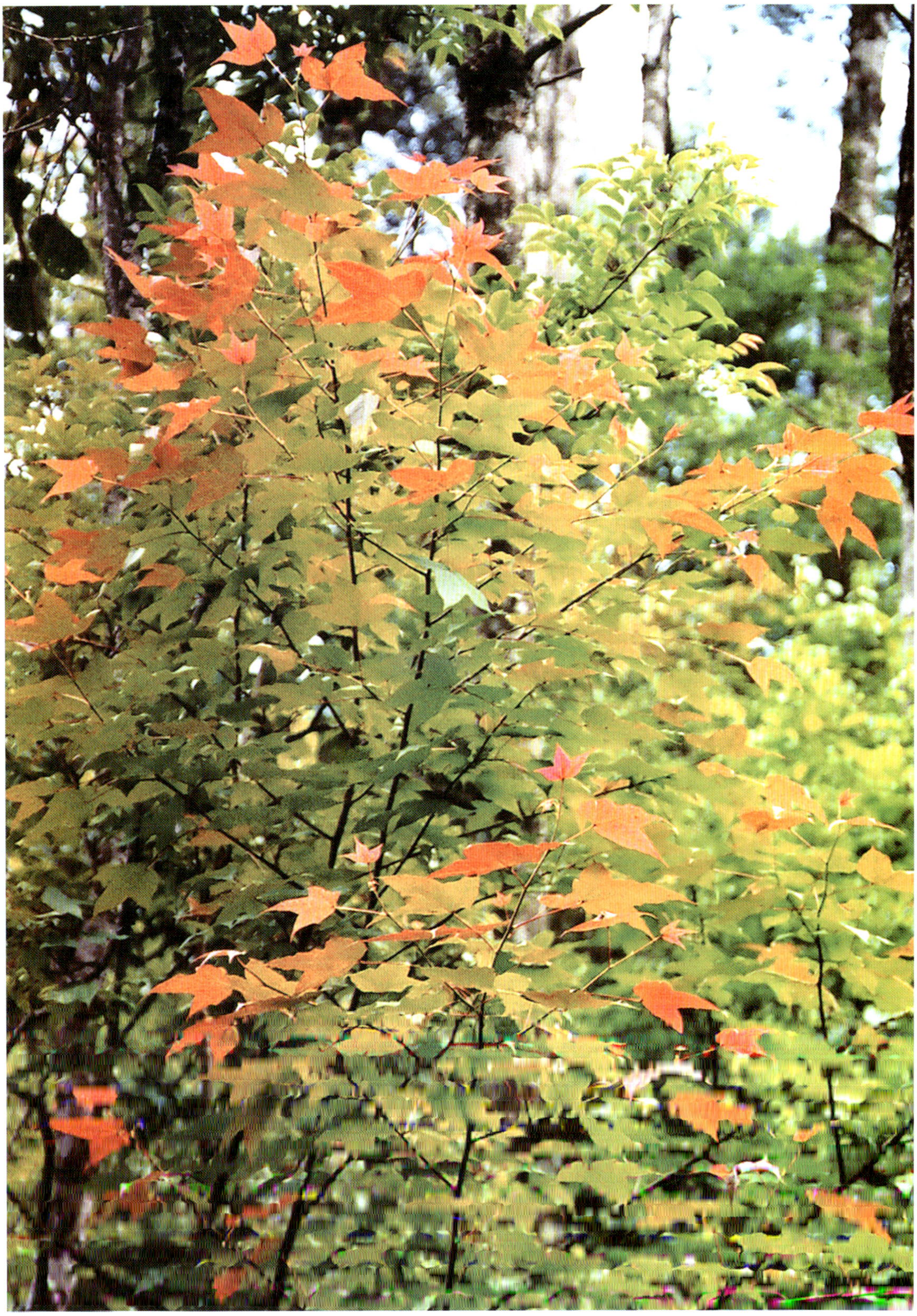

233. 板栗花　榜真育（贵州黔东南）

Banlihua　bangx zend yel

[来源] 为壳斗科植物板栗的花或花序。

[原植物] 板栗 *Castanea mollissima* Bl.

落叶乔木，高可达20m。幼枝被灰褐色绒毛，无顶芽。单叶互生，长圆状披针形，长12～15cm，宽5～7cm，先端尖尾状，基部楔形，不对称，边缘具疏锯齿，齿端为内弯的刺毛状.花单性，雌雄同株。雄花序穗状，生于新枝下部的叶腋，淡黄褐色，雄蕊8～10；雌花无梗，生于雄花下部，外有壳斗状总苞；总包球形，外生尖锐被毛的刺，内藏坚果2～3，成熟裂为4瓣，坚果深褐色。

生于山地林中。广布于我国南北大部分地区。

[药性] 味苦、涩，性微冷。入热经。

[功能与主治] 清热燥湿，止血，散结。主治泄泻，痢疾，带下，便血，瘰疬，瘿瘤等。

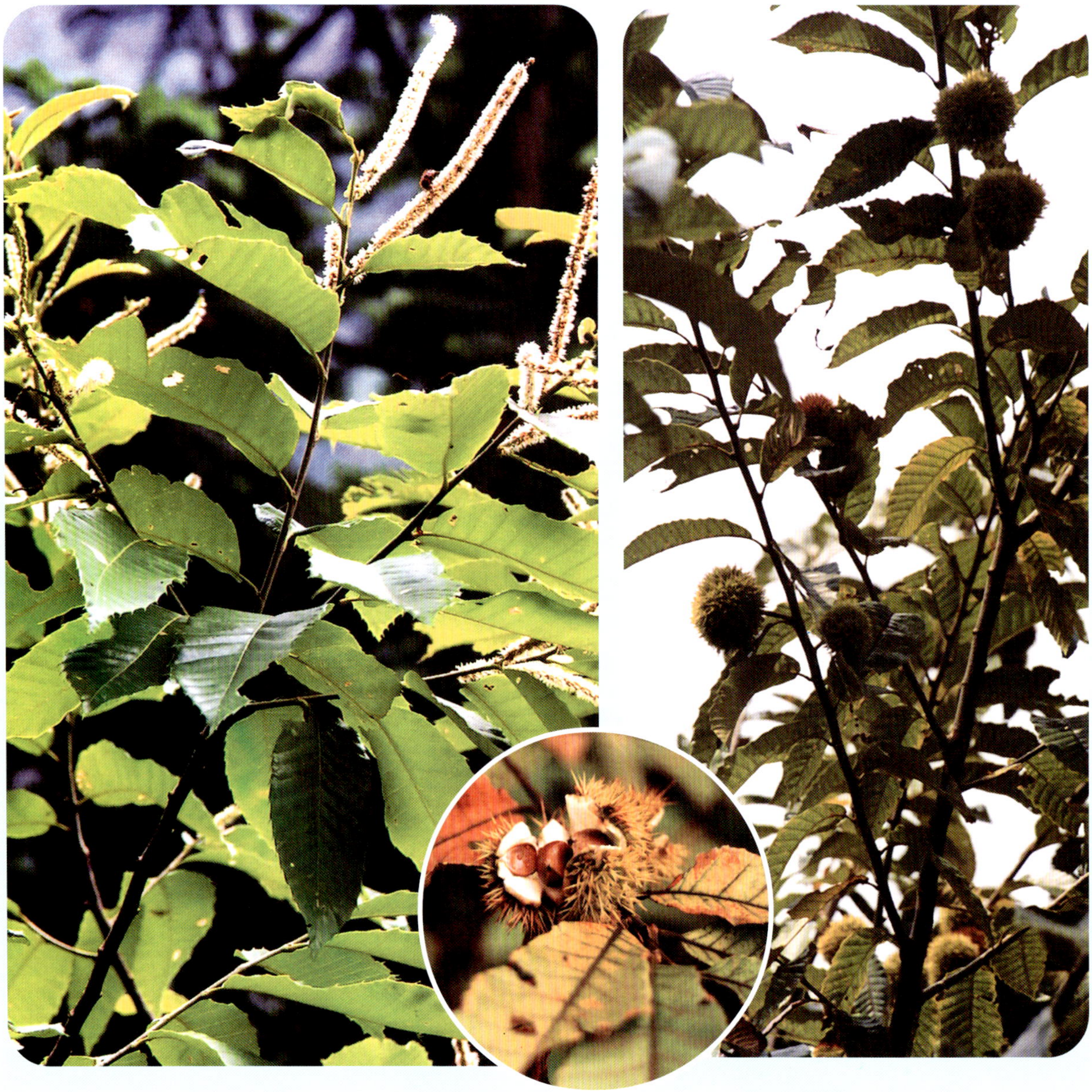

234. 枇杷树根　龚枇杷（贵州松桃）

Pipashugen　jongx bix bax

[来源] 为蔷薇科植物枇杷的根。

[原植物] 枇杷 *Eriobotrya japonica* (Thunb.) Lindl.

常绿小乔木，高可达8m。小枝粗壮，被锈色绒毛。单叶互生；叶片椭圆形至倒卵状披针形，长15～30cm，宽8～10cm，先端短尖，基部楔形，边缘有疏锯齿，上面有光泽，下面密被锈色绒毛，几无柄；托叶2枚，三角形，大而硬。花数十朵聚合为顶生圆锥花序，密被绒毛；花白色；花瓣5，倒卵形；雄蕊20～25；子房5室，每室有胚珠2枚，花柱5，分离。梨果球形或矩圆形，黄色或橘黄色。

常栽种于村边、坡地，庭院。湖南、湖北、贵州、四川、重庆云南等地均有分布。

[药性] 味苦，性偏冷。入热经。

[功能与主治] 清肺止咳，下乳，祛风湿。主治虚劳咳嗽，乳汁不通，风湿痹痛等。

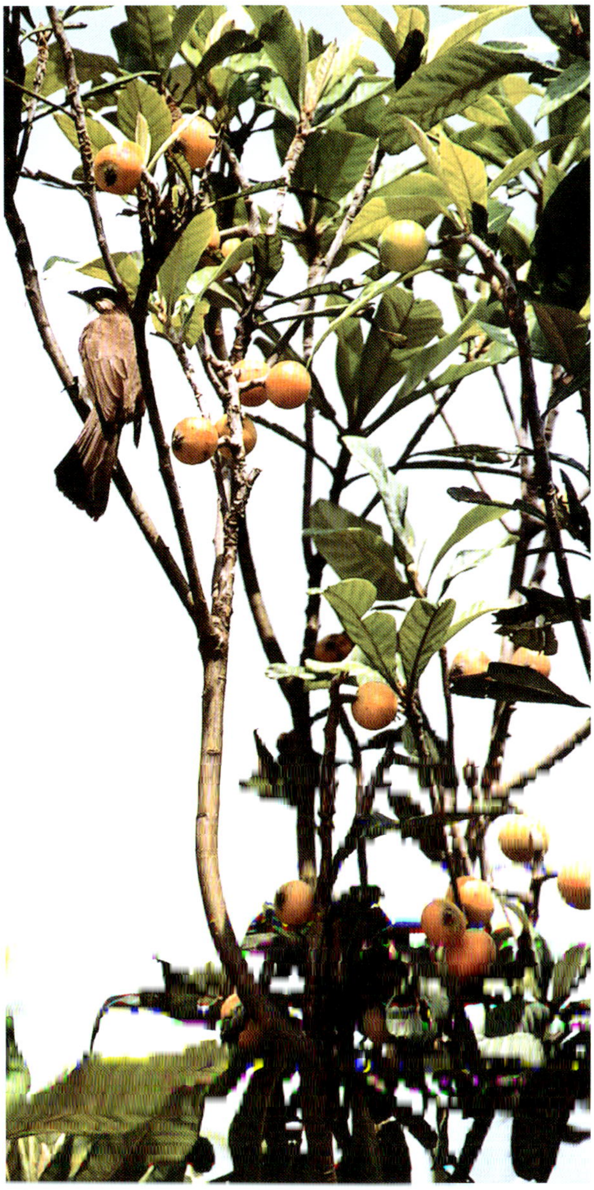

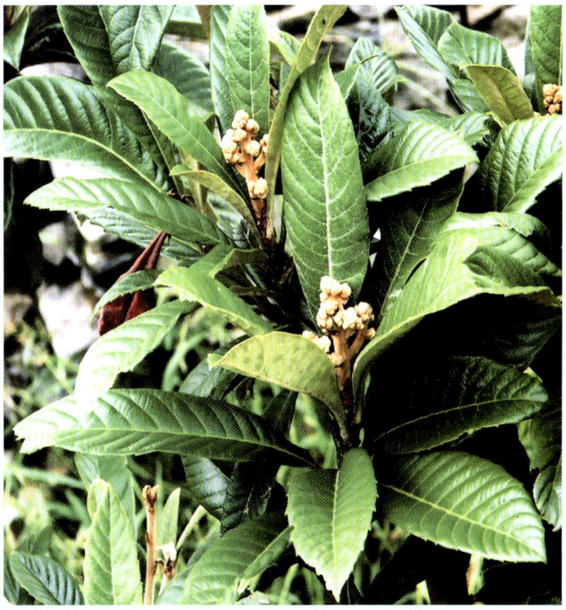

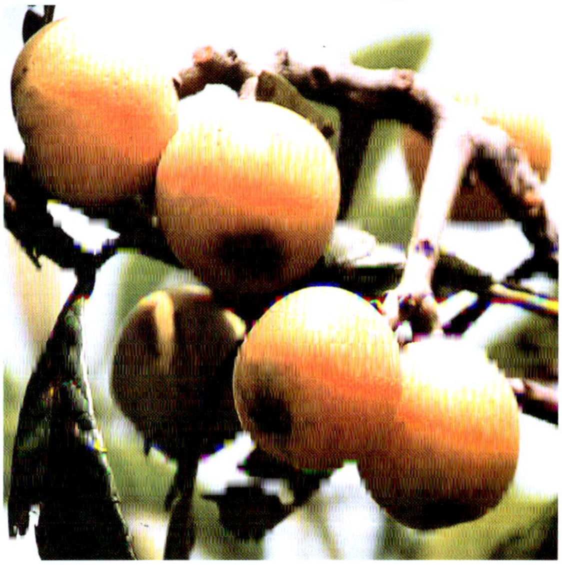

235. 拐枣　比看枯（贵州松桃）

Guaizao　bid nkeb nkul

[来源] 为鼠李科植物枳椇的果实、种子或根。

[原植物] 枳椇*Hovenia acerba* Lindl.

落叶乔木，高达10m。小枝红褐色。叶互生，广卵形，长8～15cm，宽6～10cm，先端尖或长尖，基部圆形或心形，边缘具锯齿。两面均无毛，或下面沿主脉或侧脉有细毛，基出3主脉，淡红色；叶柄具锈色细毛。聚伞花序腋生或顶生；花杂性，绿色，花梗长；萼片5，近卵状三角形；花瓣5，倒卵形，先端平截，中微凹，两侧卷起；雄蕊5；雌蕊1，果实为圆形或广椭圆形，灰褐色；果柄肉质肥大，红褐色，无毛，成熟后味甘可食。种子扁圆，红褐色。野生或栽培。

生于山坡林缘或疏林中。我国华北、华东、中南、华南地区及四川、重庆、云南、贵州等地有分布。

[化学成分] 含大量葡萄糖（glucose）和苹果酸钾（potassiummalate）。

[药理] 具有中枢抑制作用，降压作用以及抗脂质过氧化作用。

[药性] 味酸、甜、涩，性微热。入冷经、半边经。

[功能与主治] 解酒毒，止渴除烦，止呕，利大小便，疏经络。主治酒毒，烦渴，呕吐，二便不利，脚转筋，风湿麻木等。

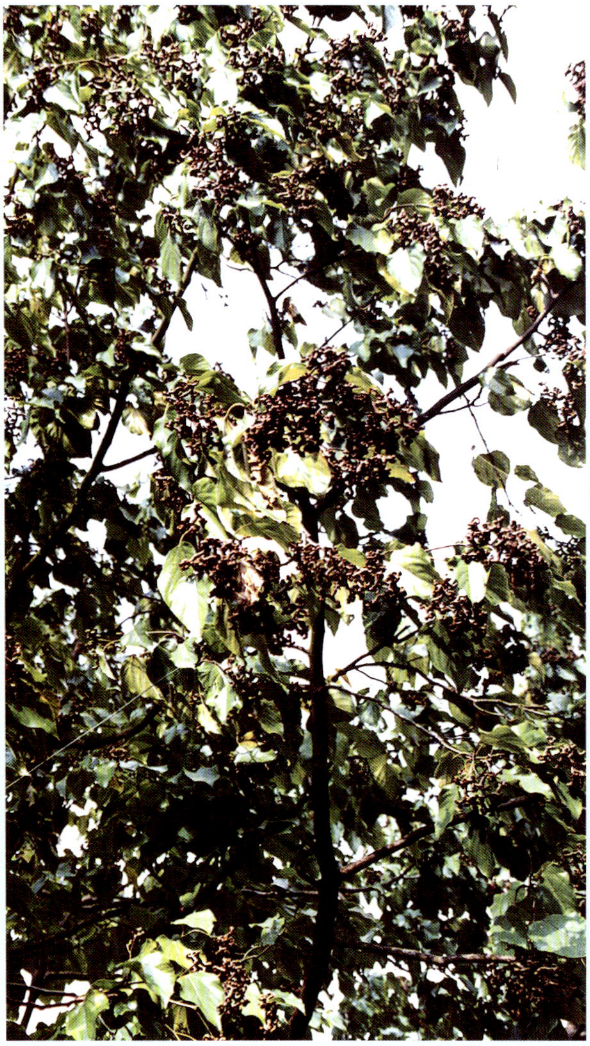

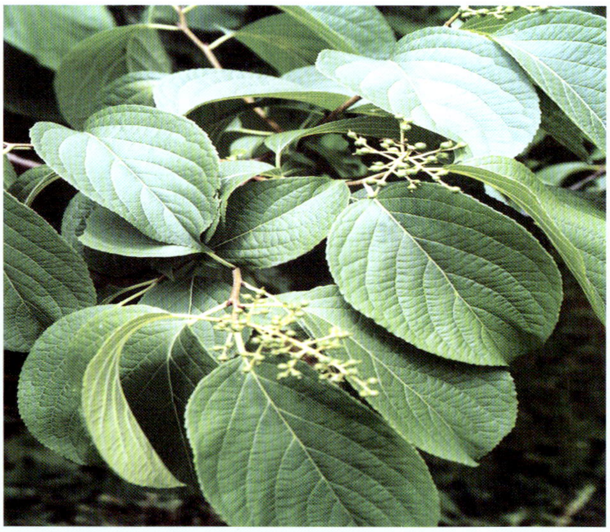

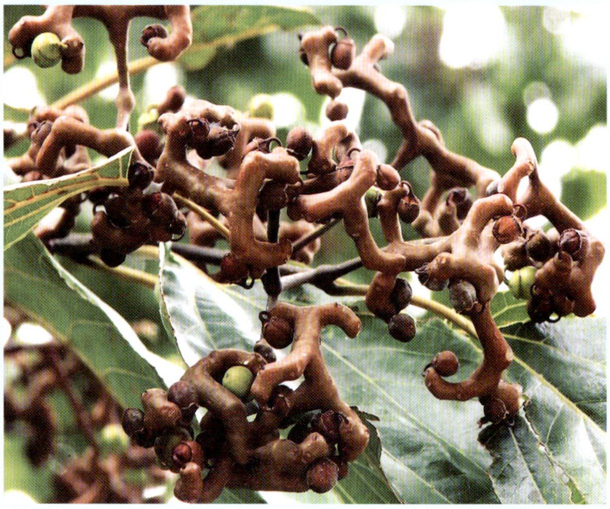

236. 抱石莲　弯妈烟（贵州黔南）

Baoshilian　　uab makvieeb

[来源] 为水龙骨科植物伏石蕨的全草。

[原植物] 伏石蕨 *Lemmaphyllum microphyllum* Presl

多年生附生草本植物，高约5cm。根状茎纤细，匍匐，淡绿色，疏生棕色鳞片，鳞片顶端钻形，下部近圆形呈星芒状。叶远生，二型，肉质，不育叶短小；能育叶有短柄或无柄。孢子囊群生主脉两侧，通常分离，幼时有盾状隔丝覆盖。生长于阴湿树干或岩石上。长江流域各地有分布。

[化学成分] 抱石莲全草含三萜化合物：α－芒柄花二烯（α-onoceradiene），β－芒柄花二烯（β-onoceradiene），7，14-芒柄花二烯（onocera-7，14-diene），7，13-芒柄花二烯（onocera-7，13-diene）等分。

[药性] 味涩，性热。入冷经。

[功能与主治] 清肺止咳，凉血止血，清热解毒，消痞，祛风湿。主治肺热咳嗽，肺痈，咯血，吐血，便血，尿血，痞块，风湿疼痛等。

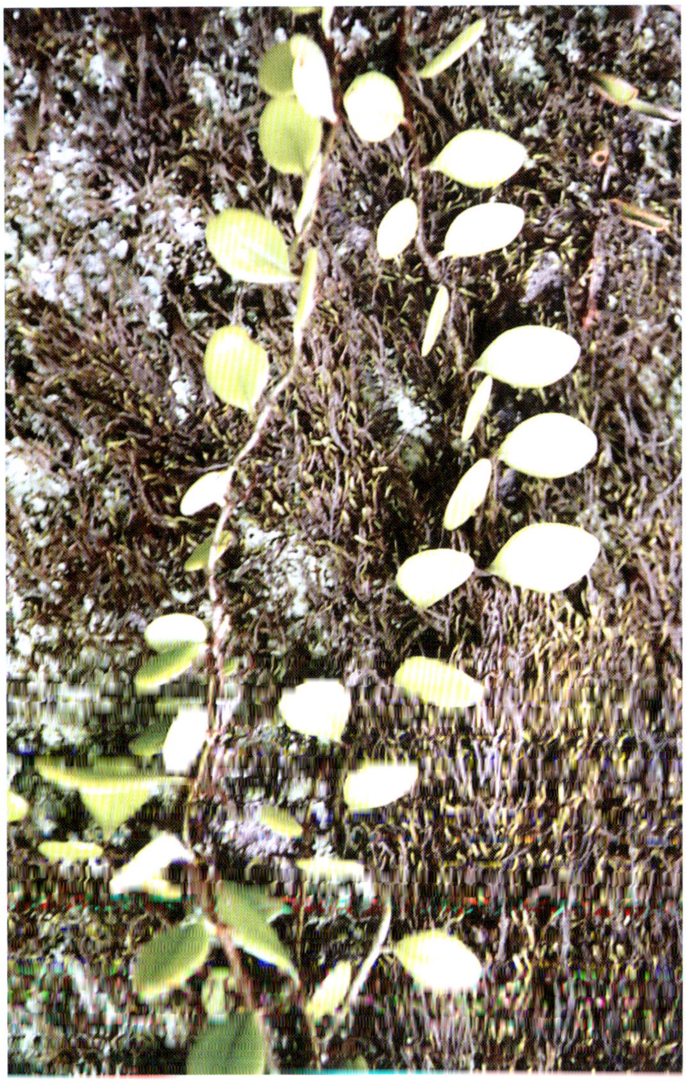

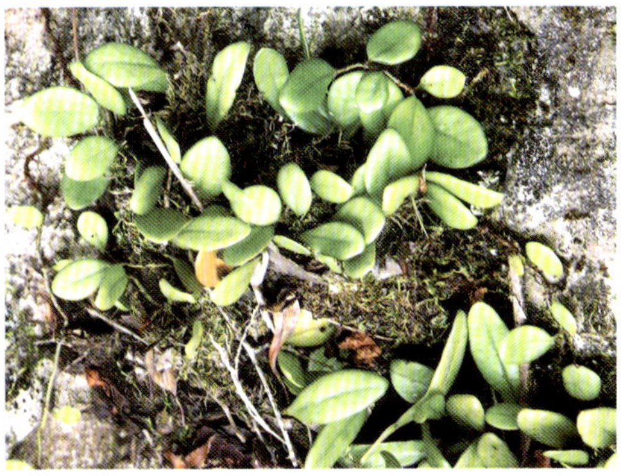

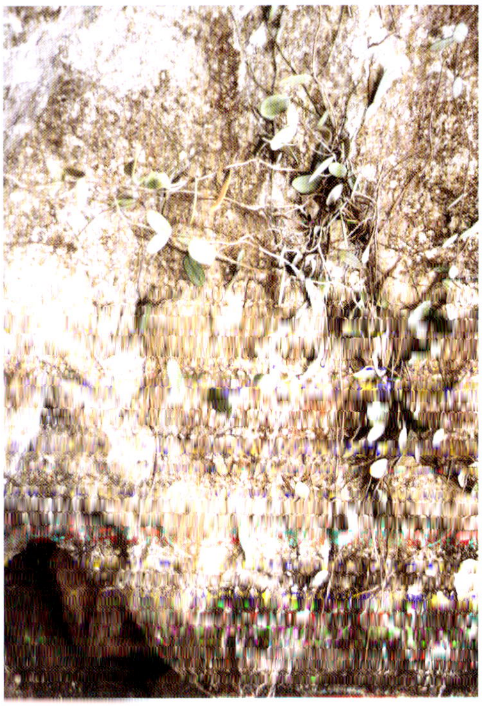

237. 虎杖　蛙龚龙（贵州黔南）

Huzhang　uab gongx liongl

[来源]为蓼科植物虎杖的根茎及根。

[原植物] 虎杖 *Polygonum. cuspidatum* Sieb.et Zucc.

多年生灌木状草本植物。高1～3m 。根状茎横卧地下，粗大，带木质、节明显，外皮棕色，断面黄红色。茎直立，丛生，中空，无毛，基部木质化，散生红色或紫红色斑点。叶互生；具短柄；托叶鞘膜质，褐色，早落；叶中宽卵形或卵状椭圆形，长6～12cm，宽5～9cm，先端短骤尖，基部圆形或楔形，全缘，无毛，花单性，雌雄异株，成腋生密集的圆锥花序；花梗细长；花被5深裂，白色或淡绿白色，2轮排列，外轮3片在果期增大，背部生翅；雄花的雄蕊8，子房上位，花柱3，分离，柱头扩展，呈鸡冠状。瘦果卵形三棱形，长3～4mm，黑褐色，光亮，包于宿存的翅状花被内，翅倒心状卵形，长6～10mm。花期6～8月，果期9～10月。

生于湿润而深厚的土壤，常见于山坡山麓及溪谷两岸的灌丛边，沟边草丛及田野路旁，常成片生长。分布于华东、中南、西南等地区。

[化学成分]　根及根茎含游离蒽醌及蒽醌苷，主要为大黄素(emodin)，大黄素甲醚(physcion)，大黄酚(chrysophanol)，蒽苷(anthraglycoside)A，蒽苷（anthyaglycoside）B，迷人醇 (fdllacinol)，6-羟基芦荟大黄素(citreorosein)，，原儿茶酸(protocatechuic acid)，右旋儿茶精(catechin)，2，5-二甲基-7-羟基色酮(2，5-dimethyl-7-hydroxychromone)，白藜芦醇及其苷等。

244 [药理] 具有降压作用，镇咳、平喘作用，抗氧化作用，抗菌、抗病毒作用，抗肿瘤作用，升高白细胞及血小板作用，镇静作用和止血、抗炎作用，对脂肪肝有保护作用。

[药性] 味苦，性微冷。入热经。

[功能与主治] 活血散瘀，祛风通络，清热利湿，解毒。主治妇女经闭，痛经，产后恶露不下，跌打损伤，风湿痹痛，湿热黄疸，淋浊带下，疮疡肿毒，毒蛇咬伤，水火烫伤等。

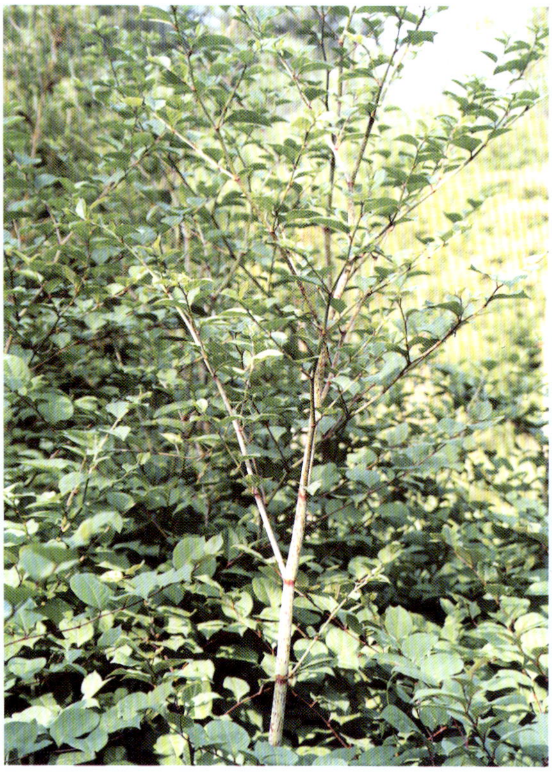

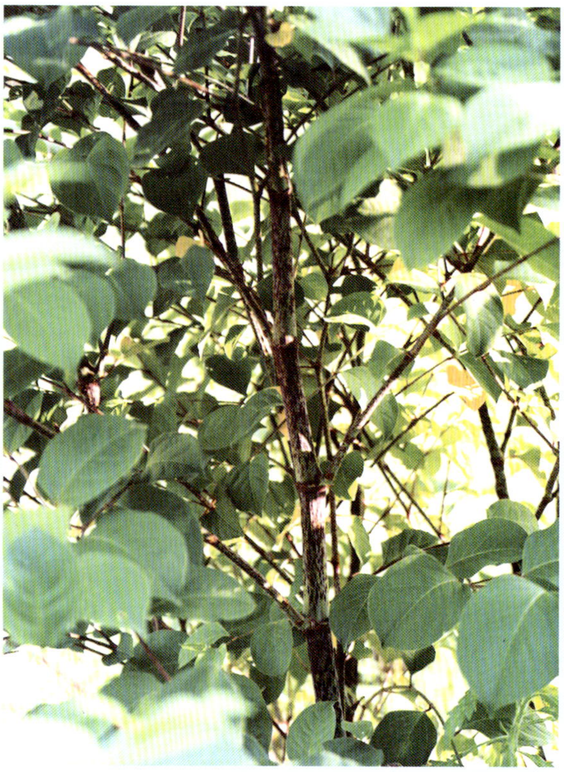

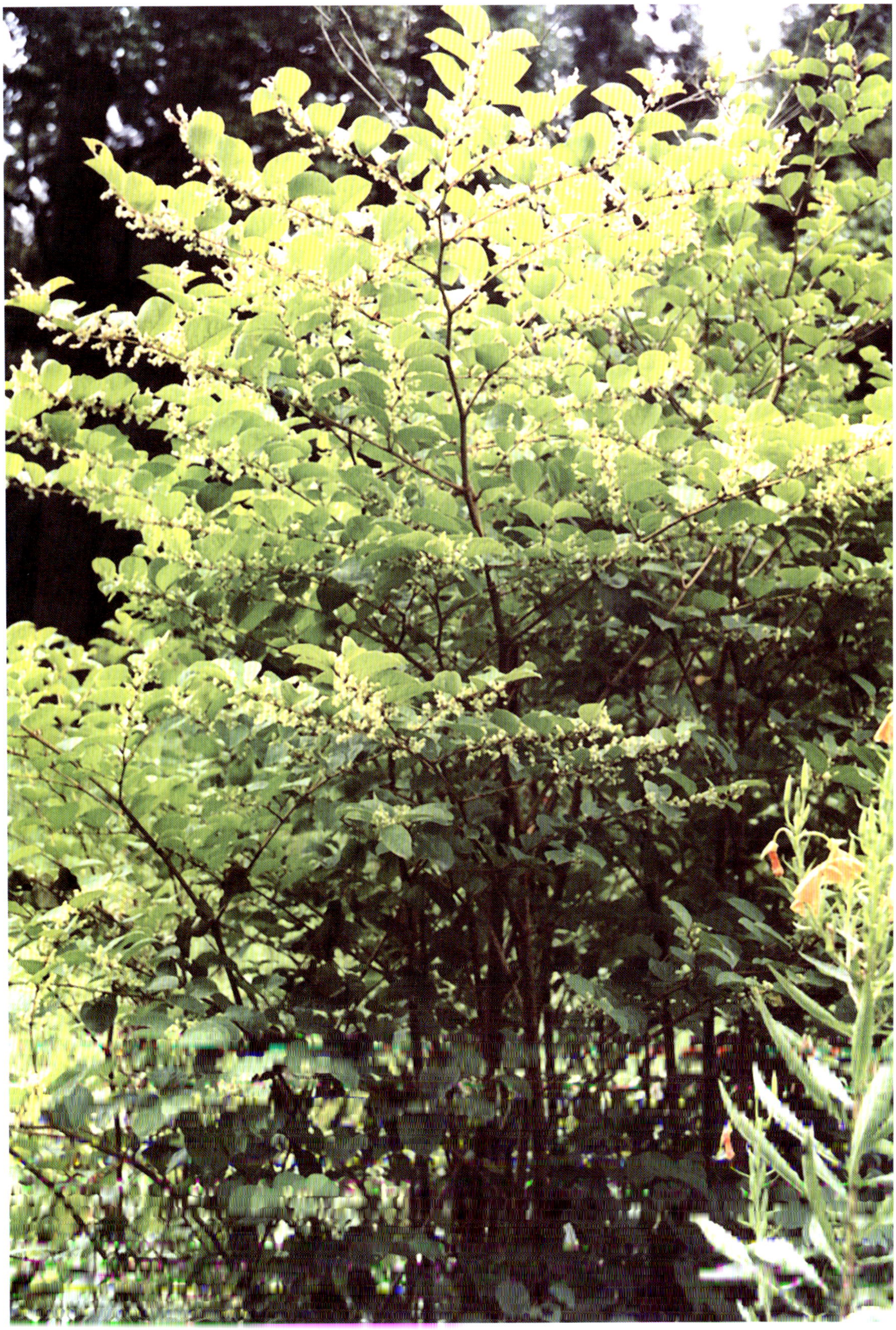

238. 虎耳草　窝比省(贵州黔东南)

Huercao　vob bix seix

[来源] 为虎耳草科植物虎耳草的全草。

[原植物] 虎耳草 *Saxifraga stolonifera* Meerb.

多年生常绿草本植物。高可达45cm，匍匐茎细长，红紫色，有时生出叶与不定根。单叶，基部丛生，叶柄长2～10cm，柄上密生长柔毛；稍扭曲，有纵皱纹，基部鞘状；叶片肉质，圆形或肾形，长2～6cm，宽3～7cm，边缘有浅裂片和不规则细锯齿。叶两面有长伏毛，上面绿色，常有白色斑纹，下面紫红色。花茎高达25cm，直立或稍倾斜，有分支；圆锥状花序稀疏，花梗有短腺毛及绒毛；苞片披针形，被柔毛；萼片卵形，先端尖，向外伸展；花瓣5，白色或粉红色，其中下方2瓣较大，披针形，倒垂，形似虎耳，长1.5～1.8cm，宽2～3mm，上方3瓣较小，卵形，基部有黄色斑点；雄蕊10，不等长；雌蕊1，子房球形。蒴果卵圆形，先端2深裂，呈喙状。花期5～8月，果期7～11月。

生于海拔400～4 500m的林下、灌丛、草甸的阴湿处，溪边或阴湿岩石旁。华南、西南地区均有分布。

[化学成分] 虎耳草叶中含岩白菜素(bergenin)，槲皮苷（quercitrin），槲皮素(querctin)，没食子酸(gallic acid)，原儿茶酸(protocatechuic acid)，琥珀酸(succinic acid)和甲基延胡索酸(mesaconic acid)等成分。茎含儿茶酚(catechol)。根含挥发油。

[药理] 具有强心和利尿作用。

[药性] 味苦、辛，性冷；有小毒。入热经。

[功能与主治] 疏风清热，凉血解毒。用于风热咳嗽，急性中耳炎，大泡性鼓膜炎，风疹瘙痒、湿疹等。

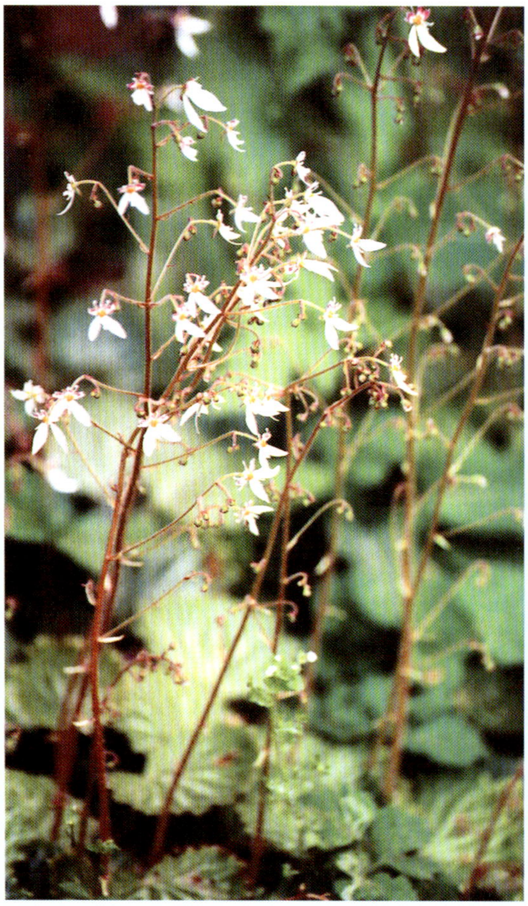

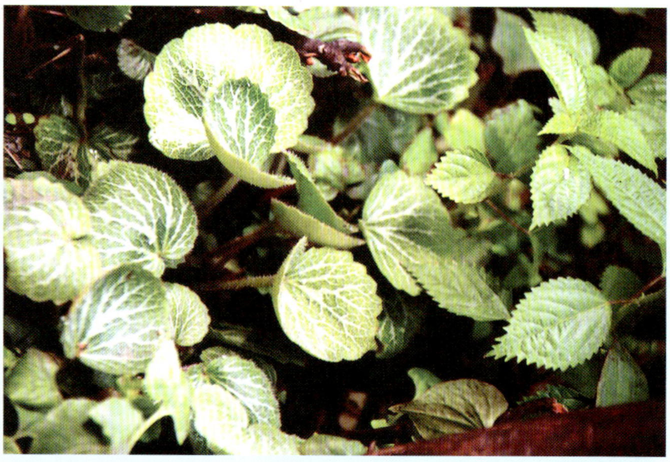

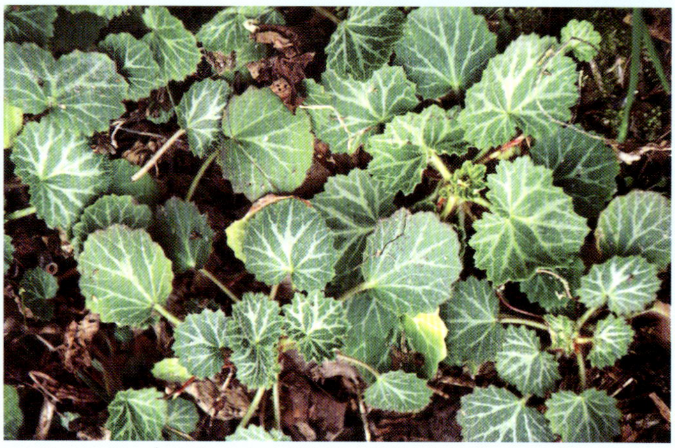

239. 齿叶吊石苣苔　佳葡衣（贵州黔东南）

Chiyediaoshijutai　jab pub vib

[来源] 为苦苣苔科植物齿叶吊石苣苔的全草。

[原植物] 齿叶吊石苣苔 *Lysionotus serratus* D.Don

附生亚灌木。茎高 10～100cm。节稍膨大，分支或不分支。叶 3 枚轮生或对生；叶柄长 0.4～1.3cm；叶片草质，稀纸质，形状多变，椭圆状卵形、椭圆形、长椭圆形或狭长圆形，长 1.7～12cm，宽 0.8～4.8cm，先端急尖或短渐尖，基部楔形，边缘具牙齿或波状小齿。花序生茎顶部叶腋，有 3～15 花；花序梗长 3.5～8.5cm；苞片宽卵形，三角形或卵形，顶端钝或圆形，无毛；花萼长 4～8mm，5 裂达基部，裂片狭长圆形或长椭圆形，先端尖，有 3 条明显的纵脉；花冠淡紫色或白色，长 2.5～4cm，外面被柔毛或短腺毛，内面下部有稀疏短腺毛，筒狭漏斗形，上唇长约 4mm，2 裂，下唇长约 8mm，3 裂；雄蕊 2，花丝常扭曲，退化雄蕊 3；花盘环状，边缘近全缘；雌蕊长约 2.2cm，无毛。蒴果线形，长 7～8cm。种子纺锤形，两端有毛。花期 6～7 月，果期 7～8 月。

生于海拔 900～2 200m 的山地林中树上或石上。贵州、广西、西藏地区产有。

[药性] 味微苦、辛，性偏热。入冷经。

[功能与主治] 祛风湿，化痰止咳，活血通经。主治风湿痹症，痛经，跌打肿痛等。

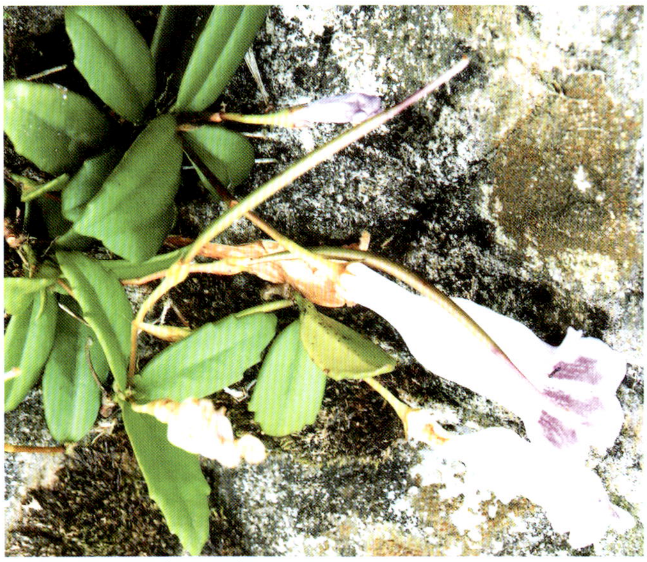

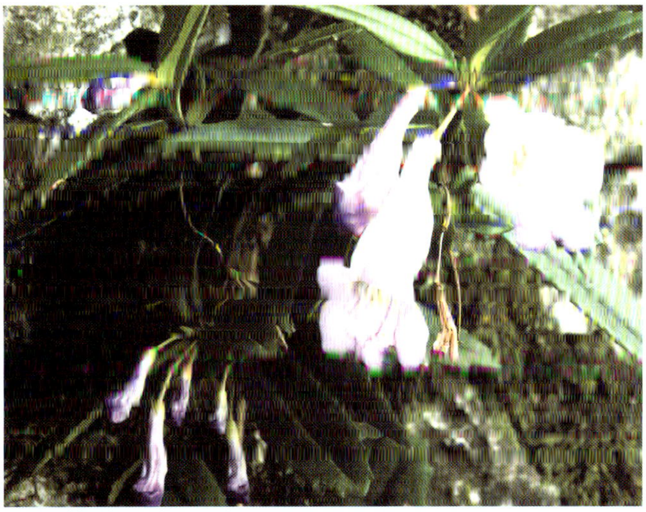

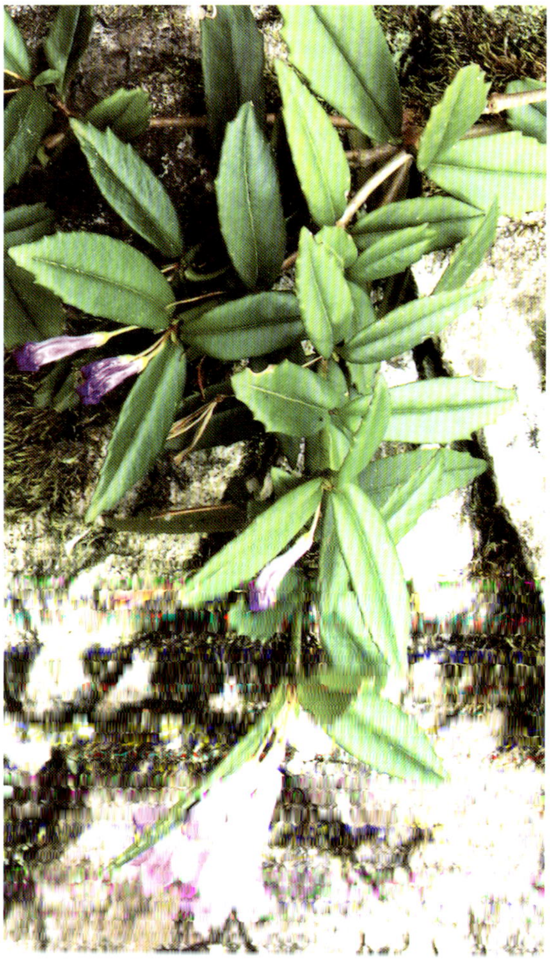

240. 岩豇豆　锐阿都偏（贵州松桃）

Yanjiangdou　　reib ghad ndud bleat

[来源] 为苦苣苔科植物肉叶吊石苣苔的全草。

[原植物] 岩豇豆 *Lysionotus pauciflorus* Maxim.

为常绿亚灌木，高30cm；茎长7~30cm，不分支或分支，幼枝常有短毛。叶对生或3~5叶轮生，有短柄或无柄；叶片革质，楔形，、楔状条形、狭卵形或倒卵形，长1.2~5.5cm，宽3~16mm，边缘在中部以上有牙齿，无毛，主脉下面突出，侧叶不明显。聚伞花序腋生或顶生，具小花1~2朵，苞片小，披针形；花萼5裂，裂片三角状条形；花冠2唇形，白色至淡红色，常带紫色，无毛，上唇2裂，下唇3裂；能育雄蕊2枚，花药连着，具2枚退化雄蕊；花盘杯状，4裂，雌蕊1，子房上位，无毛。蒴果线形，长7.5~9cm，直径3mm；种子细小，褐色。花期8月。生于丘陵或山地沟谷崖下或树干上。

贵州、湖南、湖北、云南、四川、重庆、广西、等地有产。

[药理] 具有抗菌作用，祛痰、平喘和止咳作用。

[药性] 味辛、微甘，性冷。入热经。

[功能与主治] 止咳，止血，补虚，化食消积。主治支气管炎，劳伤吐血，虚汗，小儿疳积等。

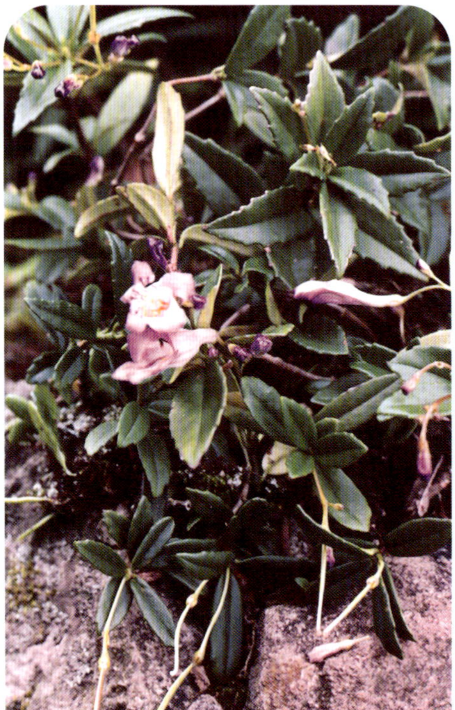
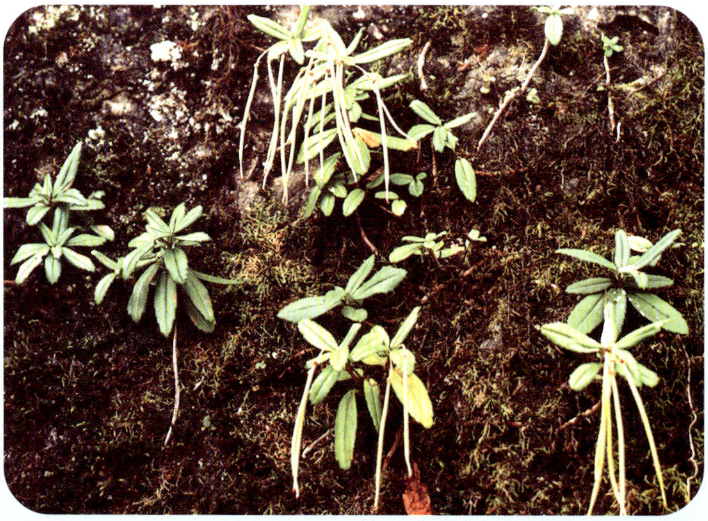
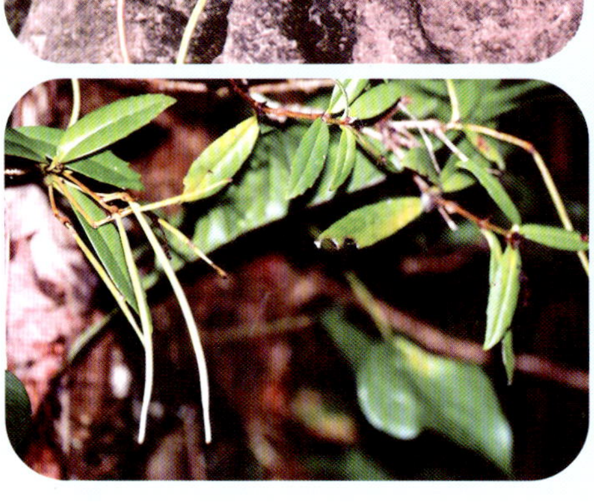
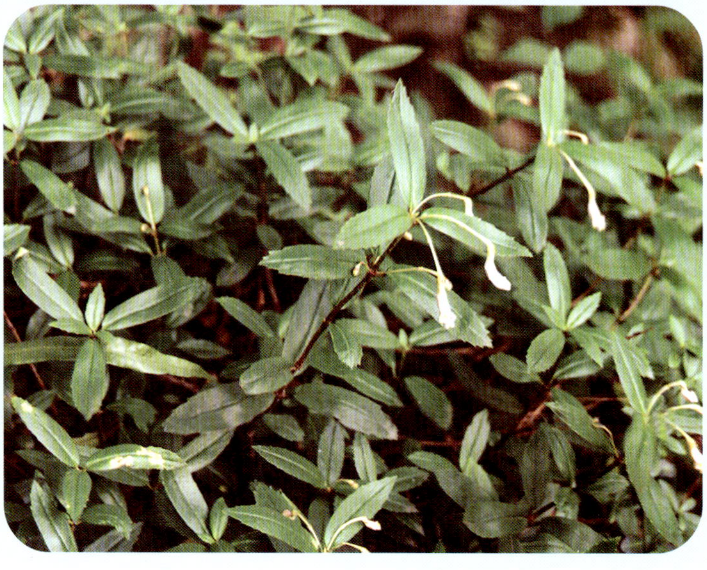

241. 败酱草　加姜勒（贵州黔东南）

Baijiangcao　jab zangd naib

[来源]为败酱科植物黄花败酱或白花败酱的全草。

[原植物] 1. 黄花败酱 *Patrinia scabiosaefolia* Fisch.ex Trev.

多年生草本植物。高70～130cm。地下根状茎细长，横卧或斜生，有特殊臭气。基生叶丛生，有长柄，花时叶枯落；茎生叶对生；柄长1～2 cm，上部叶渐无柄，叶片2～3对羽状深裂，长5～15cm，中央裂片最大，椭圆形或卵形，两侧裂片窄椭圆形至线形，先端渐尖，叶缘有粗锯齿，两面疏被粗毛或无毛。聚伞状圆锥花序集成疏而大的伞房状花序，腋生或顶生；总花梗常仅相对两侧或仅一侧被粗毛，花序基部有线性总苞片1对，甚小；花直径约3mm；花萼短，萼齿5，不明显；花冠黄色，上部5裂，冠筒短，内侧具雄蕊4，与花冠近等长；子房3室，1室发育。瘦果长椭圆形，长3～4mm；边缘稍扁，由背部向两侧延展成窄翅状。花期7～9月。

生于山坡沟谷灌丛边、林缘草地或半湿草地，分布于东北、华北、华东、华南以及四川、贵州。

2. 白花败酱 *Patrinia villosa* (Thunb.) Juss.

多年生草本，高50～100cm。根茎有特臭味，茎枝被粗白毛，后毛渐脱落。基生叶丛生，叶柄较叶片稍长；叶片宽卵形或近圆形，边缘有粗锯齿；茎生叶对生；叶柄长1～3cm，上部叶渐近无柄；叶片卵形、菱状卵形或窄椭圆形，长4～11cm，宽2～5cm，先端渐尖至窄长渐尖。基部楔形下延，叶2对羽状分裂，两面疏具糙伏毛或近无毛。聚伞圆锥花序，集成疏生大伞房状，总苞叶卵状披针形；花萼小，萼齿5，不明显；花冠白色，直径约5mm，冠筒短，先端5裂，雄蕊4，伸出；子房下位，花柱稍短于雄蕊，瘦果倒卵形，宿存苞片贴生，苞片近圆形，膜质，网脉明显。

生于海拔500～800m的荒山草地、林缘灌丛中。分布于我国西南、东北、华北、华东、华南等地区。

[化学成分] 黄花败酱根、根茎含败酱皂苷（patrinoside），败酱皂苷A1、B1、C1、D1、E、F、G、H、J、K、L，根含黄花败酱皂苷（scabioside）A、B、C、D、E、F、G，常春藤皂苷元-2′-O-乙酰基-3-O-α-L-吡喃阿拉伯糖苷（2′-O-acetyl-3-O-α-L-arabinopyranosy-lhederagenin）等多种皂苷类成分。

[药理] 具有镇静作用和抗菌、抗病毒作用。

[药性] 味苦，性冷。入热经。

[功能与主治] 清热解毒，活血排脓。主治肠痈，肺痈，痈肿，痢疾，肠炎，肝炎，结合膜炎，产后瘀滞腹痛等。

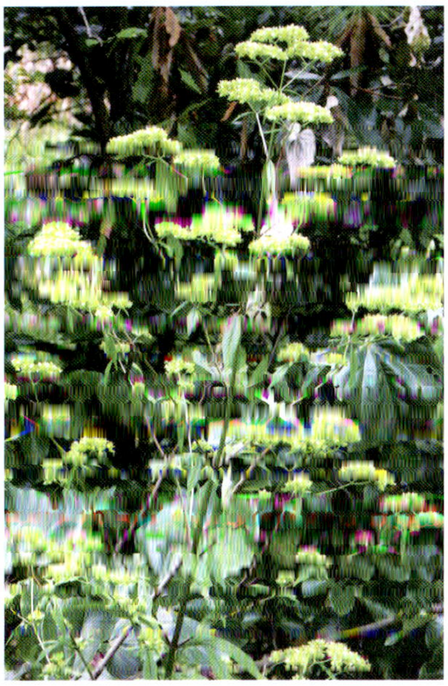

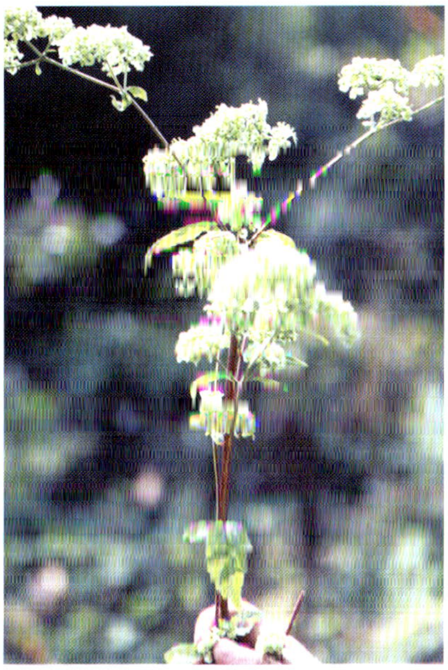

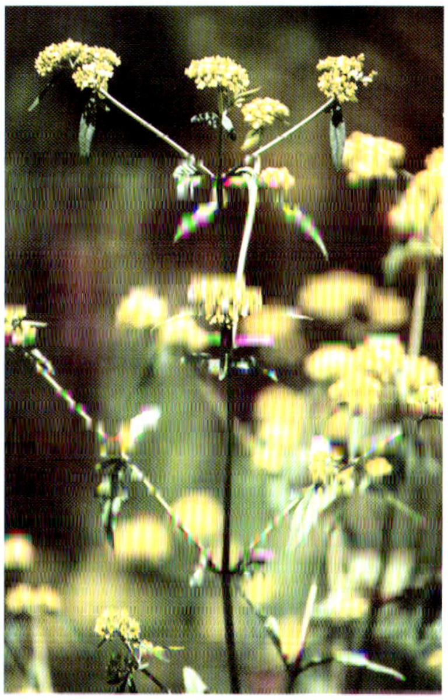

242. 委陵菜　锐加女个（贵州松桃）

Weilingcai　reib jad nios ghueub

[来源] 为蔷薇科植物委陵菜的全草。

[原植物] 委陵菜 *Potentilla chinensis* Ser.

多年生草本植物。高30～60cm；根圆锥状，肥厚，木质化；茎被白色绢状柔毛。奇数羽状复叶，基生叶有小叶15～31，茎生叶有小叶5～11，顶端小叶大，两侧向下渐小，小叶矩圆状倒卵形或矩圆形，长3～5cm，宽约1.5cm，边缘羽状深裂，裂片三角状披针形，边缘向下反卷，叶上面密被短毛，下面密生白色绒毛；叶柄长1.5cm，托叶和叶柄基部合生，长披针形至椭圆状披针形，全缘或羽裂；叶轴有长柔毛；茎生叶与基生叶相似。聚伞花序顶生，总花梗和花梗有白色绒毛或柔毛；花萼5，广卵形，外具5副萼片，披针形或线形，均被白绵毛；花瓣5，倒卵状圆形，黄色，直径约1cm；雄蕊多数，离生，子房小，扁，卵形，花柱细小。瘦果卵形，深褐色，有肋纹。花期6～8月，果期8～10月。

生于山坡、路旁或沟边。我国东北、华北、西北、西南产有。

[化学成分] 全草含槲皮素（quercetin）、山柰素（kaempferol）和没食子酸（gallic acid），壬二酸（anchoic acid），3-3′-4′-三-O-甲基并没食子酸（3-3′-4′-tri-O-methylellagic acid）。

[药理] 抗病原体作用　委陵菜中含有的没食子酸、槲皮素具有抗菌活性。另外含有的抗菌成分壬二酸对福氏痢疾杆菌，志贺氏痢疾杆菌，宋内氏痢疾杆菌有一定抑制作用。

[药性] 味苦，性冷。入热经。

[功能与主治] 凉血止痢，清热解毒。主治赤痢腹痛，久痢不止，痔疮出血，痈肿疮毒等。

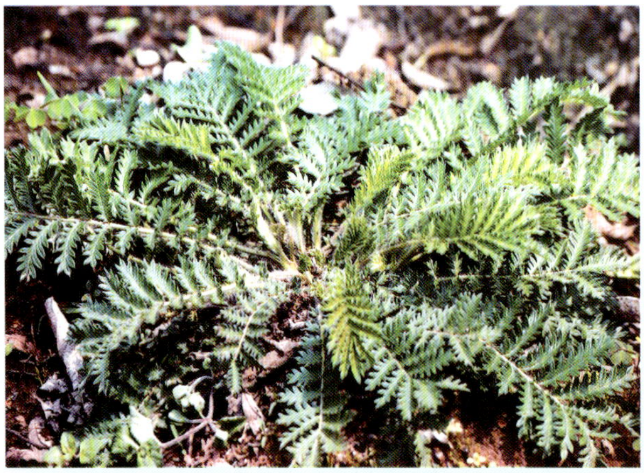

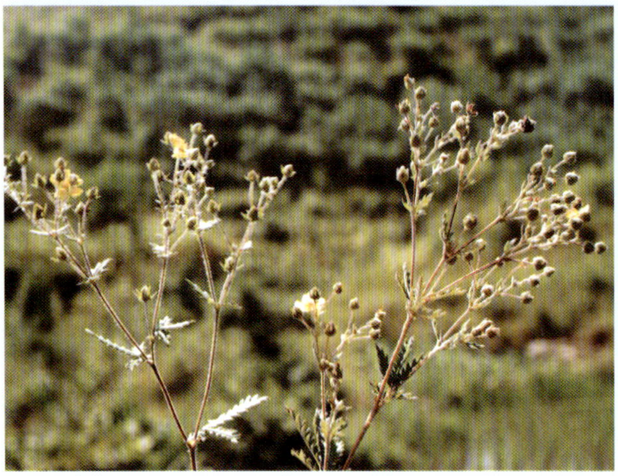

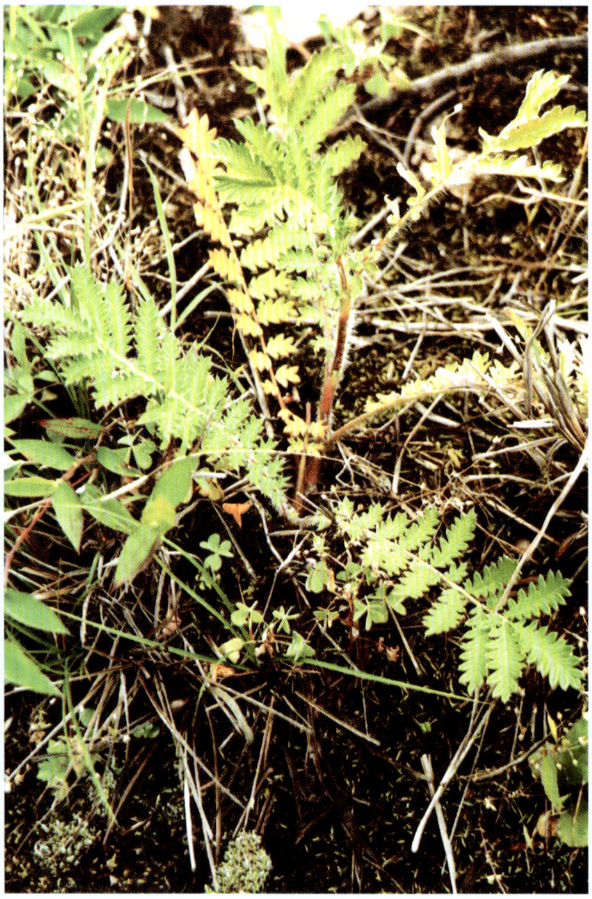

243. 垂盆草　蛙米你（贵州黔南州）

Chuipencao　vuab mid nix

[来源] 为景天科植物垂盆草的全草。

[原植物] 垂盆草 *Sedum sarmentosum* Bunge

多年生肉质草本植物，高10～20cm。茎淡红色，枝干细，倾斜，匍匐生根，3叶轮生，倒卵形至矩圆形，长1.5～2.5cm，宽3～5mm，先端尖，基部楔形，沿茎下延为半圆形的耳状片，全缘，2歧聚伞花序，平展，直径5～6cm；花少数无梗；萼片5，披针形至矩圆形，长5～8mm，先端有较突出的尖头；雄蕊10；鳞片小，楔状四方形；花丝细长；心皮5，略叉开，长5～6mm；蓇葖果，种子细小，卵圆形。花期6～7月。

生于山坡阴湿地或石缝中。分布于四川、重庆、贵州、湖北、广西、云南等地。

[化学成分] 全草含有消旋甲基异石榴皮碱（methylisopelle tierine），二氢异石榴皮碱(dihydroisopelletierine)，3-甲酰-1，4-二羟基二氢吡喃（3-formyl-1，4-dihydroxy-dihydropyran），垂盆草苷（sarmentosine）等成分。

[药理] 具有护肝作用和免疫抑制作用。

[药性] 味酸、甜，性冷。入热经。

[功能与主治] 清热解毒，消肿。主治疮毒、痈肿、黄疸等。

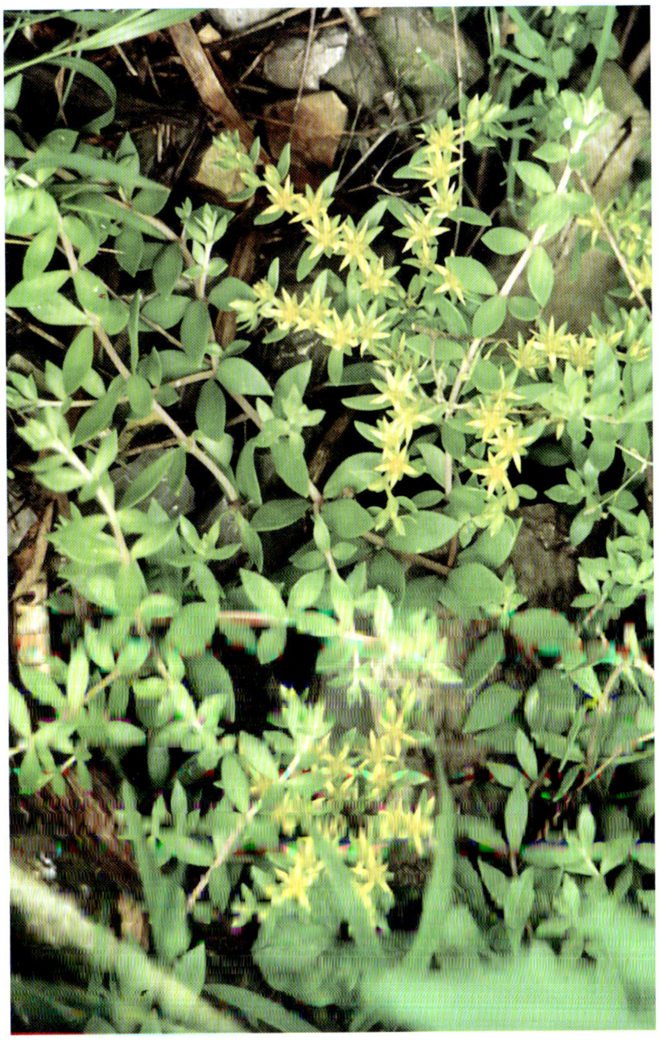

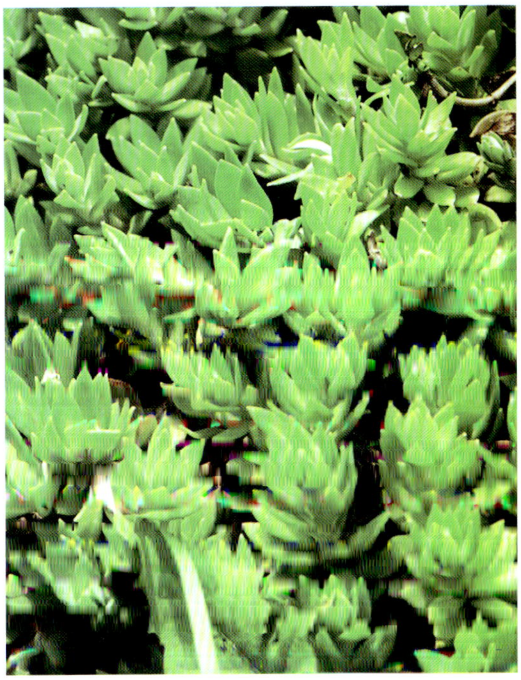

244. 佩兰　窝壳溜 (贵州黔东南)

Peilan　vob khok hlieb

[来源] 为菊科植物佩兰的地上部分。

[原植物] 佩兰 *Eupatorium fortunei* Turcz.

多年生草本植物。高40~100cm。根茎横走。茎直立，圆柱状，绿色或红紫色，下部光滑无毛。叶对生，在下部的叶常枯萎；中部的叶有短柄，叶片较大，通常3全裂或3深裂，中裂片较大，长椭圆形或长椭圆状披针形，长5~10cm，宽1.5~2.5cm；上部的叶较小，常不分裂，或全部茎叶不分裂，先端渐尖，边缘有粗齿或不规则细齿，两面光滑或沿脉疏被柔毛，无腺点。头状花序多数在茎顶及枝端排成复伞房花序，花序径3~6cm；总苞钟状，长6~7mm；总苞片2~3层，覆瓦状排列，外层短，卵状披针形，中、内层苞片渐长，全部苞片紫红色，外面无毛无腺点，先端钝；每个头状花序具花4~6朵，花白色或带微红色，全部为管状花，两性，花冠外面无腺点，先端5齿裂；瘦果圆柱形，熟时黑褐色，5棱，长3~4mm，无毛无腺点；冠毛白色，长约5mm。花、果期7~11月。

生于路边灌丛或溪边。野生或栽培。分布于湖北、湖南、广西、贵州、四川、重庆、云南等地。

[化学成分] 佩兰全草含挥发油1.5%~2.0%，其中主要成分为：对-聚伞花素（p-cymene），乙酸橙花醇酯（nerylacetate），百里香酚甲醚（methyl thymyl ether），并含有甾醇类、有机酸等。

[药理]具有祛痰作用，抗病毒作用和抗癌作用。

[药性] 味甜、香，性偏冷。入热经。

[功能与主治] 解暑化湿，辟秽和中。主治感受暑湿，寒热头痛，湿浊内蕴，脘痞不饥，恶心呕吐，口中甜腻等。

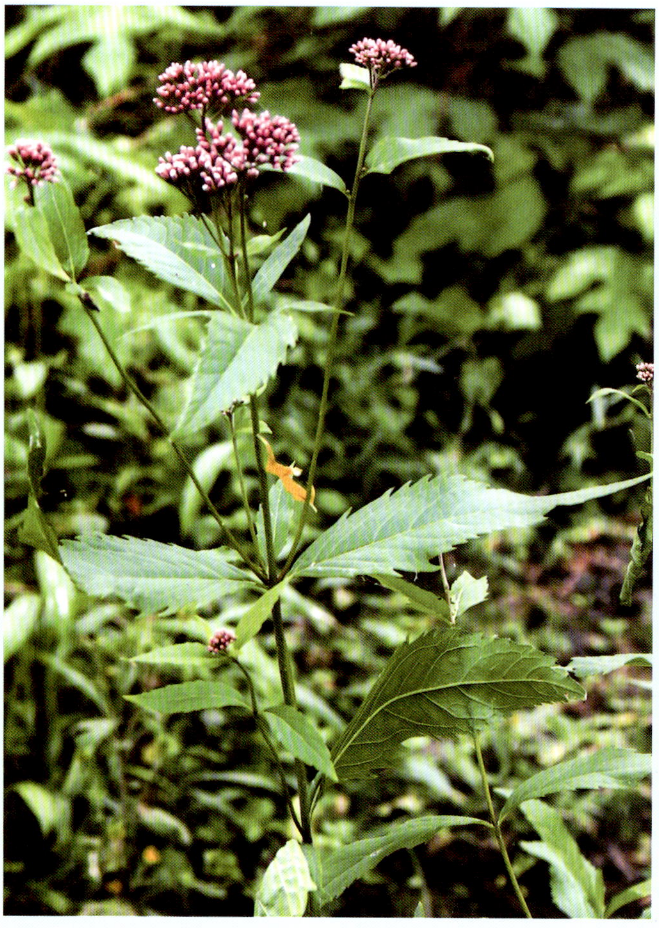

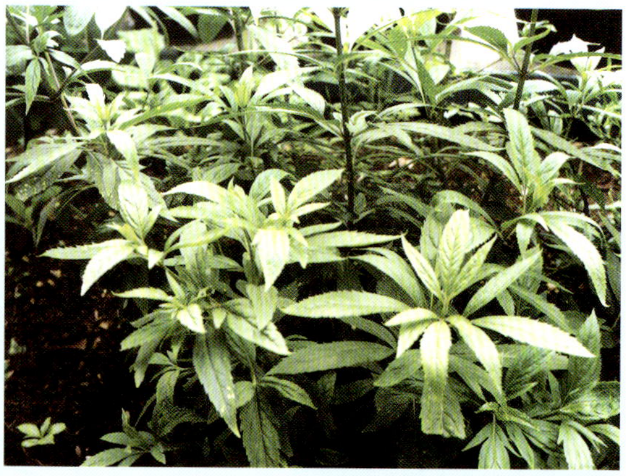

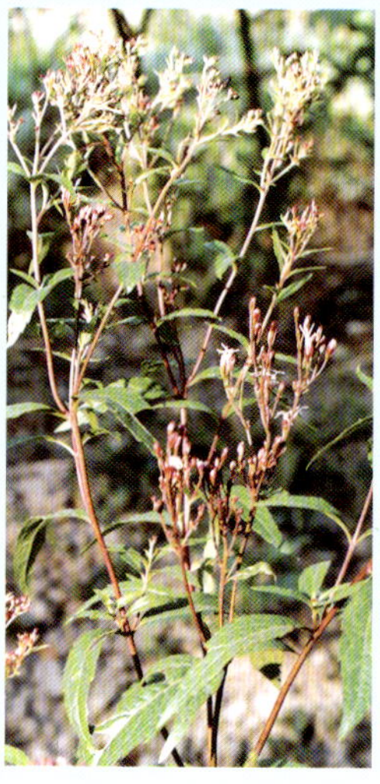

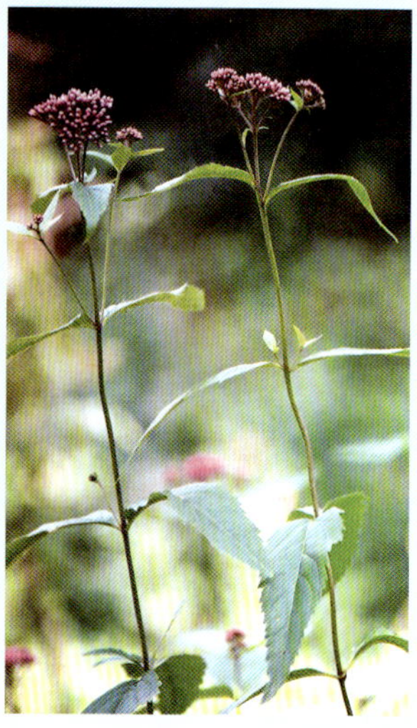

245. 侧柏　都见香（贵州松桃）

Cebai　ndut gianb xangd

[来源] 柏科植物侧柏的枝叶和果实。

[原植物] 侧柏 *Platycladus orientalis* (L.) Franch.

常绿乔木，高可达20m。树皮红褐色，呈鳞片状剥落。小枝扁平，排成一面，鳞形叶交互对生，小枝上下两面之叶露出部分卵状菱形或斜方形，两侧的叶折覆在上下叶基部的两侧，叶背有凹陷腺槽。雌雄同株；球花单生短枝顶端。球果蓝色，熟前肉质，被白霜，熟后木质，红褐色；种子卵圆形，无翅或有棱脊。花期3~4月，球果成熟9~10月。

喜生湿润肥沃山坡。全国大部分地区均有分布。

[化学成分] 叶含挥发油0.26%，油中主成分为α－侧柏酮(α－thujone)，还含侧柏烯(thujene)，小茴香酮(fenchone)，蒎烯(pinene)，丁香烯(caryophyllene)等。

[药理] 具有止血作用，祛痰，平喘作用，抗病原微生物作用等。

[药性] 味苦、涩，性冷。入热经。

[功能与主治] 凉血止血，止咳祛痰，祛风湿，散肿毒。主治咯血，吐血，衄血，尿血，血痢，肠风下血，崩漏不止，咳嗽痰多，风湿痹痛，丹毒，痄腮，烫伤等。

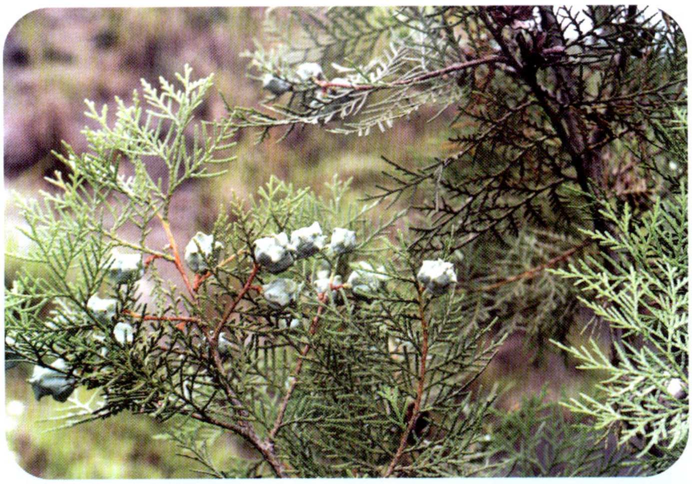

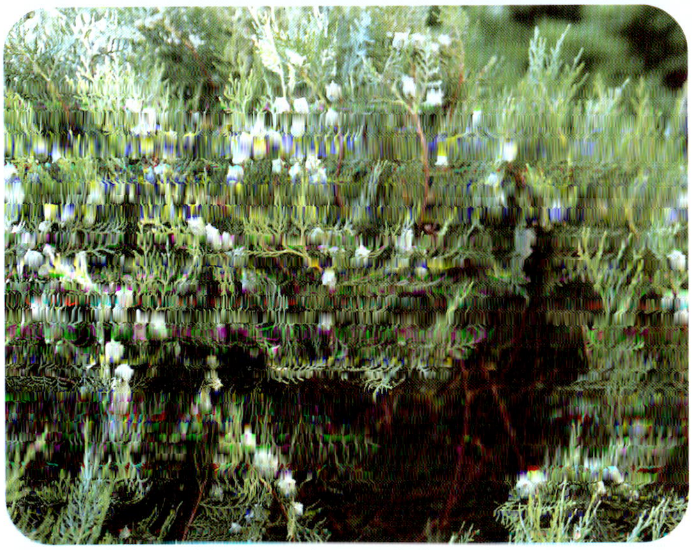

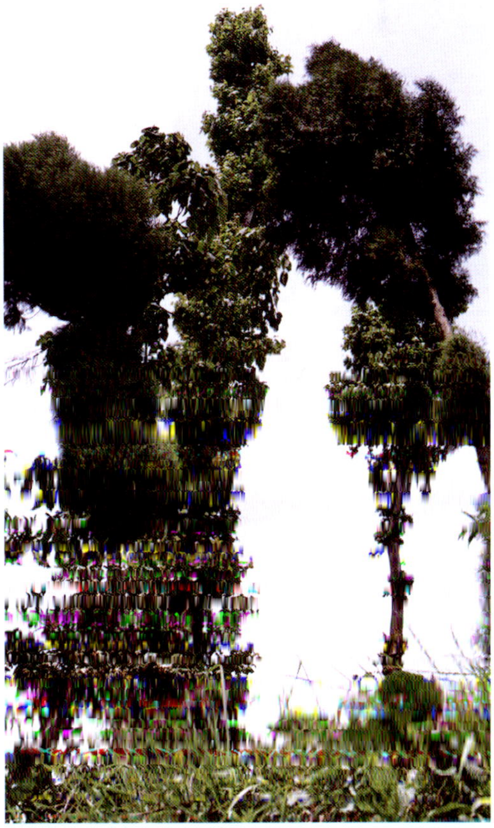

246. 金丝桃　窝里络（贵州黔南）

Jinsitao　　vob nix ngol

[来源] 为藤黄科植物金丝梅的全株。

[原植物] 金丝梅 *Hypericum patulum* Thunb. ex Murray

灌木，高约1m。全珠无毛。枝条具纵线棱，褐色或红褐色。单叶对生；叶柄短；叶片卵圆形、卵状长圆形或披针状长圆形，长1.5～6cm，宽0.5～3cm，先端锐尖或钝，基部楔形至圆形，全缘，上面绿色，下面粉绿色，网脉隐约可见，全面散布透明腺点。花序聚伞状或为单生，顶生；萼片宽卵形至圆形，先端圆或微凹，通常具小葵尖，边缘干膜质，具细齿或缘毛，果时直伸，花瓣黄色或金黄色，宽卵形至长圆状倒卵形或宽倒卵形，花后脱落；雄蕊多数，5束，花药淡黄色；子房卵球形，5室，花柱与子房近等长或略短于子房。蒴果卵球形。种子圆柱形，黑褐色，一侧具细长膜质的狭翅，表面有不明显的细蜂窝纹。花期6～8月，果期7～9月。

生于海拔2 000m以下的山坡、草地、林下、灌丛中或空旷处。贵州、湖北、湖南、四川、重庆等地有分布。

[药性] 味苦、微辛，性冷。入热经。

[功能与主治] 清热利湿，解毒，祛瘀通络，行气止痛，祛痰止咳，凉血止血。主治湿热淋证，肝炎，感冒，扁桃体炎，疝气偏坠，筋骨疼痛，跌打损伤，咽痛，痔疮出血等。

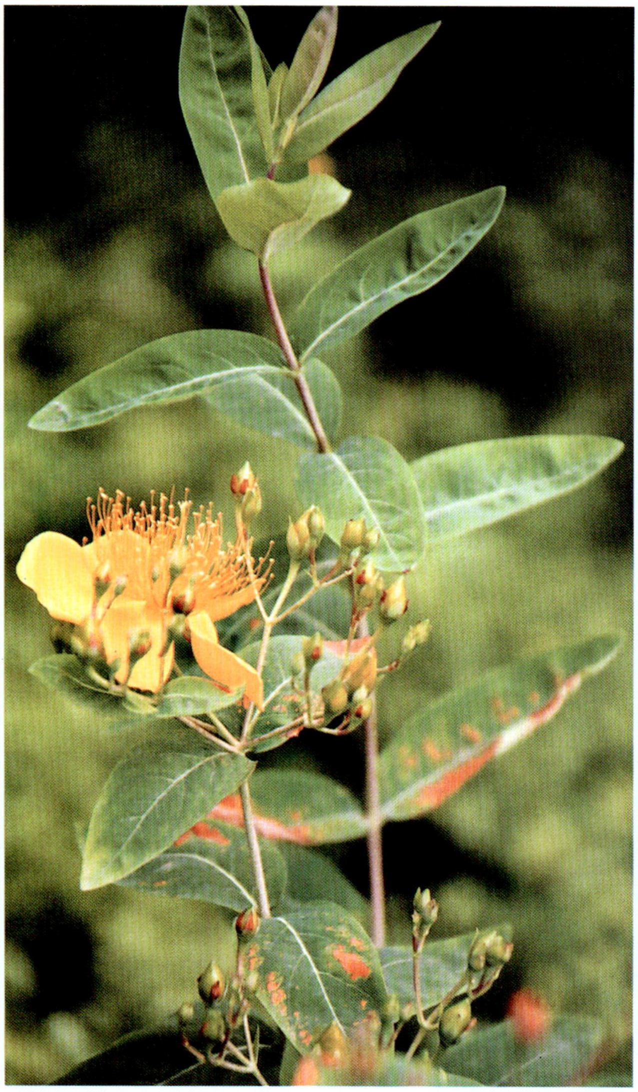

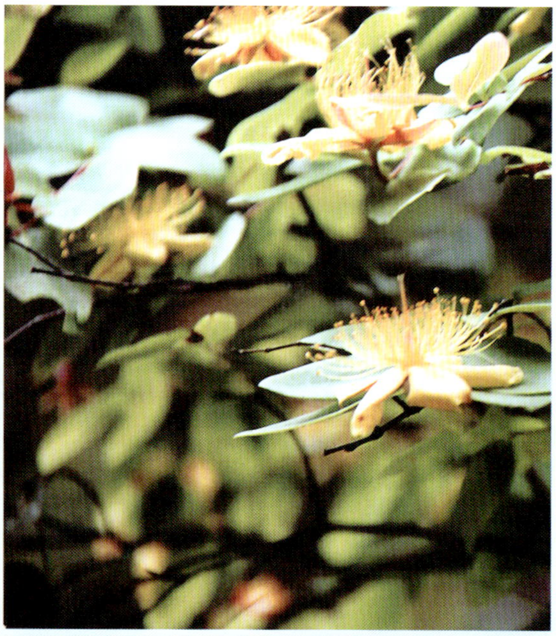

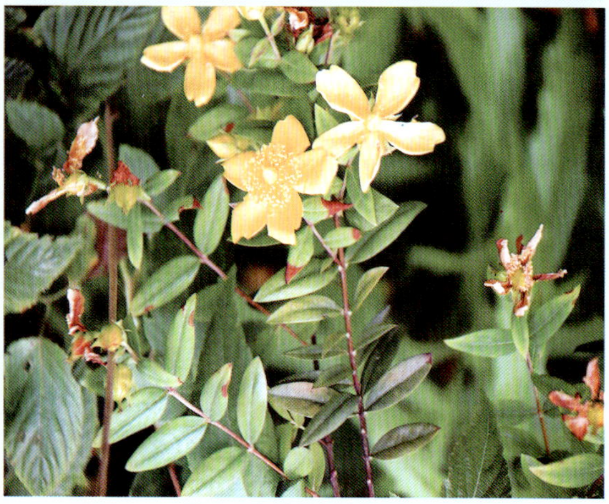

247. 金刚藤　锐拉老(贵州铜仁)

Jingangteng　reib hleat hlaot

[来源] 为百合科植物菝葜的根茎。

[原植物] 菝葜 *Smilax china* L.

攀援灌木，高1～3m；茎无刺。叶互生；叶柄长5～10mm，具鞘部分不及全长的1/3；有卷须，脱落点位于近顶端；叶片革质或薄革质，长圆状披针形，条状披针形至狭卵状披针形，叶长7～5mm，宽1～5mm，先端长渐尖，基部浅心型至宽楔型，其外侧叶脉几与叶缘结合。伞型花序生于叶腋或包片腋部，具十余朵或更多的花，总花梗纤细，比叶柄长许多倍；花序托鞘膨大，花单性雌雄异株；花被6片，紫红色或绿黄色；长2.5～3mm宽1mm，雄蕊6枚，花药长圆形或卵圆形，比花丝短；雌花略小于雄花，具3枚退化雄蕊；子房3室，柱开裂。浆果球型，直径8～11mm，熟时蓝黑色。花期2～5月，果期9～11月。

生于林下或灌丛中。分布于西南地区及湖南、广西等地。

[化学成分] 根含菝葜素(smilaxin)，异黄杞苷(isoengeletin)，齐墩果酸(oleanolic acid)，山柰素(kaempferide)，二氢山柰苷(dihydrokaempferide)，薯蓣皂苷及其苷元。

[药理] 具有抗锥虫及抗菌作用，抗炎作用和抗肿瘤作用。

[药性] 味甜、酸、涩，性冷。入热经。

[功能与主治] 祛风除湿，利小便；活血祛瘀，解毒散结。主治风湿痹证，跌打肿痛，疔疮瘰疬等。

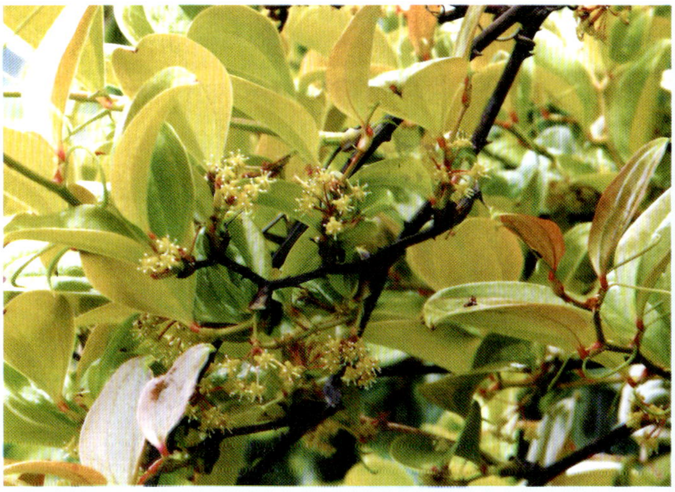

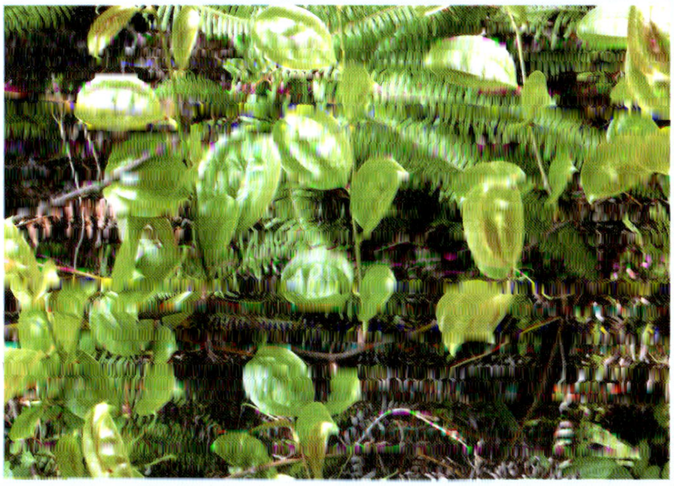

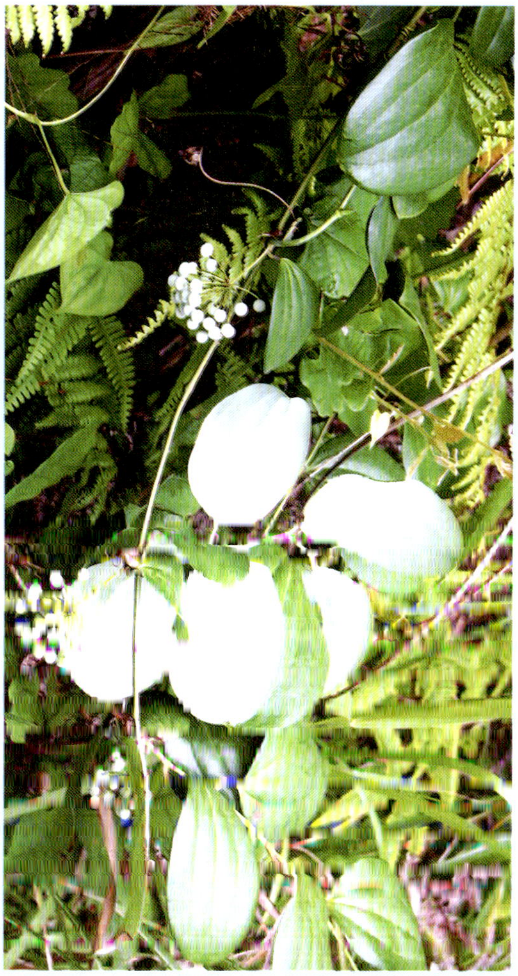

248. 金荞麦　蛙抱有（贵州黔南）

Jinqiaomai　uab baob ved

[来源] 为蓼科植物金荞麦的根茎。

[原植物] 金荞麦 *Polygonum cymosum* Trev.

多年生宿根草本植物。高 0.5 ~ 1.5m。常具块状根茎，粗大，横走，红棕色。茎直立，多分支，具棱槽，淡绿微带红色；叶片为戟状三角形，长宽约相等。但顶部叶长大于宽，一般长 4 ~ 10cm，宽 4 ~ 9cm，先端长渐尖或尾尖状，基部心状戟形顶端叶狭窄，无柄抱茎全缘成微波状；茎生叶和基生叶具纤细叶柄，柄长达 15cm；托叶鞘抱茎。秋季开白色小花，为顶生或腋生、梢有分支的聚伞花序；花被片 5，雄蕊 8，2 轮；雌蕊 1，花柱 3。瘦果呈卵状三棱形，红棕色。花期 7 ~ 8 月，果期 10 月。

生于路边、沟旁较阴湿地。分布于华东、中南、西南等地区。

[化学成分] 根茎含双聚原矢车菊素（dimeric procyanidin），海柯皂苷元（hecogenin），5-5′ -二呋喃醛基二甲醚，芸香苷等成分。

[药理] 具有抗癌作用和抑菌作用。

[药性] 味苦，性冷。入热经。

[功能与主治]清热解毒，活血消痈，健脾消积。主治肺痈，肺热咳嗽，咽喉肿痛，痢疾，胃脘胀痛，跌打损伤，痈肿疮毒，蛇虫咬伤等。

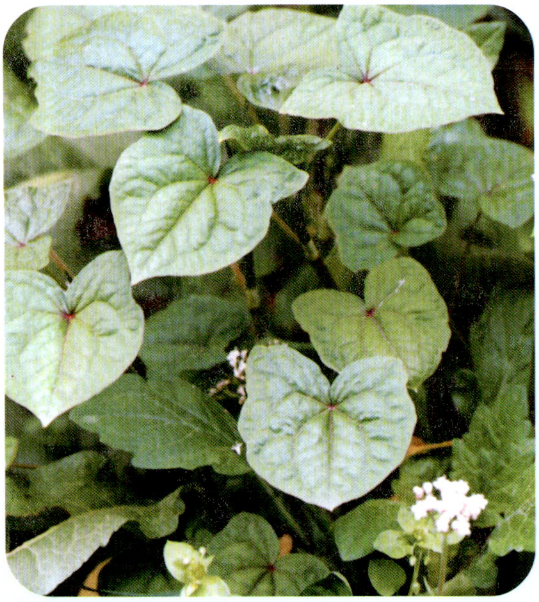

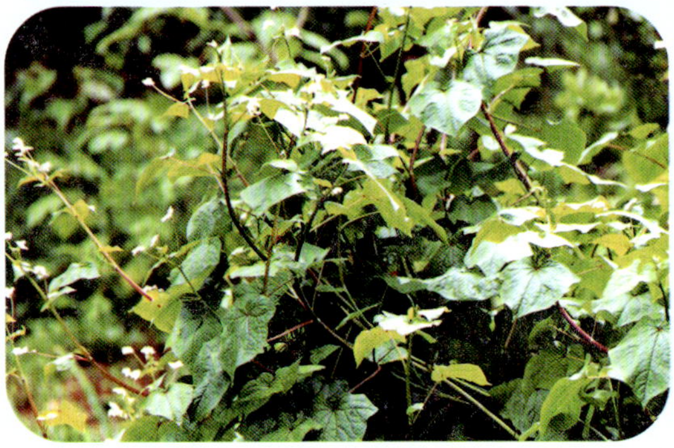

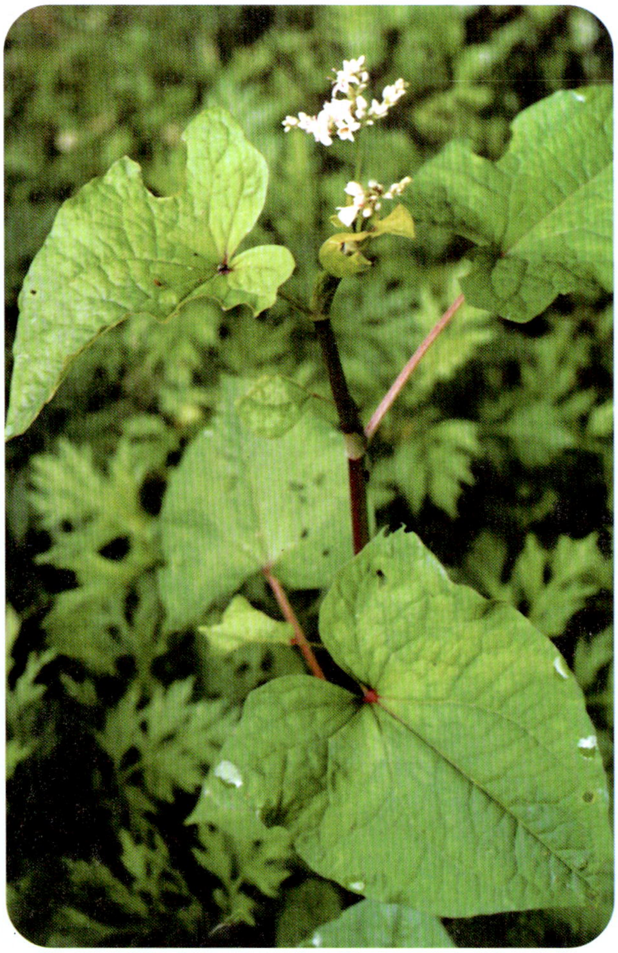

249. 金钱草　窝你我（贵州黔东南）

Jinqiancao　vob nix ngol

[来源] 为报春花科植物过路黄的全草。

[原植物] 过路黄 *Lysimachia christinae* Hance.

多年生蔓生草本植物。茎柔弱，平卧匍匐，长20～60cm，表面灰绿色或带红紫色，全株无毛或被疏毛，节上常发出不定根，中部节间长1.5～5(～10)cm。叶对生；叶柄长1～3cm，无毛；叶片卵圆形，近圆形以至肾圆形，长（1.5～）2～6(～8)c m，宽1～4（～6）cm，先端锐尖或圆钝以至圆形，基部截形至浅心形，稍肉质，透光可见密布的透明腺条，干时腺条变黑色，两面无毛。花单生于叶腋；花梗长1～5cm，通常不超过叶长，多少具褐色无柄腺体；花萼长（4～）5～7（～10）mm，5深裂，分裂近达基部，裂片披针形，椭圆状披针形。花冠黄色，辐状钟形，长7～15mm，5深裂，基部合生部分长2～4mm，裂片狭卵形以至近披针形，先端锐尖或钝，具黑色长腺条；雄蕊5，花丝长6～8mm。下半部合生成筒；子房卵球形，花柱长6～8mm。蒴果球形，直径3～5mm，无毛，有稀疏黑色腺条，瓣裂。花期5～7月，果期7～10月。

生于土坡路边、沟边及林缘较阴湿处。分布于中南地区及贵州等地。

[化学成分] 全草含黄酮类成分：槲皮素（quercetin），异槲皮苷即槲皮素-3-O-葡萄糖苷（isoquercitrin，quercetin-3-O-glucoside），山奈酚（kaem pferol），三叶豆苷即山奈酚-3-O-半乳糖苷（trifo lin，kaempfero l-3-O-galactoside），3，2′，4′，6′-四羟基-4，3′-二甲氧基查尔酮(3，2′，4′，6′-tetrahydroxy-4，3′-dimethoxy chalcone)等。

[药理] 具有排石作用，抗炎作用等。

[药性] 味苦、酸、涩，性冷。入热经。

[功能与主治] 利水通淋，清热解毒，散瘀消肿。主治肝、胆及泌尿系结石，热淋，肾炎水肿，湿热黄疸，疮毒痈肿，毒蛇咬伤，跌打损伤等。

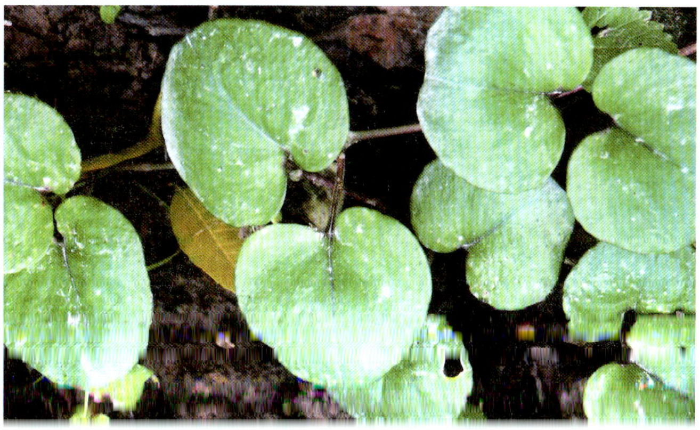

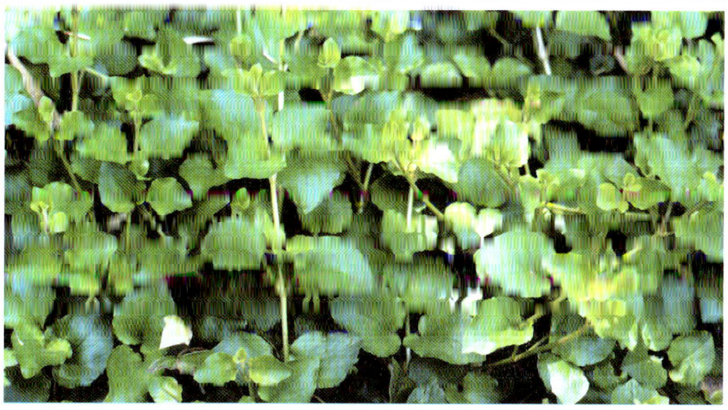

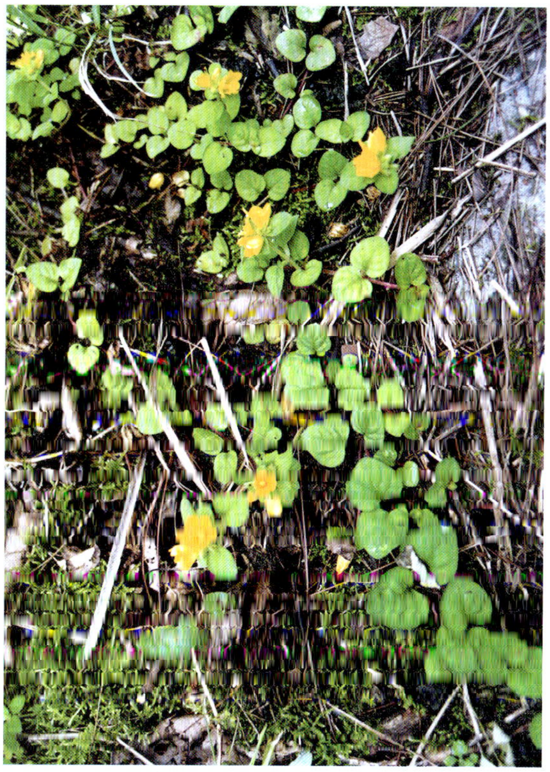

250. 金铁锁 金铁锁（贵州毕节）

Jintiesuo　jenb tieef sox

[来源] 石竹科植物金铁锁的干燥根。

[原植物] 金铁锁 *Psammosilene tunicoides* W.C. Wu et C.Y.Wu

多年生草本植物。根多单生，肥大，长圆锥形，长可达30cm。茎圆柱形，平卧，蔓生，具细柔毛；叶对生，几无柄，叶片卵形，微带肉质，长1～2.5cm，宽0.5～1.5cm，上面疏生细柔毛，下面仅沿中脉有柔毛。聚伞花序顶生，有头状腺毛；萼筒窄漏斗形，有15条棱线及头状腺毛，萼齿5；花瓣5，狭匙形，先端截形至近圆形，紫堇色；雄蕊5，与萼片对生，伸出花外；子房上位，花柱2，丝形。蒴果长棒状，有种子1粒。种子长倒卵形，褐色，扁平。花期6～9月，果期7～10月。

分布于贵州、四川、重庆、云南等地。

[化学成分] 根主要含五环三萜皂苷等皂苷成分。

[药理作用] 有镇痛作用和抗炎作用。

[药性] 味苦，辛，性微热；有小毒。入冷经。

[功能与主治] 散瘀定痛，止血，消痈排脓。主治跌打损伤，风湿痛，胃痛，创伤出血等。

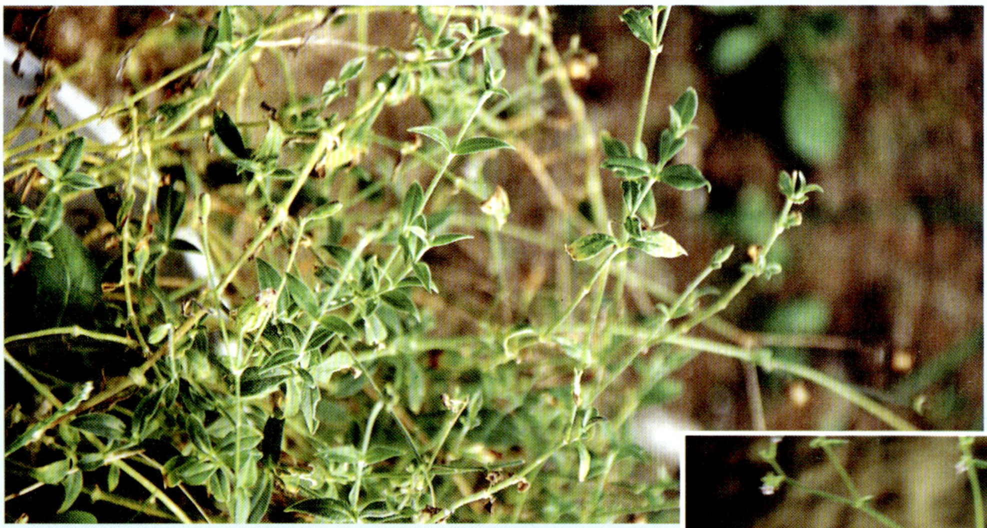

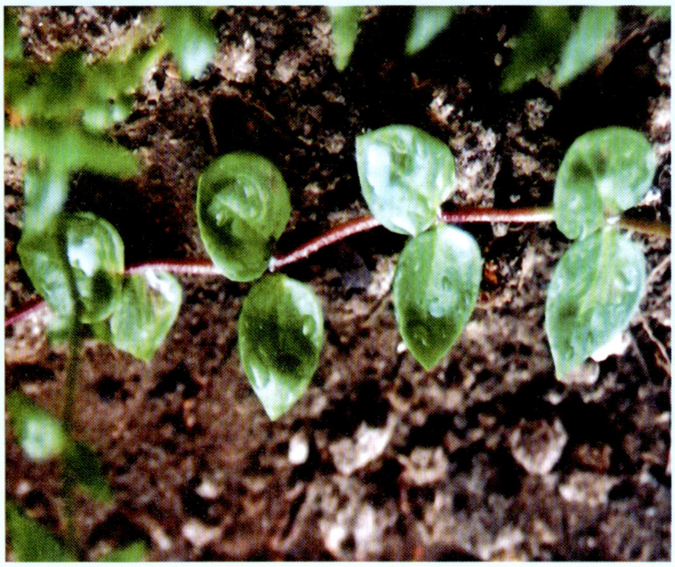

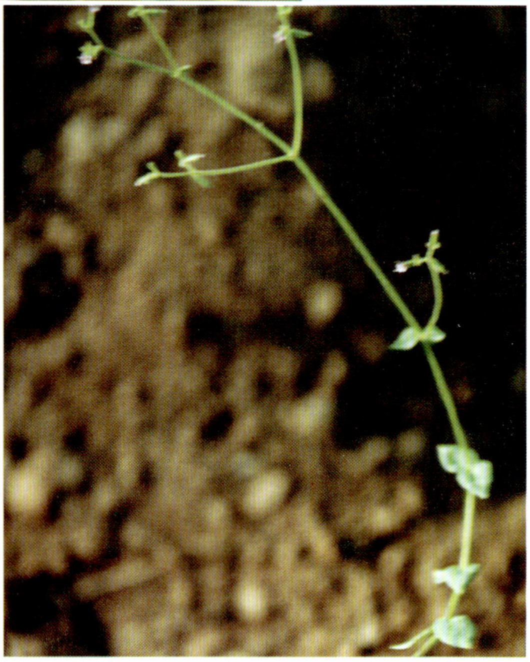

251. 金银花　比加枪（贵州黔东南）

Jinyinhua　bangx jab hxangd

[来源] 为忍冬科植物忍冬、黄褐毛忍冬的花蕾。

[原植物] 忍冬 *Lonicera japonica* Thunb.

多年生半常绿缠绕木质藤本植物。长可达9m。茎中空，多分支，幼枝密被短柔毛和腺毛。单叶对生；叶柄长4～10cm，密被短柔毛；叶纸质，叶片卵形、长圆状卵形或卵状披针形，长2.5～8cm，宽1～5.5cm，先端短尖，渐尖或钝圆，基部圆形或近心形，全缘，两面和边缘均被短柔毛。花成对腋生，花梗密被短柔毛和腺毛；总花梗通常单生于小枝上部叶腋，与叶柄等长或稍短，生于下部者长2～4cm，密被短柔毛和腺毛；苞片2枚，叶状，光卵形或椭圆形，长约3.5mm，被毛或近无毛；小苞片长约1mm，被短毛及腺毛；花萼短小，萼筒长约2 mm，无毛，5齿裂，裂片卵状三角形或长三角形，先端尖，外面和边缘密被毛；花冠唇形，长3～5cm，上唇4浅裂，花冠筒细长，外面被短毛和腺毛，上唇4裂片先端钝形，下唇带状而反曲，花初开时为白色，2～3天后变金黄色；雄蕊5枚，着生于花冠内面筒口附近，伸出花冠外；雌蕊1枚，子房下位，花柱细长，伸出。浆果球形，直径6～7m m，成熟时蓝黑色，有光泽。花期4～7月，果期6～11月。

生于山坡疏林中、灌木丛中、村寨旁、路边等，全国各地省多有栽培。

黄褐毛忍冬 *Lonicera fulvotomentosa* Hsu et S. C. Cheng 也作金银花入药。

[化学成分] 忍冬花含绿原酸（chlorogenic acid），异绿原酸（isochlorogenic acid），白果醇（ginnol）和挥发油等成分。

黄褐毛忍冬花蕾含黄褐毛忍冬皂苷（fulvotomen- toside）A，α－常春藤皂苷（α－hederin），无患子皂苷（sapindoside）B，绿原酸，咖啡酸（caffeic acid），木犀草素（luteolin）及挥发油。

[药理] 有抗病原微生物作用，抗病毒作用，抗炎解热作用，降血脂作用，中枢兴奋作用和抗生育作用。

[药性] 味涩，性冷。入热经、快经、半边经。

[功能与主治] 清热解毒。主治温病发热，热毒血痢，痈肿疔疮，喉痹及多种感染性疾病。

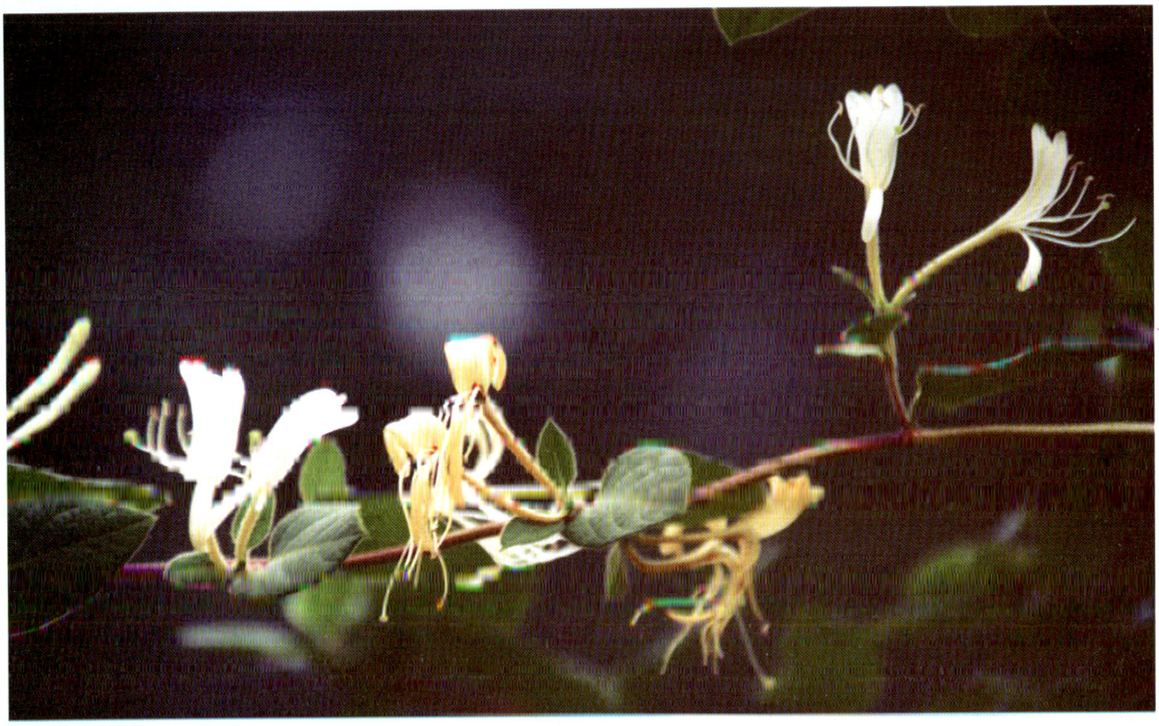

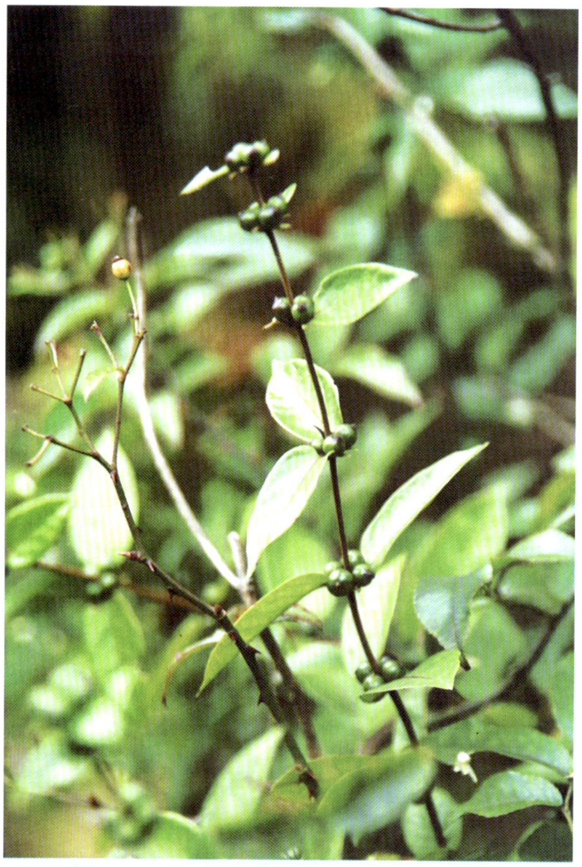

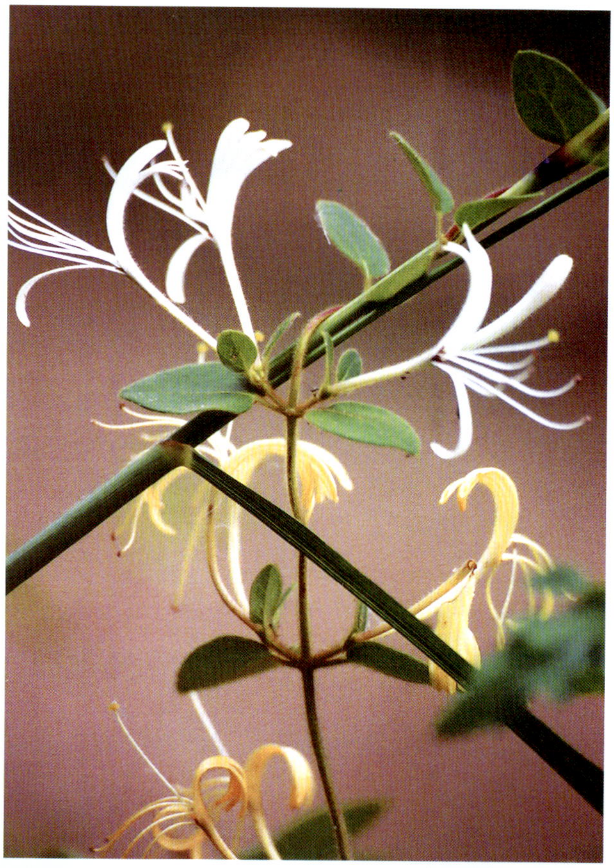

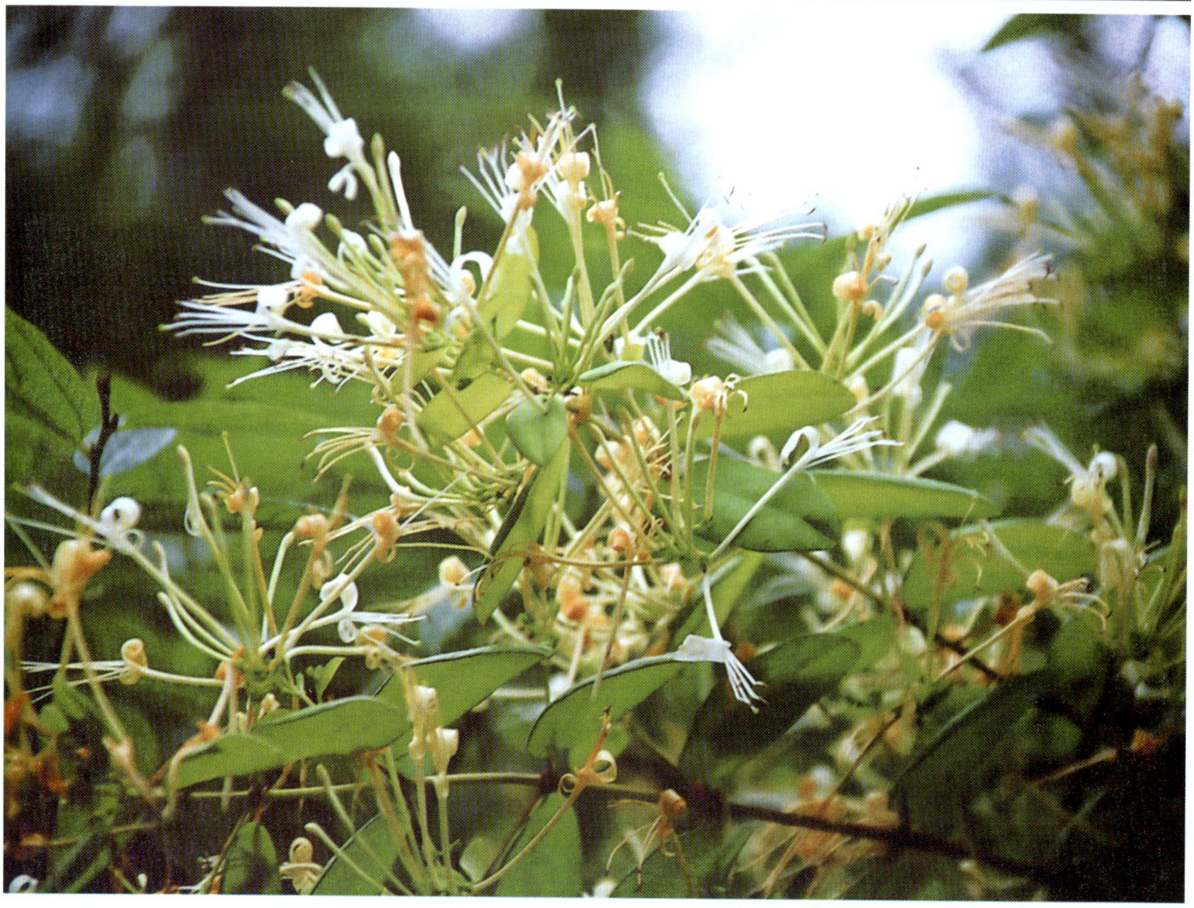

252. 金樱子　糖罐罐(贵州铜仁)

Jinyingzi　tangx guanb guanb

[来源]为蔷薇科植物金樱子的根及果实。

[原植物] 金樱子 *Rosa laevigata* Michx.

常绿攀援灌木，高约5m。茎无毛，多分支，有倒钩状皮刺和刺毛。奇数羽状复叶，叶柄和叶轴具小皮刺和刺毛；托叶披针形，与叶柄分离，早落。小叶革质，通常3，稀5，椭圆状卵形，或披针状卵形，长2.5～7cm，宽1.5～4.5cm，先端急尖或渐尖，基部近圆形，边缘具锐锯齿，无毛，有光泽。花单生于枝顶端或叶腋，花梗和萼筒外面均密被刺毛；萼片5；花瓣5；白色，直径5～9cm，雄蕊多数；心皮多数，花柱离生，被毛。果实倒卵圆形，长2～4cm，紫褐色，外面密被刺毛。花期4～6月，果期7～11月。

生于海拔100～1 600m的向阳的山野、田边、溪畔灌木丛中。分布于华中、华南、华东、西南地区，尤以贵州、云南、四川、重庆等地所产者为佳。

[化学成分] 果实含枸橼酸(citric acid)，苹果酸(malic acid)，果皮含多种水解型鞣质：金樱子鞣质(laevigatin) A、B、C、D、E、F、G，仙鹤草素(agrimoniin)，前矢车菊素(procyanidin) B-3，地榆素(sanguiia) H-4，长梗马兜铃素(pedunculagin)，蛇含鞣质(potentillin)，仙鹤草酸(agrimonic acid) A和B。此外，地上部分还分离到多种三萜化合物。

[药理] 有对抗实验性动脉粥样硬化的作用，抗病原体作用等。

[药性] 味酸、涩，性冷。入热经。

[功能与主治] 固精，缩尿，涩肠，止带。主治遗精，滑精，遗尿，尿频，久泻，久痢，白浊，白带，崩漏，脱肛，子宫下垂等。

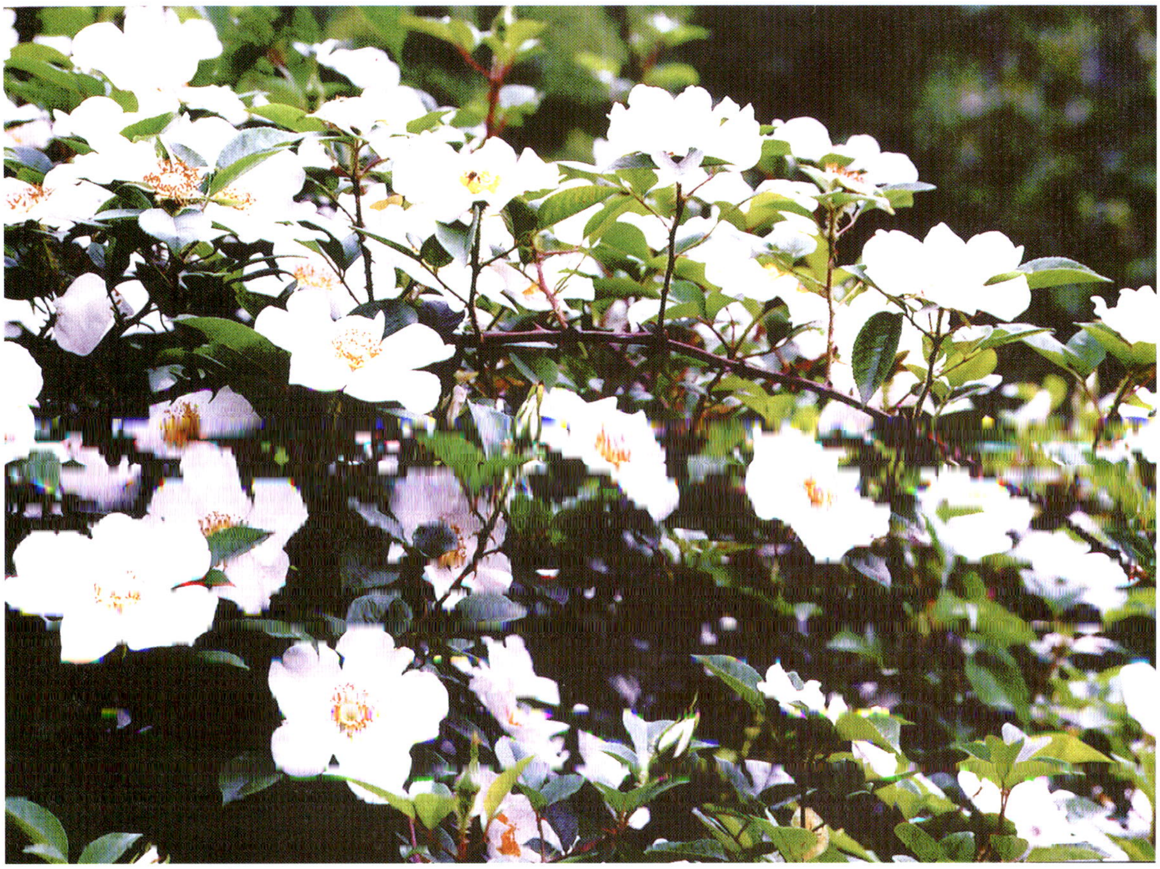

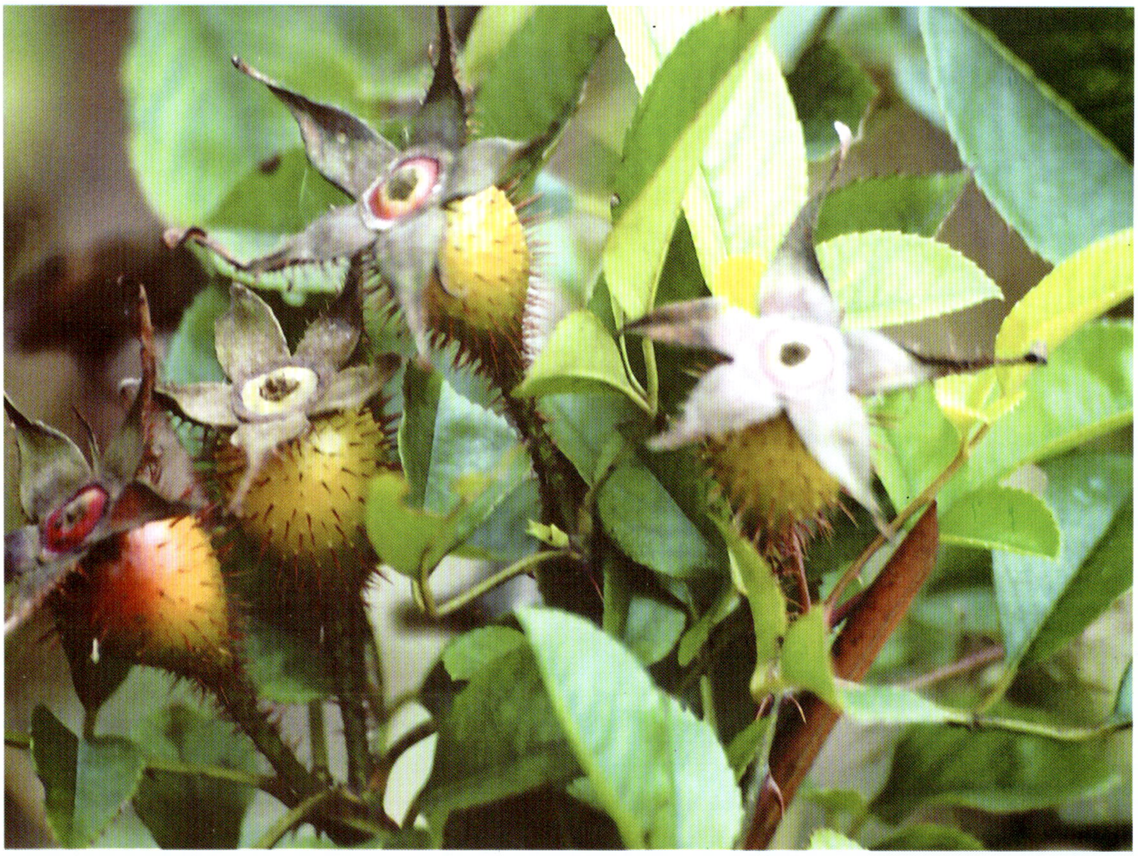

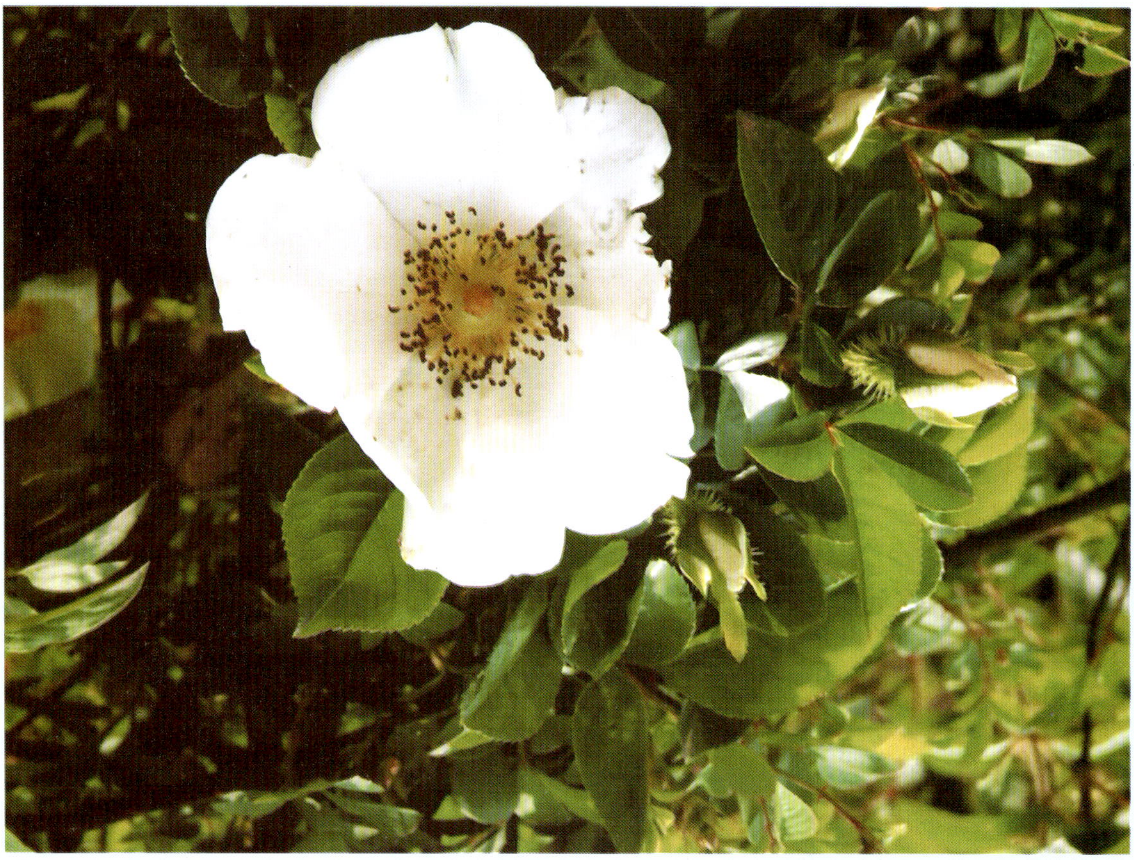

253. 狗脊 窝有加溜（贵州黔东南）

Gouji vob yuk jab hlieb

[来源] 为蚌壳蕨科植物金毛狗的根茎。

[原植物] 金毛狗 *Cibotium barometz*（L.）J.Smith

大型土生蕨类植物。植株树状，植株高2～3m。根状茎横卧，粗壮，密生金黄色节状长毛，有光泽，形如金毛狗头，顶端有叶丛生。叶柄长1～2m，基部粗2～3cm，腹面有浅纵沟，下部棕紫色；叶片革质或厚纸质，除小羽轴两面略有褐色短毛外，余皆无毛，阔卵状三角型，长宽几相等。三回羽状深裂，羽片10～15对，互生，有柄，狭长圆形，长50～60cm，宽20～25cm；二回羽片18～24对，互生，有短柄，线状披针形，长13～15cm，宽2～3cm；末回裂片23～25对，互生，狭长圆形或略呈镰刀形，长1～1.8cm，宽3～5mm，边缘有钝齿，幼时疏生黄色长毛，后渐脱落；叶脉羽状，侧脉分叉。孢子囊群位于裂片下部边缘，生于小脉顶端，囊群盖两瓣，形如蚌壳，长圆形。

生于山脚沟边及林下阴湿处酸性土上。分布于华南、西南等地。

[化学成分] 含蕨素(pterosin)R，金粉蕨素(onitin)，金粉蕨素-2′-O-葡萄糖苷(onitin-2′-O-β-D-glucoside)，金粉蕨素-2′O-阿洛糖苷(onitin-2′-O-β-D-alloside)，欧蕨伊鲁苷(ptaquilo-side)等成分。

[药理] 100%狗脊注射液给小鼠腹腔注射30g/kg，对心肌摄取86Rb无明显改变。如连续14天给20g/kg，心肌对86Rb的摄取可增加54%，有明显增加。

[药性] 味苦、甜，性冷，入热经。

[功能与主治] 强腰膝，祛风湿，利关节。主治肾虚腰痛脊强，腰膝软弱无力，风湿痹痛，小便过多，遗精，妇女白带过多等。

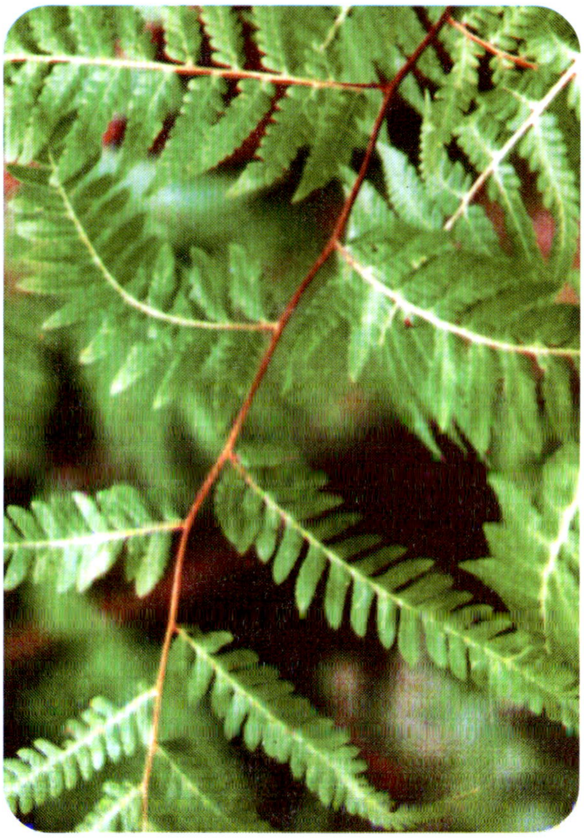

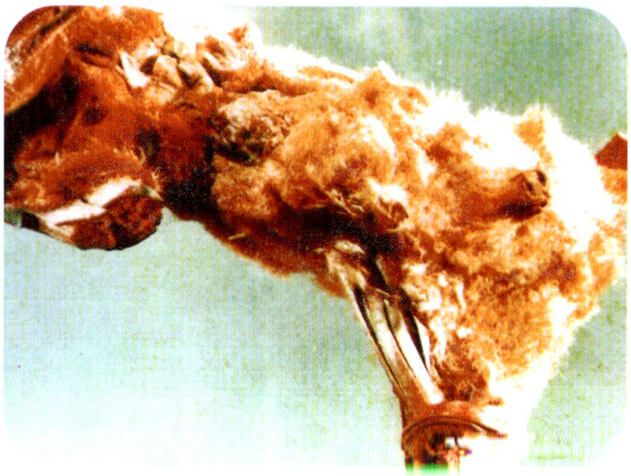

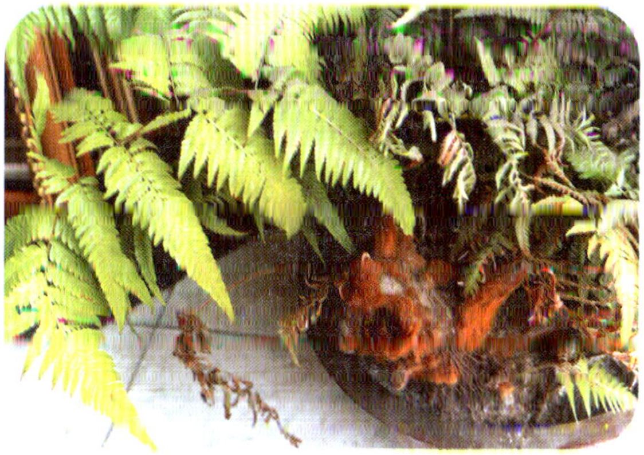

254. 狗脊贯众 啊达勾（贵州铜仁）

Goujiguanzhong ghaob ndad ghuoud

[来源] 为乌毛蕨科植物狗脊蕨、单牙狗脊蕨的根茎。

[原植物] 狗脊蕨 *Woodwardia japonica* (L.f) Smith

植株高50～120cm。根状茎短而粗，直立或斜生，与叶柄基部密被红棕色、披针形大鳞片。叶簇生；叶柄长30～50cm，深禾秆色，向上至叶轴有同样较小的鳞片；叶片厚纸质，长圆形至卵状披针形，长30～80cm，宽25～40cm，叶轴下面有小鳞片，二回羽裂；裂片10对以上，顶部羽片急缩成羽状深裂，干部羽片长11～18cm，宽2.5～4cm，先端渐尖，向基部略变狭，基部上侧楔形，下侧圆形或稍成心形，羽裂或深裂；裂片三角形或三角状长圆形，锐尖头，边缘有短锯齿；叶脉网状，有网眼1～2行，网眼外的小脉分离。孢子囊群长圆形，生于中脉两侧相对的网脉上，并嵌入网眼内叶肉中；囊群盖长肾形，以外侧边生于网脉上，开向中脉。

生于疏林下酸性土壤上。分布于中南、西南等地区。

同属植物单芽狗脊蕨 *Woodwardia unigemmata* (Makino) Nakai 作狗脊贯众入药。

[化学成分] 狗脊蕨及单芽狗脊蕨根茎含痕量的东北贯众素（dryocrassin）。

[药理] 狗脊蕨贯众的根茎及叶柄基部的煎剂稀释16%浓度时，体外对猪蛔虫头段有不同程度的抑制和松弛作用。50%～70%的煎剂对整体猪蛔虫作用2～6小时后，猪蛔虫的活动呈不同程度的抑制。

[药性]味苦，性冷。入热经。

[功能与主治] 清热解毒，杀虫，止血，祛风湿。主治风热感冒，时行瘟疫，恶疮痈肿，虫积腹痛，小儿疳积，痢疾，便血，崩漏，外伤出血，风湿痹痛等。

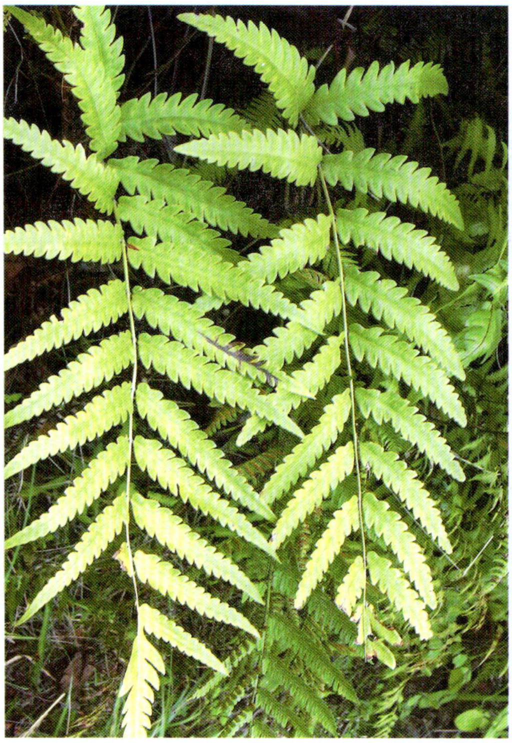

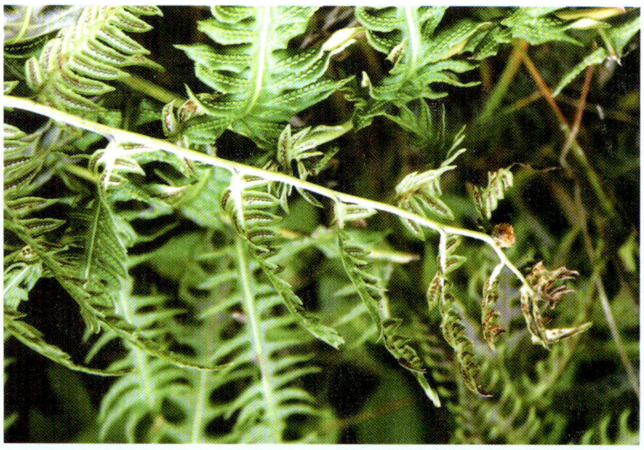

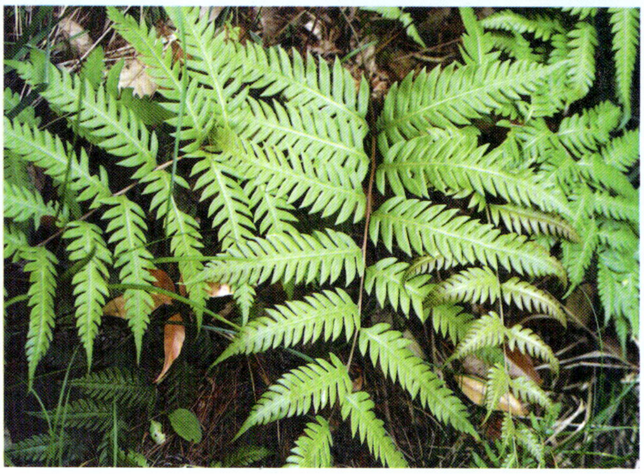

255. 兔耳风　锐头庙拉（贵州铜仁）

Tuerfeng　reib zhongx mloub lad

[来源] 为菊科植物杏香兔耳风的全草。

[原植物] 杏香兔耳风 *Ainsliaea bonatii* Beauv.

多年生草本植物。高35～60cm，茎、叶及花序均被灰白色疏绵毛，后脱落。叶基生，叶柄长5～12cm，有翅；叶片圆形或卵状心形，长5～10cm，宽4～9cm，先端圆钝或短渐尖，基部心形，边缘有骈体状细齿或浅齿，脉细网状。头状花序排成长穗状，有披针形苞叶，头状花序长约1.5cm，3～6个密生于花茎上；总苞长约1cm，总苞片约5层，不等长，披针形，先端有凸尖，花冠粉红色。瘦果长约3mm，具柔毛；冠毛羽毛状，黄褐色。夏秋季开花。

生于山坡路旁，山野丛林下，分布于贵州、四川、重庆、云南等地。

[化学成分] 全草含无羁萜酮、表无羁萜醇、羊齿烯醇、二十六醇、β－谷甾醇；地上部分含倍半萜内酯。

[药性] 味苦、微辛，性冷。入热经。

[功能与主治] 祛风除湿，通络止痛。主治风湿痹痛，肢体麻木，跌打损伤，胃脘疼痛等。

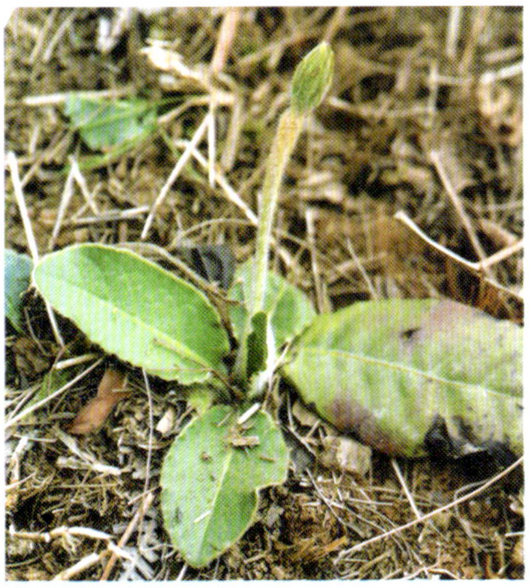

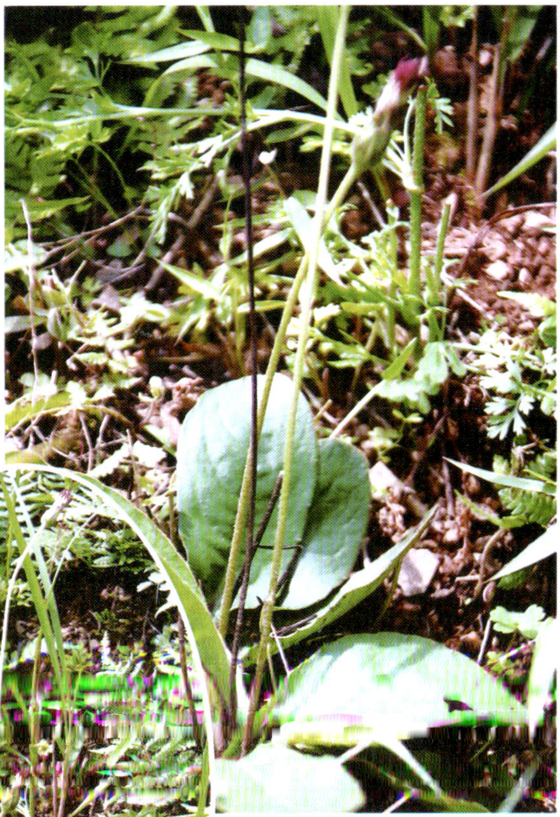

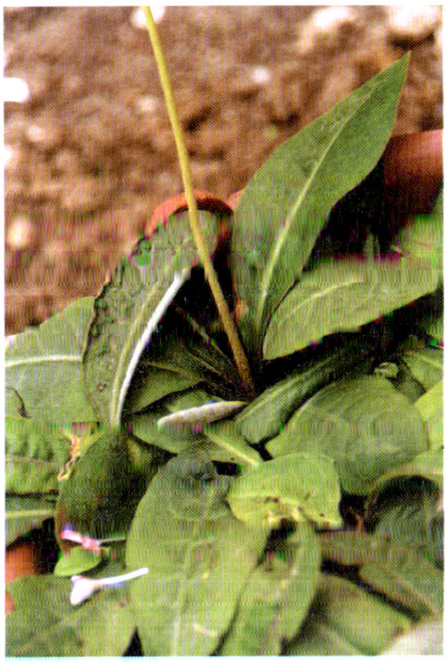

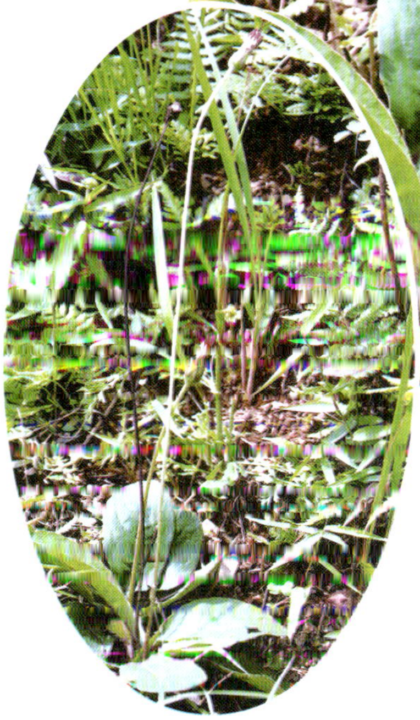

256. 鱼虱子　大呆谬（贵州铜仁）

Yushizi　　dab died mioul

[来源] 为浪飘水虱科动物张氏鱼怪等的全体。

[原动物] 张氏鱼怪 *Ichthyoxenus tchangi* Yu

体长卵形，扁阔，无坚甲，乳白色。雌体长20～30mm，宽11～15mm；雄者长4～10mm，宽1～6mm。头部有黑色复眼1对，短触须2对，头下方有大颚1对，小颚2对。胸部发达共7节，前胸节包围后头部，后胸节包围腹的第1～2节，胸肢共7节。腹部萎缩成尾状，共5节，鳃足5对，成叶状，生于尾节下方。

寄生于鱼类胸鳍后的特别囊内，不能自由游泳，幼虫可寄生于鱼体表。分布于我国南方水域。幼虫寄生于鲤，鲫等淡水鱼体表。

中华鱼怪 *Ichthyoxenus sinensis* Shen、祁氏鱼怪 *Ichthyoxenus geei* Boone 也做本品入药。

[药理] 鱼虱子对小鼠腹水癌及梭形细胞肉瘤生长，具有中等程度的抑制作用。

[药性] 味咸，性冷。入热经。

[功能与主治] 降逆开郁，活血止痛。主治噎嗝，反胃，胃脘疼痛，胸膈满闷等。

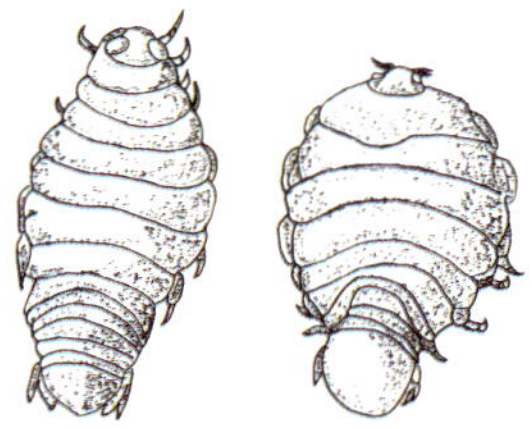

张氏鱼怪

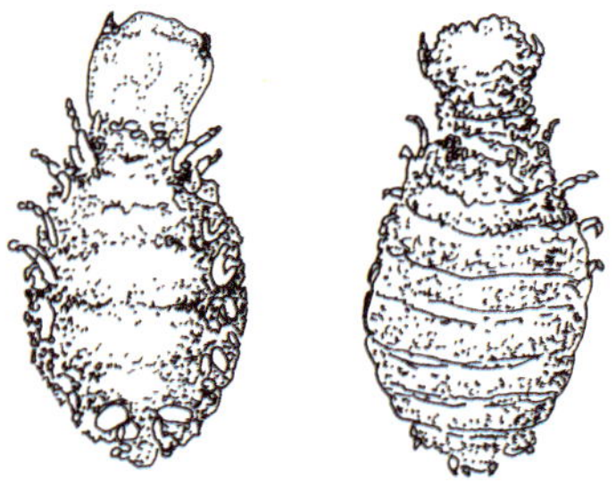

中华鱼怪

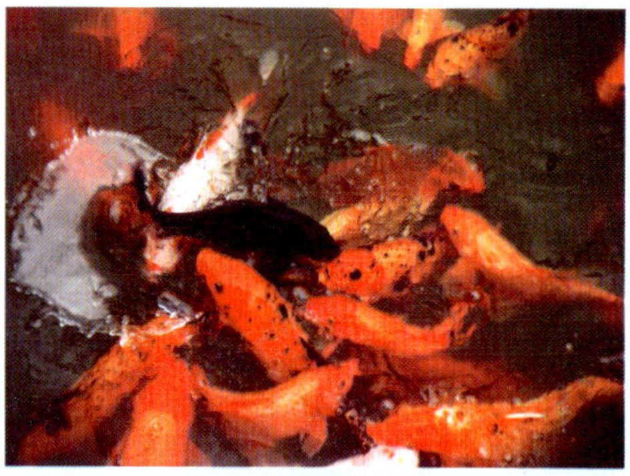

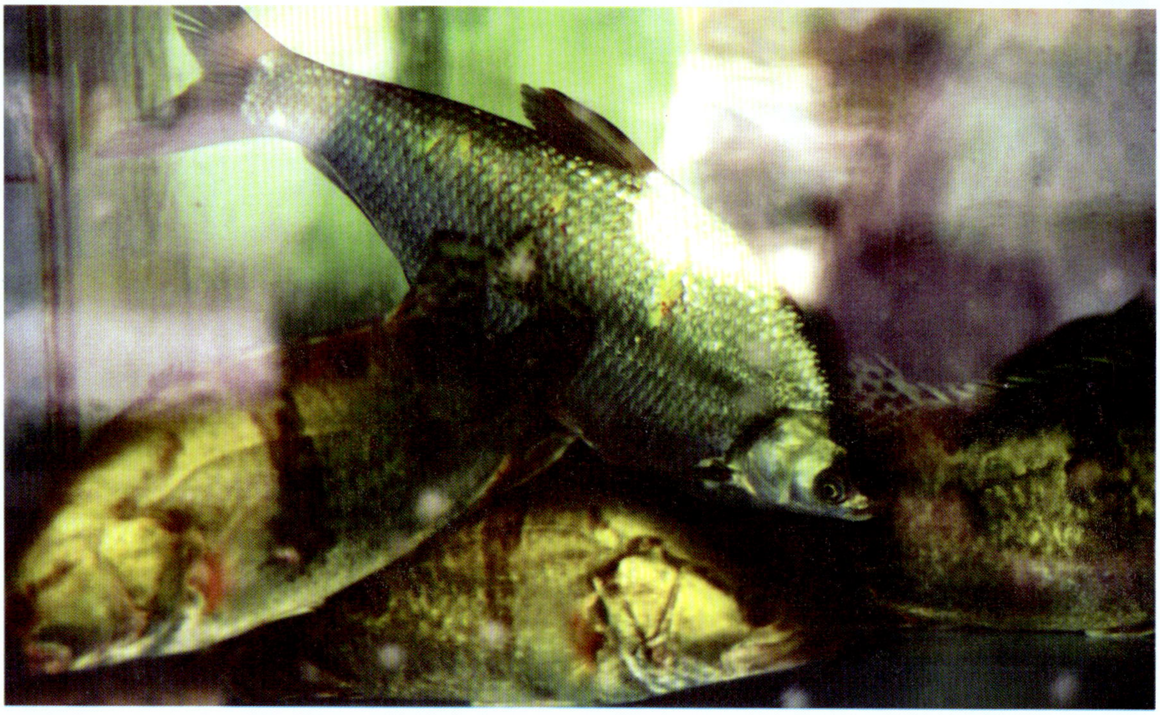

257. 鱼眼菊　锐界谬(贵州铜仁)

Yuyancao　reib gheb mloul

[来源] 为菊科植物小鱼眼草及菊叶鱼眼草的全草。

[原植物] 1. 小鱼眼草 *Dichrocephala benthamii* C.B.Clarke

一年生草本植物。高 10～25cm。茎略带紫色，密被白色柔毛，叶片倒卵形或匙形，长 3.5～7cm，中下部的叶通常羽裂或大头羽裂，上部叶通常有深圆齿，两面被稀疏或密短毛，基部扩大，耳状抱茎。头状花序半球形，宽达 5mm，少数或多数在茎和分支端排成稀疏或稠密的伞房或圆锥状；雌花白色，多层，花冠卵形，先端有 2～3 细齿，两性花绿黄色，花冠管状，先端有 4 齿。瘦果扁平，有加厚的边缘；无冠毛。花期春末至夏秋。

生于山坡或山谷草地、溪边、路旁或田边荒地。分布于湖北、广西、四川、重庆、贵州及云南等地。

2. 菊叶鱼眼草 *Dichrocephala chrysanthemifolia* (Bl.) DC.

主要特征是：植株密生白色粗硬毛。叶片羽状深裂。头状花序较大，直径约 8mm。

生于山坡、路旁草丛中。分布于云南、贵州、西藏等地。

[药理] 菊叶鱼眼草全草毒性颇强。因曾引起家畜流产而被认为其作用性质类似麦角，但未经证实；可能此种流产乃因动物食后发生急性胃肠炎，反射性引起盆腔充血所致。

[药性] 味苦，性冷。入热经。

[功能与主治] 清热解毒，祛风明目。主治肺炎，肝炎，痢疾，消化不良，疟疾，夜盲，带下，疮疡等。

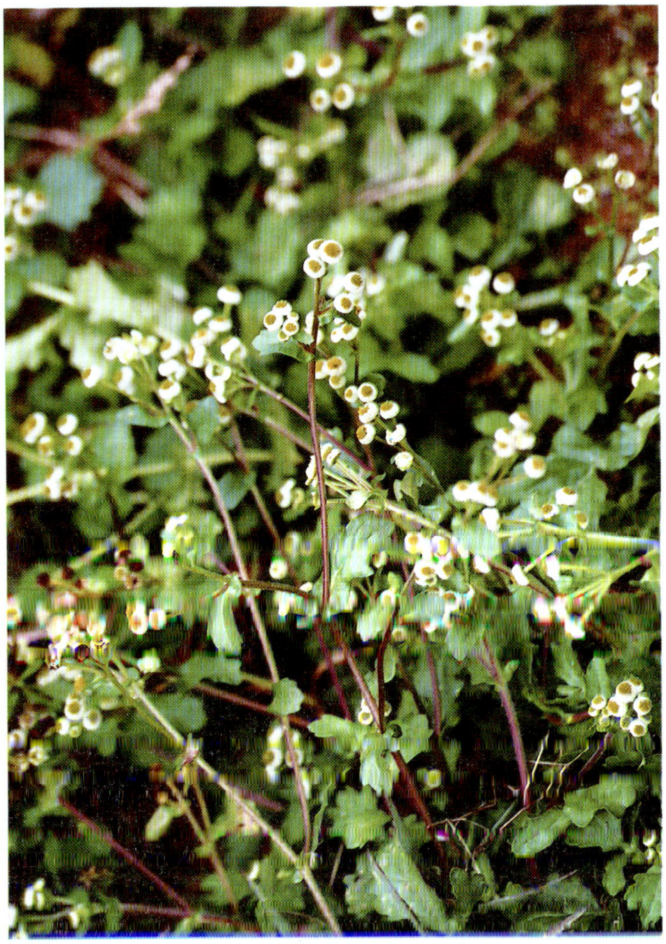

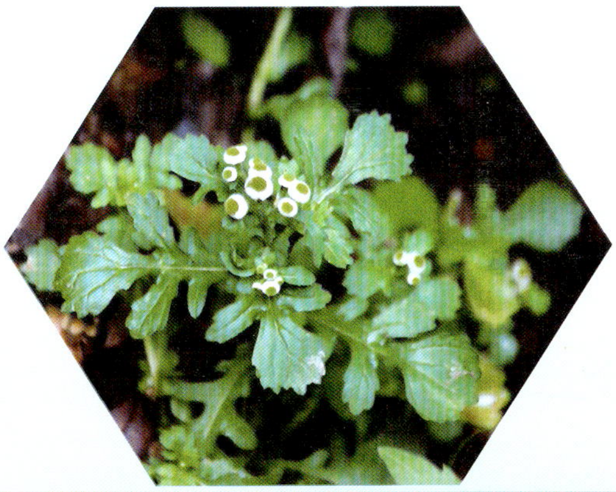

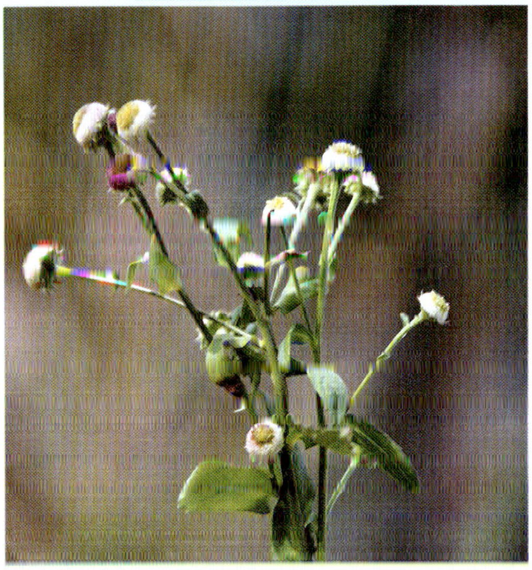

258. 鱼腥草　锐主 (贵州松桃)

Yuxingcao　reib zhud

[来源] 为三白草科植物蕺菜的全草。

[原植物] 蕺菜 *Houttuynia cordata* Thunb.

多年生草本植物。高 15～50cm。根状茎发达，圆形，节具须根；茎下部伏地。叶互生，心形或宽卵形，长 3～9cm，宽 4～6cm，先端渐尖，基部心形，全缘，有细腺点，下面常紫色，两面脉上被柔毛；叶柄长 1～4cm，被疏毛；托叶膜质，条形，长约 2.5cm，下部与叶柄合生，边缘被细毛。穗状花序生于茎的上端，与叶对生，长约 2cm；总苞片 4 枚，长方倒卵形，大小不一，白色；花小而密，无花被，具 1 小的披针形苞片；雄蕊 3，花丝下部与子房合生；雌蕊 1，由 3 个下部合生的心皮组成，子房上位，花柱 3，分离。蒴果卵圆形，顶端开裂；种子多数，卵形。花期 5～6 月，果期 10～11 月。

生于田边，阴湿地或水边。分布于西北、华北、华中及长江以南各地。

[化学成分] 地上部分含挥发油。另含阿福豆苷 (afzelin)，金丝桃苷 (hyperin)，云香苷 (rutin)，绿原酸 (chlorogenic acid)。叶含槲皮苷 (quercitrin)，花和果穗含异槲皮苷 (isoquercitrin)。

[药理] 具有抗菌作用，抗病毒作用，抗过敏、平喘作用和利尿作用，能增强机体免疫功能。

[药性] 味甜、酸、辛，性冷。入热经。

[功能与主治] 清热解毒，消痈排脓，利尿消肿。主治肺痈吐脓，痰热喘咳，喉蛾，热痢，痈肿疮毒，热淋等。

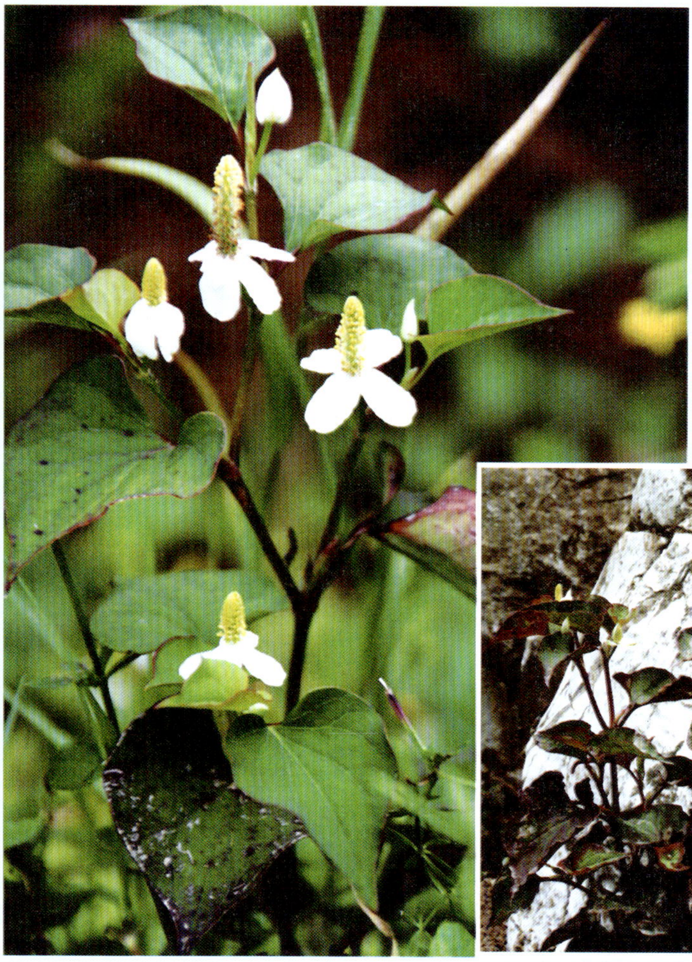

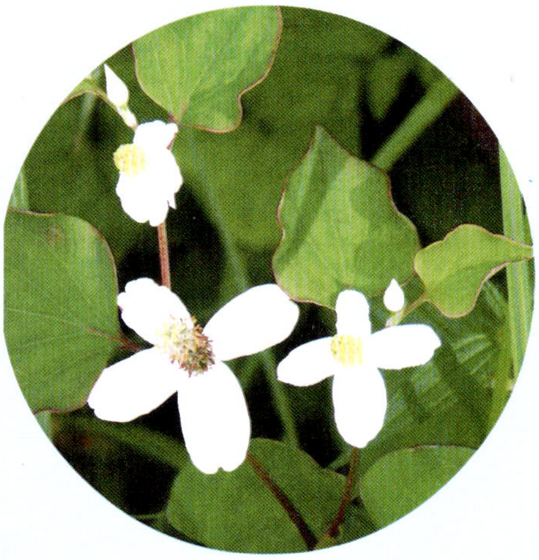

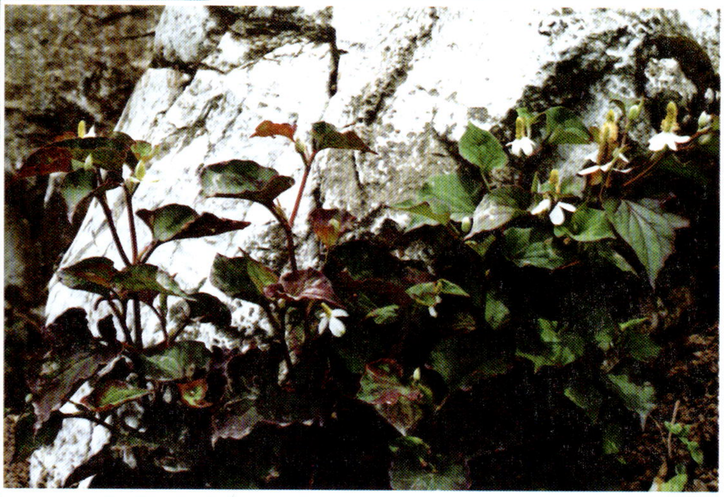

259. 鱼鳅串　马兰丹（贵州铜仁）

Yuqiuchuan　　mas lanx danb

[来源] 为菊科植物马兰的全草或根。

[原植物] 马兰 *Kalimeris indica* (L.) Sch.-Bip.

多年生草本植物。高30～70cm。根茎有匍匐枝。茎直立，上部有短毛，上部或从下部起有分支。叶互生；基部渐狭成具翅的长柄；叶片倒披针形或倒卵状长圆形，长3～10cm，稀达10cm，宽0.8～5cm，先端钝或尖，边从中部以上具有小尖头的钝或尖齿，或有羽状裂片，两面或上面具疏微毛或近无毛，薄质；上面叶小，无柄，全缘。头状花序单生于枝端并排列成疏伞房状；总苞半球形，径6～9mm，长4～5mm；总苞片2～3层，覆瓦状排列，外层倒披针形，长约2 mm，内层倒披针状长圆形，长达4 mm，先端钝或稍尖，上部草质，有疏短毛，边缘膜质，具缘毛；舌状花1层，15～20个，管部长1.5～1.7 mm；舌片浅紫色，长达10mm，宽1.5～2mm，管状花长3.5mm，宽约1.5mm，被短毛。瘦果倒卵状长圆形，极扁，长1.5～2mm，宽约1mm，褐色，边缘浅色而有厚肋，上部被腺毛及短柔毛；冠毛长0.1～0.8mm，易脱落，不等长。花期5～9月，果期8～10月。

生于路边、田边、山坡上。分布于全国各地。

[化学成分] 全草含挥发油，油中含乙酸龙脑酯，甲酸龙脑酯，酚类，倍半萜醇，二戊烯及辛酸等。

[药理] 马兰乙醇提取液，注射于动物有镇咳作用，并有抗惊厥及加强戊巴比妥钠的催眠作用；对小鼠有弱的镇痛作用。

[药性] 味苦，性冷。入热经。

[功能与主治]凉血止血，清热利湿，解毒消肿。主治吐血，衄血，血痢，崩漏，创伤出血，黄疸，水肿，淋浊，感冒，咳嗽，咽痛喉痹，痔疮，痈肿，丹毒，小儿疳积等。

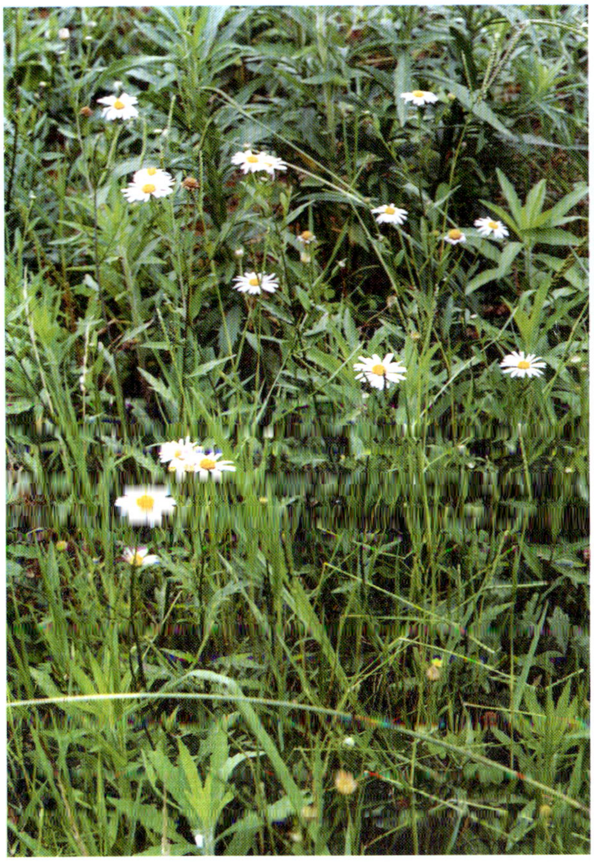

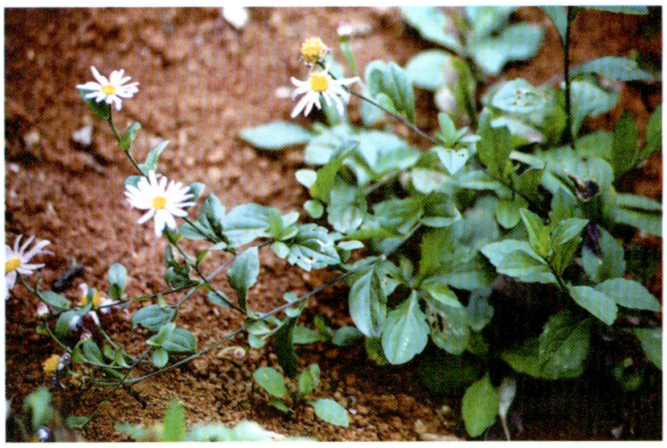

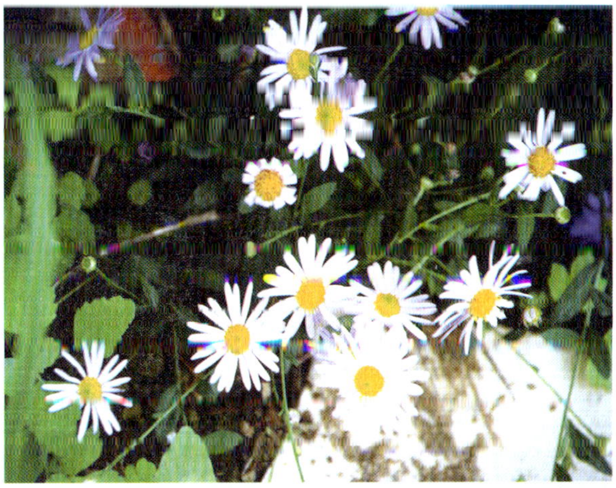

260. 泽兰　采劳（贵州毕节）

Zelan　　cait laox

[来源] 唇形科植物地瓜儿苗的茎叶。

[原植物] 地瓜儿苗 *Lycopus lucidus* Turcz.

多年生草本植物。高 60～170cm。根茎横走，先端肥大，呈圆柱形。茎直立，通常不分支，四棱形，节上常带紫红色，无毛或在节上疏生小硬毛。叶对生，具极短柄或近于无柄；叶片长圆状披针形，长 4～10cm，宽 1～3cm，先端长锐尖或渐尖，基部楔形，边缘具锐尖粗牙状锯齿，上面略有光泽，下面具凹陷的腺点，无毛或脉上疏生白色柔毛。轮伞花序腋生，无梗，多花密生，其下承以小苞片，小苞片卵圆形至披针形，位于外方者超过花萼，具 3 脉，位于内方者短于或等于花萼，具 1 脉，边缘有毛；花萼钟形，长约 4mm，先端 5 齿裂，具刺尖头，边缘有毛；花冠钟形，白色，稍露出于花萼。长 4～5mm，外面在冠缘上具腺点，内面在喉部具白色短柔毛，冠缘不明显二唇形，上唇近圆形，下唇 3 裂，中裂片较大；子房长圆形，4 深裂，着生于花盘上，花柱伸出于花冠外，柱头 2 裂。小坚果倒卵圆状三棱形，长 1～1.5mm，暗褐色。花期 7～9 月，果期 9～10 月。

喜生湿润肥沃山坡，多栽培。全国大部分地区均有分布。

[化学成分] 全草含挥发油、葡萄糖苷、鞣质、树脂、黄酮苷、酚类、氨基酸、有机酸、皂苷、葡萄糖、半乳糖。泽兰糖(Lycopose)、蔗糖、棉子糖(Raffinose)、水苏糖(Stachyose)等。根茎尚含果糖，挥发油含量为 0.2%～0.4%。

[药理] 具有改善血液流变学和微循环作用，泽兰的水蒸气蒸馏液可使凝血酶原时间与凝血时间发生改变。

[药性] 味苦、辛，性微冷。入热经。

[功能与主治] 活血化瘀，行水消肿，解毒 消痈。主治妇女经闭，痛经，产后瘀滞腹痛，癥瘕身面浮肿，痈肿疮毒，跌打损伤等。

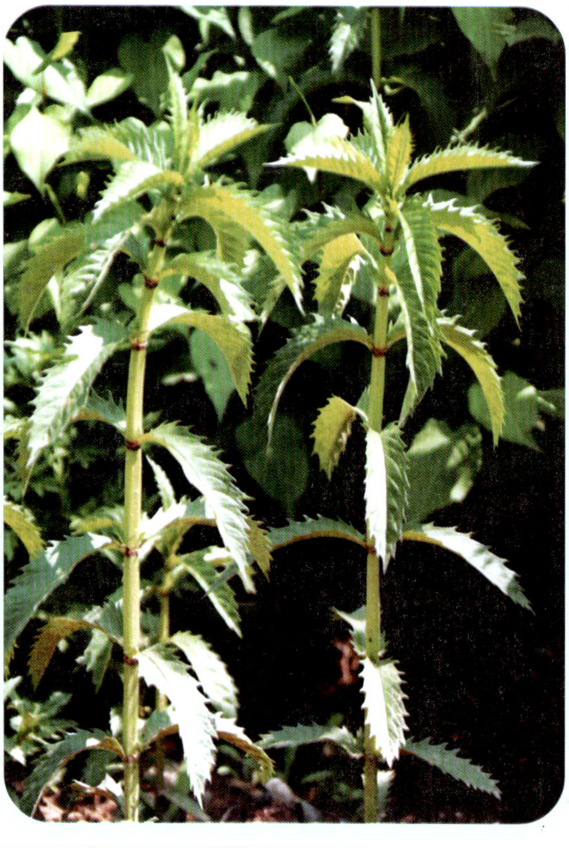

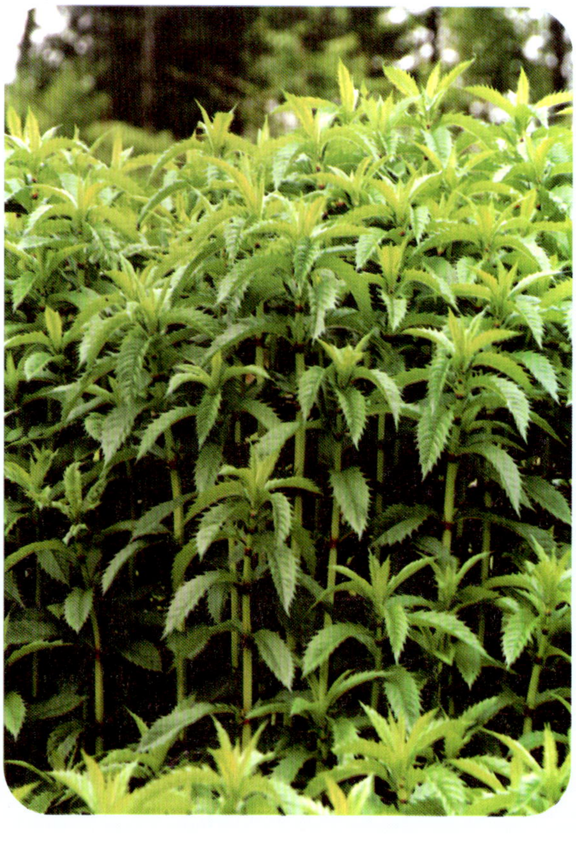

261. 泽泻　窝革里（贵州黔东南）

Zexie　vob gend lix

[来源] 为泽泻科植物泽泻的块茎。

[原植物] 泽泻 *Alisma orientale*(Sam.) Juzep.

多年生沼泽生植物，高50～100cm。地下有块茎，球形，直径可达4.5cm，外皮褐色，密生多数须根。叶全部基生；叶柄长达50cm，基部扩延成叶鞘状，宽5～20mm；叶片宽椭圆形至卵形，长5～18cm，宽2～10cm，先端急尖或短尖，基部广楔形、圆形或稍心形，全缘，两面光滑；叶脉5～7条。花茎由叶丛中抽出，长10～100cm，花序通常有3～5轮分支，分支下有披针形或线性苞片，轮生的分支长再分支，组成圆锥状复伞形花序，小花梗长短不等；小苞片披针形至线形，尖锐；萼片3，广卵形，绿色或稍带紫色，长2～3mm，宿存；花瓣倒卵形，膜质，较萼片小，白色，脱落；雄蕊6；雌蕊多数，离生；子房倒卵形，侧扁，花柱侧生。瘦果多数，扁平，倒卵形，长1.5～2mm，宽1mm，背部有两浅沟，褐色，花柱宿存。花期6～8月，果期7～9月。

生于沼泽边缘或栽培。分布于东北、华东、西南等地区。

[化学成分] 块茎含泽泻醇(alisol)A、B、C，泽泻醇A单乙酸酯（alisol A monoacetate），泽泻醇B单乙酸酯（alisol B monoacetate），泽泻醇C单乙酸酯（alisol C monoacetate），表泽泻醇（epialisol）A，泽泻薁醇（alismol）等成分。

[药理] 有利尿作用，降血脂与抗动脉粥样硬化作用，抗脂肪肝作用及抗炎作用；还有降血糖和减肥作用等。

[药性] 味甜，性冷。入热经。

[功能与主治] 利水渗湿，泄热通淋。主治小便不利，热淋涩痛，水肿胀满，泄泻，痰饮眩晕，遗精等。

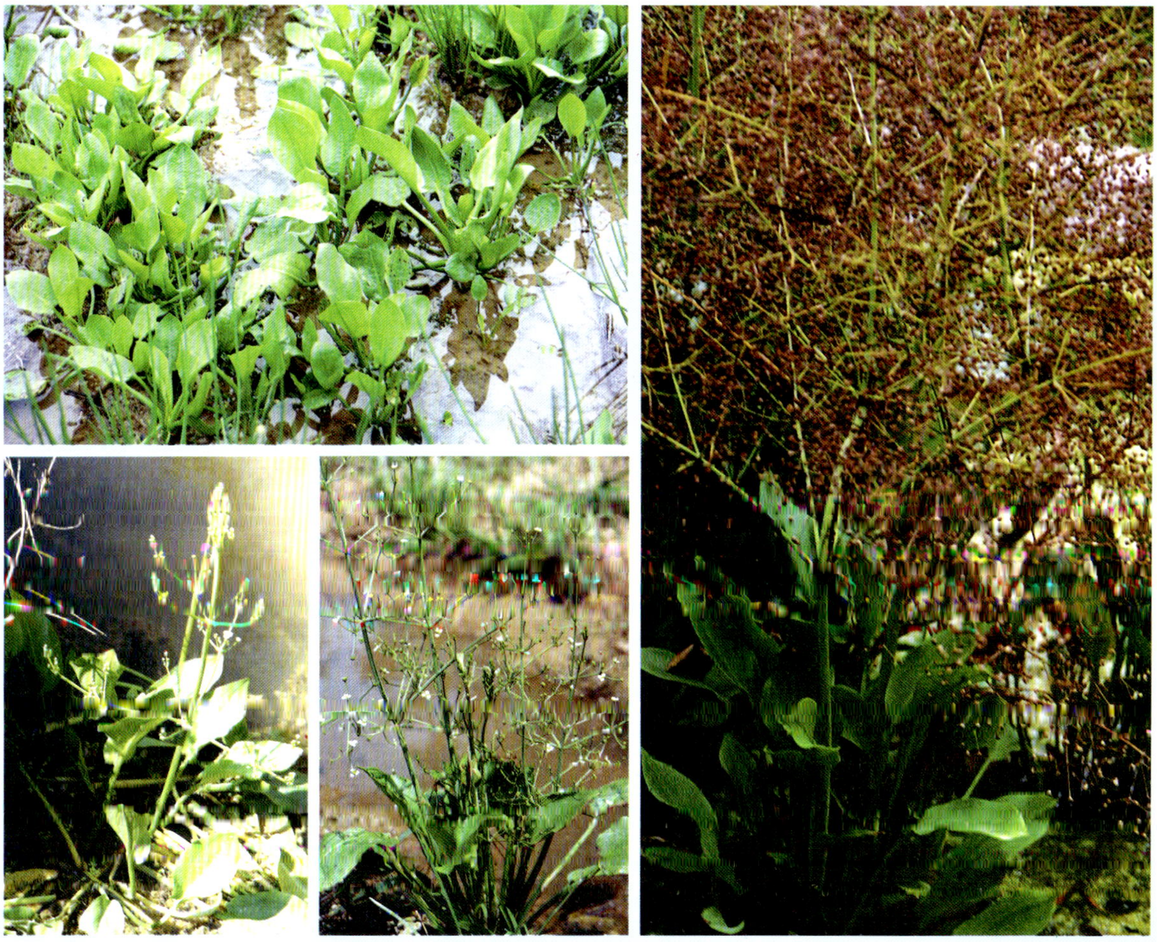

262. 卷柏　下架梦 (贵州黔南)

Juanbai　xat jat mongl

[来源] 为卷柏科植物垫状卷柏的全草。

[原植物] 垫状卷柏 *Selaginella pulvinata* (Hook.et Grev.) Maxim.

多年生常绿草本植物。高 5 ~ 15cm，全株成莲座状，干后内卷如拳。主茎短，下着须根。侧根丛生在顶端，各枝为二叉式扇状分支到二至三回羽状分支。叶二型，在枝两侧及中间各 2 行；侧叶斜展，长卵圆形，长 2 ~ 2.5mm，宽 1mm，先端突尖呈芒状，远轴的一边全缘，宽膜质，近轴的一边膜质缘极狭，有微锯齿；中叶 2 行，卵圆状披针形，长 1.5 ~ 2mm，宽 0.6 ~ 0.8mm，先端有长芒，斜向，左右两侧不等，边缘有微锯齿，中脉在叶上面下陷。孢子囊穗单生于枝顶，长约 4 ~ 10mm，四菱形；孢子叶卵状三角形，先端有长芒，边缘有宽的膜质；大孢子囊位于穗下部，向上为小孢子囊。大孢子近白色，小孢子呈黄色。

生于向阳山坡或岩石缝内。分布于东北、华北、华东、中南地区及四川、重庆、贵州等地。

[化学成分] 全草含苏铁双黄酮 (sotetsuflavone)，穗花杉双黄酮 (amentoflavone)，扁柏双黄酮 (hinokiflavone) 及异柳杉双黄酮 (isocryptomerin)，柳杉双黄酮 (cryptomerin) B，芹菜素 (apigenin) 和海藻糖 (trehalose) 等。

[药理] 有抗菌作用，抗肿瘤作用等。

[药性] 味辣，性冷。入热经。

[功能与主治] 生用活血通经，主治经闭，癥瘕，跌扑损伤。炒炭用化瘀止血，主治吐血，衄血，尿血等。

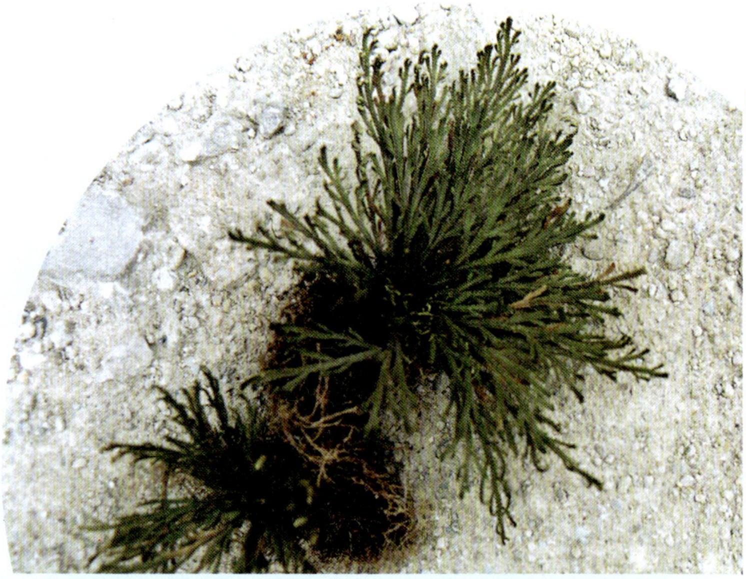

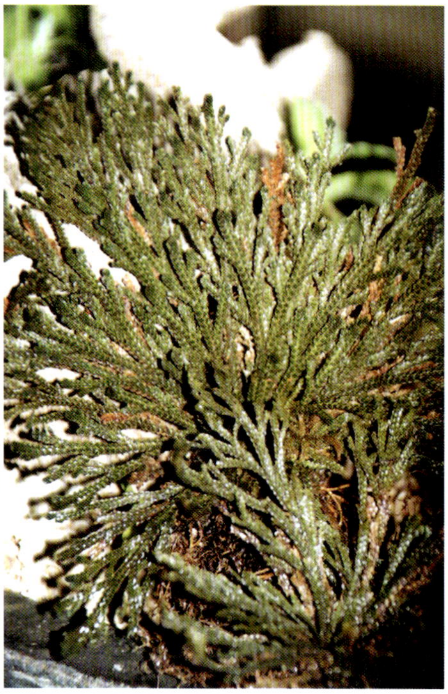

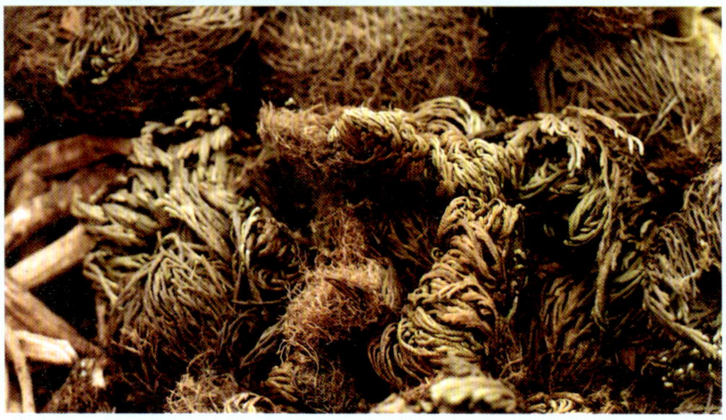

263. 夜关门　都巴保（贵州铜仁）

Yeguanmen　ndut bad beus

[来源] 为豆科植物粉背羊蹄甲的根或茎叶。

[原植物] 粉背羊蹄甲 *Bauhinia glauca* Wall.ex Benth.

木质藤本植物。茎纤细，四棱，被稀疏红棕色柔毛。卷须1或2个，对生。单叶互生；叶柄长2～3.5cm；叶片肾形或圆形，长3～8cm，宽4～9cm，先端2裂，裂片顶端圆形，全缘，基部心形至截平，两面疏生短柔毛。伞房花序顶生，长5～8 cm，花序轴、花梗密被红棕色柔毛；苞片和小苞片丝状，被红棕色柔毛；萼管状，有红棕色毛；花瓣粉红色，倒卵形；能育雄蕊3枚，子房长柱形，具长柄，无毛；柱头头状。荚果条形，长14～30cm，宽4～5cm，扁平，无毛，有明显的网脉，种子多数。花期4～6月，果期8～9月。

生于海拔400～2 200m灌木丛中、林中及山坡石缝中。分布于湖北、湖南、四川、重庆、贵州、云南等地。

[化学成分] 根含香橙素（aromadendrin），二氢槲皮素(dihydroquercetin)，5-7 -二羟基色酮(5-7-dihydroxychromone)等。

[药性] 味苦、涩、辛，性微冷。入热经。

[功能与主治] 收敛固涩，解毒除湿。主治咳嗽咯血，吐血，遗尿，尿频，白带，子宫脱垂，痢疾，痹痛，疝气，睾丸肿痛，湿疹，疮疖肿痛等。

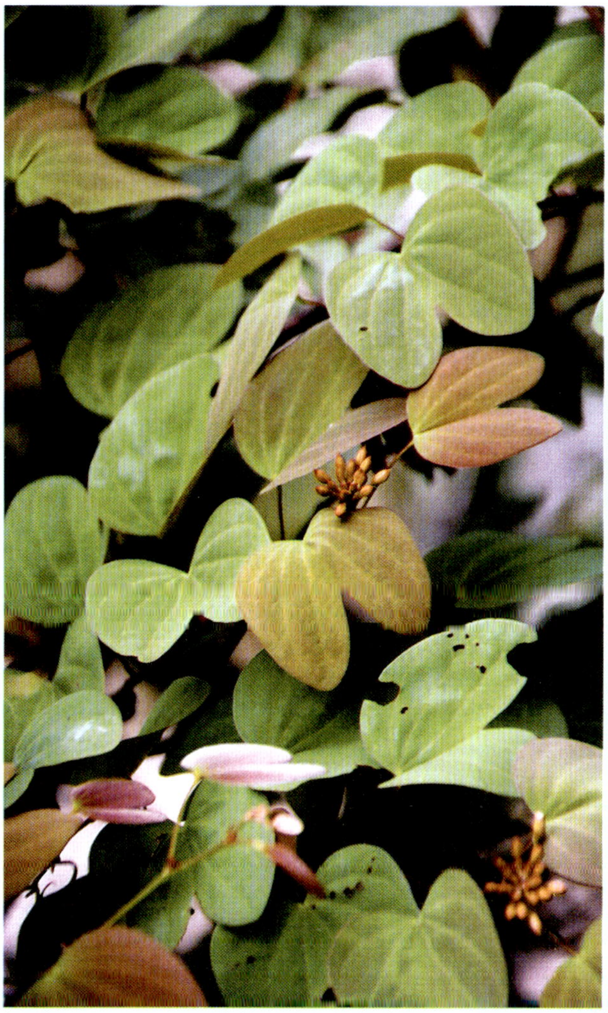

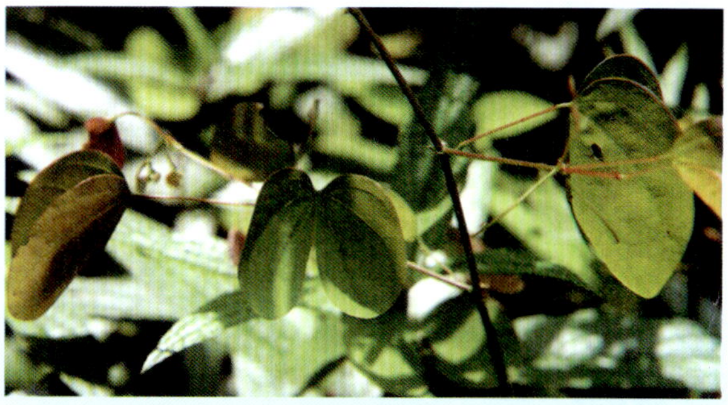

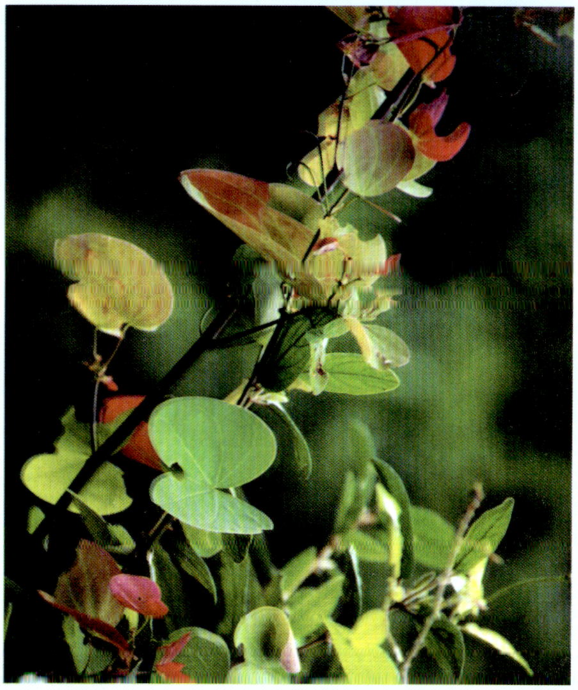

264. 珊瑚姜　加榜海丢（贵州黔东南）

Shanhujiang　jab bangx hnaib diel

[来源] 为姜科植物珊瑚姜的根茎。

[原植物] 珊瑚姜 *Zingiber corallinum* Hance

多年生草本植物。株高1m左右。根茎肉质，扁圆状或圆柱状，分支。单叶互生，无柄。叶片长圆状披针形或披针形，长20～30cm、宽4～6cm，先端渐尖，叶面无毛，叶背及鞘被疏毛或无毛，叶舌长2～4cm，膜质。总花梗长15～20cm，被长4～5cm的鳞片状鞘；穗状花序长圆锥形，长15～30cm；苞片卵形，长3～4cm，顶端急尖，红色；花萼长1.5～1.8cm，沿一侧几达中部；花冠管长2.5cm；裂片具紫红色斑纹，长圆形，长1.5cm，顶端渐尖；唇瓣中央裂片倒卵形，长1.5cm，侧裂片长8mm，顶端尖；花丝缺，花药长1cm，药隔附属体喙状，长约5mm，弯曲；子房被绢毛，长2～2.5mm。种子黑色，光亮，假种皮白色，撕裂状。花期5～8月，果期8～10月。

生于海拔500～1 200m的山坡林下，山谷阴湿处或密林中。分布于海南、广西、贵州等地。

[化学成分] 含挥发油，主要成分为β－蒎烯（β－pinene）、蒈烯－4（carene－4）、松油烯－4－醇（terpinen－4－ol）、β－甜没药烯（β－bisabolene）、反式－3，4－二甲氧基肉桂醛（t－3，4－dinethoxy cinnamyl aldehyde）等。

[药理] 具有解痉作用，镇痛及抗炎作用，抗阴道毛滴虫作用。

[药性] 味辛，性热。入热经。

[功能与主治] 温中散寒，消肿止痛，平喘止咳，解痉。主治感冒咳嗽，腹痛，腹泻，皮肤顽癣，脂溢性皮炎，传染性肝炎，风湿骨痛，骨折等。

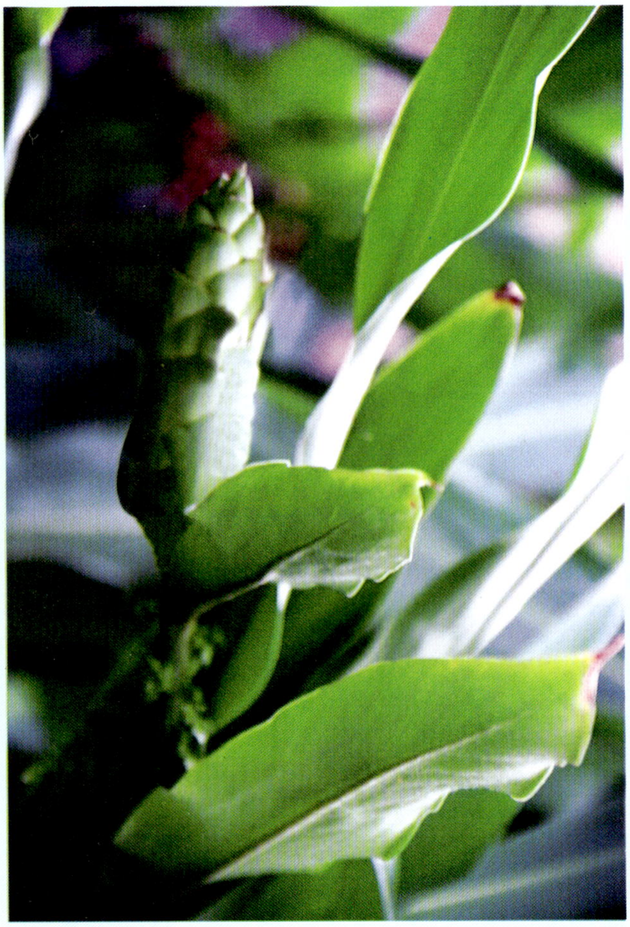

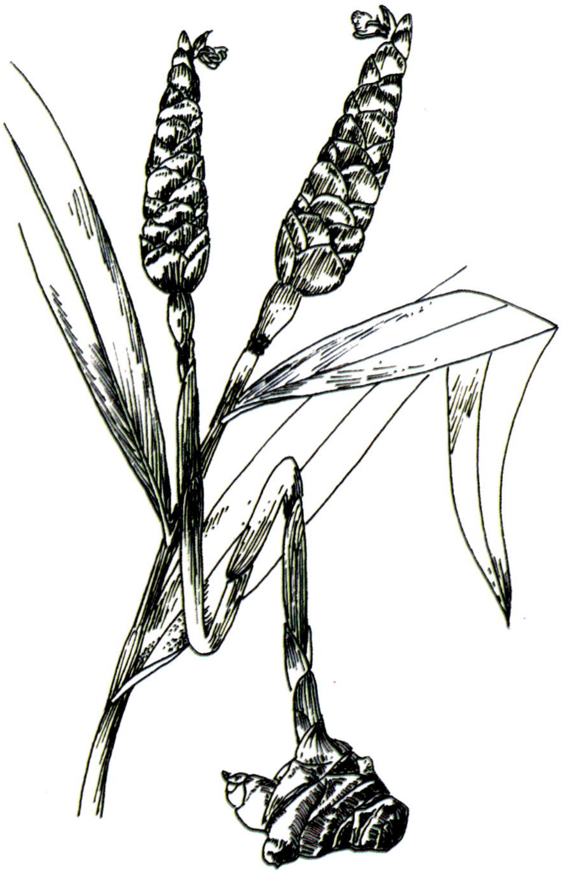

265. 茶油　现鸡（贵州铜仁）

Chayou　xanb gil

[来源] 为山茶科植物油茶种子的脂肪油。

[原植物] 油茶 *Camellia oleifera* Abel.

常绿灌木或小乔木，高3～4m，稀达8m。树皮淡黄褐色，平滑不裂；小枝微被短柔毛。单叶互生；叶柄长4～7mm，有毛；叶片厚革质，倒卵状椭圆形或倒卵形，长3.5～9cm，宽1.8～4.2cm，先端渐尖，基部楔形，边缘具细锯齿，上面亮绿色，无毛或中脉有硬毛，下面中脉基部有毛或无毛，侧脉不明显。花1～3朵生于枝顶或叶腋，直径3～5cm，无梗；萼片通常5，近圆形，外被绢毛；花瓣5～7，白色，分离，倒卵形，长2.5～4.5cm，先端常有凹陷，外面有毛；雄蕊多数，无毛，外轮花丝仅基部连合；子房上位，密被白色丝状绒毛，花柱3条，几分离。蒴果球形，直径3～5cm，果皮厚，木质，室背2～3裂。种子背圆腹扁，长至2.5cm。花期10～11月，果期次年10月。

我国长江流域及以南各地广泛栽培，为重要的木本油料植物。

[药理] 有保护心脏作用，抗氧化及抑制肥胖作用。

[药性] 味苦，性冷。入热经。

[功能与主治] 清热解毒，润肠，杀虫。主治痧气腹痛，便秘，蛔虫腹痛，蛔虫性肠梗阻，疥癣，烫火伤等。

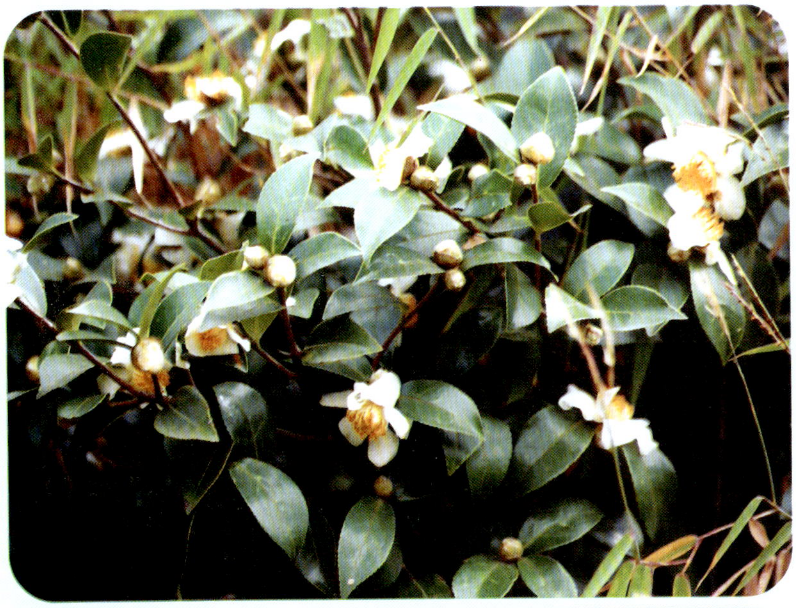

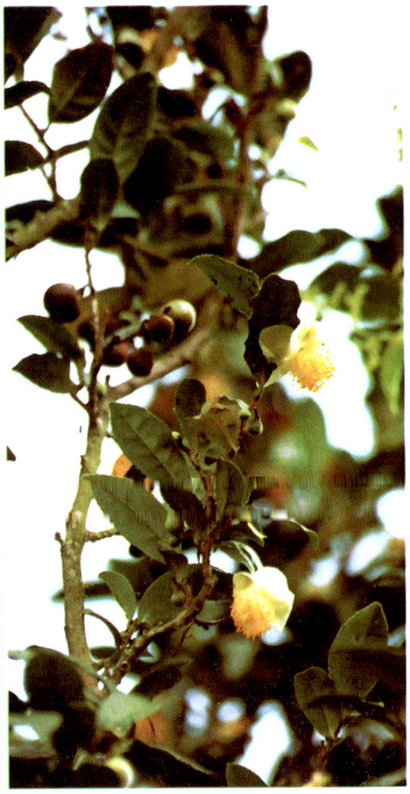

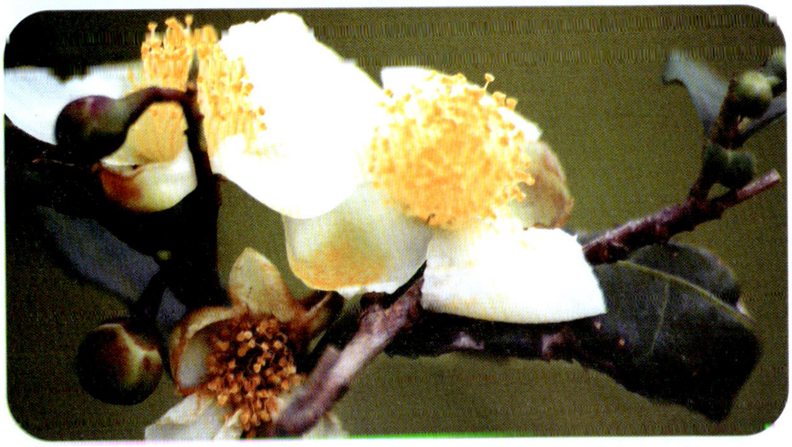

266. 茶枯 枯比鸡（湖南湘西）

Chaku koud bid gid

[来源] 为山茶科植物油茶的种子。

[原植物] 油茶 *Camellia oleifera* Abel.

形态特征及生境产地见256条茶油。

[化学成分] 含山柰酚-3-O-葡萄糖基(6→1)鼠李糖苷[kaempferol-3-O-β-D-glucopyranosyl(6→1)-O-α-L-rha mnopyranoside]，山柰酚-3-O-葡萄糖基[(2→1)葡萄糖基](6→1)鼠李糖苷{kaempferol-3-O-β-D-glucopyranos yl-[(2→1)-O-β-D-glucopyranosyl](6→1)-O-α-L-rhamnopyranoside}及蔗糖(sucrose)。

[药理] 茶枯中所含油茶粗皂苷，在体外对玫瑰色毛癣菌、红色毛癣菌和铁锈色小孢子菌有不同程度的抑制作用，其最低抑菌浓度（MIC）分别为0.375%、5%和5%。

[药性] 味辛、苦、涩，性冷；有小毒。入热经。

[功能与主治] 燥湿解毒，杀虫去积，消肿止痛。主治湿疹瘙痒，虫积腹痛，跌打伤肿等。

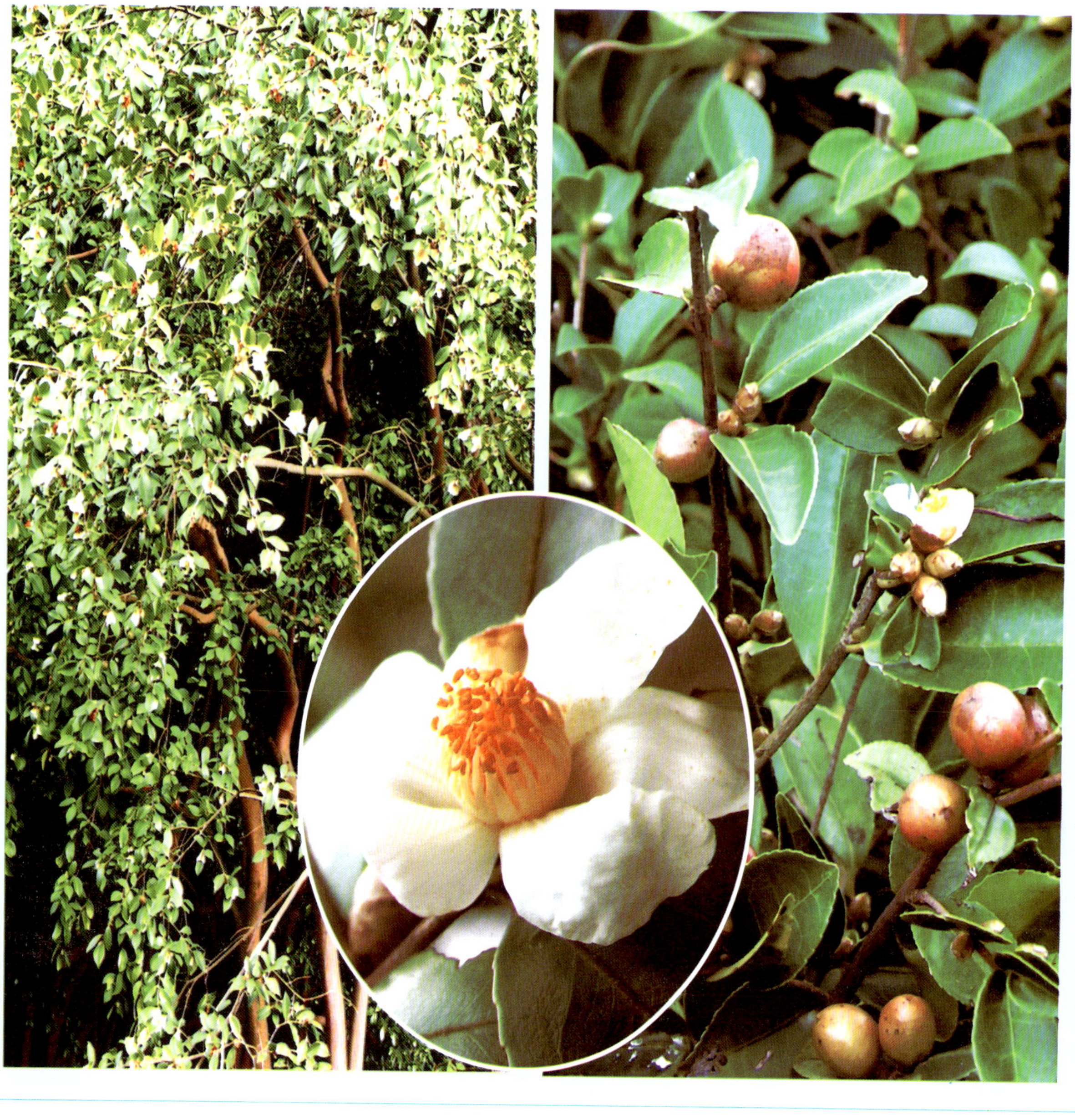

267. 茯苓　病都独（贵州铜仁）

Fuling　　bid dut dux

[来源] 为多孔菌科真菌茯苓的菌核。

[原植物] 茯苓 *Porib cocos* (Schw.) Wolf.

菌核球形、卵圆、椭圆至不规则形，长10～30cm或者更长，重量不等，一般重500～5 000g。外面有厚而多皱褶的皮壳，深褐色，新鲜时软，干后变硬；内部白色或粉红色，粉粒状。子实体生于菌核表面，全平伏，厚3～8cm，白色，肉质，老后或干后变为浅褐色。菌管密，长2～3cm，管壁薄，管口圆形、多角形或不规则形，径0.5～1.5mm，口缘常裂为齿状。孢子长方形至近圆柱形，平滑，有一歪尖，大小（7.5～9）μ m ×（3～3.5）μ m。

生于松树根上，西南各省均有分布。

[化学成分] 主要含三萜类和多糖类成分，尚含麦角甾醇(ergosterol)以及无机元素等。

[药理] 具有利尿作用，预防胃溃疡和肝损伤的作用，抗癌作用，免疫增强作用。可降低异常升高的实验性高雌、孕激素大鼠模型的雌二醇、黄体酮的血浓度。

[药性] 味甜，性热。入冷经。

[功能与主治] 利水渗湿，健脾和胃，宁心安神。用于小便不利，水肿胀满，痰饮咳逆，呕吐，脾虚食少，泄泻，心悸不安，失眠健忘，遗精白浊等。

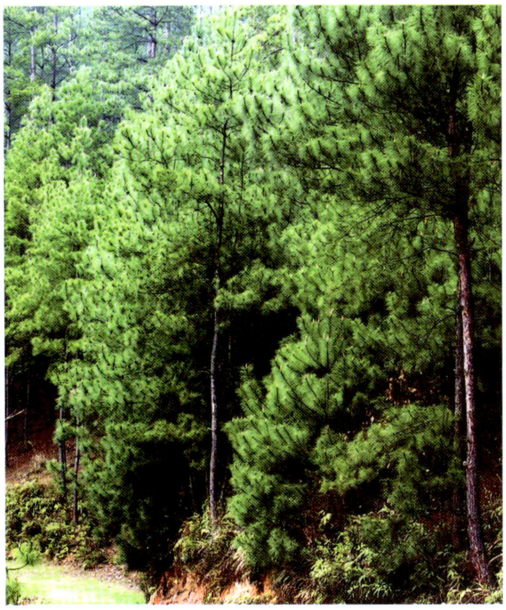

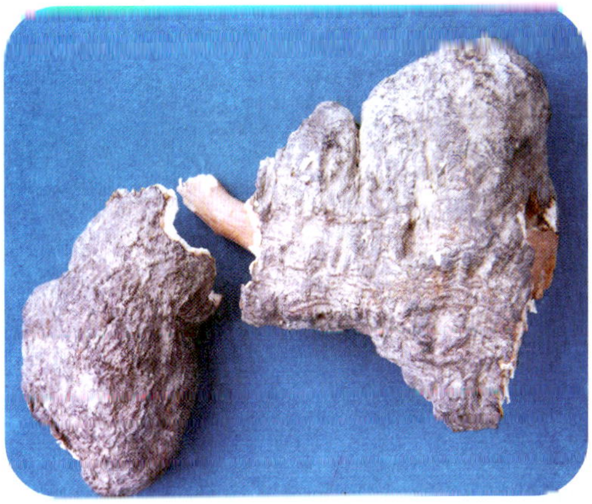

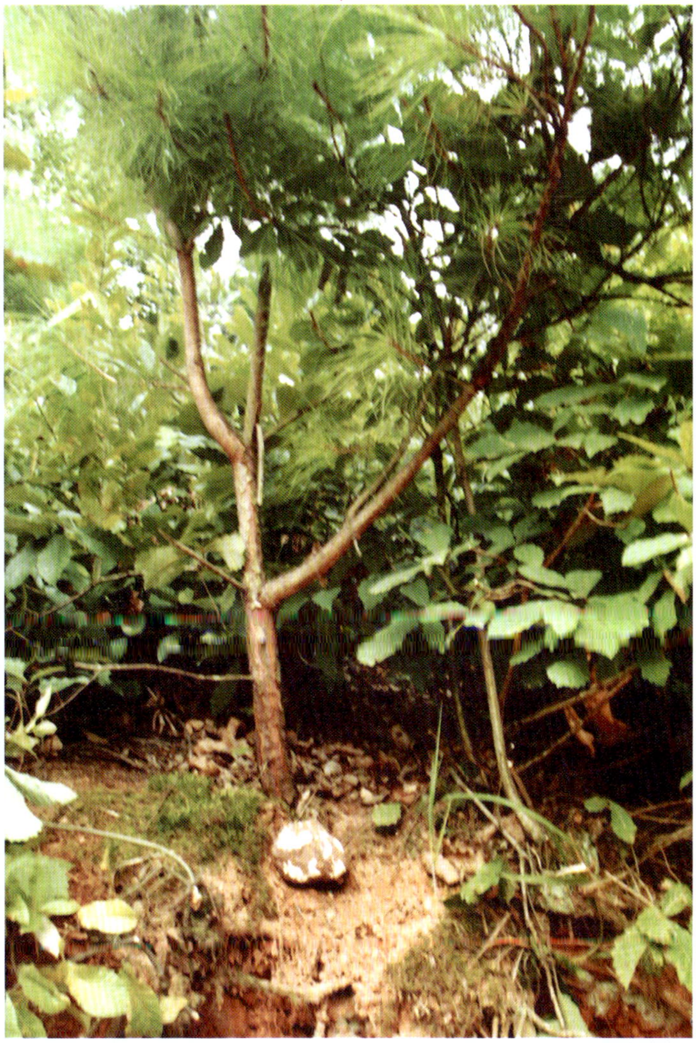

268. 荠菜　锐奶改(贵州铜仁)

Jicai　reib nex kheat

[来源] 为十字花科荠菜的全草。

[原植物] 荠菜 *Capsella bursapastoris* (L.) Medic.

一年或两年生草本植物。高20～50cm。茎直立，有分支，稍被毛。基生叶丛生，成莲座状，叶柄长达5～40mm；叶片大头羽状分裂，长达12cm，宽达2.5cm。顶生裂片较大，卵形至长卵形，长5～30mm，侧生者宽2～20mm，裂片3～8对，较小，狭长，呈圆形至卵形，先端渐尖，浅裂或具有不规则锯齿；茎生叶狭披针形，长1～2cm，宽2～15mm，基部箭形抱茎，边缘有缺刻或锯齿，两面有细毛或无毛。总状花序顶生或叶生，果期延长达20cm；萼片长圆形；花瓣白色，匙形或卵形，长2～3mm，有短爪。短角果倒卵状三角形或倒心状三角形，长5～8mm，宽4～7mm，扁平，无毛，先端稍凹，裂片具网脉，花柱长约0.5mm。种子2行，呈椭圆形，浅褐色。花、果期4～6月。

生于田边、路旁。全国各地均有分布或栽培。

[化学成分] 全株含草酸(oxalic acid)，酒石酸(tartaric acid)，苹果酸(malic acid)，丙酮酸(pyruvic acid)，对氨基丙磺酸(sulfanilic acid)以及精氨酸(arginine)等多种氨基酸。

[药理]具有抗肿瘤作用，对血压、凝血时间有影响，还具有兴奋子宫作用。

[药性] 味甜、淡，性偏冷。入热经。

[功能与主治] 凉肝止血，平肝明目，清热利湿。主治吐血，衄血，咯血，尿血，崩漏，目赤疼痛，眼底出血，高血压病，赤白痢疾，肾炎水肿，乳糜尿等。

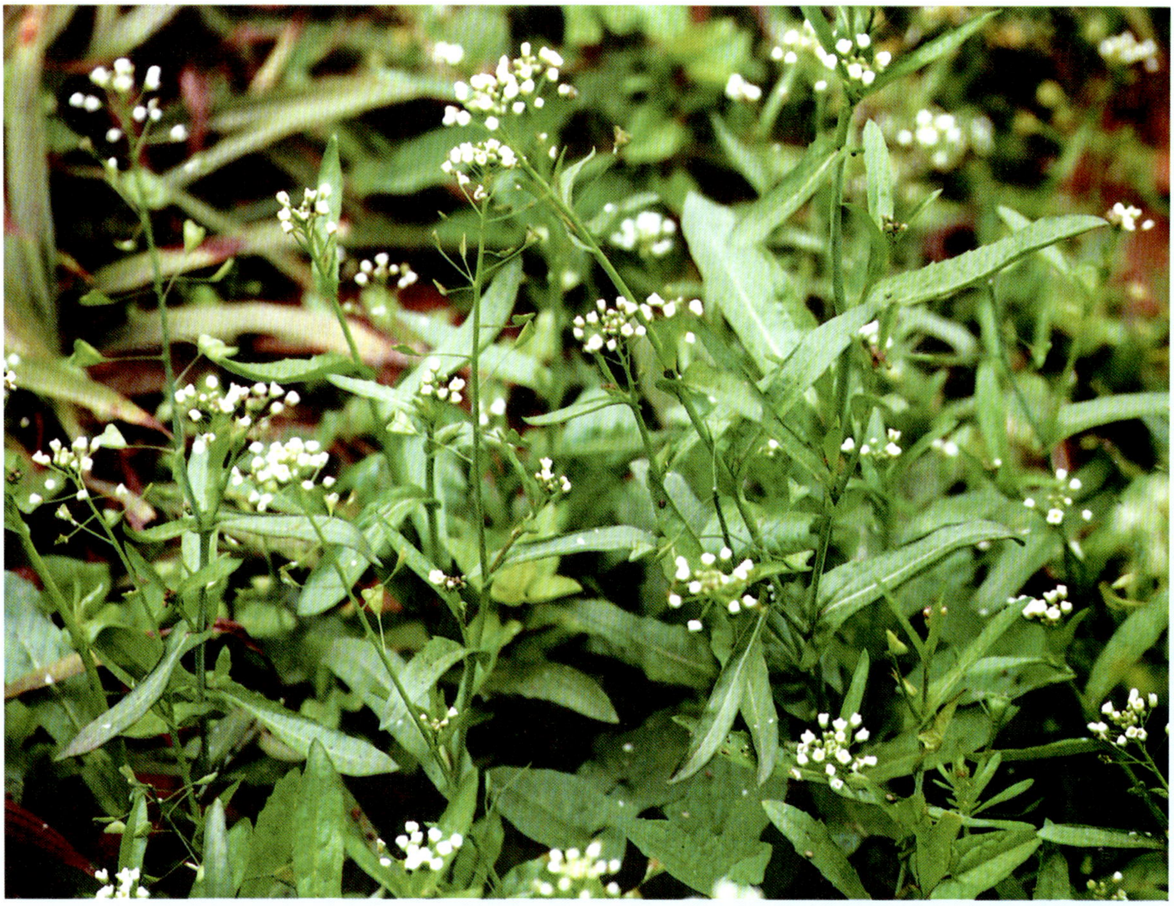

269. 茴香虫　官度弯溜容（贵州黔南）

Huixiangchong　gerb dul uab niers yongx

[来源] 为凤蝶科动物黄凤蝶与凤蝶的幼虫。

[原动物] 1. 黄凤蝶 *Papilio machaon* Linnaeus

成虫体色鲜黄，腹部背面有深黑色宽纵纹1条。翅鲜黄色，外缘及翅脉两侧深黑色。两性翅面斑纹无显著不同，唯雌蝶体型略大，翅面黑纹较宽。

幼虫长圆筒形，体表光滑无毛。淡黄绿色，各节中部有宽阔的黑色横带纹1条。后胸节及第1～8腹节上的黑条纹有间距略等的橙红色圆点6个，色泽鲜艳。幼虫寄生于茴香、胡萝卜、芹菜等伞形科植物上。

全国各地均有分布。

2.凤蝶 *Papilio xuthus* Linnaeus. 同为茴香虫使用。

[化学成分] 黄凤蝶幼虫体中精油的成分有：对－甲氧基桂皮醛(P–methoxy cinnamal)，对－甲氧基桂皮酸(P–methoxy cinnamic acid)，对－甲氧基苯甲醛(P–methoxy benzaldehyde)，对－甲氧基苯甲酸(P–methoxy benzoic acid)。

[药性] 味甜，性偏热。入冷经。

[功能与主治] 理气，化痰，止痛。主治胃脘痛，疝气腹痛，呃逆，噎嗝等。

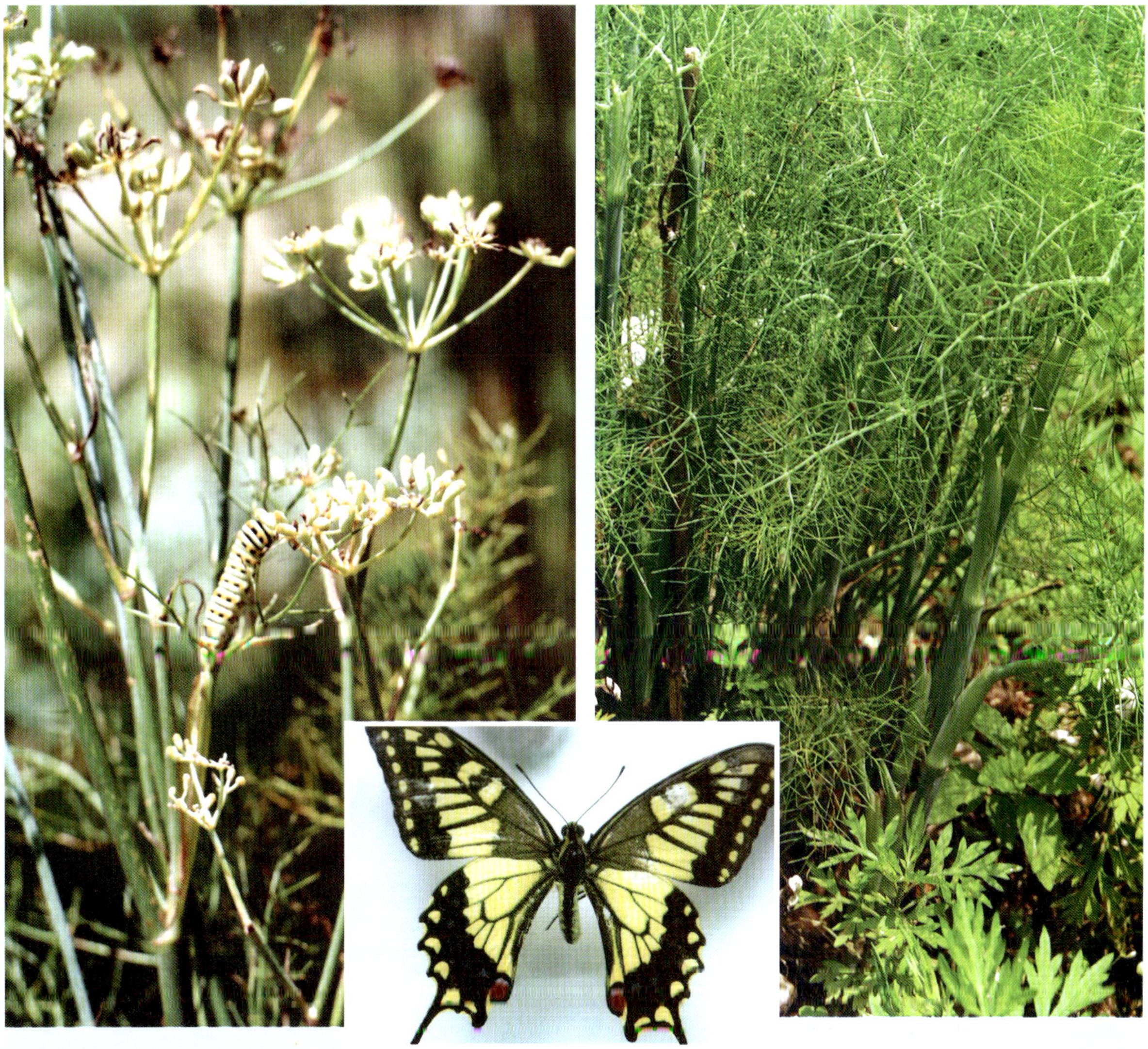

270. 草玉梅　真溜朗收（贵州黔东南）

Caoyumei　　zend liul nangb dlub

[来源] 毛茛科植物虎掌草的根或全草。

[原植物] 虎掌草 *Anemone rivularis* Buch-Ham.ex DC.

多年生草本植物。高40～60cm。根倒锥形。外皮黑褐色，断面白色，在空气中稍待，逐渐变成青紫色。基生叶3～6枚，具长柄，上端有白色柔毛；三出复叶，小叶片2深裂或2～3浅裂，先端渐尖；基部楔形，两面均被白色柔毛。花葶1～3；聚伞花序1～3回分支；总苞片3～4，具鞘状柄，宽菱形，3裂；萼6～8，白色，狭倒卵形或狭椭圆形，顶端有髯毛；无花瓣；雄蕊多数，花丝丝状；心皮30～60，瘦果狭卵形，无毛，宿存花柱钩状弯曲。花期5～7月，果期6～9月。

生于山野路旁、河边及田坎。分布于贵州、云南、四川、广西、湖北及甘肃西南部、青海东南部、西藏东部和南部等地。

[化学成分] 根含白桦脂酸（betulinic acid），草玉梅皂苷（rivularinin），虎掌草皂苷（huzhangoside）A、B、C、D及皂苷（saponins）AR-1、AR-3。

[药理] 1.镇咳、祛痰作用　草玉梅粗提物对小鼠有明显镇咳和祛痰作用，但对离体豚鼠气管平滑肌痉挛无松弛作用。

2.抗菌作用　草玉梅总皂苷提取物对体外金黄色葡萄球菌、草绿色链球菌、卡他球菌、大肠杆菌、福氏痢疾杆菌和伤寒杆菌有一定抑制作用。

[药性]味苦、微辛，性微凉；有小毒。入热经。

[功能与主治] 清热解毒，活血舒筋，消肿、止痛。主治咽喉肿痛，痄腮，瘰疬结核，痈疽肿毒，咳嗽痰多，淋巴结节，湿热黄疸，风湿疼痛，胃痛牙痛，跌打损伤等。

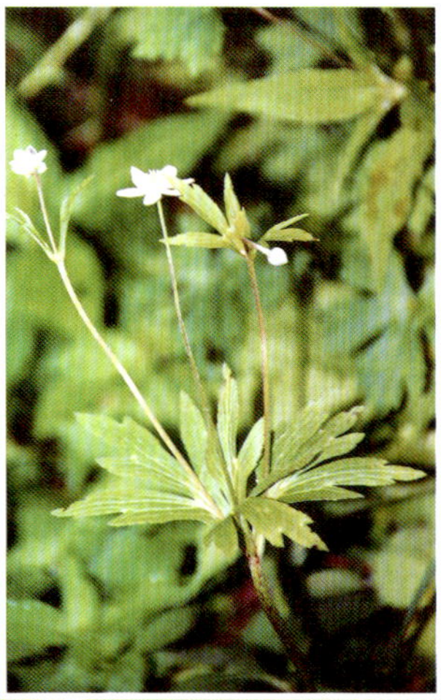

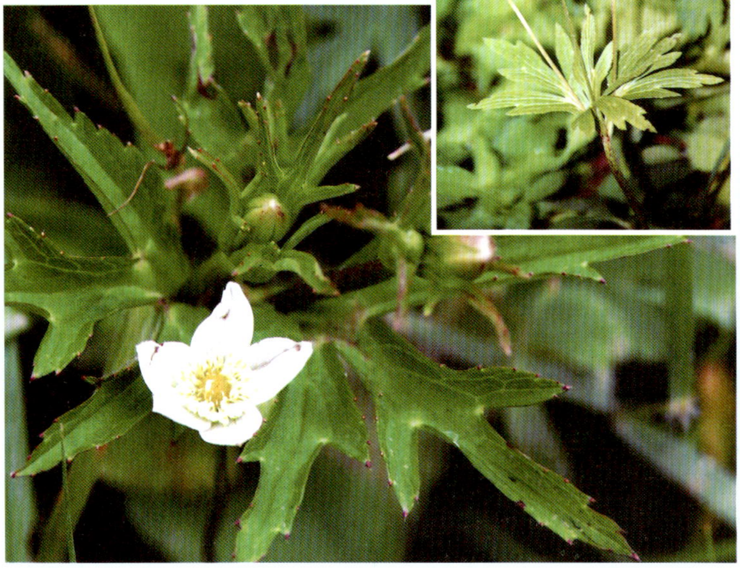

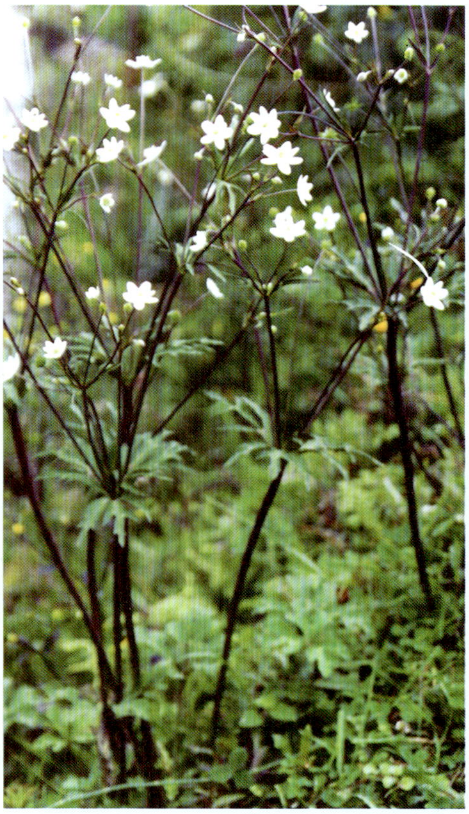

271. 柿子　真密（贵州黔东南）

Shizi　zend mil

[来源] 为柿科植物柿的叶片或果蒂。

[原植物] 柿 *Diospyros kaki* Thunb.

落叶乔木，高可达14m，树皮深灰色至深褐色，鳞片状开裂；枝展开，有深棕色皮孔，幼枝有柔毛。单叶互生；叶片椭圆形至倒卵形，长6～18cm，宽3～9cm，先端渐尖或钝，基部阔楔形，全缘，上面脉疏生柔毛，下面被绒毛。雌雄异株或同株，雄花聚伞花序；雌花单生叶腋；花萼4深裂，果时增大，花冠白色，4裂；雄花的雄蕊16枚，在两性花中8～16枚，雌花有8枚退化雄蕊；子房上位，8室。浆果形状多样，多为卵圆形，直径3.5～8cm，橙黄色或鲜红色，花萼宿存。种子褐色，椭圆形。花期5月，果期9～10月。

全国各地有分布或栽培。

[化学成分] 果实含蔗糖，葡萄糖，果糖，未熟果实含鞣质，其组成主要是花白苷(1eucoanthocyanin)。又含瓜氨酸(L-cit-rulline)。

[药性] 味甜、涩、微苦，性微冷。入热经。

[功能与主治] 清热，润肺，生津，解毒。主治咳嗽，高血压，吐血，口渴，口疮，热痢，便血等。

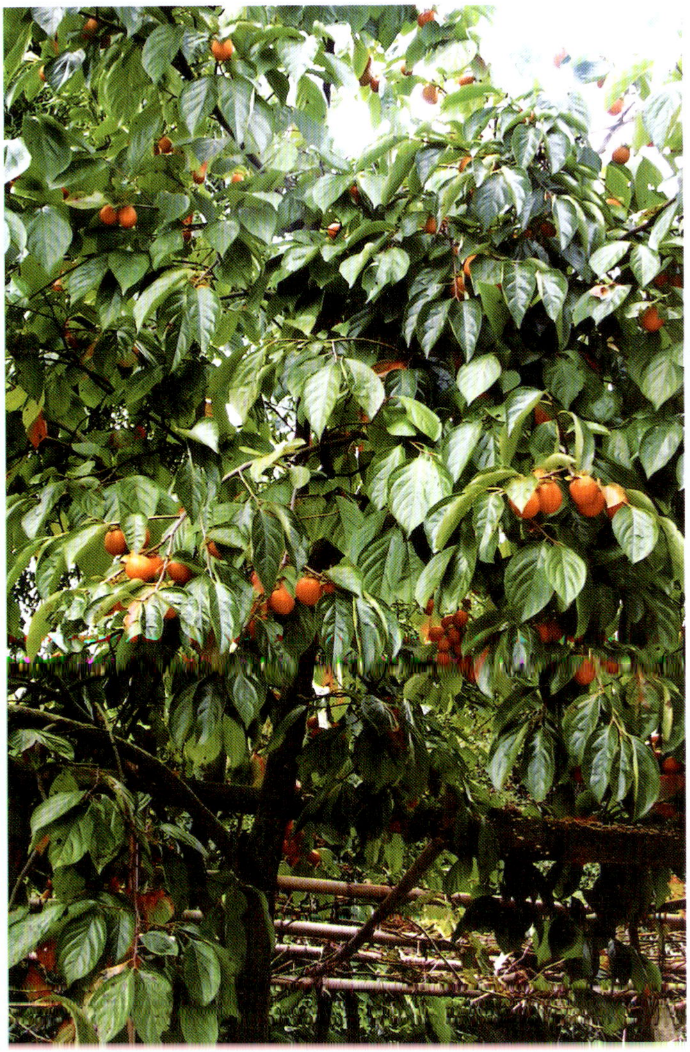

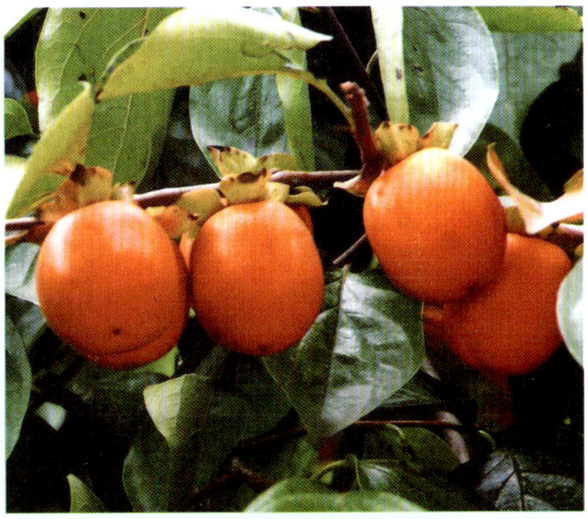

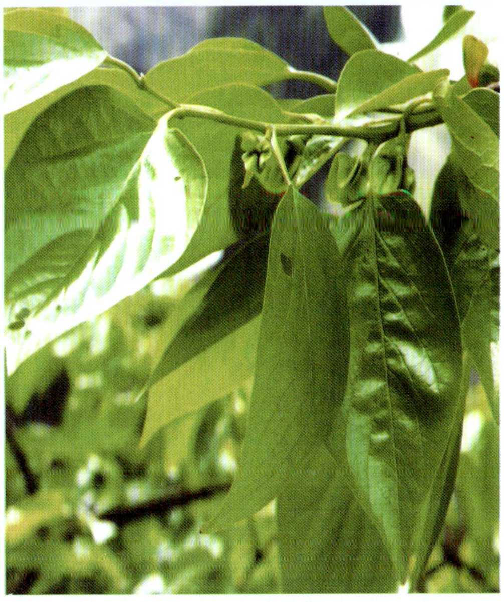

272. 枸杞　锐叉谋（贵州松桃）

Gouqi　reib qab mloul

[来源] 茄科植物枸杞的果实、根皮、叶。

[原植物] 枸杞 *Lycium chinense* Mill.

灌木，高可达1m以上。枝细长，柔弱，常弯曲下垂，有棘刺。单叶互生或簇生于短枝上，叶片卵形菱形或卵状披针形，长1.5～5cm，宽5～17mm，全缘；叶柄长3～10mm。花常1～4朵簇生于叶腋；花梗细；花萼钟状，长3～4mm，3～5裂；花冠漏斗状，筒部稍宽但短于缘部裂片，长9～12mm，淡紫色，裂片有缘毛；雄蕊5，花丝基部密生绒毛。浆果卵状或长椭圆状卵形，红色。种子肾形，黄色。花期5～10月，果期6～11月。

生于山坡荒地、路旁及村寨旁。全国大部分地区有分布。

[化学成分] 果实主要含多糖。鲜果中胡萝卜素含量很高，与枸杞子的明目功效有关。种子还含天门冬氨酸(asparticacid)等17种氨基酸，以及锰、锌、硒、铬、锶等16种微量元素。

[药理] 有保肝作用，抗衰老，抗疲劳作用，降血糖和降血脂作用，抗菌，抗病毒作用，可促进和调节免疫功能。

[药性] 果实：味甘，性平。根皮：味苦、淡，性偏冷。入热经。

[功能与主治] 清虚热、凉血。主治阴虚发热，盗汗，心烦，口渴，肺热咳喘，咯血，吐血，衄血，消渴等。

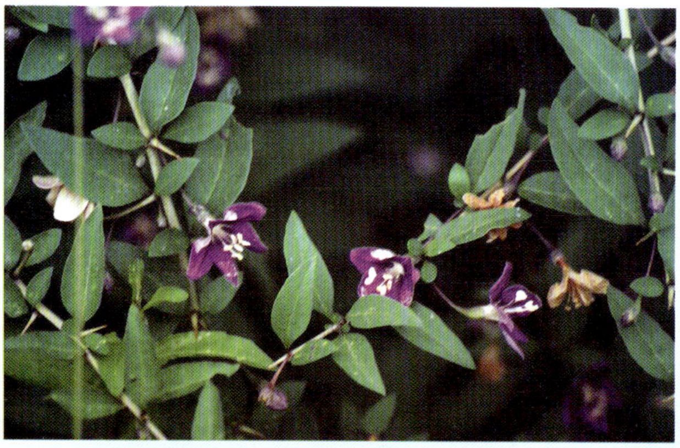

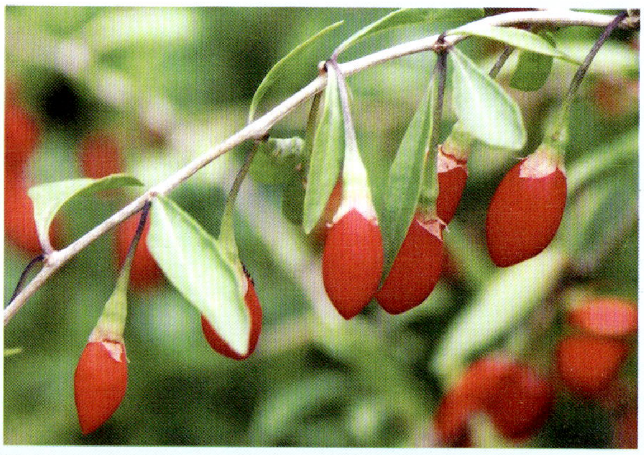

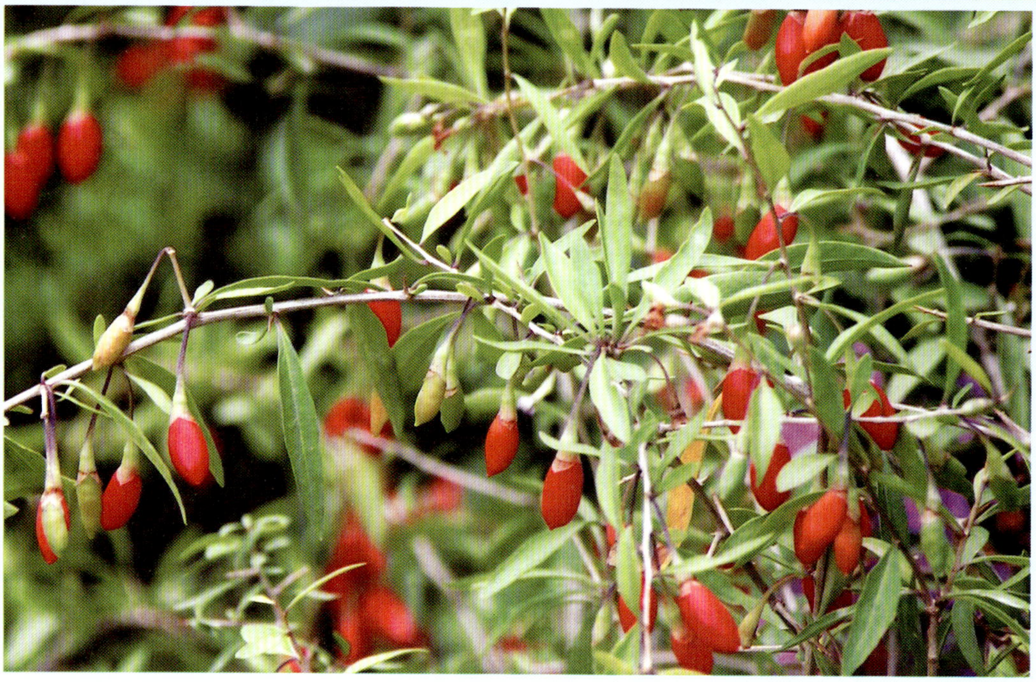

273. 胡荽　嘎土昂超（贵州黔东南）

Husui　ghab hlab ngangs caot

[来源] 为伞形科植物芫荽的带根全草。

[原植物] 芫荽 *Coriandrum sativum* L.

一年生草本或二年生草本植物。高可达1m以上，全株无毛，具强烈香气。基生叶1～3回羽状全裂，裂片宽卵形或楔形，长1～2cm，边缘深裂或具缺刻；叶柄长3～15cm；茎生叶2～3回羽状深裂，末回裂片狭条形，长2～15cm，宽0.5～1.5cm，全缘。复伞形花序顶生；总花梗长2～8cm；无总苞；伞辐2～8个；小总苞片条形；花梗4～10；花小，白色或淡紫色。果实近球形，直径约1.5mm。背面主棱及相邻的次棱明显，胚乳腹面内凹，油管不明显，或有1个位于次棱下方。花果期4～11月。

全国各地均有栽培。

[化学成分] 全草含维生素C(vitaminC)98.1mg/100g，以及正癸醛(decanal)，壬醛(nonanal)和芳樟醇(linalool)等。

[药性] 味辛香，性偏热。入冷经、半边经。

[功能与主治] 发表透疹，消食开胃，止痛解毒。主治风寒感冒，麻疹、痘疹透发不畅，食积，脘腹胀痛，呕恶，头痛，牙痛，脱肛，丹毒，疮肿初起，蛇伤等。

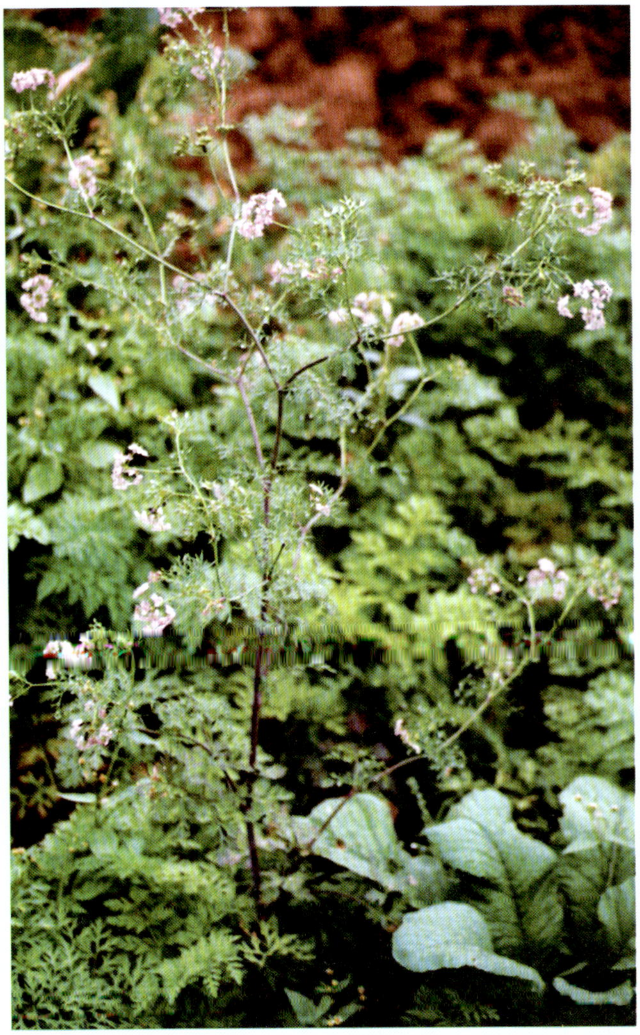

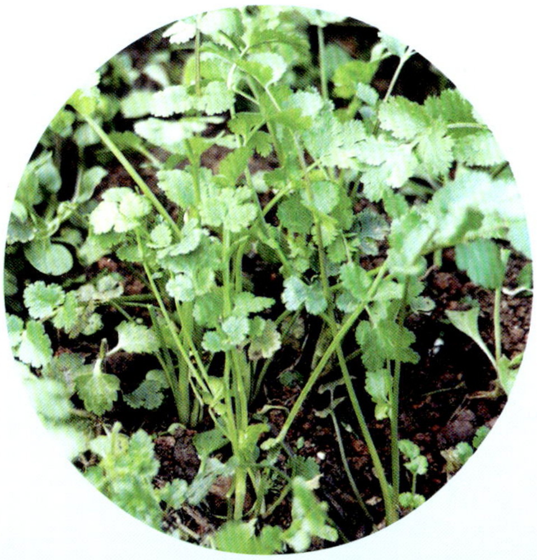

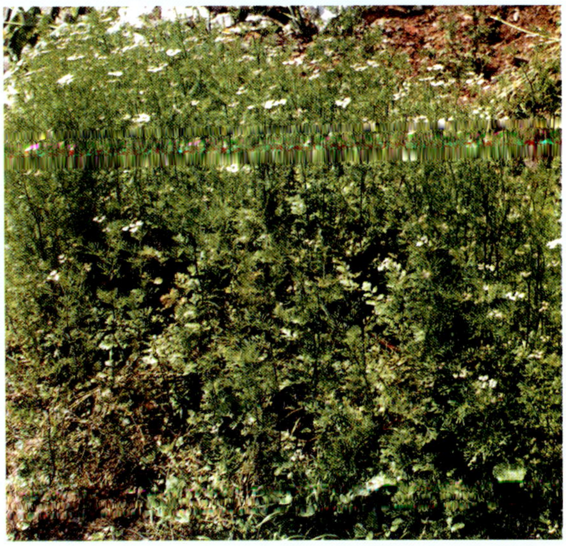

274. 胡桃仁 真挡坝 (贵州黔南)

Hutaoren zend diangx lat

[来源] 为胡桃科植物胡桃的种仁。

[原植物] 胡桃 *Juglans regia* L.

落叶乔木，高20～25m。树皮灰白色，幼时平滑，老时浅纵裂。小枝被短腺毛，具有明显的叶痕和皮孔；冬芽被芽鳞，髓部白色，薄片状。奇数羽状复叶，互生，长40～50cm，小叶5～9枚，有时13枚，先端1片常较大，椭圆状卵型至长椭圆性，长6～15cm，宽3～6cm，先端钝圆或锐尖基部偏斜，近于原形，全缘，表面深绿色，有光泽，背面淡绿色，有侧脉11～19对，脉腋内有一簇短柔毛。花单性，雌雄同株，与叶同时开放，雄花柔荑花序腋生，下垂，长5～10cm花小而密集，雄花花被片1～4，均被腺毛，雄蕊6～30；雌花序穗状，直立，生于幼枝顶端，.通常有雌花1～3朵，总苞片3枚，长卵形，花后随子房增大；花被4裂，裂片线形，高出总苞片。果实近球形，核果状，直径4～6cm，外果皮绿色，由总苞片及花被发育而成，中果皮肉质，不规则开裂，内果皮骨质，内果皮壁内具空隙而有皱折，隔膜较薄，内里无空隙。花期5～6月，果期9～10月。

生于山地及丘陵地带。我国南北各地均有栽培。

[化学成分] 胡桃仁含粗蛋白22.18%，其中可溶性蛋白的组成以谷氨酸（glutamic acid）为主，其次为精氨酸(arginine)和天门冬氨酸(aspartic acid)。

[药理] 小鼠腹腔注射胡桃叶醌对肝癌腹水型小鼠生命延长率可达95%，对小鼠肉瘤S_{180}实体型抑制率达50%。

[药性] 味甜，性微热。入冷经、慢经。

[功能与主治] 补肾益精，温肺定喘，润肠通便。主治腰痛足弱，尿频，遗尿，阳痿，遗精，久咳喘促，肠燥便秘，石淋及疮疡瘰疬等。

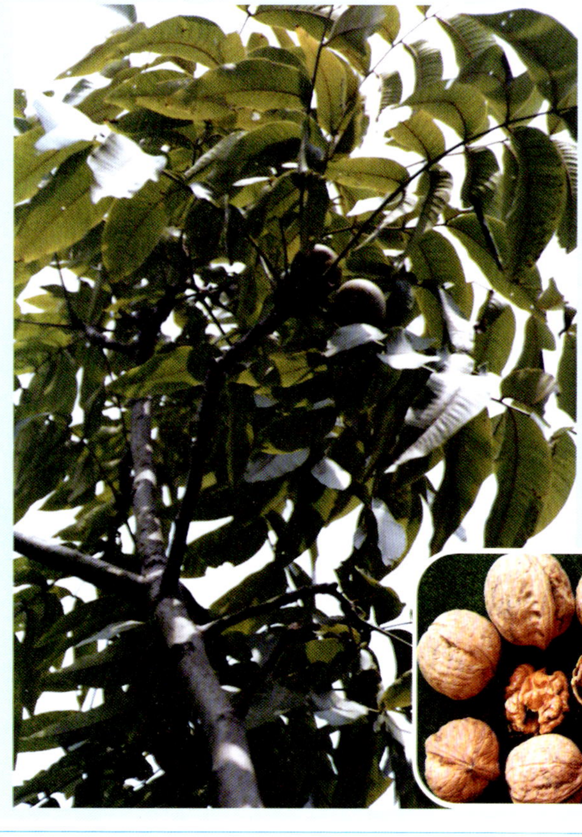

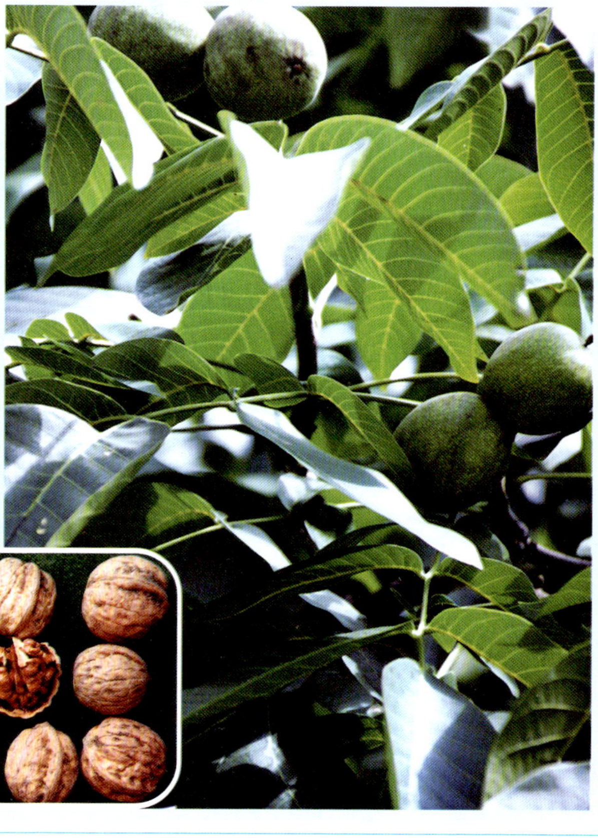

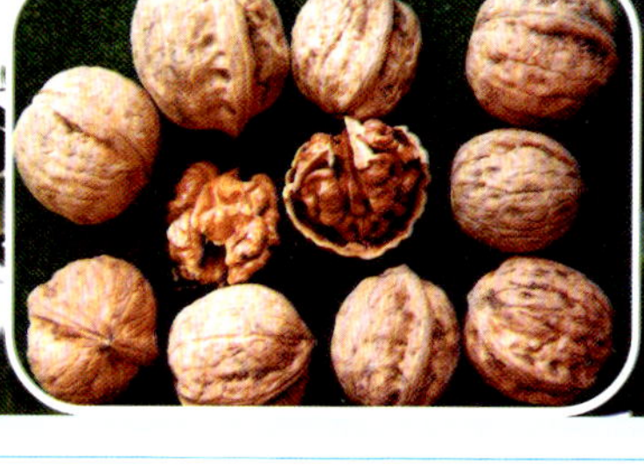

275. 南瓜子　敢挑发丢（贵州黔东南）

Nanguazi　ghab hniub fab diel

[来源] 为葫芦科植物南瓜的种子。

[原植物] 南瓜 *Cucurbita moschata* （Duch.）Poiret

一年生蔓生草本植物。茎长达2～5m，常节部生根，密被白色刚毛。叶柄粗壮，长8～19cm，被刚毛；叶片宽卵形或卵圆形，有5角或5浅裂，长12～25cm，宽20～30cm，先端尖，基部深心形，上面绿色，下面淡绿色，两面均被刚毛和茸毛，边缘有小而密的细齿。卷须稍粗壮，被毛，三至五歧。花单性，雌雄同株；雄花单生，花萼筒钟形，长5～6cm，裂片条形，长10～15cm，被柔毛，上部扩大成叶状，花冠黄色，钟状，长约8mm，5中裂，裂片边缘反卷，雄蕊3，花丝腺体状，长约5～8mm，药室折曲；雌花单生，子房1室，花柱短，柱头3，膨大，顶端2裂。果梗粗壮，有棱槽，长5～7cm，瓜蒂扩大成喇叭状，瓠果形状多样，外面常有纵沟。种子多数长卵形或长圆形，灰白色。花期6～7月，果期8～9月。

全国各地普遍栽培。

[化学成分] 种子含油16.4%，主要化学成分是脂肪酸；还含有类脂成分，如三酰甘油(trilyceride)，二酰甘油(diglyceride)，单酰甘油(monglyceride)，脑苷脂(cerebroside)等。

[药理] 具有驱虫作用，缓解高血压作用，改善血流动力学作用，抗炎作用，抗氧化作用，降胆固醇作用等。

[药性] 味甜，性冷。入热经。

[功能与主治] 杀虫，下乳，利水消肿。主治绦虫、蛔虫、血吸虫、钩虫、蛲虫病，产后缺乳，产后手足浮肿，百日咳，痔疮等。

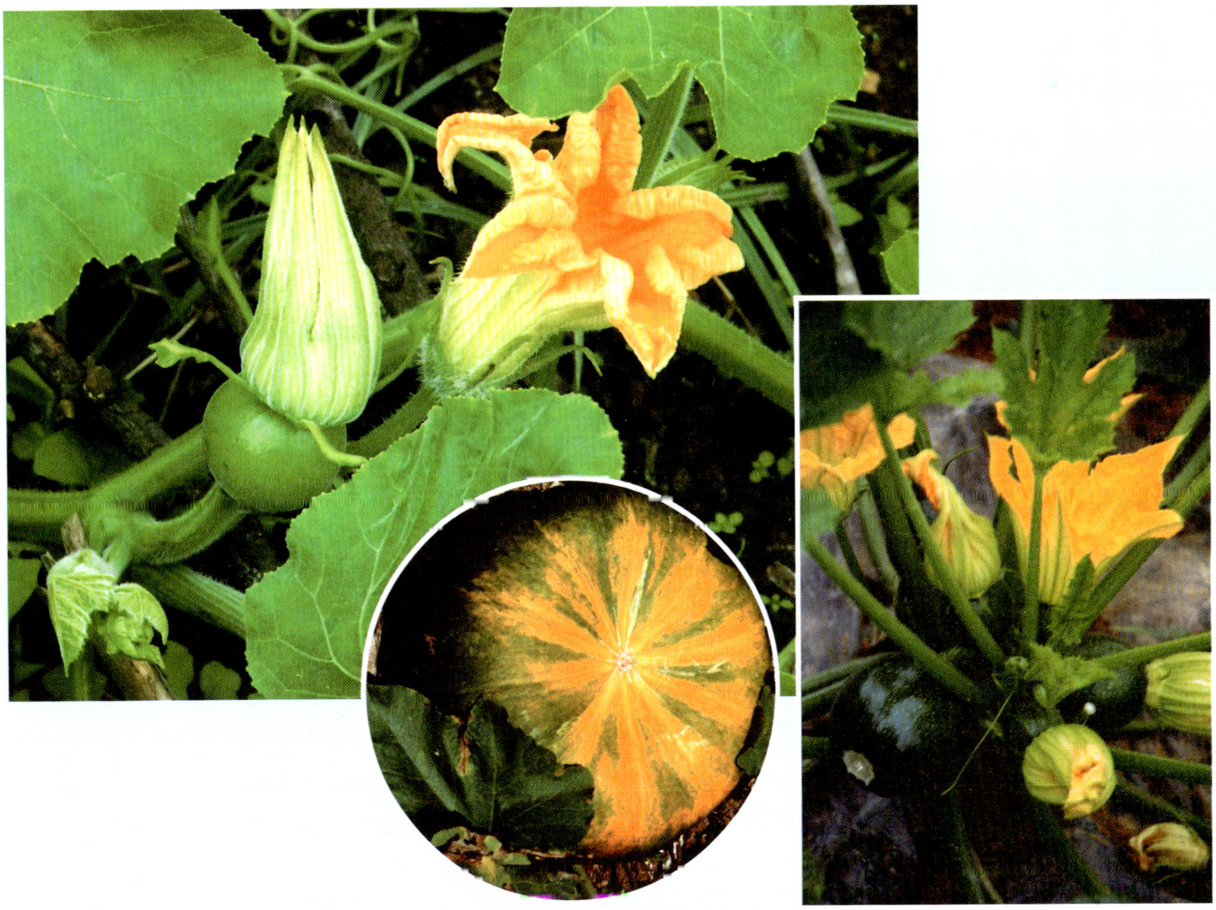

276. 南天竹子　阿罗棍（贵州松桃）

Nantianzhuzi　ghaob hlod ghunb

[来源] 为小檗科植物南天竹的果实、根。

[原植物] 南天竹 *Nandina domestica* Thunb.

常绿灌木，高约2m。茎直立，圆柱形，丛生，少分支，幼枝常为红色。叶互生，叶片革质有光泽；叶柄基部膨大呈鞘状；叶通常为三回羽状复叶，长30～50cm，小叶3～5片，小叶片椭圆状披针形，长3～7cm，宽1～1.2cm，先端渐尖，基部楔形，全缘，两面深绿色，冬季常变为红色；花成大型圆锥花序，长13～25cm，花直径约6mm，萼片多数，每轮3片，内两轮呈白色花瓣状；雄蕊6；子房1室，有2个胚珠，花柱短。浆果球形，熟时红色或有时黄色，直径6～7mm.，内含种子2颗，种子扁圆形。花期5～7月，果期8～10月。

生长于疏林下和灌木丛中，也多栽培于庭院。分布于陕西、安徽、浙江、江西、福建、湖北、湖南、广东、广西、贵州、四川、重庆等地。

[化学成分] 南天竹果实含南天宁碱(O-methyl- domestic-ine、nantenine)，原阿片碱(protopine)，异紫堇定碱(isoeor-ydine)，南天竹碱(nandinine)，南天青碱(nandazurine)，药根碱(jatrorrhizine)等成分。

[药理] 对离体蛙、兔心脏有抑制作用，能使冠脉流量增加；对在体蛙、兔肺、子宫有兴奋作用。

[药性] 味苦、涩、微甜，性冷；有毒。入热经。

[功能与主治] 敛肺止咳，平喘。主治久咳，气喘，百日咳，肺结核，胃痛等。

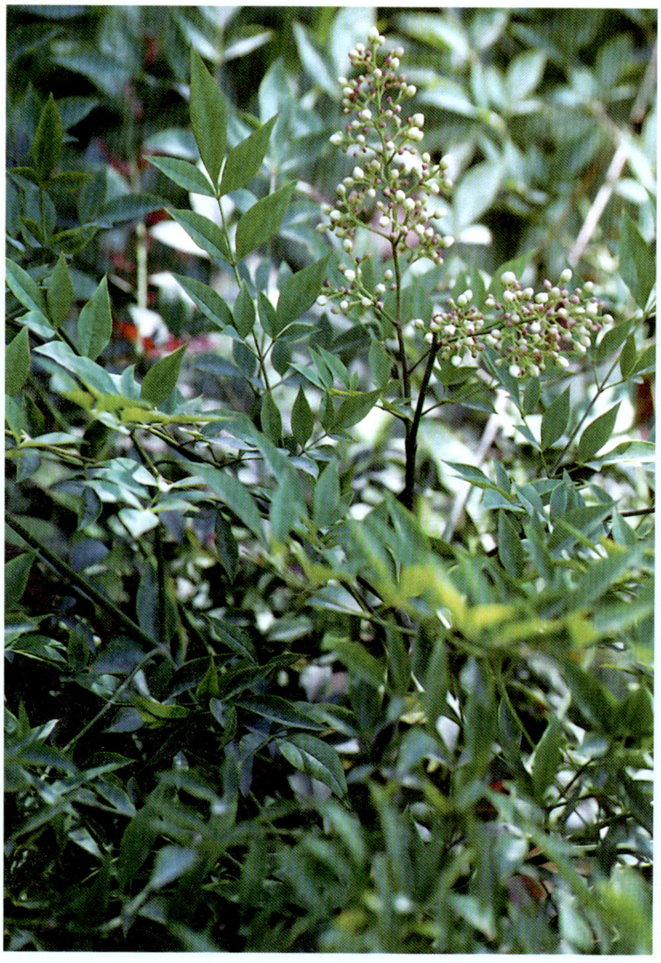

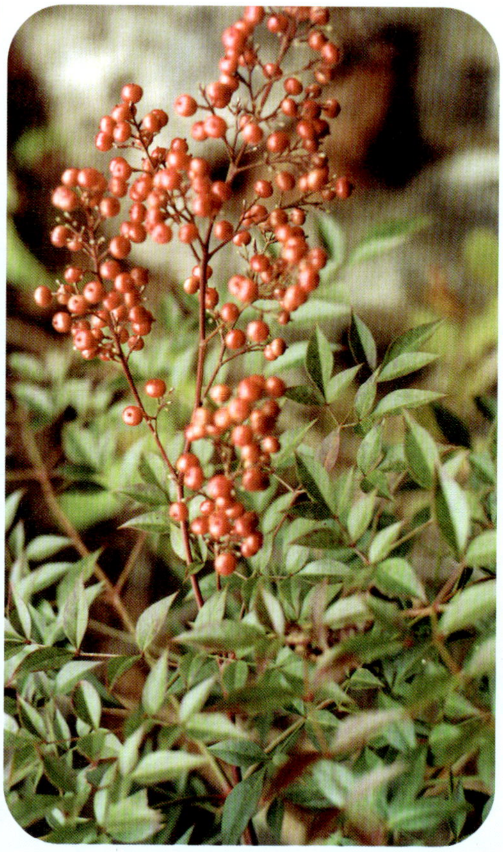

277. 牵牛子　窝比窝收（贵州黔东南）

Qianniuzi　vob bis ob dlub

[来源] 为旋花科植物圆叶牵牛的种子。

[原植物] 牵牛 *Pharbitis purpura* (L.) Voigt

一年生缠绕草本植物。茎左旋，长2m以上，被倒向的短柔毛及杂有倒向或开展的长硬毛。叶互生；具长柄叶，柄长2~15cm；叶片圆形或宽卵状心形，深或浅3裂，偶有5裂，长4~18cm，宽3.5cm，通常全缘。花腋生，单一或2~5朵成聚伞花序，萼片卵状披针形。花序梗长短不一，被毛；苞片2，线形或叶状；萼片5，近等长，狭披针形，外面有毛；花冠漏斗状，长5~10cm，蓝紫色、粉红色、白色或紫红色，花冠管色淡；雄蕊5，不伸出花冠外；雌蕊1，子房无毛，3室，柱头头状。蒴果近球形，直径0.8~1.3cm，3瓣裂。种子5~6枚，黑褐色或白色、浅黄色、无毛。

生于平地以至海拔2 800m的田边、路旁、宅旁或山谷林内，栽培或野生。我国大部分地区有分布。

[化学成分] 圆叶牵牛种子含赤霉素A_3、A_5、A_8、A_{17}、A_{19}、A_{20}、A_{26}、A_{27}、A_{29}、A_{33}、A_{44}、A_{55}。又含圣苯素-7-O-β-D-吡喃阿拉伯糖苷(eriodictyol-7-O-β-D-xylopyranosyl-O-β-D-arabinopyranoside)，2，3，22，23-四羟基胆甾-6-酮(brassinone)，栗木甾酮(castasterone)和麦角类生物碱(ergotalkaloid)。

[药理] 有泻下及利尿等作用。

[药性] 味苦、辛，性冷；有毒。入热经。

[功能与主治] 利水通便，祛痰逐饮，消积杀虫。主治水肿，脚气，痰壅喘咳，大便秘结，食滞虫积，鹤膝风，肠痈，腰痛，阴囊肿胀，痈疽肿毒，痔漏便毒等。

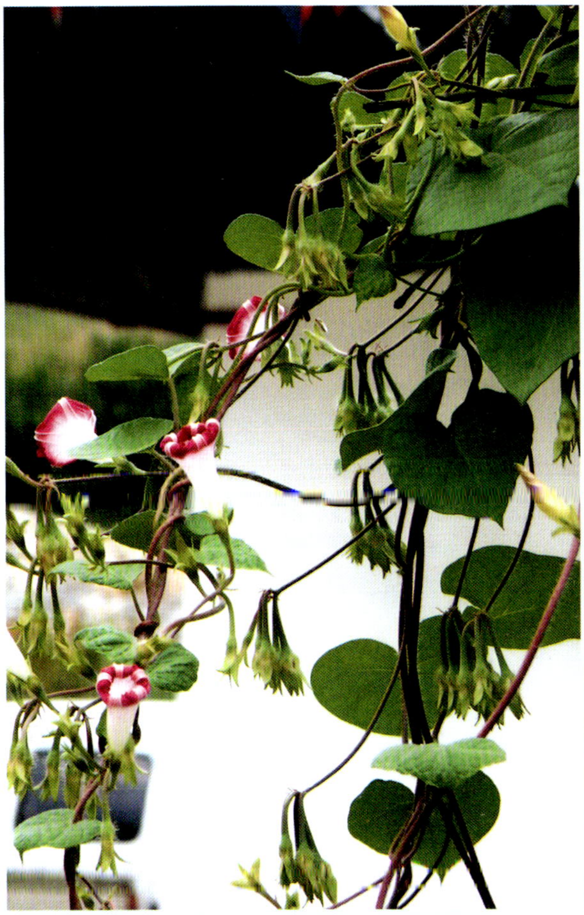

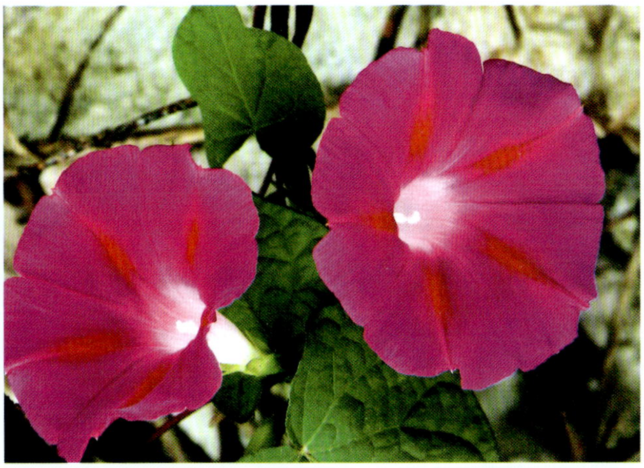

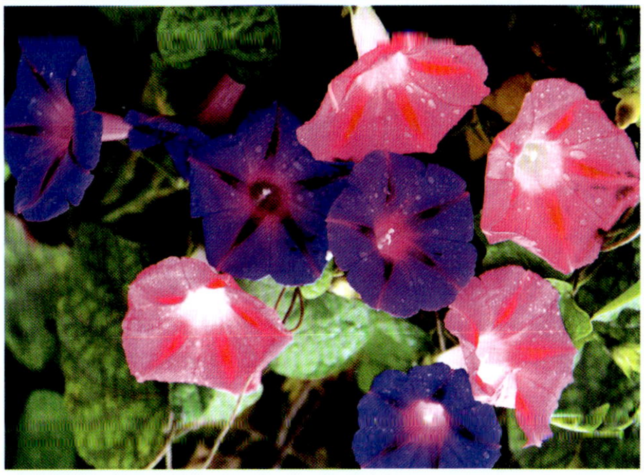

278. 韭根 嘎龚俄里（贵州铜仁）

JiuGen ghab jongx vob nix

[来源] 为百合科植物韭的根。

[原植物] 韭 *Allium tuberosum* Rottl.

多年生草本植物。高约25～40cm，具特殊强烈臭味。根茎横卧，生多数须根，上有1～3个丛生的鳞茎，呈卵状圆柱形。叶基生，长线性，扁平，长10～27cm，宽1.5～9mm，先端锐尖，边缘粗糙，全缘，光滑无毛，深绿色。花茎自叶丛抽出，长可达50cm，三棱形；伞形花序，顶生；总苞片膜质，白色，裂片长圆形，长4～6mm，先端渐尖或急尖，排列为2轮，互生；雄蕊6，花丝长不超过花被，中部以下扩大，花药黄色；雌蕊1，子房上位，3室，三棱状。蒴果倒心状三棱形，绿色。种子黑色，扁平，约呈半卵圆形，边缘具棱。花期6～7月，果期7～9月。

全国各地均有栽培。

[化学成分] 根含甲基烯丙基二硫化物(methyl allyl disulfide)，二甲基二硫化物(dimethyl disulfide)，2丙烯基（烯丙基）二硫化物[2−propenyl(allyl) disulfide]。此外，还含蒜氨酸(alliin)。

[药理] 具有抗菌作用，溶血作用，祛痰作用。

[药性] 味辛，性热。入冷经。

[功能与主治] 温中行气，散瘀解毒。主治里寒腹痛，食积腹胀，胸痹疼痛，赤白带下，衄血，吐血，漆疮，疮癣，跌打损伤等。

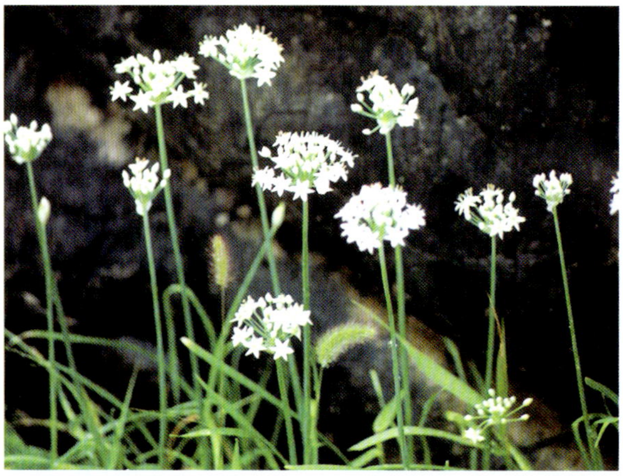

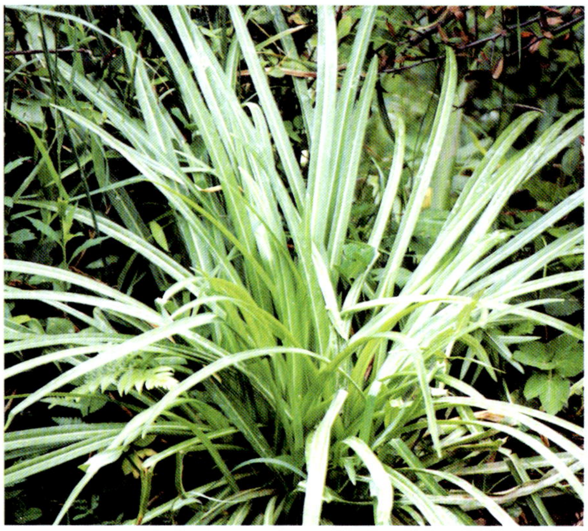

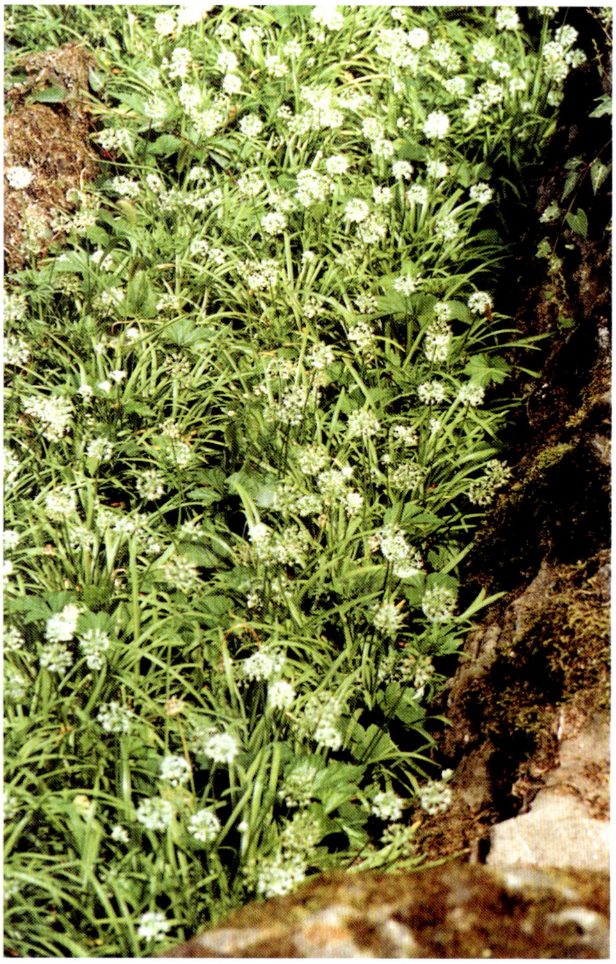

279 骨碎补　相豆炸（贵州黔东南）

Gusuibu　diangb liox zat

[来源] 为槲蕨科植物槲蕨的根茎。

[原植物] 槲蕨 *Drynaria fortunei* (Kunze) J. Smith

多年生附生草本植物。植株高达25～40cm，根状茎横生，粗状肉质，密被钻状披针形鳞片，有缘毛。叶二型；槲叶状的营养叶灰棕色，卵形，无柄，干膜质，长5～7cm，宽约3.5cm，基部心形，背面有疏短毛，边缘有粗浅裂；孢子叶高大，纸质，绿色，无毛，长椭圆形，宽14～18cm，向基部变狭而成波状，下延成有翅膀的短柄，中部以上深羽裂；裂片7～13对，略斜上，长7～10cm，宽2～3cm，短尖头，边缘有不明显的疏钝齿；网状脉，两面均明显。孢子囊群圆形，着生于内藏小脉的交叉点上；沿中脉两侧排成2～3行，每个长方形的叶脉网眼中着生一枚，无囊群盖。

附生于海拔200～1 800m的林中岩石或树干上。分布于西南地区及湖北、湖南、广西等地。

[化学成分] 槲蕨根茎含柚皮苷(naringin)，21-何帕烯(hop-21-ene)，9(11)羊齿烯[fern-9(11)erie]，7-羊齿烯(fern-7-ene)，3-雁齿烯(filic-3-ene)等成分。

[药理] 具有强筋骨作用，抑制链霉素的耳毒性作用，降血脂作用和强心作用。

[药性] 味苦、甜，性温、冷。入热经。

[功用与主治] 强筋骨，活血止痛。主治腰痛，五劳七伤，伤风感冒，足膝痿弱，耳鸣耳聋，牙痛，久泻，遗尿，跌打骨折及斑秃等。

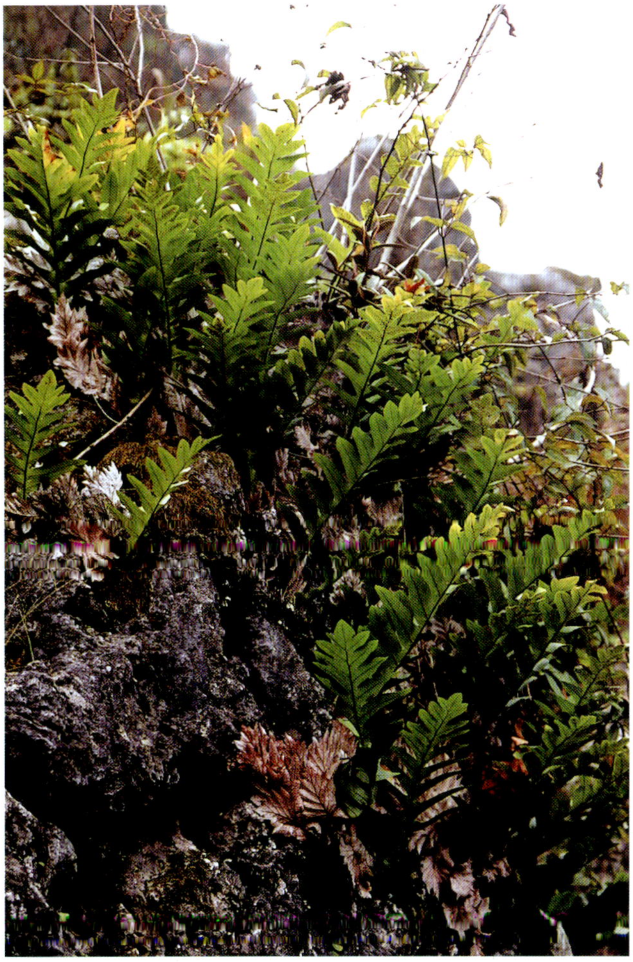

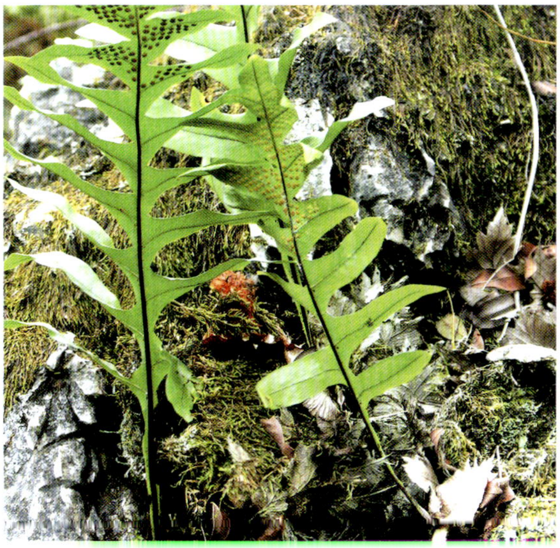

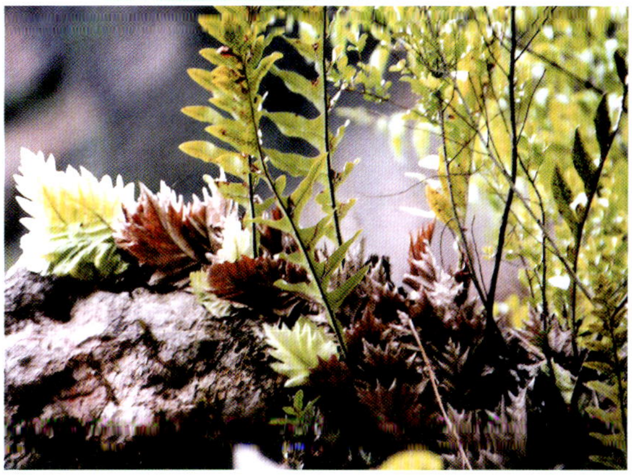

280. 香附　锐女容 (贵州铜仁)

Xiangfu　reib nins yongx

[来源] 为莎草科植物莎草的根茎。

[原植物] 莎草 *Cyperus rotundus* L.

多年生草本植物。高15～95cm。茎直立，三棱形；根状茎匍匐延长，部分膨大呈纺锤形，有时数个相连。叶丛生于茎基部，叶鞘闭合包于茎上；叶片线形，长20～60cm，宽2～5mm，先端尖，全缘，具平行脉，主脉于背面隆起。花序复穗状，3～6个在茎顶排成伞状，每个花序具3～10个小穗，线形，长1～3cm，宽约1.5mm；颖2列，紧密排列，卵形至长圆形，长约3mm，膜质，两侧紫红色有数脉。基部有叶片状的总苞2～4片，与花序等长或过之；每颖着生1花，雄蕊3；柱头3，丝状。小坚果长圆状倒卵形，三棱状。花期5～8月，果期7～11月。

生于田边、路旁、草地。全国大部分省区有分布。

[化学成分] 根茎含葡萄糖(glucose)，果糖(fructose)，淀粉(starch)，挥发油(essential oil)。挥发油含β－蒎烯(β－pinene)，樟烯(camphene)，桉叶素(1，8-cineole)，柠檬烯(limonene)，广藿香烯酮(patchoulenone)等多种成分。

[药理] 具有雌激素样的作用，抗炎作用，抗病原微生物作用，利胆作用 等、

[药性] 性热，味微甜。入冷经。

[功能与主治] 理气解郁，调经止痛，安胎。主治胁肋胀痛，乳房胀痛，疝气疼痛，月经不调，脘腹痞满疼痛，嗳气吞酸，呕恶，经行腹痛，崩漏带下，胎动不安等。

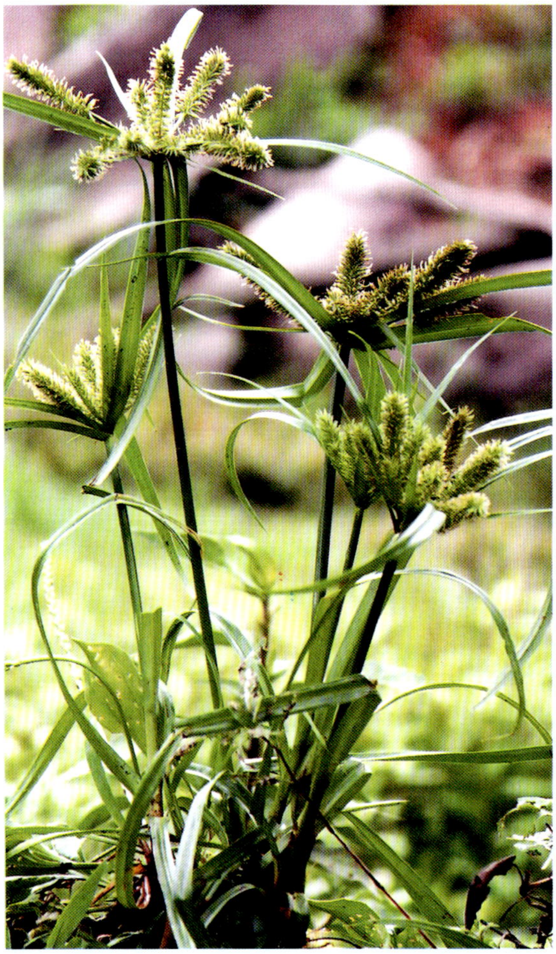

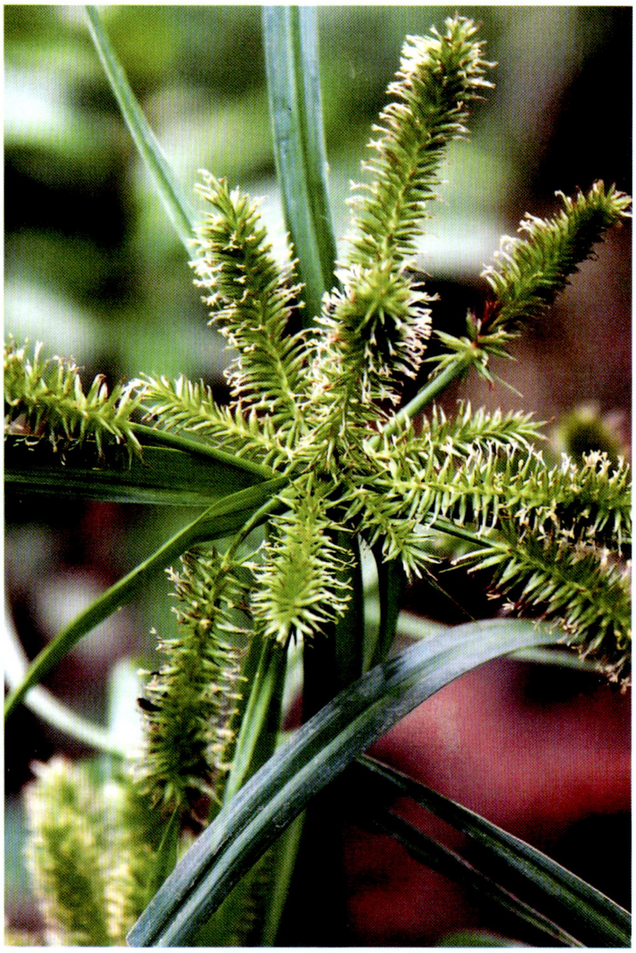

281. 香椿　锐叶（贵州铜仁）

Xiangchun　reib yex

[来源] 为楝科植物香椿的树皮或根皮。

[原植物] 香椿 *Toona sinensis*（A. Juss.）Roem.

落叶乔木，高可达16m。树皮暗褐色，成片状剥落，小枝有时具柔毛。偶数羽状复叶互生，长25～50cm，有特殊气味；叶柄红色，基部肥大；小叶8～10对，小叶柄长5～10mm；叶片长圆形至披针状长圆形，长8～15cm，宽2～4cm，先端尖，基部偏斜，圆或阔楔形，全缘或有疏锯齿，上面深绿色，无毛，下面色淡，叶脉或脉间有长束毛。花小，两性，圆锥花序顶生；花芳香；花萼短小，5裂；花瓣5，白色，卵状椭圆形；退化雄蕊5，与5枚发育雄蕊互生；子房上位，5室，花盘远较子房为短。蒴果椭圆形或卵圆形，长约2.5cm，先端开裂为5瓣。种子椭圆形，一端有翅。花期5～6月，果期9月。

生于海拔2 700m以下的房前屋后、村边、路旁。分布于华北、华东、中南、西南等地区。

[化学成分] 香椿子挥发油，含量较多的为反-石竹烯、γ-榄香烯、榄香烯、α-长蒎烯、白菖烯等。香椿多酚中含黄酮苷和苷元、没食子酸、没食子儿茶素缩合鞣质、没食子鞣质、单体原花青素等成分。还有含量丰富的黄烷醇衍生物、黄酮醇苷类 。

[药理] 琼脂平板稀释法对香椿皮水提取物和醇提取物进行了体外抗菌试验对比研究，结果发现香椿皮的水提取物对金黄色葡萄球菌、绿脓杆菌、大肠杆菌均有抑杀作用。

[药性] 味苦、涩，性冷。入热经。

[功能与主治] 清热燥湿，涩肠，止血，止带，杀虫。主治泄泻，痢疾，肠风便血，崩漏，带下，蛔虫病，丝虫病，疮癣等。

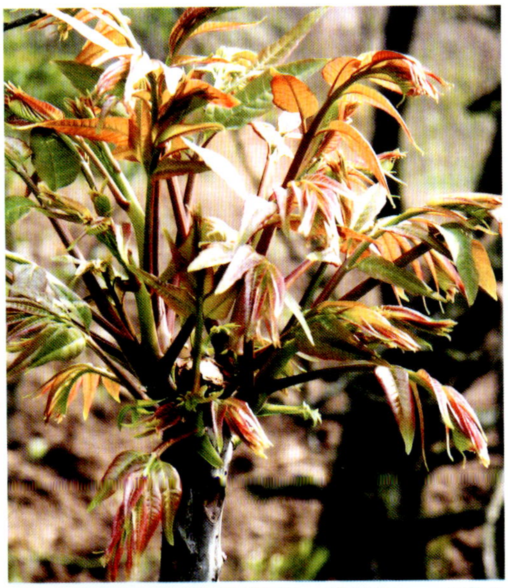

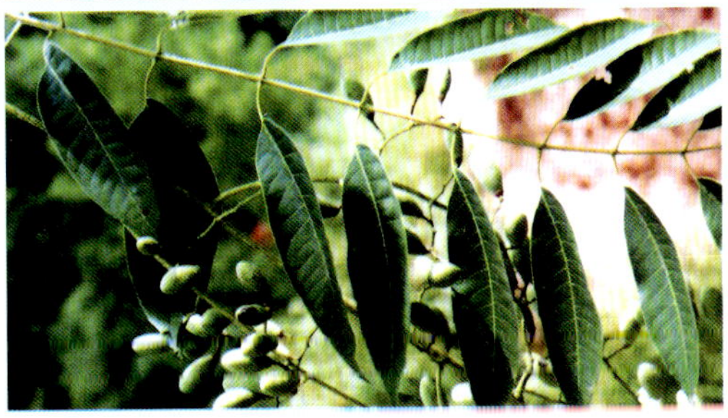

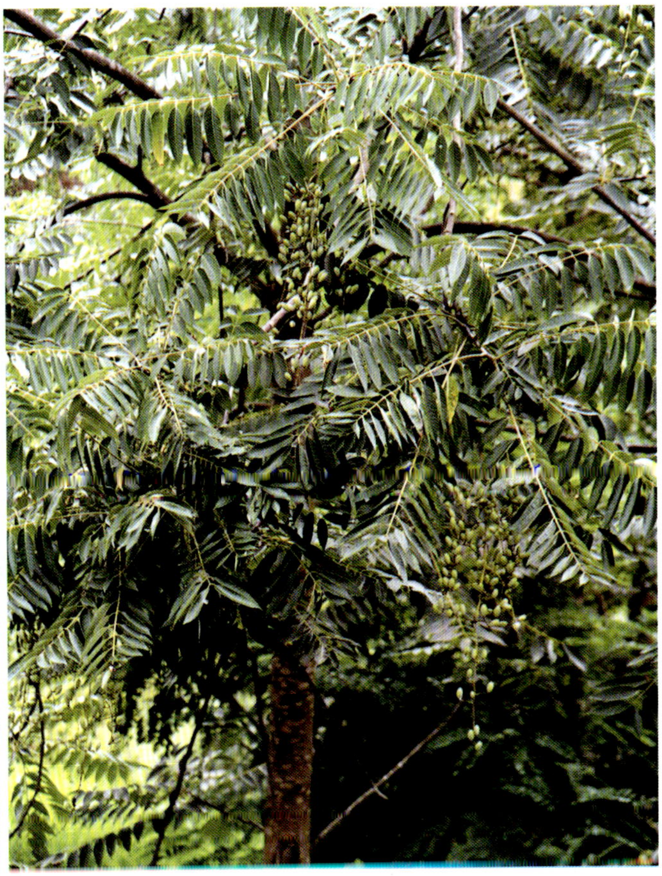

282. 肺心草　打茂窝（贵州黔东南）

Feixincao　gad mangl vud

[来源] 为百合科植物粉条儿菜的根及全草。

[原植物] 粉条儿菜 *Aletris spicata* (Thunb.) Franch.

多年生草本植物。高35～60cm。根茎短，须根细长，其上生有多数块根，色白似蛆，又像“白米”。叶自根部丛生，窄条形，长15～20cm，宽3～4mm，先端渐尖淡绿色花葶从叶丛中生出直立上部密生短毛，稍具棱角花疏生于总花序上，近无梗花被短筒状，上端6裂，裂片条状披针形，黄绿色或先端略带粉红色，外部密生短腺毛；雄蕊6；子房上位，3室。蒴果倒卵状椭圆形，先端有宿存花被。花期5～6月。

生于低山地区阳光充足的 空旷草地上或山坡、灌木丛边缘。分布于华东、中南、西南等地区。

[化学成分] 粉条儿菜根含皂苷，其苷元为异娜草苷元及薯蓣皂苷元。

[药性] 味苦，性冷。入热经。

[功能与主治] 清热，润肺止咳，活血调经，杀虫。主治咳嗽，咯血，百日咳，喘息，肺痈，乳痈，腮腺炎，经闭，缺乳，小儿疳积，蛔虫病，风火牙痛等。

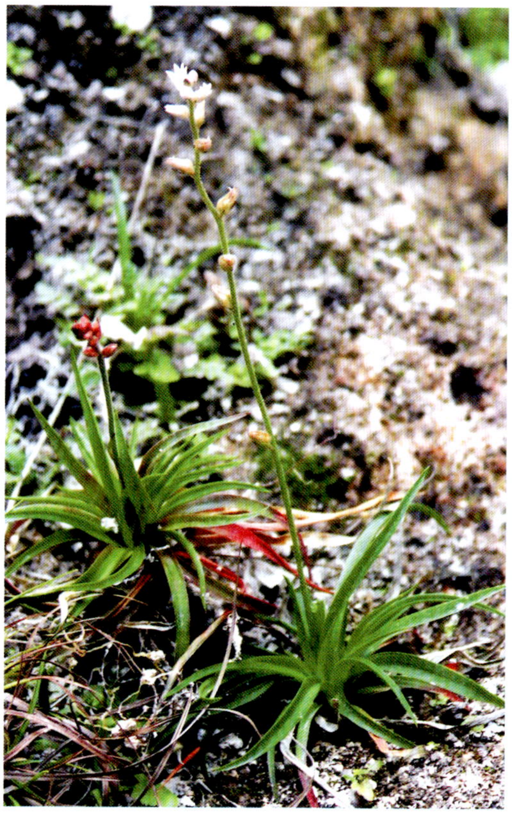

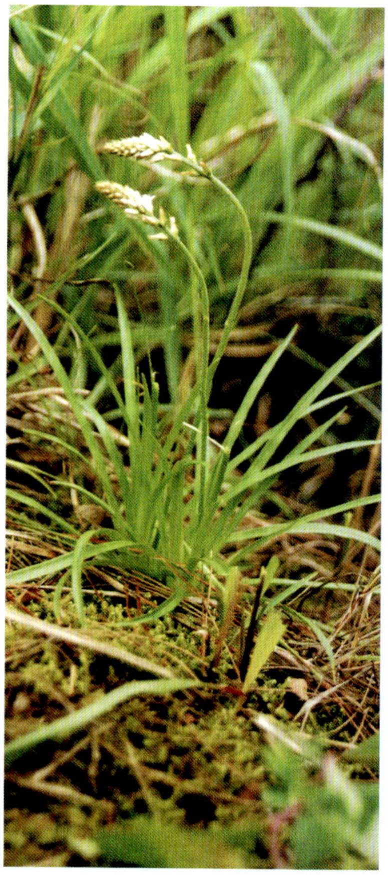

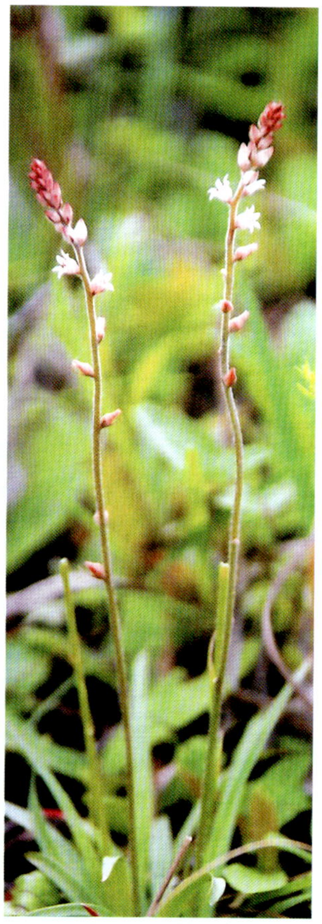

283. 钩藤　孟介能(贵州黔南)

Gouteng　mongb ghait ned

[来源] 为茜草科植物钩藤、华钩藤、大叶钩藤的带钩茎枝。

[原植物] 钩藤 *Uncaria rhynchophylla* (Miq.)Mig.ex Havil.

常绿木质藤本植物。长可达10m。小枝四棱柱形，褐色，无毛。叶腋有成对或单生的钩，向下弯曲，先端尖，长约1.7～2cm。叶对生；具短柄；叶片卵形、卵状长圆形或椭圆形，长5～12cm，宽3～7cm，先端渐尖，基部宽楔形，全缘，上面光亮，下面在脉腋内常有束毛，略呈粉白色，干后变褐红色；托叶2深裂，裂片条状钻形，长6～12mm。头状花序单个腋生或为顶生的总状花序式排列，直径2～2.5cm；总花梗纤细，长2～5cm；花黄色，花冠合生，上部5裂，裂片外被粉状柔毛；雄蕊5；子房下位。蒴果倒卵形或椭圆形，被疏柔毛，有宿存萼。种子两端有翅。

生于山谷溪边的疏林中。分布于湖北、湖南、广西、四川、贵州、云南等地。

华钩藤Uncaria sinensis (Oliv.) Havil.、大叶钩藤Uncaria macrophylla Wall.同做钩藤入药。

[化学成分] 钩藤茎、叶含2-氧代吲哚类生物碱。叶含吲哚类生物碱葡萄糖苷内酰胺(rhynchophine)，长春花苷内酰胺(vincoside lactam)，异长春花苷内酰胺(strictosamide，isovincoside lactam)，吲哚类生物碱；酚性化合物；左旋-表儿茶酚(epicathechin)，金丝桃苷(hyperin)，三叶豆苷(trifolin)等。

[药理] 具有降压作用，抗心律失常作用，抑制血小板聚集和抗血栓形成，镇静、抗癫痫及惊厥作用，对脑缺血缺氧有保护等作用。

[药性] 味甜，性冷。入热经。

[功能与主治] 息风止痉，清热平肝。主治小儿惊风、夜啼，热盛动风，子痫，眩晕，头胀痛等。

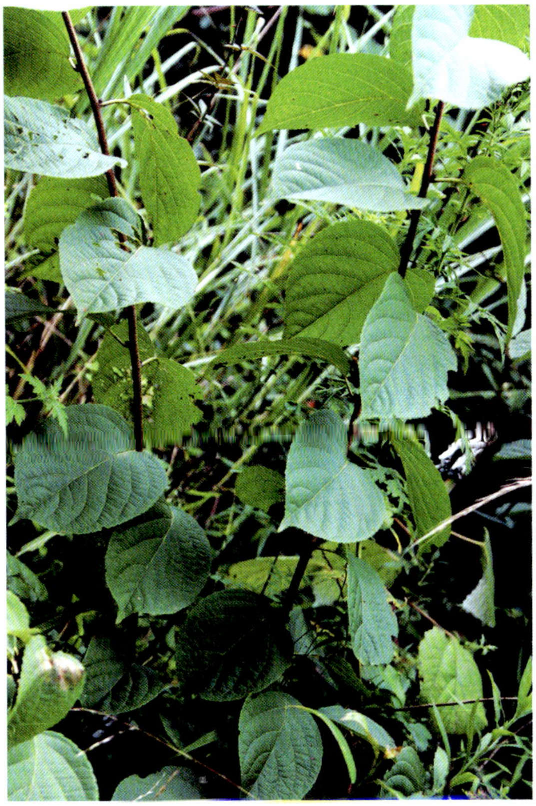

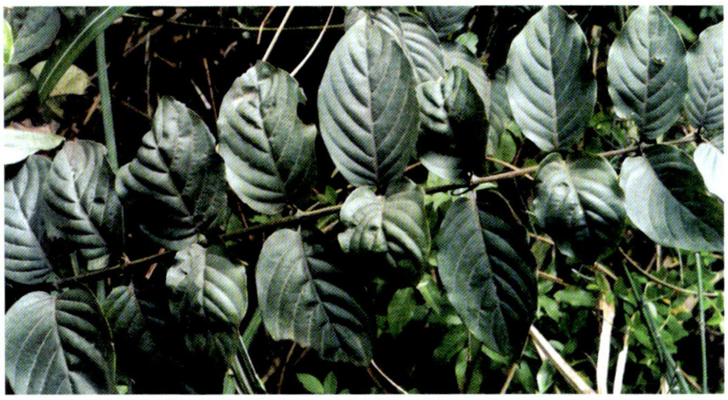

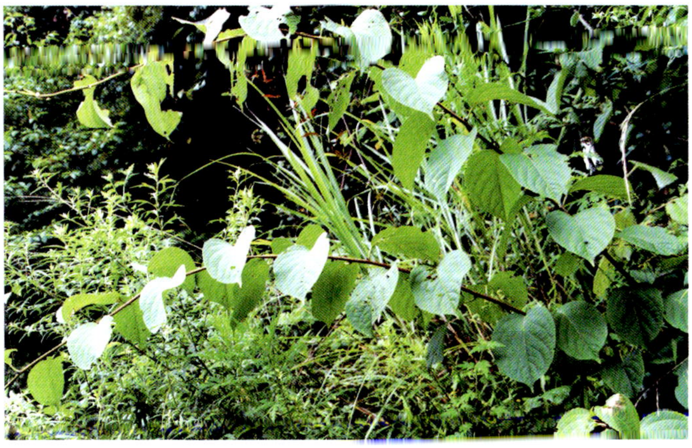

284. 鬼针草 仰纠(贵州黔东南)

Guizhencao nangx jub

[来源] 为菊科植物三叶鬼针草的全草。

[原植物] 三叶鬼针草 *Bidens pilosa* L.

一年生草本植物。高 30～100cm。茎直立，呈钝四棱形，无毛或上部被极稀的柔毛。茎下部叶较小，3 裂或不分裂，通常在开花前枯萎；茎中部叶具柄，柄长 1.5～5cm，3 深裂或很少具 5～7 小叶的羽状复叶，两侧小叶椭圆形或卵状椭圆形，长 2～5cm，宽 1～2.5cm，先端锐尖，基部近圆形或阔楔形，具短柄，边缘有锯齿，顶端小叶较大，长椭圆形或卵状长圆形，长达 7cm，先端渐尖，基部渐狭或近圆形，具 1～2cm 的柄，边缘有锯齿，茎上部叶小，3 裂或不分裂，线状披针形。头状花序，有长 1～6cm 的花序梗；总苞基部被短柔毛，苞片 7～8 枚，线状匙形，外层托片披针形，内层较狭，线状披针形，无舌状花，筒状花冠缘 5 齿裂。瘦果黑色，线形，略扁，具棱，上部具稀疏瘤状突起及刚毛，先端芒刺 3～4 枚，具倒刺毛。花期春季。

生于村旁、路边及荒坡中。分布于华东、中南、西南等地区。

[化学成分] 地上部分含：苯基庚三炔（phenylhep tatriyne），亚油酸（linoleic acid），亚麻酸（linolenic acid），无羁萜（friedelin）等。

[药理] 有抗微生物与抗寄生虫作用。

[药性] 味苦，性冷。入热经。

[功能与主治] 清热解毒，健脾利湿。主治时行感冒，咽喉肿痛，黄疸肝炎，暑湿吐泻，肠炎，痢疾，肠痈，小儿疳积，血虚黄肿，痔疮，蛇虫咬伤。

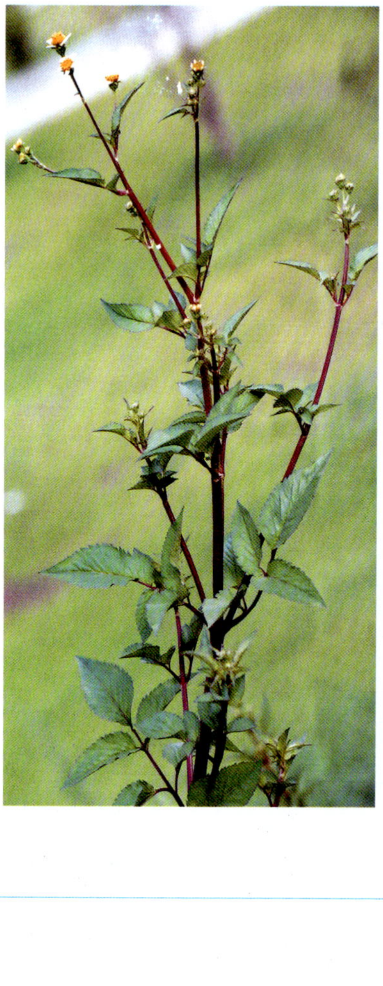

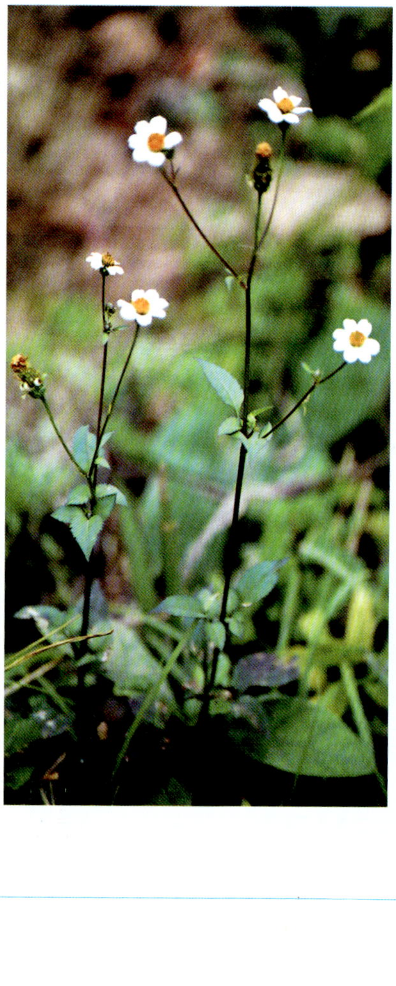

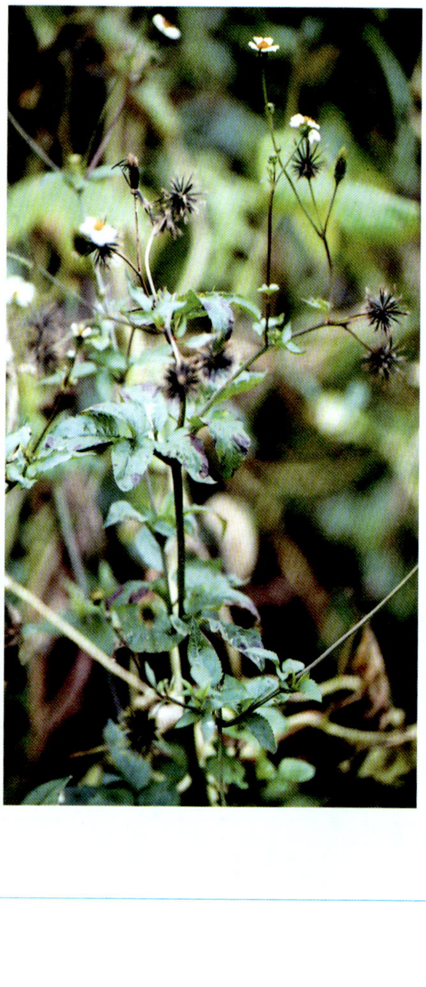

285. 独脚莲　加格略(贵州黔东南)

Dujiaolian　jab gib liod

[来源] 为百合科植物七叶一枝花的根茎。

[原植物] 七叶一枝花 *Paris polyphylla* Sm.

多年生草本植物。高30～100cm。根茎肥厚，直径1～3cm，黄褐色，结节明显。茎直立，圆柱形，常带紫红色或青紫色，基部有1～3片膜质叶鞘包茎。叶轮生茎顶，通常7片；叶柄长5～18mm；叶片长圆状披针形、倒卵状披针形或倒披针形，长8～15cm，宽2.2～5cm，先端急尖或渐尖，基部楔形，全缘，膜质或薄纸质。花柄生自轮生叶中央，通常比叶长，顶生一花；花两性，外轮花被片4～6，叶状，狭卵状披针形，长4.5～7cm；内轮花被片狭条形，与超过外轮或近等长；雄蕊8～12，花药短，长5～8mm，与花丝近等长或稍长，药隔突出部分长0.5～1mm；花柱粗短，具4～5分支。蒴果紫色，直径1.5～2.5，3～6瓣开裂。种子多数具鲜红色多浆汁的外种皮。花期4～7月，果期8～11月。

生于海拔1 800～3 200m的林下。分布于四川、重庆云南和贵州等地。

[化学成分] 根茎含薯蓣皂苷元-3-O-β-D-吡喃葡萄糖苷(diosgrin-3-O-β-D-glucopyranoside)即七叶一只花皂苷(polyphyllin) A，薯蓣皂苷元-3-O-α-L-吡喃鼠李糖基(1→4)-β-D-吡喃葡萄糖苷，蚤休皂苷，蚤休皂苷A、B等多种皂苷。

[药理] 具有抗菌作用，抗肿瘤作用，杀精子作用等。

[药性] 味苦，性冷；小毒。入热经。

[功能与主治] 清热解毒，息风定惊。主治痈肿疮毒，咽肿喉痹，乳痈，蛇虫咬伤，跌打伤痛，惊风抽搐等。

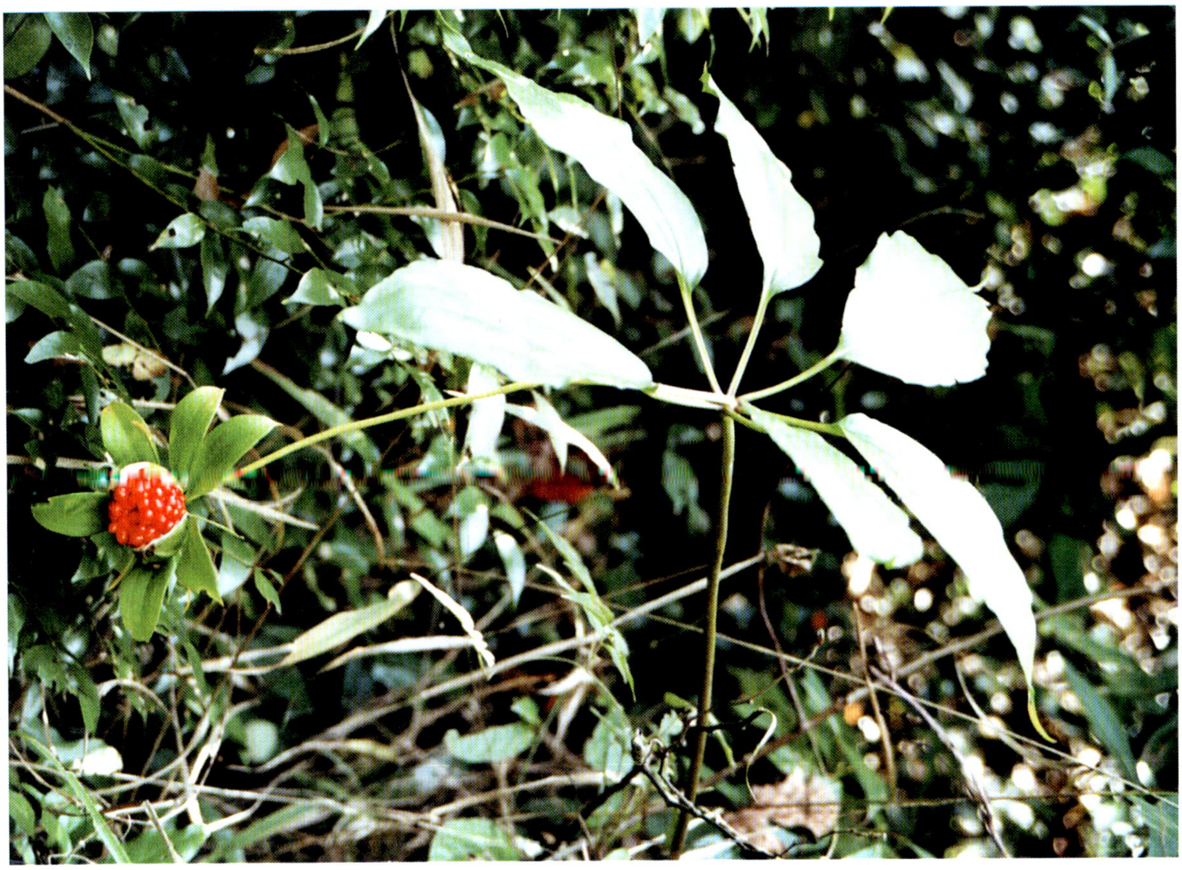

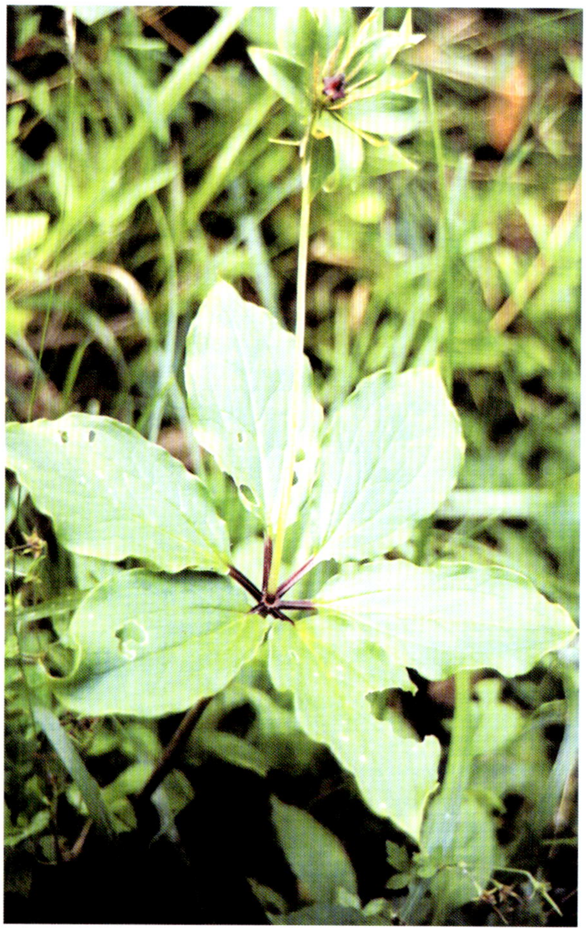

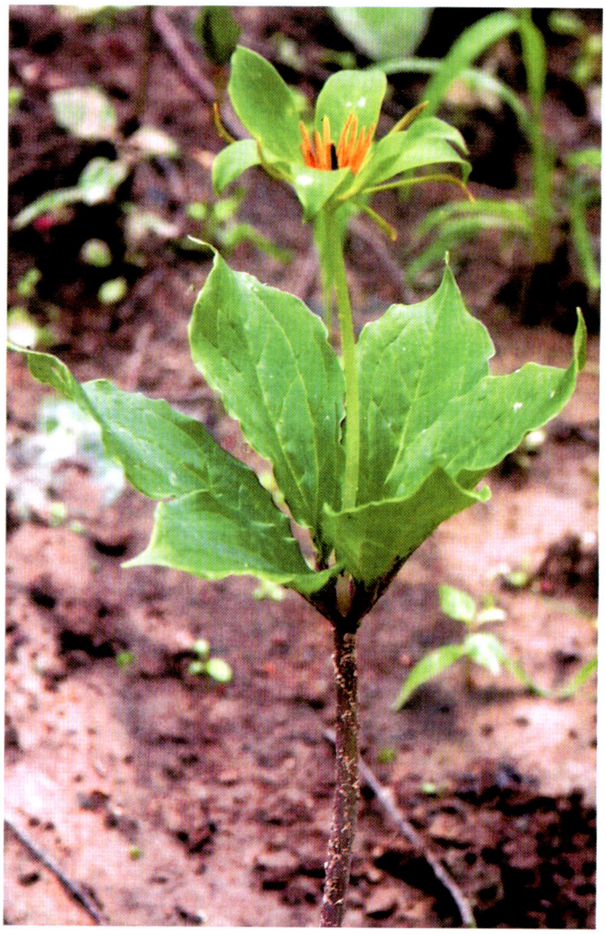

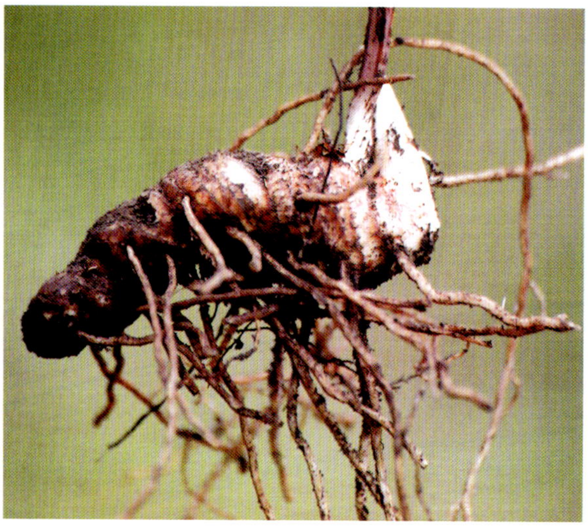

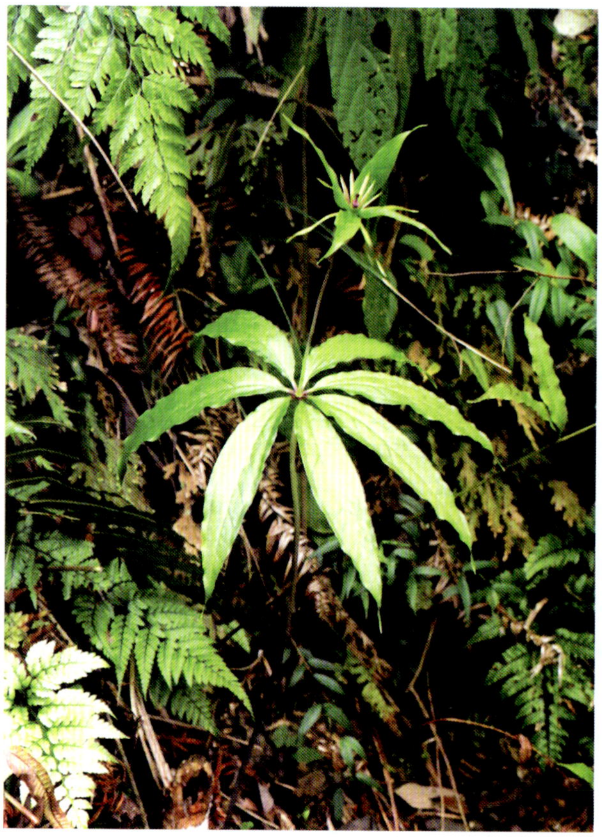

286. 追风伞　科土欧（贵州黔东南）

Zhuifengsan　kod tud vud

[来源] 为报春花科植物狭叶落地梅的全草或根。

[原植物] 狭叶落地梅 *Lysimachia paridiformis* Franch.*var.stenophylla* Franch.

多年生草本植物。高20～50cm。须根淡黄色，数条丛生。茎基部红色，上部绿色，节间长，节处稍膨大，有短柔毛。叶6-18片轮生茎端，近于无柄；叶片披针形至线状披针形，长4-16cm，宽1.2-5cm。先端渐尖或短渐尖，基部渐狭，枣红色，茎生叶，对生或3枚轮生，下部具数退化成鳞片状叶。花6至多朵集生茎端成伞形花序，有时亦生于叶腋中；花梗长3cm，密被褐色腺体；花萼5深裂，裂片线状披针形长6～8cm，淡绿色；花冠钟状，黄色，长于花萼，5深裂，裂片长圆形，通常有黑色腺条；雄蕊5，长约为花冠一半，花丝下部合生成筒；子房上位，卵珠形，红色，1室，花柱细长。蒴果球形，5瓣裂。花期5～7月，果期6～9月。

生于山坡草地、灌木林下及沟边阴湿处。分布于贵州、湖北、湖南、广西、四川、重庆、云南等地。

[药性] 味辛、辣、苦，性热。入冷经。

[功能与主治] 祛风通络，活血止痛。主治风湿痹痛，四肢拘挛，半身不遂，小儿惊风，跌打损伤，骨折等。

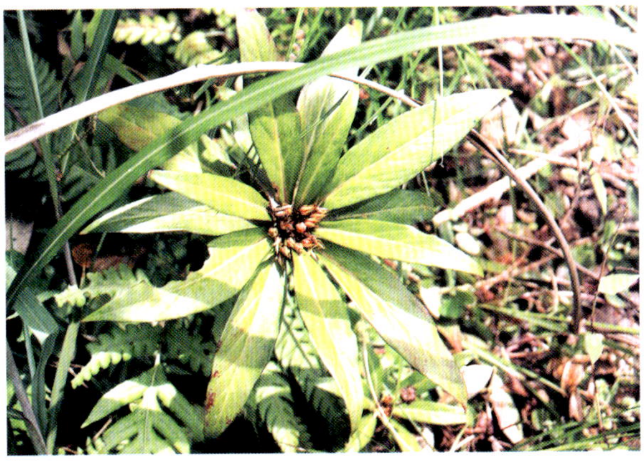

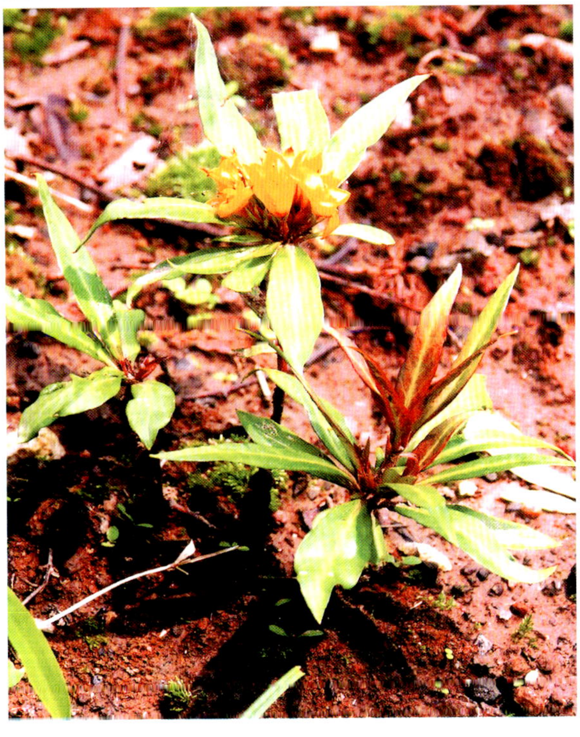

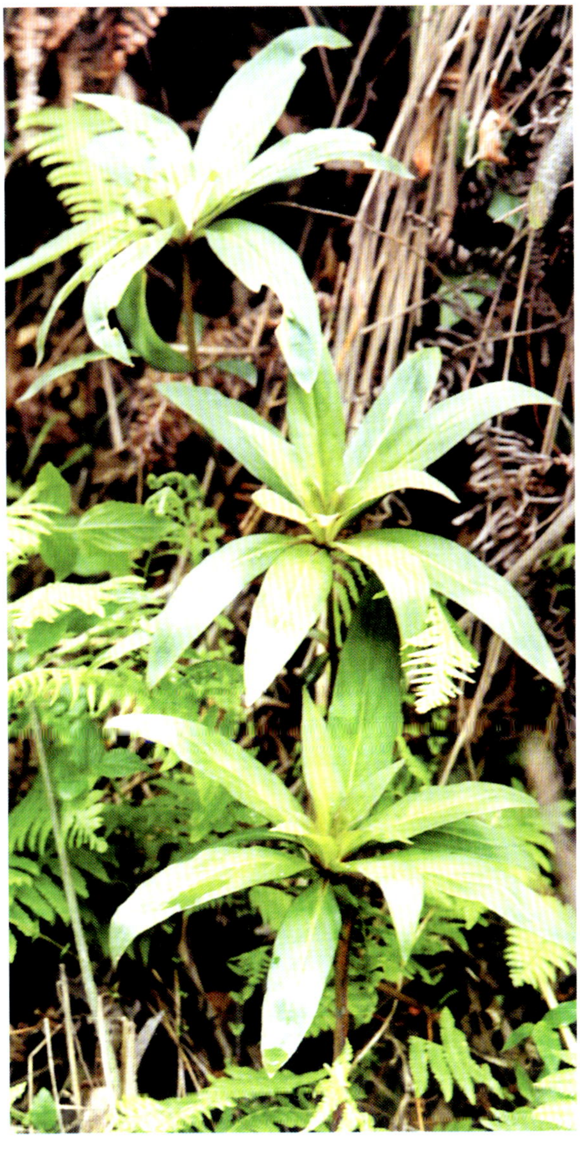

287. 穿破石　都播久茹（湖南湘西）

Chuanposhi　ndut dol jub rud

[来源] 为桑科植物构棘或柘树的新鲜或干燥根。

[原植物] 构棘 *Cudrania cochinchinensis* (Lour.) Kudo et Mxsam.

常绿灌木，高2～4m。直立或攀援状；根皮橙黄色；枝灰褐色，光滑，皮孔散生，具直立或略弯的棘刺，长5～10（～20）mm。单叶互生；叶柄长5～10mm；叶片革质，倒卵状椭圆形、椭圆形或长椭圆形，长3～9cm，宽1～2.8cm，先端钝或渐尖，或有微凹缺，基部楔形，全缘，两面无毛；基出脉3条，侧脉6～9对。花单性，雌雄异株；球状花序单个或成对腋生，具短柄，被柔毛；雄花序直径约6mm，雄花具花被片3～5，被毛；雌花序直径约1.8cm，雌花具花被片4，先端厚有绒毛。聚花果球形，肉质，熟时橙红色，直径3～5cm，被毛；瘦果包裹在肉质的花被和苞片中。花期4～5月，果期9～10月。

柘树 Machura tricus pidata(Carr.)Bur。

生于山坡、溪边灌木丛中或山谷、林缘等处。贵州、四川、重庆、广西、湖南、云南等地有分布。

[化学成分] 柘树根含柘树异黄酮（cudrais- oflavone）A，3-O- 甲基香豌豆苷元（3-O-me- thylorobol），去氢木香内酯（dehydrocostus-lactone），亚油酸甲酯（methyl linoleate），β－谷甾醇(β －sosterol)。

[药理] 柘树根乙醇提取物有较好的抗结核菌作用。

[药性] 味淡、微苦，性冷。入热经。

[功能与主治] 祛风通络，清热除湿，解毒消肿。用于风湿痹痛，黄疸，淋浊，疔疮痈肿等。

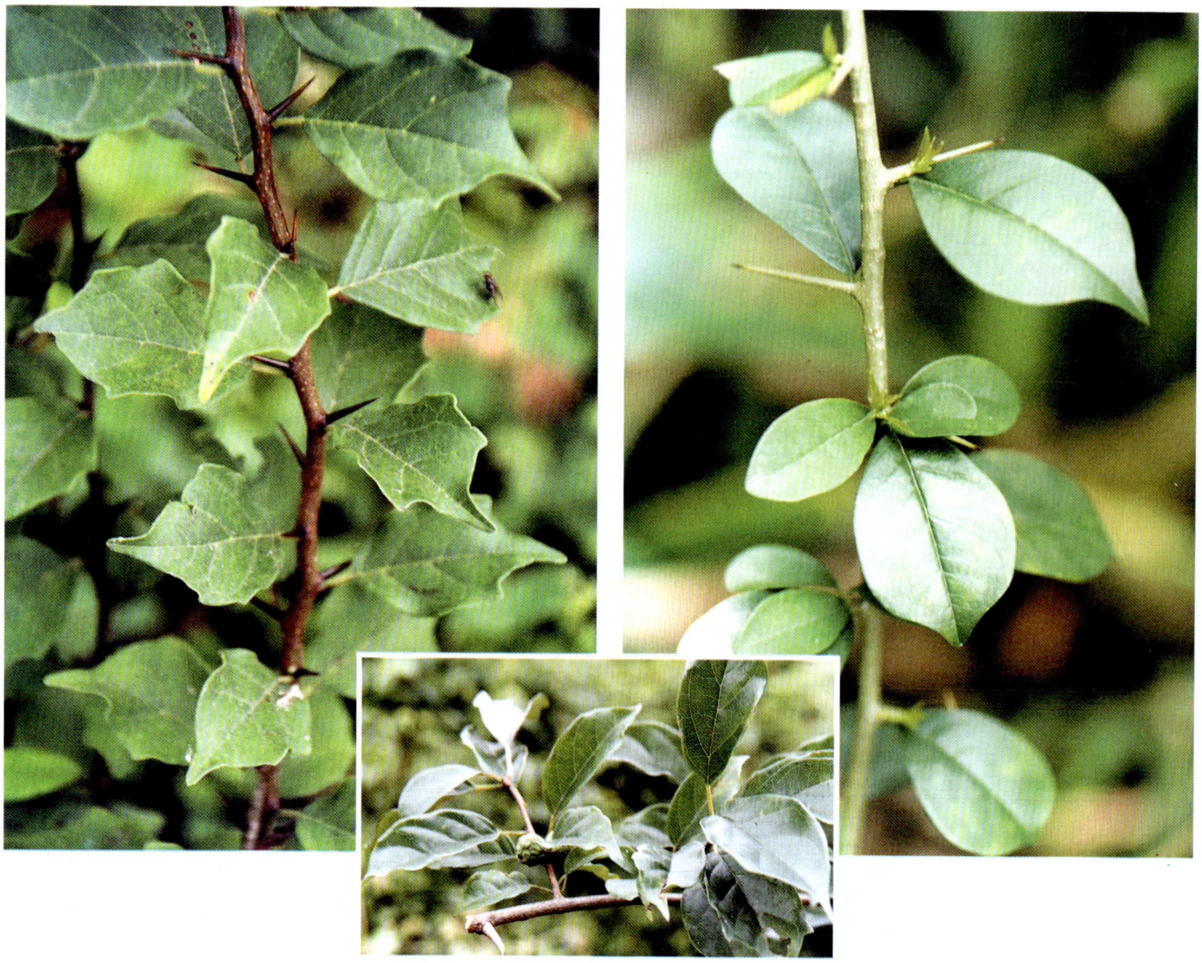

288. 姜花　榜看(贵州黔东南)

Jianghua　bangx kid

[来源] 为姜科植物姜花的根茎。

[原植物] 姜花 *Hedychium coronarium* Koen.

多年生直立草本植物。高 1 ~ 2cm。叶无柄；叶舌长 2 ~ 3cm，膜质；叶片长圆状披针形或披针形，长 20 ~ 40cm，宽 4.5 ~ 8cm，上面光滑，下面被短柔毛。穗状花序顶生，长 10 ~ 20cm，宽大 4 ~ 8cm；苞片卵圆形，呈覆瓦状排列，每一包片内有花 2 ~ 3 朵；花萼管长约 4cm，先端一侧开裂；花冠白色，花冠管纤细，长约 8cm，裂片披针形，长约 5cm，后方一枚呈兜状，先端具尖头；侧生退化雄蕊白色，长圆状披针形，长约 5cm；唇瓣倒心形，长和宽约 6cm，先端 2 裂；花丝长约 3cm；子房被绢毛。花期 8 ~ 12 月。

生于林下阴湿处。庭园常有栽培。分布于湖南、广西、四川、重庆、贵州、云南等地。

[化学成分] 根茎含桉叶素（cineole），β - 蒎烯（β -pinene），月桂烯（myrcene），柠檬烯（limonene），对一聚伞花烯（pcymene）樟脑（camphor）龙脑（borneol），水杨酸甲酯（methylsalicylate），丁香油酚（eugenol），氨茴酸甲酯（methyl anthranilate），姜花素（coronarin）A 、B 、C、D、E、F 等。

[药理] 高浓度姜花原液有提高小白鼠的耐力、减慢大白鼠心率以及增强大白鼠离体心脏收缩力的作用。

[药性] 味麻，性热。入冷经。

[功能与主治] 祛风寒，温经止痛。主治风寒表证，头痛身痛，风湿痹痛，脘腹冷痛，跌打损伤等。

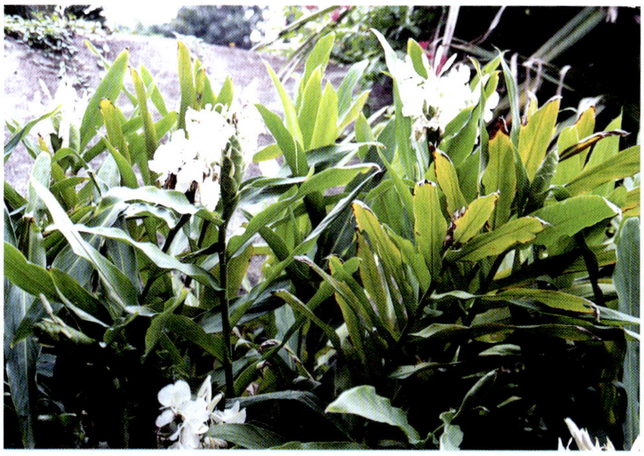

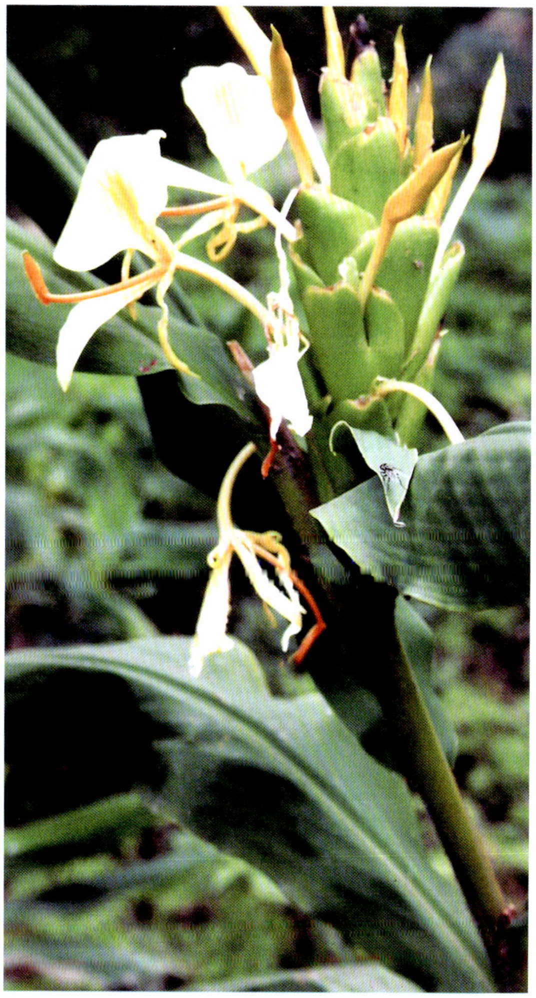

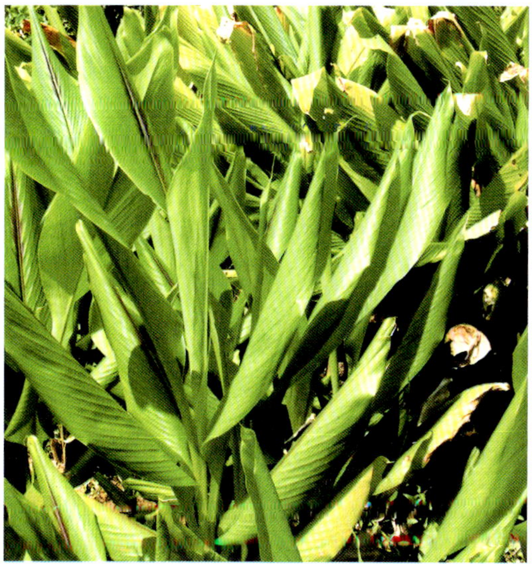

289. 姜黄　窝哈(贵州黔东南)

Jianghuang　vob had

[来源] 为姜科植物姜黄的根茎。

[原植物] 姜黄 *Curcuma longa* L.

多年生草本植物。高 1～1.5m。根茎发达，成丛，分支呈椭圆形或圆柱状，橙黄色，极香；根粗壮，末端膨大成块根。叶基生，5～7片，2列，叶柄长 20～45cm；叶片长圆形或窄椭圆形或窄椭圆形，长 20～50cm，宽 5～15cm，先端渐尖，基部楔形，下延至叶柄，上面黄绿色，下面浅绿色，无毛。花葶由叶鞘中抽出，总花梗长 12～20cm；穗状花序圆柱状，长 12～18cm；上部无花的苞片粉红色或淡红紫色，长椭圆形，长 4～6 cm 宽 1～1.5cm，中下部有花的苞片嫩绿色或绿白色，卵形至近圆形，长 3～4 cm；花萼筒绿白色；具 3 齿；花冠管漏斗形，长约 1.5cm，淡黄色，喉部密生柔毛，裂片 3；能育雄蕊 1，花丝短而扁平，花药长圆形，基部有距；子房下位，外被柔毛，花柱细长，基部有 2 个棒状腺体，柱头稍膨大，略呈唇形。花期 8 月。

种植于向阳、土壤肥厚质松的田园中，有野生。分布于江西、福建、台湾、广东、广西、四川、重庆、贵州、云南等地。

[化学成分] 根茎含姜黄素(curcumin)，对-二羟基二桂皮酰甲烷(p-p-dihydroxydicinnamoyl methane)，姜黄酮醇(turmeronol)A、B，姜黄多糖(utonan)A、B、C、D。挥发油(4.2%)主要有姜黄酮，芳-香姜黄酮(arturmerone)等。

[药理] 具有抗炎、利胆、保肝作用，抗血凝和抑制血小板聚集作用，降血脂作用，抗氧化作用，抗生育作用，抗肿瘤作用，抗突变作用，抗病原微生物及原虫等作用。

[药性] 味麻、辣、微苦，性热。入冷经。

[功能与主治] 破血行气，通经止痛。主治月经不调，胸腹胁痛，妇女痛经，闭经，产后瘀滞腹痛，风湿痹痛，跌打损伤，痈肿等。

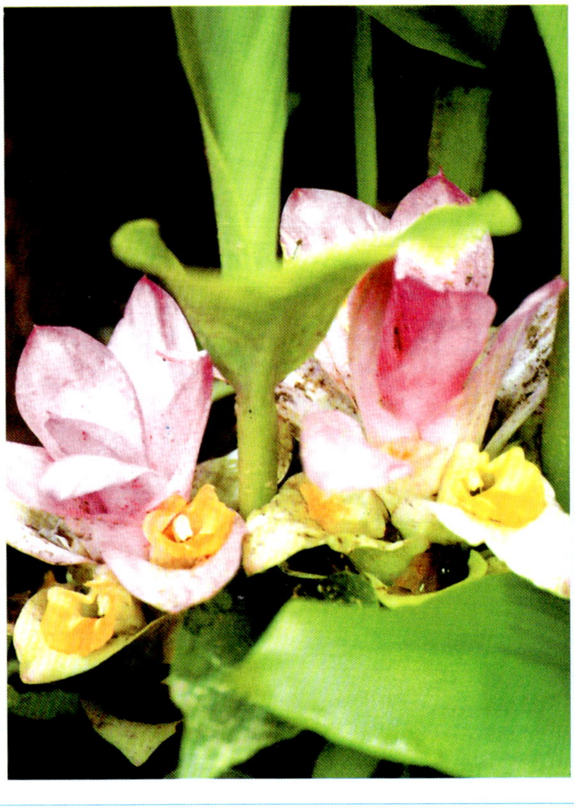

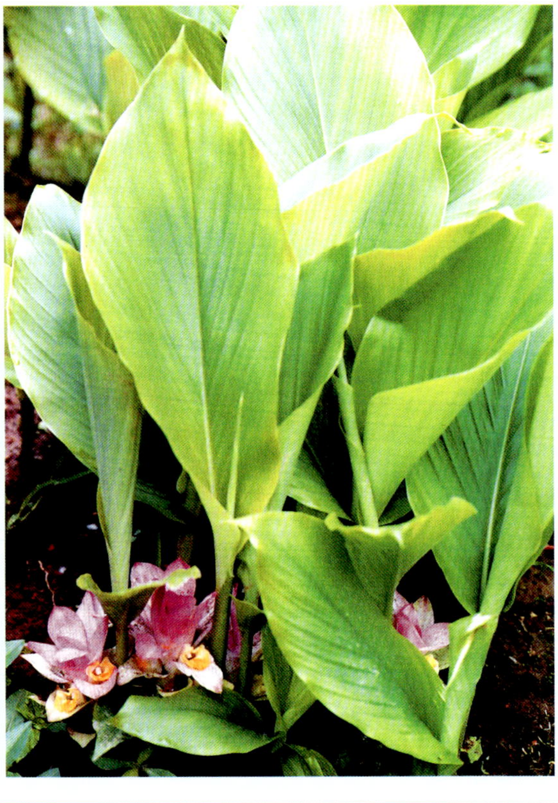

290. 结石草 衣菪（贵州黔东南）

Jieshicao vib diangl

[来源] 为紫葳科植物毛子草的带根茎全草。

[原植物] 毛子草 *Incarvillea arguta* (Royle) Royle

多年生草本植物。高可达1.5m。根茎木质，粗大肥厚。茎扁圆柱形，红褐色。单数羽状复叶，长约15cm，互生有长柄；小叶5～11枚，卵状披针形，长3～5cm，宽15～20mm，先端长渐尖，基部阔楔形，两侧不等大，边缘具锯齿，上面深绿色，疏被微硬毛，下面淡绿色，无毛。顶生总状花序，有花6～20朵；苞片钻形，长约3mm；花硬长0.8～2.5cm；萼钟状，长5～8mm，萼齿5，钻形，长1～4mm；花冠淡红色、紫红色或粉红色，钟状长漏斗形，长约4cm，直径约2cm，花冠筒基部紧缩成细筒，裂片半圆形，长约1cm，宽约1.4cm；雄蕊4，二强，不外伸；花柱细长，柱头舌状，子房细圆柱形。蒴果线状圆柱形，革质，长约20cm。种子细小，多数，长椭圆形，两端尖，被丝状种毛。花期3～7月，果期9～12月。

生于干热河谷、山坡灌丛中。分布于甘肃、四川、重庆、贵州、云南、西藏地。

[化学成分] 叶含三十一烷(hentriacontane)，熊果酸(ursolic acid)，氯化钾(KCl)，毛子草酮(argutone)。近来研究发现：毛子草中含3个单萜生物碱，分别为毛子草碱甲(argutineA)，毛子草碱乙(argutineB)和boschniakinic acid。

[药理] 有抗炎、抗氧化作用。

[药性] 味苦、微辛，性平。入热经。

[功能与主治] 健脾利湿，行气活血。主治泄泻，痢疾，胃痛，胁痛，风湿疼痛，月经不调，痈肿，骨折等。

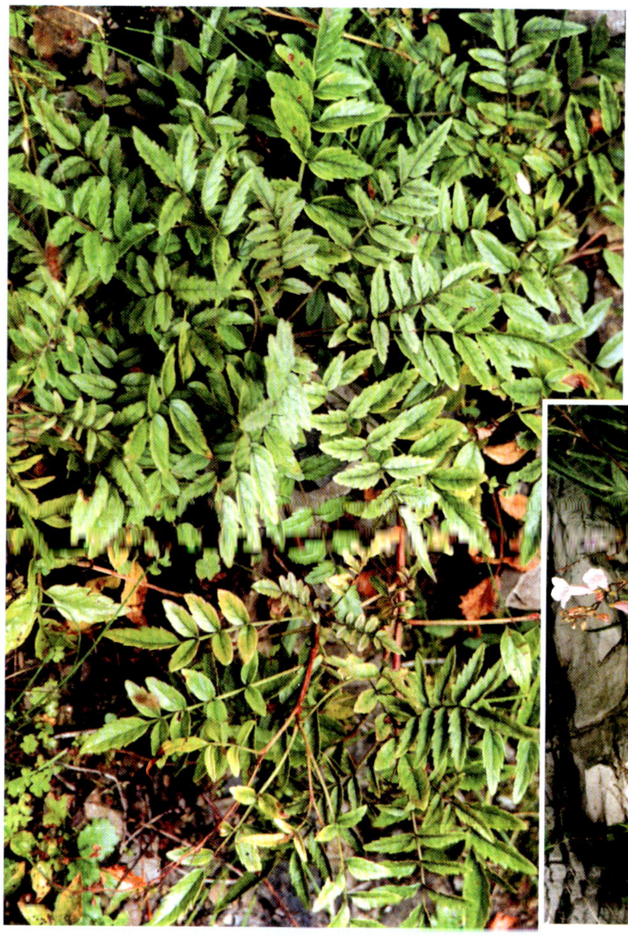

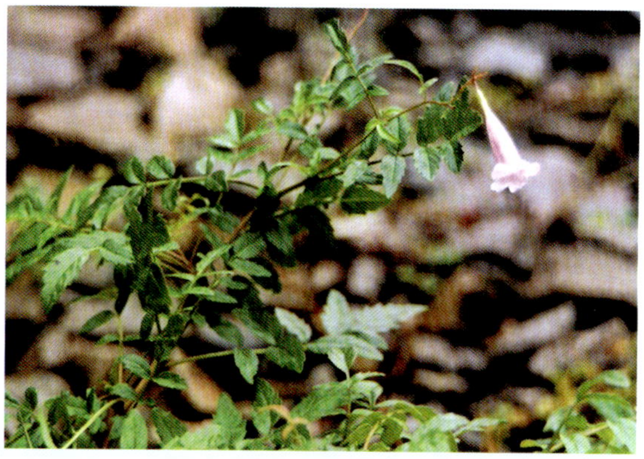

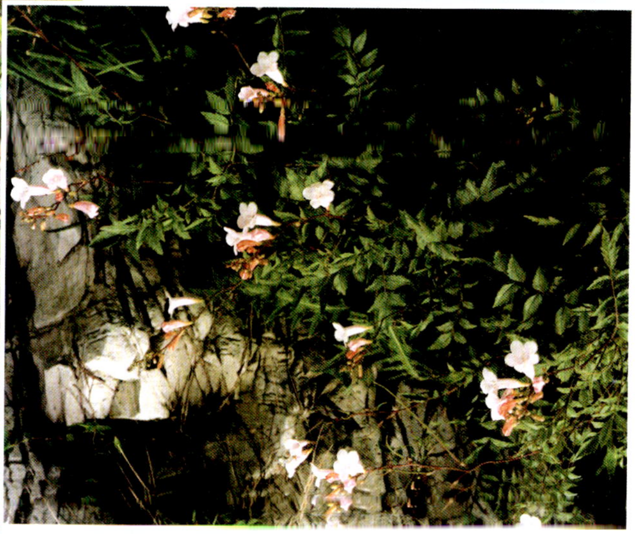

291. 绞股蓝　窝杠底（贵州黔东南）

Jiaogulan　vob ghab did

[来源] 为葫芦科植物绞股蓝的全草。

[原植物] 绞股蓝 *Gynostemma pentaphyllum* (Thunb.) Makino

多年生攀缘草本植物。茎细弱，多分支，具纵棱和沟槽，无毛或疏被短柔毛。叶互生；叶柄长3～7cm；卷须纤细，2歧，稀单一，无毛或基部被短柔毛；叶片膜质或纸质，鸟足状，具5～9小叶，通常5～7，卵状长圆形或长圆状披针形，中央小叶长3～12cm，宽1.5～4cm，侧生小叶较小，先端急尖或短渐尖，基部渐狭，边缘具波状齿或圆齿状牙齿，上面深绿色，背面淡绿色，两面均被短硬毛；侧脉6～8对，上面平坦，下面突起，细脉网状。雌雄异株，雄花为圆锥花序，花序穗纤细，多分支，长10～15(～20)cm，分支扩展，长3～ 4 (～15)cm，有时基部具小叶，被短柔毛，花梗丝状，长1～4mm；基部具钻状小苞片；花萼筒极短，5裂；花冠淡绿色，5深裂，裂片卵状披针形，长2.5～3mm，边缘具缘毛状小齿；雄蕊5，联合成柱；雌花为圆锥花序，较雄花小，花萼、花冠均似雄花；子房球形，花柱3，柱头2裂。果实球形，径5～6mm，成熟后为黑色，光滑无毛。花期3～11月，果期4～12月。

生于海拔100～3 200m的山谷密林中、山坡疏林下或灌丛中。分布于陕西、甘肃和长江以南各地。

[化学成分] 地上部分主含达玛烷型(dammarane)四环三萜皂苷，还含甾醇类成分，黄酮类成分，氨基酸和铁、锌、铜、锰、镍等无机元素。另含叶甜素（phyllodulcin）。

[药理] 具有增强免疫功能作用，抗肿瘤作用，延缓衰老作用等。

[药性] 味苦，性冷。入热经。

[功能与主治] 清热解毒，止咳祛痰，益气养阴，生津，安神。主治体虚乏力，虚劳失精，心悸气短，眩晕头痛，慢性气管炎，胃肠炎等。

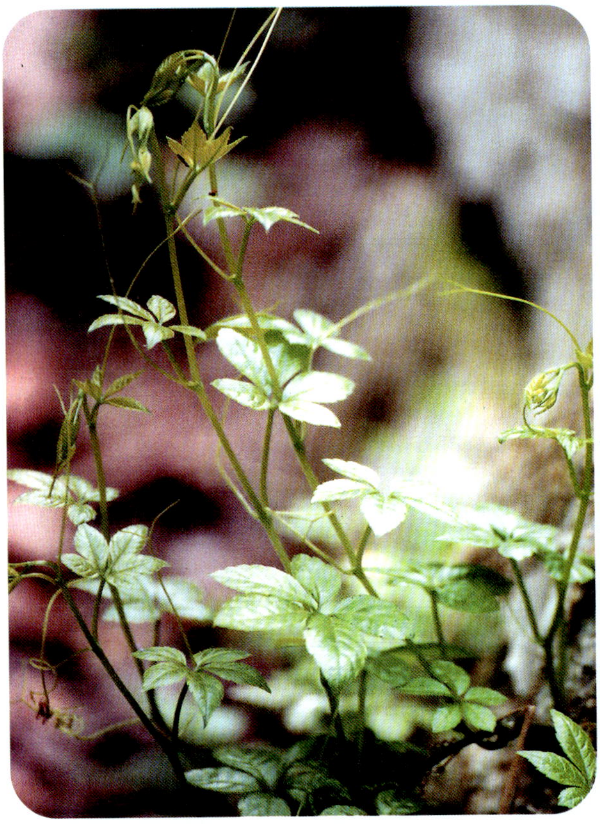

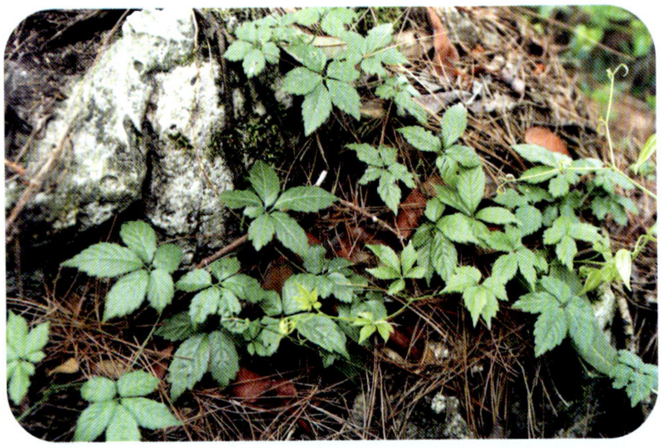

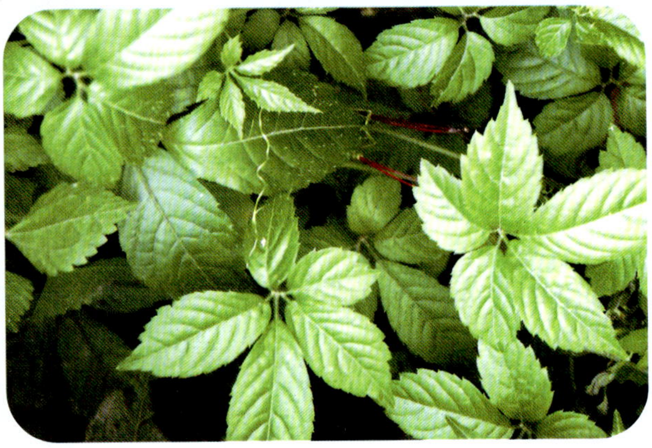

292. 夏枯草　锐灯笼（贵州铜仁）

Xiakucao　reib dend longx

[来源] 为唇形科植物夏枯草 或长冠夏枯草的果穗。

[原植物] 夏枯草 *Prunella vulgaris* L.

多年生草本植物。茎高15～30cm。有匍匐地上的根状茎，在节上生须根。茎上升，自基部多分支，四棱形，紫红色，被毛或无毛。叶对生；叶柄长0.7～2.5cm，自下部向上渐变短；叶片卵状长圆形或卵圆形，大小不等，长1.5～6cm，宽0.7～2.5cm，先端钝，基部圆形、截形至宽楔形，下延至叶柄成狭翅，边缘具不明显的波状齿或几近全缘。轮伞花序，花期较短，随后逐渐伸长；苞片肾形或横椭圆形；花萼钟状，长达10cm，二唇形，果时花萼由于下唇2齿斜伸而闭合；花冠紫色、蓝紫色或红紫色，长约13mm，下唇中裂片宽大，边缘具流苏状小裂片；雄蕊4，二强；子房无毛。小坚果黄褐色，长圆状卵形，长1.8mm，微具沟纹。花期4～6月，果期6～8月。

生于荒地、路旁及山坡草丛中。全国大部分地区均有分布。

[化学成分] 果穗含熊果酸（ursolic acid），齐墩果酸（oleanolic acid）（熊果酸及齐墩果酸为主要苷元的皂苷），胡萝卜苷（daucosterol），β－香树脂（β－amyrin）和它的二十四烷酸（teracosanic acid）、二十六烷酸（hexacosanic acid）、二十八烷酸（octacosanic acid）、及三十烷酸（triacontanic acid）的脂。

[药理] 具有抗炎及免疫抑制作用，降糖作用，抗菌、抗病毒作用，抗细胞毒作用以及抗艾滋病毒作用等。

[药性] 味苦、微辛，性冷。入热经。

[功能与主治] 清热，散结，消肿。主治瘰疬，瘿瘤，乳癖，乳痈，头目眩晕，目赤珠痛等。

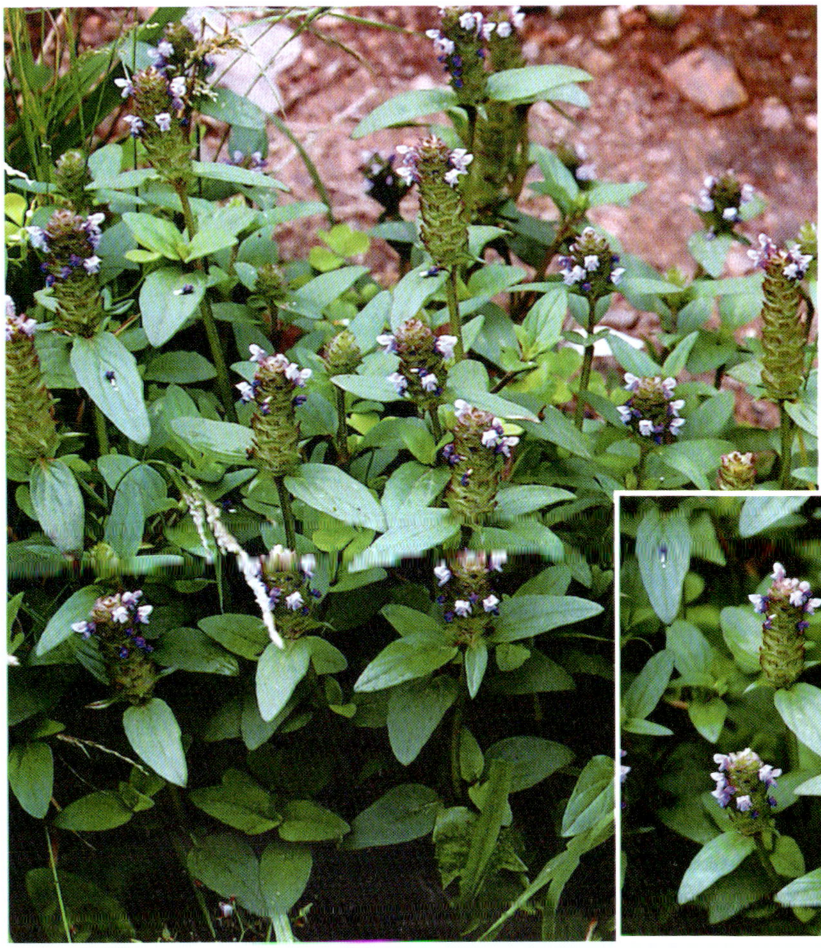

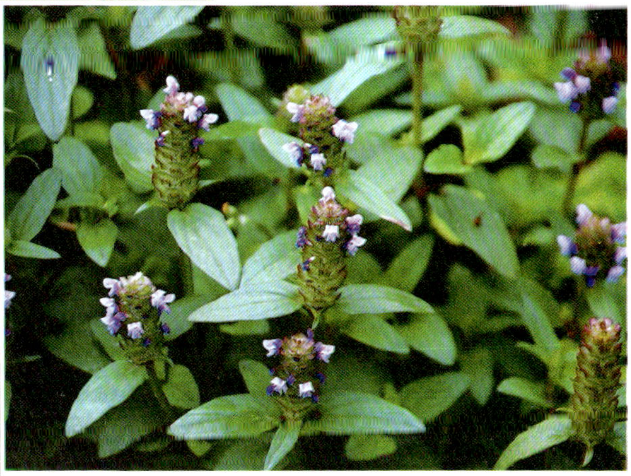

293. 桔梗　额给哥坝（贵州黔东南）

Jiegeng　ngix gheib ghob bad

[来源] 为桔梗科植物桔梗的根。

[原植物] 桔梗 *Platycodon grandiflorus* (Jacq.) A. DC.

多年生草本植物。高30～120cm。全株有白色乳汁。主根长纺锤形，少分支。茎无毛，通常不分支或上部稍分支。叶3～4片轮生、对生或互生；无柄或有极短的柄；叶片卵形至披针形，长2～7cm，宽0.5～3cm，先端尖，基部楔形，边缘有尖锯齿，下面被白粉。花1朵至数朵单生茎顶或集成疏总状花序；花萼钟状，裂片5；花冠阔钟状，直径4～6cm，蓝色或蓝紫色，裂片5裂。蒴果倒卵圆形，熟时顶部5瓣裂。种子多数，褐色。花期7～9月，果期8～10月。

生于山地草坡、林缘或有栽培。分布于全国各地区。

[化学成分] 根含多种皂苷，18种三萜皂苷，根还含白桦脂醇（betulin），a-菠菜甾醇（a-spinasterol），a-菠菜甾醇-β-D-葡萄糖苷(a-spinasteryl-β-d-gluco-side)等。

[药理] 具有祛痰与镇咳作用，抗炎作用，抗溃疡作用，降血糖作用等。

[药性] 味苦，性冷。入热经。

[功能与主治] 益肺，祛痰，利咽，排脓。主治咳嗽痰多，咽喉肿痛，肺痈吐脓，胸满胁痛，痢疾腹痛，小便癃闭等。

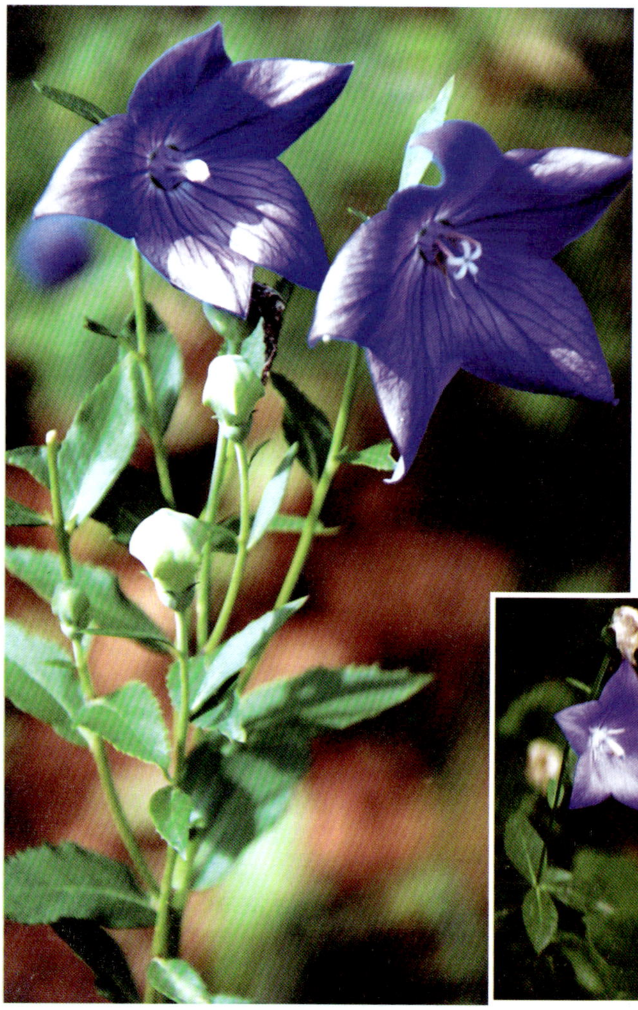

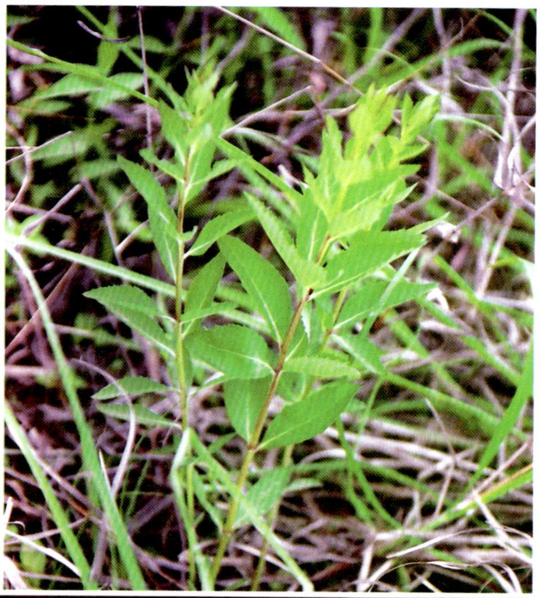

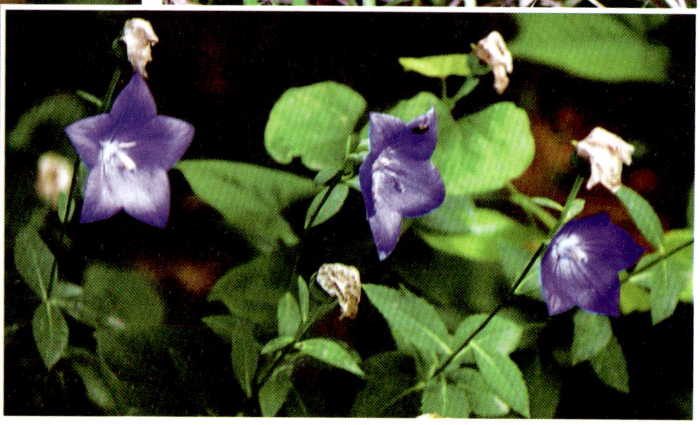

294. 栝楼　真花休（贵州黔东南）

Gualou　zend fab hvub

[来源] 为葫芦科植物栝楼及中华栝楼的根、果壳。

[原植物] 1. 栝楼 *Trichosanthes kirilowii* Maxim.

攀援藤本植物。长可达10m。块根粗大，肥厚；茎多分支，具纵棱及槽，卷须2～3枝。叶互生，叶柄长，叶片纸质，卵状心形，3～5（～7）浅裂至中裂，裂片棱状倒卵形，先端钝，急尖，边缘常再浅裂。雌雄异株：雄花总状花序或单生；小苞片倒卵形；花萼筒筒状；花冠白色，裂片倒卵形，先端具细状流苏，被长柔毛，花药靠合，长6mm，直径4mm，花丝分离，粗壮；雌花单生，子房椭圆形，柱头3。果椭圆形或圆形，长7～10.5cm，成熟时黄褐色或橙黄色。种子卵状椭圆形，扁平，淡黄褐色，近边缘处具棱线。花期5～8月，果期8～10月。

常生长于海拔200～1 800m的山坡林下、灌丛中、草地和村旁田边，广为栽培。分布于华北、中南、华东及四川、重庆、贵州、云南等省市。

2. 中华栝楼 *Trichsoanthes rosthornii* Harms 。

[化学成分] 栝楼的成熟果实含三萜皂苷，有机酸、树脂、糖类、色素、蛋白质。从果肉中分离出丝氨酸蛋白酶（serine protease）A及B，并含17种氨基酸和11种无机元素。

[药理] 对心血管系统 具有扩张冠脉、抗心肌缺血、改善微循环、抑制血小板聚集、耐缺氧、抗心失常等作用，还有抗溃疡作用，抗菌作用，抗癌作用和抗衰老作用。

[药性] 味甜、苦，性冷。入热经。

[功能与主治] 清热化痰，宽胸散结，润燥滑肠。主治肺热咳嗽，胸痹，结胸，便秘，痈肿疮毒等。

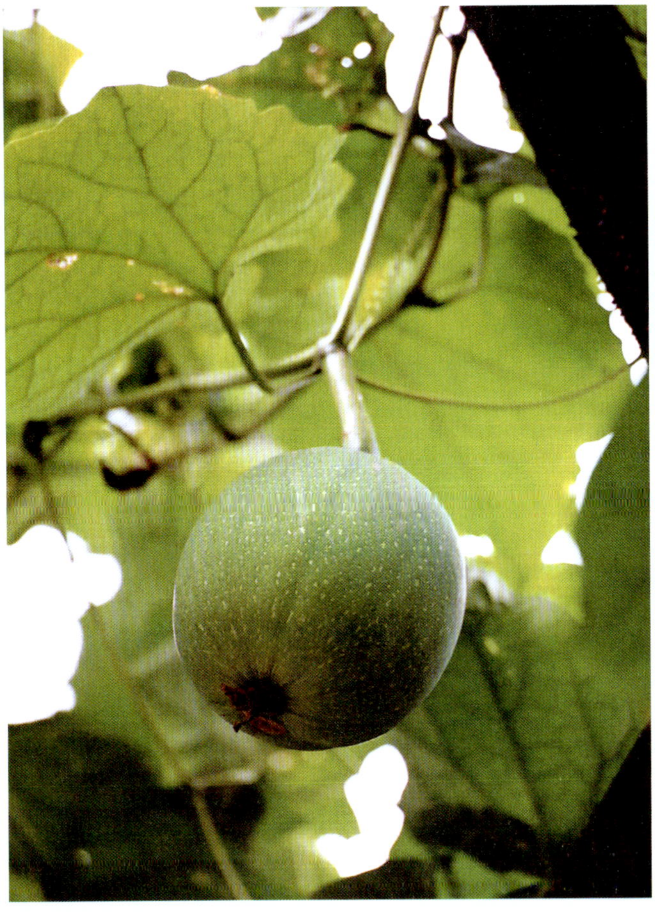

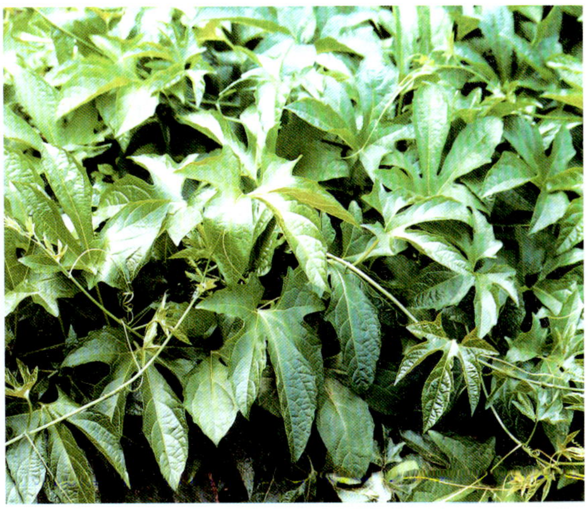

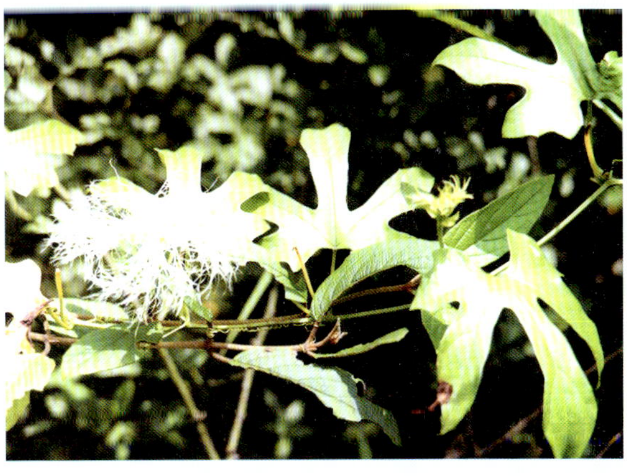

295. 桉叶　嘎脑斗安（贵州黔东南）

Anye　ghab nex det ngaib

[来源] 为桃金娘科植物蓝桉的叶。

[原植物] 蓝桉 *Eucalyptus globulus* Labill.

常绿高大乔木，高可达10m以上。树皮成薄片状剥落，幼枝呈方形。叶蓝绿色，常被白粉；叶互生，披针形，镰状，长12～30cm，有腺点，侧脉末端于叶缘处联合；异常叶无柄或具短柄，对生，卵形。花白色，直径约4cm，单生或2～3条聚生；萼管和萼片与花瓣合生的帽状体稍扁平，坚硬而有小瘤状突起，外被蓝白色蜡粉，中央呈圆锥状凸出，短于萼管，早落；雄蕊多数，数列，花丝白色。蒴果杯状，果缘厚，有4棱及明显的瘤体或沟纹，果瓣4，与果缘平齐。果期夏季及冬季。

我国南部及西南各地均有栽培。

[化学成分] 含大果桉醛(macrocarpal)A，B，D，C，E等。叶和花蕾中含有蓝桉醛(euglobal)Ⅰa1，Ⅰa2，Ⅰb，Ⅰc，Ⅱa，Ⅱb，Ⅱc，Ⅲ，Ⅳb，Ⅶ，Ⅳ，Ⅴ，叶中还含有黄酮类化合物，以及没食子酸(gallic acid)，咖啡酸(caffeic acid)等有机酸。

[药理] 桉叶水提取液体外对金黄色葡萄球菌、副伤寒杆菌有抑制作用。蓝桉中提取的桉叶油在6%以上浓度，体外能抗结核杆菌H37Rv。挥发油对枯草杆菌和金黄色葡萄球菌有抑制作用。

[药性] 味苦、麻，性冷。入热经。

[功能与主治] 疏风解表，清热解毒，化痰理气，杀虫止痒。主治感冒，头痛，喘咳，脘腹胀痛，腹泻，痢疾，风湿痛，痈疮肿毒，湿疹，疥癣，烧烫伤，外伤出血等。

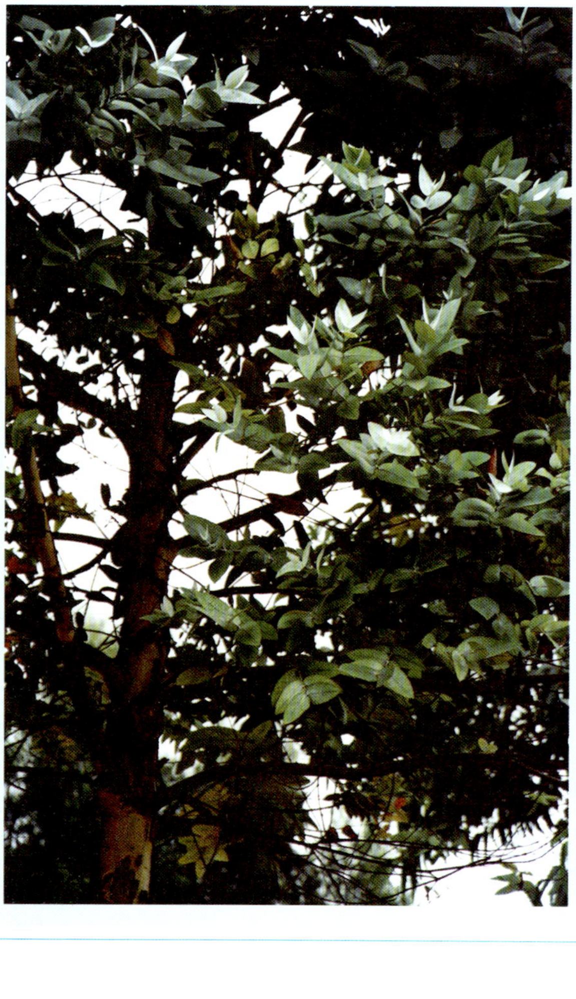
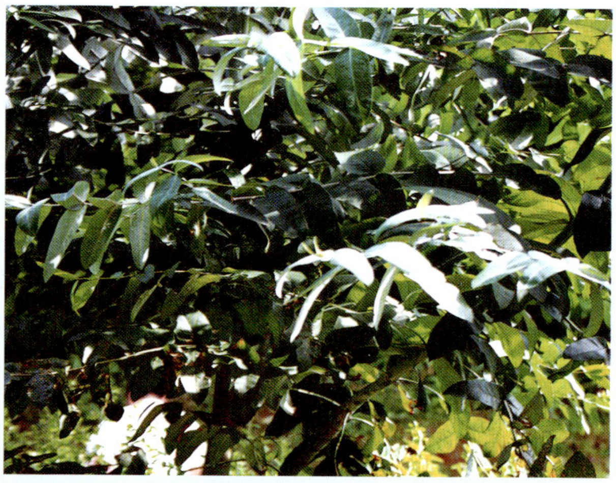
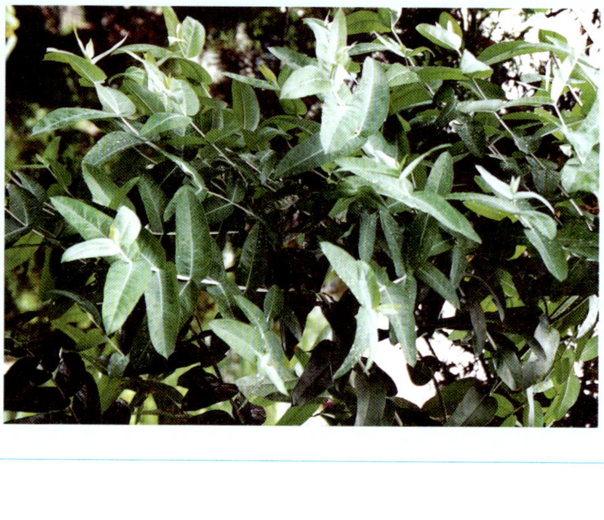

296. 鸭跖草　窝嘎领（贵州黔东南州）

Yazhicao　vob ghab linx

[来源]　为鸭跖草科植物鸭跖草的全草。

[原植物]　鸭跖草 *Commelina communis* L.

一年生草本植物。植株高15～60cm，多有须根。茎多分支，具纵棱，基部匍匐，仅叶鞘及茎上部被短毛。茎下部匍匐生根，长可达1m。叶披针形至卵状披针形，长3～8cm。总苞片佛焰状，有1.5～4cm长的柄，与叶对生，心形，稍镰刀状弯曲，顶端短急尖，长近2cm，边缘常有硬毛；聚伞花序有花数朵，略伸出佛焰苞；萼片膜质，内有2枚常靠近或合生；花瓣深蓝色，有长爪；雄蕊6枚，3枚能育而长，3枚退化顶端成蝴蝶状，花丝无毛。蒴果椭圆形，种子4枚。

生于谷溪、路边。分布于云南、贵州、四川、重庆等地。

[化学成分]　全草含左旋-黑麦草内酯（loliolide），无羁萜（friedelin）。对-羟基桂皮酸（ρ-hydro-xy-cinnamic acid）。

地上部分含生物碱：1-甲氧羰基-β咔啉（1-carbomethoxy-β-carboline），哈尔满（harman）及去甲哈尔满（norharman）。

[药理]　具有抗菌、抗内毒素作用，抗炎，镇痛，止咳作用等。

[药性]　味甜，性冷。入热经。

[功能与主治]　清热解毒，利水消肿。主治风热感冒，热病发热，咽喉肿痛，痈肿疔毒，水肿，小便热淋涩痛等。

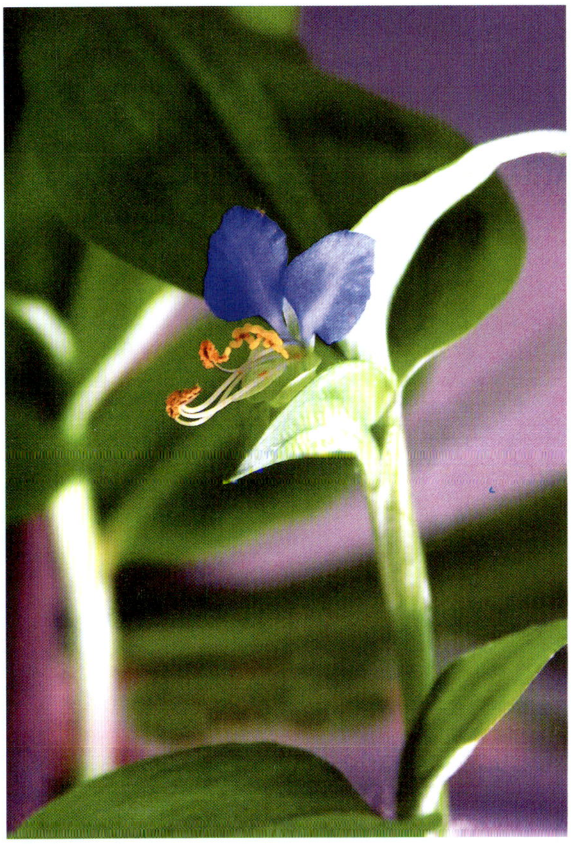

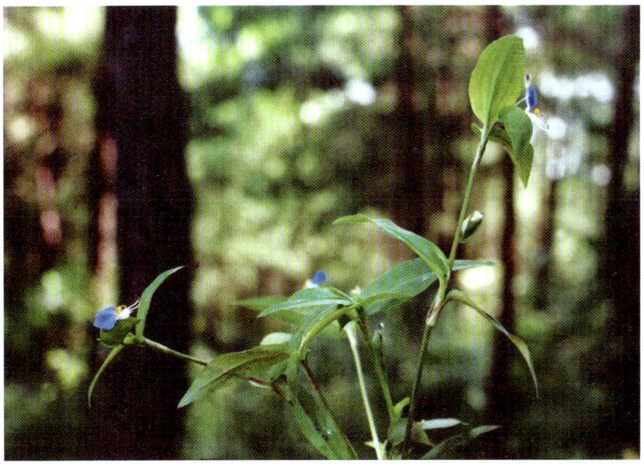

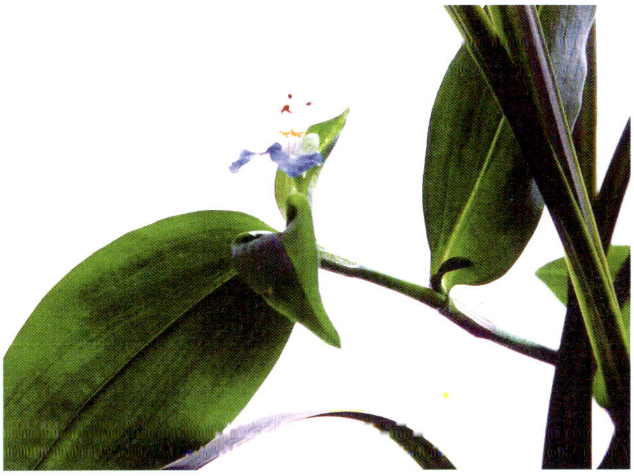

297. 积雪草　锐咪等（贵州松桃）

Jixuecao　　reib minl zheit

[来源] 为伞形科植物积雪草的全草。

[原植物] 积雪草 *Centella asiatica* (L.) Urban

多年生草本植物。茎匍匐，细长，节上生根。单叶互生；叶柄长 2～15cm，基部鞘状；叶片肾形或近圆形，长 1～3cm，宽 1.5～5cm，基部阔心形，边缘有钝锯齿，两面无毛或在背面脉上疏生柔毛；掌状脉 5～7。单伞形花序单生，或 2～4 个聚生叶腋；苞片 2～3，卵形，膜质；伞形花序有花 3～6，聚集成头状；花瓣卵形，紫红色或乳白色。果实圆球形，基部心形或平截，长 2～3mm，宽 2～3.5mm，每侧有纵棱数条，棱间有明显的小横脉，网状，平滑或稍有毛。花、果期 4～10 月。

生于海拔 200～1 990m 的阴湿草地、田边、沟边。分布于西南地区及湖北、湖南、广西等地。

[化学成分] 全草含多种 α－香树脂醇型的三萜成分，此外，尚含有内消旋肌醇（meso-inositol），积雪草糖（centellose），叶中还含有 3. 葡萄糖基槲皮素（3-glucosylquercetin）和 3、葡萄糖基山柰酚（3-glucosylkaempferol），7- 葡萄糖基山柰酚（7-glucosyllxaempferol）。

[药理] 有抗病原微生物作用。

[药性] 味苦、辛，性冷。入热经。

[功能与主治] 清热利湿，活血止血，解毒消肿。主治发热，咳喘，咽喉肿痛，肠炎，痢疾，湿热黄疸，水肿，淋证，尿血，痛经，崩漏，丹毒，瘰疬，疔疮肿毒，带状疱疹，跌打肿痛，外伤出血，蛇虫咬伤等。

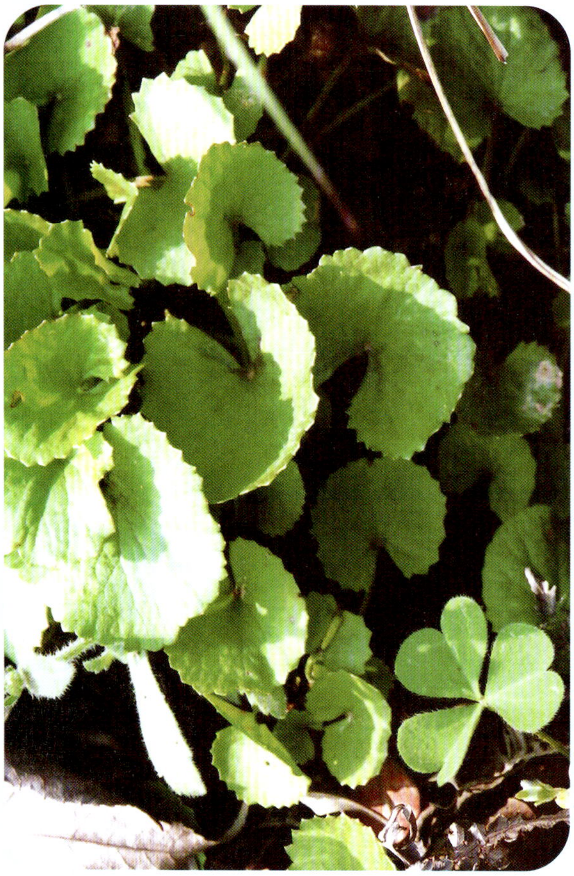

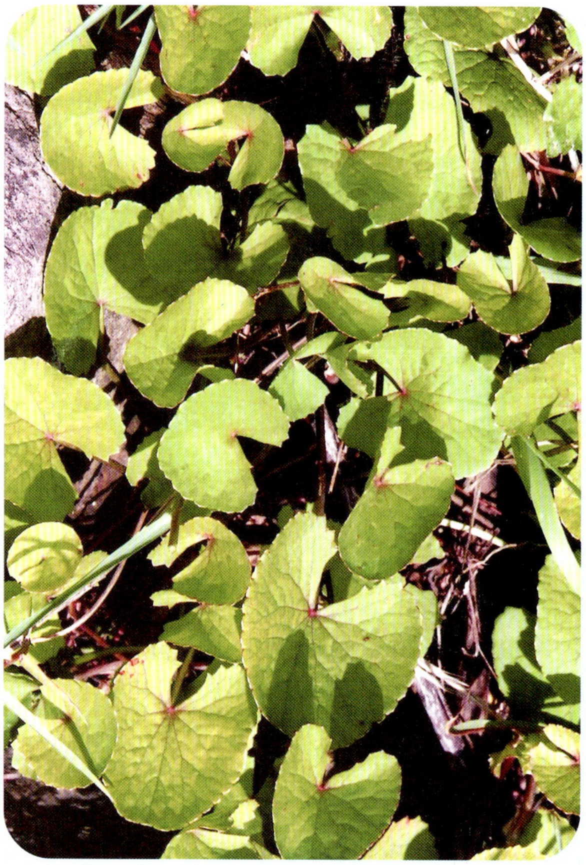

298. 臭牡丹　窝顶嘎(贵州黔东南)

Choumudan　vob hangt ghad

[来源] 为马鞭草科植物臭牡丹的茎、叶、根。

[原植物] 臭牡丹 *Clerodendrum bungei* Steud

小灌木，高1～1.5m；嫩枝稍有柔毛，枝内白色中髓坚实。单叶对生，有强烈臭味；叶片宽卵形或卵形，长10～20cm，宽5～15cm，顶端尖或渐尖，基部心形或近截形，边缘有大或小的锯齿，两面多少有糙毛或近无毛，下面有小腺点。聚伞花序紧密，顶生，苞片早落，花有臭味，花萼紫黄色或下部绿色，外面有绒毛和腺点；花冠淡红色、红色或紫色，花柱不超出雄蕊。核果倒卵形或球形，成熟后蓝紫色。

生于山坡、林缘或沟旁。分布于华北、西北、西南等地区。

[化学成分] 含有琥珀酸(succinic acid)，茴香酸(anisic acid)，香草酸(vanillic acid)，乳酸镁(magnesium lactate)，硝酸钾(potassium nitrate 和麦芽醇(maltol)。

[药理] 有提高机体免疫功能的作用。

[药性] 味麻、辣，性冷，入热经。

[功能与主治] 解毒消肿，祛风湿，降血压。主治痈疽，疔疮，乳痈，痔疮，湿疹，丹毒，风湿痹痛，高血压病等。

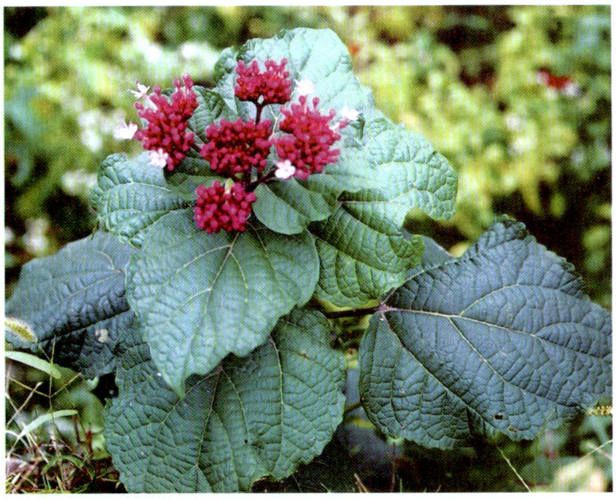

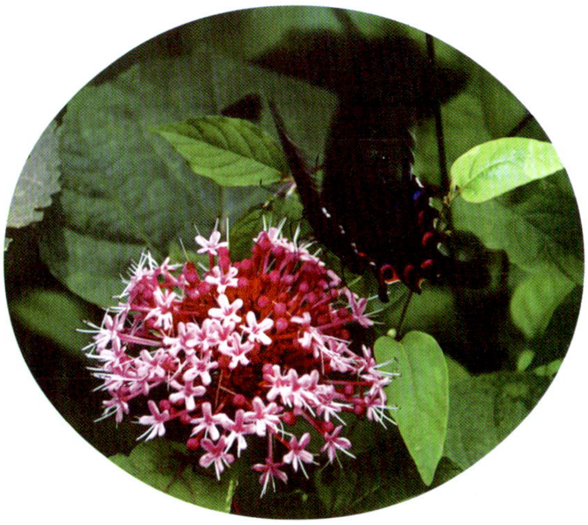

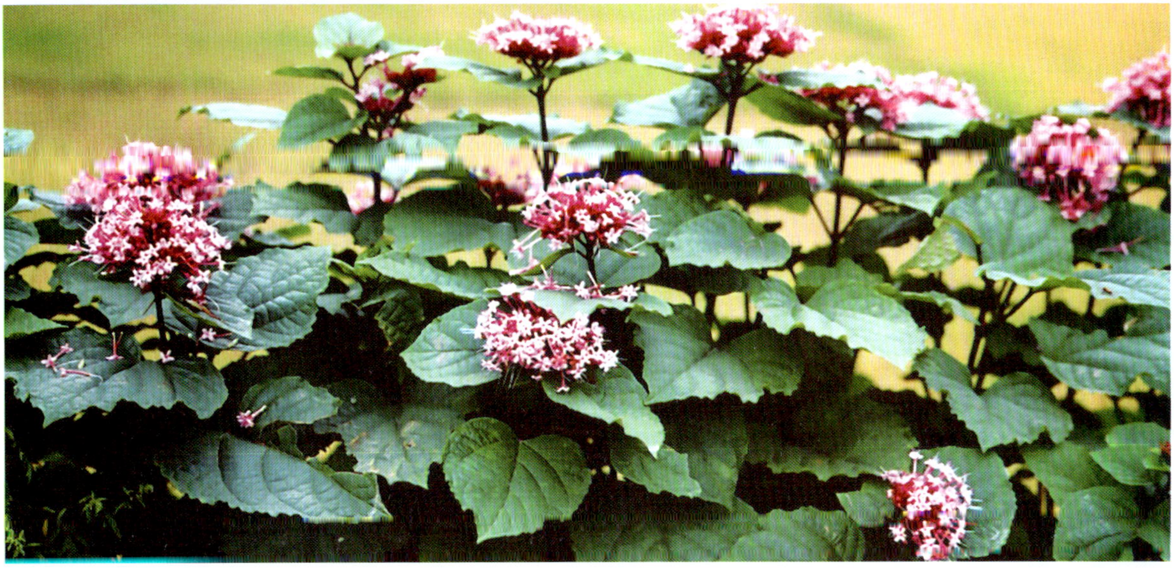

299. 铁苋　豆你乌（贵州黔东南）

Tiexian　　det nix vud

[来源] 为大戟科植物铁苋菜的全草。

[原植物] 铁苋菜 *Acalypha australis* L.

一年生草本植物。高30～50cm。茎直立，分支，被微柔毛。单叶互生，薄纸质；叶柄长2～5cm；叶片卵状菱形或卵状椭圆形，长2～7.5cm，宽1.5～3.5cm，先端渐尖，基部楔形或圆形，基出脉3条，边缘有钝齿，两面均粗糙无毛。穗状花序腋生；花单性，雌雄同株；通常雄花序极短，长2～10mm，生于极小苞片内；雌花序生于叶状苞片内；苞片展开时肾形，长1～2cm，合时如蚌，边缘有钝锯齿，基部心形；花萼四裂；无花瓣；雄蕊7～8枚；雌花3～5朵；子房被疏柔毛，3～4室；花柱羽状分裂至基部。蒴果小，三角状半圆形，被粗毛；种子卵形，长约2mm，灰褐色。花期5～7月，果期7～10月。

生于旷野、丘陵、路边较湿润的地方。西南各地均有分布。

[化学成分] 铁苋菜全草含没食子酸(gallic acid)、铁苋碱(acalyphine)。

[药理] 有抗菌和平喘作用。

[药性] 味苦、涩，性冷。入热经。

[功能与主治] 清热利湿，凉血解毒，消积。主治痢疾，泄泻，吐血，衄血，尿血，红白痢，崩漏，小儿疳积，痈疖疮疡，皮肤湿疹等。

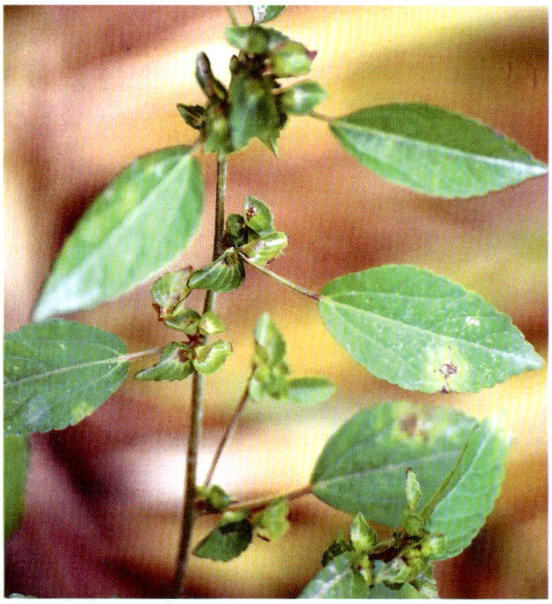

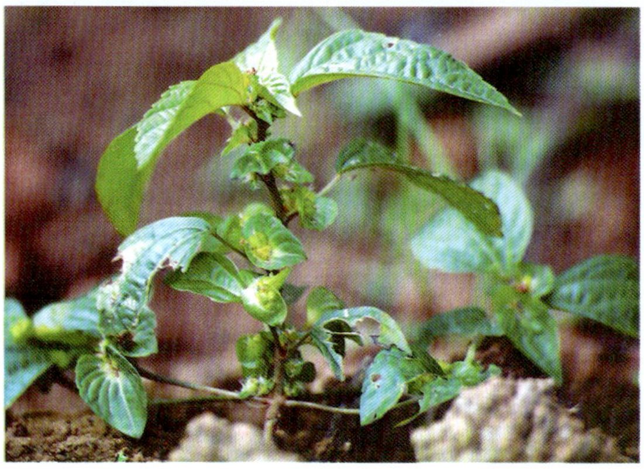

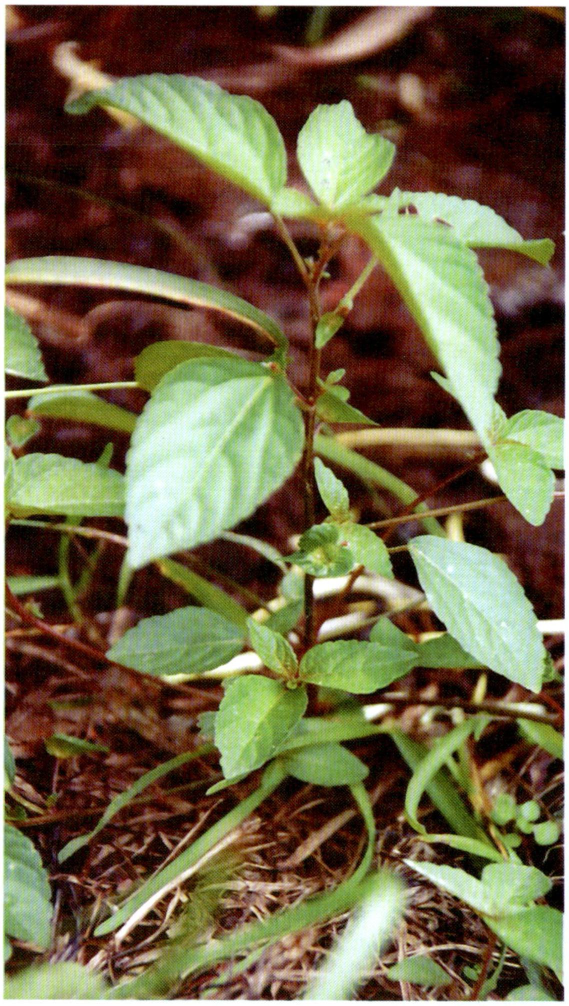

300. 铁筷子　嘎龚嘎勒豆嘎偷(贵州黔东南)

Tiekuaizi　　ghab jongx link det ghab dlub

[来源] 为蜡梅科植物蜡梅的根。

[原植物] 蜡梅 *Chimonanthus praecor* (L.) Link

落叶灌木，高2～4m；枝具明显皮孔，冬芽长椭圆形；叶对生，有短柄，不具托叶，叶片纸质或近革质，长卵形或卵状披针形，长6～17cm，宽3.5～6cm，先端渐尖，全缘，基部楔形或圆形，表面深绿色，背面淡绿色。花先于叶开放，黄色，富芳香气；花被多层，螺旋状排列，外层大形，黄色，内层小形，紫棕色；雄蕊5～6个，药外向；心皮多数，分离，着生于花托的内面；子房卵形，1室；瘦果椭圆形，种子1粒。花期11月至次年3月，果期4～11月。

生于山沟灌丛或水沟边。全国各地均有栽培。

[化学成分] 根茎含山蜡梅碱。

[药性] 味麻、辣，性冷。入热经。

[功能与主治] 祛风止痛，理气解毒。主治哮喘，劳伤咳嗽，胃痛，腹痛，风湿痹痛，疔疮肿毒，跌打损伤等。

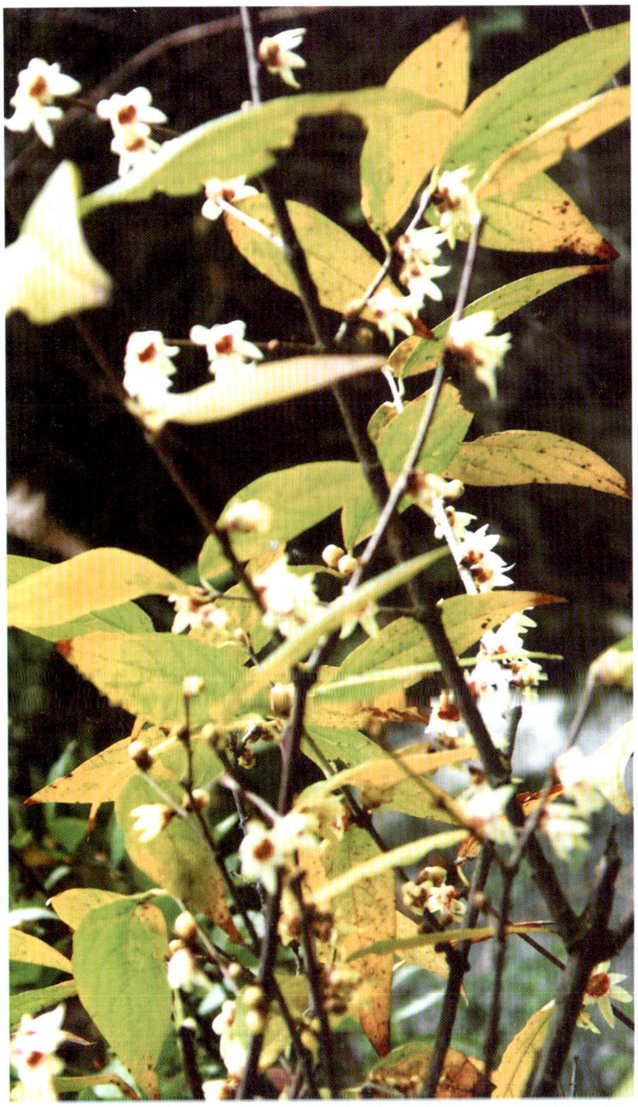

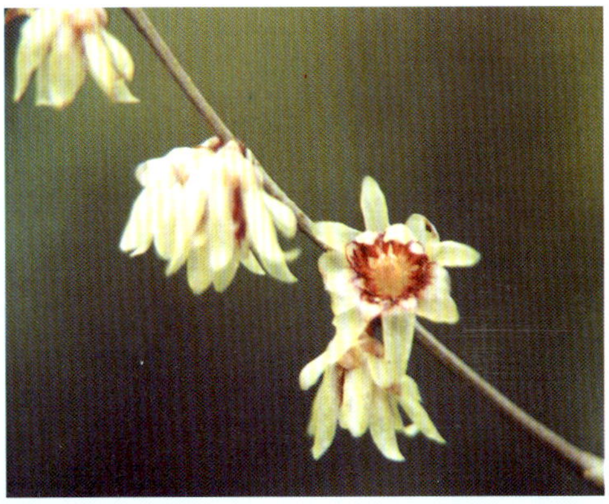

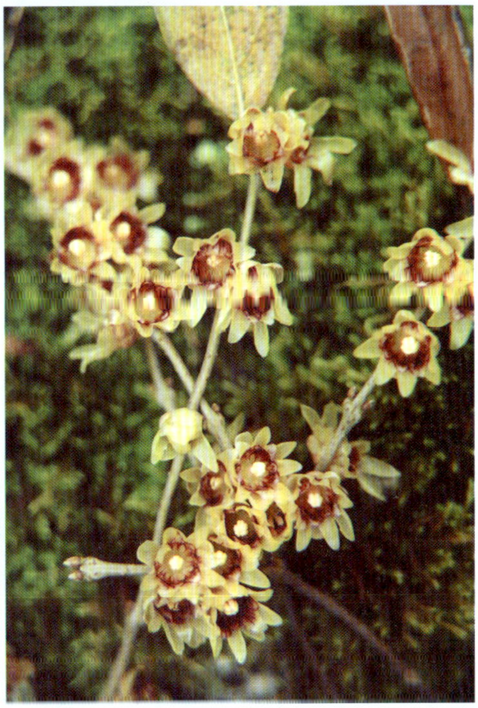

301. 射干 窝达赊巴(贵州黔东南)

Shegan vob dak dlangd bad

[来源] 鸢尾科植物射干的根茎。

[原植物] 射干 *Belamcanda chinensis* (L.)DC.

多年生草本植物。高达80cm。根茎横走，略呈结节状，外皮鲜黄色。叶2列，嵌叠状排列，宽剑形，扁平，长达60cm。茎直立。伞房花序顶生，二歧状，苞状膜质；花橘黄色，花被6，基部合生成短筒，外轮开展，散生暗红色斑点，内轮与外轮相似；雄蕊3，着生于花被基部；花柱棒状，顶端3浅裂，被毛。蒴果倒卵圆形，熟时3裂，果瓣向内弯曲。种子近球形，黑色，有光泽。

生于山坡、草丛、路旁向阳处。全国各地均有，主产于湖北、湖南、广西、云南等地。

[化学成分] 根及根茎含异黄酮类成分等。

[药理] 具有抗炎、解热作用，抗过敏作用，抗微生物和祛痰作用。

[药性] 性冷，味苦。入热经。

[功能与主治] 清热解毒，祛痰利咽，消瘀散结。主治咽喉肿痛，痰壅咳喘，瘰疬结核，疟母，癥瘕，痈肿疮毒等。

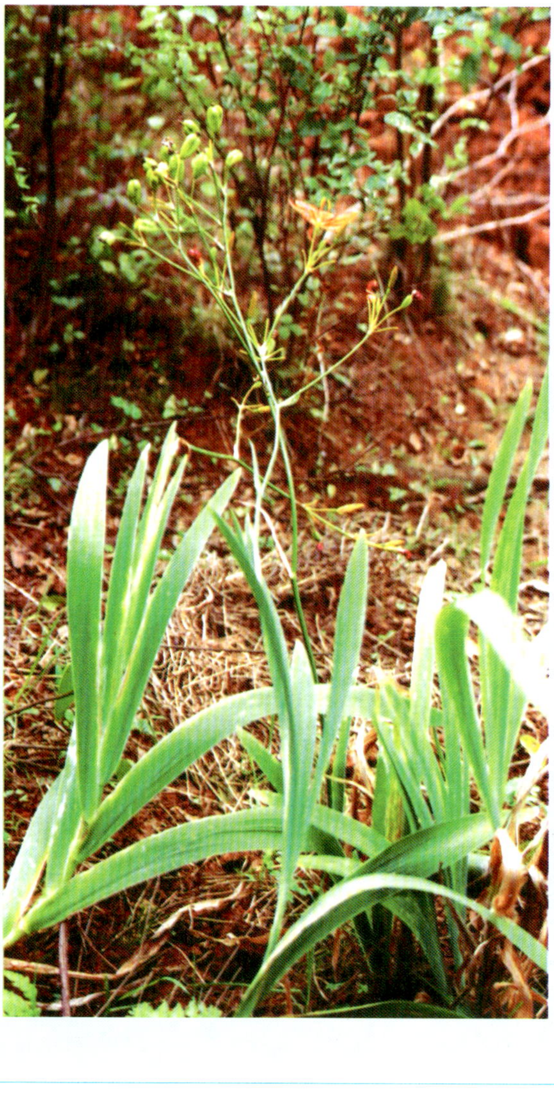

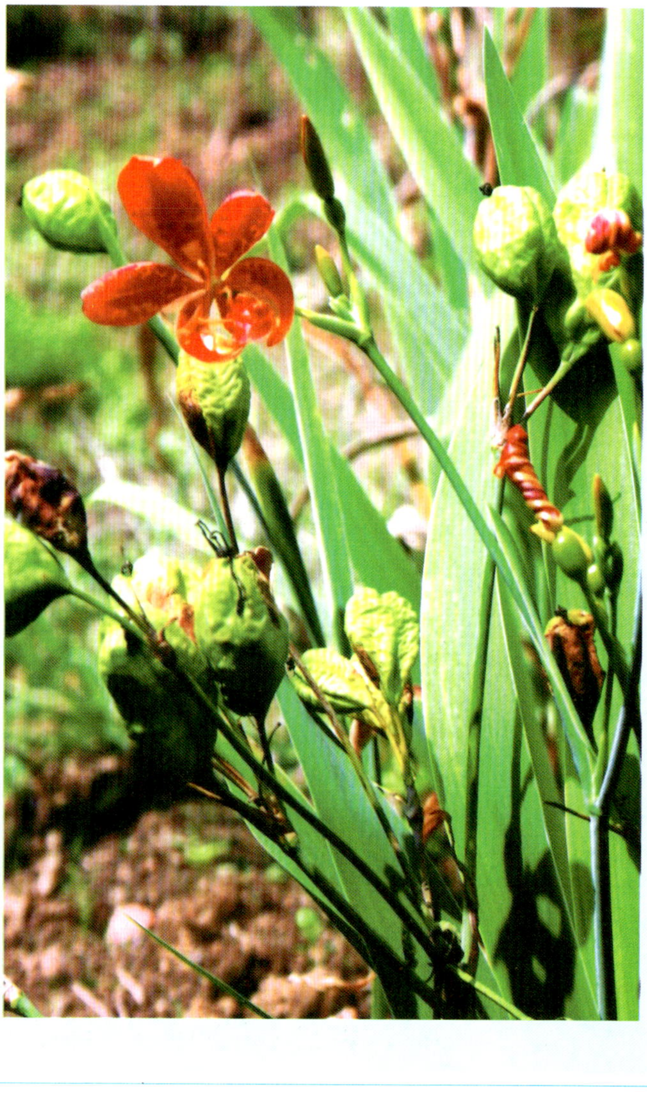

302. 胭脂花根　奴水粉(贵州黔东南)

Yanzhihuagen　nuf suix fenx

[来源] 为紫茉莉科植物紫茉莉的根。

[原植物] 紫茉莉 *Mirabilis jalapa* L.

多年成草本植物。高可达1m。块根纺锤型，肉质，表面棕黑色，内面白色。茎直立，分支多，有膨大的节。叶对生，卵状，长3～12cm，宽3～8cm，先端锐尖，基部截形或心脏形，全缘，羽状网络；叶柄长。花1至数朵生于枝梢，总苞5裂，萼状；花萼呈花冠状萼管细长，长4～5cm，上部扩大成喇叭形，5裂，白色或紫色；花瓣缺；雄蕊5～6，花丝细长。与花被等长或稍长；雌蕊1，子房上位，1室。果实狭卵形，黑色。种子直立，内藏丰富的白色粉质胚乳。花期7～9月。

多生于房前屋后、空地林边，现在多为人工栽培。全国大部分地区都有。

[化学成分] 紫茉莉根含蛋白质，豆甾醇(stigmasterol)和β－谷甾醇(β－sitosterol)。

[药理] 根所含树脂对皮肤黏膜有刺激作用。根的酸性水浸液静脉注射，可使麻醉兔血压升高；其煎剂在试管内对金黄色葡萄球菌、痢疾杆菌和大肠杆菌有抑制作用。根中提取的蛋白部分有抗病毒作用。对妊娠小鼠有堕胎作用，对肿瘤细胞有抗增生作用。

[药性] 味甜、微苦，性冷。入热经。

[功能与主治] 清热利湿，解毒活血。主治热淋，白浊，水肿，赤白带下，关节肿痛，痈疮肿毒，乳痈，跌打损伤等。

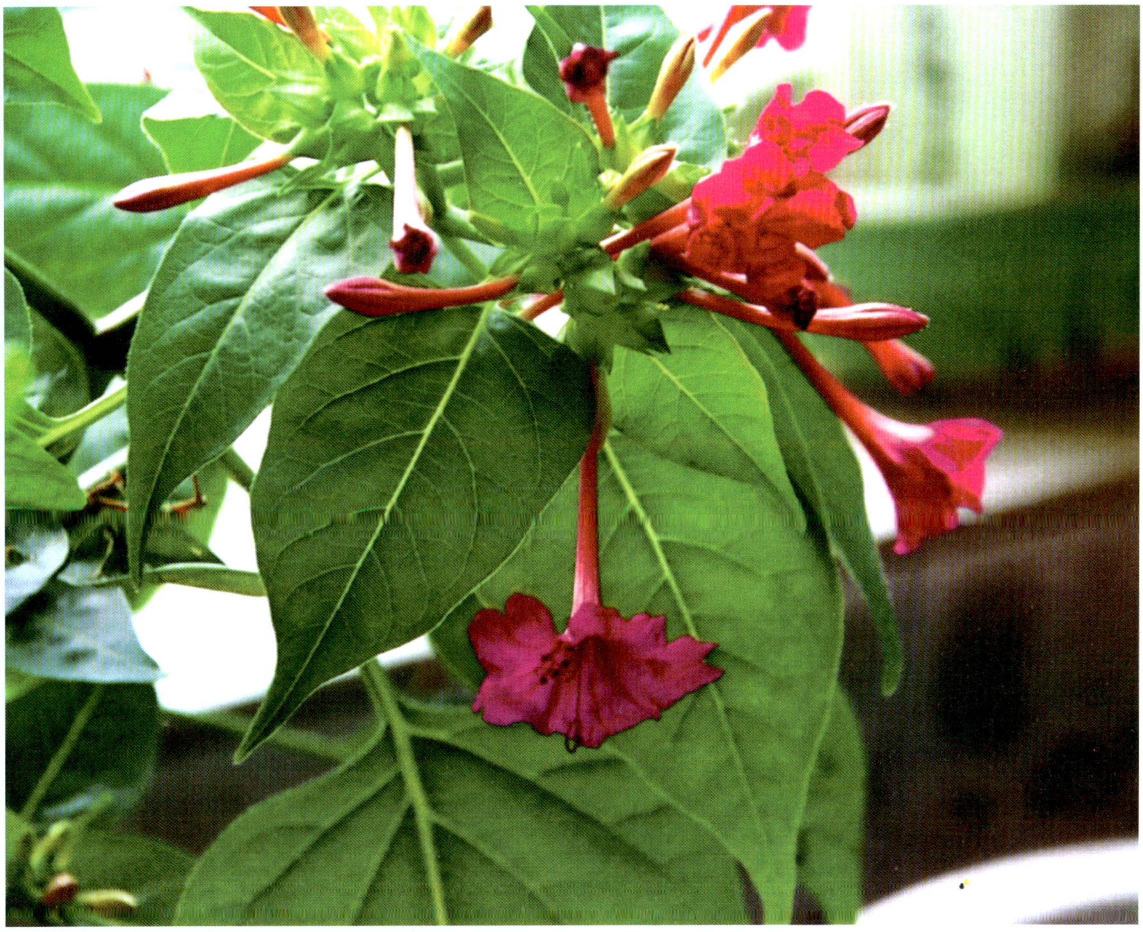

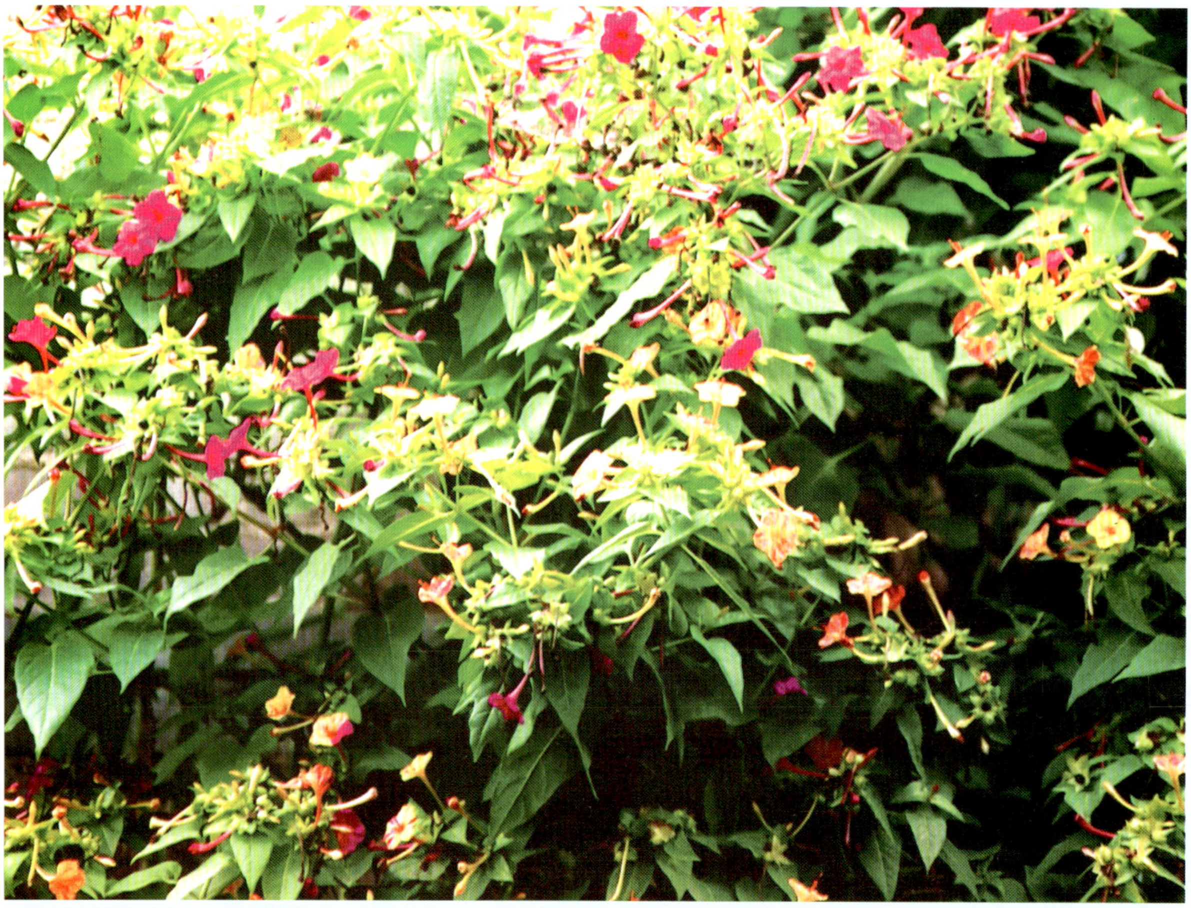

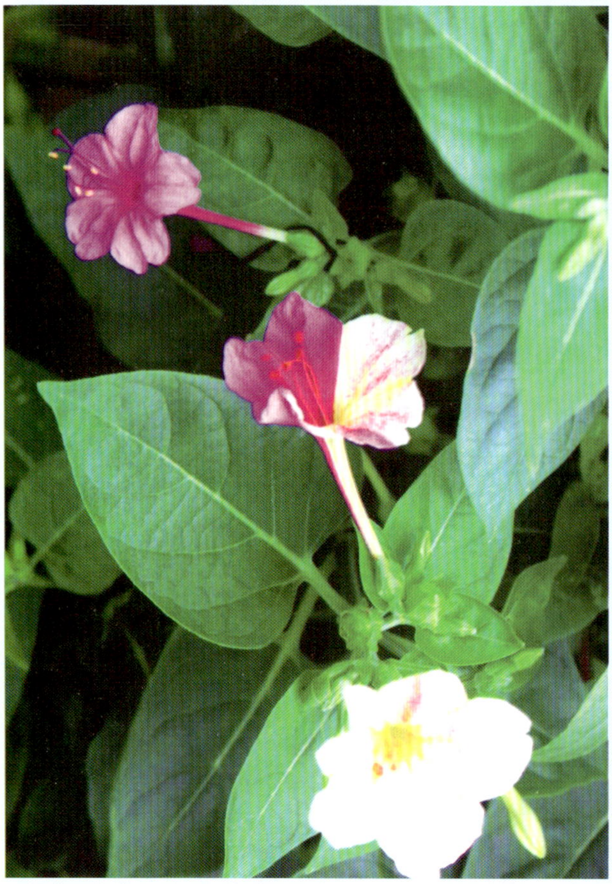

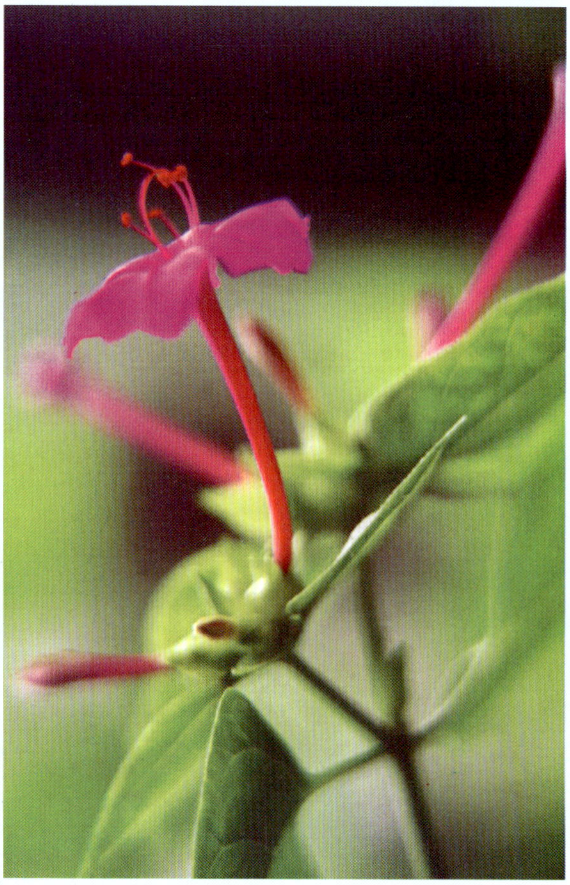

303. 皱叶南蛇藤　那信伦(贵州松桃)

zhouyenansheteng　　hleat xib nenb

[来源] 为卫矛科植物皱叶南蛇藤的根。

[原植物] 皱叶南蛇藤 Celastrus glaucophyllus var rugosus Rehd. (Rehd.et Wils.)C.Y.Chen

藤状灌木，高可达5m，无毛，小枝幼时被白粉。叶纸质或坚纸质；卵状椭圆形或阔卵形，长6～10cm，宽2.5～6.5cm，边缘具圆齿状细锯齿，背面脉上常被微柔毛，侧脉间小脉平行展开，常成不规则的稍凸起的长方格状。聚伞花序腋生，具短梗或无梗、稀组成长3～6cm的总状花序顶生；小花梗中部具关节，长3～4mm。萼片卵形至圆形，具线状睫毛；花瓣长圆形，先端圆形，浅的啮蚀状，长5mm。宽1～1.5mm；雄蕊与花瓣等长；雌花萼片突尖，不育雄蕊较萼片短。蒴果卵球状，黄色，直径6～8mm，每室具种子2颗。种子椭圆形，长4mm。花期3～6月，果熟期9～10月。

生于海拔1 530～2 750m的山坡阔叶林中或灌丛中或高草丛中。分布于四川、重庆、贵州、湖北、广西、浙江、云南等地。

[化学成分] 皱叶南蛇藤的根皮、种子油及藤茎中分离得到多种萜类成分。同时南蛇藤中钙、镁、锰、铁和锌等含量较高 。现已从皱叶南蛇藤种油中分离鉴定了6个β－二氢沉香呋喃倍半萜。

[药理] 有抗炎镇痛作用。

[药性] 味麻、辣，性热。入冷经。

[功能与主治] 透发麻疹，祛风通络，行气散血，消肿解毒。主治小儿麻疹，风湿筋骨疼痛，跌打损伤，痧气呕吐腹痛，痈疽肿毒等。

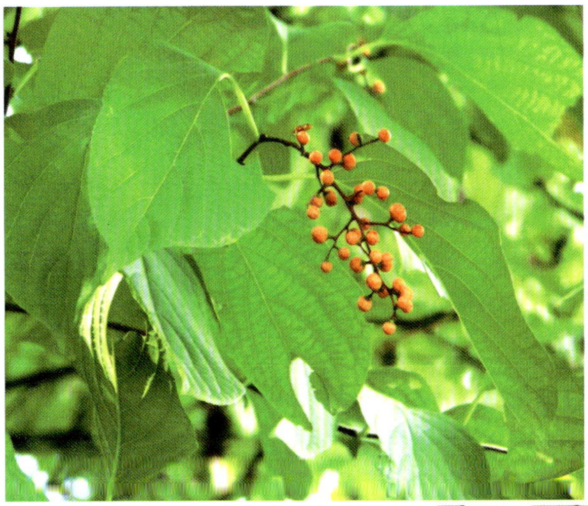

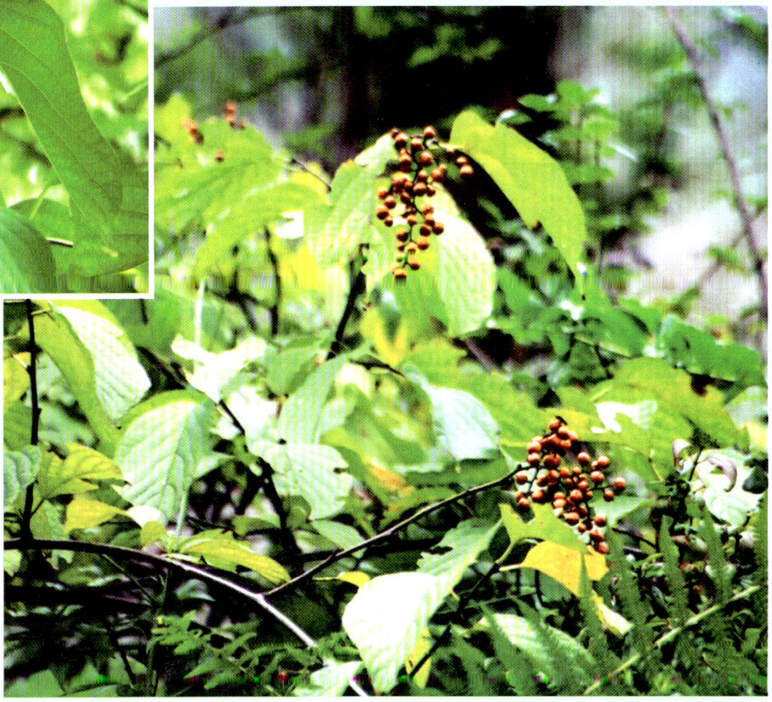

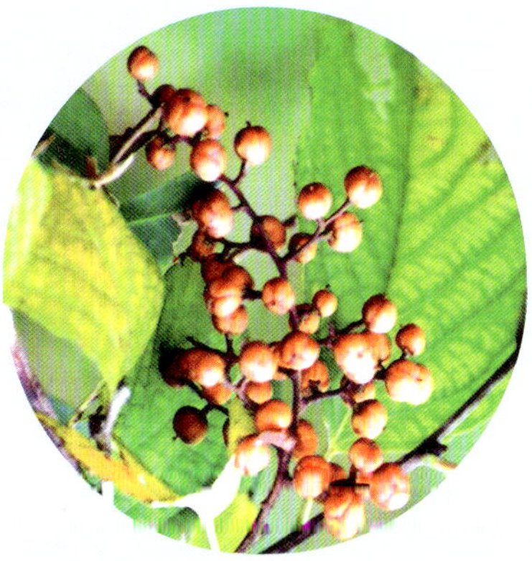

304. 高粱　各绕（湖南湘西）

Gaoliang　ghaob reud

[原植物] 高粱 *Sorghum vulgare* Pers.

一年生栽培作物。节上通常无白毛髯毛。叶鞘无毛或被白粉；叶片狭长披针形，长可达50cm，宽约4cm。圆锥花序有轮生、互生或对生的分支；无柄小穗卵状椭圆形，长5~6cm，颖片成熟时下部硬革质，光滑无毛，上部及边缘具短柔毛，两性，有柄小穗雄性或中性；穗轴节间及小穗柄为线形，边缘均具纤毛，但无纵沟；第1颖背部突起或扁平，成熟时变硬而光亮，有窄狭内卷的边缘，向先端渐内折，第2颖舟形，有脊；第1外稃透明膜质，第2外稃长圆形或线形，先端2裂，从裂齿间伸出芒，或全缘而无芒。颖果倒卵形，成熟后露出颖外，花、果期秋季。

我国普遍栽培。

[化学成分] 含对羟基扁桃腈－葡萄糖苷(p-hydroxymandelonitril- gluco side)。

[药性] 味甘、涩，性温。入冷经。

[功能与主治] 健脾止泻，化痰安神。主治脾虚泄泻，霍乱，消化不良，痰湿咳嗽，失眠多梦等。

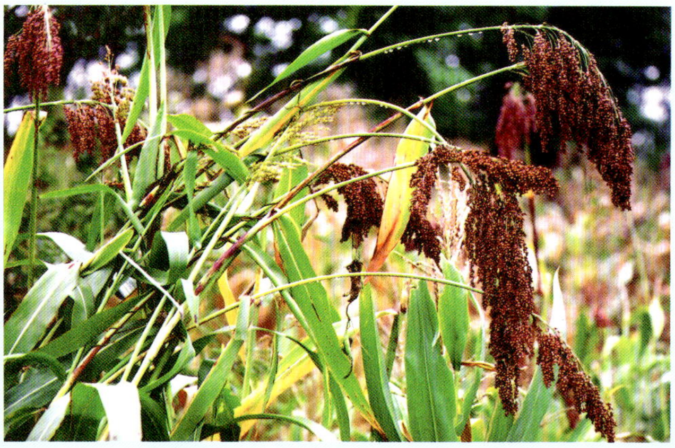

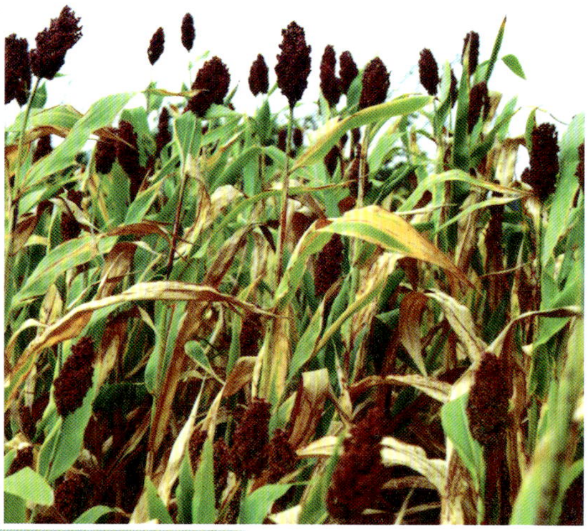

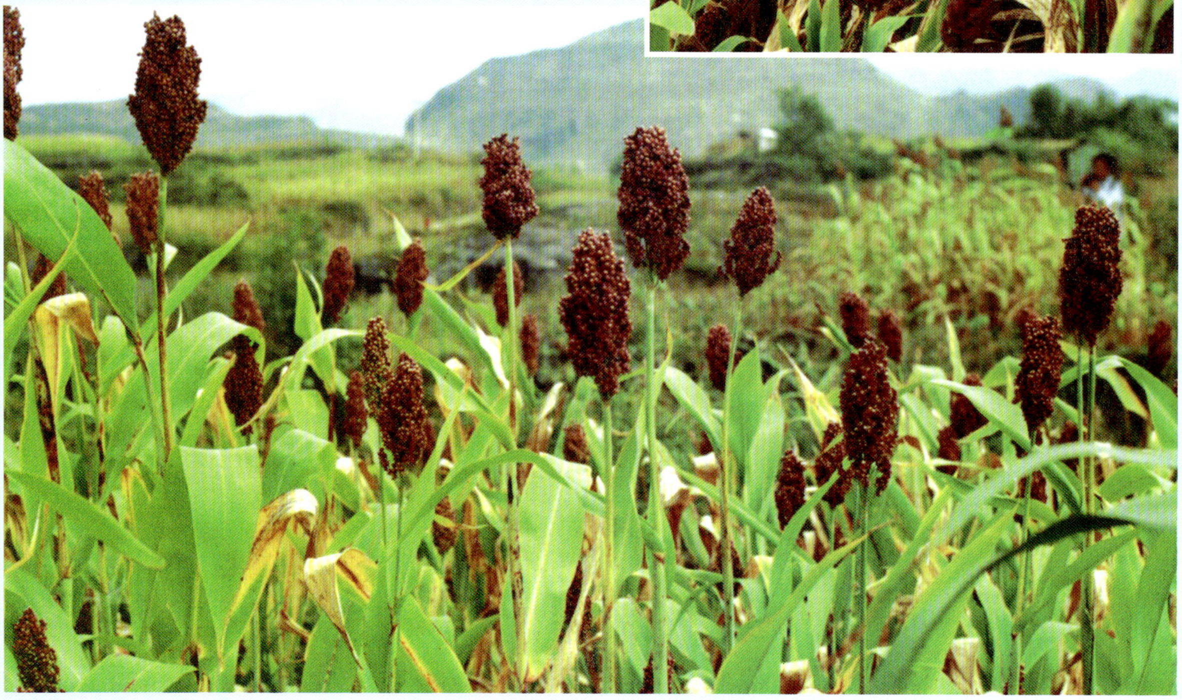

305. 宽叶缬草　窝嘎勒（贵州黔东南）

Kuangyexiecao　vob ghab nail

[来源] 为败酱草科植物宽叶缬草的根、根茎。

[原植物] 宽叶缬草 *Valeriana officinalis* L. var. *latifolia* Miq.

多年生草本植物。高可达1m以上；根状茎粗短，须根簇生；茎中空，具纵棱，被粗毛。基出叶较茎生叶小，均羽状深裂，裂片通常5～7枚；中裂片较大，卵圆形或宽卵形，侧裂片较小，卵形或长卵形，均比原变种缬草宽很多，边缘具粗大锯齿。聚伞圆锥花序顶生；小苞片披针形；花冠淡粉红色，裂片5；雄蕊略露出花冠外。瘦果长卵形。花期5～6月，果期6～9月。

生于海拔600～1 600m山坡草地、灌丛或林下、沟边。全国南方大部分地区有分布。

[化学成分]缬草含挥发油0.5%～2%。主要是龙脑(berneol)及其乙酸酯，异戊酸酯，缬草烯酸(valerenicacid)、缬草酮(valeranone)，缬草萜醇酸，缬草烯醛。还含黄酮类成分。

[药理] 对循环系统、呼吸系统、神经系统的作用以及抗抑郁活性。

[药性] 味麻、辣，性热。入冷经、慢经。

[功能与主治] 安心神，祛风湿，行气血，止痛。主治心神不安，心悸失眠，癫狂，风湿痹痛，脘腹胀痛，痛经，经闭，跌打损伤等。

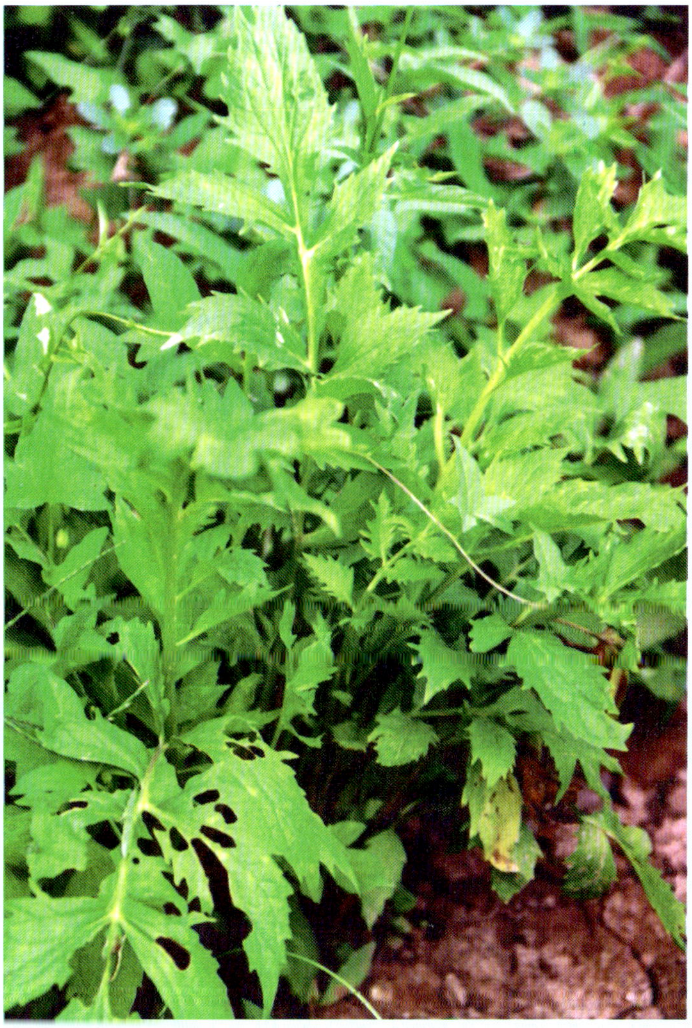

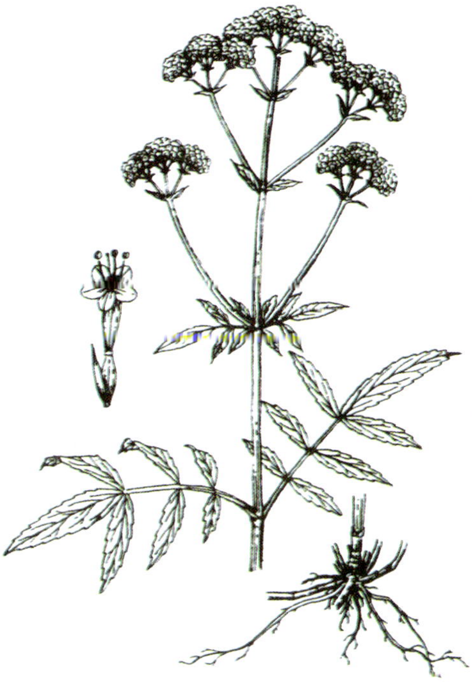

306. 腹水草　热收(贵州毕节)

fushuicao　raox souk

[来源] 为玄参科植物宽叶腹水草全草。

[原植物] 宽叶腹水草 *Veronicastrum latifolium* (Hemsl.) Yamazaki

多年生草本植物。长可达1m。根状茎极短而横走。茎细长，弯曲，顶端着地生根或节上生根，仅上部有狭棱，被倒生黄色短卷毛。叶互生；具短柄；叶片圆形至卵圆形，长1～14cm，略超过宽，先端短渐尖，基部圆形或截形，边缘具三角形锯齿，两面疏被短硬毛。花序腋生，少顶生于侧枝上，长1.5～4cm；苞片条状披针形，有睫毛；花萼5深裂，裂片钻形，不等长，前面一枚最长，略短于花冠，有睫毛；花冠筒状，长5mm，淡紫色或白色，4裂，裂片短，正三角形，长不及1mm，喉部有一圈毛；雄蕊2。蒴果卵状，绿色，长2～3mm。种子卵球形，具线网纹。花期6～9月，果期10月。

生于林中或灌丛中，有时倒挂于岩上，分布于湖北、湖南、四川、重庆、贵州地。

同属植物细穗腹水草 *Veronicastrum stenostachyum*，(Hemsl.) Yamazaki也做腹水草入药。

[药性] 味苦，性冷。入热经。

[功能与主治] 清热解毒，行水，散瘀。主治肺热咳嗽，痢疾，肝炎，水肿，跌打损伤，毒蛇咬伤，烧烫伤等。

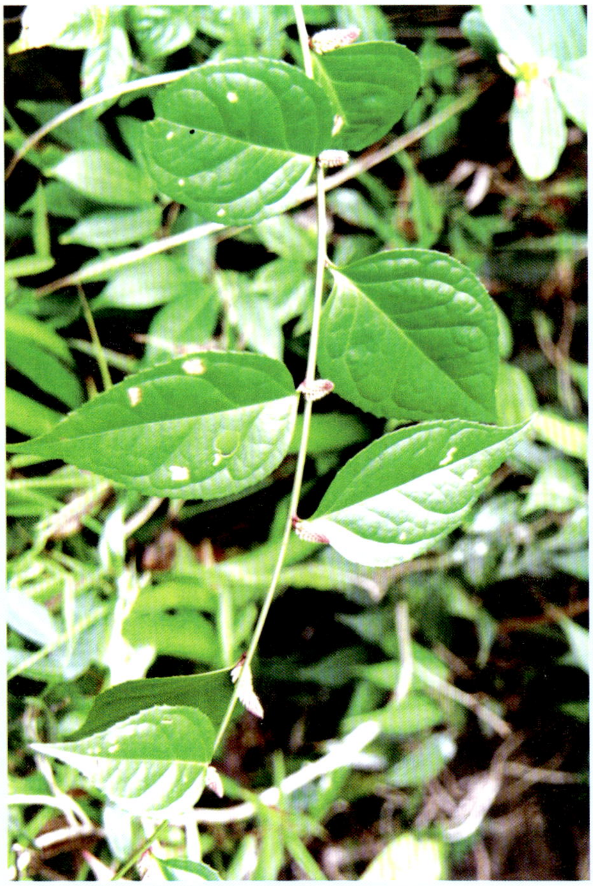

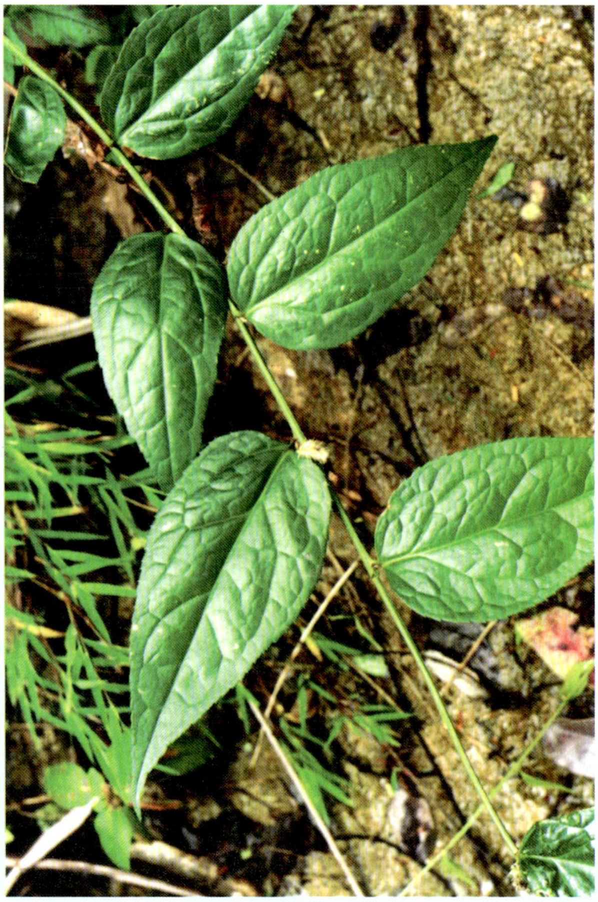

307. 透骨香　斗整空（贵州黔南）

Touguxiang　det zend kongt

[来源] 为杜鹃花科植物滇白珠的全株或根。

[原植物] 滇白珠 *Gaultheria leucocarpa Bl.var.crenulata*（Kurz.）T.Z.Hsu.

常绿灌木，高可达3m。树皮灰褐色，枝条细长，无毛。叶革质，卵状长圆形，稀卵形，有香气，长7～11cm，宽2.5～4cm，先端明显尾状，基部心形至圆形，边缘具细齿，表面深绿色，有光泽，下面淡绿色，叶脉稍突起，略反卷；叶柄长约5cm，无毛。总状花序顶生或腋生，长2～7cm；有花10～15朵，疏生；花萼裂片5，卵状三角形，边缘有缘毛；花冠绿白色，钟状，长5～6mm，口部5裂，裂片钝尖；雄蕊10，生于花冠基部，花丝粗短，花药2室，每室顶部有2长芒；雌蕊1枚，子房近球形，表面密被绒毛。蒴果，球形，黑色，表面被毛。种子多数，细小，扁平，淡黄色，肉质。花期6～8月；果期9～10月。

生于低海拔至高海拔的山野草地、疏林脸边缘，灌丛中。分布于长江流域及以南各地。

[化学成分] 滇白珠叶含挥发油0.5～0.7%。其中主要成分是水杨酸甲酯。根含东茛菪素，棕榈酸，胡萝卜苷，5'－甲氧基异落叶松树脂醇，木脂素苷，β－乙酰谷甾醇，3β－乙酰基－12，25二烯－达玛烷等。

[药理] 具有抗炎、镇痛及抗菌作用。

[药性] 味辛、香、辣，性热；有小毒。入冷经、半边经、慢经。

[功能与主治] 祛风除湿，活络止痛，化痰止咳。主治风湿痹痛，胃寒疼痛，跌打损伤，咳嗽多痰等。

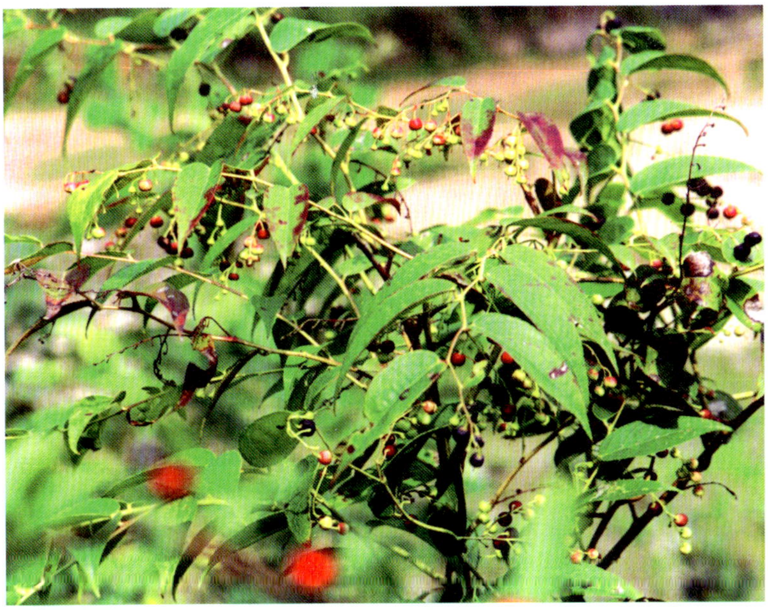

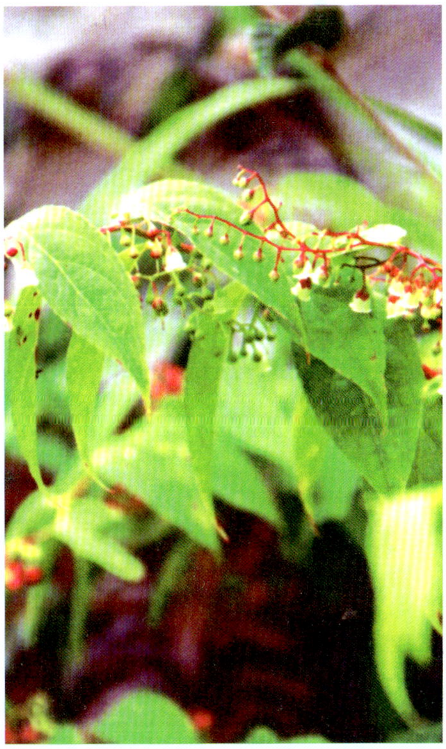

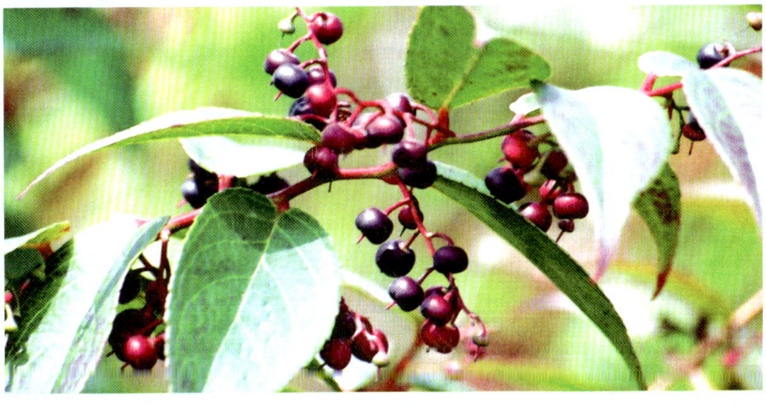

308. 烟屎 加烟（贵州松桃）

yanshi ghab yand

[来源] 为老旱烟杆内积存的黑色油膏。

[药性] 味苦，性热。有毒。

[功能与主治] 治疗疮，顽癣，肿毒，毒蛇咬伤。

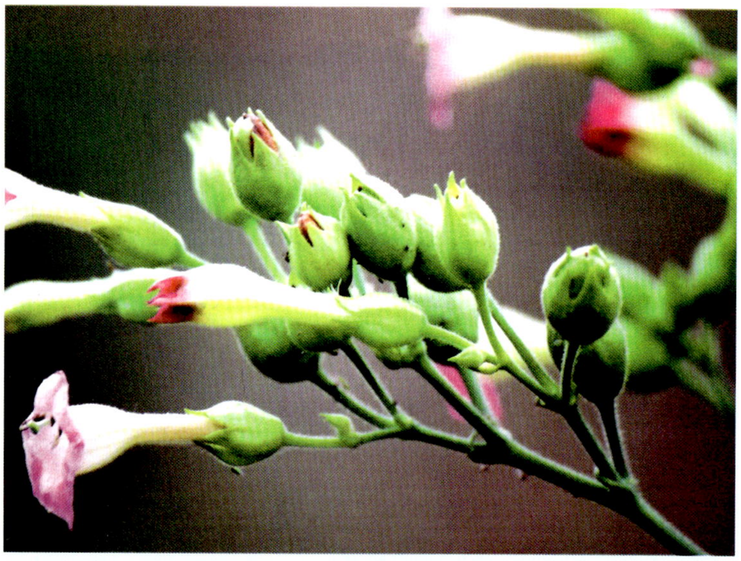

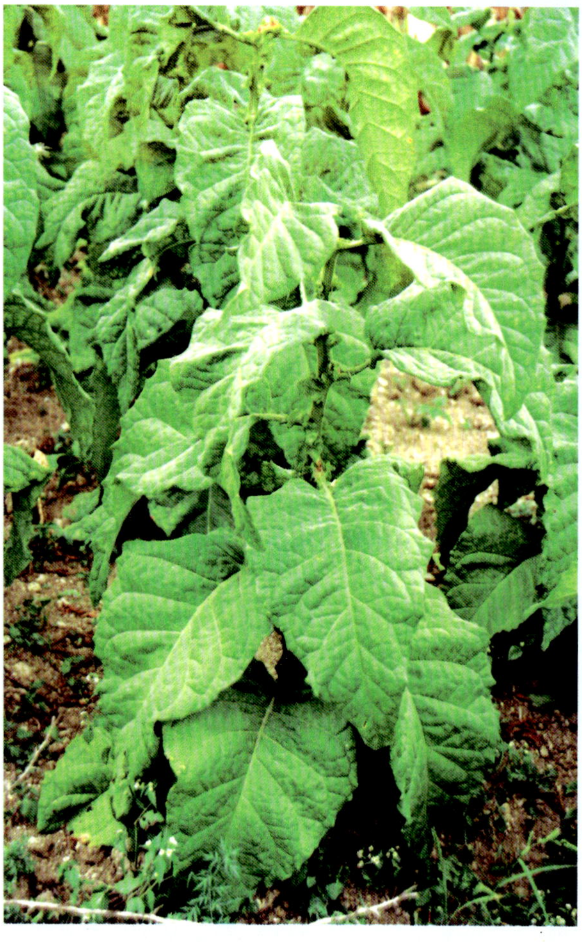

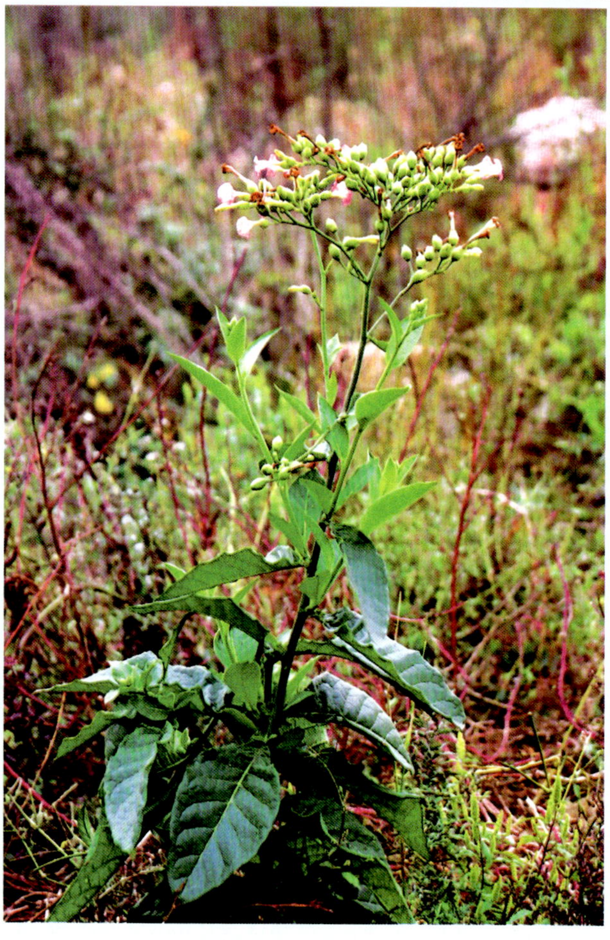

309. 拳参　杠扭达（贵州黔东南）

Quanshen　gangb niux dab

[来源] 为蓼科植物拳参的根茎。

[原植物] 草血竭 *Polygonum paleaceum* Wall.

多年生草本植物。高约40cm，根状茎肥厚，棕黑色，具残留叶柄，茎直立。茎生叶披针形至矩圆状披针形，长8～22cm，宽6～45mm，先端尖或锐尖，基部渐狭至楔形，全缘略反卷；叶柄长5～12cm。茎生叶互生，叶柄长1.5～3.5cm，有时近于无柄，托叶成鞘状，其余均同茎生叶。穗状花序，长约3～8cm，苞片和小苞片均膜质，披针形，背面有一褐色中脉。花淡红色，花柄短，花被5裂，覆瓦状排列；雄蕊8，子房卵状而扁，花柱3裂。小坚果三棱形，黑褐色有光泽。花期夏季。

生于山野草丛或林下阴湿处。全国各地均有分布。

[化学成分] 根茎含没食子酸(gallic acid)，并没食子酸(ellagic acid)，右旋儿茶酚（catechol），左旋表儿茶酚（epicatechol），6-没食子酰葡萄糖（6-galloylucose），羟基甲基蒽醌等。

[药理] 具有抗肿瘤作用和抗炎作用。

[药性] 味苦、涩，性冷。入热经。

[功能与主治] 止血，止痛，止泻。主治痢疾，胃痛，跌打损伤，外伤出血等。

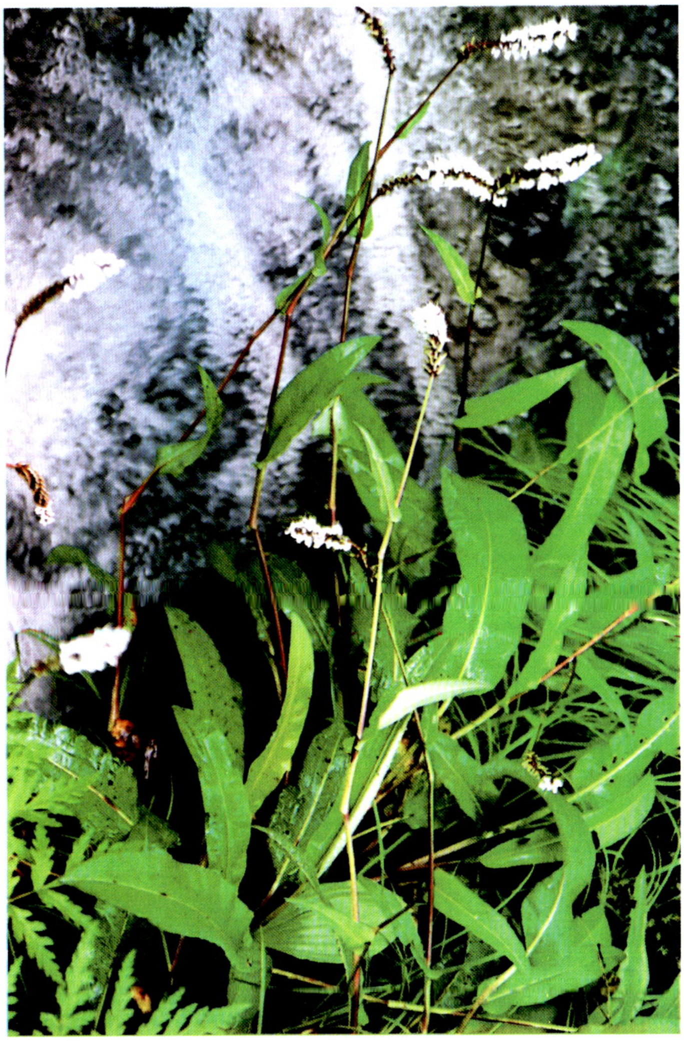

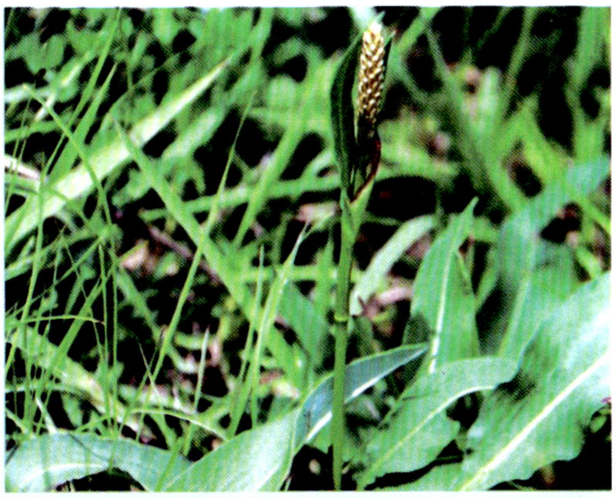

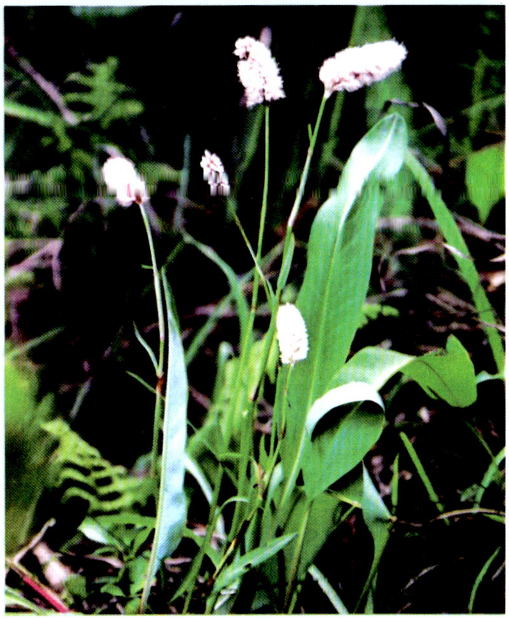

310. 益母草　阿奶嘎（贵州松桃）

Yimucao　ghaob ned nggab

[来源] 唇形科植物益母草的全草。

[原植物] 益母草 *Leonurus artemisia* (Lour.) S. H. Hu

一年或二年生草本植物。茎直立，四棱形，单一或分支，高可达 1m。叶对生；叶形多种，根生叶有长柄，叶片略呈圆形，直径 4～8cm，叶缘 5～9 浅裂，每裂片具 2～3 钝齿，基部心形；茎中部的叶有短柄，3 全裂；最上部的叶不分裂，线形，近无柄，上下两面均被短柔毛。花序上的叶呈条状披针形，全缘；轮伞花序，下部有刺状苞片；花萼筒状钟形，齿 5，前 2 齿长；花冠粉红色或淡紫色，花冠筒内有毛环，檐部 2 唇形，下唇 3 裂，中裂片倒心形；雄蕊 4，2 强；子房 4，柱头 2 裂。坚果三棱形。花期 6～8 月。果期 7～9 月。

生于山野荒地、田埂、溪边、草地等处。分布于全国各地。

[化学成分] 含益母草碱(leonurine)、水苏碱(stachydrine)、芦丁(rutin)、延胡索酸(fumaricacid)、益母草定碱(leonuridine)等。

[药理] 对血小板聚集，血小板血栓形成，纤维蛋白血栓形成以及红细胞聚集性均有抑制作用；对早孕、晚期妊娠以及未孕或产后子宫均呈兴奋作用；有强心、增加冠脉流量和心肌营养血流量作用，同时有减慢心率的作用。

[药性]　味苦、辛，性微冷。入热经。

[功能与主治]　活血调经，利尿消肿。主治月经不调，痛经，经闭，恶露不尽，水肿尿少，急性肾炎水肿等。

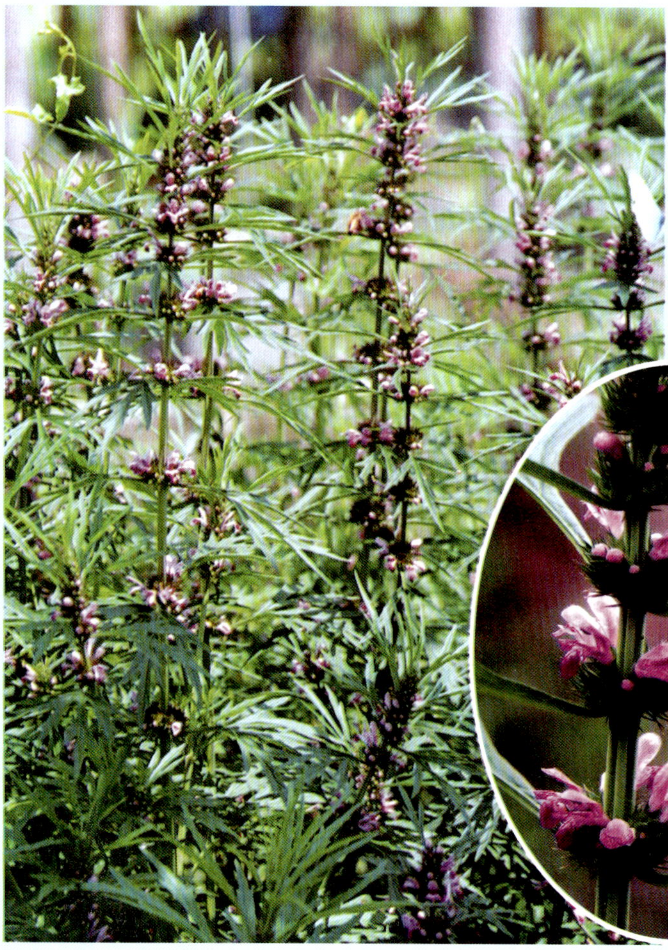

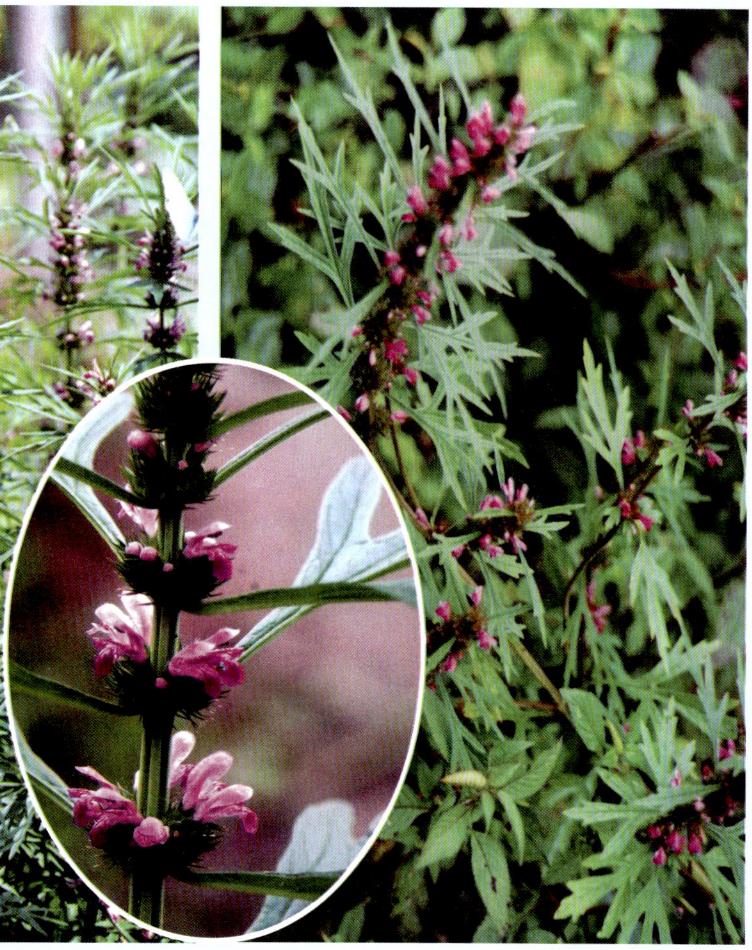

311. 浮萍　保略（贵州黔东南）

Fuping　box niel

[来源] 为浮萍科植物浮萍的全草。

[原植物] 浮萍 *Lemna minor* L.

浮水小草本植物。根 1 条，下垂水中，不具维管束，长可达 4cm，根鞘无附属物，根冠钝圆。叶状体对称，倒卵形或近圆形，出 2 ~ 6cm，两面平滑，绿色，具不明显的 3 脉纹。花单性，白色；雌雄同株，生于叶状体边缘开裂处，内有雌花 1 朵，雄花 2 朵。果实圆形或近陀螺形，无翅或具窄翅。种子 1 粒，具凸起的胚乳和不规则的凸脉 12 ~ 15 条。

生长于池沼、水田、湖泊或静水中，常与紫萍混生。分布于我国南北各地。

[化学成分] 含反式 -1，3- 植二烯(trans-1， 3-phytadiene)，十氢番茄红素(lycopersene)，谷甾醇(sitosterol)，植醇(phytol)等成分。

[药理] 具有解热作用，强心作用，抗感染作用以及收缩血管和升高血压等作用。

[药性] 味辛，性冷。入热经。

[功能与主治] 发汗解表，透疹止痒，利水消肿。主治风热表证，麻疹不透，瘾疹瘙痒，水肿，疮癣，丹毒，烫伤等。

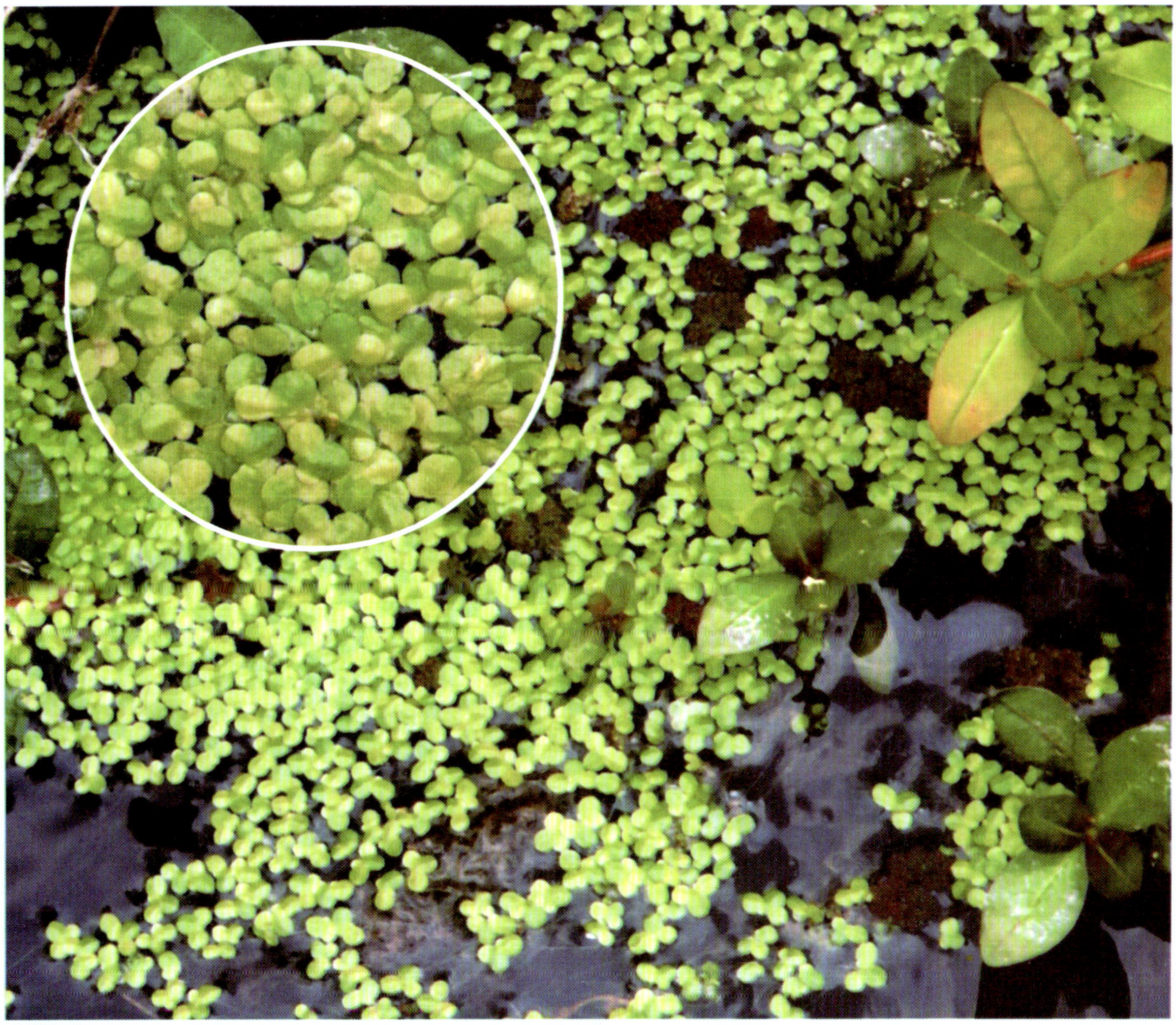

312. 桑叶　茹刚（贵州毕节）

Sangye　roub gangb

[来源] 为桑科植物桑的叶、果实、根。

[原植物] 桑 *Marus alba* L.

落叶小乔木，高3～7m或更高，通常灌木状，植物体含乳液。树皮黄褐色，枝灰黄色或灰白色，细长疏生，嫩时稍有柔毛。叶互生；卵形或椭圆形，长5～10cm，最长可达20cm，宽5～11cm，先端锐尖，基部心脏形或圆形，边缘有不整齐的粗锯齿或有时叶为各种分裂；叶柄长1.5～4cm，托叶披针形，早落。花单性，雌雄异株；花黄绿色，与叶同时开放；雄花成葇荑花序；雌花成穗状花序；萼片4裂；雄花有雄蕊4；雌花无花柱，柱头2裂，向外卷。聚合果腋生，椭圆形，肉质，长1～2.5cm，深紫色或黑色，少有白色。花期4～5月果期6～7月。

生于丘陵、山坡、村旁、田野等处。我国南方各地均有栽培。

[化学成分] 叶含甾体，三萜类化合物，黄酮及其苷类，还含有香豆精及其苷类、挥发油、氨基酸及小分子肽、生物碱、有机酸及其他化合物。

[药理] 具有降血糖作用和抗菌作用。

[药性] 味苦、甜，性冷。入热经。

[功能与主治] 疏散风热，清肺，明目。主治风热感冒，风温初起，发热头痛，汗出恶风，咳嗽胸痛；或肺燥干咳无痰，咽干口咳；风热及肝阳上扰，目赤肿痛等。

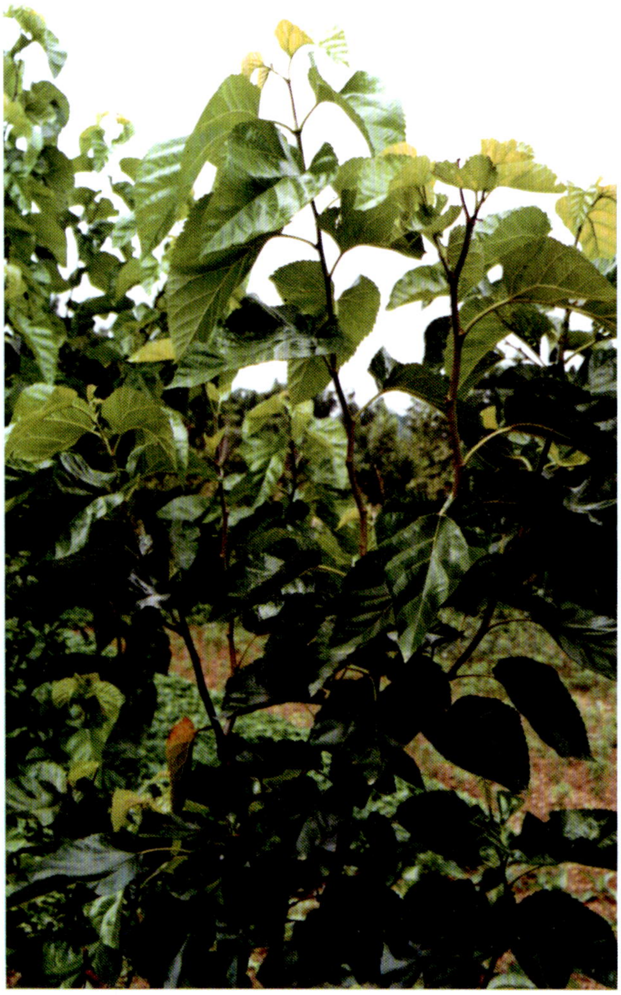

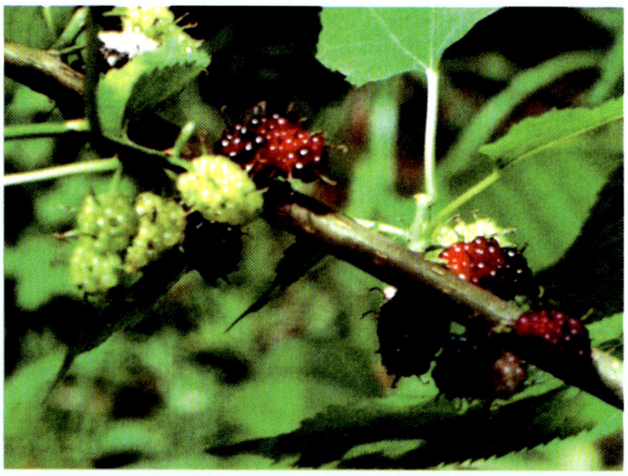

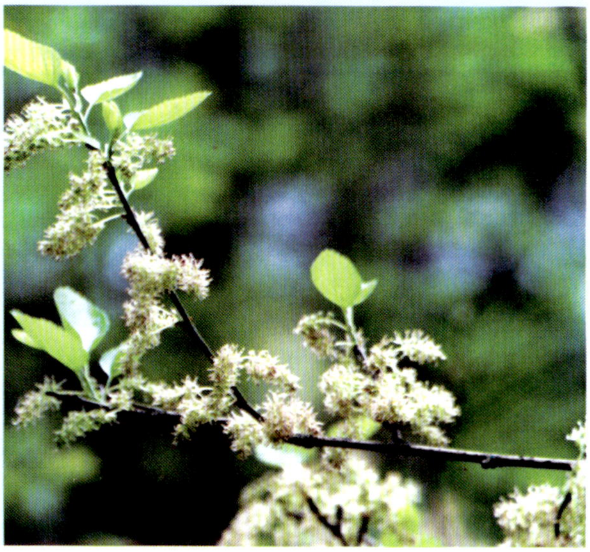

313. 桑寄生　寄边（贵州铜仁）

Sangjisheng　gil blend

[来源] 为桑寄生科植物红花桑寄生的带叶枝茎。

[原植物] 红花桑寄生 *Scurrula parasitica* L.

常绿小灌木。寄生于油桐、橘、柚、梨、梅、桃、女贞等多种植物上。茎枝灰褐色或红褐色具散生皮孔。叶近对生，卵形至椭圆形，长5～8cm，宽2～4cm，顶端钝，基部宽楔形，上表面青绿色有光泽，背面密被褐色或红褐色茸毛，网状叶脉；叶柄长约5～6mm。花两性。浆果梨形，红黄色，顶部钝圆。

我国西南、华南等地区有分布。

[药性] 味甜、苦，性热。入冷经、慢经、半边经。

[功能与主治] 补肝肾，养血，安胎，祛风湿。主治风湿痹痛，头晕目眩，胎动不安，胎漏下血等。

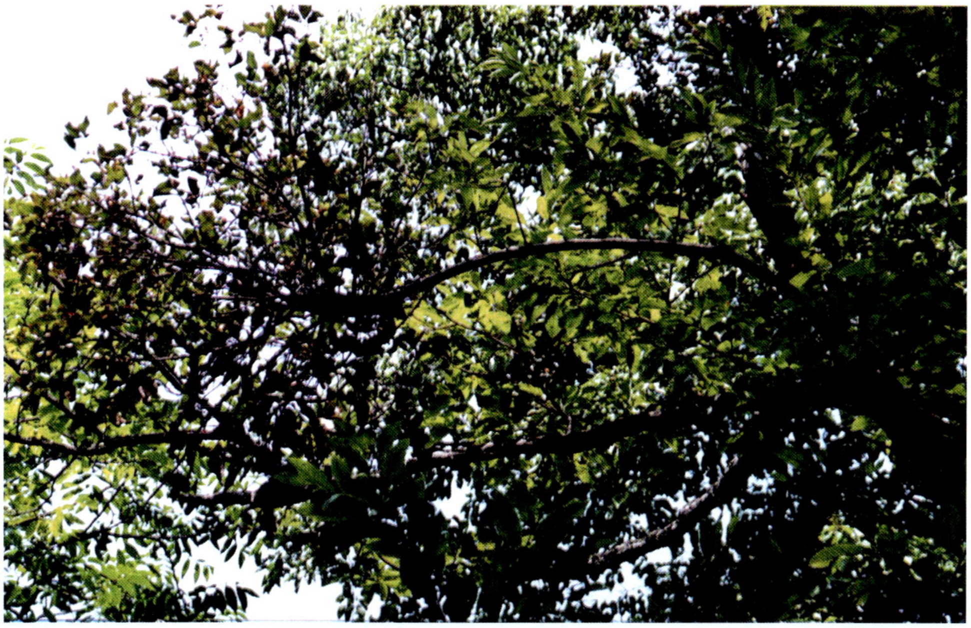

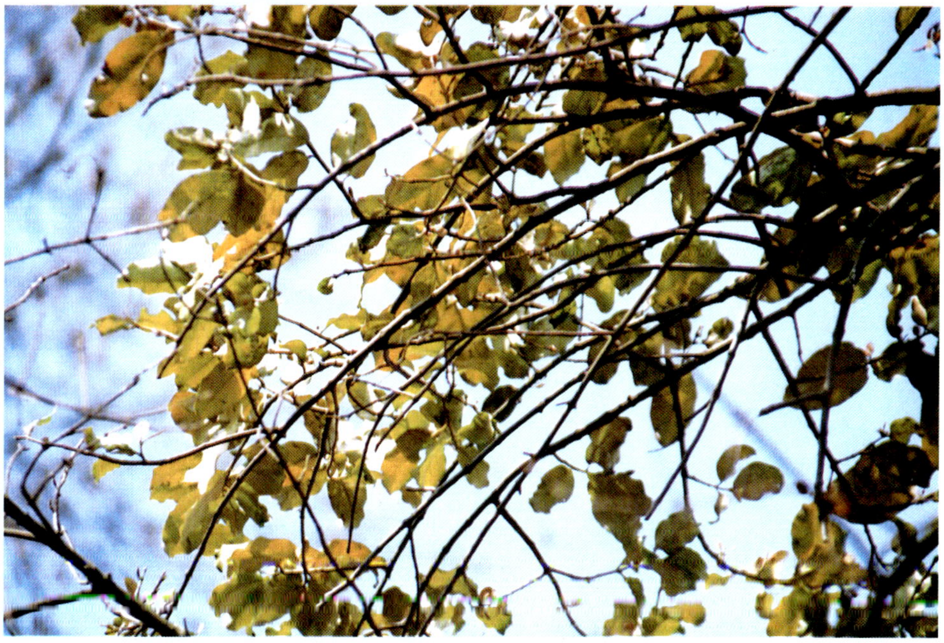

314. 绣线菊　窝绍丢（贵州黔东南）

Xiuxianju　vob sob diel

[来源] 为蔷薇科植物粉花绣线菊根，光叶粉花绣线菊的根。

[原植物] 粉花绣线菊 *Spiraea japonica* L. f.

灌木，高可达1.5m。枝条细长，无毛或幼时被短柔毛。冬芽卵形；单叶互生；叶柄长1～3mm，被短柔毛；叶片卵形至卵状椭圆形，长2～8cm，宽1～3cm，先端急尖至短渐尖，基部楔形，边缘有缺刻状重锯齿或单锯齿，上面暗绿，无毛或沿叶脉有短柔毛，下面色浅或有白霜，通常沿叶脉有短柔毛。复伞房花序，花密集，密被柔毛；花梗长4～6mm；苞片披针形至线状披针形，下面微被柔毛；花粉红色，直径4～7mm；萼片三角形，先端急尖；花瓣卵形至圆形，先端通常圆钝；雄蕊25～30，远较花瓣长；花盘圆环形，约有10个不整齐的裂片。果半开张、无毛或沿腹缝有稀疏柔毛，花柱顶生，萼片常直立。花期6～7月，果期8～9月。

原产日本、朝鲜。我国各地栽培供观赏用。贵州亦有野生。

光叶粉花绣线菊 *Spiraea japonica* L. f. var. *fortunei* (Planch.) Rehd. 因相同功效可以同等使用。

[化学成分] 粉花绣线菊的根含C20－二萜生物碱绣线菊新碱（spirasine）Ⅰ、Ⅱ、Ⅲ、Ⅳ、Ⅴ、Ⅵ、Ⅶ、Ⅷ。光叶粉花绣线菊根含绣线菊新碱Ⅲ、Ⅳ、Ⅸ、Ⅹ、Ⅺ、Ⅻ、XⅣ、XⅤ。

[药性] 味苦，性冷；有小毒。入热经。

[功能与主治] 祛风清热，明目退翳。主治咳嗽，头痛，牙痛，目赤翳障等。

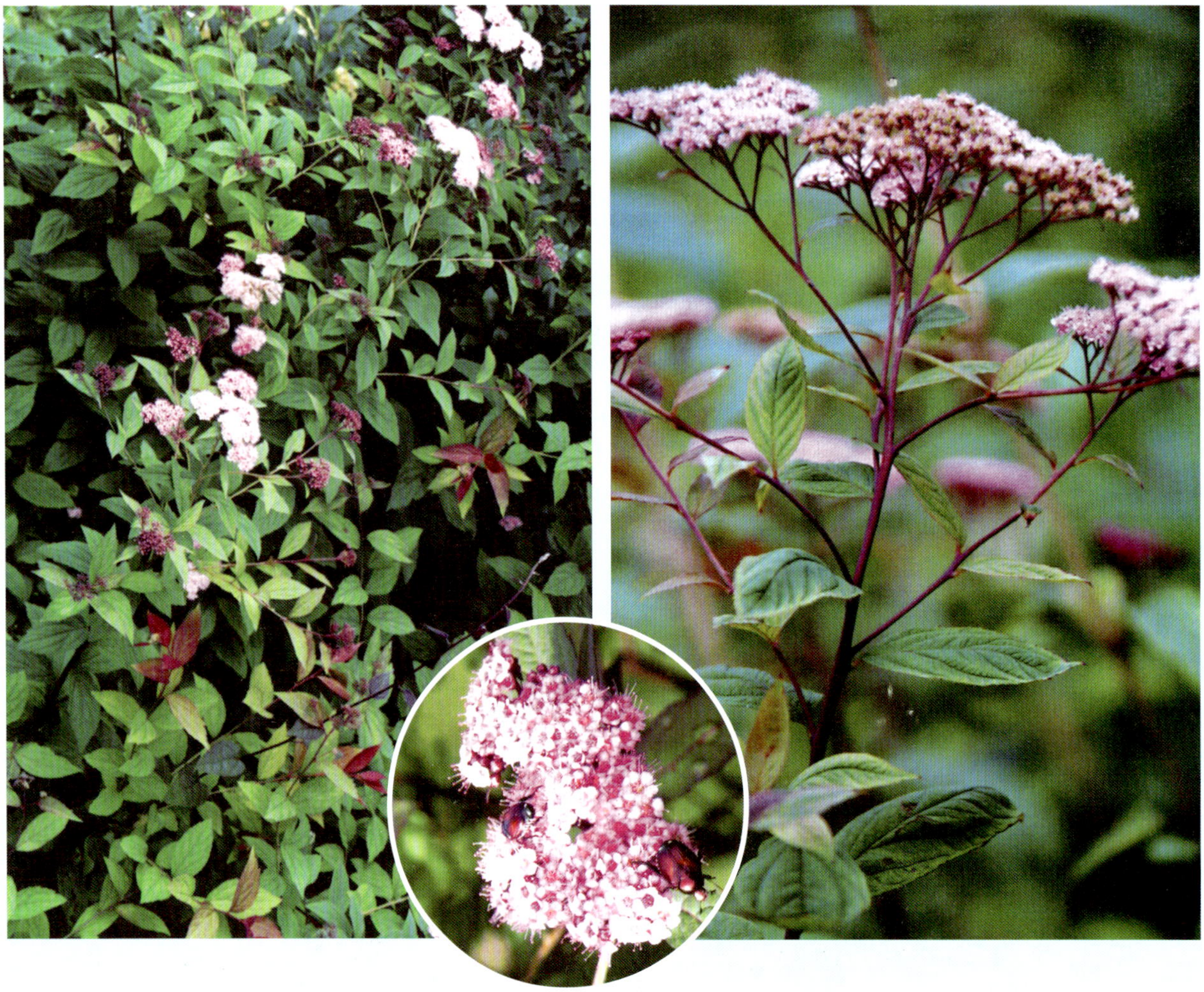

315. 黄芩　额嘎（贵州黔东南）

Huangqin　　ngeil ghab

[来源] 为唇形科植物滇黄芩的根。

[原植物] 滇黄芩 *Scutellaria amoena* C. H. Wright

多年生草本植物。根状茎肥厚，斜行，下部分叉，上部分支生茎，茎高 20～35cm，四棱形，略具槽，沿棱角被疏毛，分支或不分支，常带紫色。叶对生；叶柄短，长 1～2mm；叶片草质，长圆状卵形，常对折，长 1.4～3.5cm，宽 7～14mm，先端钝，基部圆形或楔形至浅心形，边缘有不明显的圆齿至全缘，上面暗绿色，无毛或被疏柔毛，下面淡绿色，密被下陷的腺点，沿中脉被柔毛。花对生，排列成顶生长 5～14cm 的总状花序；苞片叶状，披针状长圆形，长 5～10mm；花萼二唇形，常带紫色，背部盾片膜质，果时增大；花冠二唇形，紫色或蓝紫色，长 2.4～3cm，外被腺毛，雄蕊 4，花丝扁平；子房无毛，花柱细长，柱头微裂。小坚果卵球形，棕褐色，具瘤。花期 5～9 月，果期 7～10 月。

生于海拔 1 300～3 000m 的草地或松林下。分布于四川、重庆、贵州、云南等地。

[化学成分] 从黄芩中已发现 41 种黄酮类化合物。其根中分离出四种新葡糖苷。

[药理] 具有抗氧化、抗菌和抗病毒作用，抗过敏作用，抗炎作用，抗突变和抗致畸作用。可影响神经系统的活动。

[药性] 味苦，性冷。入热经。

[功能与主治] 清热泻火，燥湿解毒，止血，安胎。主治肺热咳嗽，热病高热神昏，肝火头痛，目赤肿痛，湿热黄疸，泻痢，热淋，崩漏，胎热不安，痈肿疔疮等。

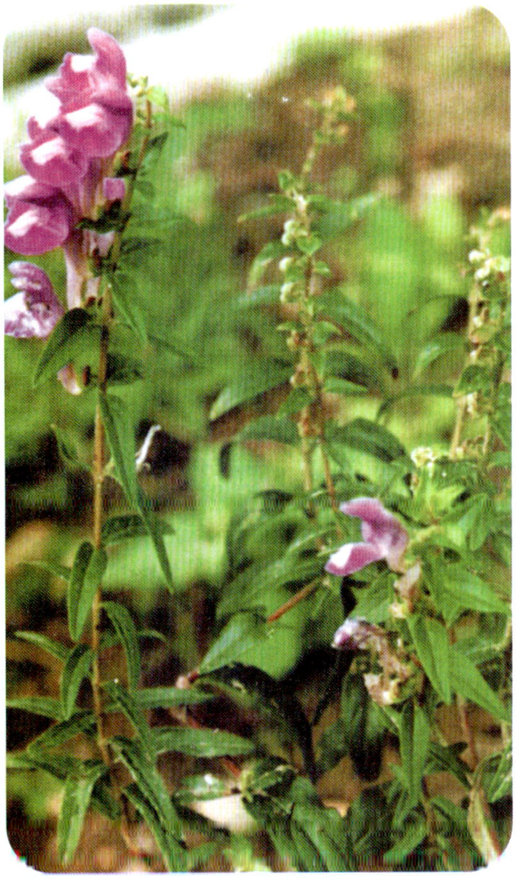

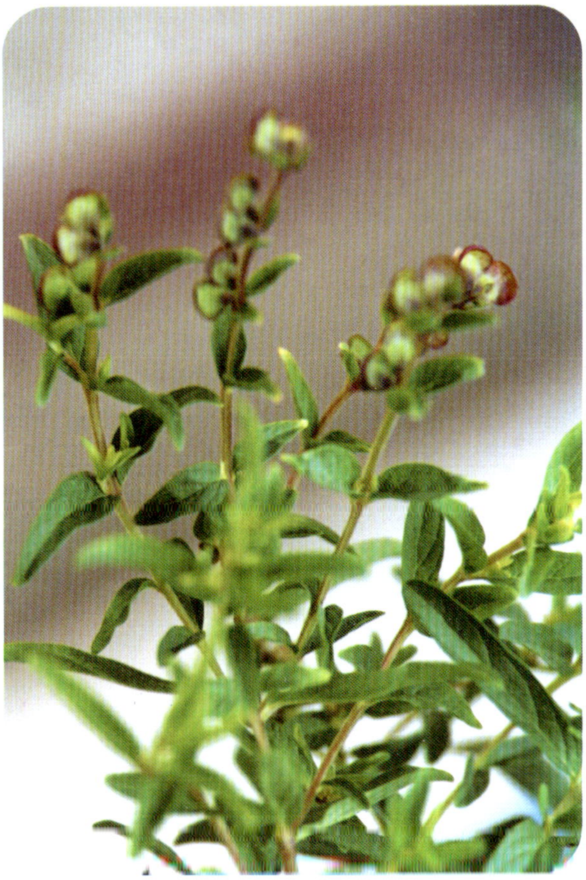

316. 黄柏　豆嘎脑牛（贵州黔东南）

Huangbai　det ghab nex niul

[来源] 芸香科黄檗属植物黄皮树的茎皮。

[原植物] 黄皮树 *Phellodendron chinese* Schneid.var.*glubriusculum Schneid.*

落叶乔木，高10～12m。树皮外观棕褐色，可见唇形皮孔，外层木栓较薄。奇数羽状复叶对生；小叶7～15，长圆状披针形至长圆状卵形，长9～15cm，宽3～5cm，先端长渐尖，基部宽楔形或圆形，不对称，近全缘，上面中脉上具有锈色短毛，下面密被锈色长柔毛，小叶厚纸质。花单性，雌雄异株；排成顶生圆锥花序，花序轴密被短毛。花紫色；雄花有雄蕊5～6，长于花瓣，退化雌蕊钻形；雌花有退化雄蕊5～6，子房上位，有短柄，5室，花柱短，柱头5浅裂。果轴及果皮粗大，常密被短毛；浆果状核果近球形，直径1～1.5cm，密集成团，熟后黑色，内有种子5～6颗。花期5～6月，果期10～11月。

生于杂木林中。分布于湖北、四川、重庆、贵州、云南、广西等地。

[化学成分] 树皮含小檗碱，木兰花碱，黄柏碱，掌叶防已碱，内酯，甾醇等。

[药理] 具有抗病原微生物及原虫作用，解热及抗炎作用，降压作用，抗血小板聚集作用，降血糖作用，镇咳、祛痰等作用。

[药性] 味苦，性冷。入热经。

[功能与主治] 清热燥湿，泻火解毒。主治湿热痢疾，泄泻，黄疸，梦遗，淋浊，带下，骨蒸劳热，以及口舌生疮，目赤肿痛，痈疖疮毒，皮肤湿疹等。

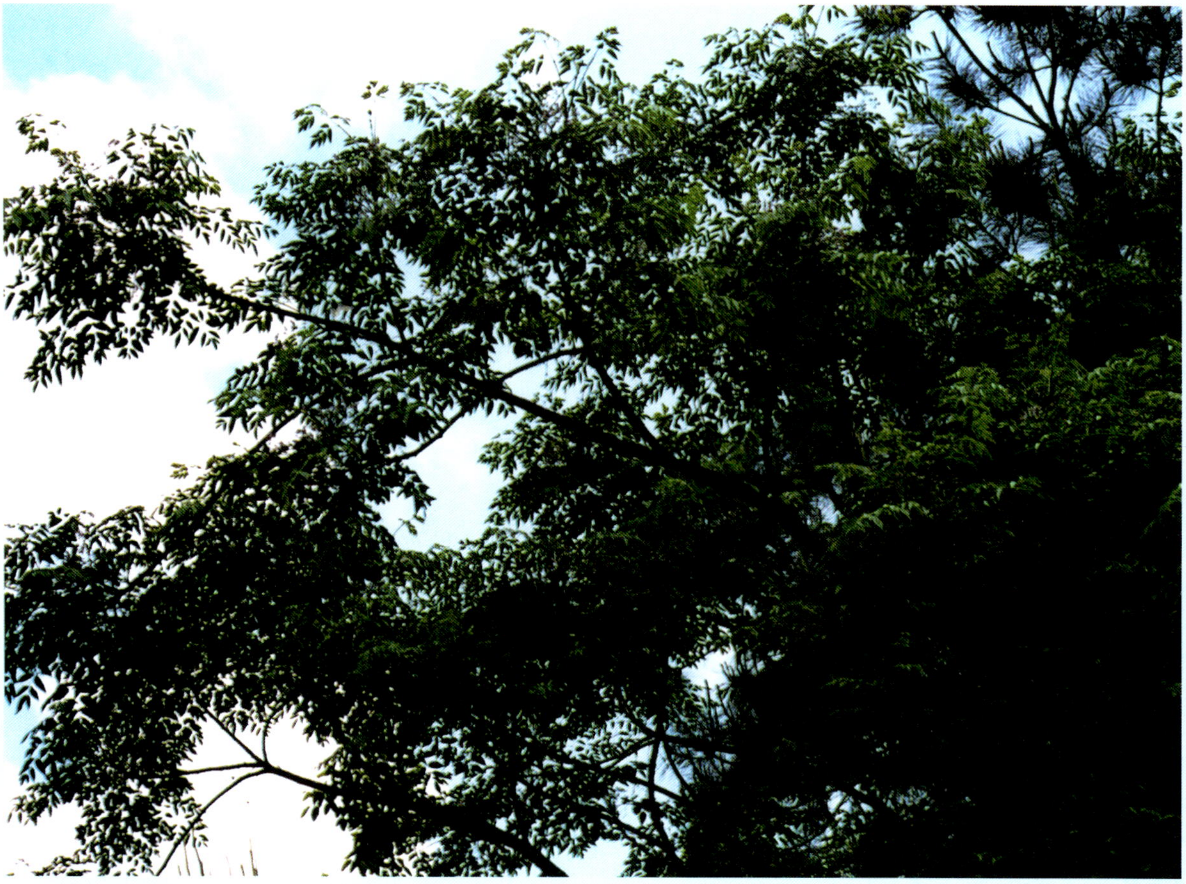

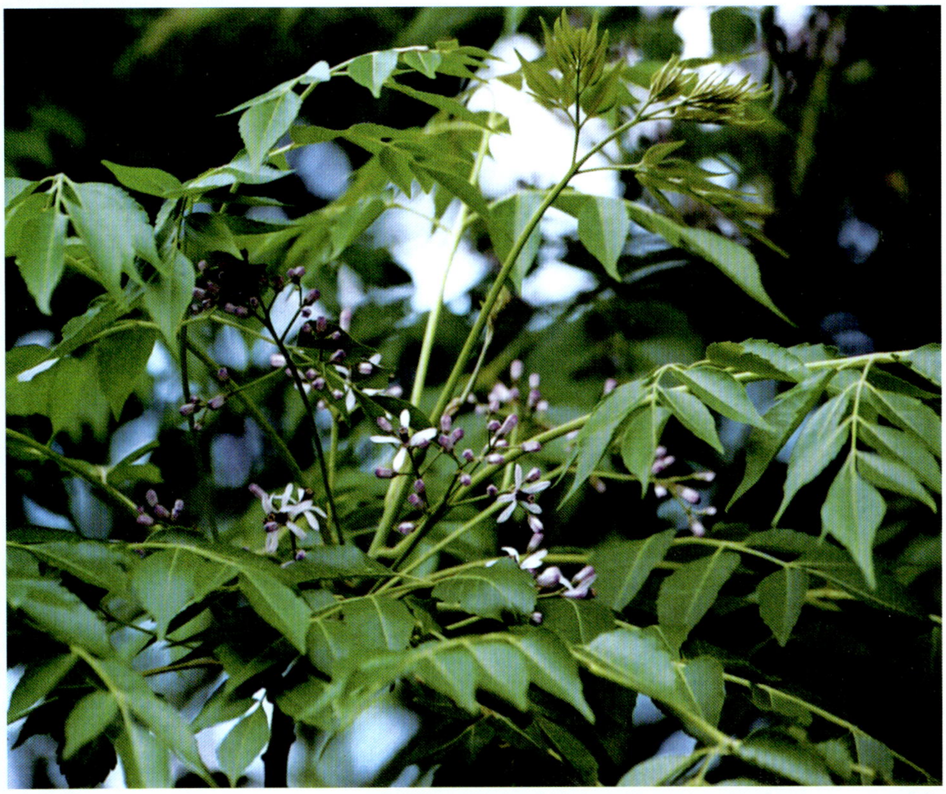

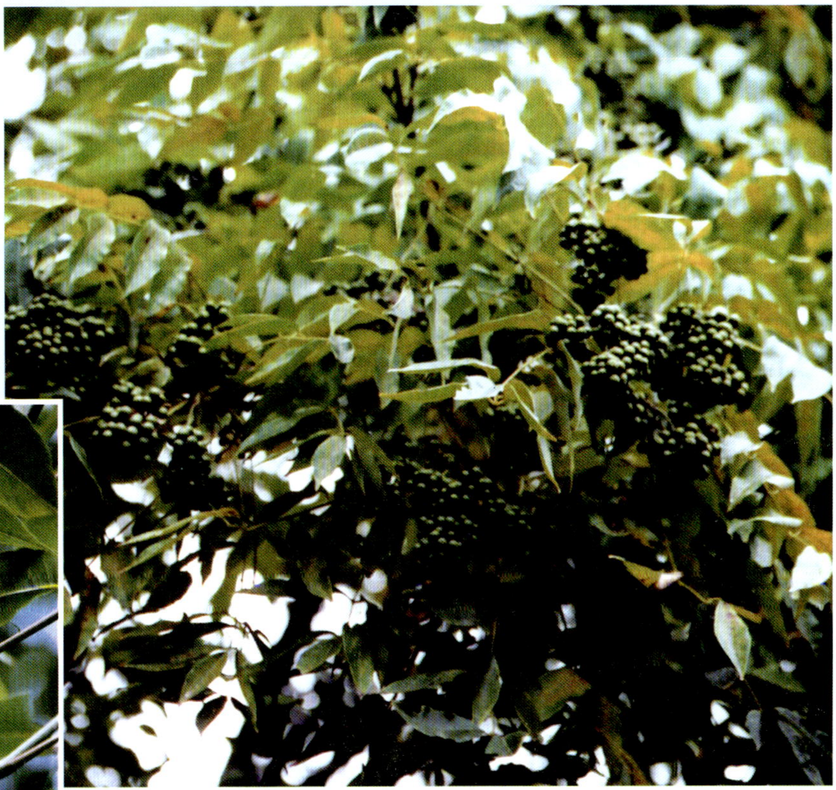

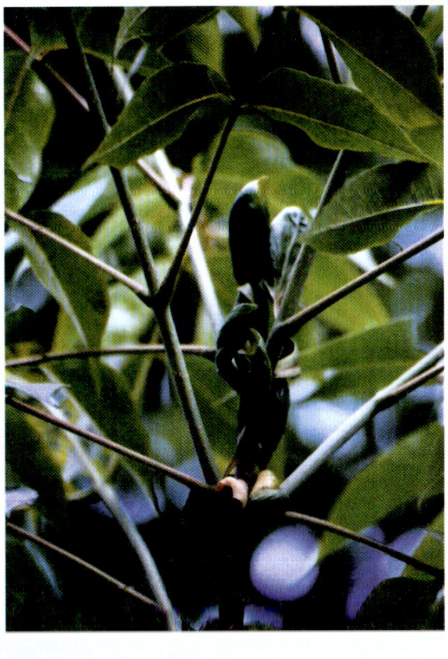

317. 黄荆　都来棍（贵州铜仁）

Huangjing　ndut ghunx leb

[来源] 为马鞭草科植物黄荆的根。

[原植物] 黄荆 *Vitex negundo* L.

落叶灌木或小乔木，高可达6m，枝叶有香气，新枝方形，灰白色，密被细绒毛。叶对生，掌状复叶，小叶5片，少有3片，具长柄；小叶片长圆形披针形，长4～9cm，宽1.5～3.5cm中间小叶片大而两侧依次渐小，先端长尖，基部楔形，全缘或浅波状，或每侧具2～5浅锯齿，上面淡绿色有稀松短毛或细油点，下面白色，密被白色绒毛；无柄。圆锥花序顶生；萼钟形，5齿裂；花冠浅紫色，二唇形，长约6mm；花柱线形，柱头2裂。核果卵状球形，褐色，径约2.5mm，下半部藏于宿萼内。花期4～6月。果期7～10月。

生于山坡路旁及灌丛中。分布于长江以南各地。

[药理] 有镇咳、平喘作用和抗菌作用。

[药性] 味苦，性冷。入热经。

[功能与主治] 清热解表，利湿解毒。主治感冒，中暑，吐泻，痢疾，疟疾，黄疸，风湿，跌打肿痛，疮痛疥癣等。

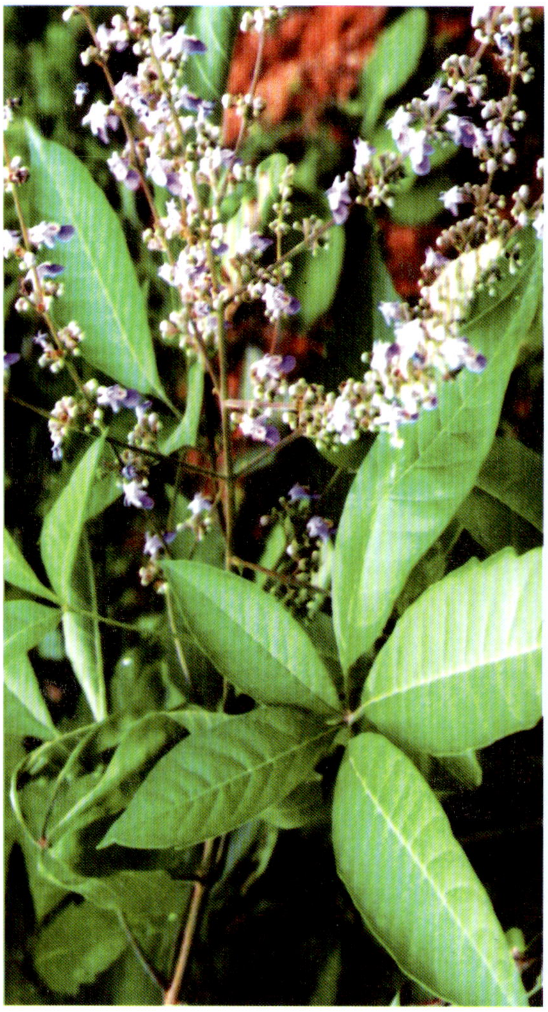

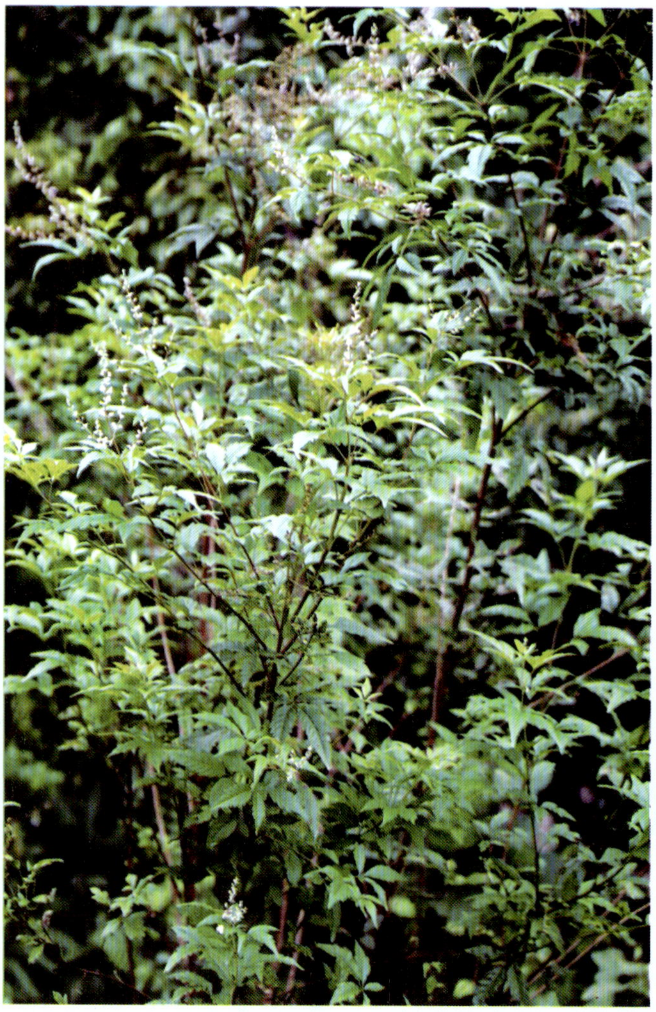

318. 黄精　高朗加（贵州毕节）

Huangjing　ghok naol jad

[来源]为百合科植物多花黄精的根茎。

[原植物] 多花黄精 *Polygonatum cyrtonema* Hua

多年生草本植物。高 35～90cm。根茎横走，通常稍带结节状或连珠状，肥厚，多肉，黄白色，有须根。茎直立，圆柱状，上部稍倾斜。叶互生，叶片披针形，长 13～16cm，宽 2～3cm，先端渐尖，基部阔楔形，叶脉 3～5 条。伞形花序腋生，下垂，通常有花 3～7 朵；总花梗长 1～4cm，小花梗较短；花被筒状，绿白色，先端六裂。浆果球形，暗绿色。

生于山林、灌丛、沟谷旁的阴湿肥沃土壤中，或人工栽培，分布于中南地区、贵州东部至西南部及四川、重庆等地。

[化学成分]主要化学成分是糖类、黏液质、氨基酸、烟酸、蒽醌类、皂苷、生物碱、微量元素、色素和挥发性物质。

[药理] 具有延长实验动物寿命及改善衰老生理生化指标的作用，抗病原微生物作用，抗炎作用，抗病毒以及抗疲劳作用，能增强免疫功能，提高学习和记忆再现能力。

[药性] 味甜，性热。入冷经。

[功能与主治] 滋阴润肺，补脾益气，滋肾填精。主治阴虚劳嗽，肺燥咳嗽，脾虚乏力，食少口干，消渴，肾亏，腰膝酸软，阳痿遗精，耳鸣目暗，须发早白，体虚羸瘦等。

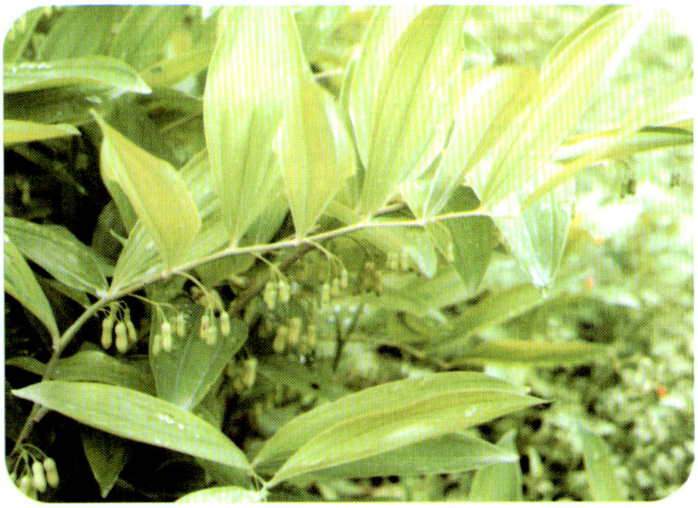

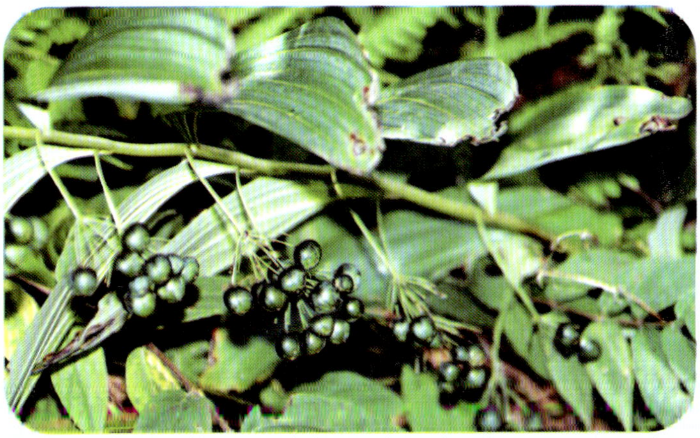

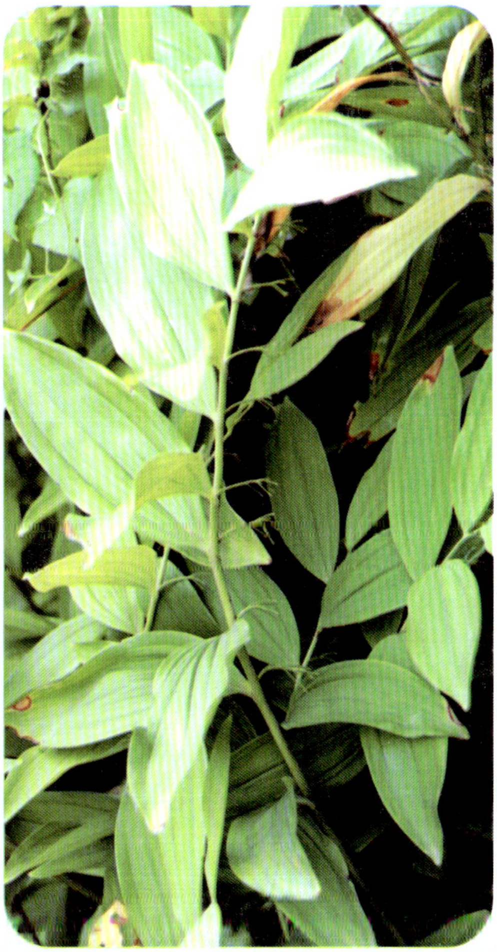

319. 黄金凤　榜卡枪（贵州黔东南）

Huangjinfeng　bangx khad qangb

[来源] 为凤仙花科植物黄金凤的全草。

[原植物] 黄金凤 *Impatiens siculifer* Hook.f.

一年生草本植物。高 30～60cm。茎细弱，不分支或有少数分支。叶互生，通常密集于茎或分支的上部；卵状披针形或椭圆状披针形，长 5～13 cm，宽 2.5～5 cm，先端急尖或渐尖，基部楔形，边缘有粗圆齿，齿间有小刚毛，基部边缘有数对腺体，侧脉 5～11 对，下部叶的叶柄长 1.5～3 cm，上部叶近无柄。总花梗生于上部叶腋，花两性，5～8 朵排成总状花序；花梗纤细，基部有 1 披针形苞片；花等大黄色；萼片 2，窄矩圆形，先端突尖；旗瓣近圆形，背面中肋增厚成狭翅；翼瓣无柄，2 裂，基部裂片近三角形，上部裂片条形；唇瓣狭漏斗状，先端有喙状短尖，基部延长内弯的长距；雄蕊 5。蒴果棒状。花期 5～10 月，果期 6～11 月。

生于河边草从中或林下阴湿地。湖南、四川、重庆、贵州、云南等地有分布。

[化学成分]黄金凤全草含 N-苯基-2-萘胺（N-phenyl-2-naphthy lamine），a-菠菜甾醇（a-spinasterol），香豆素（coumarin），硝酸钾。

[药理] 黄金凤醇提液对急性炎性水肿有明显的抑制作用，能对抗各种致炎物质和化学刺激所致的毛细血管通透性增高，并对化学物质引起的疼痛扭体反应有抑制作用 。

[药性] 味辣，性热。入冷经。

[功能与主治] 祛风除湿，活血消肿，解毒，止痛。主治风湿痹痛，风湿麻木，跌打损伤，烧、烫伤，阴囊湿疹，疥癞疮癣等。

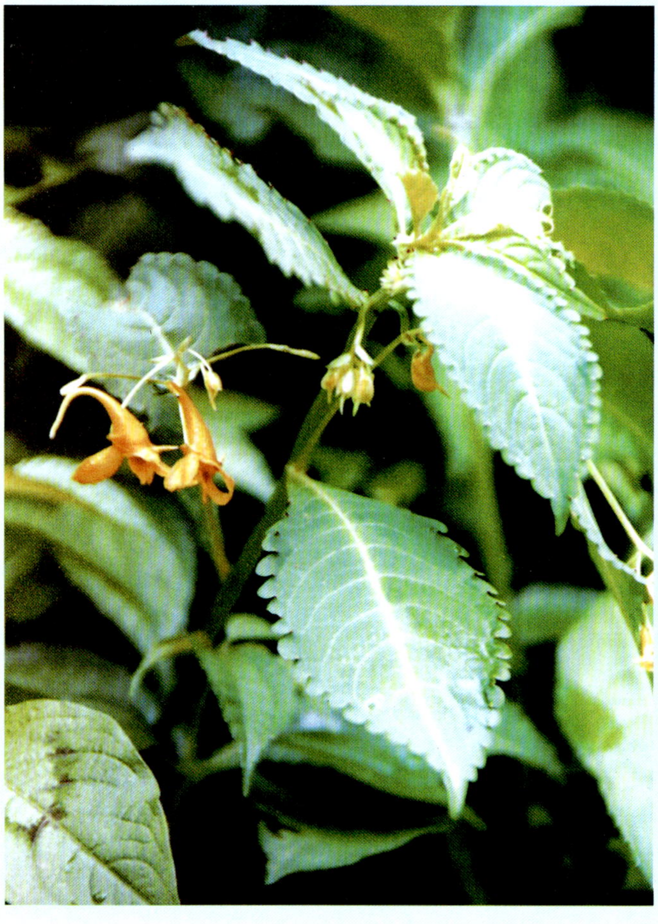

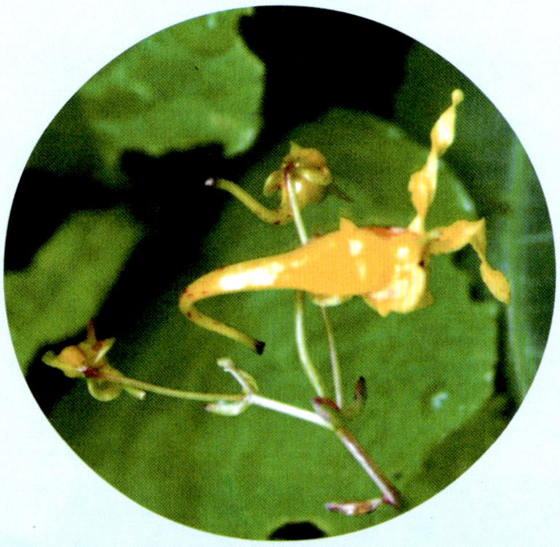

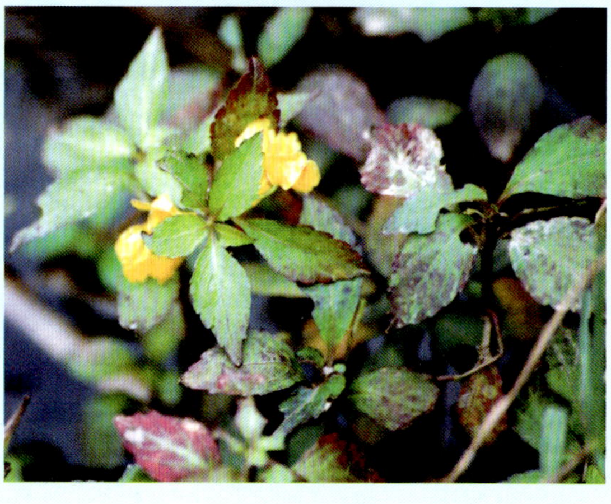

320. 黄栀子　真陆（贵州黔南）

Huangzhizi　　zend lel

[来源] 为茜草科植物山栀子的果实。

[原植物]　黄栀子 *Gardenia jasminoides* Ellis.

常绿灌木，高1～2m，为异花授粉植物。小枝绿色，幼时被毛，后近无毛。单叶对生，稀三叶轮生，叶柄短；具托叶；叶片革质，椭圆形、阔倒披针形或倒卵形，长6～14cm，宽2～7cm，先端急尖或渐尖，基部楔形，全缘，上面光泽，仅下面脉腋内簇生短毛或无毛；侧脉羽状。花较大，芳香，单朵生于枝顶，具花梗；萼管倒圆锥形或卵形，有纵棱，顶部通常6裂，裂片披针形，宿存，花冠白色或乳黄色，高脚碟状，冠管顶部通常6裂。果呈长椭圆形，成熟果为棕黄色，有翅状纵棱5～9条。花期5～7月，果期8～11月。

生于丘陵山地和山坡灌丛中。分布于中南、西南等地区。

[化学成分] 果实含栀子苷（gardenoside），都桷子苷（geniposide），都桷子素-1-龙胆双糖苷（genipin-e-gentiobioside），山栀苷（shanzhiside），栀子酮苷（gardoside），鸡屎藤次苷甲酯（scandoside methyl ester），都桷子苷酸（geniposidic acid），去乙酰基车叶草苷酸（deacetyl asperulosidic acid）等。

[药理] 具有抗胆红素症作用，致泻作用，促进胆汁分泌作用，促进胰腺分泌作用，抗菌和抗炎作用，镇静和降压作用等。

[药性] 味苦，性冷。入热经。

[功能与主治] 泻火除烦，清热利尿，凉血解毒。主治热病心烦，肝火目赤，湿热黄疸，淋证，吐血，血痢，尿血，口舌生疮，疮疡肿毒，扭伤肿痛等。

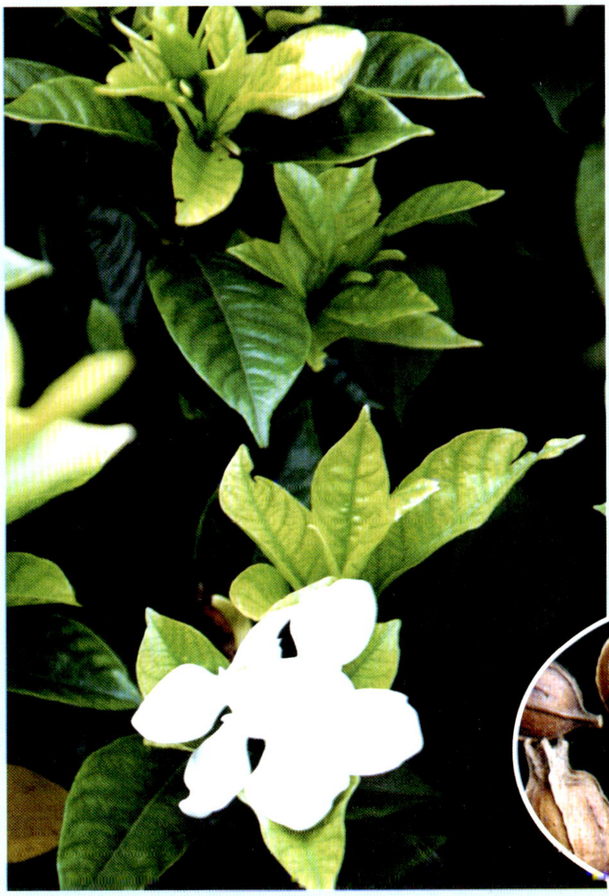

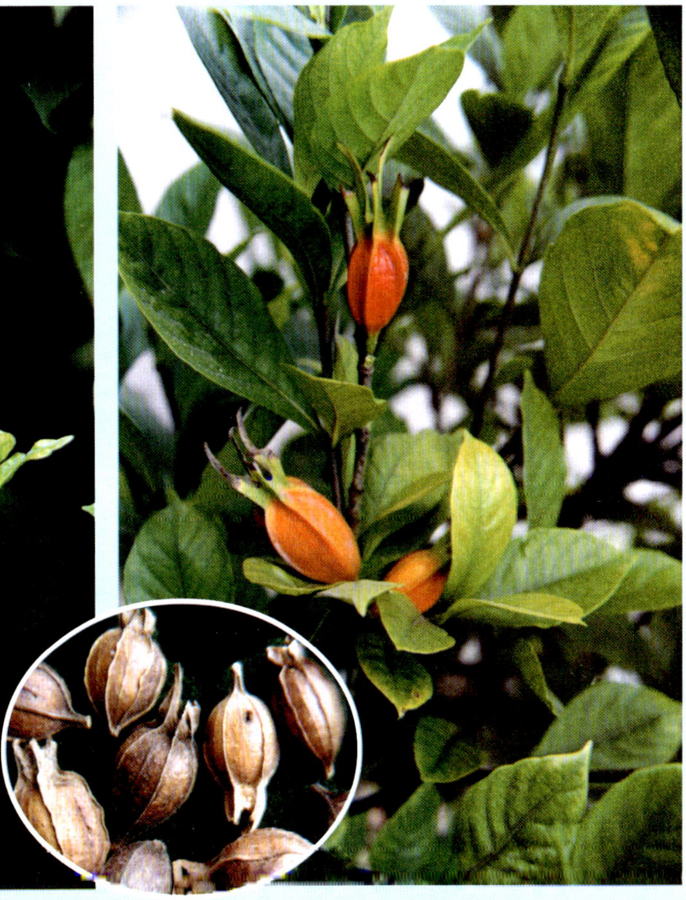

321. 黄药子　真贵嗟（贵州黔东南）

Huangyaozi　zend git hsob

[来源]　为薯蓣科植物黄独的块茎。

[原植物]　黄独 *Dioscorea bulbifera* L.

多年生缠绕草质藤本植物。块茎卵圆形至长圆形，近于土面，棕褐色，密生细长须根。茎圆柱形，左旋，无毛。单叶互生，叶柄较叶片短；叶片宽卵状心形或卵状心形，长5～16（～26）cm，宽2～14（～26）cm，先端尾状渐尖，边缘全缘或微波状，两面无毛；叶腋内有大小不等的紫褐色的球形或卵圆形珠芽（零余子），直径1～3cm，外有圆形斑点。花单性，雌雄异株；雄花序穗状下垂，常数个丛生于叶腋，有时基部花序延长排列成圆锥状；雄花基部有卵形苞片2枚；花被片披针形，新鲜时紫色；雄蕊6，着生于花被基部；雌花序与雄花序相似，常2至数个丛生叶腋，长20～50cm，退化雄蕊6。蒴果反折下垂，三棱状长圆形，长1.5～3cm，宽0.5～1.5cm，两端圆形，成熟时淡黄色，表面密生紫色小斑点。花期7～10月，果期8～11月。

生于海拔2 000m以下的河谷边、山谷阴沟或杂木林缘。分布于华东、中南、西南等地区。

[化学成分]　含有薯蓣皂苷元(diosgenin)、薯蓣次苷甲(prosapogeninA)、箭根薯皂苷(taccaoside)、胡萝卜苷(daucosterol)等。

[药理]　具有抑瘤作用和抗病毒作用。

[药性] 味苦，性冷。入热经。

[功能与主治]　散结消瘿，清热解毒，凉血止血。主治瘿瘤，喉痹，痈肿疮毒，毒蛇咬伤，肿瘤，吐血，咯血，百日咳，肺热咳喘等。

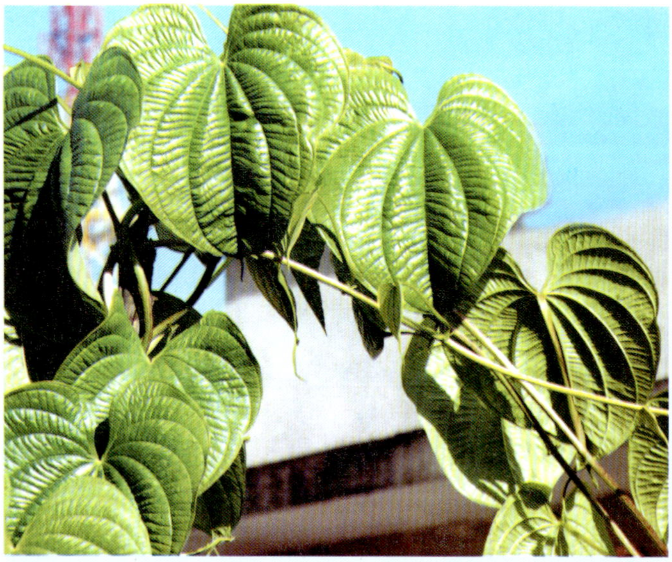

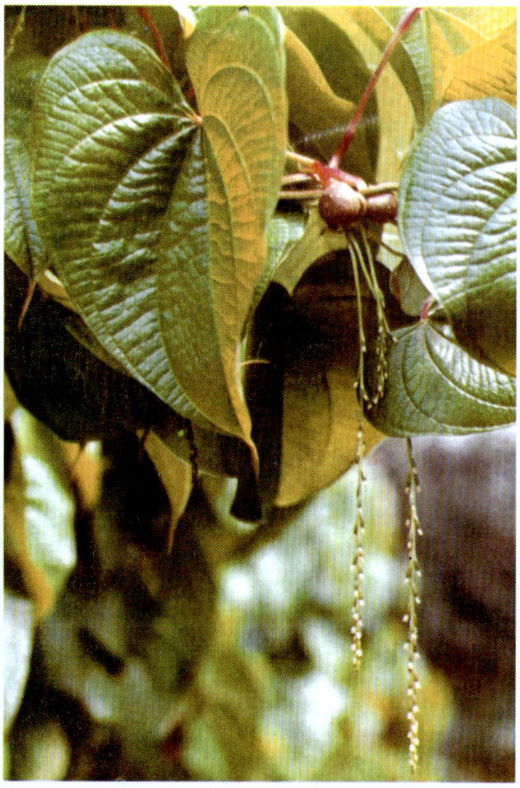

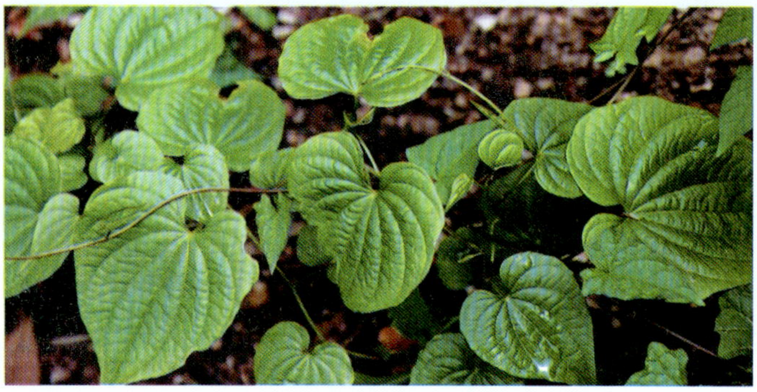

322. 萝藦　锐角倒劳(贵州铜仁)

Luomo　　reib jol daob hleub

[来源]为萝藦科植物萝藦的全草或根。

[原植物] 萝藦*Metaplexis japonica* (Thunb.) Makino

多年生草质藤本植物。长可达8m。全株具乳汁；茎下部木质化，有纵条纹，幼时密被短柔毛，老时毛渐脱落。叶对生，膜质卵状心形，长5~12cm，宽4~7cm，先端短渐尖，基部心形，叶耳圆，长1~2cm，上面绿色，下面粉绿色，两面无毛；侧脉10~12条；叶柄长3~6cm。总状聚伞花序腋生或腋外生；总花梗6~12cm，被短柔毛，花梗长约8mm，被短柔毛，小苞片膜质，披针形，花萼裂片披针形，外面被微毛；花冠白色，有淡紫红色斑纹，近幅状裂片张开，先端反折，基部向左覆盖；副花冠环状；着生于合蕊冠上，5裂，裂片兜状；雄蕊连生成圆锥状，并包围雌蕊在其中；花粉块下垂；子房无毛，柱头延伸成一长喙，先端2裂。蓇葖果叉生，纺锤形，平滑无毛，长8~9cm，先端渐尖，基部膨大。种子扁平，褐色，有膜质边，先端具白色绢质种毛。花期7~8月，果期9~12月。

生于林边荒地、河边、路旁灌木丛中。湖北、贵州、湖南等地有分布。

[化学成分] 根含酯型苷，从中分得苯甲酰热马酮（benzoylramanone），萝藦苷元（metaplexigenin），异热马酮（isoramanone），肉珊瑚苷元（sarcostin），萝藦米宁（gagaminin），二苯甲酰萝藦醇（dibenzoylgagaimol），去酰萝藦苷元，去酰牛皮消苷元（deacynanchogenin），夜来香素（pregularin），去羟基肉珊瑚苷元（utendim）等成分。

[药性] 味甜、淡，性微热。入冷经。

[功能与主治] 补精益气，通乳，解毒。主治虚损劳伤，阳痿，遗精白带，乳汁不足，丹毒，瘰疬，疔疮，蛇虫咬伤等。

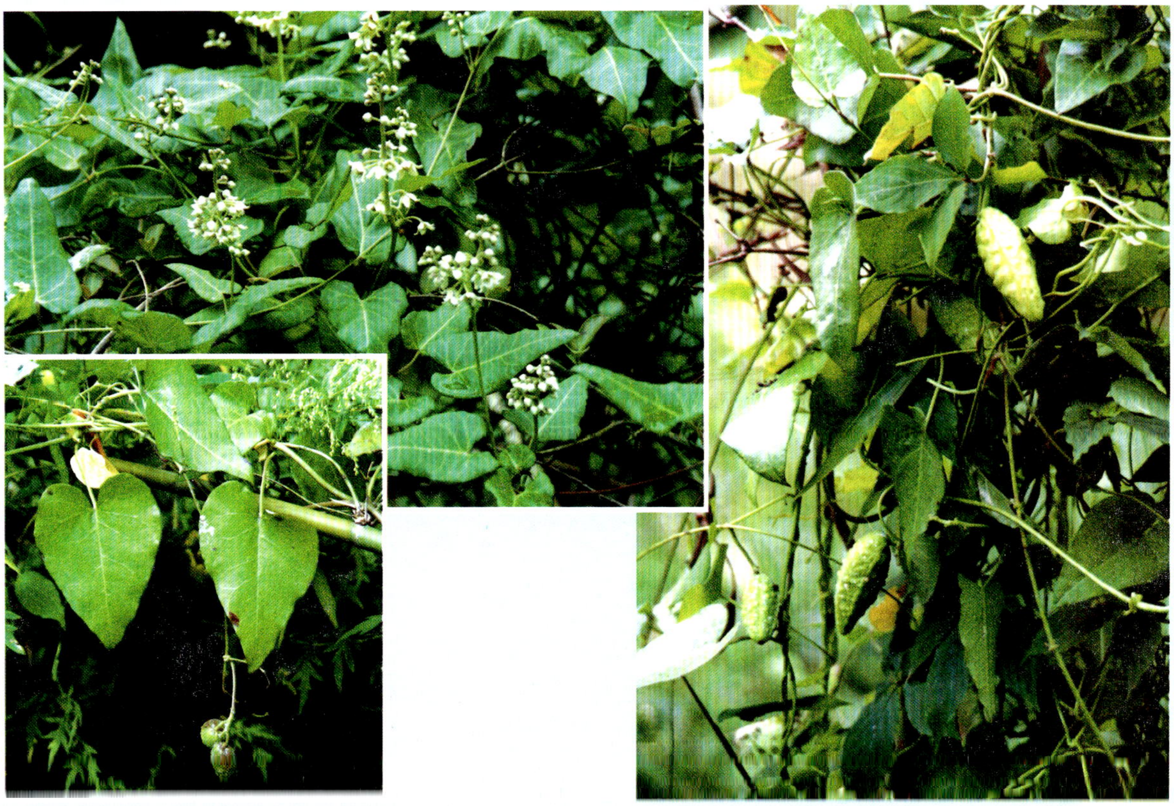

323. 菟丝子　嘎巴叉龚（贵州黔东南）

Tusizi　　ghab bas hlat jongb

[来源] 为旋花科植物金灯藤的种子。

[原植物] 金灯藤 *Cuscuta japonica* Choisy

一年生寄生缠绕草本植物。茎肉质，直径1～2mm，黄色或红色的茎上常带紫红色瘤状斑点，无毛，多分支，无叶。花序穗状，长达3cm，基部常多分支；苞片及小苞片鳞片状；花萼碗状，肉质，5裂几达基部，背面常有紫红色瘤状突起；花冠钟状，淡红色或绿白色，顶端5浅裂；雄蕊5；鳞片5；花柱单一，柱头2裂。蒴果卵圆形，长约5mm；种子1～2颗，长约2～2.5mm，种皮黄到黄棕色。花期8～10月，果期9～11月。

寄生于草本或木本植物上。分布于我国南北多数地区。

[化学成分] 菟丝子种子含槲皮素（quercertin），紫云英苷（astragalin），金丝桃苷（hyperin）及槲皮素-3-O-β-D-半乳糖-7-O-β-葡萄糖苷(quercetin-3-O-β-D-galactoside-7-O-β-glucoside)。南方菟丝子果实含大量的生物碱。

[药理] 具有增强性腺功能，增强免疫功能等作用。

[药性] 味甜、辛，性微热。入冷经。

[功能与主治] 补肾益精，养肝明目，固胎止泄。主治腰膝酸软，遗精，阳痿，早泄，不育，消渴，淋浊，遗尿，目昏耳鸣，胎动不安，流产，泄泻等。

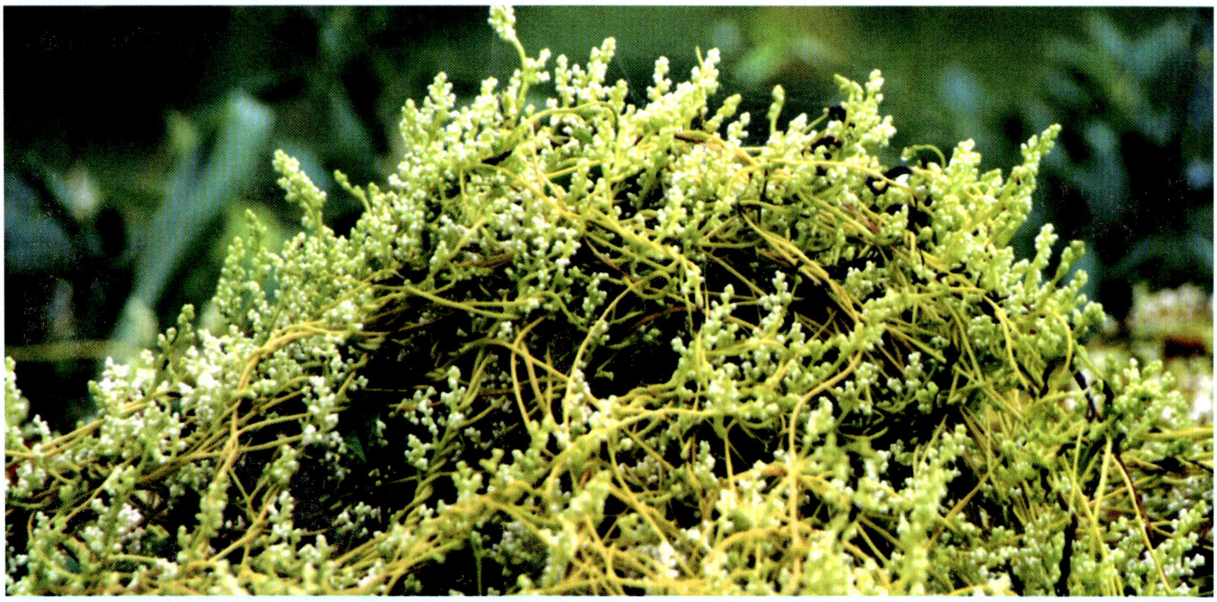

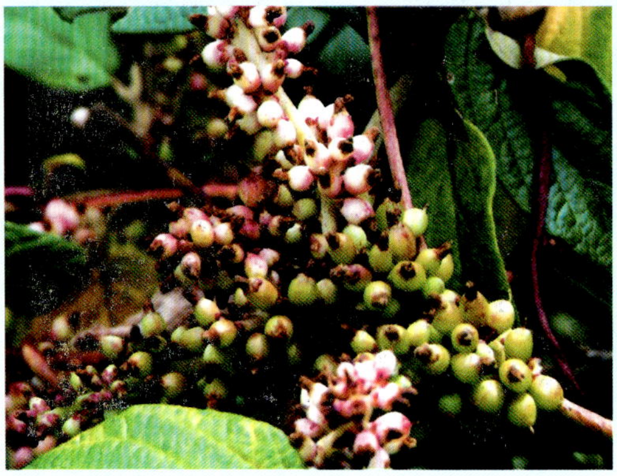

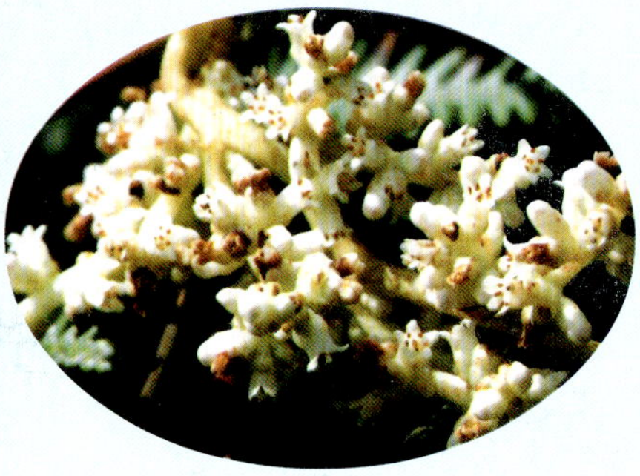

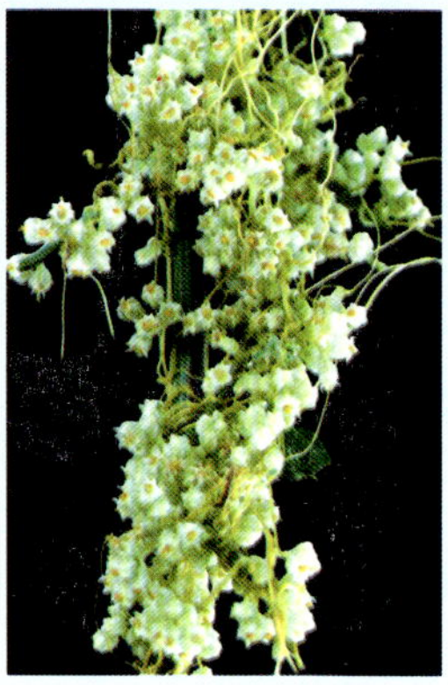

324. 梧桐子　嘎龚豆搓洛（贵州黔东南）

Wutongzi　ghab jongx det hsob nox

[来源] 为梧桐科植物梧桐的种子。

[原植物] 梧桐 *Firmiana platanifolia*（L. f.）Marsili

落叶乔木，高达16m。树皮青绿色，平滑。单叶互生，叶柄长8～25cm；叶片心形，掌状3～5裂，直径15～20cm，裂片三角形，先端渐尖，基部心形，两面无毛或略被短柔毛；基生脉7条。圆锥花序顶生，长约20～50cm，花单性或杂性，淡黄绿色；萼片深裂，裂片5，长条形，向外卷曲，长7～9mm，外面被淡黄色短柔毛，无花瓣；雄花由10～15枚雄蕊合生，花丝愈合成一圆柱体，约与萼片等长；有退化雄蕊围生子房基部，子房由5心皮联合。蓇葖果膜质，有柄，长6～11cm，宽1.5～2.5cm，被短绒毛或几无毛，在成熟前每个心皮由腹缝开裂成叶状果瓣。种子2～4，球形，直径约7mm，干时表面多皱纹。花期6～7月，果熟期10～11月。

全国大部分地区均为栽培。

[化学成分] 含脂肪油，其脂肪酸有苹果酸（oterculic acid），锦葵酸（malvalic acid）等，还含有止血作用的生物碱及咖啡碱（caffein）。

[药理] 具有降压作用和止血作用。

[药性] 味甜，性微热。入冷经。

[功能与主治] 顺气和胃，健脾消食，止血。主治胃脘疼痛，伤食腹泻，疝气，须发早白，小儿口疮，鼻衄等。

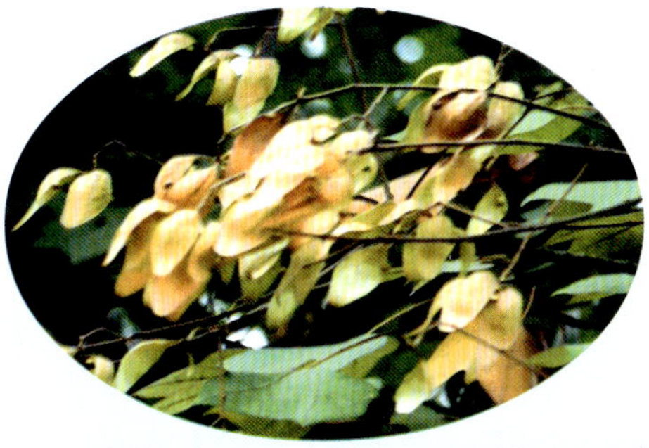

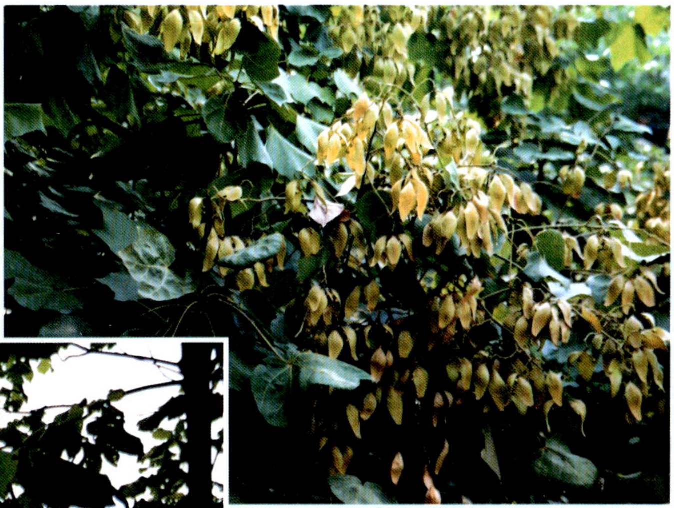

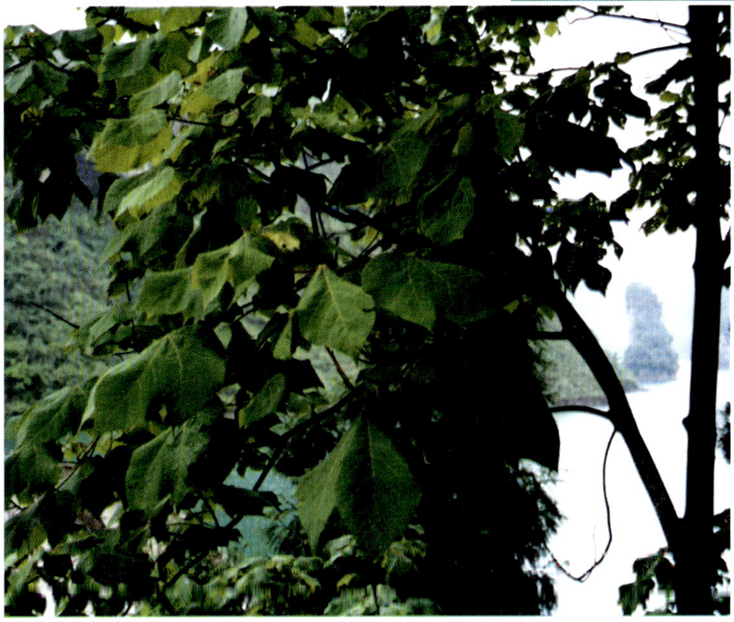

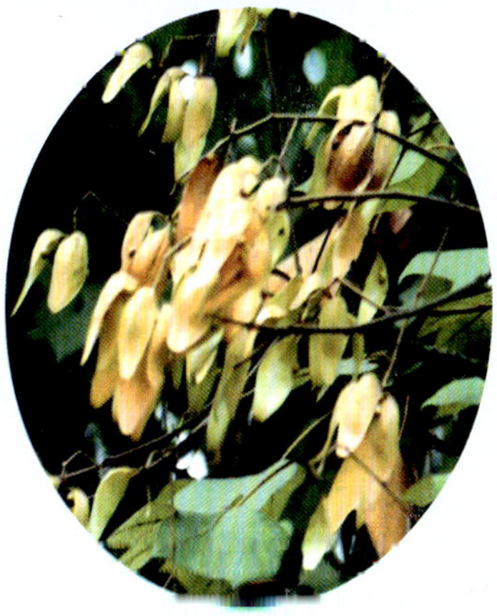

325. 雪胆　酒桑抱确（贵州黔东南）

Xuedan　jex sangx baob dliob

[来源] 葫芦科植物雪胆、曲莲、罗锅底及短柄雪胆的块茎。

[原植物] 1.雪胆 *Hemsleya chinensis* Cong.ex Hemsl.

多年生攀援草本植物。长4～8m。块茎肥大，扁圆形或不规则形，重者可达数十千克，外皮黄褐色、肉白色、粉质。茎枝细长，节处被疏柔毛，卷须线形，先端2叉。掌状复叶趾状，互生，柄长，小叶5～9片、椭圆状披针形至宽披针形、长4～12cm、宽1.5～3cm，先端渐尖，基部楔形，边缘有圆锯齿，叶脉具短刺。花雌雄异株；雄花排成圆锥花序，花冠橙红色、5深裂，花萼5、卵形，雄蕊5、分离、花丝粗短；雌花单生或排成疏松总状花序，花冠、花萼类同雄花，但花较大，子房下位、筒状，花柱3、柱头2裂。蒴果卵形，具棱，顶端平截。种子黑色，圆形，周围具木栓质翅。花期7～9月，果期9～11月。

生于海拔1 200～2 200m的杂木林下、灌丛及沟边阴湿处。分布于西南地区及湖北、江西等地。

2. 曲莲 Hemsleya amabilis Diels.

与雪胆的区别为：花冠裂片具乳突。果实近球形，基部钝圆。种子狭卵形，边缘具膜质翅。花期6～10月，果期7～11月。

生于海拔1 800～2 700m的杂木林下、灌丛中及山地阴湿处。分布于西南地区及广西等地。

3. 罗锅底　Hemsleya macrosperma C. Y. Wu ex C.Y. Wu ex C. L. Chen

与上两种的区别为：叶裂片较窄，长约10cm，宽约1.5cm。花冠内生白色绒毛，花萼裂片反折。蒴果圆柱状。种子无翅。花期7～9月，果期9～11月。

生于海拔1 800～2 900m的阔叶林缘、山谷疏林下或灌丛中。分布于西南地区及湖南、广西等地。

4. 短柄雪胆 Hemsleya delavayi (Gagnep.) C.Jeffrey ex C.Y. Wu ex C. L. Chen

其特征为：叶柄短。花瓣平展，黄绿色。蒴果狭长卵形，顶端平截。种子有翅。

生于山地灌丛阴湿处。分布于四川、云南。

[化学成分] 雪胆块茎含雪胆甲素，雪胆乙素，竹节人参苷IVa (chikusetsusaponin IVa)，雪胆苷（hemsloside）Mal、Ma3。曲莲块含雪胆甲素，雪胆乙素，齐墩果酸皂苷（oleanlic acid）及雪胆甲素葡萄糖苷。大籽雪胆块茎含雪胆甲素，雪胆乙素及雪胆苷（hemsloside0）Mal、Ma2、Ma3。

[药理] 具有抑菌作用，雪胆总皂苷能增加小鼠冠脉流量，能对抗垂体后叶素引起的冠状血管收缩，并能降低心肌耗氧量，还有解热作用。

[药性] 性冷，味苦，入热经。

[功能与主治] 清热解毒，利湿消肿，健胃止痛。主治咽喉肿痛，目赤肿痛，牙痛，胃痛，痢疾，肠炎，肝炎，前列腺炎，尿路感染，痈肿疮疖，痔疮等。

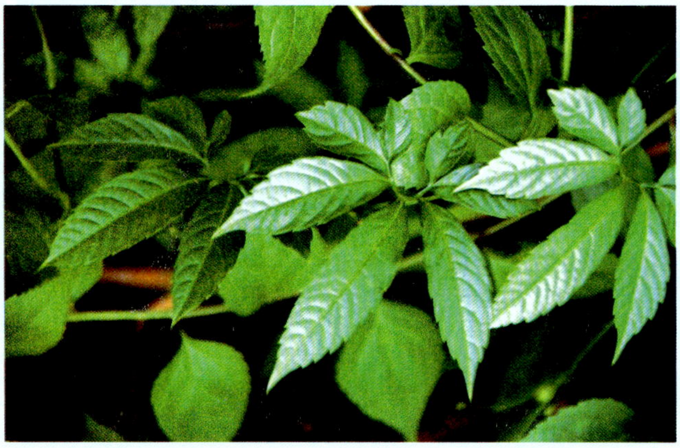

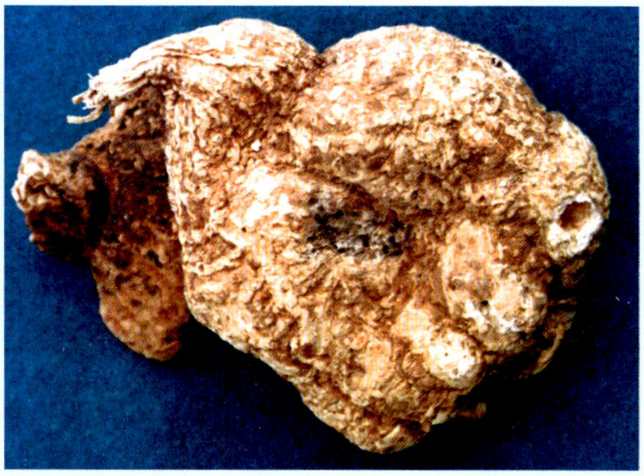

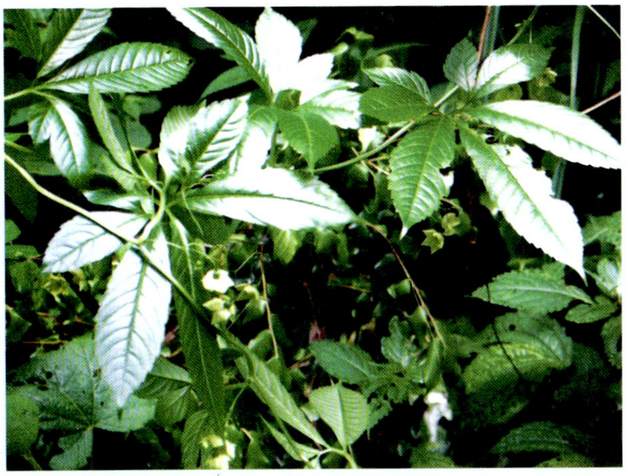
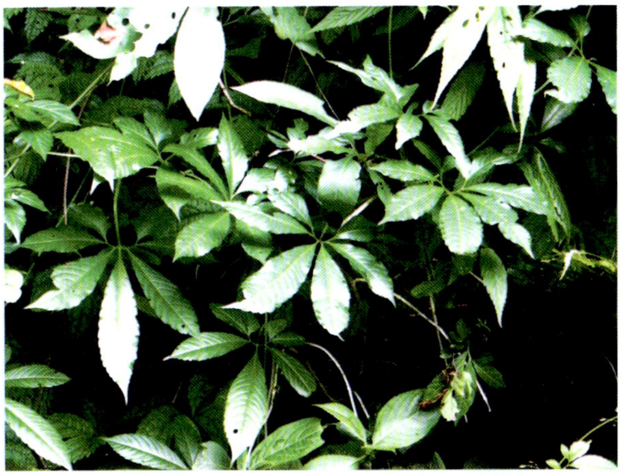
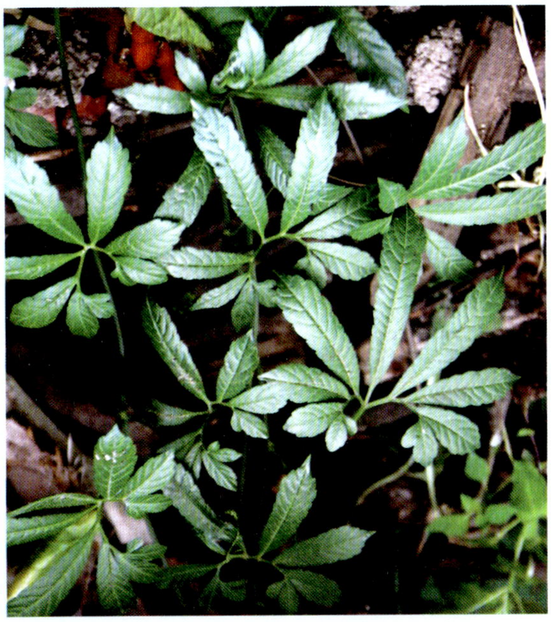
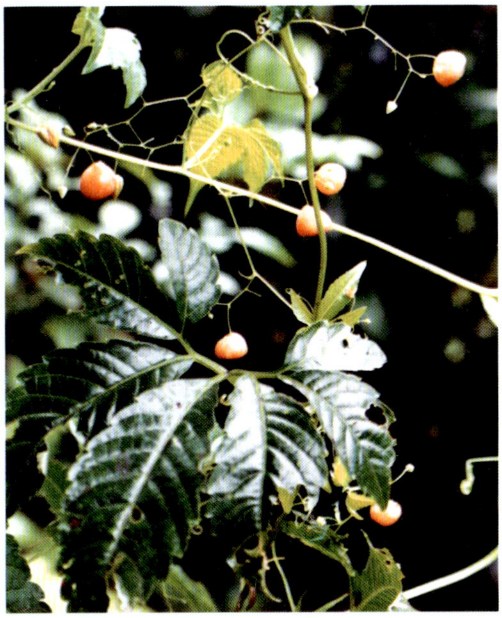
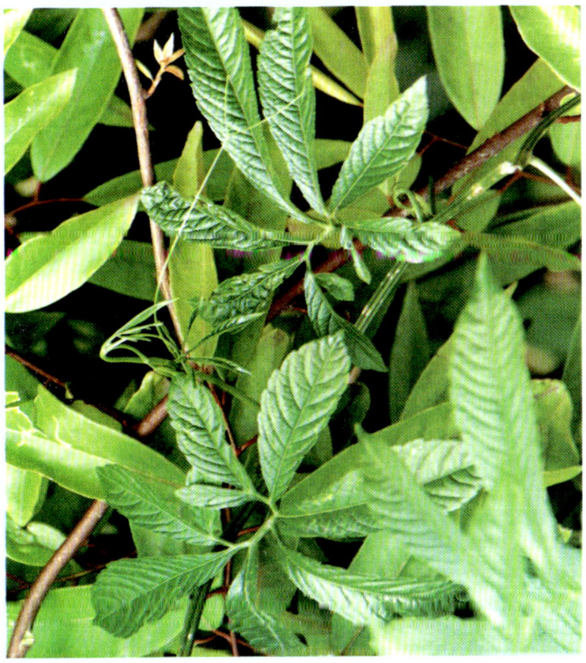
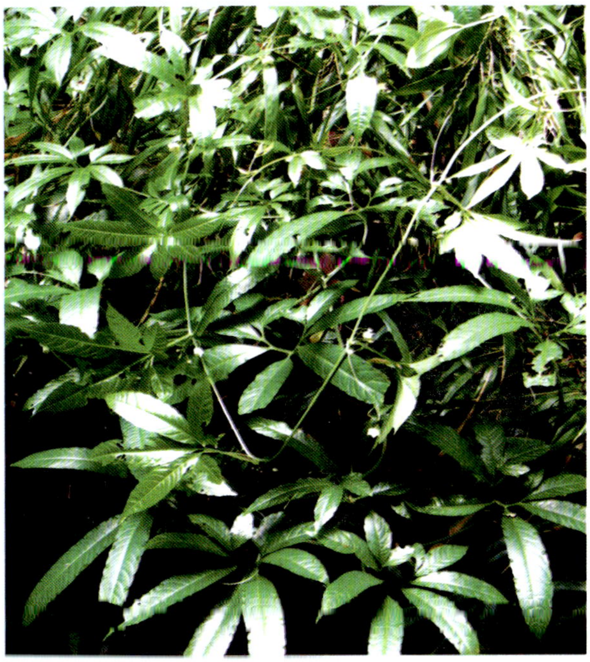

326. 接骨木　豆介巴（贵州铜仁）

Jiegumu　ndut gieb blad

[来源] 为忍冬科植物接骨木的叶、根皮或茎枝。

[原植物] 接骨木 *Sambucus williamsii* Hance.

落叶灌木或乔木，高4～8m，茎髓淡褐色，老枝褐色；具明显皮孔。单数羽状复叶；通常具小叶7枚，有时9～11枚，长卵圆形或椭圆形至卵状披针形，长2～12cm，宽2～4cm，先端渐尖，基部偏阔楔形，边缘具锯齿，两面无毛，顶生小叶柄长2cm。圆锥花序顶生，长6～9cm；花白色至淡黄色；花萼钟形，裂片5，倒卵形；雄蕊5，着生于花冠上，与裂片互生，短于花冠，浆果状核果近球形，黑紫色或红色，具5核。花期5～7月，果期9月。

生长于向阳山坡或栽培于庭院。分布于贵州、四川、重庆、云南等地。

[化学成分] 含棕榈酸蛇麻脂醇脂、熊果酸、β－谷甾醇、α－香树脂醇十三烷酸和β－谷甾醇-B-D-葡萄糖苷，以及接骨木花色素苷，花色素葡萄糖苷，氨基酸，氰春苷等。

[药理] 具有抗惊厥作用，镇痛作用，抗炎作用，可显著抑制醋酸诱发的小鼠腹腔毛细血管通透性增强。

[药性] 味苦，性冷。入热经。

[功能与主治] 祛风止痛，利湿，接骨。主治风湿疼痛，水肿，骨折等。

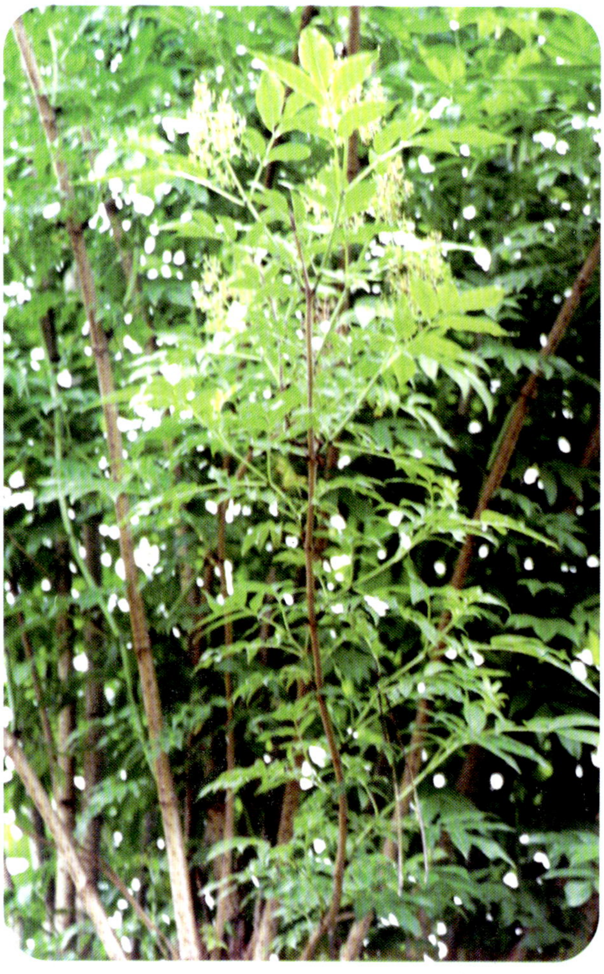

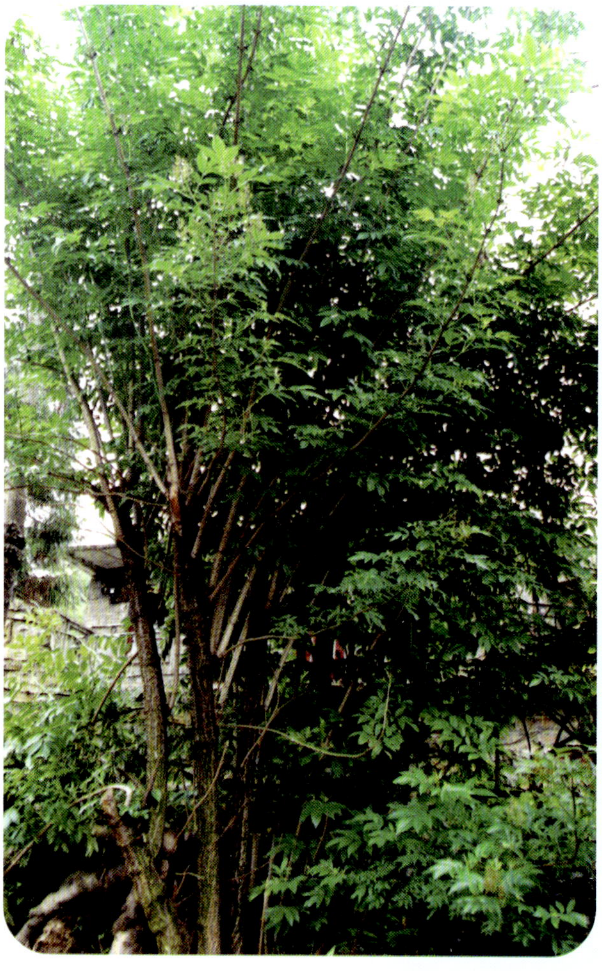

327. 排风藤　加丢欧里(贵州黔东南州)

Paifengteng　jab diel vud nieb

[来源] 茄科植物白英的全草。

[原植物] 白英 *Solanum lyratum* Thunb.

多年生蔓生草本植物，茎长可达4m。茎基部木质化，上部草质，全株被具节的长柔毛。叶多为琴形，长3～9cm，宽2～3.5cm，顶端渐尖，基部心形，常3～5深裂，中裂片较大，两面均被长柔毛。聚伞花序，顶生或腋外生；花萼杯状，萼片5，卵形；花冠5深裂，蓝紫色或白色，自基部向下反折；雄蕊5，着生花冠筒口，花丝基部合生；雌蕊1，子房卵形，柱头半球形。浆果球形，成熟时黑色。

生于山野、路旁、灌木中。分布于全国大部分地区。

[化学成分] 茎含甾体糖苷(steroidal glycoside)SL-a(又名SL-0)、SL-b(又名SL-1)、SL-c、SL-d等混合物。

[药理] 白英热水提取物(每60kg干燥药物可得提取物4kg，提取物主要含甾体皂苷)具有抗肿瘤作用。

[药性] 性冷，味苦。入热经。

[功能与主治] 清热利湿，祛风解毒。主治风湿关节痛，黄疸，水肿，丹毒，疔疮等。

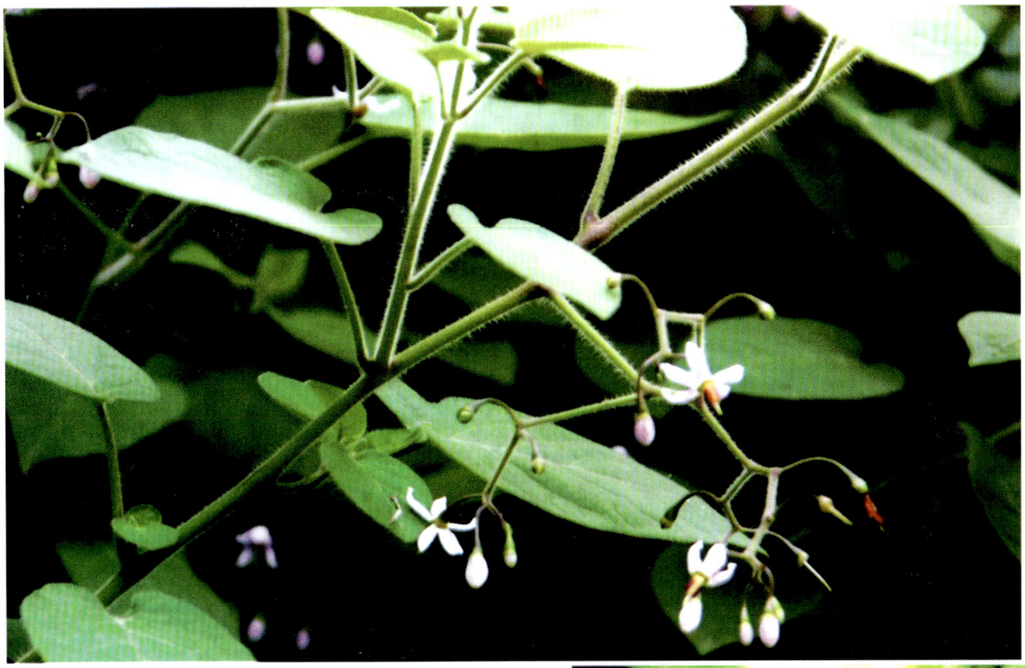

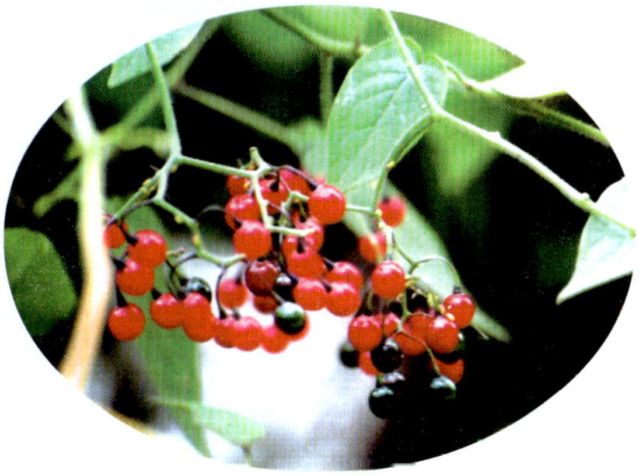

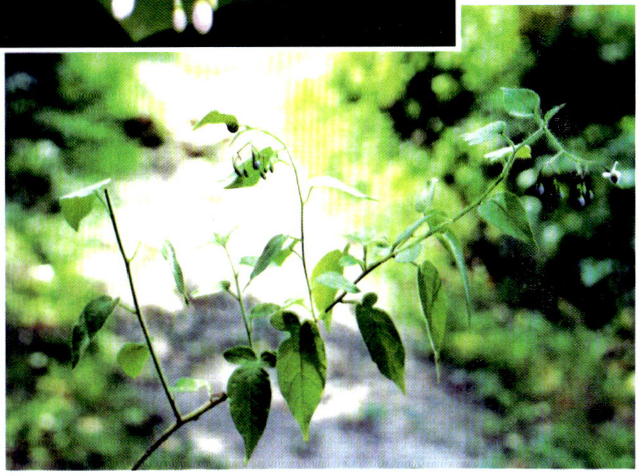

328. 野烟叶　窝英（贵州黔东南）

Yeyanye　vob yenb

[来源] 为菊科植物烟管头草的根及全草。

[原植物] 烟管头草 *Carpesium cernuum* L.

多年生草本植物。高 40～100cm，有臭味。茎直立，上部多分支，有软细毛。茎下部叶较大；叶片长椭圆形或匙状长椭圆形，长 6～12cm，宽 4～6cm，先端锐尖，基部渐窄下延，边缘具锯齿，上面绿色，两面有软细毛和腺点，具柄；茎中部叶椭圆形至椭圆状披针形，长 5～11cm，宽 2～4cm，先端渐尖，基部楔形，边缘有浅锯齿，具短柄；上部叶渐小。头状花序生于茎端或枝端，开花时下垂；苞叶多枚，椭圆状披针形，长 2～4cm；总苞半圆形，直径 0.8～1.8cm；花全为管状花，黄色。果线形，顶端有短喙。花期 6～8 月。

生于山坡、路旁或草坪上。广布于全国各地。

同属植物金挖耳 Carpesium divaricatum Sieb.et Zucc.常与本种混用。

[化学成分] 全草含倍半萜内酯：天名精内酯酮（carabrone），鹤虱内酯（carpesiolin），大叶土木香内酯（granilin），依瓦菊素（ivalin），天名精内酯醇（carabrol），11（13）-去氢腋生依瓦菊素〔11（13）-dehydroivaxillin〕，特勒内酯（telekin），异腋生依瓦菊素（isoivaxillin）及 11（13）-二氢特勒内酯〔11（13）-dihydrotelekin〕。

[药理] 对金黄色葡萄球菌、福氏痢疾杆菌、伤寒杆菌、大肠杆菌有抑制作用。

[药性] 味辛，性偏寒。入冷经。

[功能与主治] 清热化痰，解毒杀虫，破瘀止血。主治乳蛾，喉痹，急慢惊风，牙痛，疔疮肿毒，痔瘘，皮肤痒疹，毒蛇咬伤，虫积，血瘕，吐血，衄血，血淋，创伤出血等。

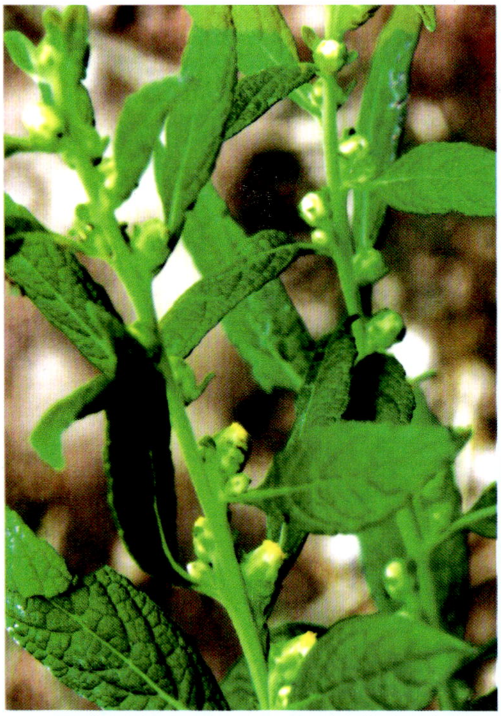

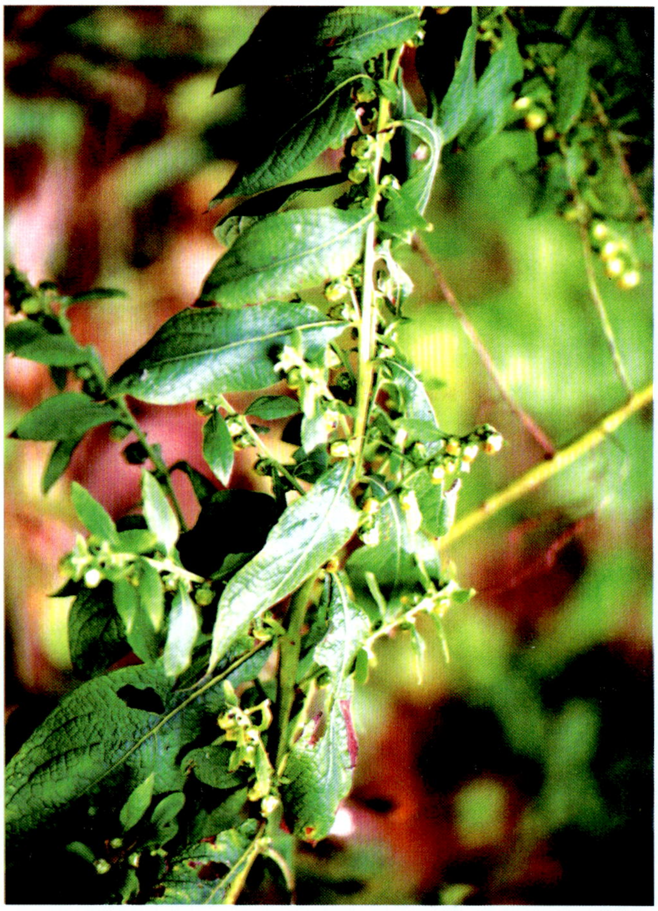

329. 野葡萄　嘎龚正格收（贵州黔东南）

Yeputao　ghab jongx zend gheid dlub

[来源] 为葡萄科植物三裂叶蛇葡萄的根。

[原植物] 三裂叶蛇葡萄 *Ampelopsis delavayana* Planch.

木质藤本植物。茎粗约1cm，光滑，具细纹与圆形齿孔，嫩枝被红褐色短柔毛或近无毛。卷须二分叉，与叶对生。叶片掌状3全裂，中央小叶长椭圆形或宽卵形，长3～8cm，先端渐尖，基部楔形，有短柄，侧生小叶极偏斜，呈斜卵形；少数成单叶3浅裂，宽卵形，先端渐尖，基部心形，边缘有带凸尖的圆齿，上面深绿色光滑，下面有微毛，灰绿色。聚伞花序与叶对生；花淡绿色；花萼边缘稍分裂；花瓣5，雄蕊5，花丝短；花盘杯状，与子房离生。浆果蓝紫色，球形或扁球形。花期5～6月，果期8～9月。

生于低山，丘陵地区的路旁、林边、河边，或为栽培。分布于西南、中南等地区。

[药性] 味苦、涩，性冷。入热经。

[功能与主治] 活血通络，止血生肌，解毒消肿。主治风湿痹痛，跌打瘀肿，创伤出血，烫伤，疮痈等。

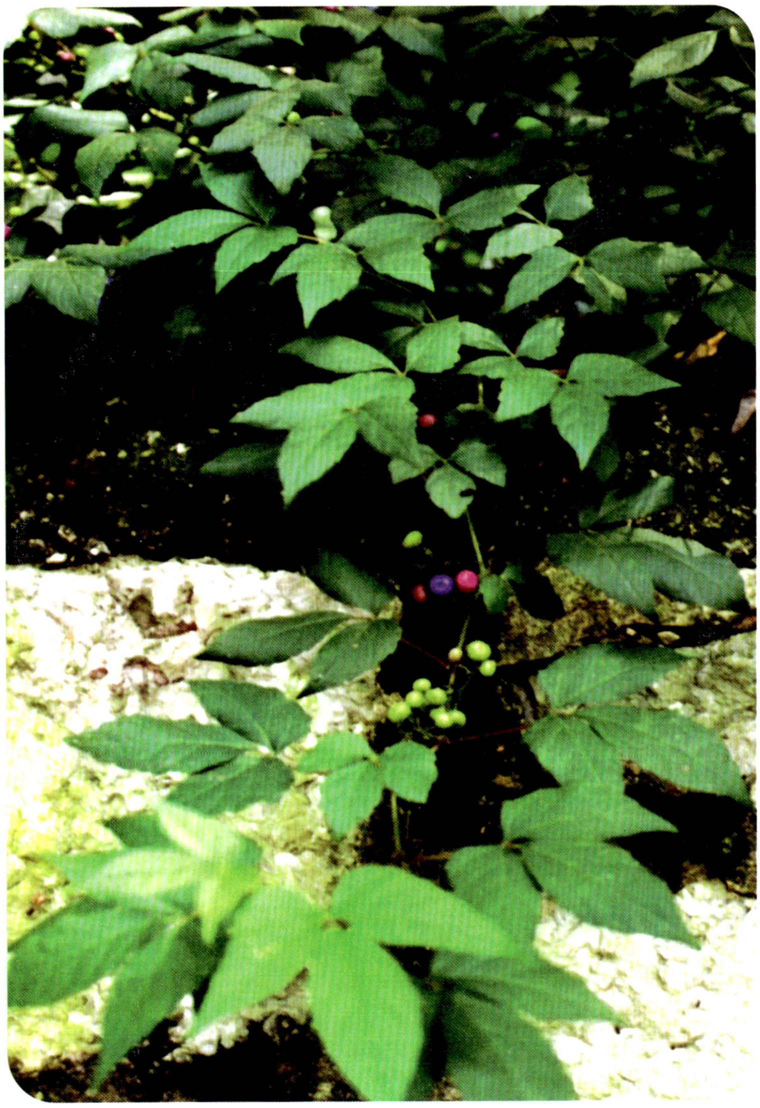

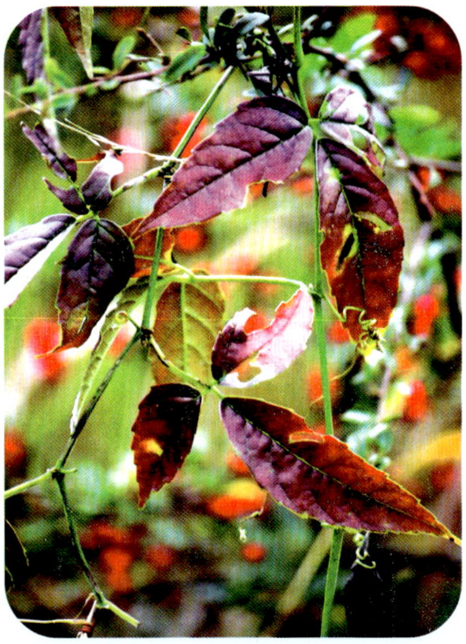

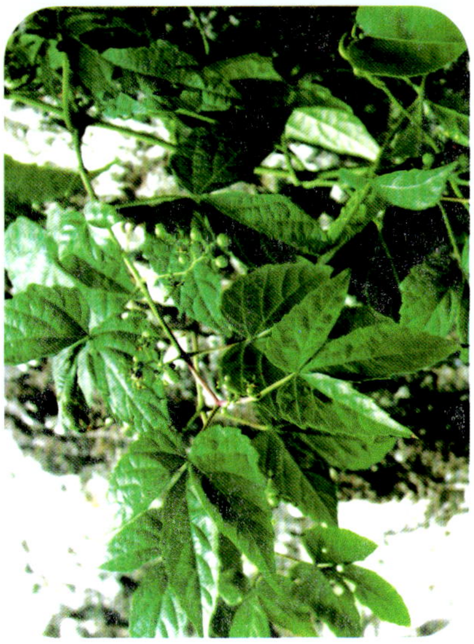

330. 野棉花　米化棍（贵州松桃）

Yemianhua　minx fab ghueub

[来源] 毛茛科植物打破碗花花的根或全草。

[原植物] 打破碗花花 *Anemone hupehnsis* Lem.

多年生草本植物。高20～120cm。根斜生或垂直生长。基生叶3～5，长12～40cm，具长柄，为三出复叶或少数为单叶；小叶卵形，长4～11cm，宽3～10cm，不分裂或不具明显3浅裂，边缘具牙齿，下面疏生短毛。花亭长20～80cm，疏生短柔毛；聚伞花序简单或二至三回分支；总苞苞片3，具柄，叶状；萼片5，红紫色，长2～3cm，外面密生柔毛；无花瓣，雄蕊多数；心皮多数。聚合果球形；瘦果长约3.5mm，密生白色绵毛。花期7～10月。

生于丘陵和低山草坡或沟边。分布于西南各省区。

[化学成分] 根含白头翁素。

[药理] 野棉花鲜汁体外抑菌试验，对金黄色葡萄球菌、绿脓杆菌有抑制作用。

[药性] 味苦、辛，性冷。入热经。

[功能与主治] 清热利湿，解毒杀虫，消肿散瘀。主治痢疾，泄泻，疟疾，蛔虫病，疮疖痈肿，瘰疬，跌打损伤等。现亦用于治疗急性黄疸型肝炎。

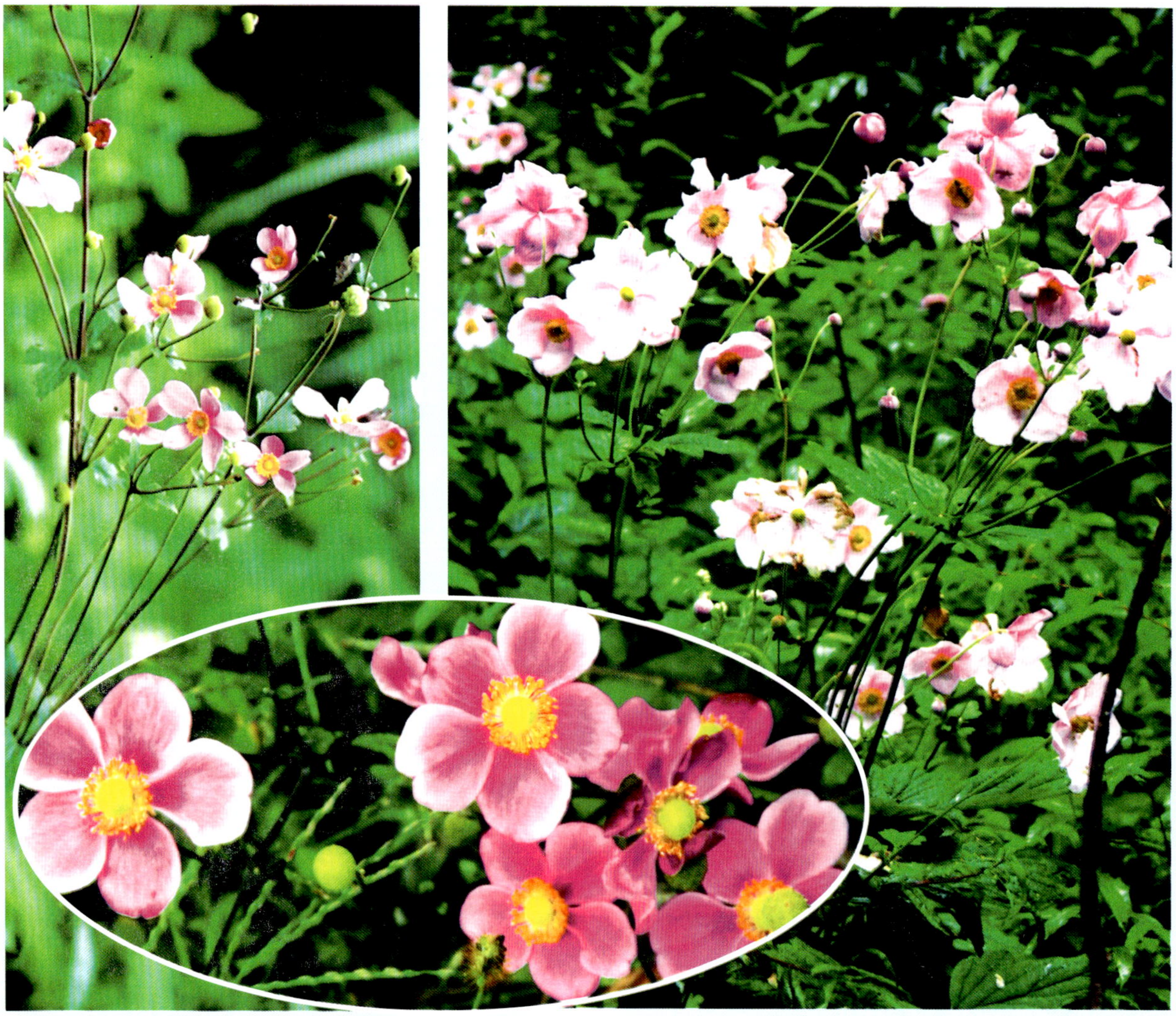

331. 野蔷薇　真不西(贵州黔东南)

Yeqiangwei　zend bel xit

[来源] 为蔷薇科植物小果蔷薇的全株。

[原植物] 小果蔷薇 *Rosa cymosa* Tratt.

落叶蔓生灌木，高2～5m。小枝纤细，有钩状皮刺。单数羽状复叶互生，小叶3～5，稀7，小叶片宽卵形至椭圆形，先端渐尖或钝，基部近圆形，边缘有细锯齿，两面均无毛；叶柄和叶轴散生皮刺，有时有腺毛；托叶线形，与叶柄离生，早落。花两性；复伞房花序顶生，有花10余朵；萼片5，背面生刺毛；花瓣5，白色，倒卵状矩圆形，先端凹；雄蕊多数，外长内短，花药黄色；雌蕊多数，子房上位，花柱突出萼筒，具短柔毛。果实球形，直径4～7cm，成熟时红色。花期4～5月，果期9～10月。

生于向阳山坡、路边、灌丛或丘陵地。分布于贵州、湖南、广西等地。

[化学成分] 根含小果蔷薇苷(rocymosin)A、B以及多种鞣质，花的精油含20多种成分，其中主要的有丁香油酚(eugeno1)，芳樟醇(1inalool)，十九烷（nonadecane），十七烷(heptadecane)等。

[药理] 具有促凝血和止血作用，抗菌作用。

[药性] 味苦，性冷。入热经。

[功能与主治] 消肿止痛，祛风除湿，止血解毒，补肾固涩。主治遗尿，尿血，慢性腹泻，风湿痹痛，疮疖肿毒等。

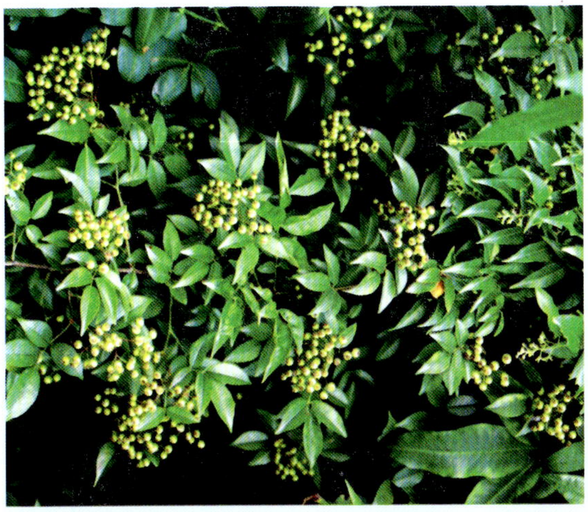

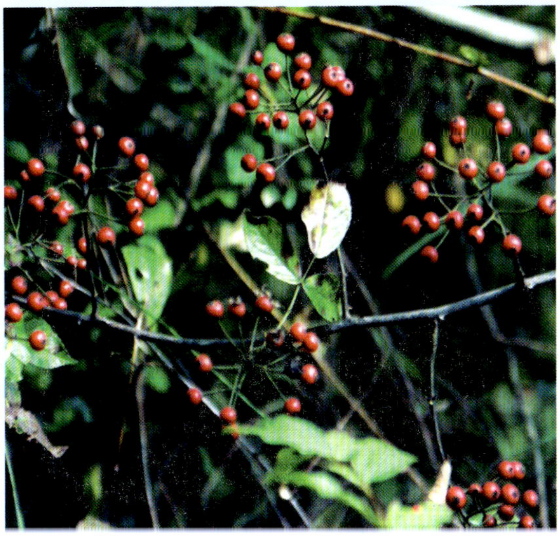

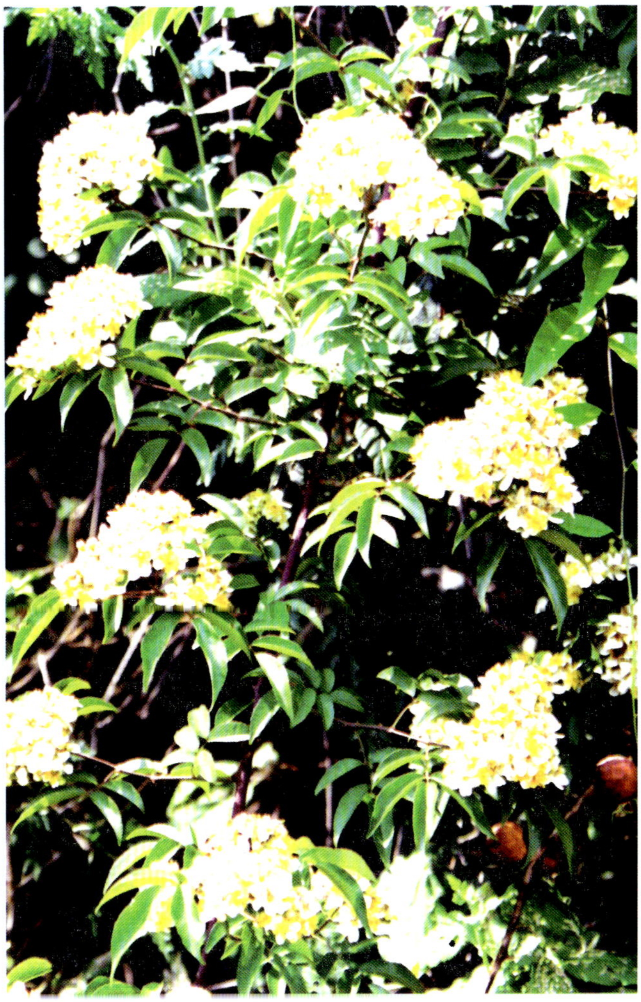

332. 蛇含　加欧娃囊（贵州黔东南）

Shehan　　jab eb wal nangb

[来源] 为蔷薇科植物蛇含委陵菜的全草。

[原植物] 蛇含委陵菜 *Potentilla kleiniana* Wight et Arn.

多年生草本植物。高20～40cm。主根粗短，侧根须状、丛生。茎细长，多分支，被细柔毛，匍匐。基生叶具长柄，被柔毛；掌状复叶，基生叶有5小叶，小叶倒卵形或椭圆形，长0.5～4cm，宽0.5～2cm，先端钝圆，基部楔形，边缘有粗锯齿，下面叶脉被绒毛；茎生叶叶柄短，互生，有3～5小叶，小叶卵形或披针形。花序聚伞状顶生；花直径约1cm；花萼裂片5，卵状披针形，外有披针形副萼片；花瓣金黄色，三角状倒卵形，先端略平；雄蕊多数。瘦果椭圆状，表面具皱纹。花期4～5月，果期9月。

生于海拔400～3 000m的山坡草地、林下、田边、沟旁。分布于华东、中南、西南等地区。

[化学分成] 含长梗马兜铃素（pedunculagin），委陵菜素（potentillin）和仙鹤草素（agrimoniin）。

[药性] 味苦，性冷。入热经。

[功能与主治] 清热解毒，止咳化痰，消肿止痛，截疟。主治外感咳嗽，百日咳，高热惊风，咽喉肿痛，疟疾，痢疾。外用治毒蛇咬伤，腮腺炎，乳腺炎，角膜溃疡，带状疱疹，外伤出血，疔疮，痔疮等。

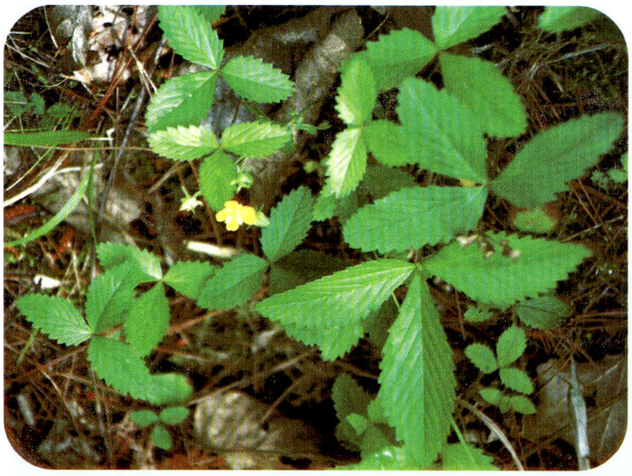

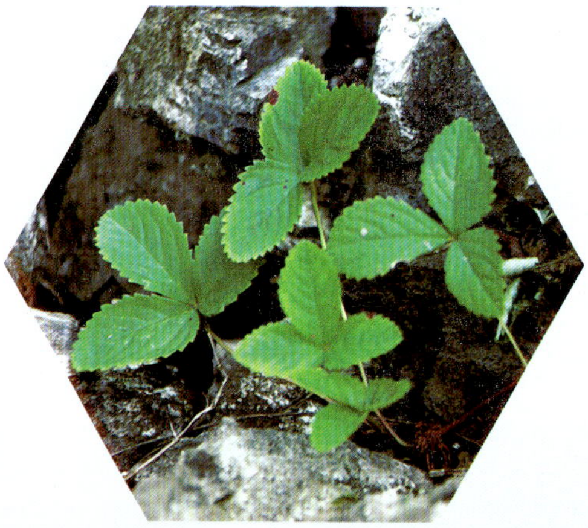

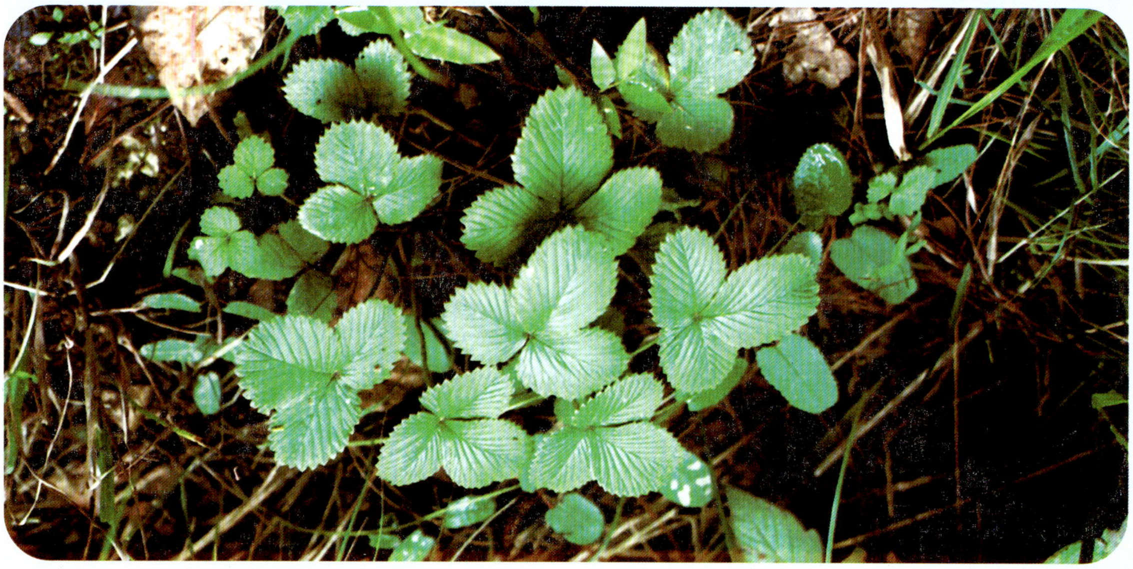

333. 猪鬃草　锐被摆（贵州松桃）

Zhuzongcao　　reib bib nbeat

[来源] 为铁线蕨科植物铁线蕨的全草。

[原植物] 铁线蕨 *Adiantum capillus-veneris* L.

植株高30～50cm。根状茎细长而横走，密被棕色、披针形鳞片，全缘。叶疏生；叶柄长8～15cm，栗黑色，近基部被鳞片，向上光滑，有光泽；叶片薄纸质，卵状三角形或长圆状卵形，长10～25cm，宽8～16cm，基部楔形，中部以下二回羽状；羽片3～5对，互生，有柄，卵状三角形，基部1对最大，长达5cm，羽裂至羽状，其余向上渐变小；小羽片3～4对，有短柄，扇形或斜方形，外缘浅裂至深裂，裂片上有钝齿，两侧近楔形，不对称；叶脉扇形，多回二叉分支，两面均明显，伸达叶缘。孢子囊群长圆形或圆肾形，横生于由变质裂片顶部反折的囊群盖下面，每羽片3～10枚；囊群盖圆肾形至长圆形，上缘平直，棕褐色，全缘。

生于海拔100～2 800m的溪边岩缝，有松林的坡上或屋旁、墙基。分布于全国各地。

[化学成分] 叶中含紫云英苷(astragalin)，异槲皮苷(isoquercitrin)，芸香苷(rutin)，山柰酚-3-葡萄糖醛酸苷(kaempferol-3-glucuronide)等。

[药性] 味苦、涩，性冷。入热经。

[功能与主治] 清热解毒，利水消肿。主治感冒发热，肺热咳嗽，肺热咯血，尿结石，湿热泄泻，痢疾，淋浊，带下，乳痈，瘰疬，疔毒，烫伤，毒蛇咬伤等。

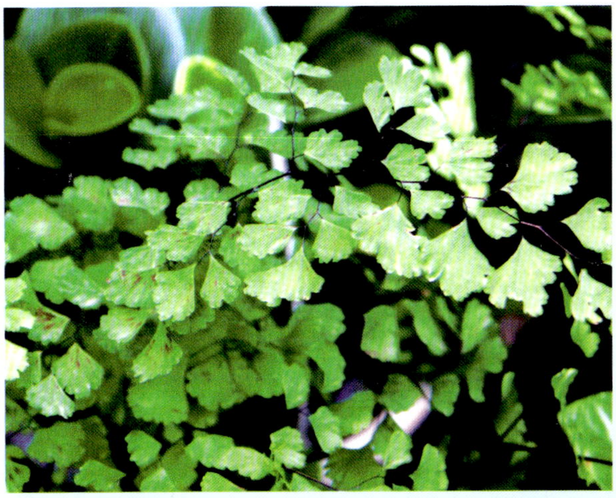

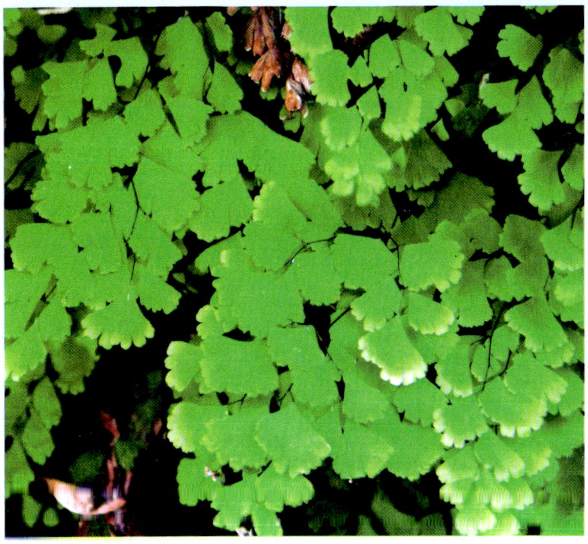

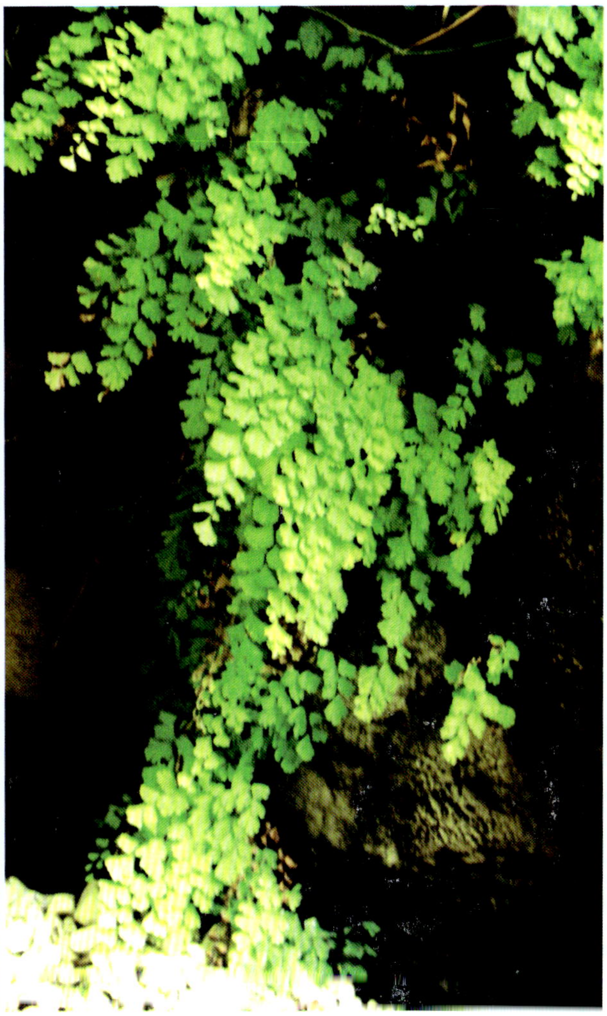

334.猕猴桃　比猛(贵州铜仁)

Mihoutao　bid mongs

[来源] 为猕猴桃科植物猕猴桃的果实、根。

[原植物] 猕猴桃 *Actinidia chinensis* Planch.

藤状灌木。幼枝赤色，同叶柄密生灰棕色柔毛，老枝无毛；髓大，白色，片状。单叶互生；叶柄长达6cm；叶片纸质，圆形、卵圆形或倒卵形，长5～17cm，宽4～10cm，先端突尖、微凹或平截，基部阔楔形至心形，边缘有刺毛状齿，上面暗绿色，仅叶脉有毛，下面灰白色，密生灰棕色星状绒毛。花单生或数朵聚生于叶腋；雌雄异株或单性花与两性花共存；萼片5，稀为4，基部稍连合与花梗被淡棕色绒毛；花瓣5，稀4，或多至6～7片，刚开放时呈乳白色，后变黄色；雄蕊多数，花药背着；子房上位，多室，花柱丝状，多数。浆果卵圆形或长圆形，长3～5cm，密生棕色长毛，有香气。种子细小，黑色。花期6月，果期8～9月。

生于山地林间或灌丛中，常缠绕于他物上。分布于黄河流域中、下游及长江流域以南各地区。

[化学成分] 猕猴桃果实含猕猴桃碱(actinidine)，玉蜀黍呤(zeatin)，9-核糖基玉蜀黍呤(9-ribosylzeatin)，大黄素(emodin)，大黄素甲醚(physcion)，大黄素-8-甲醚(questin)，ω-羟基大黄素(ω-hydroxyemodin)，鞣质及挥发性的烯醇类成分。

[药理] 具有防癌作用，延缓衰老作用，耐缺氧作用，降血脂，保肝和抗炎作用等。

[药性] 味酸、涩，性冷。入热经。

[功能与主治] 解热，止渴，健胃，通淋。主治烦热，消渴，肺热干咳，消化不良，湿热黄疸，石淋，痔疮等。

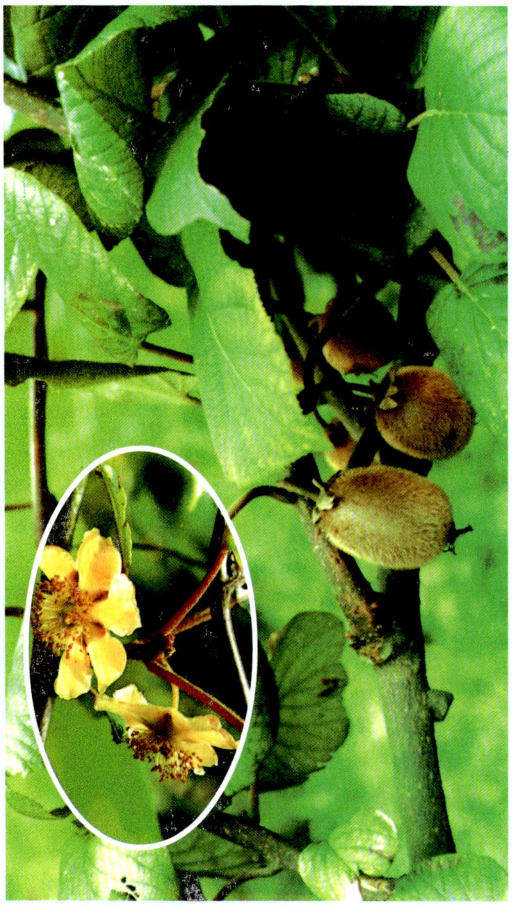

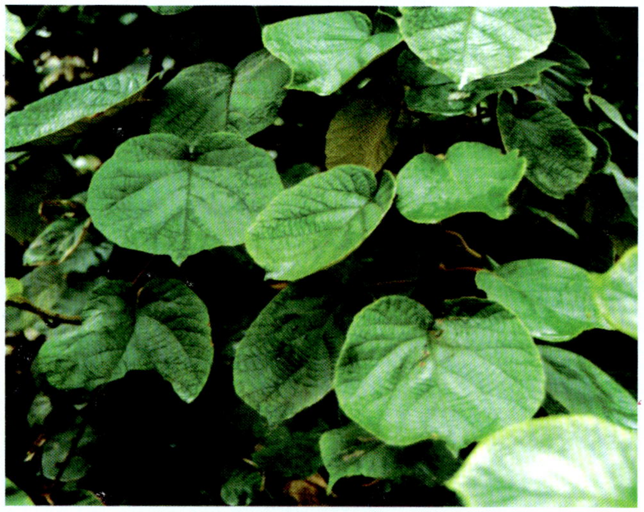

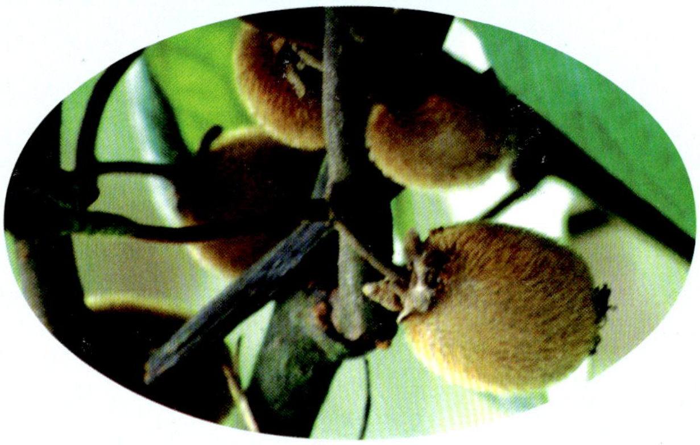

335.盘龙参　嘎龚令潘闹（贵州黔东南）

Panlongshen　ghab jongb linl hlob

[来源] 为兰科植物绶草的根或全草。

[原植物] 绶草 *Spiranthes sinensis*(Pers.)Ames

多年生草本植物。高15～50cm。茎直立，基部簇生数条粗厚、肉质的根，近基部生2～4枚叶。叶条状倒披针形或条形，长10～20cm，宽4～10cm。花序顶生，长10～20cm，具多数密生的小花，似穗状；花苞片卵形，长渐尖；花白色或紫红色，螺旋状排列；中萼片长圆形，舟状，长约4mm，宽约1.3mm，侧萼片较长、较狭；花瓣和中萼片等长但较薄，先端极钝，唇瓣近长圆形，长4～5mm，宽约2.5mm，先端极钝，伸展，基部至中部边缘全缘，中部以上呈强烈的皱波状啮齿，前部和上面被长硬毛，基部稍凹陷，呈浅囊状，囊内具2枚胼胝体。花期7～8月。

生于海拔400～3 500m山坡林下、灌丛下、草地、路边或沟边草丛中。全国大部分地区有分布。

[化学成分] 根含二氢菲类化合物，甾醇类成分，阿魏酸酯及对–羟基苯甲醛（p–hydroxybenzaldehyde），对–羟基苄醇（p–hydroxybenzylalcohol）。

[药性] 味苦、微甜，性冷。入热经。

[功能与主治] 滋阴凉血，润肺止咳，益气生津。主治病后虚弱，虚热，咳嗽咯血，头晕，腰酸，遗精，淋浊带下，疮疡痛肿等。

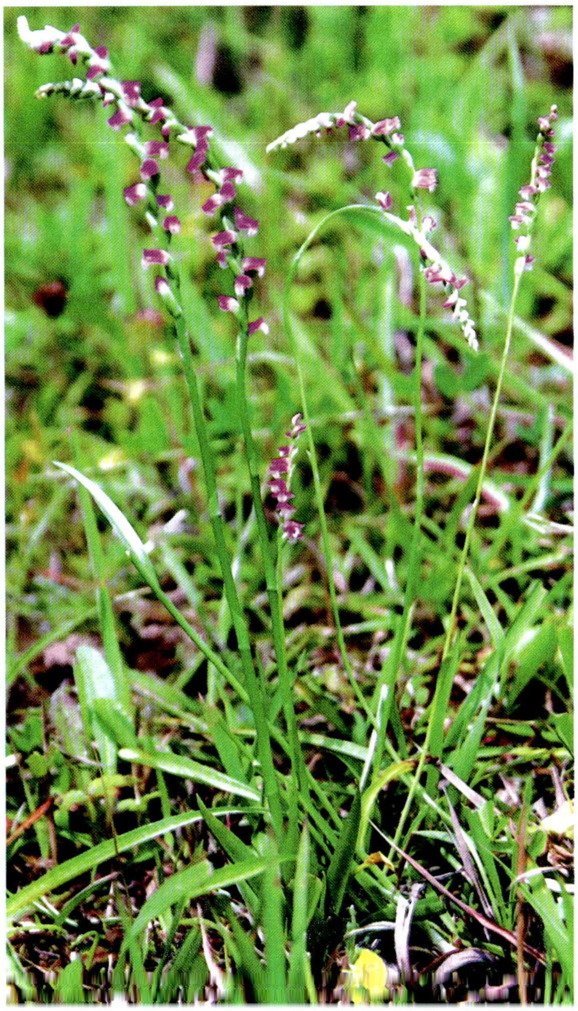

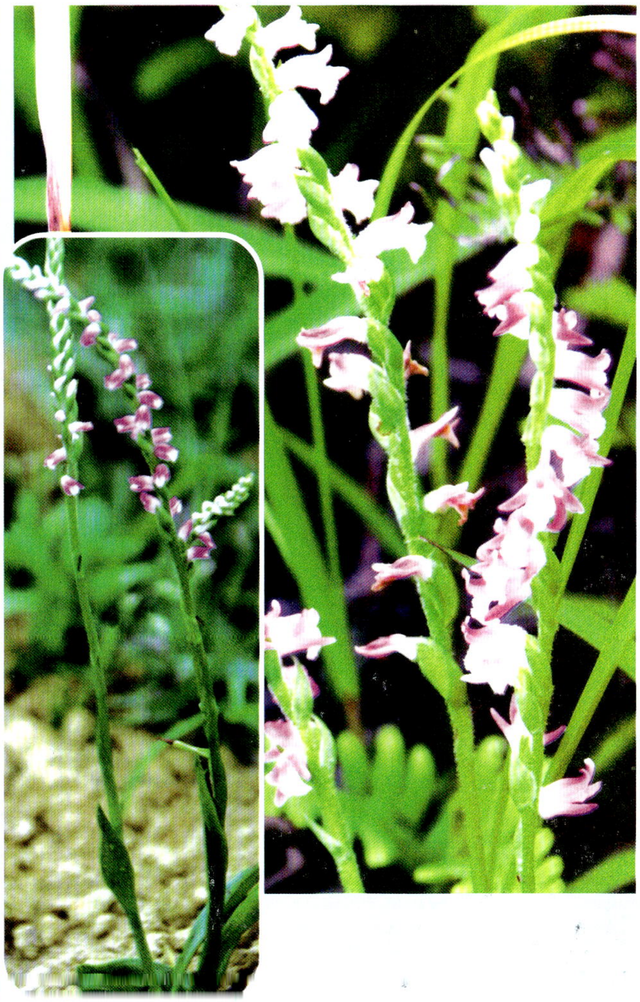

336. 鹿药　锐几潘闹（贵州松桃）

Luyao　reib jid pand hlob

[来源] 为百合科植物鹿药的根及根茎。

[原植物] 鹿药 *Smilacina japoniea* A. Gray

多年生草本植物。高可达50cm以上。根状茎横卧而生，粗而肥厚，具节，节上有须根多数。茎直立，单一，中上部具粗毛，下部有鳞片。叶5~9片，互生，广卵状椭圆形，长6~16cm，宽3~7cm，先端渐尖，基部近圆形，全缘，两面被粗毛，柄短。圆椎花序顶生，花小、单生、白色，花被片6，卵圆形，雄蕊6，子房上位，3室，每室有胚珠1。浆果球形，成熟时红色，有种子1~2粒。花5~6月，果期8~9月。

生于山坡，林下阴湿处。分布于东北、华北地区和秦岭以南各地区。

[化学成份] 含异鼠李素-3-0-半糖苷（isorhamnetin-3-0-galactoside）。

[药性] 味甜、苦、微辛，性热。入冷经。

[功能与主治] 祛风除湿，活血化瘀，消肿止痛，调经。主治劳伤，风湿痹痛，偏、正头痛，月经不调，痛经，跌打损伤，疮疖肿毒，乳痈等。

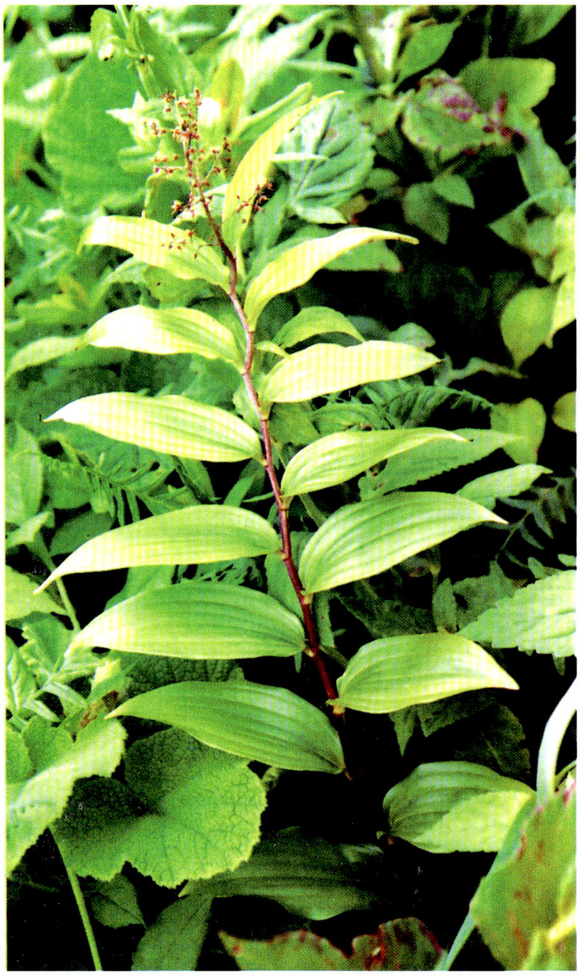

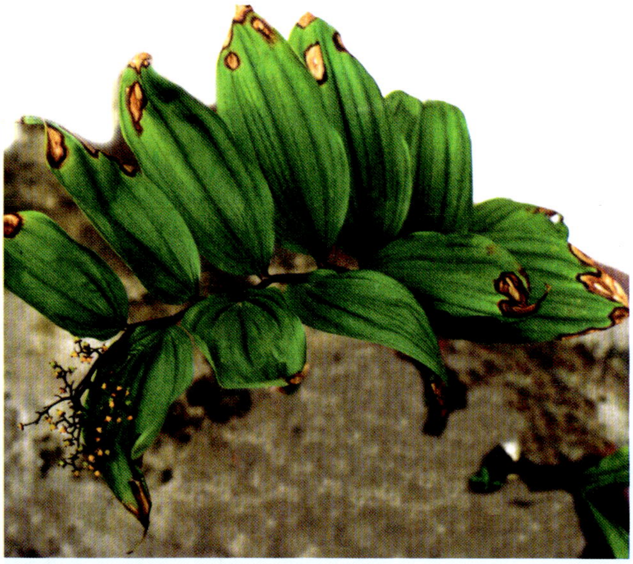

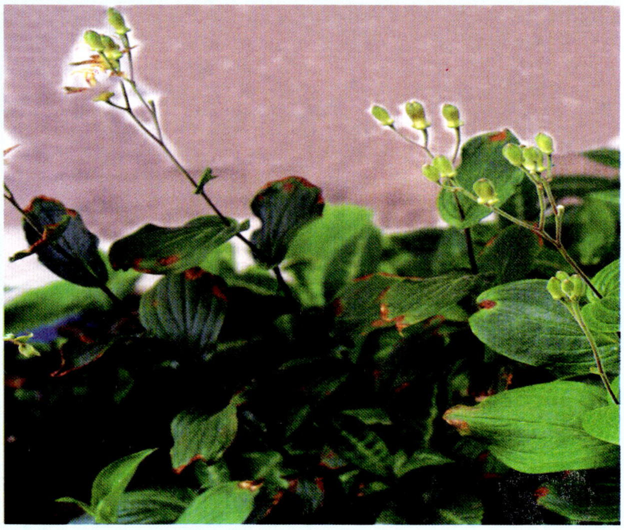

337. 鹿衔草　锐巴麦棍（贵州铜仁）

Luxiancao　reib beab mel ghunb

[来源] 为鹿蹄草科植物鹿蹄草或普通鹿蹄草的全草。

[原植物] 1. 鹿蹄草 *Pyrola calliantha* H.Andr.

多年生常绿草本植物。根状茎长而横生，叶基生、革质，4～7片，叶柄长2～5.5cm；叶片椭圆形或卵形，长3～5.2cm，宽2.2～3.5cm，顶端圆钝，边缘近全缘或有疏齿，背面有白霜，有时带紫色。花葶有1～2枚鳞片状苞片；总状花序有9～13花，长13～16cm；小苞片长舌形，长6～7.5mm，萼片舌形，长5～7.5mm，边缘近全缘，花冠白色，直径1.5～2cm，花瓣倒卵状椭圆形，长6～10mm；雄蕊10，花药长圆柱形，有小角，黄色，花柱淡红色，微伸出花冠。蒴果扁球形，高5～5.5mm，直径7.5～9mm。花期6～8月，果期8～9月。

生于林下或阴湿处。分布于贵州、湖南、湖北、云南、四川、重庆等地。

2. 普通鹿蹄草 *Pyrola decorota* H.Andr.

与鹿蹄草的区别在于：叶长圆形或倒卵状长圆形，长5～7cm，上面深绿色，沿脉淡绿白色；总状花序短，长2.5～4cm，有4～10花，花淡绿、黄绿或近白色，萼片卵状长圆形。花期6～7月，果期7～8月。

生于海拔600～3 000m的灌丛中或阔叶林下。分布于西南和中南等地区。

[化学成分] 含N-苯基-2-萘胺，伞形梅笠草素(Chimaphilin)，高熊果酚苷(Homoarbutin)、没食子酸(Gallic acid)，原儿茶酸(Protocatechuic acid)，鹿蹄草素(甲基氢醌)等。

[药理] 具有抗炎作用，抗菌作用，免疫促进作用及抑瘤作用。

[药性] 味甜、苦，性热。入冷经、慢经、半边经。

[功能与主治] 补肾强骨，祛风除湿，止咳，止血。主治肾虚腰痛，风湿痹痛，筋骨痿软，新久咳嗽，吐血，衄血，崩漏，外伤出血等。

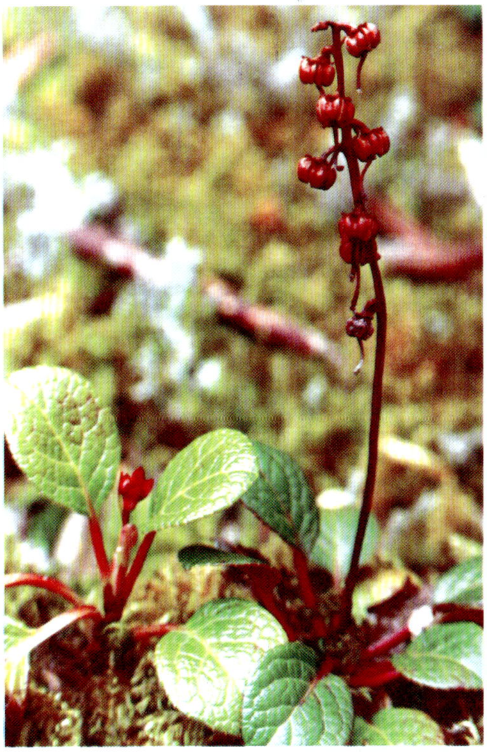

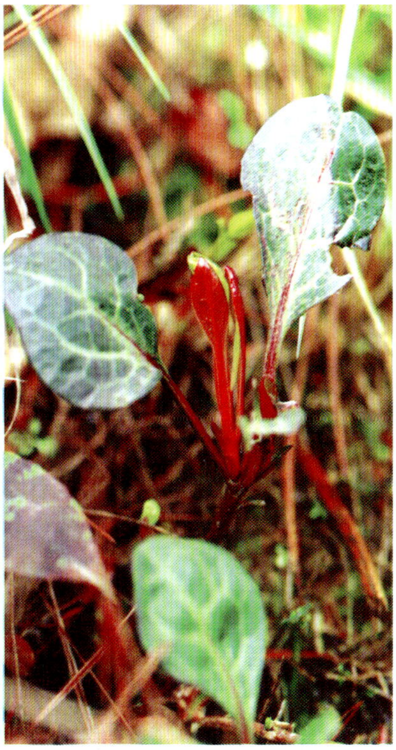

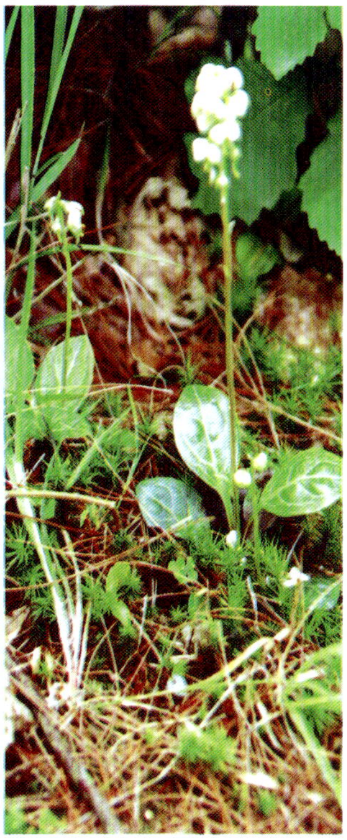

338. 麻布袋　麻布袋（贵州黔东南）

Mabudai　maf bud daid

[来源] 为毛茛科植物高乌头的根。

[原植物] 高乌头 *Aconitum sinomontanum* Nakai

多年生草本植物。高60～150cm。根圆柱形，长可达20cm，直径可达2cm。茎直立，上部近花序处被反曲的短柔毛。叶互生，基生叶1，茎生叶4～6；茎下部叶及基生叶有长柄，叶柄长30～50cm，几无毛；叶片肾形或圆肾形，长12～14.5cm，宽20～28cm，基部宽心形，3深裂，中央深裂片较小，楔状狭菱形，3裂，边缘有不整齐三角形锐齿，侧深裂片斜扇形，不等3裂，稍过中部，两面被短柔毛或无毛。总状花序有密集的花；花序轴和花梗稍被短柔毛；苞片比花梗长，下部苞片叶状，上部苞片线形；小苞片通常生花梗中部，狭线形；花两性，两侧对称；萼片5，花瓣状，蓝紫色，外面密被短曲柔毛，上萼片圆筒形，高1.6～3cm，外缘在中部之下稍缢缩，下缘长1.1～1.5cm；花瓣2，无毛，长可达2cm，舌形，长约3.5mm，距长约6.5mm，向后拳蜷；雄蕊多数，无毛，花丝具1～2小齿；心皮3，无毛。果长1.1～1.7cm。种子多数，倒卵形，长约3mm，具3棱，密生横狭翅。花期6～9月，果期7～10月。

生于海拔1 000～3 700m的山坡草地或林中。分布于湖北西部、贵州北部及湖南、四川、重庆等地。

[化学成分] 根含牛扁酸单甲酯（lycaconitic acid monomethyl ester），刺乌头碱（lappaconitine），毛茛叶乌头碱（ranaconitine）。

[药理] 具有抗炎作用，镇痛作用，解热作用和局麻作用。

[药性] 味苦，性热，有毒。入冷经。

[功能与主治] 祛风除湿，理气止痛，活血消肿。主治风湿痹痛，关节肿痛，跌打损伤，胃痛，胸腹胀满，瘰疬，疮疖等。

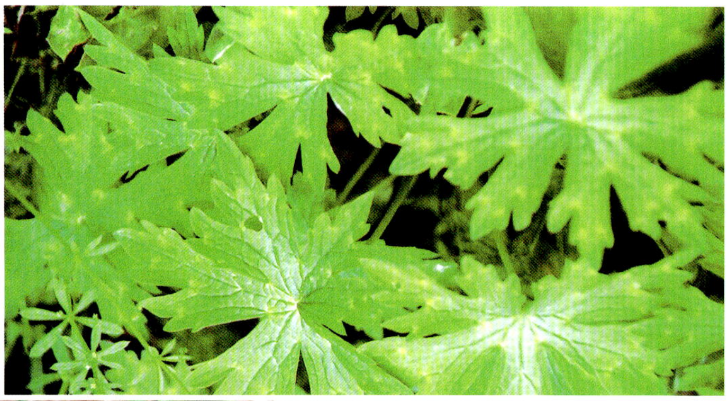

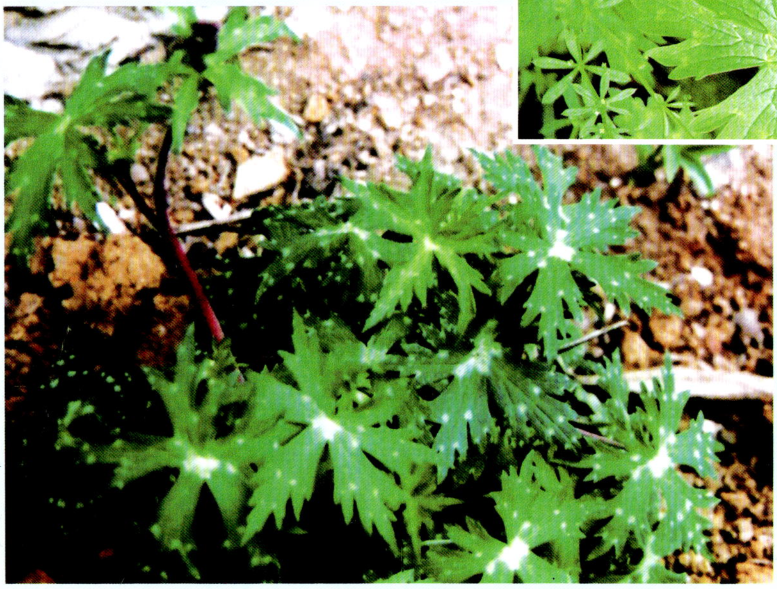

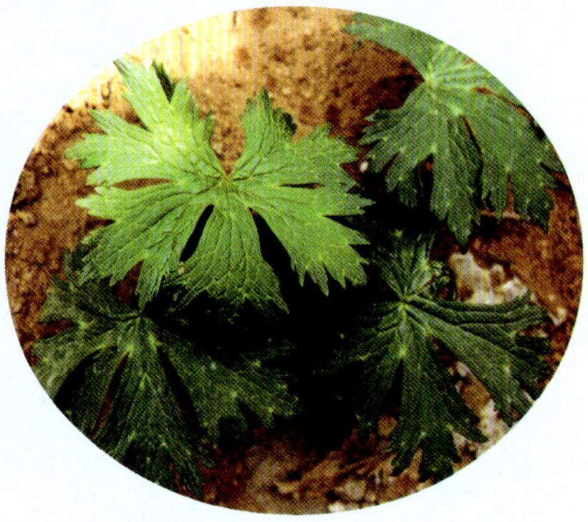

339. 密蒙花　豆嘎仰(贵州黔东南)

Mimenghua　det ghat niangx

[来源] 为醉鱼草科植物密蒙花的花蕾及花序。

[原植物] 密蒙花 *Buddleja officinalis* Maxim.

灌木，高可达 3m。小枝略呈四棱形，密被灰白色绒毛。单叶对生，矩圆披针形，长 5～15cm，宽 3cm，先端渐尖，基部楔形，全缘，上面被星状毛，下面白灰色或黄色星状绒毛。聚伞圆锥花序顶生，密被灰白色柔毛；花芳香，萼片 4 裂，外面被毛；花冠淡紫色，筒状，口部桔黄色，疏生绒毛；雄蕊 4，着生于花冠中部；子房顶端被绒毛。蒴果卵形，2 瓣裂。种子具翅。花期 2～3 月，果期 5～8 月。

生于海拔 200～2 800m 的山坡、丘陵、河边、村边的灌丛中。分布于贵州、湖北、四川、重庆、陕西、云南、湖南等地。

[化学成分] 花含多种苷：醉鱼草苷(buddleo- glucosede)，密蒙萜苷(mimengoside)A和B，桃叶珊瑚苷(aucubin)，梓醇（catalpol），梓果苷 catalposi de）等 C4 所致肝细胞损伤无保护作用，水提物可致血清谷丙转氨酶升高。

[药理] 对 CCl_4 所致肝细胞损伤无保护作用，水提物可致血清谷丙转氨酶升高。

[药性] 味甜，性热。入冷经。

[功能与主治] 祛风清热，润肝明目，退翳。主治目赤肿痛，羞明多眵多泪，翳障遮目，眼目昏暗，视物不清，头昏等。

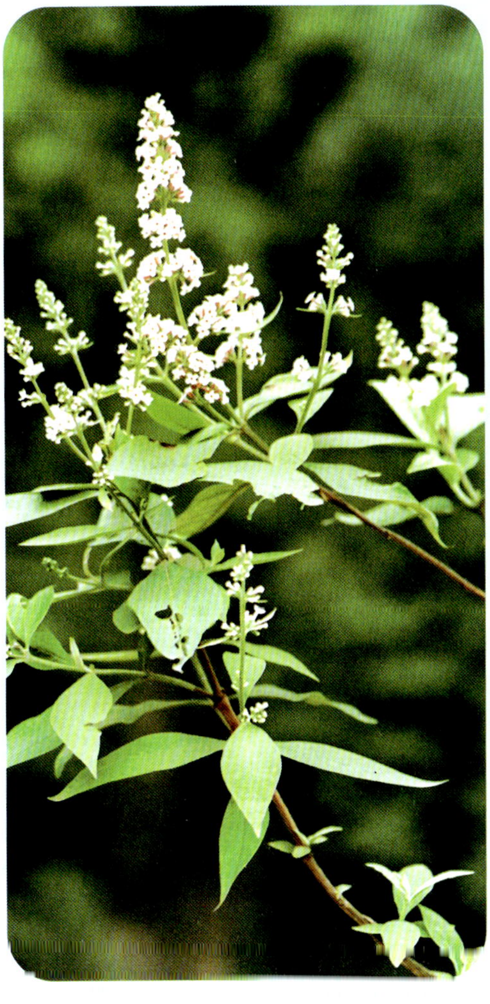

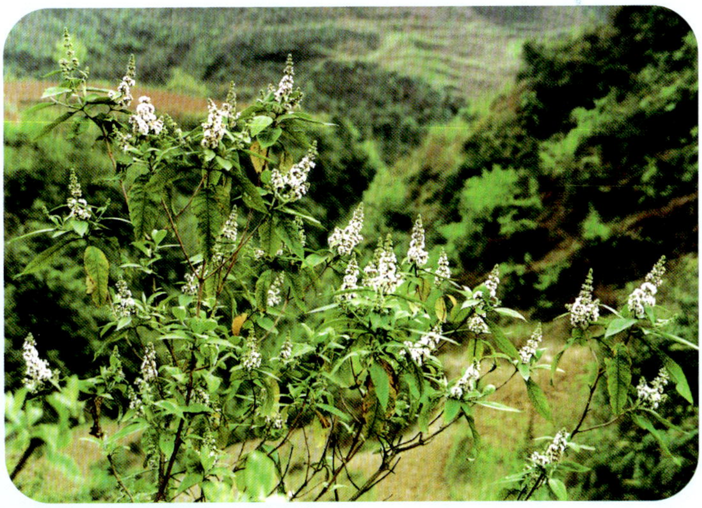

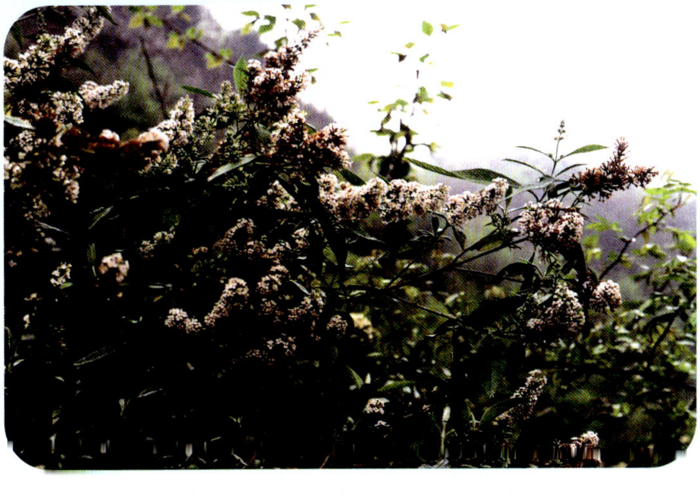

340. 雀翘　窝拉屎比（贵州黔东南）

Queqiao　vob lab six bit

[来源] 为蓼科植物雀翘的全草。

[原植物] 雀翘 *Polygonum siebodii* Meisn.

一年生草本植物。长可达 1m。茎细长，蔓延或半直立，四棱形，无毛，沿棱上具倒生钩刺。叶互生；叶柄长达 2cm，柄上具 3～4 或 1～2 排钩刺；托叶鞘长 5～10mm，膜质，无毛；叶片长卵形披针形，长 5～10cm，宽 1.5～2.5cm，先端锐尖或微钝，基部深凹缺，具卵状三角形的叶耳，无毛，仅沿下面中脉具钩刺，质稍薄。头状花序顶生，通常成对，花密集，但数目不多，花梗平滑无毛；苞片长卵形，锐尖；花被 5 裂，白色或粉白色；雄蕊 8；花柱 3，分裂。瘦果卵形，长约 3mm，黑色。花期 5～6 月，果期 6～9 月。

生于山脚、路旁水边。东北、华北、西南、华东地区及湖北、湖南、广西等地有分布。

[药性] 味酸，性冷。入热经。

[功能与主治] 祛风除湿，清热解毒。主治风湿性关节疼痛，疮痈疖肿，泄泻，痢疾，毒蛇咬伤等。

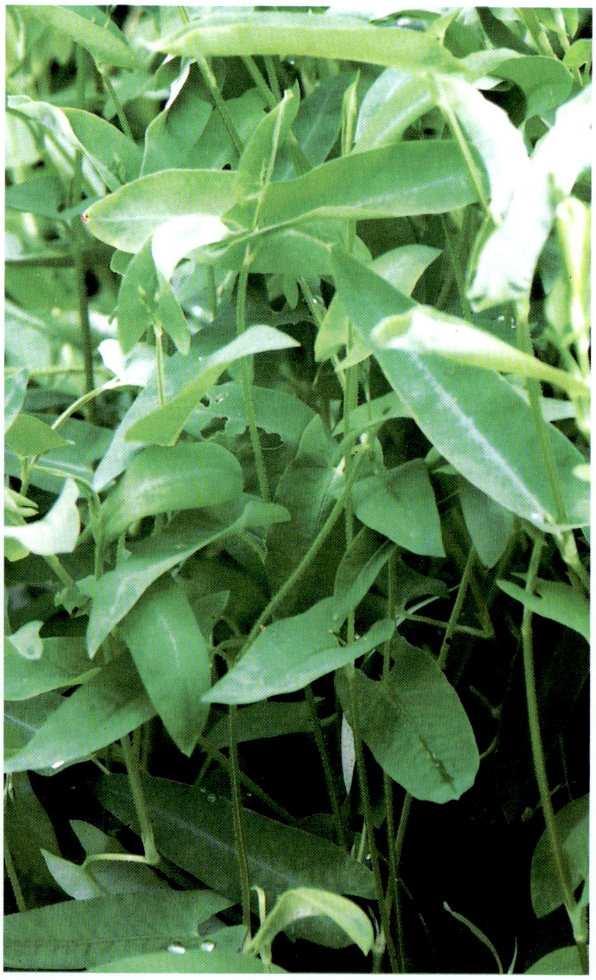

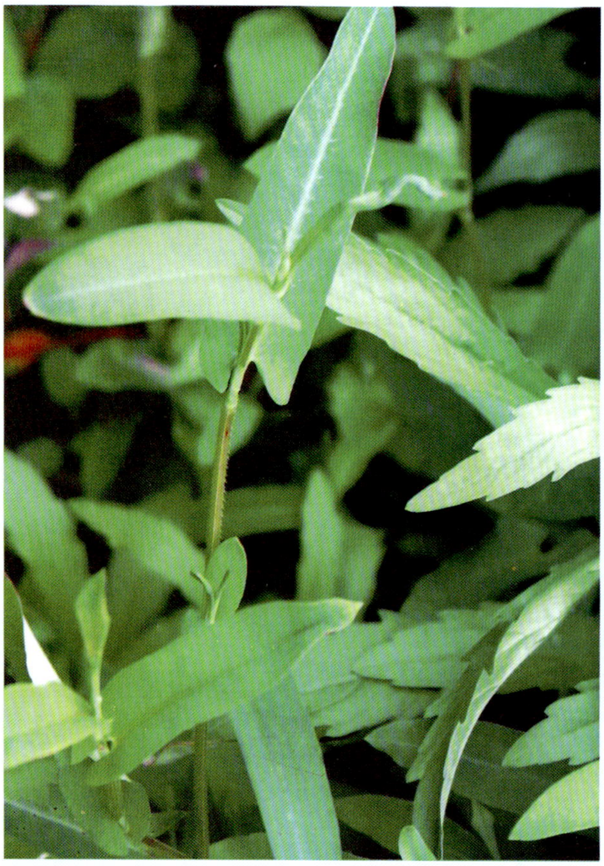

341. 葛麻菌　购俗（贵州松桃）

Gemajun　ngoub xud

[来源] 蛇菰科植物蛇菰的全草。

[原植物] 蛇菰 *Balanophora harlandii* Hook.f. et Mak.

寄生肉质草本植物。高10～15cm。根茎红褐色带紫色，单个呈球状，常多个聚成一团，表面干后皱褶，密被颗粒状小疣突和星状皮孔，顶端鞘口浅裂。花茎粗状直立，红色或红黄色，高8～12cm，径1～1.5cm。叶螺旋互生，着生于花茎上，退化，呈鳞片状，卵形或狭卵状长圆形，橙黄色。雌雄异株，为顶生内穗状花序；花小，多数，深红色，密集于序轴表面；雄花的花被3瓣，宽三角形，雄蕊有花药3枚；雌花无花被，雌蕊1，子房1室。坚果。花期5～11月。

常寄生于木本植物根上或野葛茎上。中南、西南地区产有。

[化学成分] 含蒲公英甾醇（taraxasterol），β－香树酯醇（β-amyrin），蛇菰酯醛素(baban ophonin)，松柏苷coniferin)，阿魏醛β-D-葡萄糖苷(ferulaldehyde β-D-glucoside)，左旋松酯酚β-D-葡萄糖苷(pinoresionol β-D-glucoside)，咖啡酸－β-D-葡萄糖酯(caffeic acid-β-D-glucosylester)等成分。

[药理] 蛇菰所含的（－）松脂酚－β-D-葡萄糖苷及咖啡酸－β-D-葡萄糖酯能抑制刀豆球蛋白A(Con A)诱导的大鼠肥大细胞释放组胺，从而可减轻炎症反应。

[药性] 味苦、涩，性冷。入热经。

[功能与主治] 凉血止血，清热解毒。主治咳嗽咯血，血崩，肠风下血，痔疮肿痛，梅毒，疔疮，小儿阴茎肿，风热斑疹等。

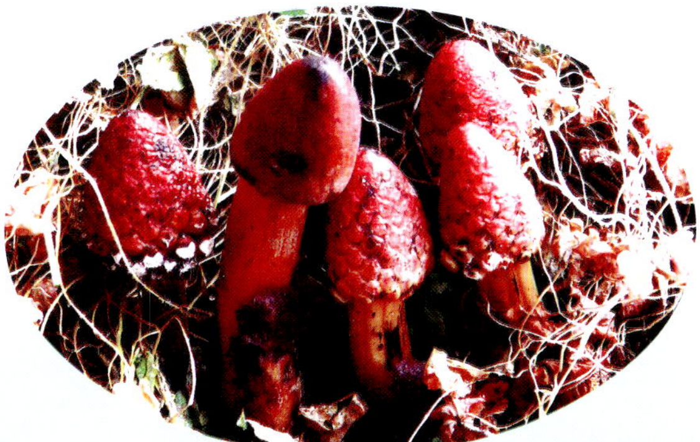

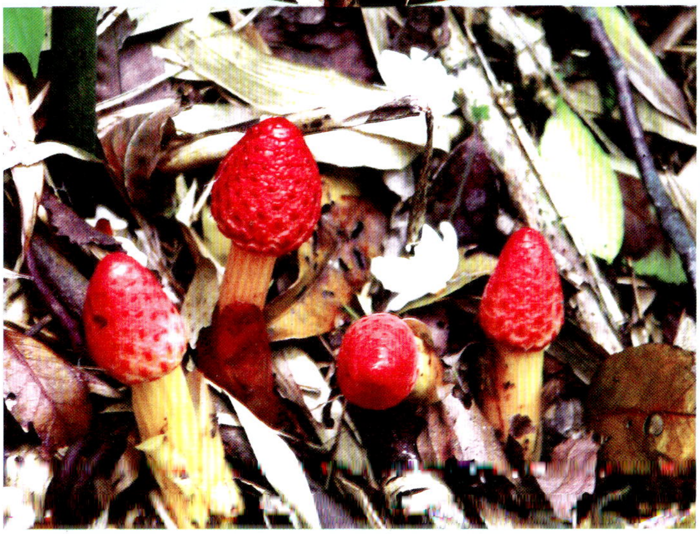

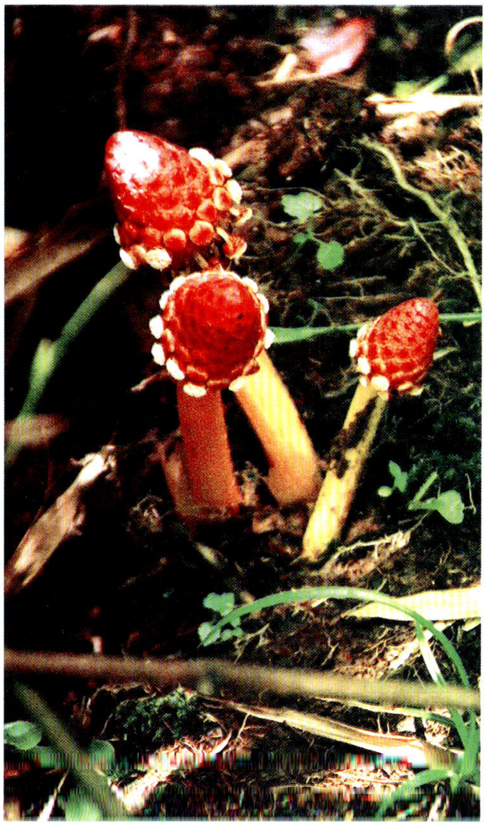

342. 落地梅　锐卡瓦（贵州松桃）

Luodimei　reib kal was

[来源] 为报春花科植物落地梅的全草。

[原植物] 落地梅 *Lysimachia paridiformis* Franch.

多年生草本植物。根状茎粗短或成块状；根簇生，纤维状，直径约1mm，密被黄褐色绒毛。茎通常2至数条簇生，直立，高10～45cm，不分支，节部稍膨大。叶4～6片在茎端轮生，极少出现第2轮叶，下部叶退化呈鳞片状；无柄或近于无柄；叶片倒卵形以至椭圆形，长5～17cm，宽3～10cm，先端短渐尖，基部楔形，全缘，稍呈皱波状，上面光绿色，下面淡绿色，无毛，两面散生黑色腺条，有时腺条颜色不显现，侧脉4～5对。花集生于茎端成伞形花序，有时亦有少数花生于近茎端的1对鳞片状叶腋；花梗长5～15mm；花萼长8～12mm，5深裂近达基部，裂片披针形或自卵形的基部生长，渐尖，无毛或具稀疏缘毛，有时具稀疏黑腺条；花冠黄色，长12～14mm，基部合生部分长约3mm，5裂片狭长圆形，先端钝或圆形；雄蕊1，子房上位，无毛，1室，花柱长约8.5mm。蒴果球形，直径3.5～4mm，淡黄褐色。花期5～6月，果期7～9月。

生于山林下湿润处。分布于湖北、湖南、贵州、四川等地。

[化学成分] 含有重楼排草苷（paridifornoside），苷元为仙客来苷元（cyclamiretin）D。

[药理] 从本品中提取的重楼排草总素（为混合物），对家兔、豚鼠、大鼠、小鼠的离体子宫及家兔在位子宫均有兴奋作用。

[药性] 味辛、苦，性温。入冷经。

[功能与主治] 祛风除湿，活血止痛，止咳，解毒。主治风湿疼痛，脘腹疼痛，咳嗽，跌打损伤，疖肿疔疮，毒蛇咬伤等。

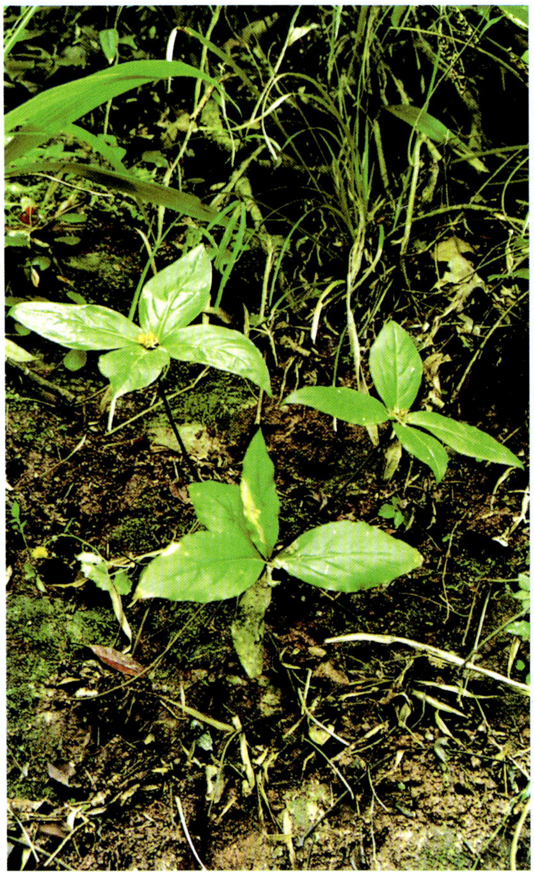

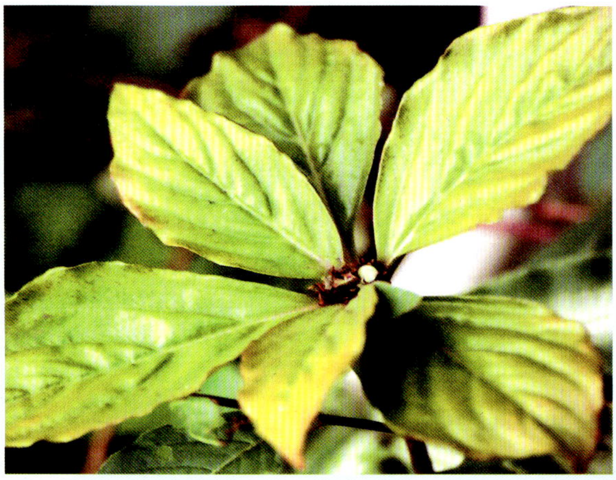

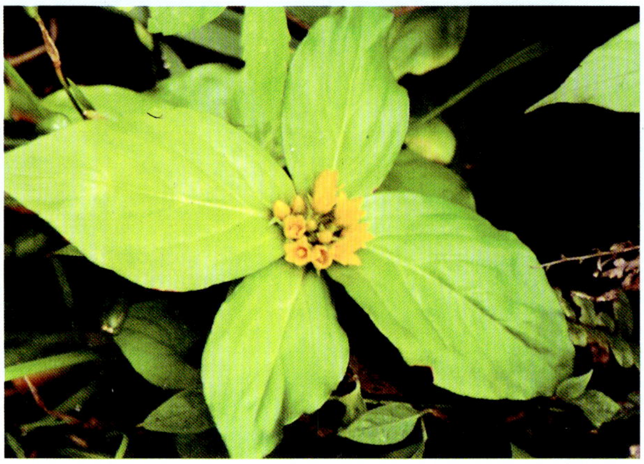

343. 落新妇　锐沙老(贵州松桃)

Luoxinfu　　reib sead hlot

[来源]　为虎耳草科植物落新妇的全草。

[原植物]　落新妇 *Astilbe chinensis* (Maxim.) Franch.et Sav.

多年生草本植物。高40～70cm。茎直立，基生叶2～3回三出复叶或羽状复叶，有长柄，柄上有长柔毛，小叶卵形或卵状菱形，长2～10cm，宽1～4cm，先端渐尖，基部阔楔形，边缘有重锯齿，两面叶脉上疏生硬毛；茎生叶较小，2～3片。圆锥花序，密生棕色长柔毛或间有腺毛，花密集；花萼筒状，5裂；花瓣5，狭条形，紫红色；雄蕊10，花药青色。蒴果长3～4mm。种子多数，纺锤形，长约2mm。花期6～7月，果期8～9月。

生于海拔1 700m以下的山坡、路边草丛中或灌木林下阴湿地。东北、华北地区及贵州等地有分布。

[化学成分]　叶含水杨酸（salicylic acid），2，3-二羟基苯甲酸（2，3-dihydroxybenzoic acid）。根茎含岩白菜素（bergenin）。

[药性]　味苦、涩，性冷。入热经。

[功能与主治]　清热止咳，祛风止痛，活血散瘀。主治风热感冒，跌打损伤，风湿关节痛，头身疼痛，发热咳嗽，肺痨咳血，盗汗，吐血等。

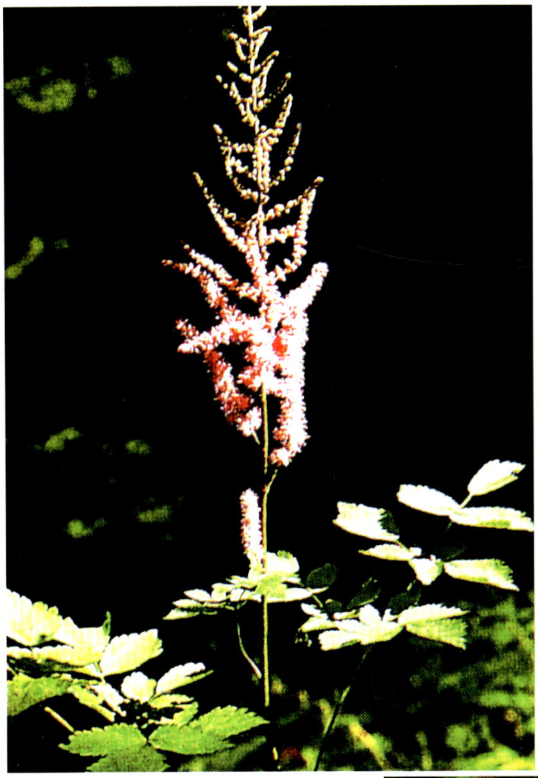

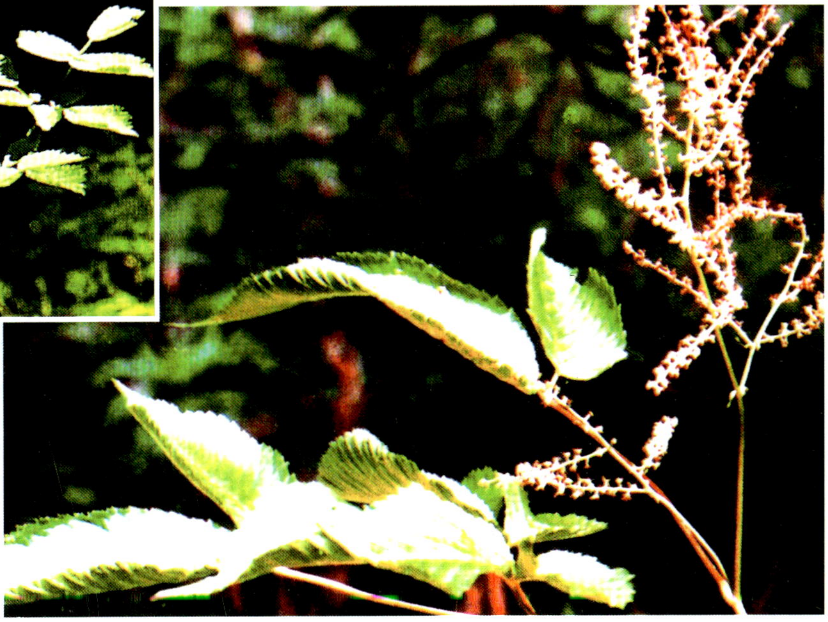

344. 萹蓄　窝加嘎强（贵州黔东南）

Bianxu　vob jab ghab qangf

[来源] 为蓼科植物萹蓄的全草。

[原植物] 萹蓄 *Polygonum aviculare* L.

一年生或多年生草本植物。高10～40cm。茎平卧或上升，自基部分支。叶有极短柄或近无柄；叶片狭椭圆形或披针形，长1.5～3cm，宽5～10mm，顶端钝或急尖，基部楔形，全缘；托叶鞘膜质，下部褐色，上部白色透明，有不明显脉纹。花腋生，1～5朵簇生叶腋，遍布于全植株；花梗细而短，顶部有关节；花被5深裂，裂片椭圆形，绿色，边缘白色或淡红色；雄蕊8；花柱3。瘦果卵形，有3棱，黑色或褐色，生不明显小点，无光泽。花期6～8月，果期9～10月。

生于田野、荒地和水边湿地。全国各地均有分布。

[化学成分] 全草含萹蓄苷(avicularin)，萹蓄灵（aviculin），胡桃苷（juglanin），紫云英苷（astragalin），本特米定（betmidin），槲皮素(quercetin)，槲皮苷(quercitrin)，伞形花内酯(umbelliferone)，金丝桃苷(hyperin)等。

[药理] 具有利尿作用，降压作用，利胆作用和抗菌作用。

[药性] 味苦、涩，性冷。入热经、快经。

[功能与主治] 利水通淋，杀虫止痒。主治淋症，小便不利，黄疸，带下，泻痢，蛔虫病及皮肤湿疹，疥癣等。

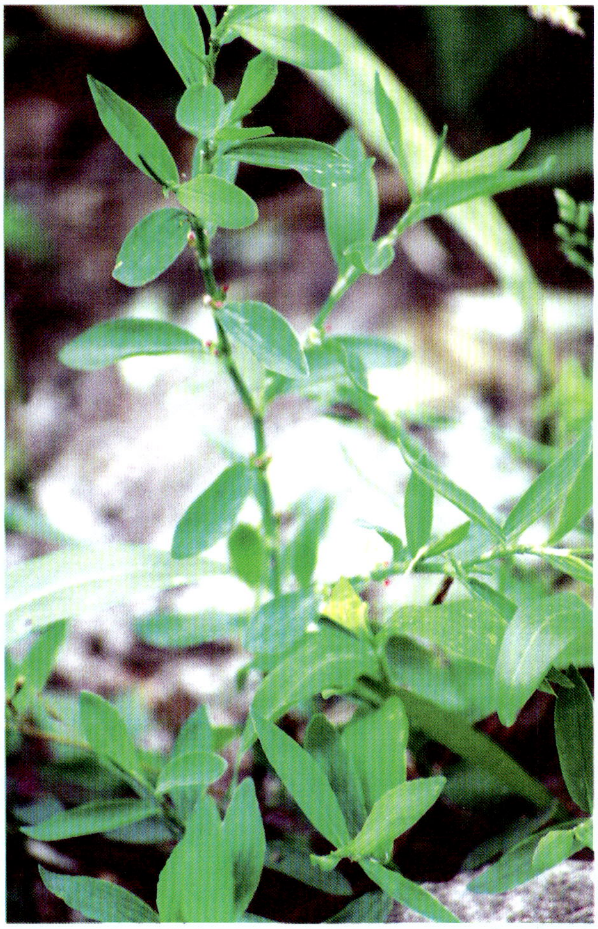

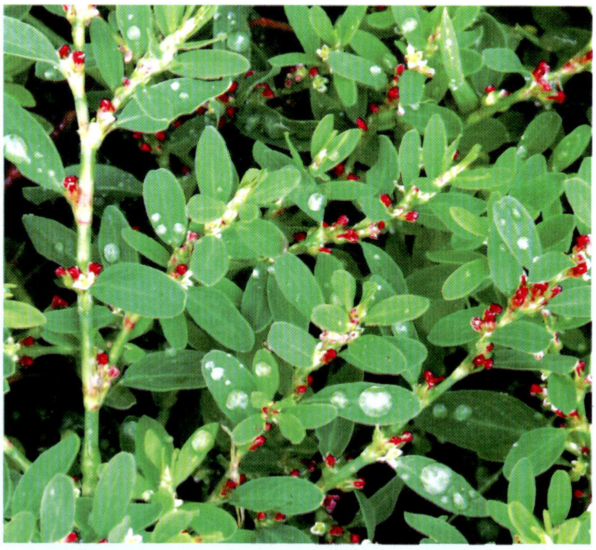

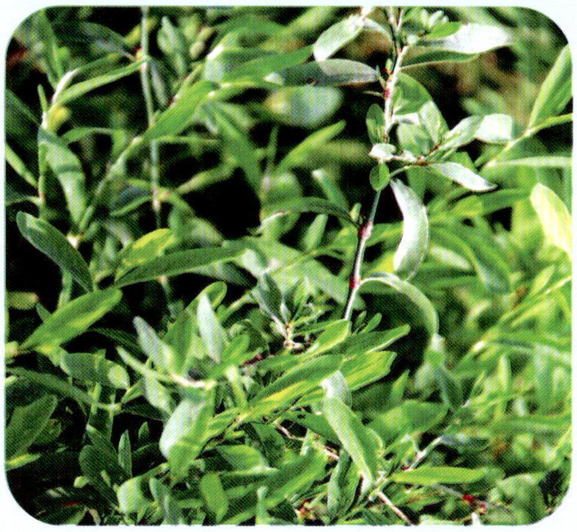

345. 紫苏　嘎欧务（贵州黔东南）

Zisu　　ghab ngid vud

[来源] 为唇形科植物紫苏和回回苏的全草。

[原植物] 1. 紫苏 *Perilla frutescens* (L.)Britt.

一年生草本植物。高 30 ~ 100cm。具特异香气。茎直立，四棱形，绿紫色或绿色，密被长柔毛。叶对生；叶片卵形至宽卵形，长 7 ~ 13cm，宽 2.5 ~ 10cm，先端渐尖或突尖，基部圆形或阔楔形，边缘具粗锯齿，两面紫色或仅下而紫色，上下两面均疏生柔毛，沿叶脉多较密；叶柄长 3 ~ 5cm，密被长柔毛。轮伞花序，组成偏向一侧的顶生和腋生的总状花序，花序密被长柔毛；苞片卵形、卵状三角形或披针形；花萼钟状，下部密被长柔毛和有黄色腺点，基部一边肿胀，上唇宽大，有 3 齿，下唇稍长有 2 齿，花冠紫红色或粉红色至白色，上唇微缺，下唇 3 裂，小坚果近球形，灰棕色或褐色，具网纹。花期 6 ~ 7 月，果期 7 ~ 8 月。

生于山地、路旁，村边或荒地，全国各地均有栽培。

2. 回回苏 *Perilla frutescens* (L.) Britt. var. *crispa* (Thunb.) Hand.-Mazz.

主要特征为：叶皱曲，边缘有狭而深的锯齿呈流苏状，条状深裂呈鸡冠状；果萼较小，长约 4mm；小坚果直径 0.5 ~ 1mm，暗棕色或褐色。

生境同紫苏，全国各地均有栽培。

[化学成分] 1. 紫苏叶含挥发油，还含紫芳醇 - β -D- 吡喃葡萄糖苷(perillyl- β -D-glueopyranoside)，紫苏苷(perilloside) B、C。地上部分含紫苏酮(perillaket-one)，异白苏烯酮(isoegomaketone)，白苏烯酮(egomaketone)，紫苏烯(perillene)等。

2. 回回苏叶含挥发油成分，主要有紫苏醛，紫苏醇，紫苏酮，柠檬烯，香薷酮，肉豆蔻醚，莳萝油脑，柠檬醛(citral)以及迷迭酸，磷糖蛋白(phosphoglycoprotein)。

[药理] 具有镇静作用，止咳祛痰平喘作用，止血作用，抗凝血作用以及抗微生物作用。

[药性] 味辛、辣，性微热。入冷经。

[功能与主治] 解表散寒，理气止痛。主治风寒感冒，咳逆痰喘，胸脘胀满等。

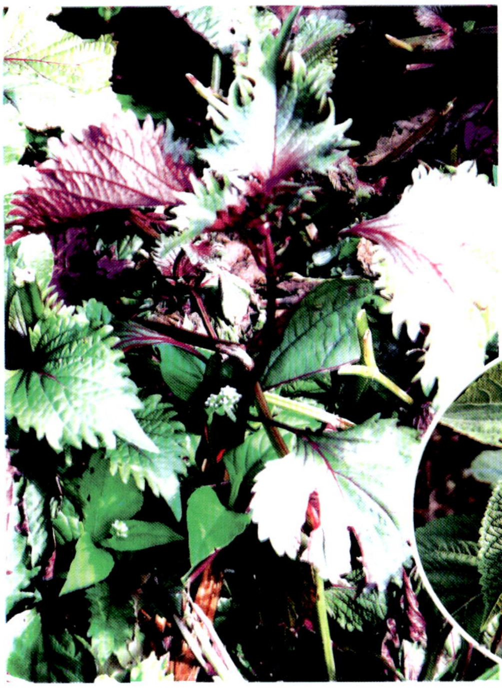

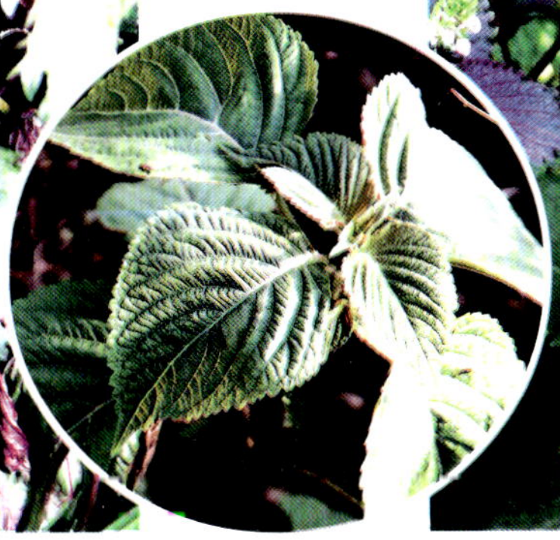

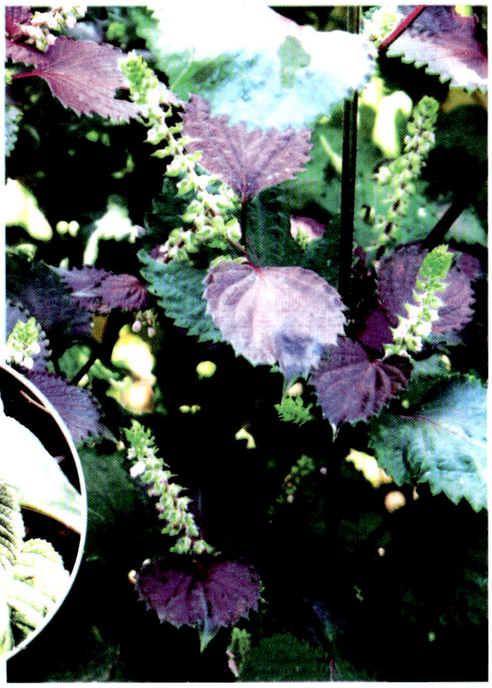

346. 紫花茄　锐本广（贵州松桃）

Zihuaqie　　reib benx ghuangt

[来源] 为茄科植物刺天茄的果、叶。

[原植物] 刺天茄 *Solanum indicum* L.

小灌木，通常高1～1.5m，全株被灰色星状绒毛。小枝褐色，圆柱形，密被星状绒毛及倒钩刺。叶卵形，长5～7.5cm，宽1.5～5.5cm，先端钝，基部心形或截形，边缘5～7深裂或成3～4波状浅圆裂，两面均被星状柔毛，脉上有皮刺；叶柄长2～4cm，密被星状毛；蝎尾状花序腋外生，长3.5～6cm；小花梗长约1.5cm，花萼杯状，5裂，裂片卵形，端尖；花冠辐状，蓝紫色，径约2cm，深5裂，裂片卵形；雄蕊5，着生于花冠喉上，花药黄色，顶孔向上；子房2室，长圆形。浆果球形，光亮，熟时橙黄色，直径约lcm，有光泽，宿存萼反卷。花果期全年。

生于林下、路边、荒地。贵州、四川、重庆、云南等地有分布。

[化学成分] 刺天茄全草及果实均含薯蓣皂苷元(diosgenin)，羊毛甾醇(lanosterot)，澳洲茄碱(solasonine)，澳洲茄边碱(solamargine)，澳洲茄胺(solasodine)。并含β－谷甾醇(β－sitostero1)，β－谷甾醇葡萄糖苷(β－sitosterol glucoside)，薯蓣皂苷(dioscin)等。

[药理] 具有抗肿瘤作用和抗菌作用。

[药性] 味苦，性冷。入热经。

[功能与主治] 清热解毒，祛风止痛。主治头疼，鼻渊，牙痛，咽痛，淋巴结炎，胃痛，风湿关节痛，跌打损伤，痈疮肿毒等。

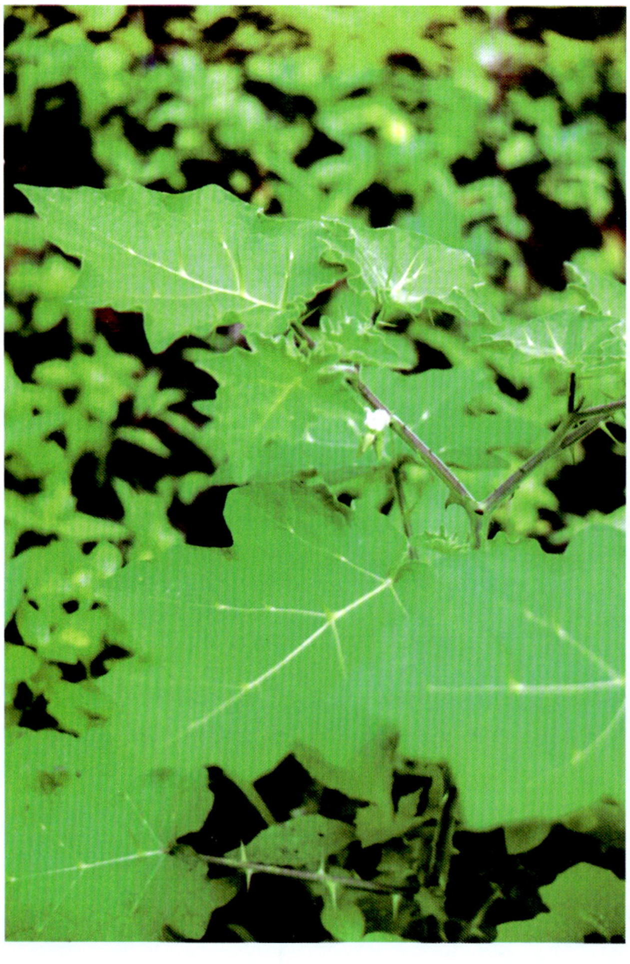

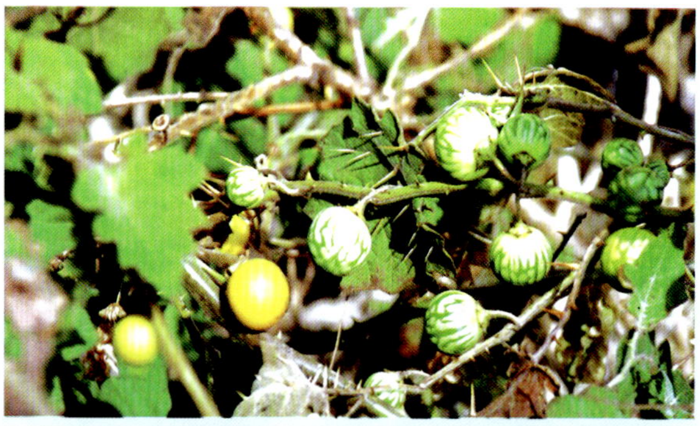

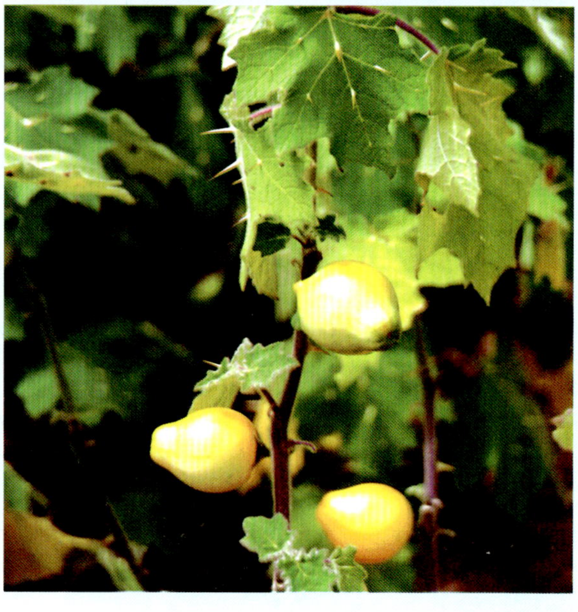

347. 紫萁贯众　窝汉嘎相（贵州黔东南）

Ziqiguanzhong　vob haid ghab dliangb

[来源] 为紫萁科植物紫萁的根茎及叶柄残基。

[原植物] 紫萁 *Osmunda japonica* Thunb.

多年生草本植物。高 30～80cm。根状茎粗壮，横卧或斜升。叶二型，幼时密被绒毛；不育叶片三角状阔卵形，长 30～50cm，宽 25～40cm，顶部以下 2 回羽状，羽片 4～8 对，对生，有柄，小羽片 4～7 对，互生，无柄，矩圆形或矩圆状披针形，长 2.5～5cm，宽 1～2cm，先端钝或短尖，基部圆形或宽楔形，略不对称，边缘有匀密的微钝锯齿。能育叶稍高于不育叶，二回羽状，小羽片条形，长 1.5～2cm，沿主脉两侧密生孢子囊，形成长大深棕色的孢子囊穗，成熟后枯萎。

生于林下、山脚或溪边的酸性土上。分布于西南、华北、华东、中南地区。

[化学成分] 紫萁贯众根茎含东北贯众素(dryocrassin)及多种内酯成分。还含类花楸酸苷(parasorboside)，5-羟基-3-(β-D-吡喃葡萄糖氧基)已酸甲酯[me!hyl (3S，5S)-5-hydroxy-3-(β-D-g) ucopyranosylox]hexa-noate)，蜕皮甾酮(ecdysterone)，蜕皮素(ecdysone)和多糖等成分。

[药理] 具有驱虫作用和抗病毒作用。

[药性] 味苦，性冷。入热经。

[功能与主治] 清热解毒，凉血止血，杀虫。主治流感，头痛，痄腮，各种出血及虫积腹痛等。

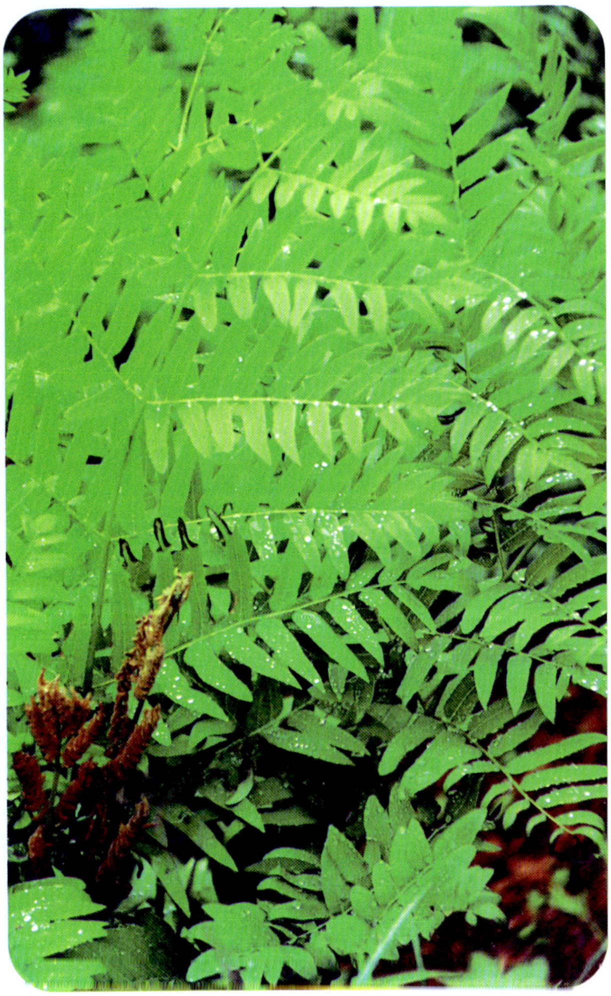

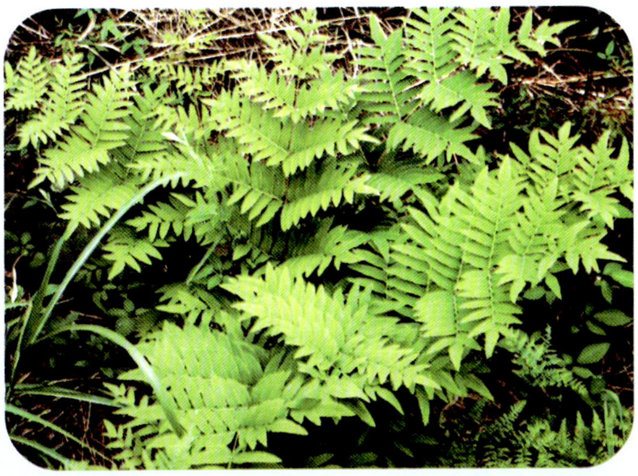

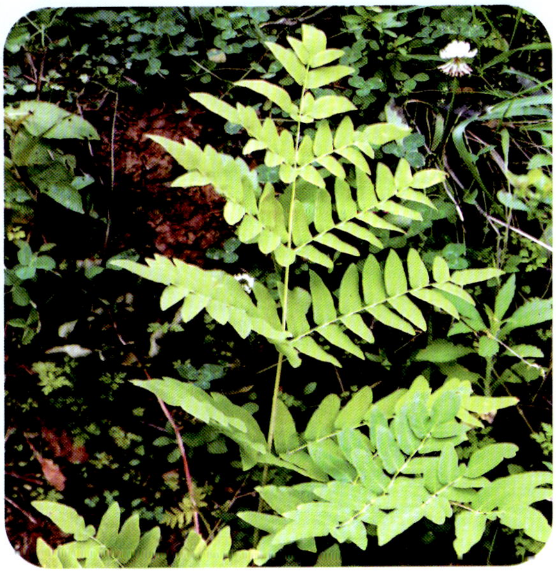

348. 黑骨藤　蛙莽塞（贵州黔南）

Heiguteng　vob monbg dleib

[来源] 为萝藦科植物西南杠柳的根或全株。

[原植物] 西南杠柳 *Periploca forrestii* Schltr.

常绿藤状灌木，长可达10m，全体无毛，具乳液，多分支。叶对生，革质，单叶，有短柄，长1～1.5cm，叶片窄披针形，长2～8cm，宽0.5～1.5cm，顶端渐尖，基部楔形，侧脉甚多，细绒密生，有边脉，两面绿色；花黄绿色，聚伞花序腋生，较叶短，有花1～3朵，花序梗和花梗细；花萼裂片5，近圆形；花冠黄绿色，近辐射状，花冠裂片5，椭圆形，无毛长约2.5cm副花冠丝状，被微柔毛；花粉器匙形，四合，花粉颗粒状，藏于载粉器内；雄蕊5，着生于花冠基部，花药粘生包围柱头；子房离生心皮2，无毛，柱头圆锥形，蓇葖果双生，圆柱形，长约10cm，无毛，具纵条纹。种子扁平，椭圆形，有毛。花期4～5月，果期7～8月。

生于海拔2 000m以下的山地向阳处或阴湿的杂木林下或灌木丛中。分布于西南地区及湖南、广西等地。

[化学成分] 根茎含强心苷衍生物：杠柳毒苷（periplocin），蔓靡苷元（periplogenin），8-羟基蔓靡苷元（8-hydroxyperiplogenin）和滇杠柳苷（periforoside）。还含熊果酸（ursolicacid），胡萝卜苷（daucosterol），北五加皮苷（periplocoside）E等多种成分。

[药理] 鲜茎皮中提得的总苷有强心作用。

[药性] 味辛、苦，性热；小毒。入冷经。

[功能与主治] 舒筋活血，祛风除湿。主治风湿痹痛，闭经，乳痈，跌打损伤，骨折，口腔炎，胃痛，消化不良，疟疾等。

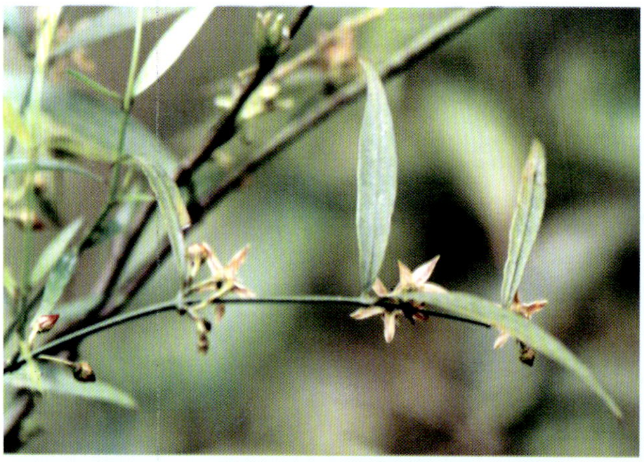

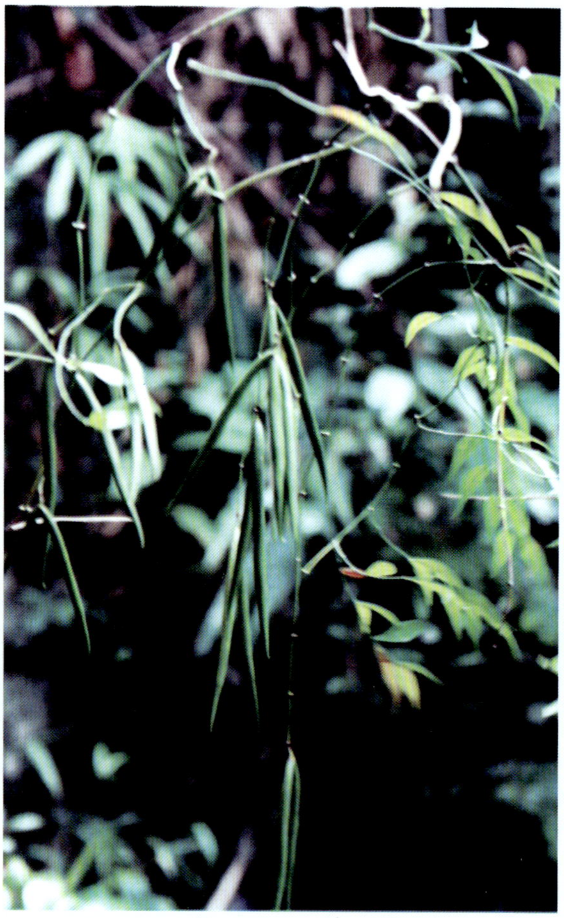

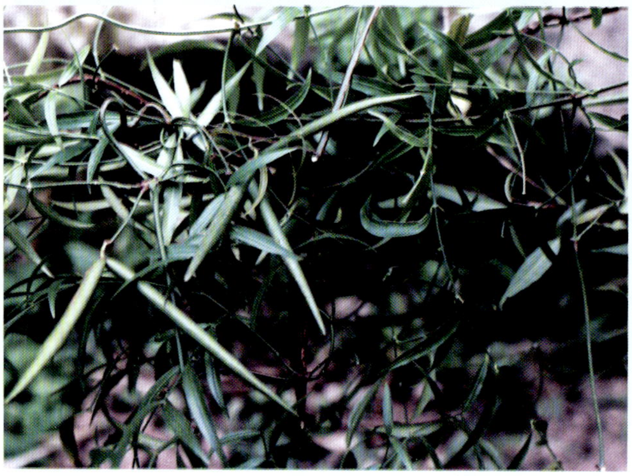

349. 隔山消　窝簸偷（贵州黔东南）

Geshanxiao　vob bex teb

[来源] 为萝藦科植物牛皮消的块根。

[原植物] 牛皮消 *Cynanchum auriculatum* Royle ex Wight

蔓性半灌木，有肥厚块状根；茎圆柱形，被微柔毛。叶对生，有长柄，长5～10cm；叶片广卵形，长4～13cm，宽5～8cm，先端尖，全缘，基部深心形，两侧呈圆耳状。聚伞状花序腋生，花黄白色，萼与花冠各5深裂，裂片向下反卷，副冠5，钻状披针形，高出柱头，雄蕊5，着生于花冠基部，花丝连成筒状，药附着于柱头周围；雌蕊由2心皮组成。蓇葖果成熟时沿一侧开裂。种子卵而扁，褐色，先端有一束白亮的长绒毛。花期8～10月，果熟期11月。

生于山坡树林下或路旁。分布于长江流域各地。

[化学成分] 含白首乌苷A（Cynauricuoside A）、白首乌苷B（Cynauricuoside B）、白首乌苷C（Cynauricuoside C）和淀粉等。

[药性] 味甜、麻，性热。入冷经。

[功能与主治] 消食化积，养阴补虚，解毒消肿。主治胃痛，疳疾，少乳，虚劳性损伤，痢疾，白带，疮癣等。

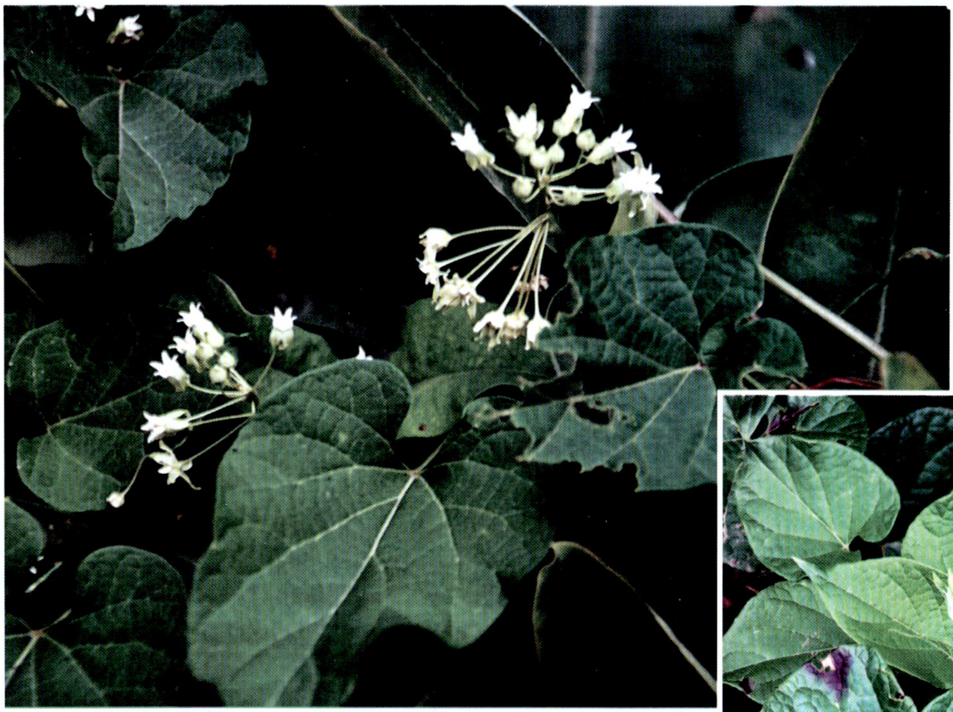

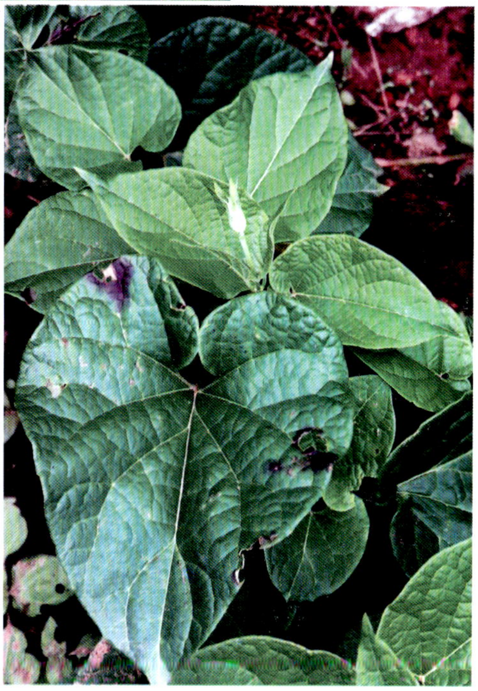

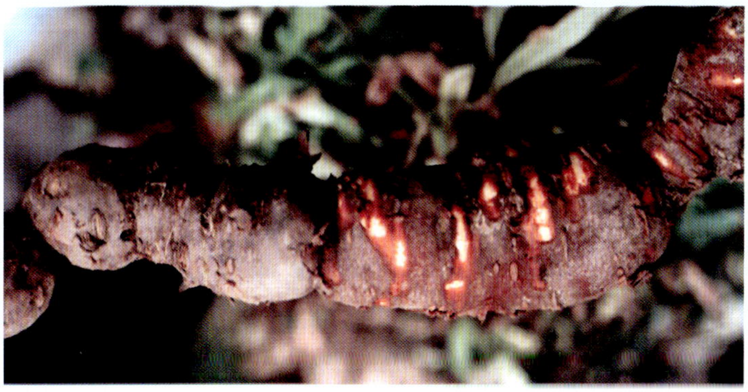

350. 骚羊古　锐巴容所（贵州铜仁）

Saoyanggu　reib bad yongx sod

[来源] 为伞形科植物杏叶防风的全草。

[原植物] 杏叶防风 *Pimpinella candolleana* Wight et Arn.

多年生草本植物。高30～50cm。根细锥形，有臭气。茎直立，具多数细直棱槽。基生叶为单叶，心形或卵状心形，长2.5～4cm，宽2～3.5cm，边缘有圆齿，两面有疏短毛；叶柄长3～7cm，茎生叶为三出复叶，中间小叶卵形，侧生小叶偏斜，具长柄，柄基部鞘状，最上部者只有叶鞘。复伞形花序数个，顶生或侧生，有柔毛，无总苞或有1～2片；伞辐10多个；小总苞片2～3，条形；花梗10～16个。花白色，双悬果扁圆锥形，长约1.5mm，密生瘤状突起。花期6～11月。

生于路旁、田梗、沟边。分布于贵州、四川、重庆、云南、广西等省区。

[药性] 味麻、辣，性热。入冷经。

[功能与主治] 温中散寒，行气止痛，祛风活血，解毒消肿。主治脘腹寒痛，消化不良，痢疾，感冒，咳嗽，惊风，白带，疝气，睾丸偏坠，瘰疬，跌打肿痛，痈肿疮毒，毒蛇咬伤等。

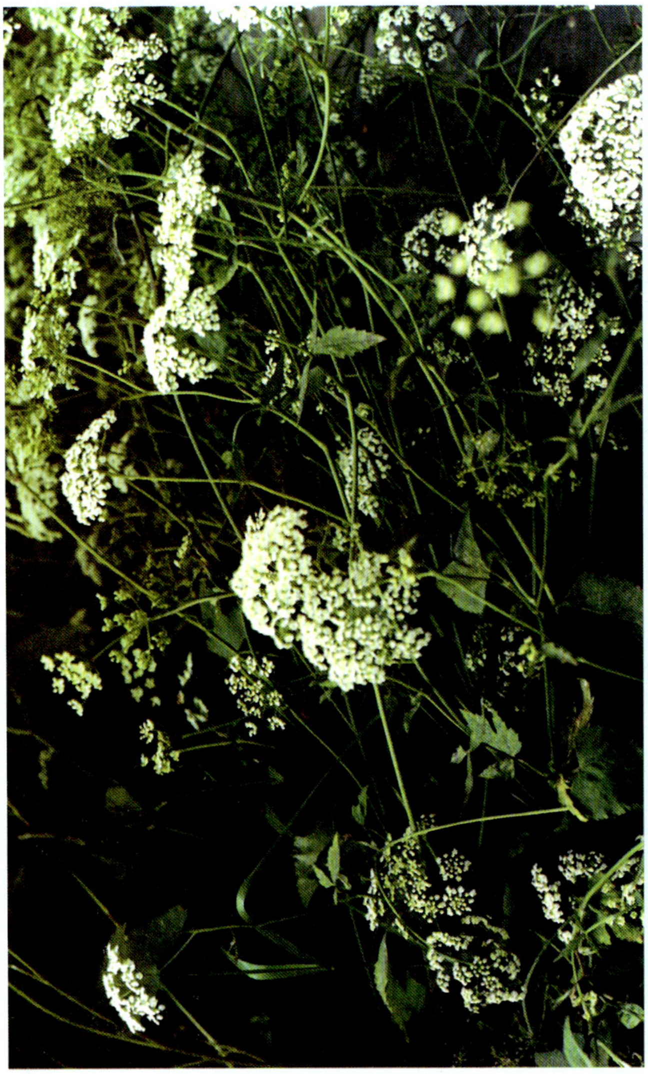

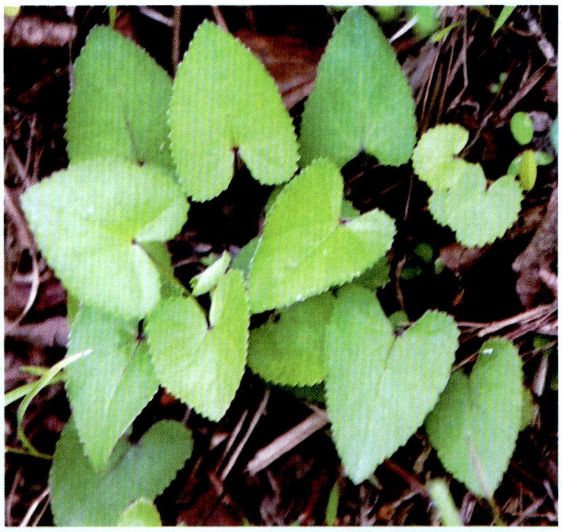

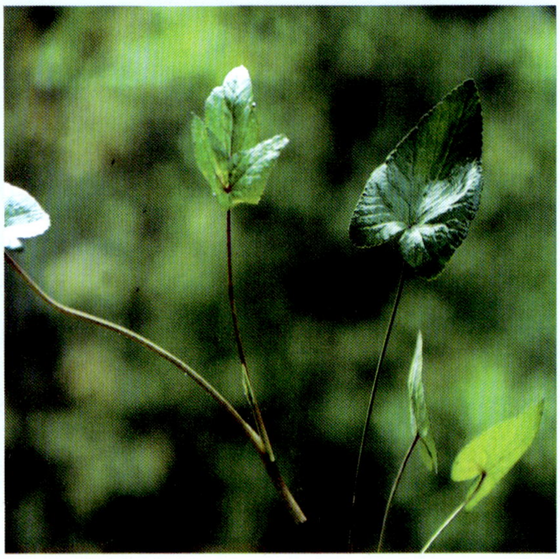

351. 蓝布正　加灰柯（贵州黔东南）

Lanbuzheng　　jab heib khob

[来源] 为蔷薇科植物柔毛蓝布正的干燥全草。

[原植物] 柔毛蓝布正 *Geum Japonicum* Thunb. var. *chinense* F. Bolle

多年生草本植物。全株密披白色柔毛；茎直立，高达 40～80cm。基生叶具长柄，为大头羽状复叶，羽片大小不一，顶裂片最大，菱状卵形或宽卵形，长 5～10cm，宽 3～10cm，3 裂或具缺刻，先端钝，基部心形，边缘有圆锯齿，上面绿色，两面有柔毛；侧生裂片小；茎生叶卵形，无柄，3 浅裂或 3 深裂；托叶叶状。花 1 至数朵生枝端；萼片 5，与副萼片间生，三角卵形，副萼片狭小，花瓣 5，近圆形，黄色；雄蕊及心皮多数。聚合瘦果近球形，有刚毛，先端弯曲有钩。

生于海拔 200～2 300m 的山坡草地、田边、河边、灌丛及疏林下。分布于华东、中南、西南等地区。

[化学成分] 全草含鞣质及黄酮类化合物。鲜根含水杨梅苷，酚性葡萄糖苷及糖类。

[药性] 味辣，气香，性热。入冷经、快经、半边经。

[功能与主治] 益气补血，养阴，祛风解表，活血解毒。主治虚损劳伤，虚弱咳嗽，月经不调，感冒，头晕，疔疮，肠炎等。

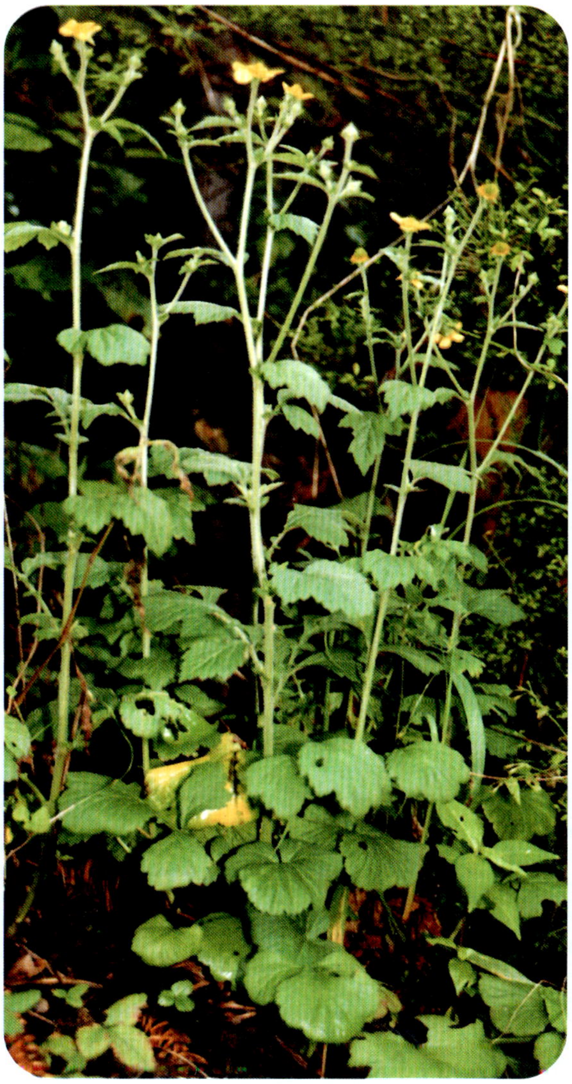

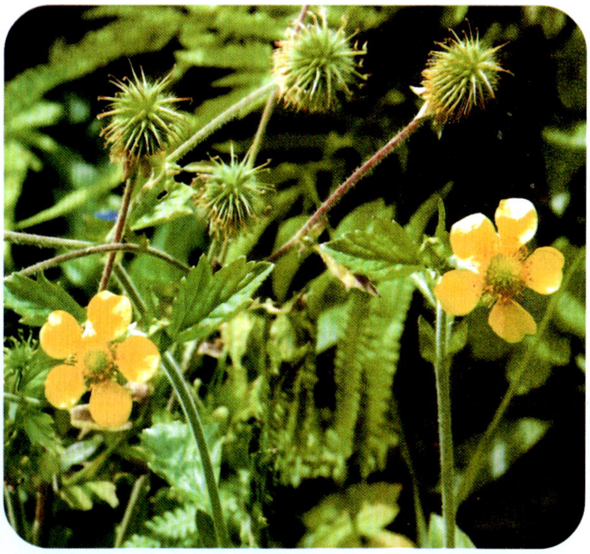

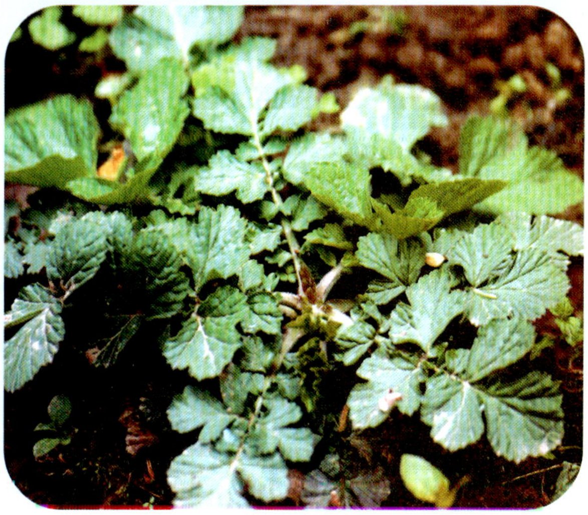

352. 蒲黄　仰蜡烛（贵州黔东南）

Puhuang　nangx laf zuf

[来源] 为香蒲科植物水烛或东方香蒲的花粉、根。

[原植物] 1. 水烛 *Typha angustifolia* L.

多年生沼泽生草本植物，高1.5～3m。地下茎匍匐，有多数须状根。叶狭条形，宽4～10mm，下部鞘状。穗状花序圆柱形，长30～60mm，雌雄花序离生；雄花序在上，长20～30cm，雄蕊2～3，雄花有早落的佛焰状苞片，基生毛较花药长，花粉粒单生；雌花序在下，长10～30cm，雌花小苞片近等长或比柱头短，茸毛早落，约与小苞片等长，柱头线状长圆形。果穗直径10～15mm，坚果细小，无槽，不开裂，外果皮不分离。花期7～8月，果期9月。

生水边及池沼中。分布于贵州、湖南、湖北、云南、广西等地。

2. 东方香蒲 *Typha orientalis* Presl.

多年生沼泽生草本植物，直立，高1～2m。地下根茎粗壮，有节。叶条形，宽5～10mm，基部鞘状抱茎。穗状花序圆柱状，雄花序与雌花序相连接；雄花序在上，长3～5cm；雄花有雄蕊2～4枚，雌花序在下，长6～15cm；雌花无小苞片，有多数基生的白色长毛，毛与柱头近等长；柱头匙形，不育雌蕊棍棒状。小坚果有1纵沟。生水旁或沼泽中。分布于贵州、湖南、云南、广西等地。

[化学成分] 水烛香蒲花粉主含黄酮类成分：香蒲新苷(typhaneoside)、山柰酚-3-O-鼠李糖基芸香糖苷[kaempferol3-O(2-α-L-rhamnosyl) rutinoside]、异鼠李素-3-O-新橙皮糖苷(iaorhamnetin-3-O-neohesperidoside)等。槲皮素（quercetin），山奈酚（kaempferol）等。

[药理] 具有降血脂及抗动脉粥样硬化作用，抗炎作用和镇痛作用。

[药性] 味甜，性热。入冷经。

[功能与主治] 止血，祛瘀，利尿。主治各种出血，瘀血疼痛，瘀滞腹痛，痛经，跌扑肿痛等；外用有利湿，消肿之功。

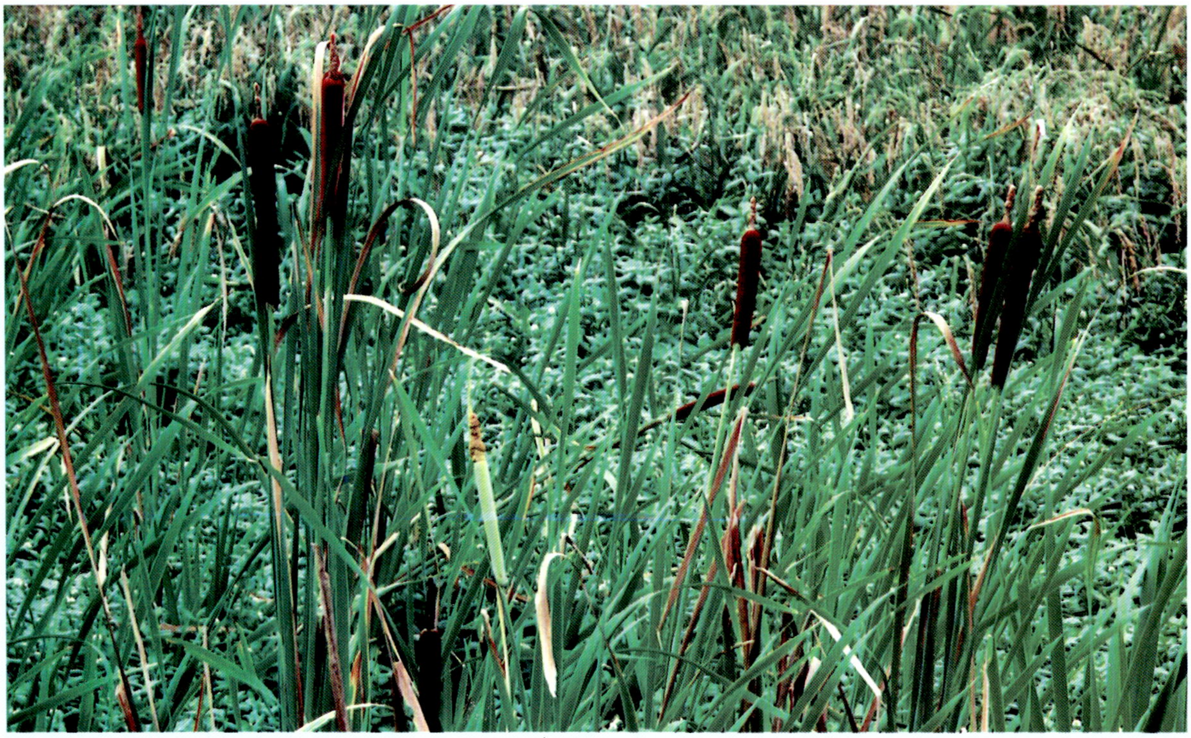

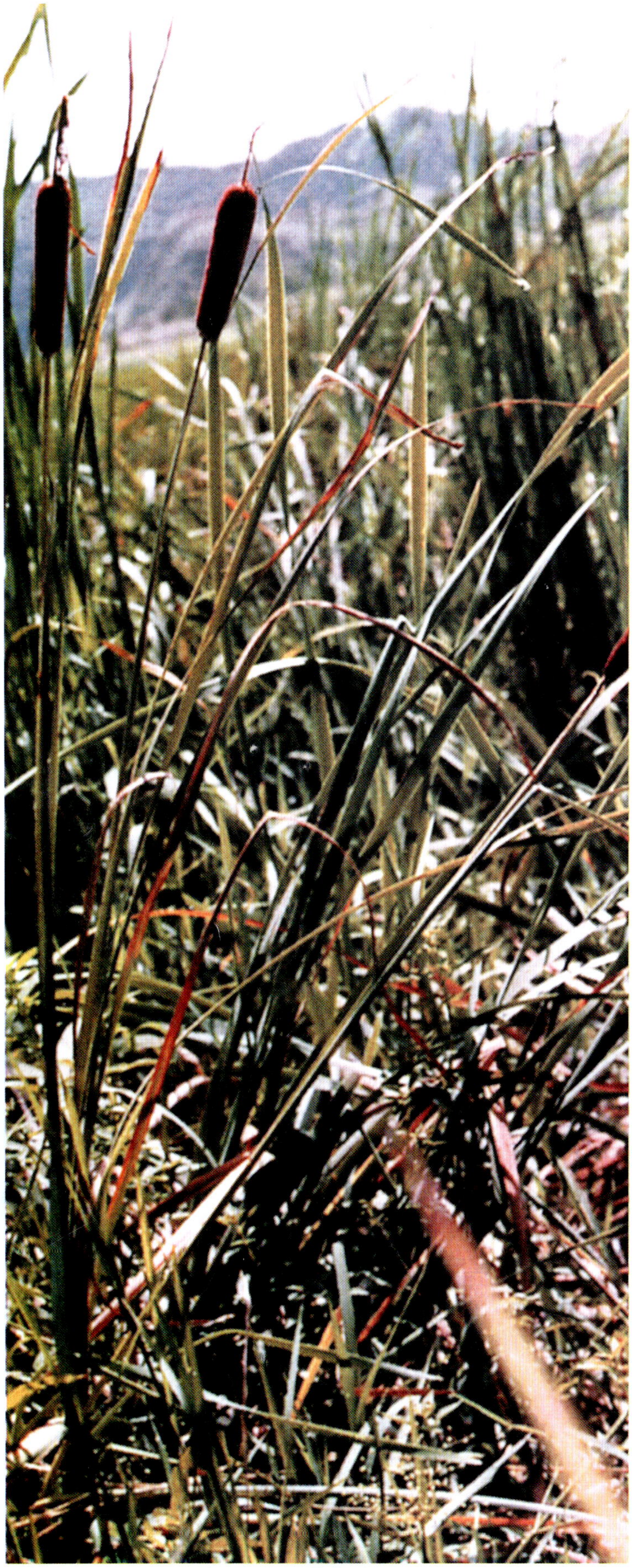

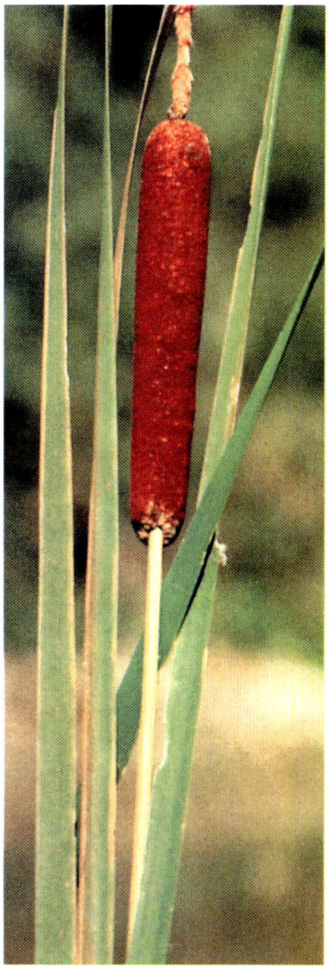

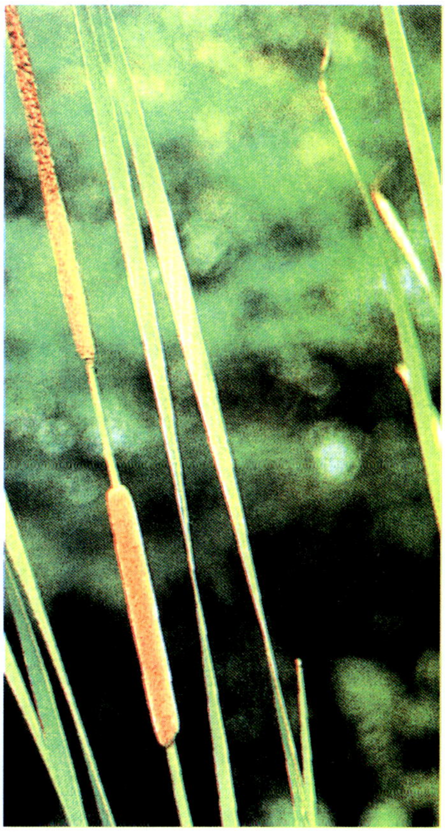

353. 蒲公英　蛙本反（贵州黔南）

Pugongying　uab berx ferx

[来源] 为菊科植物蒲公英的全草。

[原植物] 蒲公英 *Taraxacum mongolicum* Hand.-Mazz.

多年生草本植物。高10~25cm。全株含白色液汁，被白色疏软毛，根垂直深长，单一或分支，直径通常3~5mm，外皮黄棕色。叶基生，排列成莲座状；叶片矩圆状倒披针形，长5~15cm，宽1~5.5cm，先端尖或钝，基部狭窄成短叶柄，被白色蛛丝状毛，羽状深裂，侧裂片4~5对，矩圆状披针形或三角形。花茎由叶丛中抽出，比叶片长或稍短，上部密被白色蛛丝状毛；头状花序单一，顶生，全为舌状花，两性；总苞片淡绿色，多层，外面数层较短，卵状披针形，内面一层线状披针形，边缘膜质，缘具蛛丝状毛，内、外苞片先端均有小角状突起；花托平坦；舌状花黄色，长15~18mm，宽1.5~2mm。瘦果倒披针形，长4~5mm，宽1.5mm，具纵棱，并有横纹相连，上部有刺状突起，顶端具长8~10mm的喙；冠毛白色，长约7mm。花期4~5月，果期6~7月。

生于山坡草地、路旁、河岸沙地及田间。分布于东北、华北、华东、华中及西南等地区。

[化学成分] 蒲公英根部含有蒲公英甾醇(Taraxasterol)、蒲公英赛醇(Taraxerol)、α蒲公英甾醇(α-araxasterol)、β-香树脂醇(β-Amyrin)、对羟基苯乙酸(P-Hgdroxy-phenyl-aceticacid)等。

[药理] 具有抗菌、抗病毒作用，抗胃溃疡作用，护肝利胆作用，抗肿瘤作用和抗氧化作用。

[药性] 味苦，性冷。入热经。

[功能与主治] 清热解毒，消肿散结，利尿通淋。主治疔疮肿毒，乳痈，目赤，咽痛，肺痈，湿热黄疸，上呼吸道感染，急性咽喉炎，腮腺炎，慢性胃炎，急性黄疸型肝炎，烫伤，消化性溃疡，毛囊炎，小儿龟头炎，中耳炎，结合膜炎，眼睑炎，乳腺炎等。

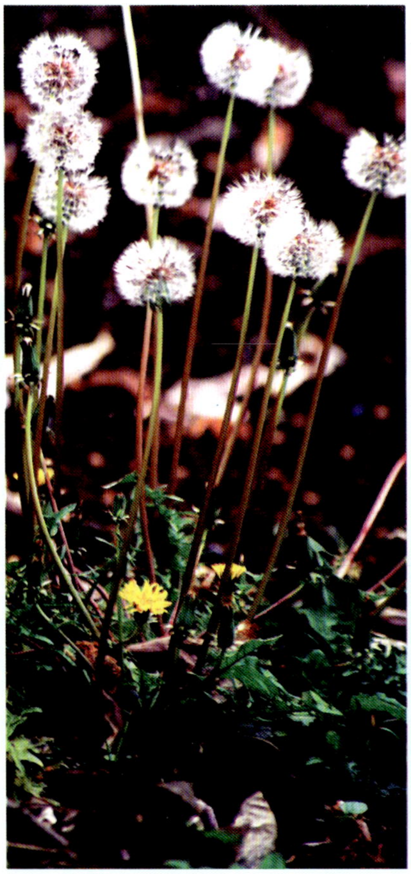
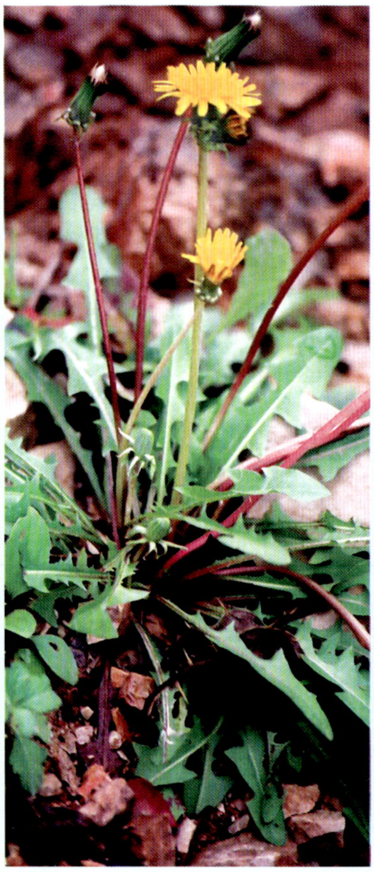
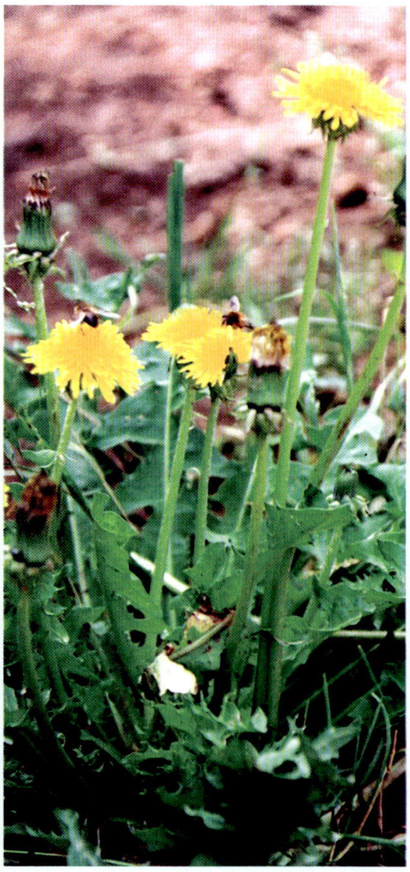

354. 蓖麻子　整关胜了（贵州省黔东南）

Bimazi　zend gangb hseik liod

[来源] 为大戟科植物蓖麻的种子。

[原植物] 蓖麻 *Ricinus communis* L.

高大1年生草本植物，在热带或南方地区常成多年生灌木或小乔木。幼嫩部分被白粉，绿色或稍呈紫色，无毛。单叶互生、具长柄；叶片盾状圆形，直径15～60cm，有时大至90cm，掌状分裂至叶片的一半以下，裂片5～11，卵状披针形至矩圆形，先端渐尖，边缘有锯齿，主脉掌状。圆锥花序与叶对生及顶生，长10～30cm或更长，下部生雄花，上部生雌花；花单性同株，无花瓣；雄花萼3～5裂；雄蕊多数，花丝多分支；雌花萼3～5裂；子房3室，每室二胚珠；花柱3，深红色，2裂。蒴果球形，长1～2cm，有软刺，成熟时开裂，种子矩圆形，光滑有斑纹。花期5～8月，果期7～10月。

全国各地均有栽培。

[化学成分] 种子含蛋白质(protein)，脂肪油(oil)，碳水化合物(carbohydrate)，酚类物质(phenolic substance)，蓖麻毒蛋白(ricin)及蓖麻碱(ricinine)。种皮含30-去甲羽扇豆-3β-醇-20-酮(30-norlupan-3β-ol-20-one)。

[药理] 具有泻下作用，抗肿瘤作用，抗艾滋病毒作用等。

[药性] 味辣，性冷；有毒。入热经。

[功能与主治] 消肿拔毒，泻下导滞，通络利窍。主治痈疽肿毒，瘫痪，乳痈，喉痹，疥癞癣疮，烫伤，水肿胀满，大便燥结，口眼歪斜，跌打损伤等。

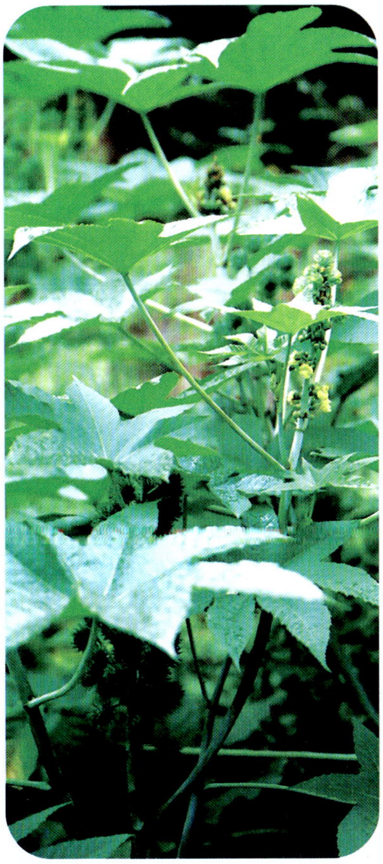

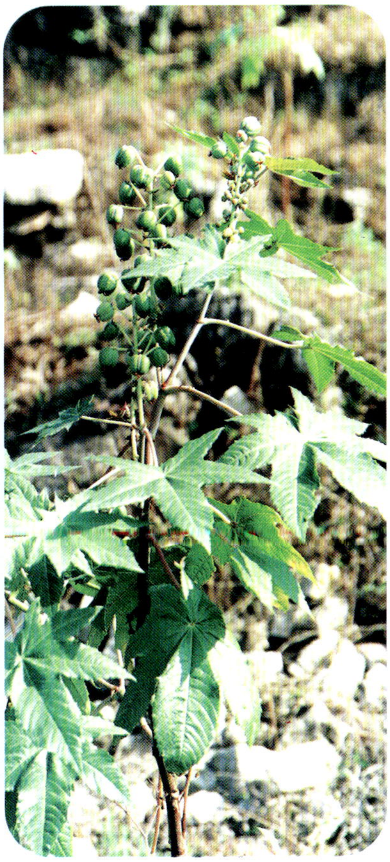

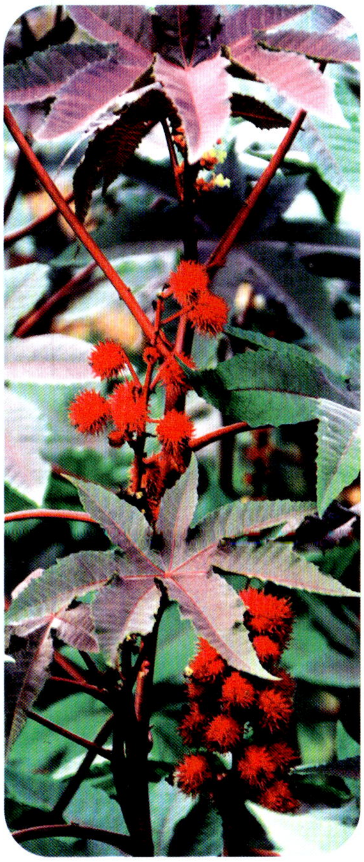

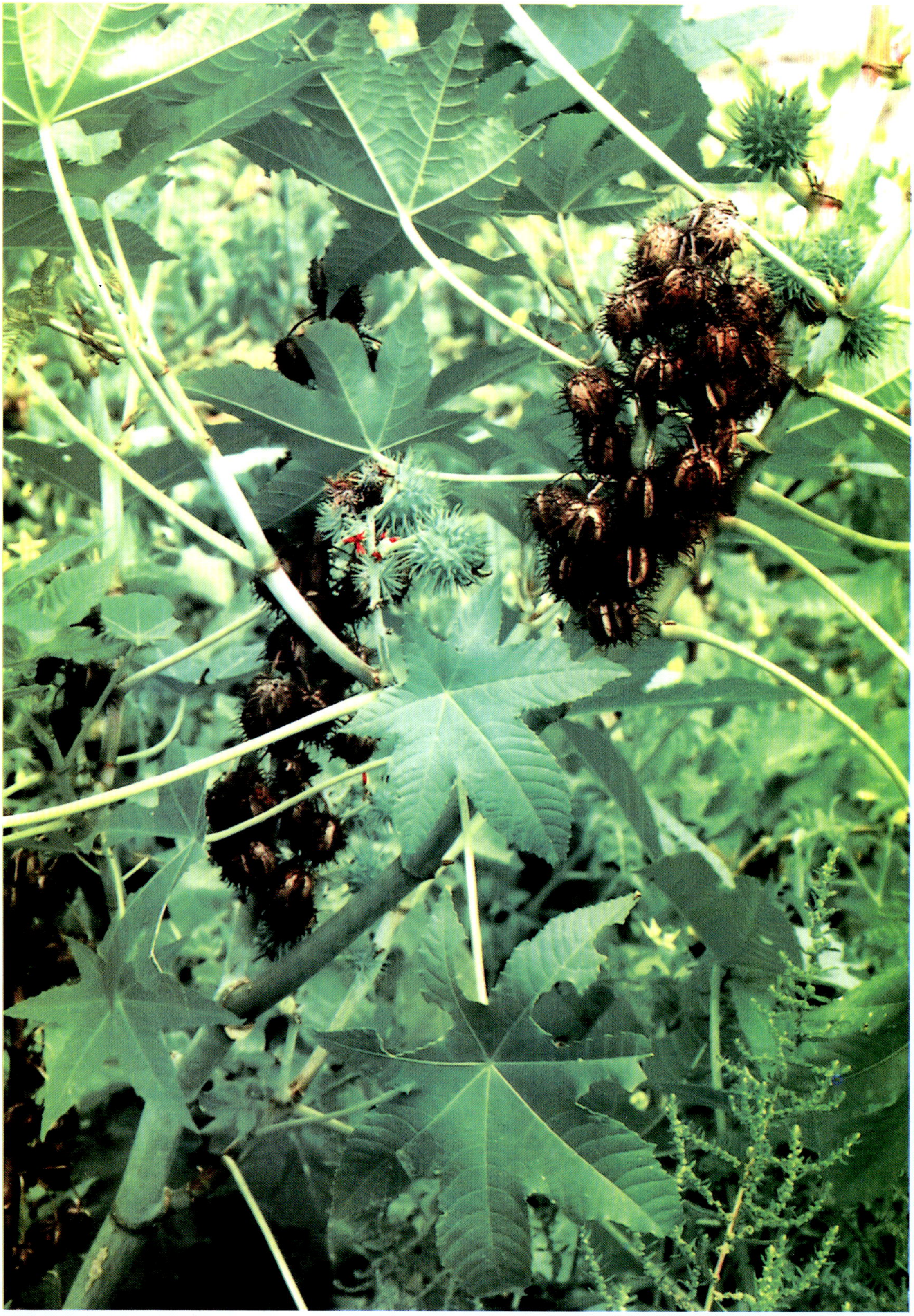

355. 硫黄　加往（贵州黔东南）

Liuhuang　jab wangx

[来源] 自然元素类硫黄族矿物自然硫。主要为含硫矿物经炼制而得到的结晶体。

[原矿物] 硫黄 Sulfur

本品为不规则块状，大小不一。黄色或略呈黄绿色，表面不平坦，常有细孔，断口呈脂肪光泽，半透明。质脆，易碎。断面常呈针状结晶形，条痕白色或淡黄色。味淡，具特异的臭气。

产于湖南、四川、广西、贵州、湖北等地。

[化学成分] 主含硫（S），尚杂有砷（As）、硒（Se）、碲（Te）等。

[药理] 有溶解角质作用，杀疥虫、杀菌、杀真菌作用，缓泻作用，消炎，镇咳，祛痰作用等。

[药性] 味酸，性温；有毒。

[功能与主治] 补火壮阳，温脾通便，杀虫止痒。主治阳痿，遗精，尿频，带下，寒喘，心腹冷痛，久泻久痢，便秘，疥疮，顽癣，秃疮，天疱疮，湿毒疮，阴蚀，阴疽，恶疮等。

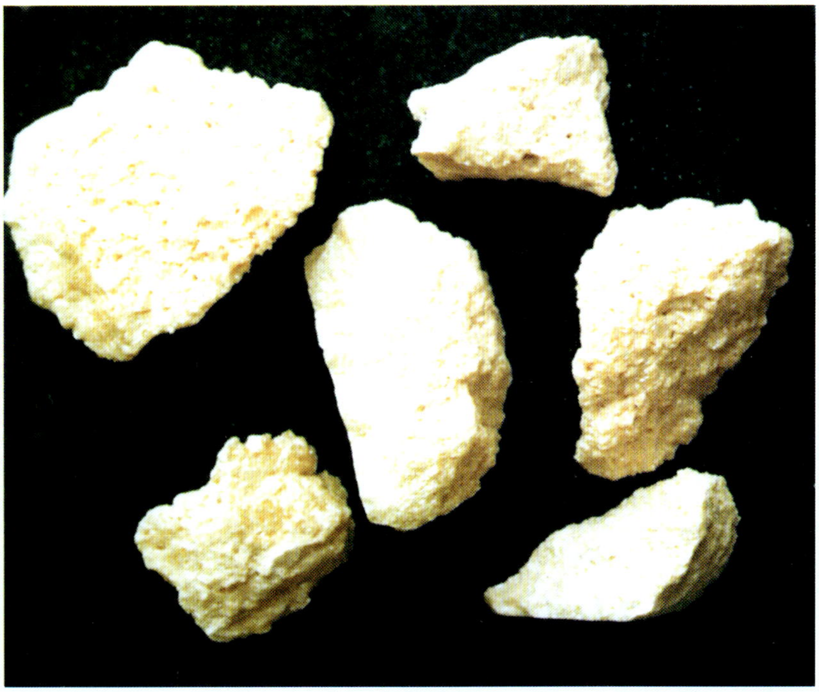

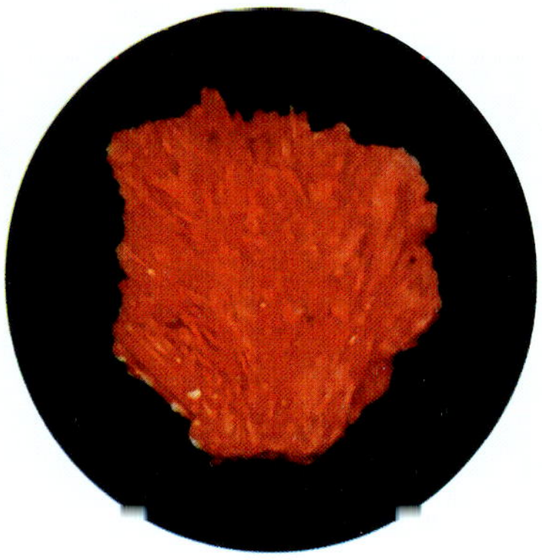

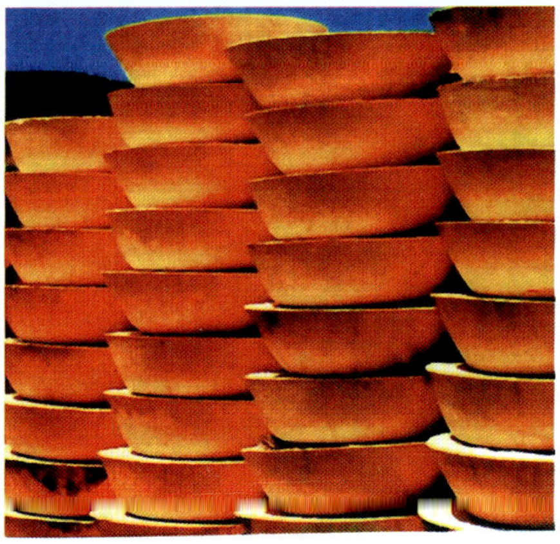

356. 雄黄　雄防（贵州黔东南）

Xionghuang　xongf fangf

[来源] 单斜晶系雄黄的矿石，主含硫化砷（As_2S_2）。

[原矿物] 矿石呈不规则的块状或粉末，大小不一，全体呈橙红色或深红色。块状者表面常覆有橙黄色粉末，以手触之易被染成橙黄色。半透明，有光泽。微有特异臭气，味淡，燃之易熔融成红紫色液体，并生黄白色烟，并有强烈蒜臭味。

分布于在甘肃、湖南、湖北、贵州、四川、重庆、云南等地。

[化学成分] 雄黄主要含有二硫化二砷（As_2S_2），并含有硅、铅、铁、钙、镁等矿物质。

[药理] 具有抗菌作用和抗血吸虫作用。

[药性] 味辛、苦，性热。入冷经。

[功能与主治] 解毒杀虫，燥湿祛痰。主治痈疽疔疮，走马牙疳，喉风喉痹，疥癣，缠腰火丹，湿毒疮，痔疮，蛇虫咬伤，虫积，惊痫，疟疾，哮喘。

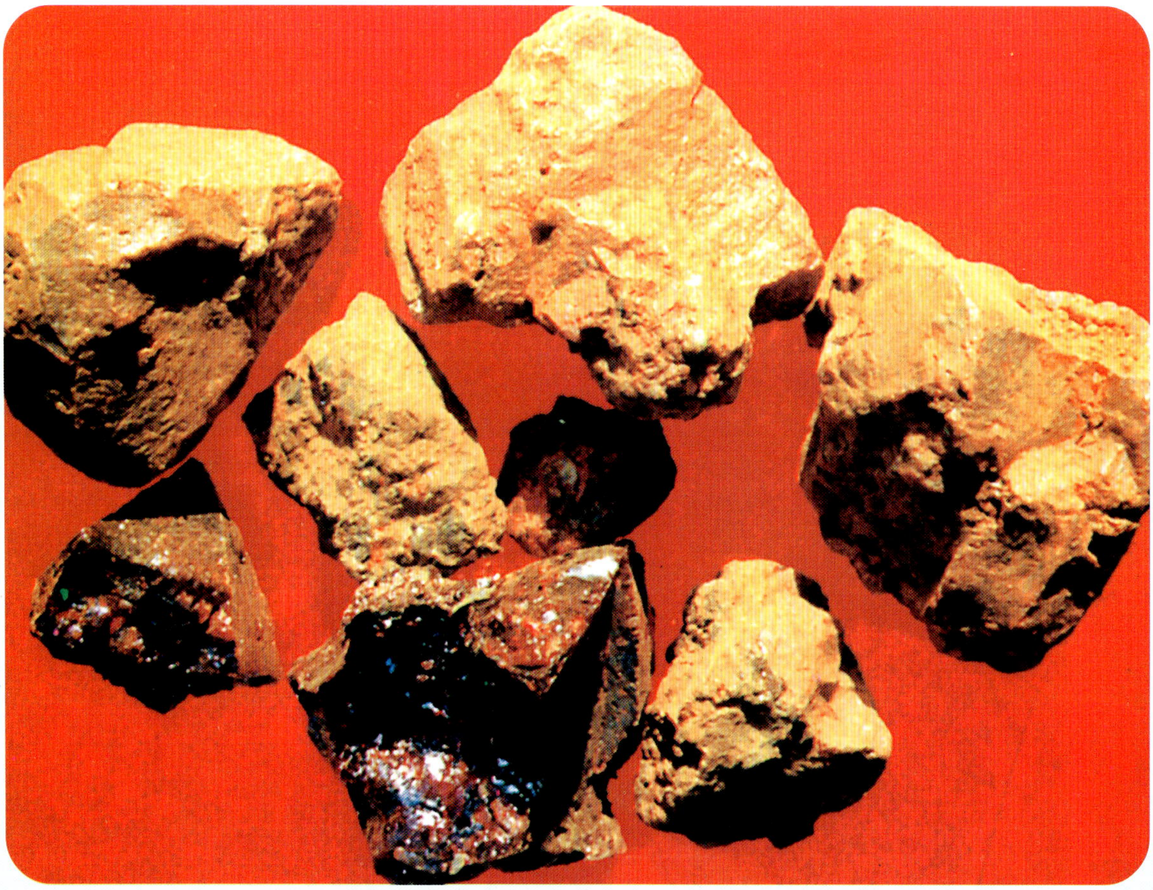

357. 蜈蚣　岗苦（贵州黔南）

Wugong　gangb kuk

[来源] 为蜈蚣科动物少棘巨蜈蚣的全体。

[原动物] 少棘巨蜈蚣 *Scolopendra subspinipes* mutilans L. Koch

成虫体长11～14cm，也有更长者。头部背板有一对细长多节的触角，头板和第1背板金黄色，自第2背板起墨绿色或暗绿色，末背板有时近于黄褐色，胸腹板和步足淡黄色。背板自4，9节起，有两条不显著的纵沟。腹板在第2～19节间有纵沟。第3、第5、第8、第10、第12、第14、第16、第18、第20体节的两侧各具气门1对。头板前部的两侧各有4个单眼，集成左、右眼群，颚肢内部有毒腺；齿板前缘具小齿5个，内侧3小齿相互接近。步足21对，最末步足最长，伸向后方，呈尾状；基侧板后端有2小棘；前腿节腹面外侧有2棘，内侧有1棘；背面内侧有1棘和1隅棘；隅棘顶端有2小棘。

栖息于丘陵地带和多石少土的低山区，喜欢在温暖的地方。以小型昆虫及其卵等为食。分布很广，主要以陕西、江苏、浙江、河南、湖北等省产量较多。

[化学成分] 全虫含两种似蜂毒的有毒成分，即组织胺（histamine）样物质及溶血性蛋白质；尚含脂肪油、胆甾醇（cholesterol）、蚁酸等。

[药理] 具有抗惊厥作用，抑菌作用，抗肿瘤作用，促进免疫功能的作用，延缓衰老作用。

[药性] 味咸、辛，性热；有毒。入冷经，慢经。

[功能与主治] 祛风止痉，通络止痛，攻毒散结。主治惊风，癫痫，痉挛抽搐，中风口㖞，破伤风，风湿顽痹，偏正头痛，毒蛇咬伤，疮疡，瘰疬等。

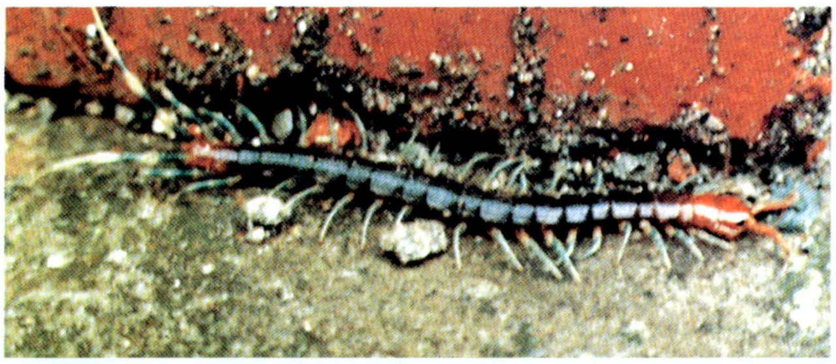

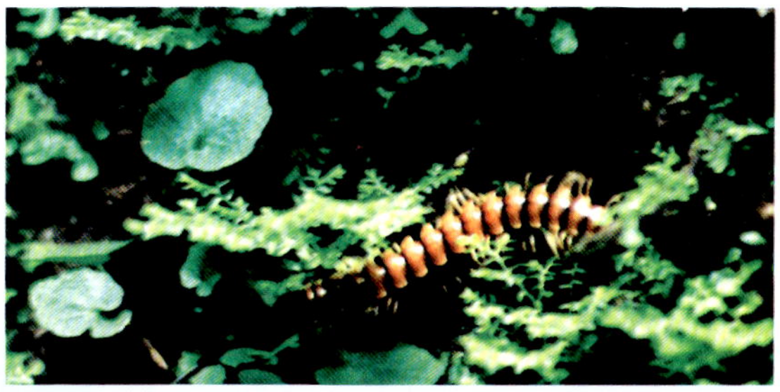

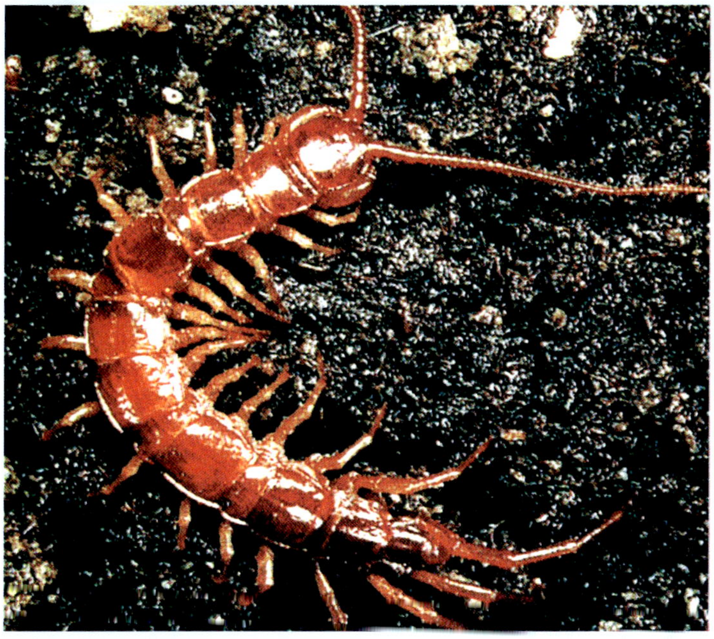

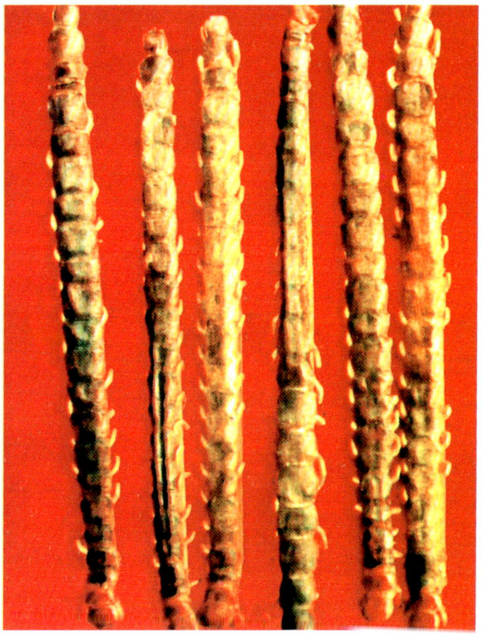

358. 蜂毒　勾棱日（贵州毕节）

Fengdu　ngoux lent ril

[来源] 为蜜蜂科动物中华蜜蜂等的工蜂尾部螯刺腺体中排出的毒汁。

[原动物] 中华蜜蜂 *Apis cerana* Fabricius

蜂群由工蜂、蜂王及雄蜂组成。工蜂全体被黄褐色毛、头略呈三角形。胸部3节。翅2对，膜质透明。足3对，有采集花粉的构造。腹部圆锥状，有毒腺和螯针。腹下有蜡板4对，内有蜡腺，分泌蜡质。蜂王体最大，翅短小，腹部特长，生殖器发达，专营生殖产卵。雄蜂较工蜂稍大，头呈球形，尾无毒腺和螯针，足上无采贮花粉构造，腹无蜡板及蜡腺。

[药理] 对神经系统、呼吸和心血管系统以及内分泌系统都具有生理活性，还具有溶血和抗凝血作用，抗菌作用，抗辐射作用。

[药性] 味苦，性冷；有毒。入热经。

[功能与主治] 祛风除湿，止痛。主治风湿性关节炎，腰膝酸痛，神经痛，高血压病，荨麻疹，哮喘等。

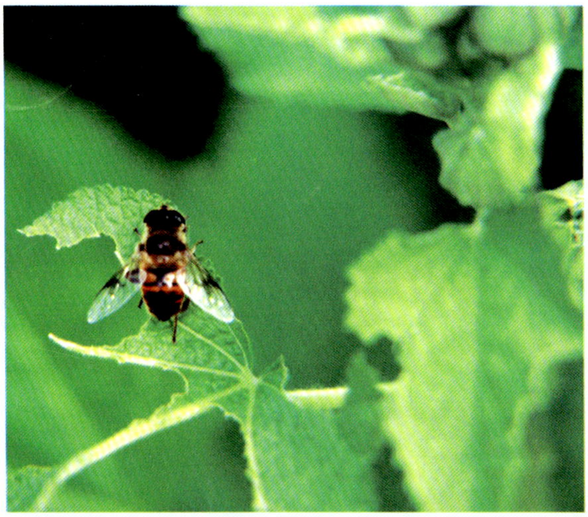

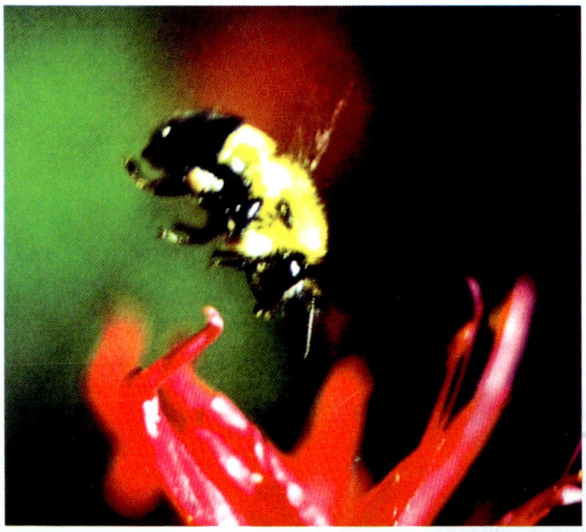

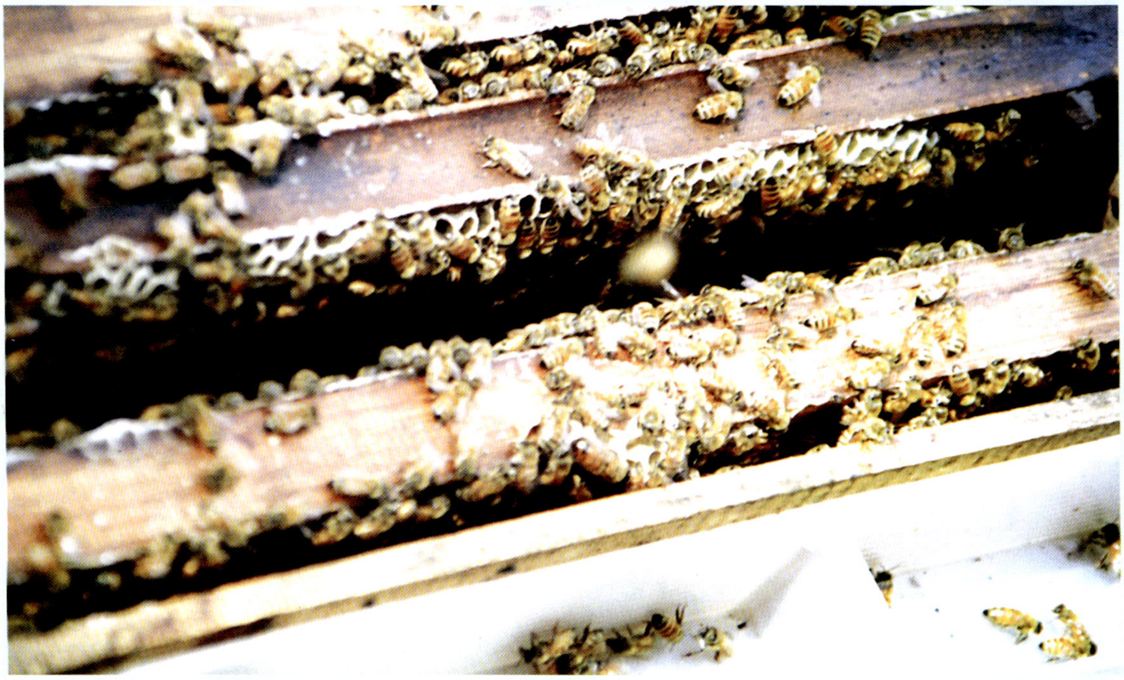

359. 蜂蜜　日摩（贵州毕节）

Fengmi　rid mod

[来源] 为蜜蜂科动物中华蜜蜂或意大利蜂所酿的蜜糖。

[原动物] 1.　中华蜜蜂 *Apis cerana* Fabricius

形态特征参见 358 条蜂毒。

2. 意大利蜂 Apis mellifera L.

体似中华蜜蜂，但较之为大。

以上两种蜜蜂分布很广。全国大部分地区均有养殖。

[化学成分] 中华蜜蜂 在蜂巢中酿成的糖类物质，主含葡萄糖（glucose），果糖（fructose）；还含蔗糖，糊精，有机酸，蛋白质，树胶，色素，挥发油，蜡，花粉粒，维生素B_1、B_2、B_6、C、K、H，淀粉酶，过氧化酶（peroxidase），酯酶，生长刺激素等。

意大利蜜蜂 在蜂巢中酿成的糖类物质，主含葡萄糖，果糖；其他还含少量蔗糖，糊精，有机酸，蛋白质，树胶，色素，挥发油，蜡，维生素B_1、B_2、B_6、C、K、H，淀粉酶，过氧化酶，酯酶，α－甘油磷酸盐脱氢酶（α－glycerophosphate dehydrogenase），乙酰胆碱，生长刺激素，泛酸，烟酸，胡萝卜素，花粉粒，并含磷、钙、镁、硫、钾、钠、碘等元素。

[药理] 具有抗菌作用，抗肿瘤作用，解毒作用，滋补强壮与促进组织再生等作用。

[药性] 味甜，性冷。入慢经。

[功能与主治] 调补脾胃，缓急止痛，润肺止咳，润肠通便，润肤生肌，解毒。主治脘腹虚痛，肺燥咳嗽，肠燥便秘，目赤，口疮，溃疡不敛，风疹瘙痒，水火烫伤，手足皲裂等。

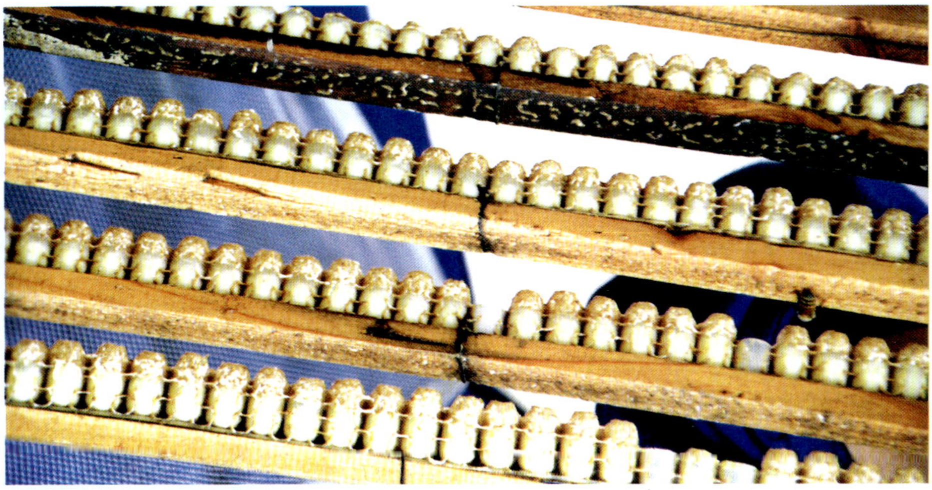

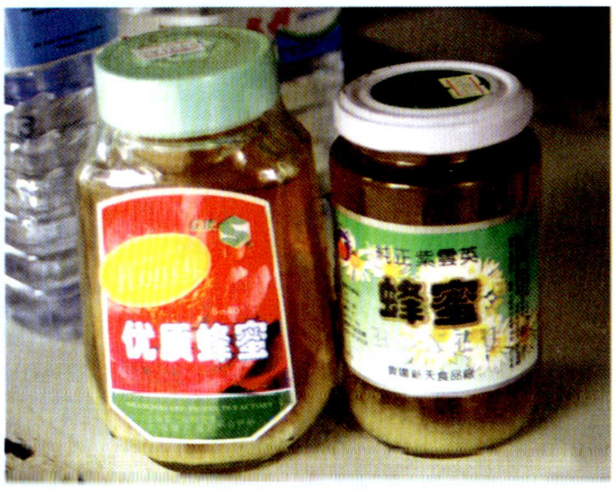

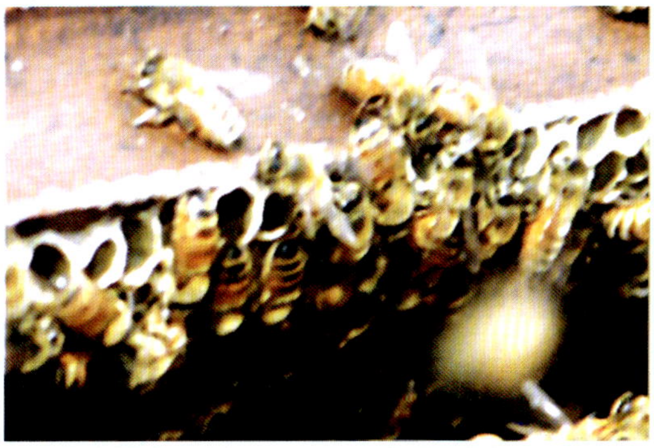

360. 矮地茶　加比利吉（贵州黔东南）

Aidicha　jab bib lik jib

[来源] 为紫金牛科紫金牛植物的干燥全株。

[原植物] 紫金牛 *Ardisia japonica* (Thunb.)Bl.

常绿灌木，直立茎高可达40cm。具匍匐根茎；近蔓生，不分支，幼时被细微柔毛。叶对生或近轮生；叶柄长6～10mm，被微柔毛；叶片坚纸质或近革质，椭圆形至椭圆状倒卵形，长约4～7cm，宽1.5～4cm，先端急尖。侧脉5～8对，细脉网状。亚伞形花序，腋生或生于近茎顶端的叶腋，有花3～5朵；花梗长7～10mm，常弯曲；花5数，有时6数；萼片卵形，长约1.5mm或略短，具缘毛；花瓣粉红色或白色，宽卵形，长4～5mm，具密腺点；雄蕊较花瓣略短，花药披针状卵形或卵形，背部具腺点；雌蕊与花瓣等长，胚珠15枚，3轮。果球形，直径5～6mm，鲜红色，多少具腺点。花期5～6月，果期11～12月。

生于海拔1 200m以下的低山林下或竹林下。分布于陕西、长江流域及以南各地。

[化学成分] 全草含挥发油0.1%–0.2%，挥发油由龙脑，β–桉叶油醇和4–松油烯醇等61个成分组成。去油后可得岩白菜素Ⅰ、Ⅱ、Ⅲ。全草还含有紫金牛酚Ⅰ、Ⅱ，2–甲基腰果二酚等。

[药理] 具有平喘、抗菌与抗病毒作用。

[药性] 味苦、辛，性热。入热经。

[功能与主治] 化痰止咳，利湿，活血。主治新久咳嗽，痰中带血，慢性支气管炎，湿热黄疸，水肿，淋证，白带，经闭痛经，风湿痹痛，跌打损伤等。

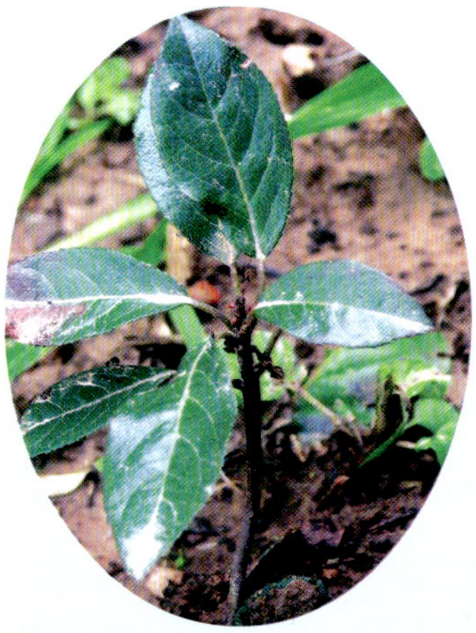

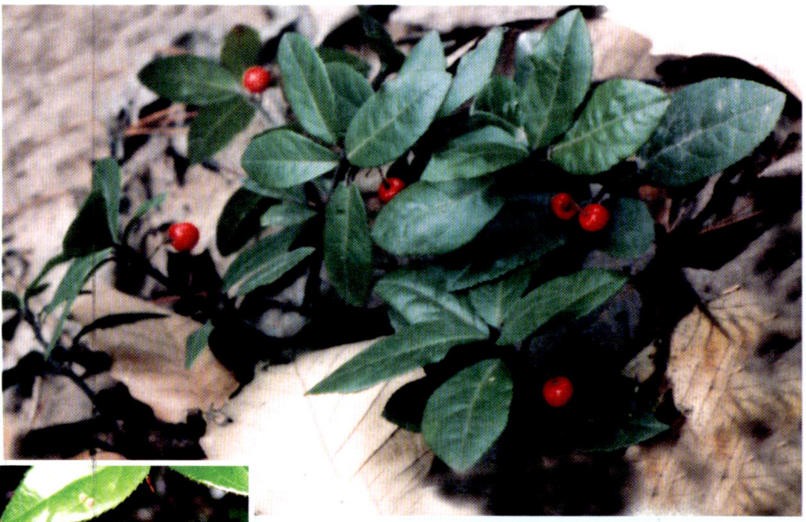

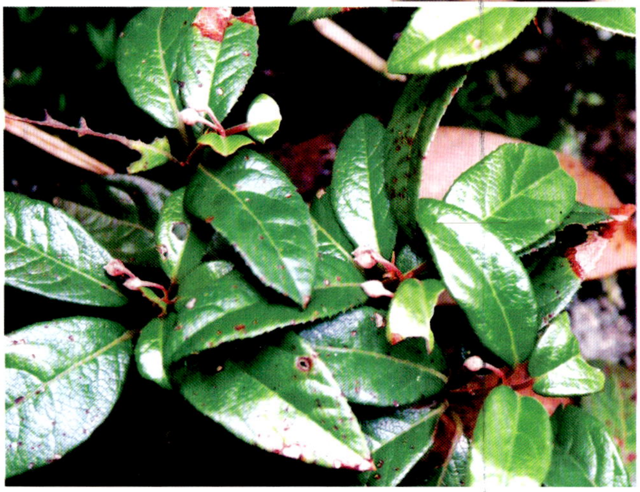

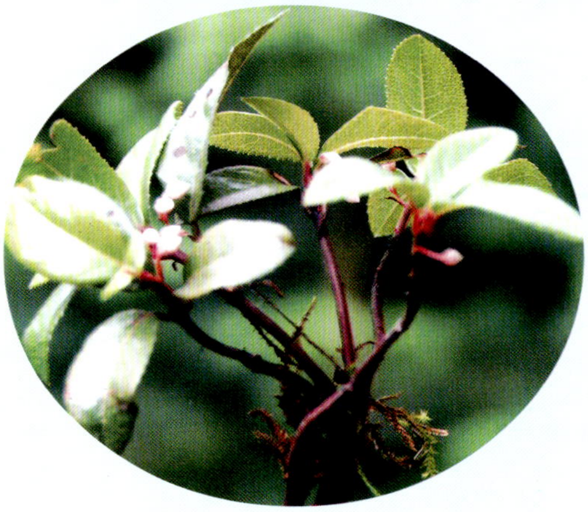

361. 滇丹参　红根(贵州黔东南)

Diandanshen　　hxangt gheib

[来源] 为唇形科植物云南鼠尾草的根。

[原植物] 云南鼠尾草 *Salvia yunnanensis* C.H. Wright

多年生草本植物，高约15～30cm。茎被长柔毛。基生叶具长柄，指状三小叶，顶端叶片最大，长卵圆形，边缘有圆齿，叶下面带紫色，两面被密或疏长柔毛，叶柄被长柔毛。轮伞花序4～6花，疏离，组成顶生假总状花序，花序被腺毛或长柔毛；花萼钟状，长7～9mm，外被长柔毛，二唇形，上唇三角形，下唇2浅裂；花冠蓝紫色，长2.5～3cm，下唇中裂片倒心形；花丝长3mm，药隔长6～10mm；小坚果椭圆形，黑棕色，无毛。花期4～8月。

生于海拔1 800～2 900m的草地、林缘及疏林干燥地上。分布于云南、贵州、四川、重庆、山东、安徽等地。

[化学成分] 根含丹参酮（tanshinone）I、IIA、Ⅱ B，亚甲基丹参醌（methylenetanshiquinone），隐丹参酮（cryptotanshinone），呋喃并菲醌类色素，丹参新酮，丹参醇，维生素E等。

[药理] 滇丹参能对抗垂体后叶素致冠脉流量的减少和心肌收缩力下降，也能显著减轻冠脉流量的下降；还能增加正常离体心脏的冠脉流量，增加缺血心肌的供血量，使心肌缺血症状得到缓解。

[药性] 味苦，性微冷。入热经。

[功能与主治] 去瘀生新，凉血止血，活血调经，清心除烦，解毒消肿。主治月经不调，痛经，经闭，恶露腹痛，癥瘕，胸痹，心烦内热，关节痛，疝痛，痈肿丹毒，崩漏，吐血，衄血，咳血，血虚肢麻，失眠，健忘，惊悸，怔忡，乳痈，疮肿，跌打瘀肿等。

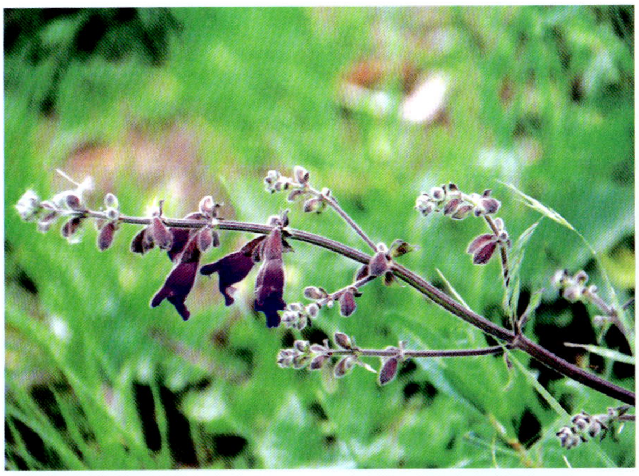

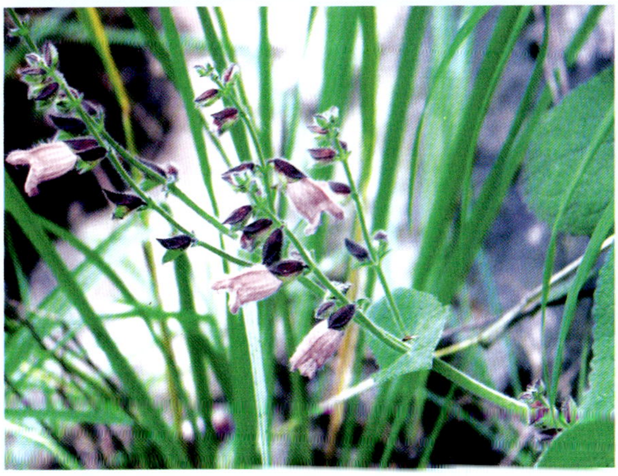

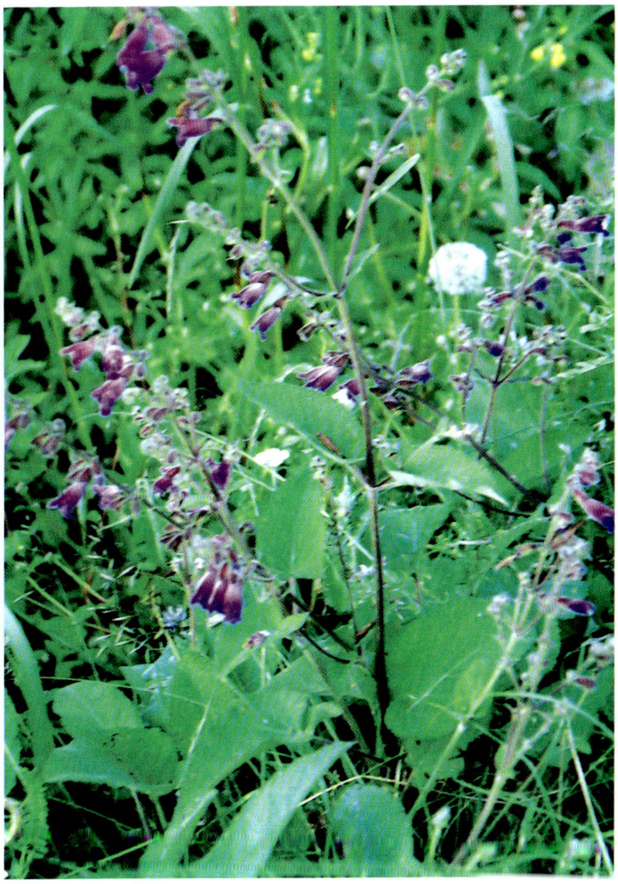

362. 滚山珠 菌板差（贵州铜仁）

GunShanZhu ginb bleat nched

[来源] 为球马陆科动物滚山球马陆的全体。

[原动物] 滚山球马陆 *Glomeris nipponica* Kishda

体呈扁长圆柱形，短而宽，长 20～30mm，宽 10～15mm。体表面棕色或漆黑色，油亮，腹面灰褐色，头部有复眼和触角各 1 对，大颚 1 对，胸部背板共 12 节，第一节为颈板，较宽，中间十节较窄，末节较大；胸部腹面 2～4 节，各有足 1 对，第 5 节以后，每节有足 2 对。爬行缓慢，稍遇刺激即卷曲成球形，以隐蔽头足。

多栖息于山坡较潮湿处，多在枯枝腐叶下或石块下。主要分布于四川、重庆、贵州、云南等地。

[药性] 味辛，性热。入冷经、慢经、半边经。

[功能与主治] 祛风通络，散瘀止痛。主治风湿痹痛，筋脉拘挛，跌打损伤，骨折肿痛等。

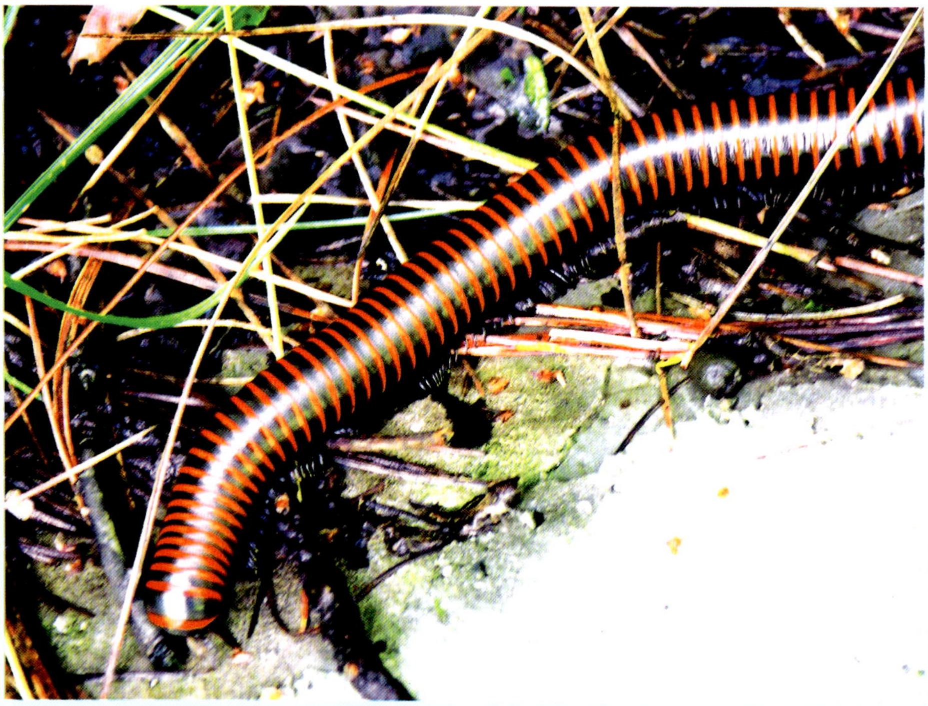

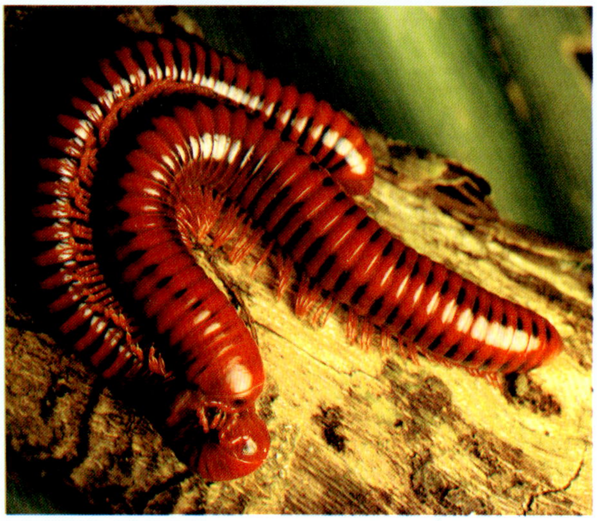

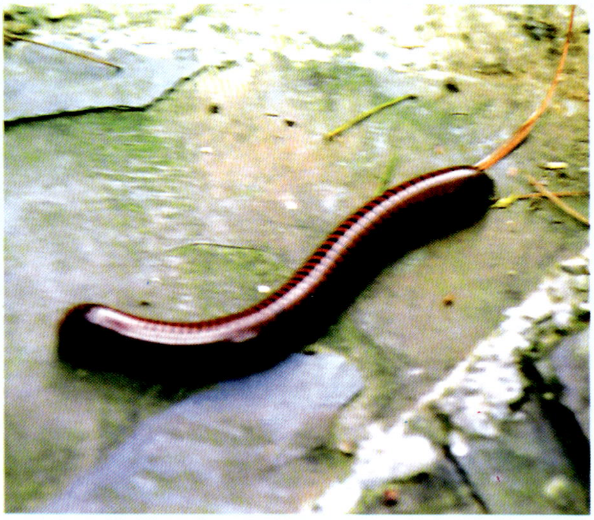

363. 蔓龙胆　锐定谋（贵州铜仁）

Manlongdan　　reib jinb mlol

[来源] 为龙胆科植物心叶双蝴蝶的全草或根。

[原植物] 心叶双蝴蝶 *Tripterospermum cordatum*（Marq.）H.Smith

多年生缠绕藤本植物。具根茎，根细，黄褐色。茎通常黄绿色，螺旋状扭转，下部粗壮，节间短，长4～5cm，上部节间长10～17cm。叶对生；叶柄长1～4.5cm；叶片心形、卵形或卵状披针形，长1.5～12cm，宽1～5cm，先端渐尖或急尖，常具短尾，基部心形或圆形，边缘膜质，细波纹状，叶脉3～5条，叶片下面淡绿色或带紫色。花单生或成对着生于叶腋，有时2～6朵呈聚伞花序；花梗较短，具1～4对披针形的小苞片；花萼钟状，明显具翅；花冠紫色，钟形，裂片卵状三角形，摺宽三角形，先端微波状；雄蕊5，着生于冠筒下部，花丝线形，花药长圆形；子房椭圆形，长约1cm，通常近无柄，基部具5浅裂的环状花盘，花柱细长，长1.5～2cm，柱头线形，2裂。浆果紫红色，内藏，长椭圆形，长2～3cm，稍扁，近无柄。种子暗紫色，椭圆形或卵形，三棱状，无翅。花、果期8～10月。

生于海拔700～3 200m的山坡林下、林缘灌木丛中及低山河谷。分布于西南地区及陕西、湖北、湖南等地。

[药性] 味苦，性冷。入热经。

[功能与主治] 疏风清热，健脾利湿，杀虫。主治风热咳嗽，黄疸，风湿痹痛，蛔虫病等。

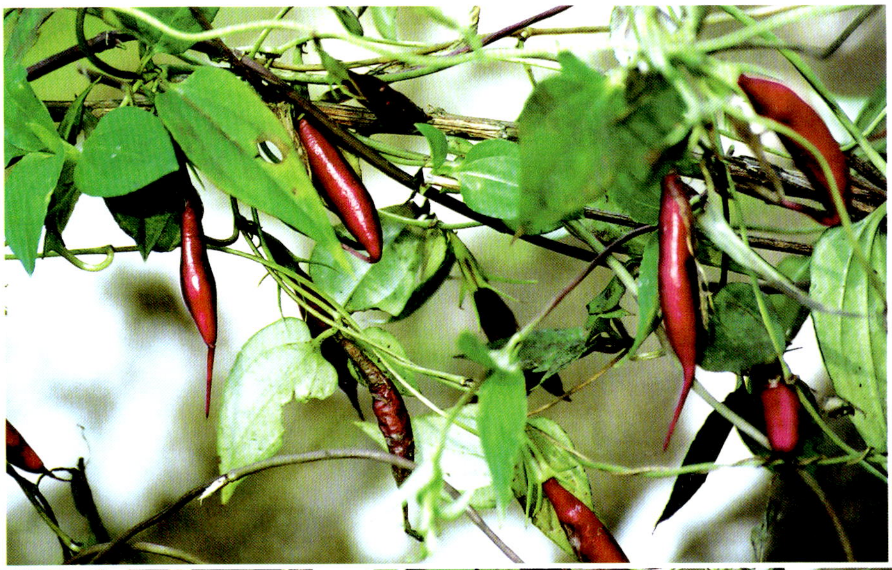

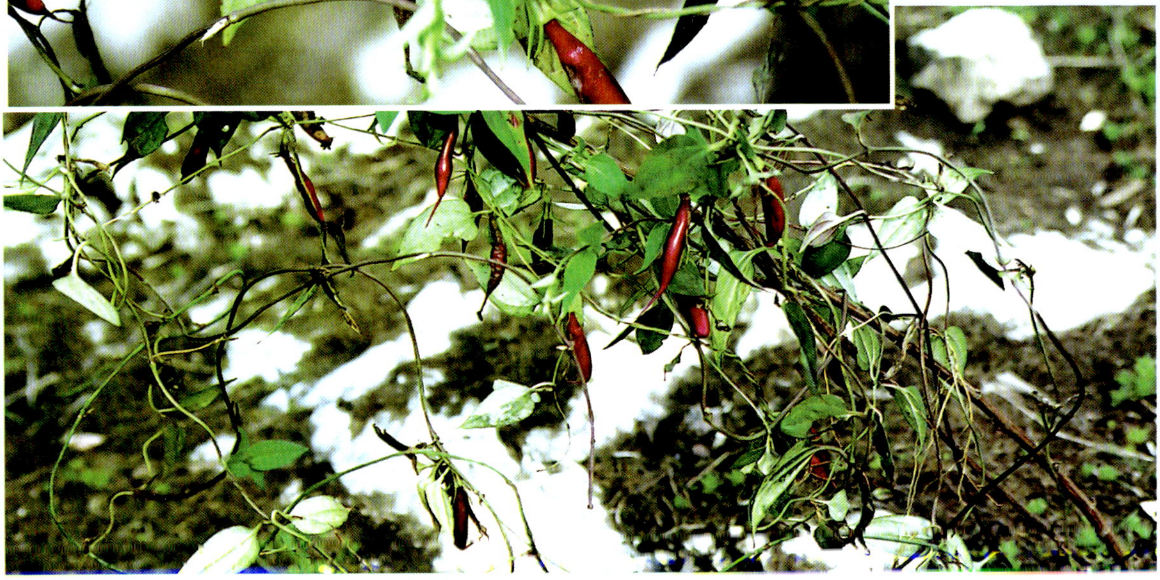

364. 豨莶草　窝比哈（贵州黔东南）

Xixiancao　vob bix hnaib

[来源] 为菊科植物腺梗豨莶的全草。

[原植物] 腺梗豨莶 *Siegesbeckia pubescns* (Makino) Makino

一年生草本植物，高50～100cm。茎直立，常带紫色。枝上部密被灰白色长柔毛和紫褐色腺毛。叶对生，有柄，阔卵形或卵状三角形，长9～14cm，宽4～9cm，基部楔形，叶缘有不规则的锯齿，两面均密被柔毛；头状花序顶生或腋生，排列成圆锥状，总花梗密被长柔毛和腺毛；总苞片2层，外层苞片5枚，线状匙形，内层苞片10～12枚，倒卵形兜状，内外层苞片皆有腺毛。花杂性，黄色，边缘为舌状花，雌性，先端3浅裂，柱头2裂；中央为管状花，两性；先端5裂，雄蕊5，子房下位，柱头2裂。瘦果倒卵形。花期5～6月，果期9～10月。

生于海拔100～3 400m山坡、草地、灌丛、林中或路旁。产于贵州、湖北等地。

[化学成分] 全草含腺梗豨莶苷（siege sbeckioside），腺梗豨莶醇（siegesbeckiol），腺梗豨莶酸（siegesbeckic），对映-16β-17-18-贝壳杉三醇（ent-kauran-16β-17-18-triol），对映-16β-17-二羟基-19-贝壳杉酸（ent-16β，17-dihydroxy-kauran-19-oic acid）等。

[药理] 具有抗炎作用，降压作用和血管扩张作用，抗单纯疱疹病毒作用。

[药性] 味苦、辛，性冷，小毒。入热经。

[功能与主治] 祛风湿，通经络，清热解毒。主治风湿痹痛，筋骨不利，腰膝无力，半身不遂，高血压，疟疾，黄疸，痈肿疮毒，风疹湿疮，虫兽咬伤等。

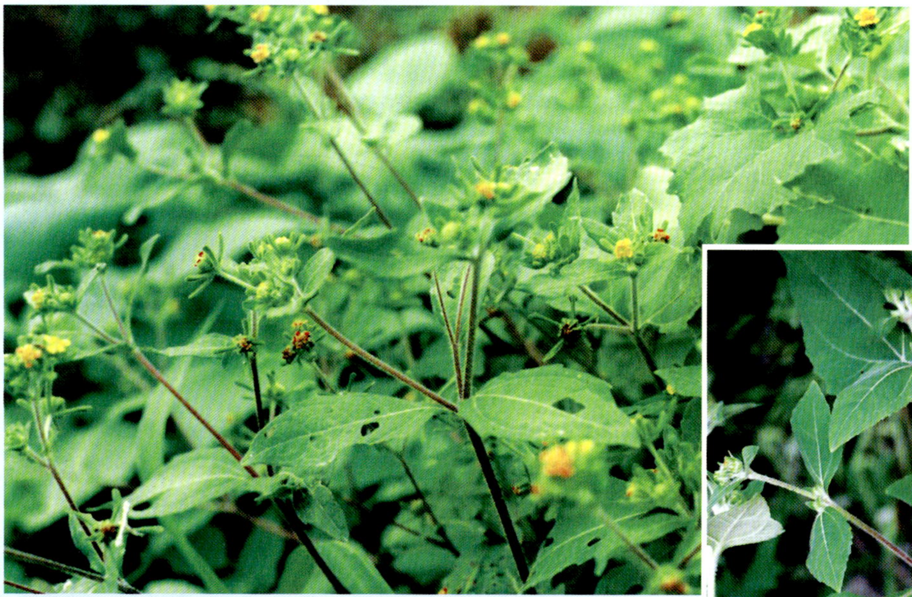

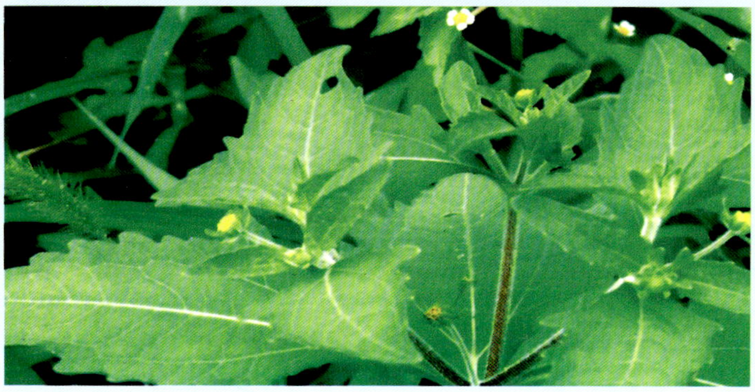

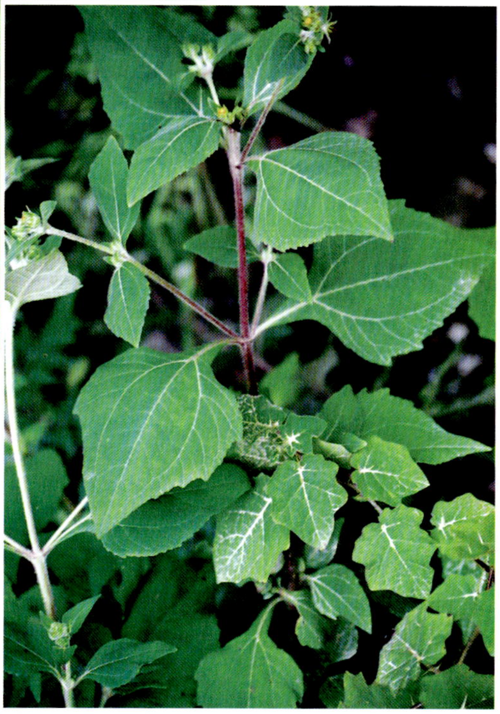

365. 蝉蜕　岗巴录（贵州铜仁）

Chantui　gangb bak lux

[来源] 为蝉科昆虫黑蚱羽化后的蜕壳。

[原动物] 黑蚱 *Cryptotympana atrata* Fabr.

体黑而有光泽，被金黄色细毛，复眼一对，大形，两复眼间有单眼三只，触角一对，口器发达，唇基梳状，上唇宽短，下唇延长成管状。胸部发达，足3对，翅2对，膜质，黑褐色，基部黄绿色。蝉蜕似蝉而中空，稍弯，体轻，膜质，表面茶棕色，半透明，有光泽。生活于杨、柳、榆、槐等树上。皮壳脱落于树上或地面。

分布于辽宁以南的全国大部分地区。

[化学成分] 蝉蜕内含甲壳质（chitin），喋啶类色素：异黄质喋呤（isoxanthopterin），赤喋呤（erythropterin），蛋白质，氨基酸，有机酸，酚类化合物。总氨基酸量为53.35%，此外，还含多种微量元素。

[药理] 具有抗惊厥作用，镇静、镇痛、解热作用，免疫抑制作用，抗肿瘤作用，红细胞膜保护作用。

[药性] 味咸，性冷。入热经。

[功能与主治] 宣散风热，透疹利咽，退翳明目，祛风止痉。主治风热感冒，咽喉肿痛，咳嗽音哑，麻疹不透，风疹瘙痒，目赤翳障，惊痫抽搐，破伤风等。

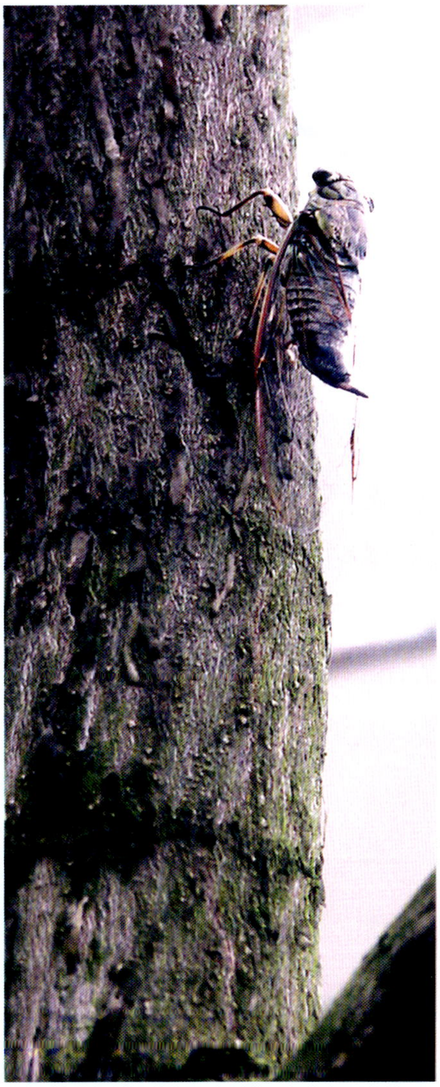

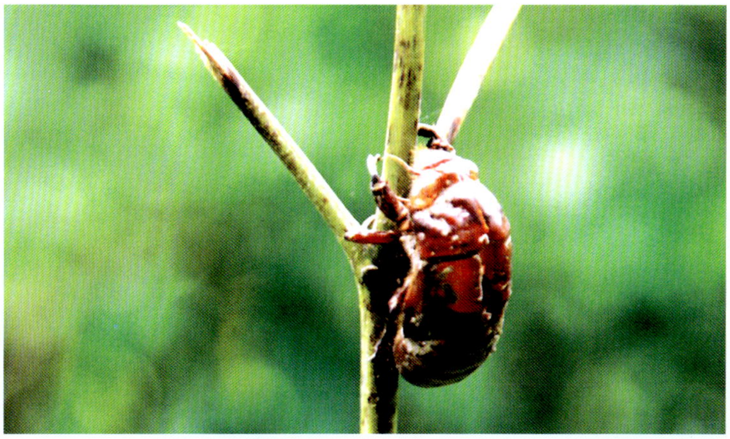

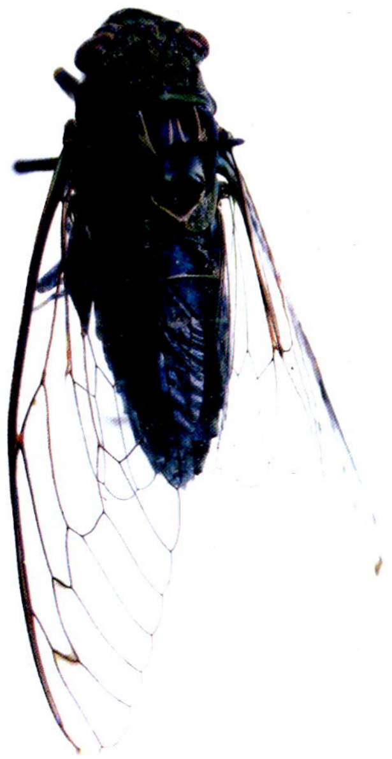

366. 蜘蛛　岗绕(贵州毕节)

Zhizhu　gangb ruas

[来源] 为圆蛛科动物大腹圆蛛的全体。

[原动物] 大腹圆蛛 *Aranea ventricosa*（L. Koch）

雌性成体长约30mm，雄性约15mm，雌虫大于雄虫。头胸部短于腹部，赤褐色，边缘黑色。头胸部梨形，扁平，有小白毛，8眼分聚于3眼丘，前缘中央眼丘上有4眼，两侧眼丘各2眼。螯肢强壮，有7枚小齿。步足强大，多刺，上有深色环带。腹部黄褐色，近圆形而较大，肩部隆起，背面中央有清晰的叶状斑带，沿中线有8对细小圆斑。腹部有1对白斑。腹部前端中央有黄色或红色斑点，腹部下面灰黄色。生殖器黑色，呈舌状体，纺锤形。步足黄褐色，并有赤褐色及黑色斑纹。

多栖息于屋檐、墙角和树间，结车轮状网，傍晚及夜间活动，以昆虫为食。遍布于我国各地。

[药性] 味苦，性冷，有毒。入热经。

[功能与主治] 祛风，消肿，解毒，散结。主治狐疝偏坠，中风口㖞，小儿慢惊，口噤，疳积，喉风肿闭，牙疳，痈肿疔毒等。

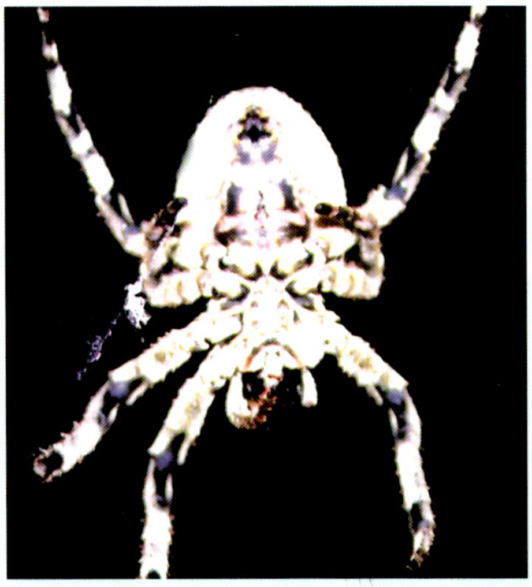

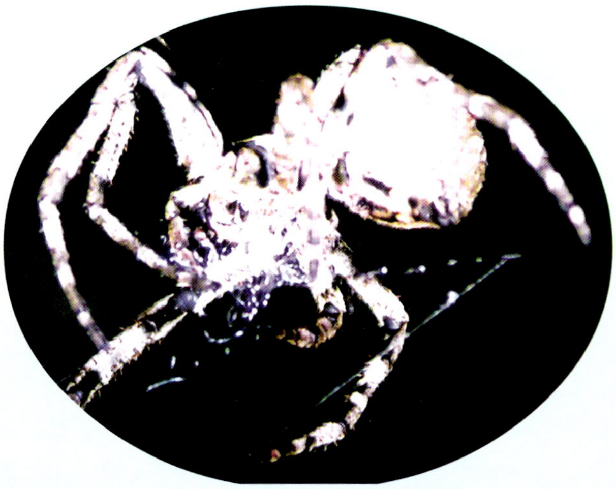

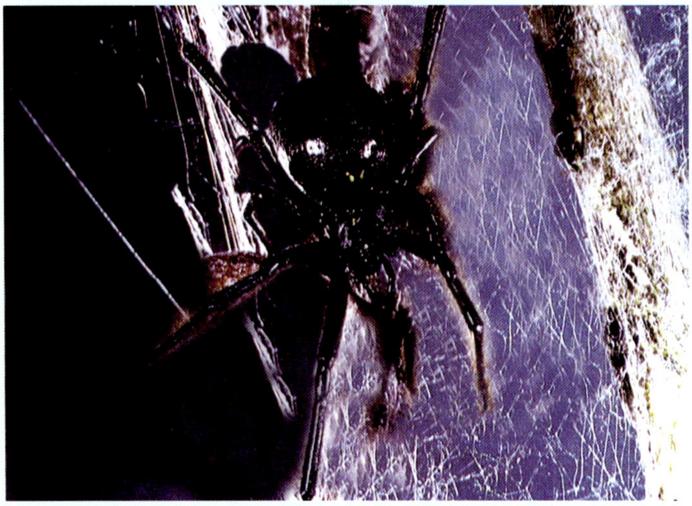

367. 蜘蛛香　窝岗牙（贵州黔东南）

Zhizhuxiang　vob gangb vas

[来源] 败酱科植物蜘蛛香的干燥根茎。

[原植物] 蜘蛛香 *Valeriana jatamansi* Jones.

多年生草本植物，高达70cm。茎1至数枝丛生，被短毛；根状茎粗短，淡黄绿色，有浓香气。叶基生，叶片心状圆形至卵状心形，长5～9cm，宽3～8cm，边缘有疏浅波齿，被短毛；叶柄长于叶片，达20cm，茎生叶与基生叶近似而具短柄，上部叶常羽状3～7裂，近无柄，花成顶生聚伞花序，初紧密，花开时渐疏大；花小，白色或微带红色；花萼内卷；花冠筒状，上部稍膨胀，5裂；雄蕊3。瘦果长柱状，顶端有多条羽状毛。

生于山顶草地、灌木林中。主要分布在陕西、河南、湖北、四川、重庆等地。

[化学成分]根和根茎含挥发性成分，主要为α－蒎烯（α－Pinene），柠檬烯（limonene），1，8桉叶素（1，8－cineole），对－聚伞花素（p-cymene），乙酸龙脑酯（borneyl acetare），龙脑（horneol）。此外，本品还含绿原酸（chlorogenic acid）和咖啡酸（caffeic acid）。

[药理] 具有镇静作用和抗疟原虫作用。

[药性] 味辛，性热。入冷经。

[功能与主治] 理气和中，散寒除湿，活血消肿。主治消化不良，腹泻，痢疾，风湿痹痛，腰膝酸软，脘腹胀痛，小儿疳积，脚气水肿，月经不调，跌打损伤，疮疖等。

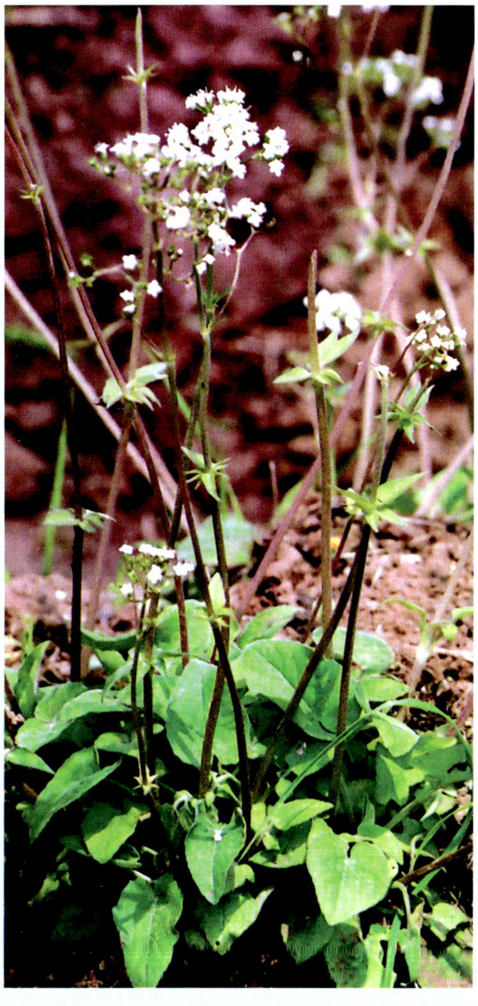

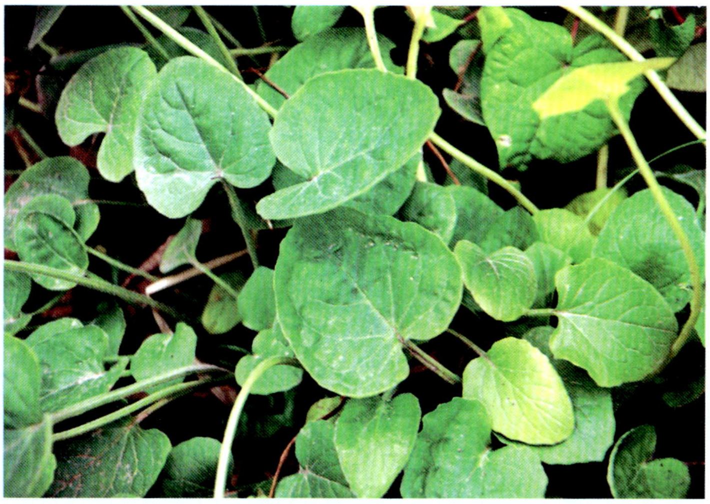

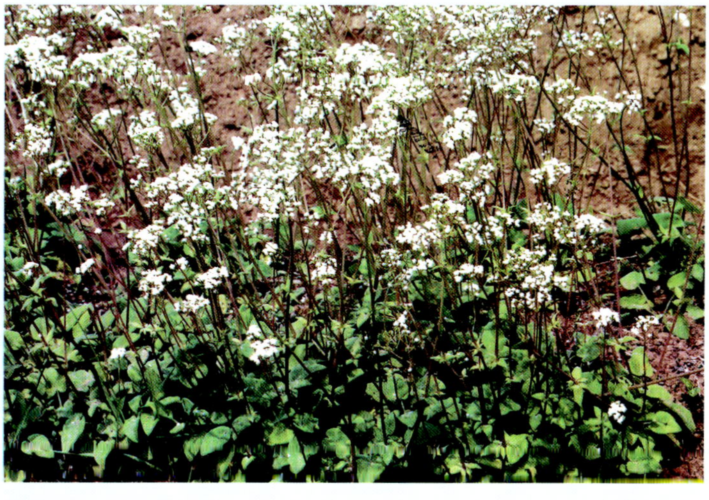

368. 蜡梅花　嘎龚嘎勒豆嘎偷(贵州黔东南)

Lameihua　ghab jongx link det ghab dliub

[来源] 为蜡梅科植物蜡梅的干燥花蕾。

[原植物] 蜡梅 *Chimonanthus praecox* (L.) Link.

参见 300 条铁筷子项下。

[化学成分] 蜡梅花含挥发油，其中含量最多的是罗勒烯(α -ocimene)，其次是芳樟醇 (linalool)、乙酸苄酯 (benzyl acetate) 等，又含洋蜡梅碱 (calycanthine)、异洋蜡梅碱(isocalycanthine)，红豆杉氰甙 (taxiphllin)，蜡梅苷(meratin)， α－胡萝卜素 (α -carotene)，蜡梅碱 (calycanthine)。

[药理] 洋蜡梅碱具有类似士的宁样作用，可引起哺乳动物强烈的抽搐；对离体兔肠、子宫有兴奋作用；对麻醉猫、犬心脏有抑制作用，并有降低血压作用。

[药性] 味微苦，性冷。入热经、慢经。

[功能与主治] 清热解暑，理气开郁。用于暑热烦渴，头晕，胸闷脘痞，咽喉肿痛，小儿麻疹，烫火伤等。

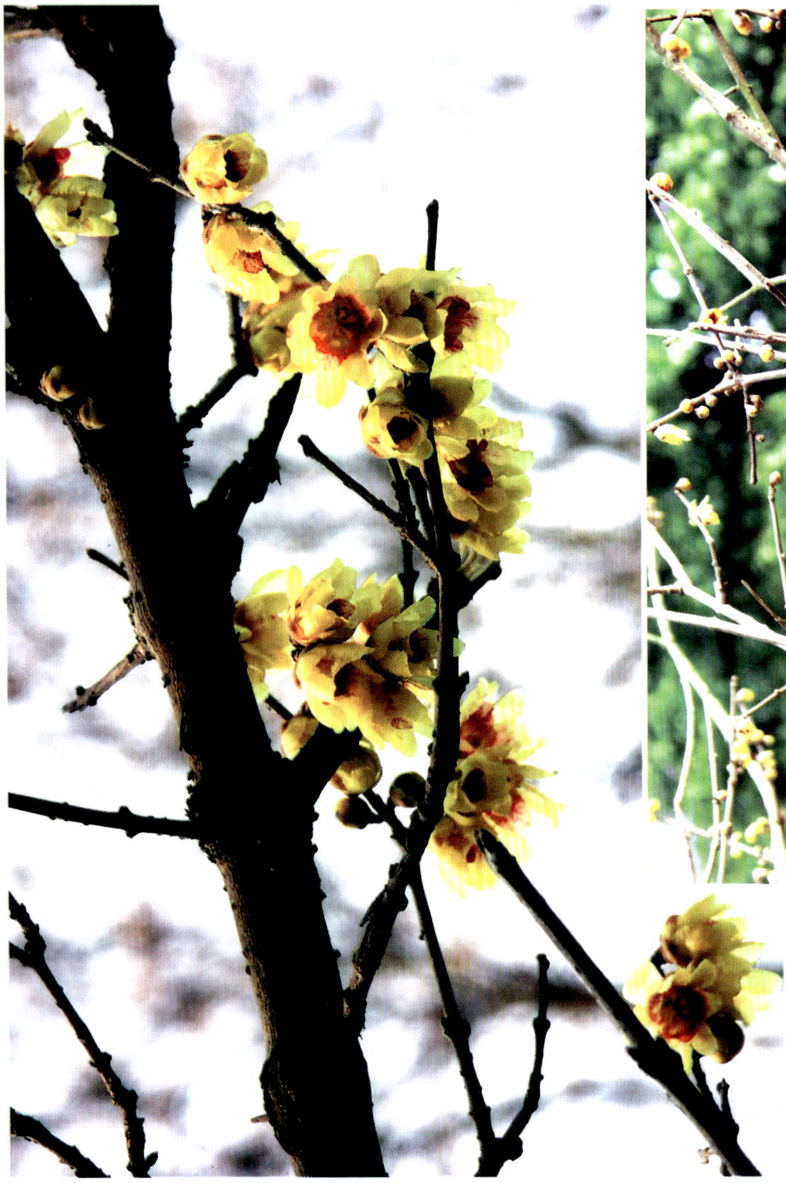

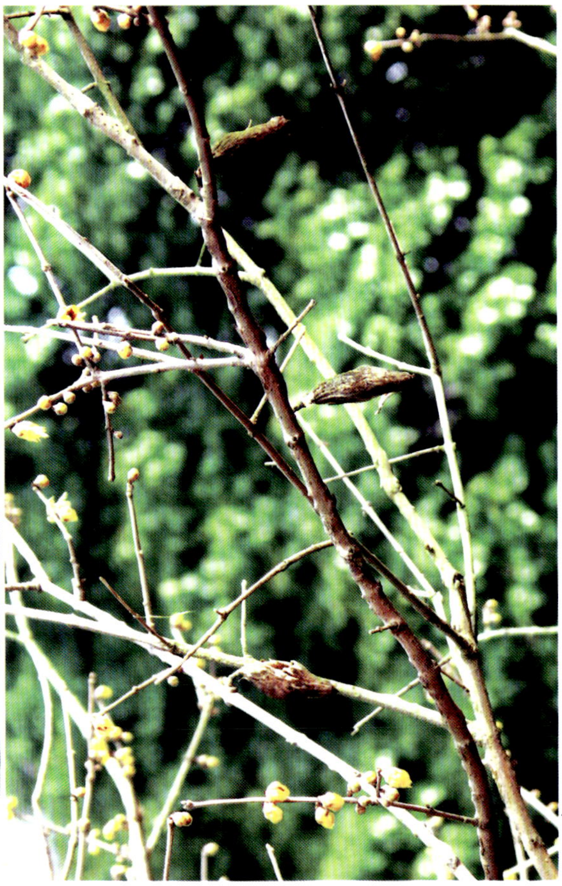

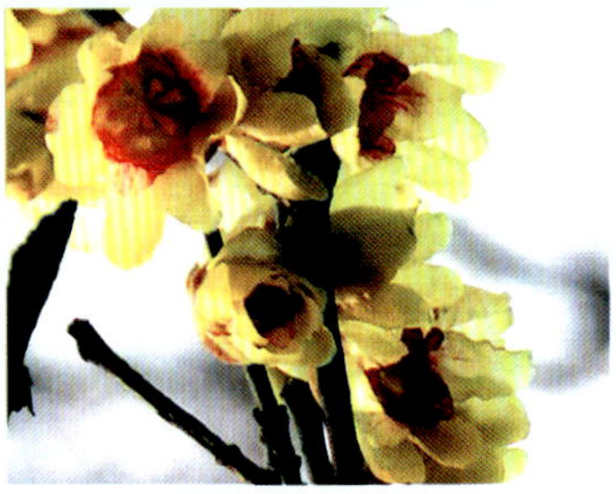

369. 獐牙菜　锐怪英(贵州黔东南)

Zhangyacai　　reib ghueb yend

[来源] 为龙胆科植物獐牙菜的干燥全草。

[原植物] 獐芽菜 *Swertia bimaculata* (Sieb.et Zucc.) Hook. f. et Thoms.

一年生草本植物，高0.3～1.4(～2) m。茎圆柱形，中部以上分支。茎生叶对生；无柄或具短柄；叶片椭圆形至卵状披针形，长4～9cm，宽1～4cm，先端长渐尖，基部钝；叶脉3～5条，弧形，在背面明显突起。花为大型圆锥状复聚伞花序，疏松开展，长可达50cm，花多，花梗不等长，长0.6～4cm；花萼绿色，长为花冠的1/4～1/2.5裂，裂片狭倒披针形或狭椭圆形；花冠黄色，直径达2.5cm，上部具多数紫色小斑点，花5裂，裂片椭圆形或长圆形，长1～1.5cm，在中部有2个黄绿色，半圆形的大腺斑；雄蕊5，花丝线形；子房披针形，无柄，长约8mm，花柱短，柱头小，2裂。蒴果狭卵形，无柄，长2.3cm。种子褐色，圆形，表面具瘤状突起。花、果期6～11月。

生于海拔250～3 000m的河滩、山坡草地。分布于华东、中南、西南等地区。

[化学成分] 獐芽菜全草含异牡荆素（isovitexin），异荭草素（homoorientin），1-3-二羟基-4-5-二甲氧基咕吨酮（1-3-dihydroxy- 4-5-dimethoxyxanthone），当药苦苷（swertiamarin），当药苷（sweroside）。

[药理] 獐芽菜所含的当药苦苷，经皮肤表面易于吸收，吸收后分解，生成苷元红白金花内酯（erythrocentaurin），可扩张毛细血管，并激活或促进皮肤细胞的酶系统，提高皮肤组织的生化功能。

[药性] 味苦，性冷。入热经。

[功能与主治] 清热解毒，利湿，疏肝利胆。主治急、慢性肝炎，胆囊炎，感冒发热，咽喉肿痛，牙龈肿痛，尿路感染，肠胃炎，痢疾，火眼，小儿口疮等。

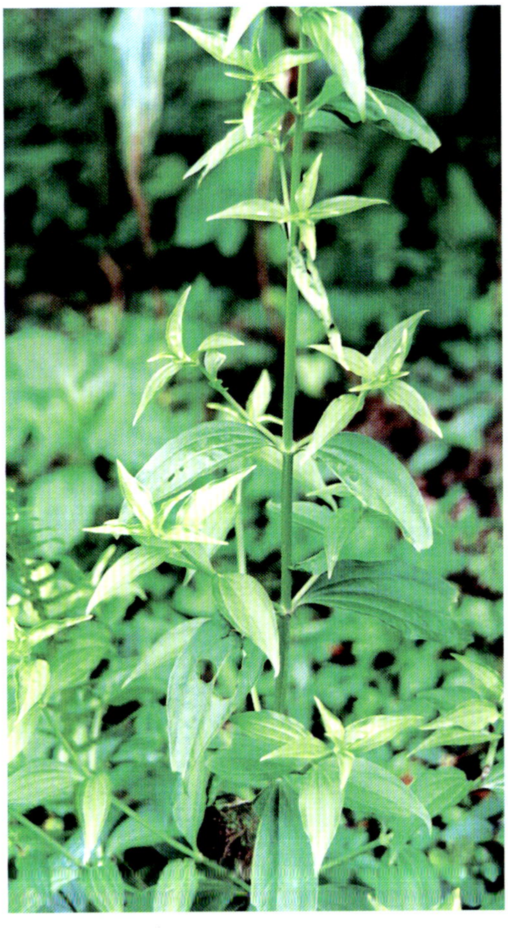

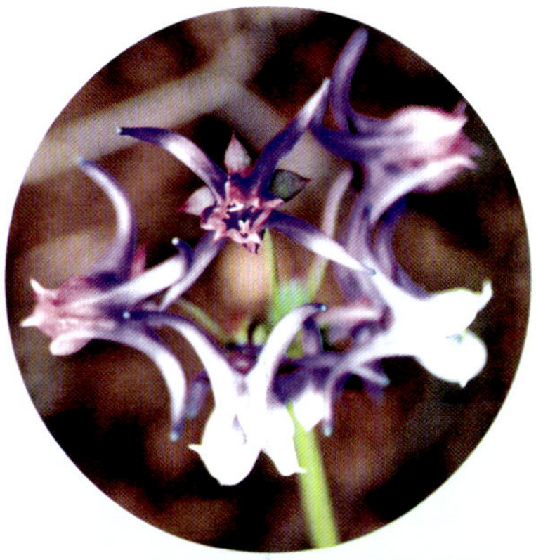

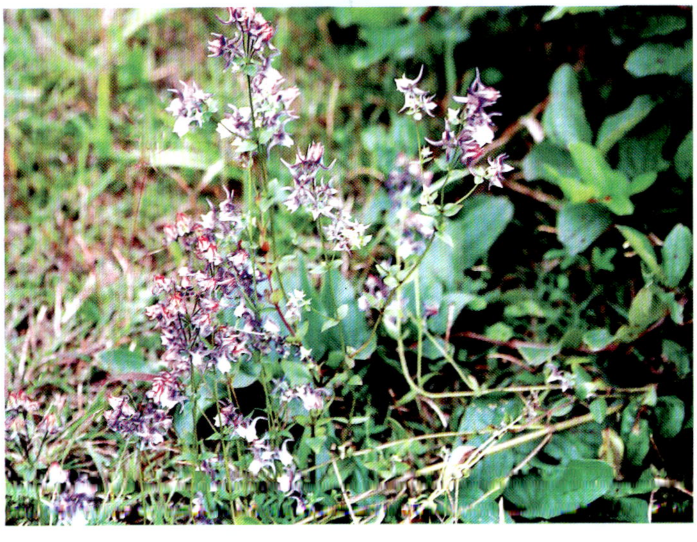

370. 算盘子　积嘎略（贵州毕节）

Suanpanzi　　zid ghad nyox

[来源] 为大戟科植物算盘子的根、果实。

[原植物] 算盘子 *Glochidion puberum* (L.) Hutch.

直立灌木，高1～2m。小枝灰褐色，密被灰色或棕色短柔毛。叶互生，长圆形至长圆状卵形或披针形，稀卵形或倒卵形，长3～5cm，宽1.2～3.5cm，先端钝至急尖，稀近圆形，常具小尖头，基部楔形，上面仅中脉被疏短柔毛或几无毛，上面橄榄绿，下面粉绿色，密被短柔毛，侧脉5～8对；叶柄长1～3mm，被柔毛；托叶三角形，长1～2mm，被柔毛；花小，单性，雌雄同株或异株，2～5朵簇生于叶腋；无花瓣；萼片6，分2轮排列于内外；雄花花梗细，通常被柔毛，长圆形至狭长圆形或长圆状倒卵形，外被疏短柔毛；雄蕊3枚，雌花花梗长1～3mm，密被柔毛，花萼与雄花近筒形，但稍短而厚，两面均被毛；子房密被绒毛，8～10室，花柱合生成环状。蒴果扁球形，直径12～15mm，顶上凹陷，外常具8～10条明显纵沟，先端具环状稍伸长的宿存花柱，密被短柔毛，成熟时带红色，种子近肾形，具三棱，长约4mm，黄褐色。花期6～10月，果期7～10月。

生于山坡灌丛中向阳处。分布于贵州、广西、四川、重庆、湖北等地。

[化学成分] 含鞣质、酚类、氨基酸、糖类、算盘子碱等；种子含脂肪油25.30%。

[药性] 味苦、涩，性冷；有小毒。入热经。

[功能与主治] 清热利湿，解毒利咽，行气活血。主治痢疾，泄泻，黄疸，疟疾，淋浊，带下，咽喉肿痛，牙痛，疝痛，产后腹痛等。

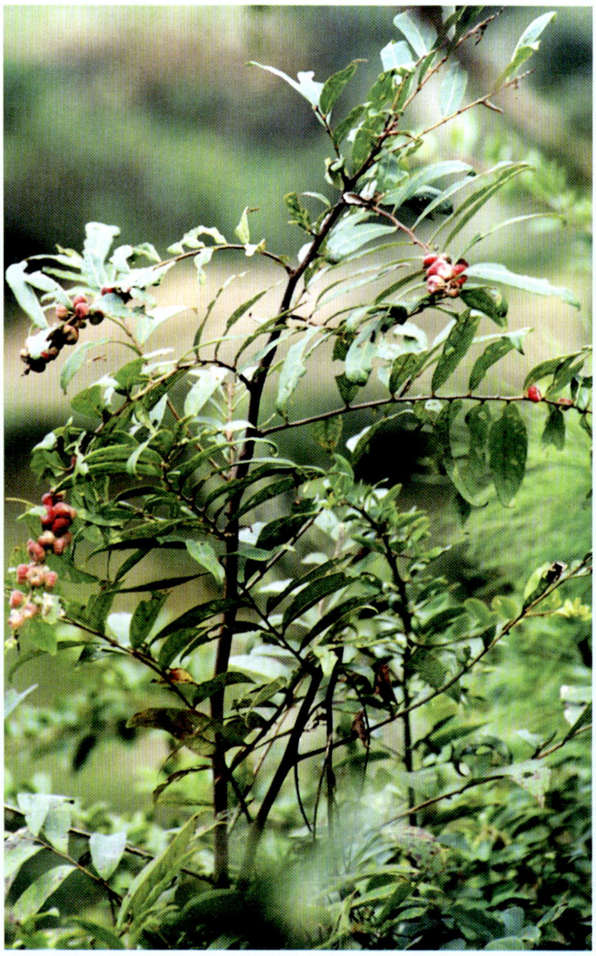

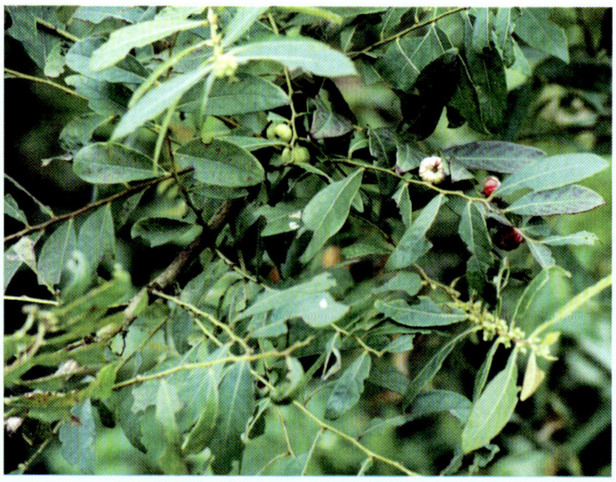

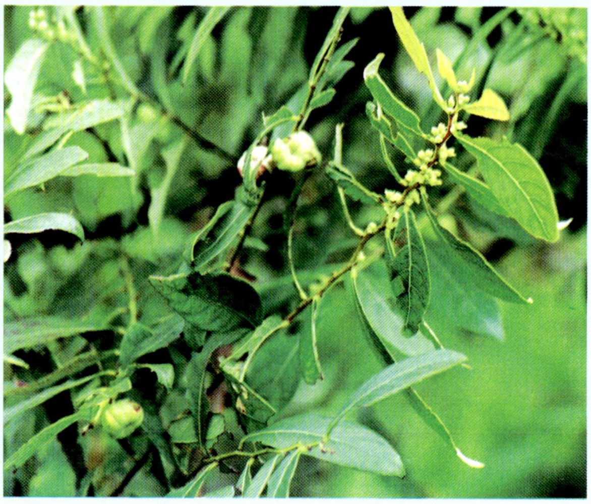

389. 蟾蜍　肯保昂（贵州黔东南）

Chanchu　ghangd bok vangl

[来源] 为蟾蜍科动物黑眶蟾蜍的全体及分泌物。

[原动物] 黑眶蟾蜍 *Bufo melanostictus* Schneider

体长20~100cm，雄性略小。头宽短，上下颌均无齿。头部沿吻棱、眼眶上缘、鼓膜前缘和上下颌缘有十分明显的黑色骨质棱或黑色线，故称“黑眶蟾蜍”。鼓膜大，椭圆形。雄性在咽下有发声的声囊。前脚细长，后肢短，趾的基部有半蹼。全身满布有大小不等的圆形疣粒。体色一般是黄棕色。头的两侧有长椭圆形的耳后腺，能分泌白色乳状液。

栖息在田边、住宅、水塘等隐蔽处。分布于贵州、浙江、江苏、福建、广东、广西、云南等地。

[化学成分] 蟾蜍耳后腺分泌物含胆甾醇(cholesterol)，南美蟾毒精marinobuf agin)，日本蟾毒它灵gamabufotalin)，远华蟾毒精telocinobufagin)，沙蟾毒精(arenobufagin)。耳腺分泌物中的挥发性成分含壬酸(nonanoic acid)，癸酸(decanoic acid)，少量正十八烷，正十九烷，正三十烷，二十一烷，十八碳二稀酸。

[药理] 蟾蜍制剂可增强心肌收缩力，增加心搏出量，减低心率并消除水肿与呼吸困难，有类洋地黄样作用；还有升压作用，局麻作用和抗肿瘤作用。

[药性] 味辛、咸，性热。入冷经、慢经、半边经。

[功能与主治] 解毒散结，消积利水，杀虫消疳，止痛，强心。主治痈疽，疔疮，发背，瘰疬，恶疮，水肿，小儿疳积，破伤风，慢性咳喘等。

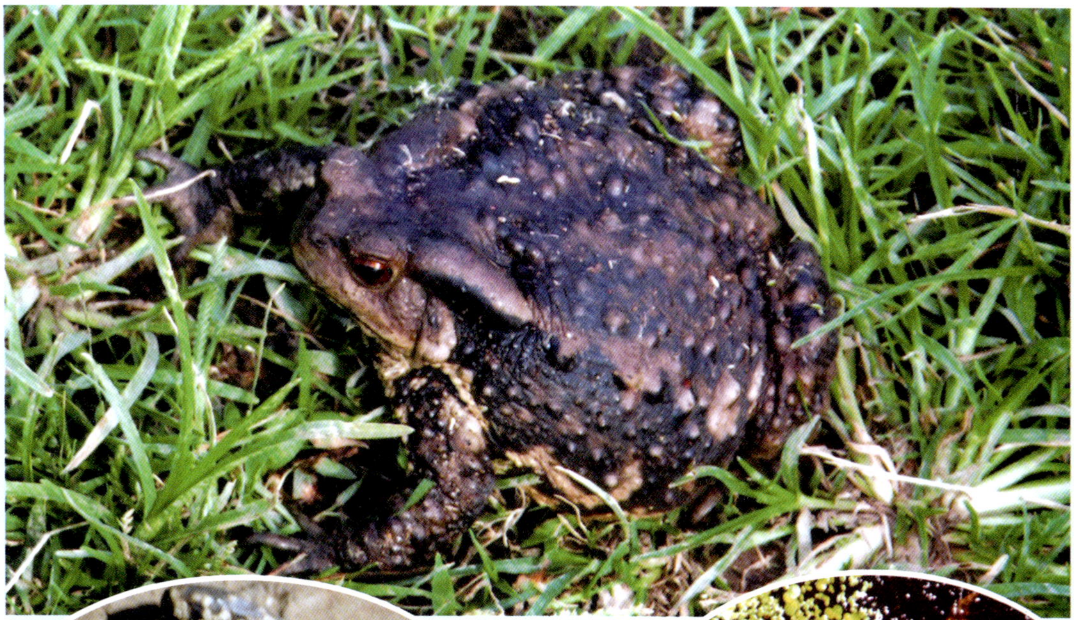

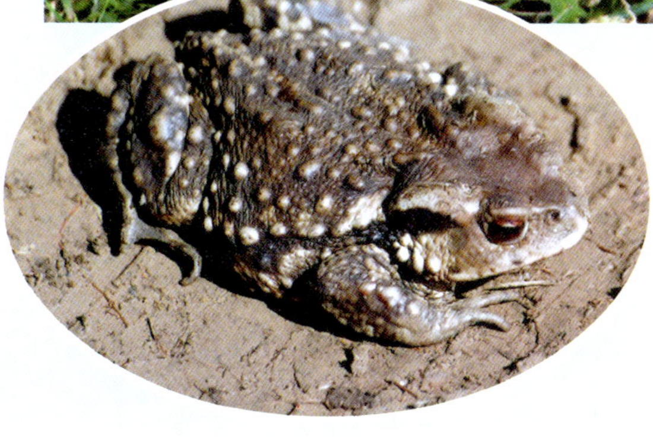

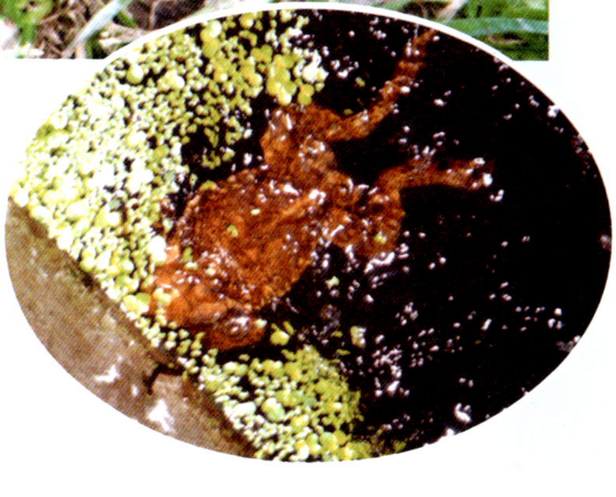

390. 糯稻根　嘎将哪奴（贵州黔东南）

Nuodaogen　ghab jongx nax nef

[来源] 为禾本科植物糯稻的根及根茎。

[原植物] 糯稻 *Oryza sativea* L. var. *giutinosa* Matsum.

一年生草本植物，高1m左右。茎杆直立，圆柱状。叶鞘与节间等长，下部者长过节间；叶舌膜质而较硬，狭长披针形，基部两侧下延与叶鞘边缘相结合；叶片扁平披针形，长25～60cm，宽5～15mm，幼时具明显叶耳。圆锥花序疏松，颖片常粗糙；小穗长圆形，通常带褐紫色；退化外稃锥刺状，能具外稃具5脉，被细毛，有芒或无芒；内稃3脉，被细毛，鳞被2，卵圆形；雄蕊6；花柱2，柱头帚刷状，自小花两侧伸出。颖果平滑，粒饱满，稍圆，色较白，煮熟后黏性较大。花、果期7～8月。

我国水稻产区均产。

[药性] 味甜，性冷。入热经。

[功能与主治] 养阴除热，止汗。主治阴虚发热，自汗盗汗，口渴咽干，肝炎，丝虫病等。

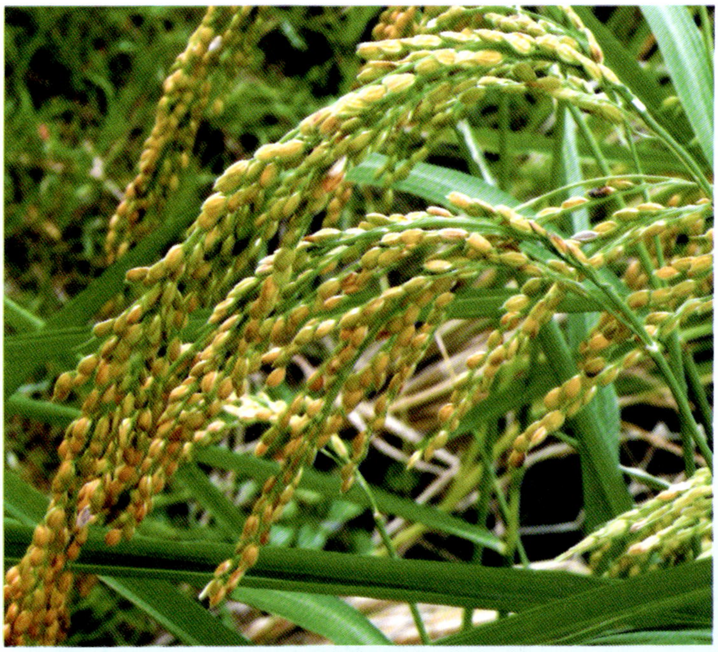

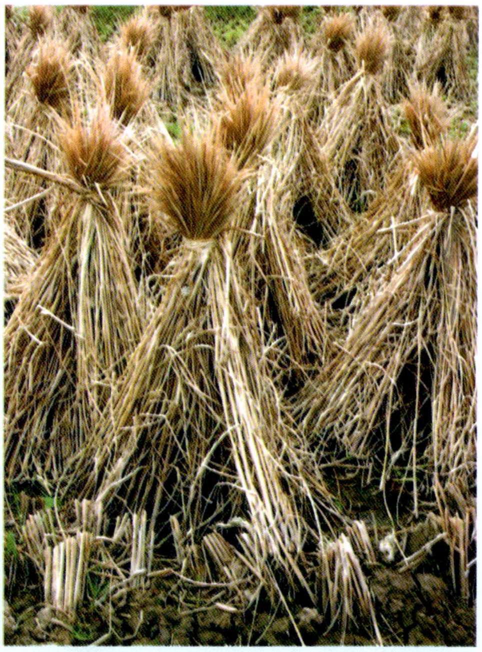

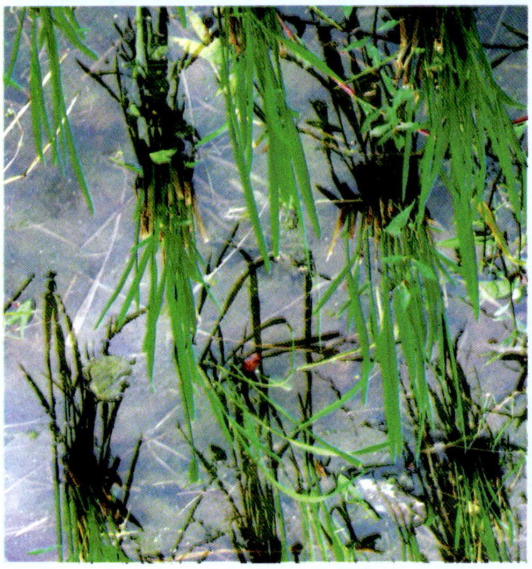

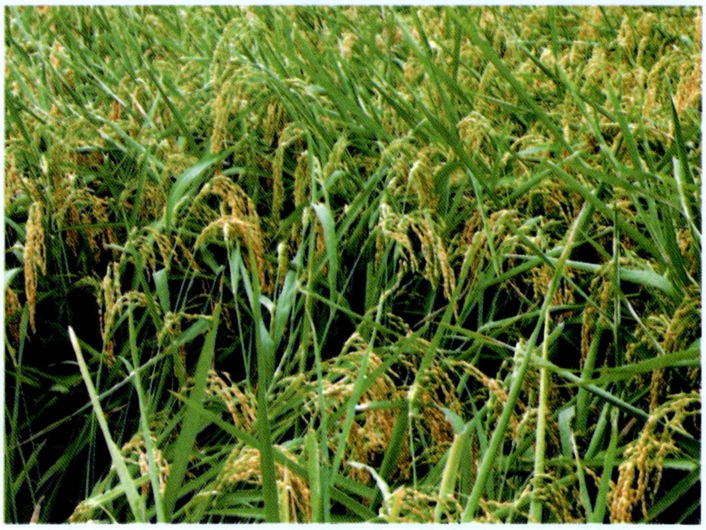

391. 露蜂房　遮岗哇（贵州黔东南）

Lufengfang　zaid gangb wab

[来源] 胡蜂科昆虫斑胡蜂或同属近缘昆虫的巢。

[原动物] 斑胡蜂 Polistes mandarinus Saussure

巢呈圆盘状或不规则的扁块状，有的呈莲蓬状，有的重叠形似宝塔，大小不一。灰白色或灰褐色。腹面有多数整齐的六角形小孔，孔大小不等，颇似莲房。背面有 1 个或数个黑色凸出的硬柱。体轻，似纸质，略有弹性，捏之不碎。

营巢于树木上或屋檐下。分布于全国大部分地区。

[化学成分] 露蜂房巢含露蜂房油，蜂蜡，树脂，多种糖类，维生素和无机盐等。

[药理] 具有抗炎作用，镇痛作用，降温作用，促凝血等作用。

[药性] 味苦、甘，性冷；小毒。入热经。

[功能与主治] 祛风止痛，攻毒消肿，杀虫止痒。主治风湿痹痛，风虫牙痛，喉舌肿痛，痔漏，风疹瘙痒，皮肤顽癣等。

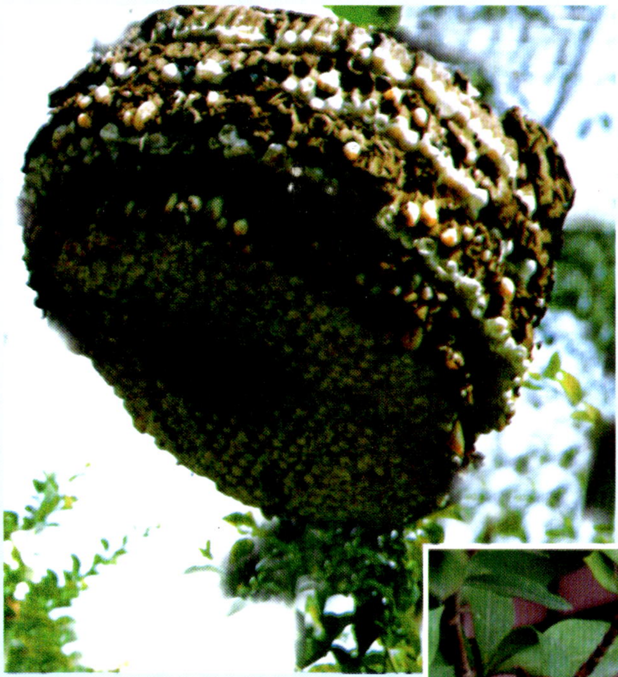

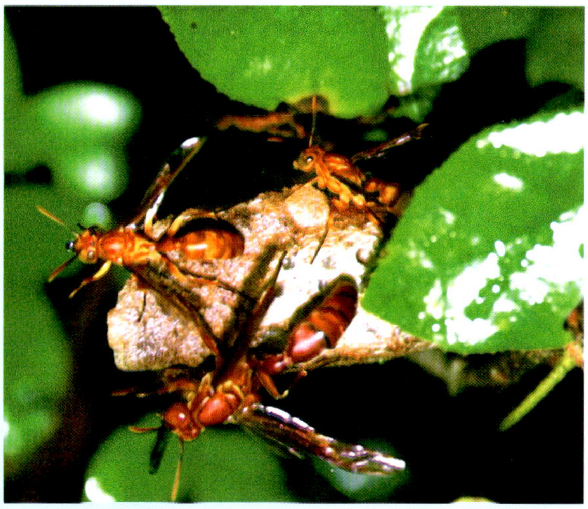

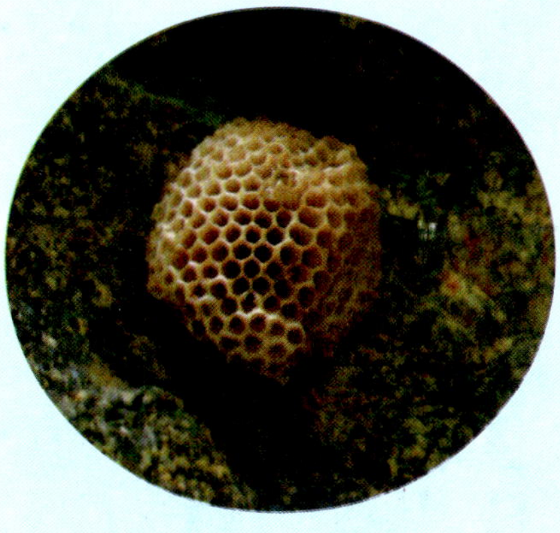

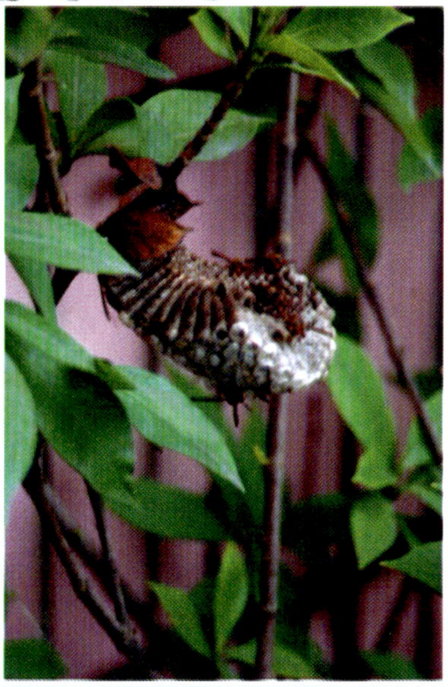

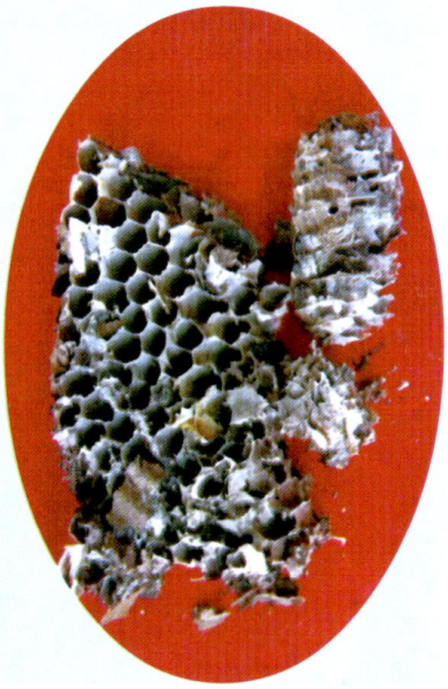

索　　引

一、苗药汉文名称笔画索引

一画

二画

三画

四画

五画

六画

七画

八画

九画

十画

十一画

十二画

P

R

S

T

U

V

W

X

Z

三、药物苗语名称索引

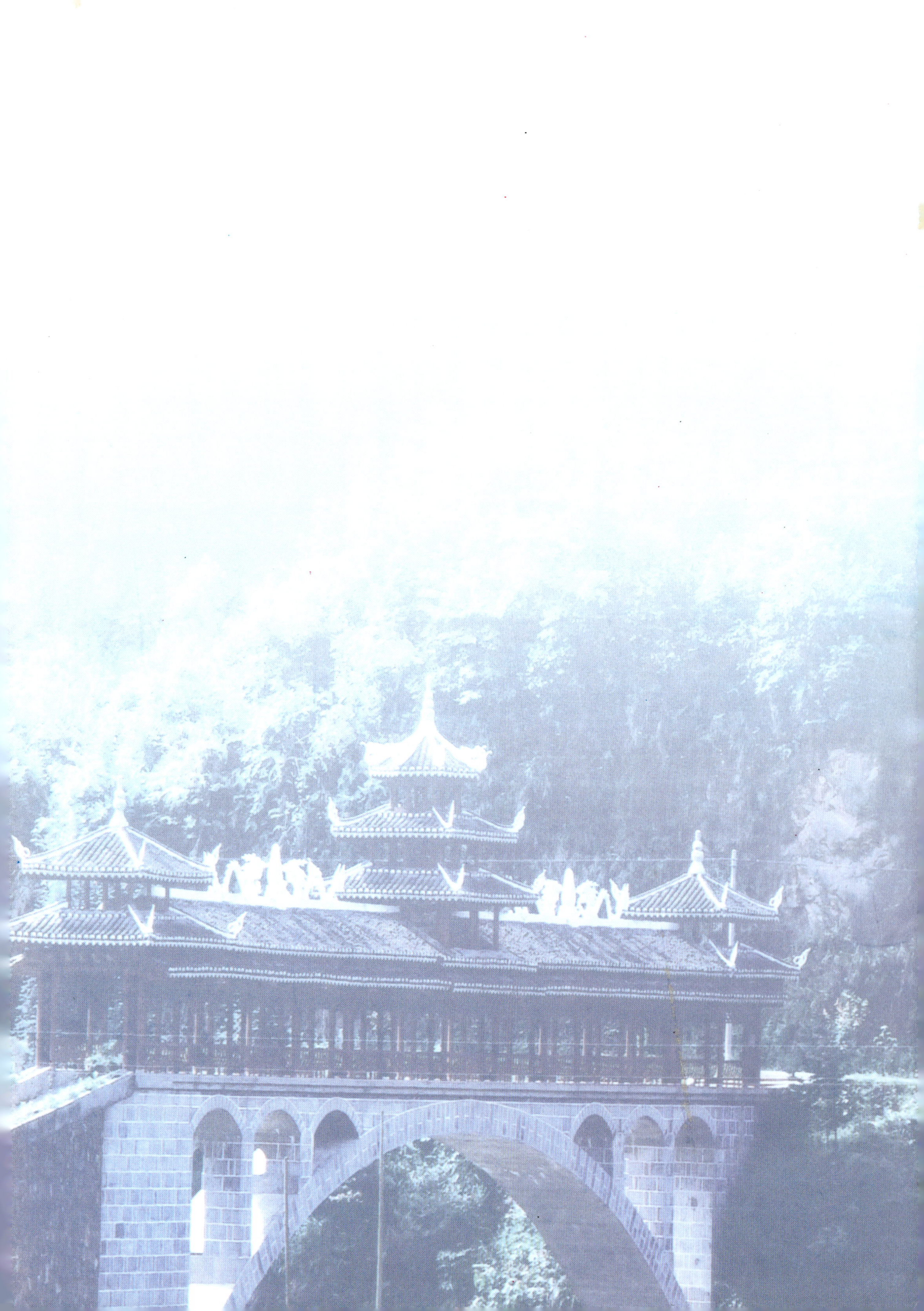